Kohlhammer

Die Autorin

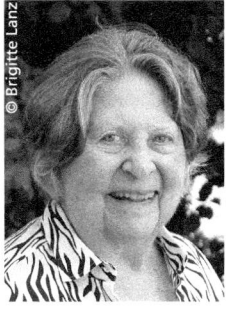

Dr. med. Dipl.-Geront. Christina Ding-Greiner ist Ärztin und erwarb im Jahr 2001 das Diplom in Gerontologie am Institut für Gerontologie der Universität Heidelberg. Bis 2021 war sie dort im Rahmen von Studien und in der Lehre tätig.

Sie befasste sich mit Altersphysiologie sowie mit Pathophysiologie und Arzneimittellehre unter dem Aspekt des Alterns, ferner mit chronischen Erkrankungen und Einschränkungen im Alter, mit demenziellen Erkrankungen sowie mit Prävention und Rehabilitation bei Schlaganfall. Weitere Studien sind »Gesundheitliche Prävention bei Frauen in der zweiten Lebenshälfte« sowie »Die Erhaltung der beruflichen Leistungskapazität und Motivation älterer Arbeitnehmerinnen und Arbeitnehmer«. Die Lebensqualität im Alter bei Menschen mit geistiger Behinderung sowie das Altern von Menschen mit geistiger Behinderung und chronisch psychischer Erkrankung waren weitere Themen, die sie über Jahre beschäftigten und ihren Niederschlag in einem Sachbuch fanden.[1]

Seit 2010 widmet sie sich den Auswirkungen und Langzeitfolgen von Contergan bei betroffenen Menschen. Dabei war sie an mehreren Studien verantwortlich beteiligt, die zu Gesetzesänderungen führten und damit zu einer deutlichen Verbesserung der Lebenssituation von contergangeschädigten Menschen beigetragen haben.

2022 erschien »Leben mit Contergan«[2], in dem autobiografische Texte contergangeschädigter Menschen, ihrer Eltern, Geschwister, Partner, Kinder und Freunde zusammengestellt sind. Im Mittelpunkt stehen die persönliche Bedeutung von Contergan für die Geschädigten und ihre körperlichen, psychischen und familiären Auswirkungen. Sie zeigen, wie Menschen mit einer schweren Behinderung wie auch mit schweren psychischen Belastungen umgehen. Sie helfen uns, die wir nicht betroffen sind, verständnisvoller zu handeln und eine bessere Zukunft für sie und uns alle zu gestalten. Sie zeigen uns, wie Leben gelingen kann.

---

1 Christina Ding-Greiner (Hrsg.). (2021). *Betreuung und Pflege geistig behinderter und chronisch psychisch kranker Menschen im Alter: Beiträge aus der Praxis* (2., erweiterte und überarbeitete Auflage). Kohlhammer.
2 Christina Ding-Greiner (Hrsg.). (2022). *Leben mit Contergan. Geschädigte, Angehörige und Freunde berichten über die Auswirkungen des Arzneimittels.* Kohlhammer.

Christina Ding-Greiner

Basiswissen Contergan

Wie eine ganzheitliche medizinische
Versorgung contergangeschädigter
Menschen gelingt

Mit Beiträgen von

Dirk Bamberger, Rafael Basterrechea Estella,
Rudolf Beyer, Ana Bulnes de Köver, Natascha
Eyber, Shadi-Afarin Ghassemi, Fumihiko Hinoshita,
Peter Klein-Weigel, Liz Newbronner, Alexander
Niecke, Lavinia Schuler-Faccini, Ulrike Storp, Eva
Streletz und Celina von Tiele-Winckler

Verlag W. Kohlhammer

Dieses Werk einschließlich aller seiner Teile ist urheberrechtlich geschützt. Jede Verwendung außerhalb der engen Grenzen des Urheberrechts ist ohne Zustimmung des Verlags unzulässig und strafbar. Das gilt insbesondere für Vervielfältigungen, Übersetzungen und für die Einspeicherung und Verarbeitung in elektronischen Systemen.

Pharmakologische Daten verändern sich ständig. Verlag und Autoren tragen dafür Sorge, dass alle gemachten Angaben dem derzeitigen Wissensstand entsprechen. Eine Haftung hierfür kann jedoch nicht übernommen werden. Es empfiehlt sich, die Angaben anhand des Beipackzettels und der entsprechenden Fachinformationen zu überprüfen. Aufgrund der Auswahl häufig angewendeter Arzneimittel besteht kein Anspruch auf Vollständigkeit.

Die Wiedergabe von Warenbezeichnungen, Handelsnamen und sonstigen Kennzeichen berechtigt nicht zu der Annahme, dass diese frei benutzt werden dürfen. Vielmehr kann es sich auch dann um eingetragene Warenzeichen oder sonstige geschützte Kennzeichen handeln, wenn sie nicht eigens als solche gekennzeichnet sind.

Es konnten nicht alle Rechtsinhaber von Abbildungen ermittelt werden. Sollte dem Verlag gegenüber der Nachweis der Rechtsinhaberschaft geführt werden, wird das branchenübliche Honorar nachträglich gezahlt.

Dieses Werk enthält Hinweise/Links zu externen Websites Dritter, auf deren Inhalt der Verlag keinen Einfluss hat und die der Haftung der jeweiligen Seitenanbieter oder -betreiber unterliegen. Zum Zeitpunkt der Verlinkung wurden die externen Websites auf mögliche Rechtsverstöße überprüft und dabei keine Rechtsverletzung festgestellt. Ohne konkrete Hinweise auf eine solche Rechtsverletzung ist eine permanente inhaltliche Kontrolle der verlinkten Seiten nicht zumutbar. Sollten jedoch Rechtsverletzungen bekannt werden, werden die betroffenen externen Links soweit möglich unverzüglich entfernt.

1. Auflage 2026

Alle Rechte vorbehalten
© W. Kohlhammer GmbH, Stuttgart
Gesamtherstellung: W. Kohlhammer GmbH, Heßbrühlstr. 69, 70565 Stuttgart
produktsicherheit@kohlhammer.de

Print:
ISBN 978-3-17-045445-3

E-Book-Formate:
pdf: ISBN 978-3-17-045446-0
epub: ISBN 978-3-17-045447-7

Inhalt

Übersicht über das elektronische Zusatzmaterial 15

Vorwort und Danksagung 17
Christina Ding-Greiner

Entwicklung von Contergan, Vermarktung und die Folgen

1 Grünenthal, der Staat und Contergan 23
   Christina Ding-Greiner
   1.1 Die Entwicklung von Thalidomid (K17) 23
   1.2 Die Vermarktung von Contergan und das Auftreten schwerer Nebenwirkungen (1957–1961) 25
   1.3 Der Prozess 1968–1970 und der Vergleich 29
   1.4 Die Grünenthal-Stiftung zur Unterstützung von Thalidomidbetroffenen 30
   1.5 Literatur 34

2 Entwicklung der Conterganstiftung für behinderte Menschen 36
   Christina Ding-Greiner
   2.1 Gesetz über die Errichtung einer Stiftung »Hilfswerk für behinderte Kinder« (1972) 36
   2.2 Ausschlussfrist (1982) 36
   2.3 Das Conterganstiftungsgesetz (ContStifG) (2005) 37
   2.4 Das Erste und Zweite Gesetz zur Änderung des ContStifG (2008 und 2009) 38
   2.5 Das Dritte Gesetz zur Änderung des ContStifG (2013) 39
   2.6 Das Vierte Gesetz zur Änderung des ContStifG (2017) 40
   2.7 Das Fünfte Gesetz zur Änderung des ContStifG (2020) 40
   2.8 Das Sechste Gesetz zur Änderung des ContStifG (2021) 41
   2.9 Weitere Problembereiche 42
   2.10 Literatur 42

Inhalt

3	**Zulassung von Thalidomid im Ausland**		**44**
	3.1	Vereinigtes Königreich: Thalidomid und die Folgen im Vereinigten Königreich	44
		Liz Newbronner	
	3.2	USA: Die Akten wurden geschlossen	54
		Christina Ding-Greiner	
	3.3	Schweden: Die Geschichte von Thalidomid in Schweden	57
		Shadi-Afarin Ghassemi Jahani	
	3.4	Japan: Thalidomid-Embryopathie in Japan	58
		Fumihiko Hinoshita	
	3.5	Spanien: Die Geschichte von Thalidomid in Spanien – von wann bis wann?	70
		Rafael Basterrechea Estella	
	3.6	Brasilien: Thalidomid-Embryopathie in Brasilien: Geschichte und Perspektiven	75
		Lavínia Schuler-Faccini, Fernanda Sales Luiz Vianna, Thayne Woycinck Kowalski, Lucas Rosa Fraga, Maria Teresa Vieira Sanseverino und Alberto Mantovani Abeche	
4	**Contergan: Wirkung und Nebenwirkungen – Entstehung von vorgeburtlichen Schäden**		**80**
	Christina Ding-Greiner		
	4.1	Wirkungen von Thalidomid	80
	4.2	Unerwünschte Nebenwirkungen von Thalidomid	83
	4.3	Die Entstehung von vorgeburtlichen Schädigungen durch Thalidomid	86
	4.4	Literatur	93
5	**Die Wiedereinführung von Contergan**		**96**
	Christina Ding-Greiner		
	5.1	Anwendungsgebiete und Nebenwirkungen	96
	5.2	Maßnahmen zur Prävention von Nebenwirkungen	97
	5.3	Literatur	97
6	**Thalidomid-Embryopathie**		**99**
	Christina Ding-Greiner		
	6.1	Diagnose und Differenzialdiagnose	99
	6.2	Literatur	105
7	**Vorgeburtliche Entwicklung und Schäden durch Contergan**		**106**
	Christina Ding-Greiner		
	7.1	Variabilität der vorgeburtlichen Entwicklung	106
	7.2	Thalidomid in der Samenflüssigkeit und vorgeburtliche Schäden	108
	7.3	Die sensible Phase	109
	7.4	Schäden in der Embryonalphase	112

7.5	Postnatale Wirkung von Contergan in der Wachstumsphase	119
7.6	Symmetrie und Asymmetrie der Schäden	120
7.7	Fehlbildungen der Extremitäten und neuronale Plastizität	124
7.8	Die Medizinische Punktetabelle als Grundlage für finanzielle Zuwendungen	125
7.9	Literatur	129

Conterganbedingte Schäden und deren Folgen im Lebenslauf

8 Datenerhebungen 2012–2021 ... 135
Christina Ding-Greiner

8.1	Die Heidelberger Studie HD 2012	135
8.2	Ergänzung zur Heidelberger Studie HD 2013	139
8.3	Expertise HD 2016	140
8.4	Expertise HD 2019	141
8.5	Expertise 2021	142
8.6	Literatur	143

9 Contergangeschädigte Menschen: Soziodemografische Daten ... 144
Christina Ding-Greiner

9.1	Geburtsjahrgänge und Geschlecht	144
9.2	Familienstand	146
9.3	Kinder	147
9.4	Haushaltsgröße und soziales Netzwerk	148
9.5	Schulbildung	149
9.6	Berufliche Ausbildung und Beruf	150
9.7	Erwerbstätigkeit und Ruhestand	151
9.8	Alternsprozesse bei contergangeschädigten Menschen	154
9.9	Sterbefälle, Todesursachen und vorzeitiges Altern	156
9.10	Literatur	161

10 Entwicklung der Schäden im Lebenslauf ... 162
Christina Ding-Greiner

10.1	Vorgeburtliche Schäden	163
10.2	Die Entwicklung von Folgeschäden	167
10.3	Fallbeispiele nach Schadenspunkten	171
10.4	Spätschäden an Gefäßen, Nerven und Muskeln	188
10.5	Literatur	195

11 Einschränkungen der körperlichen Leistungsfähigkeit und Funktionalität im Lebenslauf ... 196
Christina Ding-Greiner

11.1	Messung der funktionalen Kompetenz und Schwerpunktgruppen	198
11.2	Funktionalitätsprofile	200

11.3	Die Entwicklung von körperlichen Einschränkungen	202
11.4	Verminderung der körperlichen Belastbarkeit	206
11.5	Spezifische Bedarfe	208
11.6	Schadenspunkte und Funktionalität	209
11.7	Die Bedeutung von Entspannung und Bewegung	210
11.8	Literatur	212

Art und Ausmaß von Schäden in verschiedenen Organsystemen – Klinische Aspekte

12 Conterganbedingte vorgeburtliche Schäden am Bewegungssystem ... 215
Christina Ding-Greiner

12.1	Vorgeburtliche Entwicklung des Bewegungsapparats: Grundlagen	215
12.2	Vorgeburtliche Entwicklung der Wirbelsäule	217
12.3	Dokumentation vorgeburtlicher Wirbelsäulenschäden durch die Medizinische Kommission	218
12.4	Vorgeburtliche Entwicklung der Extremitäten	219
12.5	Dokumentation vorgeburtlicher Schäden an den Extremitäten durch die Medizinische Kommission	220
12.6	Systematik conterganbedingter Schäden am Skelettsystem	225
12.7	Literatur	234

13 Medizinische Versorgung bei Einschränkungen der Mobilität ... 236
Rudolf Beyer

13.1	Einführung	236
13.2	Einschränkungen der Mobilität	236
13.3	Auswirkungen conterganbedingter Fehlbildungen auf die Mobilität	238
13.4	Mobilitätseinschränkungen bei Fehlbildungen der oberen Extremität	238
13.5	Mobilitätseinschränkungen bei Fehlbildungen der unteren Extremität	239
13.6	Mobilitätseinschränkungen bei Schäden der Wirbelsäule	240
13.7	Mobilitätseinschränkungen bei Nervenbedrängung	240
13.8	Fehlbildungen der Sinnesorgane mit Auswirkungen auf die Mobilität	241
13.9	Altern	242
13.10	Künftige Entwicklung der Mobilität	242
13.11	Fallbeschreibungen	242
13.12	Literatur	266

14	**Conterganbedingte Schäden am Gesichtsschädel, Kiefer und Gebiss**	268
	Christina Ding-Greiner	

15	**Die zahnärztliche Behandlung von Contergangeschädigten**	269
	Eva Streletz	
15.1	Einleitung	269
15.2	Conterganschäden mit zahnmedizinischer Relevanz	270
15.3	Zahnärztliche Behandlung von Behinderten	272
15.4	Zahnärztliche Behandlung Contergangeschädigter	274
15.5	Prophylaxe	275
15.6	Patientenfälle	276
15.7	Ausblick in die Zukunft	282
15.8	Literatur	283

16	**Conterganbedingte Schäden an inneren Organen**	284
	Christina Ding-Greiner	
16.1	Die sensible Phase	284
16.2	Vorgeburtliche Schäden an inneren Organen	286
16.3	Dokumentation vorgeburtlicher Schäden an inneren Organen durch die Medizinische Kommission	288
16.4	Literatur	294

17	**Gesundheitliche Risiken**	295
	Christina Ding-Greiner	
17.1	Gesundheitsverhalten	295
17.2	Risikofaktoren für Herz-Kreislauf-Erkrankungen	299
17.3	Herz-Kreislauf-Erkrankungen	302
17.4	Weitere Erkrankungen oder Fehlbildungen	307
17.5	Literatur	309

18	**Kardiovaskuläre Manifestationen bei Thalidomid-Embryopathie**	311
	Peter Klein-Weigel	
18.1	Extremitäten und Organschäden durch Thalidomid und seine Metaboliten	311
18.2	Ursachen des teratogenen und kardiovaskulären Schadenspotenzials von Thalidomid und seinen Metaboliten	312
18.3	Klinische Aspekte und das Ausmaß des Problems	313
18.4	Literatur	318

19	**Thalidomid bedingte Fehlbildungen der inneren Organe und des Urogenitalsystems**	320
	Rudolf Beyer	
19.1	Das Fehlbildungsspektrum der Thalidomid-Embryopathie	320

	19.2	Vorkommen einzelner Fehlbildungen der inneren Organe ..	322
	19.3	Fehlbildungen des Herz-Kreislauf-Systems	323
	19.4	Bluthochdruck	326
	19.5	Fehlbildungen des Respirationstraktes	330
	19.6	Urogenitalsystem	331
	19.7	Geschlechtsorgane	332
	19.8	Verdauungstrakt	334
	19.9	Literatur	336
20	**Conterganbedingte Schäden am Auge**		**339**
	Christina Ding-Greiner		
	20.1	Entstehung und Vorkommen vorgeburtlicher Schäden	339
	20.2	Strabismus und Augenmuskellähmung: Schäden vom Typ Duane	341
	20.3	Inkompletter Lidschluss	344
	20.4	Gustolakrimaler Reflex oder »Krokodilstränen«	344
	20.5	Refraktionsanomalien	345
	20.6	Astigmatismus	347
	20.7	Dokumentation vorgeburtlicher Augenschäden durch die Medizinische Kommission	349
	20.8	Literatur	351
21	**Conterganbedingte Schäden im HNO-Bereich**		**352**
	Christina Ding-Greiner		
	21.1	Fehlbildungen des äußeren Ohres	352
	21.2	Schäden im Mittel- und Innenohr	356
	21.3	Facialisparese	357
	21.4	Dokumentation vorgeburtlicher HNO-Schäden durch die Medizinische Kommission	358
	21.5	Gehörlose, schwerhörige und contergangeschädigte Menschen ohne Gehörschädigung im Vergleich	362
	21.6	Kommunikation und Integration von gehörlosen contergangeschädigten Menschen	378
	21.7	Literatur	380
22	**CODA – die etwas andere Kindheit**		**381**
	Dirk Bamberger		
23	**Conterganbedingte Schäden am zentralen und peripheren Nervensystem**		**390**
	Christina Ding-Greiner		
	23.1	Embryonale Entwicklung von ZNS und PNS	390
	23.2	Neurovaskularisation und Organogenese	392
	23.3	Tierversuche	394
	23.4	Hirnstammschäden	395

23.5	Dokumentation vorgeburtlicher Hirnnervenschäden durch die Medizinische Kommission	400
23.6	Schäden des peripheren Nervensystems	402
23.7	Kasuistik Nr. 1	403
23.8	Schäden des Zentralnervensystems	408
23.9	Kasuisik Nr. 2	409
23.10	Leukoaraiose und Contergan	419
23.11	Kasuistik Nr. 3	422
23.12	Literatur	425

Schmerzen und psychische Störungen

24 Schmerzen bei contergangeschädigten Menschen — 429
Christina Ding-Greiner

24.1	Auftreten erster Schmerzen	429
24.2	Zusammenhang von Schmerzen mit Funktionsverlusten	430
24.3	Schmerzen und Folgeschäden	432
24.4	Mögliche Ursachen für die Entwicklung von Schmerzen	434
24.5	Entwicklung von Schmerzen über die Zeit	435
24.6	Lokalisation von Schmerzen	439
24.7	Pain Disability Index	441
24.8	Literatur	443

25 Mobilitätserhalt und Schmerzkontrolle — 445
Rudolf Beyer

25.1	Schmerzentstehung im Bewegungsapparat	445
25.2	Rolle der Faszien bei der Schmerzentstehung	445
25.3	Schmerz und Bewegung	446
25.4	Psyche und Schmerz	446
25.5	Vorkommen von Schmerzen bei Contergangeschädigten	448
25.6	Praktische Empfehlungen für Mobilitätserhalt und Schmerzkontrolle	452
25.7	Literatur	455

26 Lebensqualität und Conterganschädigung — 457
Christina Ding-Greiner

26.1	Subjektive Gesundheit	457
26.2	Allgemeine Lebenssituation	459
26.3	Problembereiche	460
26.4	Lebensqualität	461
26.5	Literatur	466

27 Depressive Erkrankungen und ihre Auswirkungen sowie Autismus-Spektrum-Syndrom bei Conterganschädigung — 467
Christina Ding-Greiner

	27.1	Geschlechtsbezogene Aspekte	468
	27.2	Bedeutung der bestehenden Schädigungen und deren Auswirkungen	468
	27.3	Bedeutung sozialer Netzwerke	470
	27.4	Bedeutung von Schmerzen	471
	27.5	Bedeutung von Erwerbstätigkeit	471
	27.6	Autismus-Spektrum-Syndrom bei Conterganschädigung	473
	27.7	Zugang zu psychotherapeutischer Behandlung	476
	27.8	Ablehnung der Anerkennung von psychischen Erkrankungen als Folge einer Thalidomid-Embryopathie	477
	27.9	Literatur	478
28	**Psychische Störungen und Psychotherapie bei Menschen mit Conterganschädigungen**		**480**
	Alexander Niecke und Celina von Tiele-Winckler		
	28.1	Grundlagen	480
	28.2	Psychische Störungen – diagnostische Aspekte	482
	28.3	Psychotherapeutische Aspekte	487
	28.4	Literatur	496

Pflege, Assistenz und Rehabilitation

29	**Pflege und Assistenz bei contergangeschädigten Menschen**		**501**
	Christina Ding-Greiner		
	29.1	Begriffsbestimmung: Pflegebedürftigkeit, Pflege und Assistenz	501
	29.2	Risiken für Unterstützungsbedarf: vorgeburtliche Schäden, Schmerzen, Multimorbidität	505
	29.3	Entwicklung des Unterstützungsbedarfs über den Lebenslauf	509
	29.4	Pflegebedarf	513
	29.5	Die Pflegepersonen	518
	29.6	Formen der Assistenz	519
	29.7	Assistenzbedarf im Lebenslauf	523
	29.8	Die Assistenten	526
	29.9	Gedeckte und ungedeckte Bedarfe in der Assistenz und ihre Auswirkungen	529
	29.10	Literatur	533
30	**Gesundheitliche Versorgung von contergangeschädigten Menschen**		**535**
	30.1	Pilates bei Contergan-Schädigung	535
		Natascha Eyber	
	30.2	Typisch Contergan? Zwei unterschiedliche Fallbeispiele	539
		Ulrike Storp	

	30.3	Pflegebericht bei einer Contergan-Patientin .... *Ana Bulnes de Köver*	544
	30.4	Das Konzept eines gesetzlichen Betreuers .... *Christina Ding-Greiner*	546
	30.5	Multidisziplinäre medizinische Kompetenzzentren .... *Christina Ding-Greiner*	548
	30.6	Literatur	552

Zum Abschluss

Epilog 555

Verzeichnisse

Zusatzmaterial zum Download 559

Verzeichnis der Autorinnen und Autoren 560

Übersicht über das elektronische Zusatzmaterial

> Den Weblink, unter dem die Zusatzmaterialien zum Download verfügbar sind, finden Sie ganz hinten in diesem Buch unter Kap. Zusatzmaterial zum Download.

Studien und Beiträge der Herausgeberin

- HD 2012: CONTERGAN. Wiederholt durchzuführende Befragungen zu Problemen, speziellen Bedarfen und Versorgungsdefiziten von contergangeschädigten Menschen. Institut für Gerontologie der Universität Heidelberg (2012)
- HD 2013: CONTERGAN. Wiederholt durchzuführende Befragungen zu Problemen, speziellen Bedarfen und Versorgungsdefiziten von contergangeschädigten Menschen. Endbericht der kostenneutralen Verlängerungen an die Conterganstiftung für behinderte Menschen. Institut für Gerontologie der Universität Heidelberg (2013)
- HD 2016: CONTERGAN. Expertise über die Leistungen an Leistungsberechtigte nach dem Conterganstiftungsgesetz. Bericht an die Conterganstiftung für behinderte Menschen. Institut für Gerontologie der Universität Heidelberg (2016)
- HD 2019: CONTERGAN. Expertise über die Auswirkungen der Pauschalierung der Leistungen für spezifische Bedarfe und des Beratungs- und Behandlungsangebotes für die Leistungsberechtigten nach dem Conterganstiftungsgesetz durch das Vierte Änderungsgesetz des Conterganstiftungsgesetzes. Institut für Gerontologie der Universität Heidelberg (2019)
- Expertise 2021: Expertise über die Möglichkeiten einer Versorgung von Hinterbliebenen/hinterbliebenen nahestehenden Personen contergangeschädigter Menschen unter Berücksichtigung der konkreten Situation der Hinterbliebenen und der geltenden Rechtslage – insbesondere sozialrechtlicher Aspekte – in Deutschland sowie die Entwicklung unterschiedlicher Modelle zur Hinterbliebenenversorgung unter Darstellung der jeweiligen Vor- und Nachteile. Im Auftrag des Bundesministeriums für Familie, Senioren, Frauen und Jugend. RA Karin Buder, RA Jörg Frank, Dr. Christina Ding-Greiner, Tobias Arndt (2021)
- Kapitel 1 »Grünenthal, der Staat und Contergan« (ungekürzte Fassung)

Übersicht über das elektronische Zusatzmaterial

Originalbeiträge der Kapitel 3.1 sowie 3.3–3.6

- Elizabeth Newbronner: *Thalidomide in the UK*
- Shadi-Afarin Ghassemi Jahani: *The history of Thalidomide in Sweden*
- Fumihiko Hinoshita: *Thalidomide Embryopathy in Japan*
- Lavínia Schuler-Faccini: *Thalidomide Embryopathy in Brazil: History and Perspectives*
- Rafael Basterrechea Estella: *La Talidomida en España (¿Desde cuando? ¿Hasta cuándo?)* (mit Zusatzdokumenten)

Vorwort und Danksagung

Christina Ding-Greiner

In unseren Gesprächen haben contergangeschädigte Menschen mich wiederholt darauf hingewiesen, dass die jüngeren, niedergelassenen Ärzte[1] wenig Informationen zu Conterganschäden und zu den Hintergründen des Conterganskandals hätten. Das war für mich der Anlass, mich noch einmal an den Computer zu setzen, die alten Studien aus der Schublade zu holen, Literatur zu recherchieren und erfahrene Ärzte anzuschreiben, um sie davon zu überzeugen, ein Kapitel in dem neuen Buchprojekt zu übernehmen. Das war gar nicht so einfach, doch es hat sich ein gutes Team gefunden, das seine Erfahrungen an die Leser weitergibt.

Es handelt sich um eine kleine Gruppe von besonderen Patienten mit besonderen und ungewöhnlichen, wenn auch meist nicht einmaligen Fehlbildungen, Beschwerden und Symptomen. Die Anzahl der Betroffenen ist klein, daher gibt es keine größeren klinischen Studien und keine Flut von wissenschaftlichen Arbeiten, die gerade hier notwendig wären. Auch die Gefäßstudie, die jetzt an den Unikliniken Köln und Ulm gestartet ist und über mehrere Jahre läuft, hat über ein Jahrzehnt gebraucht, bis sie zustande gekommen ist. Persönliche Erfahrungen im Umgang mit Fehlbildungen und Einschränkungen sowie mit Reaktionen und Verhaltensweisen der persönlichen Umwelt auf Behinderung haben die Betroffenen als Menschen sehr individuell geformt und reifen lassen. Sie sind zu (Über-)Lebenskünstlern geworden, und haben – soweit es die Schädigung und die räumliche und soziale Umwelt zuließen – sich ein selbstständiges und selbstbestimmtes Leben erkämpft. Und das sollte mit allen Mitteln erhalten werden.

Es handelt sich bei diesem Werk nicht um ein Lehrbuch über Contergan im klassischen Sinne, in dem die Krankheitssymptome und deren Ursachen dargestellt werden, um dann Therapiemöglichkeiten vorzuschlagen. Es gibt kein einheitliches Schädigungsbild bei Contergan; die beobachteten Fehlbildungen sind meist bekannt und treten auch bei vorgeburtlichen Schädigungen anderer Genese auf. Charakteristisch ist die Häufung bestimmter – sonst selten auftretender – Fehlbildungen und deren Kombination. Die Schädigungen entstehen durch die Unterbrechung der genetisch genau vorgegebenen Entwicklung des Embryos durch die Einwirkung von Contergan, daher sind sie nur zu verstehen, wenn man sich vertieft mit der Embryologie auseinandersetzt (siehe hierzu ▶ Kap. 4.3). In diesem Buch wurde mehrfach der Versuch unternommen, anhand der embryologischen

---

1 In diesem Werk wird ein generisches Maskulinum verwendet. Die gewählte männliche Form bezieht sich immer zugleich auf weibliche, männliche und diverse Personen. Die Verwendung der maskulinen Form dient ausschließlich der besseren Lesbarkeit und beinhaltet keine Wertung.

Entwicklung die entstandenen Schädigungen zu verstehen (siehe hierzu
▶ Kap. 12.1, ▶ Kap. 20.1, ▶ Kap. 21.1–3, ▶ Kap. 23.1–2), doch auch die humane
Embryologie ist noch nicht vollständig erforscht, genauso wenig wie die multiplen
Wirkweisen von Contergan bisher gänzlich aufgeklärt werden konnten. Daher ist
unser Wissen lückenhaft. Contergan und die Folgen sind noch nicht vollständig
enträtselt.

In diesem Werk werden die zentralen Ergebnisse der vier Studien zu Contergan, die am Institut für Gerontologie der Universität Heidelberg ausgeführt wurden, zusammengefasst und präsentiert, ebenso werden die wesentlichen Aussagen zu Gesundheit sowie zu Pflege- und Assistenzbedarf contergangeschädigter Menschen aus der Studie zur Hinterbliebenenversorgung dargestellt (siehe hierzu ▶ Kap. 8). Die dazugehörige Literatur wird aufgearbeitet und ergänzt durch Fallberichte. Ärzte schildern ihre Erfahrungen mit contergangeschädigten Menschen aus ihrer Praxis (siehe hierzu ▶ Kap. 13, ▶ Kap. 15, ▶ Kap. 18, ▶ Kap. 19, ▶ Kap. 25, ▶ Kap. 28), zwei Physiotherapeutinnen und eine Pflegeperson stellen ihre Arbeit vor (siehe hierzu ▶ Kap. 30) und ein Politiker schreibt über den Alltag mit gehörlosen Menschen (siehe hierzu ▶ Kap. 22). Behandelnde Ärzte, Therapeuten, Pflegepersonen und Interessierte, an die sich das Buch richtet, erfahren auf diese Weise, wie sich ein Conterganschaden äußern kann, mit welchen Fehlbildungen man zu rechnen hat und welche Folgen sich daraus ergeben können. Meist ist nur wenig kausal zu therapieren, ähnlich wie in der Geriatrie, man muss jedoch Wege finden, damit der Betroffene mit seinen Fehlbildungen und Folgeschäden leben kann – und dies möglichst gut. Es darf bei der Behandlung von contergangeschädigten Menschen nicht außer Acht gelassen werden, dass sie es sind, die mit ihren Schädigungen am längsten zu tun hatten, sie wissen, was ihnen guttut und was nicht, welche Therapien erfolgreich waren und welche nicht. Ihre lebenslangen Erfahrungen dürfen nicht unterschätzt werden, die Betroffenen sollten stets ernst genommen werden als Spezialisten ihrer seltenen Schädigungsmuster.

Der Bereich vorgeburtlicher Fehlbildungen der Gefäße ist aus meiner Sicht der wichtigste, da er der Einzige ist, der durch Nichtbeachtung oder einen Mangel an Information die Betroffenen schwer gefährdet, und daher können Kenntnisse in diesem Bereich Leben retten. Jeder, der im Gesundheitsbereich mit contergangeschädigten Menschen zu tun hat, sollte wissen, dass es atypische Verläufe von Gefäßen gibt, eine verminderte Kapillarisierung, Gefäßabbrüche, fehlende Gefäße sowie ungewöhnliche Fehlbildungen am Herzen. Dieses Wissen ist lebenswichtig für die Betroffenen, insbesondere bei Eingriffen jeder Art, bei Operationen, zur Vorbeugung von Schlaganfällen, Herzinfarkten sowie zum Verständnis von ungewöhnlichen Beschwerden. Auch darum ist dieses Buchprojekt aus meiner Sicht so wichtig.

Ein Blick in die Geschichte von Contergan und die damit verbundenen schwerwiegenden Folgen für Tausende von Betroffenen und deren Familien ist notwendig, um den Umgang der Gesellschaft mit den damals behinderten Kindern und ihren Familien in Erinnerung zu rufen, um zu erkennen, wie schwer sich Politiker und Gesetzgeber über Jahrzehnte getan haben Entscheidungen zu treffen, um diese Personengruppe adäquat zu unterstützen, und um auf die tiefen Spuren hinzuweisen, die diese Ereignisse hinterlassen haben. Nur in diesem Kontext kann ein Außenstehender die Entwicklung der vergangenen Jahre und manche Äußerung und persönliche Problematik von Betroffenen verstehen (siehe hierzu ▶ Kap. 1, ▶ Kap. 2, ▶ Kap.3). »Es ist ein Anlaufen gegen das Vergessen« wie Klein-Weigel es formuliert (persönliche Mitteilung).

Die Kapitel sind so gestaltet, dass sie jeweils unabhängig von anderen Kapiteln gelesen werden können. Es dürfte von Vorteil sein, wenn man sich selektiv in einzelnen Kapiteln informieren kann, ohne erst einmal das ganze Buch lesen zu müssen. Querverweise und Literaturangaben ergänzen jedes Kapitel und wollen dazu anregen, das erworbene Wissen zu vertiefen.

Mein Dank gilt den Co-Autoren, die dieses Werk mit ihren Beiträgen ermöglicht und bereichert haben, Frau Brutler vom Kohlhammer-Verlag, die mich in allen Dingen zuverlässig unterstützt hat, sowie dem Conterganverband Berlin-Brandenburg e. V., der Stiftung SchönHelfen, dem Bundesverband Contergangeschädigte e. V., dem Landesverband Contergangeschädigte Hessen e. V. und Frau Jutta Sattler, die gemeinsam den Druckkostenzuschuss übernommen haben – ohne ihr finanzielles Engagement hätte dieses Werk nicht erscheinen können. Ich danke der Conterganstiftung, die mir Daten zur Verfügung gestellt hat, und denke gerne an meine ehemaligen Kollegen vom Institut für Gerontologie der Universität Heidelberg, mit denen die hier zitierten Studien gemeinsam erarbeitet wurden. Ich danke den Betroffenen, denen mein Respekt und meine Zuneigung gelten, für ihre Unterstützung.

Neckargemünd, im April 2025
Christina Ding-Greiner

Entwicklung von Contergan, Vermarktung und die Folgen

1 Grünenthal, der Staat und Contergan[1]

Christina Ding-Greiner

Zum Zeitpunkt der Entwicklung von Thalidomid durch Chemie Grünenthal gab es noch keine gesetzlichen Regelungen zur Herstellung und zum Vertrieb von Arzneimitteln wie wir sie heute kennen; der Nachweis der Wirksamkeit und Unschädlichkeit von Arzneimitteln durch den Hersteller war nicht geregelt. Allerdings gab es genügend wissenschaftliche Arbeiten, die darauf hinwiesen, dass pharmakologische Substanzen nicht nur die erwünschte Wirkung, sondern auch Nebenwirkungen im Organismus zeigten. Häufig konnte mit den damals zur Verfügung stehenden Techniken nicht nachgewiesen werden, auf welche Weise Wirkung und Nebenwirkung zustande kamen. Allerdings waren beispielsweise die Plazentagängigkeit von Pharmaka und damit die Möglichkeit einer Schädigung des ungeborenen Lebens nachgewiesen worden, sodass von den Herstellern von pharmazeutischen Produkten durchaus erwartet werden konnte, dass sie das bereits vorhandene Wissen anwendeten, um die Unschädlichkeit ihrer Produkte auch in der Schwangerschaft im Tierversuch zu testen und nachzuweisen.

Durch den Conterganskandal und die fatalen Folgen für die Bevölkerung wurde diese Lücke sichtbar und über die Jahre wurde ein Arzneimittelgesetz entwickelt, das bis heute laufend den internationalen wissenschaftlichen Erkenntnissen angepasst wird.

1.1 Die Entwicklung von Thalidomid (K17)

Dr. Heinrich Mückter war bis Kriegsende Stabsarzt und Leiter des Instituts für Fleckfieber- und Virusforschung des Oberkommandos des Heeres in Krakau. Zur Herstellung von Impfseren wurden polnische Zivilisten, möglicherweise auch Juden aus dem Ghetto, als Probanden zwangsrekrutiert, um an ihren Beinen die Läuse zu züchten, was häufig zu Infektionen führte. Die gewonnenen Impfstoffe wurden im KZ Buchenwald an Häftlingen getestet, und auch diese Versuche waren mit einer hohen Sterbeziffer verbunden. Nach seiner Flucht aus Polen wurde Mückter Leiter der Forschungsabteilung bei Grünenthal. Dort entdeckte er mit dem Apotheker Wilhelm Kunz und dem Pharmakologen Herbert Keller Anfang

---

1 Dieses Kapitel wurde deutlich gekürzt. Interessierte können den vollständigen Text einsehen unter Kap. Zusatzmaterial zum Download.

1954 den Wirkstoff K17 (N-Phthalylglutaminsäureimid), später Thalidomid genannt; der Handelsname war Contergan® (Johnson et al., 2018, S. 58; Kogon, 1959, S. 172–177).

Sie waren nicht die einzigen, die sich Anfang der 1950er Jahre mit der Herstellung von Barbiturat-freien Schlafmitteln befassten, da Barbiturate schwere Nebenwirkungen verursachten. So entstanden mehrere strukturell der Barbitursäure nahestehende Piperidindion-Derivate, die wegen schwerer Nebenwirkungen mittlerweile alle vom Markt genommen wurden. Hoffmann-La Roche patentierte 1954 Noludar®, das langfristig abhängig machte, Roche stellte Persedon® her, wodurch Agranulocytosen verursacht werden konnten, und 1954 patentierte Ciba Doriden®, welches Intoxikationen und Abhängigkeit bewirkte. Grünenthal entwickelte Thalidomid (Contergan®).

Die beiden Laborberichte mit Bezug auf Thalidomid von Mai (Dr. Dr. Keller) und April (Dr. Kunz) 1954 liegen vor (Laborberichte, 1954). Die Substanz hatte einen deutlich beruhigenden und schlafinduzierenden Effekt, dämpfte zudem Übelkeit sowie Brechreiz. Es tauchten im Laufe der Jahre immer wieder Gerüchte und Hinweise darauf auf, dass Contergan schon früher im Zusammenhang mit der Kriegsindustrie entwickelt worden sei; dies konnte allerdings bis heute nicht bestätigt werden (Johnson et al., 2018, S. 49). In den 1940er Jahren beschäftigte sich die Wissenschaft intensiv mit Abkömmlingen der Glutaminsäure, deren zentrale Bedeutung für den Aminosäurenstoffwechsel die Substanz interessant machten, ebenso der besondere Stoffwechselweg im zentralen Nervensystem (ZNS) (King & Kidd,1949). Thalidomid ist ein Glutaminsäureabkömmling.

Die Untersuchungen von K17 erfolgten an Mäusen, Ratten und Meerschweinchen, auch Hunde und Katzen wurden einbezogen. Die akute Toxizität wurde an der weißen Maus subkutan, intraperitoneal und peroral getestet, da die Substanz nicht wasserlöslich ist und daher nicht intravenös verabreicht werden konnte. Die LD_{50} (letale Dosis, bei der 50% der behandelten Tiere sterben) konnte allerdings nicht bestimmt werden, da auch bei hoher Dosierung keinerlei Unverträglichkeiten beobachtet wurden. Thalidomid galt als sicher, da auch bei sehr hoher Dosierung im Tierversuch keine Todesfälle eingetreten waren.

Weil die Tiere nach Applikation der Substanz eine Abnahme der motorischen Aktivität um 50% zeigten, wurde am sog. Zitterkäfig dieser Effekt aufwändig untersucht. Es wurden die kleinste schlafmachende und narkotisch wirksame Dosis sowie die Wirkungsdauer bestimmt. Hinzu kamen EEG-Studien, die Untersuchung der spasmolytischen oder analgetischen Wirkung sowie der Wirkung auf Kreislauf und Atmung und die Beeinflussung von Antibiotika und Chemotherapeutika – alle verliefen negativ. Abschließend folgerten die Autoren: »Auf Grund unserer Untersuchungen, wonach K17 gute zentral-sedative Eigenschaften mit ungewöhnlich geringen Nebenwirkungen und einer extremen Ungiftigkeit verbindet, erscheint eine klinische Prüfung gerechtfertigt« (Kunz et al., 1956). Die klinische Prüfung war damals ebenso wenig geregelt wie die pharmakologische, das Verfahren lag im freien Ermessen der Hersteller. »Wenngleich die klinische Prüfung den zeitgenössischen Standards der pharmazeutischen Industrie entsprach, war sie letztlich unzureichend. So hatten die Prüfer in der Regel weder eine spezielle Qualifikation für die Arzneimittelprüfung vorzuweisen noch verfügten sie auf diesem Feld über nennenswerte Erfahrungen.« (Lenhard-Schramm, 2018, S. 107)

Über den Wirkmechanismus der Substanz war nichts bekannt, ebenso fehlten Untersuchungen zur Verteilung, Metabolisierung und Ausscheidung der Substanz. Im Tierversuch wurden keine schwangeren Tiere einbezogen und die Plazentagängigkeit wurde nicht ermittelt, obwohl Grünenthal die Methoden kannte, denn entsprechende Versuche wurden nach der Marktrücknahme ausgeführt mit dem Ergebnis, dass Thalidomid die Plazentaschranke überwindet (Brynner & Stephens, 2001, S. 12; Lenhard-Schramm, 2018, S. 105).

Das Patent für Contergan wurde am 17. Mai 1954 angemeldet (Patenturkunde, 1954). Die Patentschrift Nr. 1074584 wurde am 11. August 1960 ausgegeben. Am 9. August 1956 erteilte der Innenminister des Landes NRW (AZ: VI A/3–42/18) die Genehmigung zur Herstellung u. a. der Präparate Contergan- und Contergan-forte-Tabletten (Genehmigung zur Herstellung, 1956).

Die Unterlagen und Versuchsprotokolle von K17 wurden 1959 laut Angaben von Dr. Mückter und des Justiziars Dr. von Veltheim vernichtet, ein Vorgehen, das auch damals unüblich war. Möglicherweise diente dieser Schritt zur Verschleierung der Tatsache, dass Contergan auch nach den damaligen Standards der Pharmaindustrie vor der Vermarktung nicht ausreichend untersucht worden und die Sicherheit nicht gewährleistet war. Mängel fanden sich in (a) den unzureichenden Tierversuchen, (b) der mangelhaften pharmakologischen Untersuchung der Substanz, (c) der unsystematischen Testung am Menschen durch teilweise unerfahrene Prüfer »mit teilweise zweifelhafter wissenschaftlicher Qualifikation« wie der Vertriebsleiter von Chemie Grünenthal intern feststellte, und (d) dem Ignorieren oder Leugnen von Nebenwirkungen des noch nicht im Handel befindlichen Präparates, von dem man nicht wusste, wie und warum es wirkte, wie Ohrensausen, Verstopfung, Temperaturschwankungen, Gliederzittern, Schwindelgefühl, Erbrechen entstanden (Gemballa, 1993, S. 16–19; Lenhard-Schramm, 2018, S. 95, 96, 104–107).

1.2 Die Vermarktung von Contergan und das Auftreten schwerer Nebenwirkungen (1957–1961)

Der Verkauf von Contergan begann 1957. Die Indikation von Contergan war sehr weit gefasst: »Neurovegetative Dysregulationen, Vasoneurosen und neurozirkulatorische Dystonien. Hyperthyreosen leichten und mittleren Grades. Pavor nocturnus, Affektlabilität, Enuresis, Appetitlosigkeit, Psychoneurosen, Überreizungs- und Spannungszustände, psychische Traumen. Akute und chronische somatogene und psychogene Schlaf- und Einschlafstörungen. Zur prae- und postoperativen Sedierung in Kombination mit Analgetika und Narkotika« (Rote Liste, 1961,

S. 209). »Und was Kindern guttut, kann den Müttern auch nicht schaden«. (Deutsche Apotheker Zeitung, 2017). Chemie Grünenthal setzte auf die Harmlosigkeit des Präparats.

Contergan war in Deutschland rezeptfrei im Handel, zuvor hatten Mitarbeiter der Firma, niedergelassene Ärzte und Kliniken kostenlose Probepackungen erhalten. Im Jahr 1956 erhielt Grünenthal erste Hinweise auf neurotoxische Schäden durch Contergan. Im Laufe der folgenden Jahre häuften sich die Berichte; 1959 äußerte der Neurologe Dr. Ralph Voss den Verdacht, dass Contergan das periphere Nervensystem schädigen könnte. Chemie Grünenthal leugnete noch im Jahr 1960 Kenntnis von derartig schweren Nebenwirkungen zu haben in einem Brief an einen Arzt, der selbst eine Neuropathie entwickelt hatte: »... we have received no such reports todate. This is despite the fact that the use of Contergan has been growing steadily over several years so that we can draw on extensive experience with this product by now« (Johnson et al., 2018, S. 107–110).

Irreversible Polyneuropathien wurden bei Erwachsenen bei längerer Einnahme des Präparats beschrieben. Es traten erst Taubheit und Parästhesien socken- und handschuhförmig an den Füßen, später auch an den Händen auf, häufig in Verbindung mit einer proximalen Muskelschwäche der Extremitäten und einer verlängerten Nervenleitgeschwindigkeit (Florence, 1960; Fullerton & Kremer, 1961). Die schweren neurotoxischen Eigenschaften hätten als Hinweis für die Hersteller dienen sollen, dass die Substanz möglicherweise auch teratogene Schäden verursachen könnte.

Das erste contergangeschädigte Kind wurde 1956 geboren. Lenz und Knapp (1962) in Deutschland sowie der australische Gynäkologe McBride (1961; 1977) identifizierten unabhängig voneinander die Ursache der gehäuft auftretenden Fehlbildungen bei Neugeborenen: Bei Einnahme von Contergan während der ersten drei Monate der Schwangerschaft, unabhängig von der Höhe der Dosis, war der Zeitpunkt der Einnahme entscheidend.

Vier Eigenschaften von Thalidomid, die auch das ungeborene Leben gefährden könnten, wurden damals schon in der wissenschaftlichen Literatur erwähnt und später teilweise bestätigt. Fatalerweise wurden sie nicht beachtet:

1. die Unterdrückung der Thyroxin-Produktion (Murdoc & Campbell, 1958; Lenhard-Schramm, 2016, S. 101, 102)
2. Thalidomid ist ein Folsäureantagonist (Thiersch & Philips, 1950): »Thalidomide is similar in its chemical structure to folic acid antagonists ... The molecule was therefore to be suspected of having an effect on the foetus« (Johnson et al., 2018, S. 122). Diese Annahme wurde später widerlegt.
3. Neurotoxizität (Kelsey, 1965)
4. Plazentagängigkeit aufgrund einer geringen molaren Masse von 258,23 g·mol^{-1}

Im Jahr 1957 begann der Verkauf, rezeptfrei, in der Apotheke, »over the counter«. Der Verkauf kam nur schleppend in Gang trotz großem Aufwand für Werbung für Ärzte und Apotheker und dem Hinweis auf die Unschädlichkeit von Contergan auf dem Beipackzettel. Die Ärzte waren skeptisch. Im klinischen Gebrauch wurde das Medikament nicht beobachtet, es war ja »ungiftig«. Dank der geschickten Vermarktung als absolut unschädliches Schlaf- und Beruhigungsmittel steigerten sich jedoch die Verkaufsziffern rasch. Die negativen Rückmeldungen wurden von der Öffentlichkeit ferngehalten, die positiven bekannt gemacht (Einstellungsbeschluss des Landgerichts Aachen, 1970, S. 65–66).

Lenz (1988) nannte folgende Mengen Thalidomid, die von 1957 bis 1961 in Deutschland verkauft worden waren:

- 1957: 33 kg
- 1958: 728 kg
- 1959: 3.800 kg
- 1960: 14.580 kg
- 1961: 11.060 kg

Im Jahr 1960 war die Hälfte des Umsatzes von Chemie Grünenthal auf den Verkauf von Contergan zurückzuführen – etwa 20 Mio DM jährlich (Johnson et al., 2018, S. 104).

Contergan sollte nicht nur in der BRD, sondern auch weltweit vermarktet werden. In Frankreich erfüllte Contergan jedoch die Anforderungen der Gesundheitsbehörden nicht, nach den 1954–1955 gemachten Erfahrungen mit Stalinon. Die USA hatten ähnliche Erfahrungen 1937 mit Diethylenglykol gemacht und hatten daher die Zulassung von Medikamenten gesetzlich neu geregelt. Es musste der Nachweis der Unschädlichkeit und Wirksamkeit in Tierversuchen und klinischen Studien am Menschen nachgewiesen werden. Da Chemie Grünenthal diesem Standard nicht entsprechen konnte, verweigerte die FDA die Zulassung von Thalidomid. Ebenso lehnte Portugal 1960 die Zulassung ab mit folgender Begründung: »Unfortunately, the methods of study [employed] are … utterly inadequate and for the purposes of registration completely ineligible« (Johnson et al, 2018, S. 124–127). Auch die Türkei und ebenso die ehemalige DDR wurden verschont, da sie die Gefahren rechtzeitig erkannten und Contergan dort nicht vertrieben werden durfte.

Nach Beginn des Verkaufs und mit zunehmendem Erfolg von Contergan auf dem Markt konnte mit einer Zeitverschiebung von neun Monaten eine rasch anwachsende Anzahl fehlgebildeter Neugeborener beobachtet werden (▶ Abb. 1.1).

Wie viele Aborte oder Frühgeburten sich ereignet hatten, ist nicht bekannt, da weder sie noch totgeborene Kinder systematisch untersucht und registriert wurden. Lenz wies darauf hin, dass hohe Dosierungen von Contergan in der sensiblen Phase der Schwangerschaft Aborte auslösen konnten. Er ging davon aus, dass bei Registrierung der Fälle die Anzahl der geschätzten vorgeburtlich geschädigten Föten sich um den Faktor 2 oder mehr erhöhen würde (Lenz, 1988).

Im Vordergrund der Schädigungen standen die orthopädischen Fehlbildungen; sie waren sichtbar. Säuglinge mit sehr schweren oder multiplen (zusätzlichen) Fehlbildungen der inneren Organe, des Herzens, der Lungen, der Nieren oder mit Atresien des Magen-Darm-Trakts überlebten häufig nicht, oder nicht lange, wegen der Schwere ihrer Schäden.

Niemand war auf die fatalen Folgen des leichtsinnigen Umgangs mit einer so gefährlichen Substanz wie Thalidomid vorbereitet, und nicht alle zeigten ein ad-

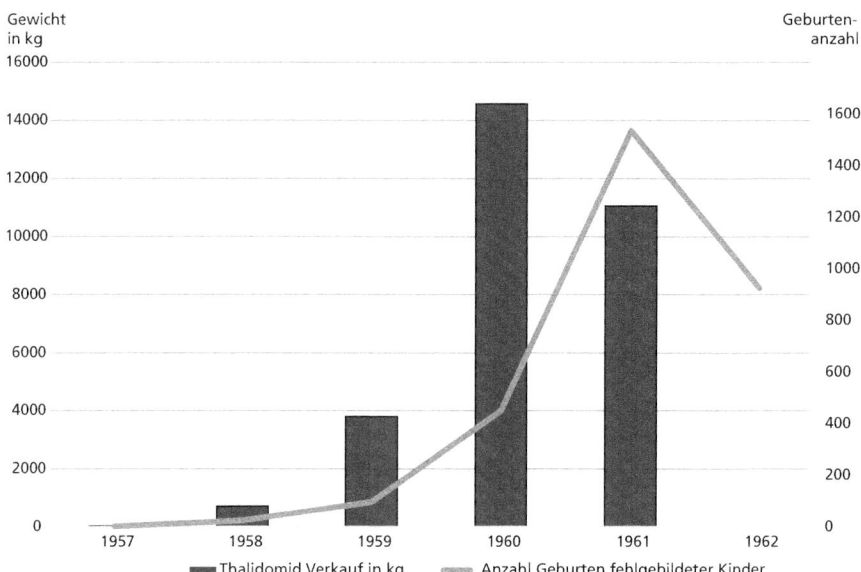

Abb. 1.1: Anstieg der Geburten fehlgebildeter Kinder pro Jahr und Verkauf von Thalidomid in kg (Quelle: Lenz, 1988)

äquates Verhalten gegenüber den geschädigten jungen Familien. Eine Mutter erinnert sich:

> »Am 02.07. kam unsere Tochter per Zangengeburt abends auf die Welt. Ich bekam sie erst am nächsten Vormittag zu sehen, nachdem der Chefarzt mir handtätschelnd sagte, dass sie keine Daumen, eine Fehlstellung der Hände, zu kurze Arme und einen Schiefhals (durch die Zange!!!) habe, und ich solle vergessen, dass ich ein Kind habe, es in ein Heim geben solle, sie sterbe sowieso bald. Ich sei ja noch so jung und könne noch mehrere Kinder bekommen! Das sagt ein Chefarzt einer jungen Mutter!
> Wenn mein Mann nicht so liebevoll reagiert hätte – »das schaffen wir, Skifahren kann sie« (er war begeisterter Skifahrer!) –, ich weiß nicht, wie ich es geschafft hätte! Unsere Tochter kam sofort in ein Kinderkrankenhaus (wegen Atemnot), wo ich sie nach vier Wochen auf eigene Verantwortung rausholte. Sie wurde dort festgeschnallt an den Armen – es war entsetzlich! Jeden Tag durfte ich sie eine Stunde sehen!« (E. L., 2022, S. 189)

Im Mai 1961 beantragte Chemie Grünenthal die Rezeptpflicht für Contergan. Ein ursächlicher Zusammenhang zwischen dem Arzneimittel und den schweren Nervenschädigungen wurde allerdings nach wie vor vom Unternehmen geleugnet. Am 1. August 1961 wurde in NRW, Hessen und Baden-Württemberg die allgemeine Rezeptpflicht für Contergan eingeführt.

Der erste Bericht über die für Contergan typischen Fehlbildungen der Gliedmaßen wurde im September 1961 von H. R. Wiedemann (Univ. Krefeld) veröffentlicht. Der Hamburger Kinderarzt und Humangenetiker Widukind Lenz beobachtete ebenfalls eine Zunahme von fehlgebildeten Neugeborenen. Er begann die Geburtsbücher zweier großer Hamburger Entbindungskliniken der Jahrgänge 1960 und 1961 zu durchsuchen und befragte betroffene Mütter zu ihrer Ernährungsweise, ihren Lebensumständen und zu ihrer Einnahme von Arzneimitteln während der Schwangerschaft. Dabei fiel ihm auf, dass betroffene Mütter immer wieder die Einnahme von Contergan während der ersten Monate der Schwangerschaft erwähnten. Dies führte dazu, dass er diese Spur genauer verfolgte, und mit Unterstützung von Claus Knapp-Boetticher konnten bis Mitte November 1961 vierzehn Fälle dokumentiert werden, in denen die Mütter in der frühen Phase der Schwangerschaft Contergan eingenommen und fehlgebildete Kinder zur Welt gebracht hatten. Mütter mit gesunden Kindern hatten zu keinem Zeitpunkt Contergan eingenommen. So verdichtete sich der Verdacht, dass ein ursächlicher Zusammenhang bestand zwischen den Kindesfehlbildungen und der Einnahme von Contergan in der frühen Schwangerschaft.

Diesen Verdacht teilte er am 15. November 1961 telefonisch dem Leiter der Forschungsabteilung von Chemie Grünenthal mit, allerdings ohne Erfolg, denn das Unternehmen war nicht dazu bereit, Contergan vom Markt zu nehmen. Wenige Tage später warnte Lenz seine Kollegen auf der Tagung der Kinderärztevereinigung in Düsseldorf vor einem »weitverbreiteten Medikament«, ohne den Namen zu nennen: »Ein ätiologischer Zusammenhang zwischen der Aufnahme der Substanz und den Missbildungen ist durch nichts bewiesen. Vom wissenschaftlichen Gesichtspunkt aus wäre es daher verfrüht, darüber zu sprechen. Ein Zusammenhang ist aber denkbar. Als Mensch und Staatsbürger kann ich es daher nicht verantworten, meine Beobachtungen zu verschweigen«. (Bundesarchiv Koblenz B189/11733) Die Presse nahm seine Warnung auf. Am 26. November 1961 veröffentlichte die »Welt am Sonntag« unter der Überschrift »Missgeburten durch Tabletten? Alarmierender Verdacht eines Arztes gegen ein weitverbreitetes Medikament« einen Bericht von Widukind Lenz. Der Druck auf Chemie Grünenthal wurde zu groß; die Marktrücknahme von Contergan erfolgte am 27. November 1961 (Kirk & Friedrich, 2001; Lenz & Knapp-Boetticher, 1962; Knapp-Boetticher 2022, S. 21–34).

Über Jahre hatte Chemie Grünenthal den Berichten und Warnungen der Ärzteschaft keinerlei Beachtung geschenkt und versucht, Kritiker zu diskreditieren, da Contergan inzwischen weltweit ein großer finanzieller Erfolg war.

1.3 Der Prozess 1968–1970 und der Vergleich

Am 18. Dezember 1961 wurde von der Staatsanwaltschaft Aachen ein Ermittlungsverfahren gegen leitende Angestellte und den Firmeneigner von Chemie Grünenthal eingeleitet. Zum Zeitpunkt der Herstellung und des Verkaufs von Contergan gab es noch kein Arzneimittelgesetz; ein solches wurde erst im Mai 1961 verabschiedet. Ab diesem Zeitpunkt war es nun erforderlich, ausreichende Fachkenntnisse vorzuweisen, um ein Medikament herzustellen, ebenso musste vom Hersteller die staatliche Erlaubnis für den Vertrieb eingeholt werden. Allerdings lag immer noch der Nachweis der Sicherheit und der Qualität des Produktes beim Hersteller, der eigenverantwortlich darüber entschied, welche pharmakologischen und klinischen Prüfungen er anwenden wollte. Das Landgericht Aachen befand: »So ist auch für die damalige Zeit zu fordern, dass ein Arzneimittelhersteller ein Mittel, bei dem – wie bei Thalidomid – eine Verwendung während der Schwangerschaft in Betracht kam, tierexperimentell auf etwaige teratogene Wirkungen hin untersuchte, zumindest in Aussendungen und Gebrauchsanweisungen auf die fehlenden Erfahrungen im Bereich der Schwangerschaft hinwies. Beides ist im Falle des Thalidomids nicht geschehen« (Einstellungsbeschluss des Landgerichts Aachen, S. 80).

Die Staatsanwälte konnten nicht auf Grundsatzurteile zurückgreifen, noch nie war ein solcher Skandal vor Gericht gekommen, um aufgearbeitet zu werden.

Der Prozess endete 1970. Am 10. April 1970 wurde ein *Vergleich* mit Chemie Grünenthal auf der Grundlage des § 153 StPO über 100 Mio. DM geschlossen, denn »ein Verschulden jedes Angeklagten ist daher in seinen Einzelheiten bisher nicht nachgewiesen. Dadurch wird die Anwendbarkeit des § 153 Abs. 3 StPo jedoch nicht ausgeschlossen« (Einstellungsbeschluss des Landgerichts Aachen, Seite 73). Damit wurde das Strafverfahren eingestellt, um so den Weg freizumachen für die Entschädigung der Opfer. Im Jahr 1971 leistete der Staat einen Zuschuss von 50 Mio. DM, 1976 kam dieselbe Summe hinzu. Größere Spenden von der Industrie oder den Kirchen waren vorgesehen, kamen jedoch nicht zustande. Das LG Aachen stellte im Einstellungsbeschluss fest, dass die Substanz Thalidomid Nervenschädigungen und vorgeburtliche Fehlbildungen verursacht, der Nachweis des Verschuldens durch den Hersteller blieb jedoch aus (Einstellungsbeschluss des Landgericht Aachen, S. 28, 30).

Der Vergleich schien den Eltern der contergangeschädigten Kinder die beste Lösung zu sein, denn sie waren weitgehend auf sich gestellt. Sie befanden sich seit Jahren in einer persönlichen und finanziellen Notlage, da die Versorgung ihrer geschädigten Kinder mit großen medizinischen, rehabilitativen, schulischen und finanziellen Problemen verbunden war. Sie waren auf die Leistungen der Krankenkassen und des Bundessozialhilfegesetzes angewiesen, die bei Weitem nicht die notwendigen Ausgaben deckten.

1.4 Die Grünenthal-Stiftung zur Unterstützung von Thalidomidbetroffenen

Im Jahr 2012 wurde die »Grünenthal-Stiftung zur Unterstützung von Thalidomidbetroffenen« gegründet. Ihr Zweck war die nachhaltige Verbesserung der Lebenssituation von betroffenen Menschen durch niederschwellige Angebote. Selbstständigkeit im Wohnumfeld wurde durch Finanzierung des Umbaus im häuslichen Bereich zur Erlangung von Barrierefreiheit gefördert, Mobilität wurde unterstützt durch Übernahme der behinderungsbedingen Mehrkosten für Sonderausstattung beim Kauf eines PKW sowie Kosten für Umbau und Anpassung des

PKW an die bestehende Schädigung. Hinzu kam die Finanzierung der Auslagen für eine Begleitperson bei außerhäuslichen Aktivitäten und Reisen.

Der Verlust der körperlichen Leistungsfähigkeit und Funktionalität hatte sich in den letzten Jahren beschleunigt, sodass die Selbstständigkeit im Alltag gefährdet war. In HD 2016 (N = 926) berichteten die Betroffenen, dass Barrierefreiheit im persönlichen Umfeld neu überdacht und angepasst werden musste, um auch in Zukunft ein selbstständiges Leben führen zu können. Für 58 % der Studienteilnehmer war eine Anpassung der Wohnung notwendig, ein neues Auto benötigten nach eigenen Angaben 30 % der Befragten; 40 % gaben an, dass Umbauten an ihrem Auto unumgänglich geworden seien. Es war davon auszugehen, dass eine erneute Anpassung nach Ablauf von fünf bis zehn Jahren notwendig werden würde, je nach Ausmaß des fortschreitenden Verlusts von Funktionalität und Selbstständigkeit.

Insgesamt 22 % der Gesamtstichprobe gaben an, einen oder mehrere Anträge an die Grünenthal-Stiftung gestellt zu haben (N = 192). In 67,7 % der Fälle wurden Anträge gestellt, um Küche und Bad (ebenerdige Dusche, Dusch-WC) den Erfordernissen anzupassen und/oder eine Elektrifizierung von Rollläden, Türen und Garagentoren zu veranlassen. 34 % der Befragten gaben an, den Umbau oder die behinderungsbedingten Mehrkosten bei Neuanschaffung eines PKW oder von Geräten zur Verbesserung der Mobilität beantragt zu haben (HD 2016, S. 34). Die Grünenthal-Stiftung erfüllte nach individueller niederschwelliger Bedarfsprüfung auch ausgefallene spezifische Bedarfe und orientierte sich dabei nicht an Vorgaben oder Leistungskatalogen.

Tab. 1.1: Spezifische Bedarfe und Antragstellung bei der Grünenthal Stiftung (N = 192) (Quelle: eigene Daten; HD 2016, S. 56)

Spezifische Bedarfe	Anzahl Anträge
PKW: Umbau, Reparatur, behinderungsbedingte Mehrkosten bei Neuanschaffung	54
Anpassung Wohnumfeld gesamt	130
• davon: Bad	39
• davon: Küche	33
• davon: elektrische Fenster-, Türöffner, Rollläden	19
• davon: Barrierefreiheit innerhalb der Wohnung und im Zugangsbereich	39
Mobilität: Fahrrad, E-Bike	13
Medizinische Bedarfe: Zahnersatz, Hörgeräte	19
Verschiedenes: Hund, Spracherkennungsprogramm, Traumatherapie	27

Ähnliche Bedarfe fanden sich in England. Dort wurde 2010 ein Projekt ausgeschrieben, in dem 26,4 Mio. Pfund den etwa 450 contergangeschädigten Menschen über drei Jahre zur Verfügung gestellt wurden, um spezifische Bedarfe zu decken.

Die Höhe der jährlichen Leistung wurde je nach Ausmaß der Einschränkungen in fünf Stufen (Bands) gestaffelt. 35% der Teilnehmer nutzten den Betrag für Barrierefreiheit im Wohnumfeld, 24% beantragten Gelder für PKW/Mobilität (Newbronner et al., 2013).

Die Haltung der Betroffenen gegenüber der Grünenthal-Stiftung war gespalten. Zum Zeitpunkt der Befragung wurde von einem Teil der Betroffenen jeglicher Kontakt kategorisch abgelehnt, ein weiterer Teil jedoch gab an »mit Grünenthal Frieden geschlossen« zu haben (HD 2016, Protokoll Interview), daher hätten sie keine Probleme damit, Anträge einzureichen. Ein dritter Anteil der Befragten lehnte Grünenthal weiterhin ab, ihr Anspruch auf eine angemessene Versorgung jedoch wiege höher als ihre Bedenken, Leistungen von Grünenthal anzunehmen (HD 2016, Protokoll Interviews). In der Zwischenzeit ist allerdings aufgrund des Engagements der Stiftung die Akzeptanz deutlich größer geworden.

Zum Zeitpunkt der Befragung HD 2016 wurden folgende Angaben zur Höhe der finanziellen Unterstützung durch die Grünenthal-Stiftung gemacht.

Tab. 1.2: Von der Grünenthal Stiftung ausbezahlte Beträge für spezifische Bedarfe (N = 192) (Quelle: eigene Daten; HD, 2016, S. 57)

Genehmigte Beträge (€)	Anzahl genehmigter Anträge
210 bis < 3.000	10
3.000 bis < 6.000	12
6.000 bis < 10.000	11
10.000 bis < 15.000	22
15.000 bis < 20.000	14
20.000 bis < 30.000	31
30.000 bis < 40.000	4
40.000 bis 60.000	5

Die Gründung der Stiftung kam zu einem günstigen Zeitpunkt. Die Conterganrente war 2013 zwar erheblich erhöht worden, hinzu kamen die Leistungen zur Deckung spezifischer Bedarfe, die der Bund zur Verfügung stellte, allerdings erhielten die Betroffenen keine Unterstützung für häusliche Umbauten und Mobilität, die mit hohen Kosten verbunden waren. Erst 2017 entspannte sich die Situation durch das Vierte Änderungsgesetz des ContStifG (siehe hierzu ▶ Kap. 2.6).

Am 14. Oktober 2021 fand in Aachen ein persönliches Gespräch zwischen dem damaligen Vorsitzenden des Bundesverbands Georg Löwenhauser und dem Vorsitzenden der Grünenthal-Stiftung Michael Wirtz statt, der sich bei der Gelegenheit mit folgenden Worten bei den contergangeschädigten Menschen im Namen seiner Familie entschuldigte:[2]

> »Im Namen meiner ganzen großen Familie, nicht nur meiner eigenen Kinder und Ehefrau, sondern vielen Vettern und Cousinen und Nichten und Neffen, [möchte ich] heute einen ganz wichtigen Punkt Ihnen gegenüber ansagen, und zwar das große Bedauern – und nicht das Bedauern, sondern den gesamten Inhalt dieser Zeit vor 60 Jahren – Ihnen gegenüber mit einer ganz großen Entschuldigung zu beginnen. Eine Situation, die uns ausgesprochen in meiner gesamten Familie am Herzen liegt, und das geht bis zu meinen Enkelkindern bereits runter, dass wir uns entschuldigen bei Ihnen für eine große, auch im Wesentlichen unbekannte Größe von betroffenen Menschen in Deutschland, aber auch in Europa, die von uns erwarten, dass wir als Familie Wirtz, und nicht versteckt hinter einer juristischen Person der Grünenthal GmbH, uns dazu äußern. Das tue ich hier mit aller Offenheit und hochoffiziell unter Zeugen, dass ich mich für diese Thematiken, die sich bei Ihnen in allen diesen Familien abgespielt haben, ausdrücklich entschuldige. […] Die Begegnungen, die haben viel zu wenig stattgefunden zwischen uns, wer auch immer Verantwortung führte, und den betroffenen Menschen. Also wenn ich alleine denke, welchen Zuspruch wir heute nach zehn Jahren mit der Thalidomid-Stiftung von Grünenthal haben, wie langsam das anging, und wie selten wir überhaupt eine Möglichkeit hatten, mit jemand zusammen zu kommen. Deshalb sage ich heute im Nachhinein – natürlich viel zu spät – das hätten wir mal früher angehen können.«

Anlass war der 60. Jahrestag der Marktrücknahme von Contergan. Die Antwort des Bundesverbands Contergangeschädigter findet sich unter folgendem Link: https://contergan.de/anstoss-zum-dialog/.

Highlights des Online-Symposiums können eingesehen werden unter https://live.contergan.de/.

Die Grünenthal-Stiftung hat bisher mehr als 950 Betroffene in knapp 4.600 Anliegen unterstützt.

Nach einer Phase der Annäherung und des gegenseitigen Kennenlernens fand im Februar 2023 in Aachen eine erste Sitzung des Dialogforums statt, das von der Grünenthal-Stiftung und vom Vorstand des Bundesverbands Contergangeschädigter e. V. zur Unterstützung von Thalidomidbetroffenen initiiert wurde. Es sollte die Kooperation vertiefen und einen regelmäßigen Austausch zu Zukunftsfragen in übergeordneten Bereichen wie »Bereitstellung von Wissen rund um Thalidomid« und »Mobilität« ermöglichen. Unter Mitwirkung der Grünenthal-Stiftung, der Conterganstiftung, der Politik, des Bundesverbands Contergangeschädigter e. V. sowie weiterer Verbände sollen Expertengruppen gebildet und Workshops angeboten werden.

---

2 Die teilweise Verschriftlichung des Interviews und deren Veröffentlichung in diesem Werk erfolgte mit Zustimmung von Herrn Dr. Michael Wirtz.

1.5 Literatur

Brynner, R. & Stephens, T. (2001). Dark Remedy. The impact of thalidomide and its revival as a vital medicine. Paperback. Basic books.
Bundesarchiv Koblenz, B189/11733. Diskussionsbemerkung von PD Dr. W. Lenz, Hamburg, zu dem Vortrag von R. A. Pfeiffer und W. Kosenow. Zur Frage der exogenen Entstehung schwerer Extremitätenmißbildungen. Tagung der Rheinisch-Westfälischen Kinderärztevereinigung in Düsseldorf am 19.11.1961.
Deutsche Apotheker Zeitung 49/2017
Einstellungsbeschluss des Landgerichts Aachen vom 18. Dezember 1970.
E.L. (2022). Von Verzweiflung und Glück – die Mutter. In: Ding-Greiner C (Hrsg.) (2022): Leben mit Contergan. Geschädigte, Angehörige und Freunde berichten über die Auswirkungen des Arzneimittels. Kohlhammer.
Florence L (1960). Is Thalidomide to blame? Br Med J 1960, dec 31 (2), 1954
Fullerton, P.M. & Kremer, M. (1961). Neuropathy after intake of Thalidomide (Distaval). Br Med J, Sept 30; 2 (5256), 855–858.
Gemballa, G. (1993). Der dreifache Skandal. 30 Jahre nach Contergan. Eine Dokumentation. Luchterhand Literaturverlag.
Genehmigung zur Herstellung. (1956). Abrufbar unter »Wie Contergan entwickelt und auf den Markt gebracht wurde«, https://www.contergan-skandal.de/der-contergan-skandal (abgerufen am 09.08.2024).
Institut für Gerontologie der Universität Heidelberg. (2016). *HD 2016*. Abrufbar im Kap. Zusatzmaterial zum Download.
Johnson, M. et al. (2018). The Thalidomide Catastrophe: How it happened, who was responnsible and why the serarch for justice continues after more than six decades. Onwards and Upwards Publishers, UK.
Kelsey, F. (1965). Problems raised fort he FDA by the occurrence of Thalidomide Embryopathy in Germany, 1960–1961. Am J Public Health Nations Health, May, 55(5):703–7.
King, F.E. & Kidd, A.A. (1949). A New Synthesis of Glutamine and of γ-Dipeptides of Glutamic Acid from Phthalylated Intermediates. J of the Chem Soc 3315.
Kirk, B. & Friedrich, C. (2001). Vor 40 Jahren Rückruf von Contergan. Deutsche Apotheker Zeitung 02.12.2001, Nr. 49.
Knapp-Boetticher C (2022). Thalidomid-Embryopathie 2.0. In: Ding-Greiner C (Hrsg.) (2022): Leben mit Contergan. Geschädigte, Angehörige und Freunde berichten über die Auswirkungen des Arzneimittels. Kohlhammer.
Kogon E (1959). Die Fleckfieber-Versuche in Buchenwald. Aus: Kogon E: Der SS-Staat. Das System der Deutschen Konzentrationslager. Europäische Verlagsanstalt 1946, 5. Erw. Auflage 1959.
Kunz, W. et al. (1956). N-phthalyl-glutamisäure-imid. Arzneimittelforschung Aug, 6 (8),426–30.
Keller, Kunz. (1954). Laborberichte. Abrufbar unter »Wurde Thalidomid im Nationalsozialismus entwickelt?« Laborberichte Keller und Kunz, https://www.contergan-skandal.de/wirkstoff-thalidomid (abgerufen am 15.07.2024).
Lenhard-Schramm, N. (2016). Die Haltung des Landes Nordrhein-Westfalen zu Contergan und den Folgen. Forschungsbericht der WWU Münster für das Ministerium für Gesundheit, Emanzipation, Pflege und Alter des Landes Nordrhein-Westfalen (MGEPA NRW). Langfassung.
Lenz, W. & Knapp-Boetticher C (1962). Thalidomid Embryopathie. Dtsch Med Wochenschr. Jun 15, 87, 1232–42.
Lenz, W. (1988). A Short History of Thalidomide Embryopathy. Teratology 38,203–215.
McBride, W. (1961). Letter. Thalidomide and congenital abnormalities. Lancet 278 (7216),1358.
McBride, W. (1977). Thalidomide Embryopathy. Teratology 16(1), 79–82.

Murdoch, J.M. & Campbell, G.D. (1958). Antithyroid activity of N-Phthalyl -glutamic Acid Imide (K17). Brit Med J, Jan 11 (1), 84–85.

Newbronner, L. et al. (2013). A Securer Future – *Evaluation of the Health Grant to Thalidomide-Impaired People. Year 3 Final Report – July 2013.*

Patenturkunde Thalidomid. (1954). Abrufbar unter »Wie Contergan entwickelt und auf den Markt gebracht wurde«, https://www.contergan-skandal.de/der-contergan-skandal (abgerufen am 09.08.2024).

Rote Liste, Editio Cantor Verlag, Januar 1961.

Thiersch, J.B. & Philips, F.S. (1950). Effect of 4-amino-pteroylglutamic acid (aminopterin) on early pregnancy. Proc Soc Exp Biol Med, May, 74(1), 204–8.

Wiedemann, H.R. (1961). Hinweis auf eine derzeitige Häufung hypo- und aplastischer Fehlbildungen der Gliedmaßen. *Medizinische Welt 37*, 1863–1866.

2 Entwicklung der Conterganstiftung für behinderte Menschen

Christina Ding-Greiner

2.1 Gesetz über die Errichtung einer Stiftung »Hilfswerk für behinderte Kinder« (1972)

Das *Gesetz über die Errichtung einer Stiftung »Hilfswerk für behinderte Kinder«* wurde am 17. Dezember 1971 verkündet (BGBl, 1971), es trat jedoch erst am 31. Oktober 1972 in Kraft. Es beinhaltete eine Beweiserleichterung für die Anerkennung der Leistungsberechtigung, »dass die körperlichen Fehlbildungen mit der Einnahme thalidomidhaltiger Präparate der Firma Chemie Grünenthal GmbH in Stolberg in Verbindung gebracht werden können«. Ebenso wurde für die Anerkennung »auf die Festlegung eines Zeitraums« für die Einnahme von Contergan verzichtet (BT Drs. VI/926, S. 8).

Das Gesetz sah eine leichte Erhöhung der monatlichen Renten auf eine Untergrenze von 100 DM und maximal 450 DM vor; dafür wurde die einmalige Kapitalentschädigung reduziert auf maximal 25.000 DM und mindestens 1.000 DM. Die Zusammensetzung von Stiftungsrat und Stiftungsvorstand wurden festgesetzt. Die Entscheidung darüber, ob ein Schadensfall bestand, fällte eine aus fünf Mitgliedern bestehende Kommission von medizinischen Sachverständigen verschiedener Fachbereiche, deren Vorsitzender als Voraussetzung dazu die Befähigung zum Richteramt nachweisen musste. Etwaige Ansprüche von Geschädigten oder von Sozialversicherungs- und Sozialhilfeträger gegen Chemie Grünenthal waren nach § 23 gegenstandslos.

2.2 Ausschlussfrist (1982)

Im dritten Gesetz zur Änderung des Gesetzes über die Errichtung einer Stiftung »Hilfswerk für behinderte Kinder« vom 22. Dezember 1982 wurde in Artikel 1 Abs. 2 § 13 der Punkt »Leistungsberechtigte« eingefügt: »Leistungen wegen Fehlbildungen, die mit der Einnahme Thalidomid-haltiger Präparate der Firma Chemie Grünenthal GmbH in Stolberg durch die Mutter während der Schwangerschaft in Verbindung gebracht werden können, werden gewährt […] wenn die Leistungen bis zum 31. Dezember 1983 bei der Stiftung geltend gemacht worden sind« (BGBl, 1982).

Der Gesetzgeber hatte nicht berücksichtigt, dass nicht alle conterganbedingten Schädigungen als solche erkannt worden waren, dass manche Mütter die Einnahme von Contergan leugneten und dass ihre geschädigten Kinder erst zu einem späteren Zeitpunkt ihre Diagnose erfuhren, dass sich nicht alle Eltern in Verbänden organisiert und dadurch keinen Zugang zu Informationen mit Bezug auf ihre Schädigung hatten, dass sich manche contergangeschädigte Menschen erst später im Lebenslauf, wenn sie Schmerzen und Einschränkungen entwickelten, dazu entschlossen, Leistungen von der Conterganstiftung zu beantragen. Gehörlose und schwer hörgeschädigte contergangeschädigte Menschen hatten sich eher in Gehörlosen-Verbänden integriert, da sie sich dort besser aufgehoben fühlten. Außerdem standen bei ihnen häufig die orthopädischen Schäden weniger im Vordergrund. Von 1984 bis 2009 konnten keine Anträge gestellt werden.

2.3 Das Conterganstiftungsgesetz (ContStifG) (2005)

Am 13. Oktober 2005 wurde das *Gesetz über die Conterganstiftung für behinderte Menschen (Conterganstiftungsgesetz – ContStifG)* beschlossen (BGBl, 2005). Damit war das Gesetz über die Errichtung einer Stiftung »Hilfswerk für behinderte Kinder« von 1971 außer Kraft gesetzt. Der Name der Stiftung wurde geändert in »Conterganstiftung für behinderte Menschen«, da es sich bei den Betroffenen nicht mehr um Kinder, sondern um erwachsenen Menschen handelte. Die Amtszeiten des Vorstands und des Stiftungsrats wurden von vier auf fünf Jahre verlängert. Die Medizinische Kommission konnte bei Bedarf auf acht Mitglieder erweitert werden. Bei Klagen war nun das Verwaltungsgericht zuständig, die Vorgaben des Bundesgleichstellungsgesetzes wurden berücksichtigt.

§ 23 (Ausschluss von Ansprüchen) und § 24 (Behandlungen anhängiger Rechtsstreitigkeiten) wurden ersatzlos gestrichen, denn es »besteht kein Regelungsbedürfnis mehr, da bereits mit dem Inkrafttreten des Errichtungsgesetzes die Ansprüche gegen die Firma Grünenthal GmbH erloschen sind« (ContStifG 2005).

Die Kapitalentschädigung wurde auf mindestens 511 Euro und höchstens 12.782 Euro, die monatliche Rente auf mindestens 121 Euro und höchstens 545 Euro leicht angehoben. In leichten Fällen (Anzahl Schadenspunkte unter 10) wurden die Leistungen auf die Kapitalentschädigung beschränkt.

2.4 Das Erste und Zweite Gesetz zur Änderung des ContStifG (2008 und 2009)

Das *Erste Gesetz zur Änderung des Conterganstiftungsgesetzes* trat am 1. Juli 2008 in Kraft (BGBl, 2008). Die monatlichen Renten wurden verdoppelt von mindestens 121 Euro auf 242 Euro und von maximal 545 Euro auf 1.090 Euro.

Mit Behinderung zu leben beinhaltet, die häusliche Umwelt und Mobilität gemäß den individuellen Einschränkungen barrierefrei zu gestalten, um ein Maximum an Selbstständigkeit zu ermöglichen. Das ist mit erheblichen Kosten verbunden, die in keiner Weise von diesem geringen Betrag aufgefangen werden konnten.

Das Conterganstiftungsgesetz wurde weiter aktualisiert durch das *Zweite Gesetz zur Änderung des Conterganstiftungsgesetzes* vom 25. Juni 2009 (BGBl, 2009). Die wichtigsten Errungenschaften waren folgende:

1. Der *Stiftungszweck* wurde verändert: Es sollten ausschließlich Projekte für contergangeschädigte Menschen finanziert werden.
2. Die *Bundesmittel* wurden von 1976 bis 1980 um 220 Mio. Euro aufgestockt, seit 1997 wurden die Conterganrenten vollständig aus dem Bundeshaushalt finanziert. Wegen zunehmender Schmerzen und Einschränkungen der Betroffenen auf der Grundlage von Folge- und Spätschäden, war Grünenthal GmbH bereit, eine Zuwendung von 50 Mio. Euro zu leisten; dieselbe Summe wurde vom Bund aus dem Stammvermögen der Stiftung bereitgestellt. Zusätzlich zu den monatlichen Leistungen sollte aus diesen Mitteln über 25 Jahre eine jährliche Sonderzahlung – gestaffelt nach dem Schweregrad der Schädigung – zur Deckung der besonderen Bedarfe erfolgen. Die jährliche Auszahlung lag bei 460 Euro für Betroffene mit 10 bis < 20 Schadenspunkten bis maximal 3.680 Euro bei 80 und mehr Schadenspunkten.
3. Die *Conterganrenten* wurden automatisch dynamisiert. Es gab Verfahrenserleichterungen für Rückforderungen überzahlter Leistungen bei Todesfällen.
4. Die Ausschlussfrist wurde aufgehoben (▶ Kap. 2.2). § 12 Abs. 2 lautete: »Wurden Leistungen nach § 13 des Errichtungsgesetzes nicht innerhalb der dort vorgesehenen Frist geltend gemacht, können die Conterganrente und eine Kapitalentschädigung für die Zeit ab 1. Juli 2009 beantragt werden«. Auf diese Weise konnte die Summe der Rentenansprüche über 25 Jahre auf demselben Niveau gehalten werden.

2.5 Das Dritte Gesetz zur Änderung des ContStifG (2013)

Der Vorstand der Conterganstiftung für behinderte Menschen vergab im Juni 2010 das Projekt »Wiederholt durchzuführende Befragungen zu Problemen, speziellen Bedarfen und Versorgungsdefiziten von contergangeschädigten Menschen« an das Institut für Gerontologie der Universität Heidelberg (HD, 2012). Ziel der Studie war die Ermittlung bestehender und künftiger Versorgungsdefizite und Unterstützungsbedarfe contergangeschädigter Menschen und die Entwicklung von differenzierten Handlungsempfehlungen.

Das *Dritte Gesetz zur Änderung des Conterganstiftungsgesetzes* vom 26. Juni 2013 brachte den contergangeschädigten Menschen grundlegende Verbesserungen ihrer Situation (BGBl, 2013). Die Untergrenze der Kapitalentschädigung wurde auf 1.278 Euro angehoben, die monatliche Conterganrente mit Wirkung vom 1. Januar 2013 betrug nun mindestens 612 Euro und höchstens 6.912 Euro. Hinzu kamen Mittel in Höhe von bis zu 30 Mio. Euro jährlich, die vom Bund für Leistungen zur Deckung spezifischer Bedarfe zur Verfügung gestellt wurden.

Die *Richtlinien* zur Vergabe dieser Leistungen zur Deckung von spezifischen Bedarfen sollten vom Bundesministerium für Familie, Senioren, Frauen und Jugend erlassen werden. Der Erlass erfolgte am 16. Juli 2013 und lautete:

> »[…] Die geltend gemachten Bedarfe müssen durch eine ärztliche Verordnung oder ärztliche Bescheinigung nachgewiesen werden. […] Soweit die Leistungen nicht oder nicht in voller Höhe von anderen Kostenträgern übernommen werden, werden Leistungen insbesondere für folgende medizinischen Bedarfe gewährt: 1. Rehabilitationsleistungen […] 2. Versorgung mit Heil- und Hilfsmitteln […] 3. Zahnärztliche, kieferchirurgische und kieferorthopädische Versorgung. […] 4. Förderung und Verbesserung der medizinischen Behandlung der Berechtigten in Arztpraxen und Kliniken oder zur Spezialisierung von Pflegediensten […] Der Höchstbetrag für diese Leistungen beträgt 5.000 Euro pro antragstellende Arztpraxis, Klinik oder pro Pflegedienst je Jahr. […] Der Höchstbetrag für Leistungen zur Deckung spezifischer Bedarfe beträgt pro Person 20.000 Euro je Jahr.« (Richtlinien, 2013)

Damit wurden die spezifischen Bedarfe auf medizinische Bedarfe, die überwiegend von den Kassen erstattet wurden, reduziert. Außerdem war die Antragstellung aufwändig, kompliziert und zeitraubend für die Betroffenen. Barrierefreiheit im häuslichen Umfeld und Mobilität zur Erhaltung der Selbstständigkeit im Alltag wurden nicht unterstützt. Der finanzielle Aufwand dafür war für viele Betroffene trotz Erhöhung der Conterganrente zu hoch und privat nicht zu finanzieren.

2.6 Das Vierte Gesetz zur Änderung des ContStifG (2017)

Die Expertise HD 2016 »Expertise über die Leistungen an Leistungsberechtigte nach dem Conterganstiftungsgesetz« hatte die Aufgabe, die Auswirkungen der Leistungsverbesserungen durch das Dritte Änderungsgesetz von 2013 zu ermitteln und das Verfahren der Gewährung von Leistungen zur Deckung spezifischer Bedarfe zu überprüfen.

Die Ergebnisse führten zu einer weiteren Gesetzesänderung 2017, dem *Vierten Gesetz zur Änderung des Conterganstiftungsgesetzes* vom 21. Februar 2017, welches den contergangeschädigten Menschen die Möglichkeit eröffnete, ohne Antragsverfahren ihre spezifischen Bedarfe zu finanzieren: »Die Höhe der in Absatz 1 genannten Leistungen richtet sich nach der Schwere des Körperschadens und der hierdurch hervorgerufenen Körperfunktionsstörungen und liegt

1. bei der einmaligen Kapitalentschädigung zwischen 1.278 Euro und 12.782 Euro,
2. bei der monatlichen Conterganrente zwischen 662 Euro und 7.480 Euro,
3. bei den jährlichen Leistungen zur Deckung spezifischer Bedarfe zwischen 876 Euro und 9.900 Euro. Zusätzlich erhält jede leistungsberechtigte Person einen jährlichen Sockelbetrag von 4.800 Euro.« (BGBl, 2017)

Durch diesen Sockelbetrag, der allen Leistungsberechtigten unabhängig von deren Schadenspunktezahl in gleicher Höhe ausbezahlt wurde, konnte ein gewisser Ausgleich geschaffen werden für jene Betroffenen, die zwar nur geringe vorgeburtliche Schäden zeigten und daher eine niedrige Schadenspunktezahl hatten, im Lebenslauf jedoch infolge lebenslanger schwerer Fehl- und Überlastungen ausgeprägte Einschränkungen durch Folgeschäden und Schmerzen entwickelt hatten.

2.7 Das Fünfte Gesetz zur Änderung des ContStifG (2020)

Im Jahr 2019 wurde vom Institut für Gerontologie der Universität Heidelberg die Expertise »Auswirkungen der Pauschalierung der Leistungen für spezifische Bedarfe und des Beratungs- und Behandlungsangebots für die Leistungsberechtigten nach dem Conterganstiftungsgesetz durch das Vierte Änderungsgesetz des Conterganstiftungsgesetzes« erstellt. Das Gutachten wurde durch das Bundesministerium für Familie, Senioren, Frauen und Jugend gefördert.

Diese Expertise sollte dokumentieren, in welcher Weise die Pauschalierung der Leistungen den Zugang zu spezifischen Bedarfen und Hilfen erleichtert hatte. Die Studienteilnehmer gaben Auskunft über die Verwendung der finanziellen Mittel von 2017 bis 2019. Außerdem wurden die Beratungsangebote der Conterganstiftung und die Qualität der medizinischen Versorgung für contergangeschädigte Menschen thematisiert.

Am 12. August 2020 wurde das *Fünfte Gesetz zur Änderung des Conterganstiftungsgesetzes* im Bundesgesetzesblatt veröffentlicht (BGBl, 2020); es bildet die gesetzliche Grundlage für die Förderung von multidisziplinären medizinischen Kompetenzzentren durch die Conterganstiftung.

Aus aktuellem Anlass durften Leistungsansprüche von Berechtigten nur noch aberkannt werden, wenn die Ansprüche auf vorsätzlich unrichtigen oder unvollständigen Angaben beruhten: »[…] Das Vertrauen der Leistungsberechtigten in den Fortbestand ihrer Leistungsansprüche nach diesem Gesetz ist besonders schutzwürdig. Aufwendige Vertrauensschutzprüfungen im Einzelfall im Zusammenhang mit einer Entscheidung über die Fortzahlung der Leistungen können daher künftig entfallen« (BT-Drs. 19/19498, 2020).

2.8 Das Sechste Gesetz zur Änderung des ContStifG (2021)

Am 9. Juli 2021 hatte der Bundestag das Sechste Gesetz zur Änderung des Conterganstiftungsgesetzes beschlossen (BGBl, 2021). Es enthält folgende Gesetzesänderungen:

1. Der Name der Stiftung »Conterganstiftung für behinderte Menschen« wurde in »Conterganstiftung« geändert.
2. Die jährliche Sonderzahlung, die seit 2009 über 25 Jahre ausgezahlt wurde, sollte nun wegen geringer Zinsen vorzeitig zum 30. Juni 2022 ausgeschüttet werden. Die letzte Einmalzahlung betrug nach Berechnungen des Fraunhofer Instituts bei 10 bis < 20 Schadenspunkten 3.542 Euro, bei 80 bis 100 Schadenspunkten 28.336 Euro.
3. § 16 wurde ergänzt. Leistungsansprüche auf der Grundlage von Schadenspunkten durften nicht mehr aberkannt werden, auch nicht im Falle einer fälschlicherweise zu hohen Einschätzung eines Conterganschadens (»dass auch die einmal anerkannten Schadenspunkte geschützt sind und eine nachträgliche Verringerung der Schadenspunkte nicht erfolgt«). Damit waren die Renten gesichert, auch mit Blick auf eine Überarbeitung des Schadenspunktesystems (Tolmein & Greitens, 2019).

2.9 Weitere Problembereiche

Drei weitere Problembereiche wurden zum Zeitpunkt des Erscheinens dieses Werkes verhandelt:

a. *Evaluation der Struktur der Conterganstiftung.* Es bestehen bis heute keine demokratischen Strukturen. Die Struktur der Stiftungsorgane (Kompetenzen, Änderung der Arbeitsweise), die Beratungsfunktion der Stiftung und das Schadenspunktesystem sollen überprüft werden (Reiter & Schenkel, 2020; Schauhoff & Momberger, 2018).
b. *Arbeitsweise der Medizinischen Kommission.* Es fehlt an Transparenz bei der Arbeit der Medizinischen Kommission, hinzukommt, dass bei Widersprüchen von Betroffenen gegen ihre Bescheide in erster Instanz der Stiftungsvorstand darüber befindet (Urteil OVG Münster).
c. *Regelung einer Hinterbliebenenversorgung.* (Ehe-)Partner oder Familienangehörige haben ihre berufliche Tätigkeit ganz oder teilweise aufgegeben, um sich der Unterstützung ihres Angehörigen ganz widmen zu können. Daher haben sie nur eine sehr geringe oder keine Altersrente zu erwarten, obwohl sie durch ihren Einsatz dem Staat hohe Kosten über Jahrzehnte erspart haben (Buder et al., 2021).

2.10 Literatur

Buder, K. et al. (2021). Expertise über die Möglichkeiten einer Versorgung von Hinterbliebenen/hinterbliebenen nahestehenden Personen contergangeschädigter Menschen unter Berücksichtigung der konkreten Situation der Hinterbliebenen und der geltenden Rechtslage – insbesondere sozialrechtlicher Aspekte – in Deutschland sowie die Entwicklung unterschiedlicher Modelle zur Hinterbliebenenversorgung unter Darstellung der jeweiligen Vor- und Nachteile. Im Auftrag des Bundesministeriums für Familie, Senioren, Frauen und Jugend (abrufbar im Kap. Zusatzmaterial zum Download).
Bundesgesetzesblatt Jahrgang 1971, Teil I, Nr. 131, Seite 2018–2022.
Bundesgesetzesblatt Jahrgang 1982, Teil I, Seite 2006.
Bundesgesetzblatt Jahrgang 2005 Teil I Nr. 64, ausgegeben zu Bonn am 18. Oktober 2005 Seite 2967.
Bundesgesetzblatt Jahrgang 2008 Teil I Nr. 26, ausgegeben zu Bonn am 30. Juni 2008 Seit 1078.
Bundesgesetzblatt Jahrgang 2009 Teil I Nr. 35, ausgegeben zu Bonn am 29. Juni 2009.
Bundesgesetzblatt Jahrgang 2013 Teil I Nr. 32, ausgegeben zu Bonn am 29. Juni 2013, Seite 1847.
Bundesgesetzblatt Jahrgang 2017 Teil I Nr. 8, ausgegeben zu Bonn am 28. Februar 2017.
Bundesgesetzblatt Jahrgang 2020 Teil I Nr. 38, ausgegeben zu Bonn am 18. August 2020, Seite 1887.
Bundesgesetzblatt Jahrgang 2021 Teil I Nr. 42, ausgegeben zu Bonn am 14. Juli 2021, Seite 2512.
Contergan Infoportal, Vorstand. https://contergan-infoportal.de/stiftung/organe-und-gremien/vorstand/ (abgerufen am 17.03.2025)

Contergan Infoportal. Stiftungsrat. https://contergan-infoportal.de/stiftung/organe-und-gremien/stiftungsrat/ (abgerufen am 17.02.2025)

Deutscher Bundestag Drucksache VI/926 vom 09.06.1970. Entwurf eines Gesetzes zur Errichtung einer nationalen Stiftung »Hilfswerk für das behinderte Kind«.

Deutscher Bundestag Drucksache 19/19498 vom 26.05.2020. Entwurf eines Fünften Gesetzes zur Änderung des Conterganstiftungsgesetzes

Institut für Gerontologie der Universität Heidelberg. (2012). *HD 2012.* Abrufbar im Kap. Zusatzmaterial zum Download.

Institut für Gerontologie der Universität Heidelberg. (2016). *HD 2016.* Abrufbar im Kap. Zusatzmaterial zum Download.

Reiter, J., Schenkel, B. (2020): Rechtsgutachten zur Struktur der Conterganstiftung für behinderte Menschen. https://contergan.de/wp-content/uploads/2022/11/gutachten_struktur_conterganstiftung_12.08.2020_brc.pdf (abgerufen am 17.03.2025)

Richtlinien 2013. https://www.gruenenthal-opfer.de/wp-content/uploads/2022/09/Richtlinien_Contergan_1_.pdf (abgerufen am 15.07.2024)

Schauhoff, S., Momberger, B. (2018). Studie Zur Begutachtung der Struktur der Conterganstiftung für behinderte Menschen unter Beteiligung der Betroffenenvertreterinnen und -vertreter. https://dserver.bundestag.de/btd/19/124/1912415.pdf (abgerufen am 17.03.2025). Anhang in: Deutscher Bundestag. Drucksache 19/12415 vom 14.08.2019, ab Seite 37.

Tolmein, O. & Greitens, V. (2019). *Gutachten – Sicherheit der Conterganrenten.* Das Gutachten ist erstellt worden im Auftrag von Andreas Maier, BCG-Bund Contergangeschädigter und Grünenthalopfer e.V. und Christian Stürmer, Contergan Netzwerk Deutschland e.V. https://www.contergannetzwerk.de/index.php/forum/263-oeffentliche-mitteilungen/46474-rechtsgutachten-tolmein-sicherheit-der-conterganrenten.html (abgerufen am 17.03.2025)

Urteil OVG Münster vom 23. November 2023. AZ: 16 A 1884/22.

3 Zulassung von Thalidomid im Ausland

Thalidomid wurde unter verschiedenen Handelsnamen mit großem Erfolg in 46 Ländern weltweit vermarktet. Da das Arzneimittel zusätzlich großzügig als Ärztemuster zur Verteilung kam, ist bis heute nicht festzustellen, wie viele schwangere Frauen die Substanz eingenommen, und ob sie fehlgebildete Kinder zur Welt gebracht haben, da es an Aufklärung fehlte, und die Eltern häufig nicht wussten, was die Ursache der Fehlbildungen war.

Im Jahr 1958 erwarb Distillers in England die Lizenz Thalidomid herzustellen. Im Dezember 1961 wurde das Produkt wieder vom Markt genommen. Von Januar 1958 bis September 1962 war Thalidomid in Japan im Handel, von März 1959 bis Juni 1962 in Brasilien, von April 1961 bis März 1962 in Kanada, in Italien von Juli 1960 bis 1962 (Lenz, 1988). Selbst bis Indien hat Thalidomid in den 1960er Jahren seinen Weg über die portugiesische Kolonie Goa gefunden (Wimmelbücker & Kar, 2023). Daher kam es auch im Ausland zu einem erhöhten Auftreten von fehlgebildeten Neugeborenen. Zu einer genauen Erhebung der Fälle kam es auch im Ausland überwiegend nicht, denn man war in keiner Weise darauf vorbereitet.

(Literaturangaben siehe ▶ Kap. 3.2.1)

3.1 Vereinigtes Königreich: Thalidomid und die Folgen im Vereinigten Königreich[3]

Liz Newbronner

3.1.1 Vertrieb, Marketing und Auswirkungen von Thalidomid

Im Vereinigten Königreich war die Lizenz zum Verkauf von Thalidomid Eigentum der Distillers Company (Biochemicals) Limited (DCBL), einer Tochtergesellschaft des weltumspannenden Getränkeunternehmens Distillers. Das Medikament wurde unter dem Namen Distaval vermarktet, Kombinationspräparate erhielten jedoch andere Handelsnamen; dazu gehörten Valgis und Tensival als Beruhigungsmittel

---

3 Übersetzung von Eva Streletz. Den Originalbeitrag in englischer Sprache können Sie im Kap. Zusatzmaterial zum Download finden.

und Valgraine zur Migränebehandlung. Unter diesen britischen Markennamen erschien das Medikament auch in einer Reihe von Commonwealth-Ländern, darunter Australien und Neuseeland, wo DCBL die Lizenz besaß. Distaval kam am 14. April 1958 im Vereinigten Königreich auf den Markt. Die ursprüngliche britische Distaval-Verpackung bewarb es als »sicheres Beruhigungsmittel« und »frei von unerwünschten Nebenwirkungen«. Obwohl es nicht speziell als »Pille gegen morgendliche Übelkeit« vermarktet wurde, empfahlen Informationen, die 1961 an Ärzte im Vereinigten Königreich verschickt wurden, seinen Einsatz in der Geburtshilfe mit folgenden Worten: »Distaval kann schwangeren Frauen und stillenden Müttern völlig sicher und ohne nachteilige Auswirkungen verabreicht werden ohne unerwünschte Nebenwirkungen für Mutter und Kind […]« (Knightley et al., 1979, S. 67). Die Behauptung, dass Thalidomid »völlig sicher« sei und keine Nebenwirkungen habe, zusammen mit den antiemetischen Eigenschaften, führten dazu, dass das Medikament vielen schwangeren Frauen im Vereinigten Königreich zur Linderung der morgendlichen Übelkeit verabreicht wurde. Thalidomid wurde am 2. Dezember 1961 im Vereinigten Königreich vom Markt genommen.

Es gibt keine genauen Daten zur Anzahl der Babys, die im Vereinigten Königreich oder weltweit von den Nebenwirkungen von Thalidomid betroffen waren. Dafür gibt es eine Reihe von Gründen. Erstens variieren die Überlebensraten von Neugeborenen zwischen und auch innerhalb der Länder. Zweitens gibt es Berichte über erhöhte Fehlgeburtenraten während der Zeit, in der Thalidomid eingesetzt wurde (McCredie, 2009; Brynner & Stephens, 2001), und außerdem wurden nicht alle überlebenden Babys als von Thalidomid betroffen erkannt. Basierend auf der Arbeit von Lenz und Kollegen wird oft eine Zahl von über 10.000 betroffenen Babys (weltweit) genannt (Miller & Strömland, 1999; Lenz, 1988). Jüngste Arbeiten von Johnson et al. (2018) enthalten jedoch viel detailliertere Schätzungen, um die Zahl der Überlebenden – diejenigen, die lange genug lebten, um im Rahmen von Entschädigungssystemen registriert zu werden, oder registriert worden wären, wenn es in diesen Ländern (z. B. Spanien) solche Systeme gäbe –, die Anzahl der geborenen Thalidomid-betroffenen Babys sowie die Zahl der betroffenen Schwangerschaften zu erfassen. Sie stellten fest, dass es weltweit etwas mehr als 5.000 bestätigte Überlebende gibt. Johnson et al. (2018) schätzen jedoch, dass die tatsächliche weltweite Zahl wahrscheinlich mehr als 6.200 beträgt. Dies basiert auf der Tatsache, dass dort, wo gute Daten verfügbar sind, das Verhältnis zwischen der Bevölkerung eines Landes und der Zahl der Überlebenden bemerkenswert konsistent ist. So betrug beispielsweise die Bevölkerung im Vereinigten Königreich im Jahr 1960 etwa 50 Millionen. Bis 2023 betrug die Gesamtzahl der vom UK Thalidomide Trust registrierten Begünstigten 543. Gestützt auf die Arbeit von Professor Richard Smithells, einem der Ärzte, die am engsten an der Dokumentation der Auswirkungen von Thalidomid im Vereinigten Königreich beteiligt sind, schätzen Johnson et al. (2018), dass im Vereinigten Königreich rund 2.000 Thalidomid-Babys geboren wurden, von denen drei Viertel vor ihrem Teenageralter starben.

In Bezug auf die Schadensmuster bei Thalidomid-Überlebenden im Vereinigten Königreich deuten die Aufzeichnungen des Thalidomide Trust darauf hin, dass etwa jeder Fünfte sowohl Schäden an den oberen als auch an den unteren Gliedmaßen aufweist; 70% haben nur Schäden an den oberen Gliedmaßen; etwa 1% haben lediglich eine Schädigung der unteren Gliedmaßen; etwa 10% haben keine Gliedmaßenschäden. Wie in anderen Ländern leiden viele Thalidomid-Überlebende im Vereinigten Königreich auch unter einer Reihe anderer durch das Medikament verursachter Schäden: 7% berichten von einer Sehbehinderung, über 40% haben eine Form von Hörbehinderung, einige haben Gesichts- und/oder Außenohrschäden; Schäden an inneren Organen werden zunehmend gemeldet. Eine sehr kleine Zahl von ihnen wurde mit einer geistigen Beeinträchtigung geboren und einige dieser Gruppe sind nicht in der Lage, Entscheidungen über ihr Leben zu treffen.

3.1.2 Reaktion der Gesundheits- und Sozialdienste

Als Kinder wurden Thalidomid-Überlebende im Vereinigten Königreich wiederholten medizinischen Untersuchungen, Tests und Röntgenaufnahmen unterzogen. Bei vielen mussten zahlreiche chirurgische Eingriffe durchgeführt werden, von denen einige notwendig waren, viele jedoch kosmetischer Natur waren, wie zum Beispiel der Versuch, »Ohren« für diejenigen Kinder zu schaffen, die ohne sie geboren wurden, obwohl sie taub blieben. Einer der vielleicht traurigsten Aspekte dieser frühen medizinischen Eingriffe war die Zahl der Amputationen. Ärzte erkannten oft nicht, dass selbst verbliebene Gliedmaßen und Finger später im Leben wertvoll sein würden, da die Menschen ihre eigenen Wege fanden, ihren Körper für alltägliche Aufgaben zu nutzen. Umgekehrt war für diejenigen Thalidomid-Überlebenden, die ohne Daumen oder mit triphalangealem Daumen (d.h. einem Daumen, der einem Finger ähnelt) geboren wurden, eine der wertvollsten durchgeführten Operationen die Herstellung eines Daumens aus einem Finger, da sie den Menschen eine Grifffunktion verlieh. Viele Thalidomid-Überlebende wurden auch gezwungen, Prothesen zu tragen, und einigen wurden sogar die Überreste von Gliedmaßen, mit denen sie geboren wurden, amputiert, damit Prothesen angebracht werden konnten.

Die meisten Thalidomid-Überlebenden wurden von einem oder beiden Elternteilen großgezogen, einige wurden jedoch schon in jungen Jahren in Heimen untergebracht. Obwohl die überwiegende Mehrheit der Thalidomid-Überlebenden im Vereinigten Königreich keine geistige Beeinträchtigung aufwies, wurden manchmal unbegründete und negative Annahmen über ihre akademischen Fähigkeiten getroffen, und einige wurden an Schulen geschickt, die damals als »Schulen für bildungsmäßig Unterdurchschnittliche« bezeichnet wurden. Diese Kindheitserfahrungen haben dazu geführt, dass viele Thalidomid-Überlebende der Ärzteschaft misstrauisch gegenüberstehen und sich nur ungern an das Sozialfürsorgesystem wenden, was wiederum Auswirkungen auf ihre Bereitschaft hat, als Erwachsene Hilfe zu suchen.

3.1.3 Die rechtliche Regelung im Vereinigten Königreich

Im Vereinigten Königreich war der Kampf um eine Entschädigung für Thalidomid-Überlebende sowohl moralischer als auch rechtlicher Natur. Brynner und Stephens (2001) verglichen den Rechtsprozess im Vereinigten Königreich mit dem in anderen Ländern und machten folgende Beobachtung:

> »Es war eine weitläufige Tortur, die mit den Fällen in anderen Ländern fast nichts gemein hatte. Die darin aufgeworfenen Fragen betrafen grundlegende Annahmen über die menschliche Gesellschaft und insbesondere die britische Kultur, freies Unternehmertum und verantwortungsvollen Kapitalismus, Regierungsführung, Politik und vor allem das Recht. Aber im Kern ging es in dem Fall immer um moralische Gerechtigkeit und deren Fehlen.« (S. 79)

Ein endgültiger Bericht über den Rechtsfall im Vereinigten Königreich und die damit verbundenen Ereignisse wurde 1979 vom Sunday Times Insight Team veröffentlicht (Knightly et al., 1979). Unter der Leitung von Harold Evans, dem damaligen Herausgeber der Zeitung »Sunday Times«, war das Team maßgeblich an der Forderung nach einer Entschädigung für Thalidomid-Überlebende beteiligt. Im November 1962 reichten die Eltern von 68 Thalidomid-Kindern Klage gegen Distillers ein. Sie standen vor mehreren großen Hindernissen. Zur Deckung ihrer Rechtskosten waren sie auf öffentliche Mittel angewiesen, die von der Anwaltskammer kontrolliert wurden, welche den Fall von Anfang an negativ beurteilte. Die finanzierten Rechtsanwälte und Verteidiger wechselten und nutzten den Familien oft wenig. Zudem fiel es ihnen schwer, Sachverständige als Zeugen zu gewinnen, sei es, weil sie nicht bereit waren, sich gegen mächtige Interessen der Pharmaindustrie auszusprechen, oder weil sie sich für den Contergan-Prozess in Deutschland engagierten. Das vielleicht größte Hindernis bestand jedoch, wie Knightly et al. (1979) es ausdrückten, in Folgendem: »In dem Moment, als die Gerichtsurteile in Kraft traten, wurde die ganze Angelegenheit durch den ,Contempt of Court Act 1981' in einen rechtlichen Kokon eingekapselt, aus dem sie erst 1977 herauskam« (S. 190). Dies verhinderte zwar, dass die Öffentlichkeit (und damit die öffentliche Meinung) von dem Thalidomid-Fall erfuhr, aber es bedeutete auch, dass die Familien anderer britischer Thalidomid-Kinder nichts von der Sammelklage wussten und viele von ihnen sich erst Jahre später meldeten.

Ende 1967, nur wenige Monate bevor der Fall vor Gericht verhandelt werden sollte, teilte ihr Anwalt den Familien mit, dass sie den Fall wahrscheinlich verlieren würden und sie sich daher außergerichtlich einigen sollten. Der Vergleich wurde 1969 vom Obersten Gerichtshof auf der Grundlage zweier repräsentativer Fälle entschieden, konkrete Beträge wurden jedoch erst 1971 vereinbart. Trotz der Versuche, versicherungsmathematische Beweise über Einkommensverluste und die Auswirkungen der Inflation auf Pauschalbeträge vorzulegen (Knightly et al., 1979), erhielten die Familien nur 40 % des Höchstbetrags, den sie in einem Gerichtsverfahren hätten erhalten können. Ebenso grausam war jedoch die Bedingung von Distillers, dass alle Familien das Angebot annehmen mussten und dass Distillers es zurückziehen würde, wenn nur eine davon ablehnte (Moriarty-Simmonds, 2009). Sechs Familien weigerten sich, das Angebot anzunehmen, wenn auch aus unterschiedlichen Gründen, und so geriet der ganze Fall ins Stocken.

Trotz des wirksamen Presseembargos, das durch den »Contempt of Court Act 1981« geschaffen wurde, hatte die Sunday Times hinter den Kulissen ihre Ermittlungen fortgesetzt. Im Jahr 1972 erschien ein Artikel mit dem Titel »Unsere Thalidomid-Kinder: eine nationale Schande«, der sich auf die Lebensumstände der Thalidomid-Kinder und die minimale Entschädigung, die sie erhalten hatten, bezog (Knightley et al., 1979). Die öffentliche Empörung über den »Thalidomid-Skandal« nahm zu. Distillers drohte ein öffentlicher Boykott, was zu Druck seitens der Aktionäre von Distillers führte, eine großzügigere Abfindung zu leisten. Im Jahr 1973, als der Wert ihrer Firmenaktien einbrach, stimmte Distillers schließlich zu, über einen Zeitraum von zehn Jahren 20 Mio. Pfund an eine Wohltätigkeitsstiftung zu zahlen als Entschädigung für die ursprünglichen 62 Familien und weitere 367 Thalidomid-Kinder, die zu diesem Zeitpunkt anerkannt waren. 1974 spendete die britische Regierung weitere 5 Mio. Pfund, was einem Steuerausgleich auf die ursprünglich von Distillers eingezahlten 20 Mio. Pfund entsprach.

Fast drei Jahrzehnte lang erhielten britische Thalidomid-Überlebende Entschädigungszahlungen aus dem ursprünglichen Treuhandfonds für die durch das Medikament verursachten vorgeburtlichen Fehlbildungen (jedoch nicht für deren langfristige Folgen). Die jährlich gezahlten Beträge waren jedoch nicht erheblich und die Geldleistungen waren steuerpflichtig. 1996 spendete die britische Regierung ohne Angabe von Gründen weitere 7 Mio. Pfund und stimmte 2004 nach einer langen Medienkampagne einer Steuerbefreiung der Entschädigungszahlungen zu (Johnson et al., 2018). Diageo (das Unternehmen, das aus der Fusion von Grant Metropolitan und Guiness entstand, die 1990 Distillers übernahmen) stimmte im Jahr 2005 nach komplexen langwierigen Verhandlungen einer zusätzlichen Entschädigung für Thalidomid-Überlebende zu; die Kosten wurden auf eine Größenordnung von 153 Mio. Pfund geschätzt. Diese zusätzlichen Mittel waren vorgesehen für eine Erhöhung der vereinbarten Zahlungen und eine Verlängerung der Zahlungen von 2022 bis 2037. Sie wurden auf der Grundlage der Mittel berechnet, die erforderlich sind, um die jährlichen Zahlungen der Begünstigten gegenüber dem Niveau von 2004 bis 2022 zu verdoppeln. Seit 2004 hat Diageo eine Reihe zusätzlicher einmaliger Zahlungen geleistet, und hat damit auf Nachweise des Trust für den steigenden finanziellen Bedarf der Begünstigten reagiert. Außerdem hat es sich verpflichtet, über 2037 hinaus zusätzliche finanzielle Zuschusszahlungen zu leisten, wenn eindeutige Beweise für den Bedarf vorliegen. Als Folge dieses Wandels hat sich die finanzielle Lage der Thalidomid-Überlebenden im Vereinigten Königreich in den letzten zwei Jahrzehnten erheblich verbessert.

3.1.4 Gründung des Thalidomid Trust

Im Jahr 1973 wurde der Thalidomid Trust (ursprünglich: »Thalidomid Children's Trust«) gegründet, um die Zahlungen von Distillers zu verwalten. Der Trust ist eine Treuhandstiftung und eine eingetragene Wohltätigkeitsorganisation. Nach britischem Recht wird bei nicht zweckgebundenen Trusts eine Gruppe von Begünstigten in der Treuhandurkunde benannt, und es liegt im Ermessen der Treuhänder, wie, wann und zu wessen Gunsten sie einen Teil oder das gesamte Kapital und die Erträge des Treuhandfonds verwenden. Wichtig ist, dass die vom Trust geleisteten Zahlungen seit 2018 bei der Berechnung von bedürftigkeitsabhängigen staatlichen Leistungen und der Sozialfürsorge unberücksichtigt bleiben. Das Ziel der Stiftung ist es, allen Thalidomid-Überlebenden in Großbritannien Unterstützung und Hilfe zu bieten. Seit 1973 hat der Trust 543 Menschen als Begünstigte aufgenommen, von denen im Jahr 2024 noch 430 am Leben waren.

Der Trust ist für die Verwaltung von zwei Fonds verantwortlich – den jährlichen Entschädigungszahlungen von Diageo und den Gesundheitszuschüssen, die von den vier britischen Gesundheits- und Sozialministerien finanziert werden (siehe unten).

Auf der Website des Trust heißt es: »Darüber hinaus bietet der Trust Informationen, Interessenvertretung und Beratung zu Fragen der Gesundheit und des allgemeinen Wohlbefindens, um die Begünstigten dabei zu unterstützen, ihre Gesundheit, Unabhängigkeit und Lebensqualität zu maximieren. Eine wichtige Aufgabe des Trust besteht darin, jene Begünstigte zu unterstützen, denen es an Entscheidungsfähigkeit mangelt, um sicherzustellen, dass ihre Bedürfnisse angemessen erfüllt werden.« Der Trust verfügt über ein fachkompetentes Kuratorium, das im Rahmen eines strukturierten Rekrutierungsprozesses ernannt wird.

Im Zusammenhang mit der Verteilung der Entschädigung wurden 1973 die im ursprünglichen Vergleich registrierten Thalidomid-Überlebenden von Ärzten untersucht, um den durch das Medikament verursachten Schaden festzustellen. Sie erhielten entsprechend der Schwere ihrer Beeinträchtigung »Punkte«, wobei die Gesamtpunktzahl zwischen 3,5 und 75 (am schwersten) lag. Die Höhe der jährlichen Ausgleichszahlung, die jeder Begünstigte erhält, richtet sich nach der Anzahl seiner Punkte. Es gibt keine öffentlich zugänglichen Informationen über die Höhe und den Umfang der jährlichen Zuschusszahlungen. Die im Jahresabschluss des Trusts verfügbaren Informationen deuten jedoch darauf hin, dass der durchschnittliche Zuschuss im Jahr 2023 etwa 50.000 Pfund betrug. Darüber hinaus erhielten die Begünstigten in diesem Jahr auch eine einmalige Pauschalzahlung (durchschnittlich 71.000 Pfund) als Anerkennung ihrer zunehmenden Bedarfe für Gesundheit und Wohlbefinden. Die meisten entscheiden sich dafür, die Summe als jährliche Zahlung zu erhalten, aber eine kleine und wachsende Zahl zieht es vor, regelmäßige (im Allgemeinen monatliche) Zahlungen zu erhalten.

Ein Hauptzweck des Thalidomid Trust ist die Verteilung der jährlichen Entschädigungszahlungen (finanziert von Diageo). Seit 2010 teilt es auch die Health Grants (finanziert von den vier britischen Gesundheits- und Sozialämtern) zu. Er hat jedoch auch einen umfassenderen Auftrag, »Unterstützung und Hilfe« für Menschen zu leisten, die von Thalidomid betroffen sind. Seit seiner Gründung leistet der Trust Hilfe bei Finanz- und Zukunftsplanung und unterstützt Begünstigte, die nicht in der Lage sind, Entscheidungen darüber zu treffen, wie sie ihre Zuschüsse am besten verwenden. In den letzten Jahren ist die Rolle des Trusts bei der Unterstützung der Begünstigten dabei, die bestmögliche Gesundheit, Unabhängigkeit und Lebensqualität zu erreichen, immer wichtiger geworden, je älter Thalidomid-Überlebende werden. Das Team für Gesundheit und Wohlbefinden berät und unterstützt sowohl die Leistungsempfänger als auch die Gesundheits-

und Pflegefachkräfte, die mit ihnen zusammenarbeiten. Der Trust führt außerdem ein dreijähriges fortlaufendes Programm zur ganzheitlichen Bedarfsanalyse mit seinen Begünstigten durch, das wichtige Informationen über ihre sich ändernden Gesundheits- und Unterstützungsbedürfnisse liefert. Diese Informationen wurden verwendet, um die Entwicklung der Dienstleistungen des Trusts zu unterstützen und Forschungsarbeiten bei externen Organisationen in Auftrag zu geben, um die Bedürfnisse von Menschen, die im Vereinigten Königreich mit Thalidomid leben, besser zu verstehen.

3.1.5 UK Health Grant

Im März 2010 bestätigte das englische Gesundheitsministerium, dass es einen Pilot-Gesundheitszuschuss in Höhe von 20 Mio. Pfund an Thalidomid-Überlebende in England gewähren werde. Dieser Betrag wurde anteilig von der schottischen, walisischen und nordirischen Regierung verdoppelt, wodurch ein UK-weiter Zuschuss von 26,4 Mio. Pfund entstand. Die Beihilfe wurde allen Thalidomid-Überlebenden im Vereinigten Königreich gewährt, um ihnen zu helfen, die durch ihre Thalidomid-Schäden verursachten erhöhten Gesundheitsbedürfnisse zu decken. Er wurde vom Trust ab April 2010 über einen Zeitraum von drei Jahren in Form eines jährlichen Gesundheitszuschusses an einzelne Thalidomid-Überlebende verteilt.

Die Vereinbarung, Thalidomid-Überlebenden im Vereinigten Königreich einen »Gesundheitszuschuss« zu gewähren, war der Höhepunkt einer mehrjährigen Kampagne einer kleinen Gruppe von Thalidomid-Überlebenden, die vom Trust unterstützt wurde. Thalidomid-Überlebende haben die Freiheit, ihre Gesundheitszuschüsse nach Belieben auszugeben, um ihre persönlichen Bedürfnisse in Bezug auf Gesundheit und Wohlbefinden zu erfüllen. Die mit den Gesundheitsministerien erzielte Vereinbarung sieht jedoch sieben Kategorien »erlaubter Ausgaben« vor: unabhängiges Leben, Hausanpassungen, Kommunikationstechnik, medizinische Behandlung, Erholung, persönliche Hilfe und soziale Aktivitäten. Jeder Begünstigte muss eine jährliche Erklärung unterzeichnen, in der er bestätigt, dass er die Mittel nur für die vereinbarten Ausgabenkategorien verwendet.

Die Verwendung und Wirkung des Gesundheitszuschusses während der dreijährigen Pilotphase wurde bewertet, und die Ergebnisse der Studie wurden von den Thalidomid-Aktivisten und dem Trust genutzt, um für die Fortsetzung des Gesundheitszuschusses zu plädieren. Im Jahr 2012 wurde ein neuer, leicht erhöhter Gesundheitszuschuss mit einer Laufzeit von zehn Jahren vereinbart. Ende 2020 legte der Trust den vier britischen Gesundheits- und Sozialämtern einen detaillierten »Unterstützungsantrag« vor, in dem er sich für eine lebenslange Finanzierung des Gesundheitszuschusses aussprach für alle Begünstigten, basierend auf den Erkenntnissen, die im Rahmen seines Programms zur ganzheitlichen Bedarfsanalyse gesammelt wurden. Im März 2021 gab der Schatzkanzler bekannt, dass sich die Regierung zu einer lebenslangen Finanzierung für in England lebende Begünstigte verpflichtet hat, und die Regierungen in Schottland und Wales folgten diesem Beispiel im Jahr 2022. Die aktuelle Vereinbarung sieht auch eine vierjährliche Überprüfung der Höhe der Finanzierung unter Berücksichtigung der Zahl der

Begünstigten und der Bedarfsnachweise vor. Die Zuteilung des Gesundheitszuschusses erfolgt auf der gleichen Grundlage wie die jährlichen Ausgleichszahlungen, wenngleich es sich in allen Fällen um einen niedrigeren Betrag handelt.

3.1.6 Die Gesundheit britischer Thalidomid-Überlebender im Alter

In den britischen Medien und im öffentlichen Diskurs wurden Thalidomid-Überlebende oft (zu Recht) als bemerkenswerte Menschen dargestellt, die eine einzigartige Reihe körperlicher Beeinträchtigungen überwunden haben, um ein aktives und produktives Leben zu führen. Untersuchungen zeigen jedoch, dass im Laufe des letzten Jahrzehnts, als Thalidomid-Überlebende im Vereinigten Königreich das 60. Lebensjahr erreichten, viele zusätzlich zu ihren ursprünglichen Beeinträchtigungen nun über mehrere sekundäre Gesundheitsprobleme berichten. Darüber hinaus weisen Markiewicz et al. (2023) darauf hin, dass bei Thalidomid-Überlebenden mit Schädigungen der oberen Gliedmaßen nun »versteckte Defekte« auftreten, die zu schwerwiegenderen Behinderungen der oberen Gliedmaßen führen, als allein aufgrund einer altersbedingten Verschlechterung zu erwarten wäre. Die Überlagerung dieser sekundären Gesundheitsprobleme und »versteckten Defekte« mit lebenslangen Beeinträchtigungen führt zu einem schnellen Funktionsverlust und damit verbundenen Schwierigkeiten bei Aktivitäten des täglichen Lebens.

Im Jahr 2015 ergab eine Umfrage unter 351 Thalidomid-Überlebenden im Vereinigten Königreich (Newbronner et al., 2019), dass Muskel-Skelett-Probleme bei Thalidomid-Überlebenden mehr als viermal häufiger auftraten als in der Allgemeinbevölkerung ähnlichen Alters, wobei zwei Drittel unter mehreren Muskel-Skelett-Problemen litten. Im Vergleich dazu berichteten weniger als 20 % der Erwachsenen im Alter von 45 bis 64 Jahren in der Allgemeinbevölkerung über chronische Erkrankungen des Bewegungsapparates (Office for National Statistics [ONS], 2007). Fast die Hälfte der Befragten gab generalisierte Schmerzen an, wobei diejenigen mit den schwersten Thalidomid-Schäden am häufigsten davon berichteten. Kürzlich untersuchten Sagoe et al. (2024) Daten, die der Thalidomide Trust zwischen 2016 und 2019 gesammelt hatte. Sie fanden heraus, dass von 415 Thalidomid-Überlebenden 94 % über Schmerzen, Taubheitsgefühl, Kribbeln oder neurologische Probleme berichteten.

Die Prävalenz von »Lifestyle«-Erkrankungen und anderen Erkrankungen im mittleren und höheren Lebensalter unter Thalidomid-Überlebenden im Vereinigten Königreich ist unklar. Sagoe et al. (2024) fanden jedoch heraus, dass mehr als die Hälfte der Thalidomid-Überlebenden in ihrer Studie Magen-Darm-Erkrankungen nannten (z. B. Reizdarmsyndrom, Darminkontinenz, Refluxgastritis) und etwa ein Drittel eine Herz-Kreislauf-Erkrankung hatte. Die praktischen Herausforderungen bei der Vorbeugung und Selbstbehandlung von Erkrankungen wie Diabetes mellitus können für Menschen mit Gliedmaßenmissbildungen enorm sein. Ein hoher Anteil der Umfrageteilnehmer aus dem Jahr 2015 gab die gleichen Risikofaktoren für Zivilisationskrankheiten an wie andere Menschen mit körperlichen Behinderungen, insbesondere Gewichtskontrolle und Schwierigkeiten beim Training (Newbronner et al., 2019). Das Risiko für Thalidomid-Überlebende kann durch die Probleme der genauen Messung des Blutdrucks und des Body-Mass-Index bei Menschen mit fehlenden oder kurzen Gliedmaßen erhöht werden (Shiga et al., 2015).

Darüber hinaus berichteten viele Thalidomid-Überlebende über multiple gesundheitliche Probleme. Nur 3 % derjenigen, die an der Umfrage von 2015 teilnahmen, hatten keine gesundheitlichen Probleme und fast die Hälfte (46 %) gab zwischen vier und neun verschiedene Probleme an. Multimorbidität oder das Vorliegen mehrerer Krankheiten bei einer Einzelperson geben in der gesamten Bevölkerung des Vereinigten Königreichs zunehmend Anlass zur Sorge. Diese Ergebnisse deuten jedoch darauf hin, dass ein größerer Anteil der Thalidomid-Überlebenden an Multimorbidität leidet, als zu diesem Zeitpunkt in ihrem Lebensverlauf zu erwarten wäre, wenn man sie mit der altersentsprechenden Gesamtbevölkerung vergleicht (Barnett et al., 2012).

Die Umfrage aus dem Jahr 2015 (Newbronner et al., 2019) ergab außerdem, dass neben sekundären körperlichen Gesundheitsproblemen die Hälfte der Befragten angaben, derzeit oder kürzlich an Depressionen und/oder Angstzuständen gelitten zu haben, ein ähnlicher Anteil wie bei Sagoe et al. (2024). Eine neuere Studie, die die Prävalenz und den Schweregrad von Depressionen und Angstzuständen bei 182 Thalidomid-Überlebenden im Vereinigten Königreich untersuchte (Newbronner & Wadman, 2021), ergab, dass die Prävalenz aller Schweregrade selbstberichteter Depressionen und allgemeiner Angstzustände bei den Thalidomid-Überlebenden höher ist als in der Gesamtbevölkerung des Vereinigten Königreichs. Die Studie nutzte den Patient Health Questionnaire (PHQ-9) (Kroenke et al., 2001), um den selbstberichteten Schweregrad der Depression zu messen. Fast ein Drittel der Umfrageteilnehmer gab Symptome einer mittelschweren bis sehr schweren Depression an. Diese Zahlen sind höher als die der allgemeinen britischen Bevölkerung im Alter von 45 bis 59 Jahren (De la Torre et al., 2020), ähneln jedoch weitgehend denen, die für andere Gruppen von Erwachsenen mit Behinderungen gemeldet wurden (Jensen et al., 2014). In derselben Umfrage zur psychischen Gesundheit aus dem Jahr 2018 (Newbronner & Wadman, 2021) wurde generalisierte Angst mithilfe der General Anxiety Disorder Scale (GAD-7) gemessen (Spitzer et al. 2006). Drei Viertel der Befragten hatten keine Angstsymptome. Das restliche Viertel wies mittelschwere bis schwere Angstsymptome auf. Dies kontrastiert mit einer Schätzung von 6 % für die allgemeine britische Bevölkerung (Löwe et al., 2008). Die Mehrheit derjenigen, die über Symptome berichteten, gaben Symptome sowohl einer Depression als auch einer Angststörung an.

Die internationale Literatur zum Altern mit Thalidomid-Beeinträchtigungen legt nahe, dass eine eingeschränkte körperliche Funktion (insbesondere eine Verschlechterung der körperlichen Funktion) einer der Faktoren ist, die zu einem höheren Ausmaß häufiger psychischer Gesundheitsprobleme bei Thalidomid-Überlebenden beitragen (Newbronner et al., 2019; Kruse et al., 2012; Peters et al., 2015). Soziale Isolation, Schmerzen, Arbeitslosigkeit sowie der Bedarf an Pflege und persönlicher Unterstützung werden ebenfalls hervorgehoben, obwohl es nahe liegt, dass diese Faktoren wahrscheinlich mit der körperlichen Funktion zusammenhängen und von dieser beeinflusst werden.

Untersuchungen mit Thalidomid-Überlebenden im Vereinigten Königreich zeigen, dass die Mehrheit zwar ein vollständig oder weitgehend unabhängiges Leben geführt hat, viele sich jedoch nun an die zunehmende Behinderung anpassen müssen. Für Menschen mit leichten bis mittelschweren Beeinträchtigungen scheint die Erfahrung dieser Veränderung (insbesondere die Auswirkungen auf ihre psychische Gesundheit) ähnlich zu sein wie für Menschen mit Behinderungen im späteren Leben. Allerdings sind die Thalidomid-Überlebenden im Vereinigten Königreich (als Gruppe) in mancher Hinsicht untypisch für Menschen mit Behinderungen: Sie verfügen über ein ähnliches Bildungsniveau wie ihre Altersgenossen in der Allgemeinbevölkerung; und zumindest in den letzten Jahren sind sie durch verbesserte Entschädigungszahlungen und den Health Grant finanziell besser abgesichert. Darüber hinaus sind für viele der Betroffenen Beschäftigungsnachteile (wie sich in einer geringeren Erwerbsbeteiligung zeigt) erst seit relativ kurzer Zeit festzustellen. Dennoch sind sie in diesem verhältnismäßig späten Lebensstadium den Umwelt- und anderen Nachteilen ausgesetzt, die vielen behinderten Menschen gemeinsam sind, und in puncto Gesundheit scheinen sie zunehmend nicht mehr mit ihren nichtbehinderten Altersgenossen in diesem Lebensstadium mithalten zu können.

3.1.7 Literatur

Barnett, K. et al. (2012). Epidemiology of multimorbidity and implications for health care, research, and medical education: a cross-sectional study. *Lancet 380*, 37–43. doi: 10.1016/S0140–6736(12)60240–2. Epub 2012 May 10

Brynner, R. & Stephens, T. (2001). *Dark remedy; the impact of Thalidomide and its revival as a vital medicine*. New York: Perseus.

De la Torre, J.A. (2020). Prevalence and age patterns of depression in the United Kingdom. A population-based study. *Journal of Affective Disorders, 279*, 164–172.

Jensen, M.P. et al. (2014). Social support, depression, and physical disability: Age and diagnostic group effects. *Disability and Health Journal, 7*, 164–172.

Johnson, M. et al. (2018). *The Thalidomide Catastrophe*. Exeter: Onwards and Upwards Publishers.

Knightly, P. et al. (1979). *Suffer the children: the story of Thalidomide*. London: Futura Publications.

Kroenke, K. et al. (2001). The PHQ-9: Validity of a brief depression severity measure. *Journal of General Internal Medicine, 16*, 606–613.

Kruse, A. et al. (2012). Surveys on Problems, Special Needs and Care Deficiencies of Victims of Thalidomide – Synopsis of Final Report Presented to the Contergan Foundation for People with Disabilities. University of Heidelberg: Heidelberg, Germany.

Lenz, W. (1988). A short history of Thalidomide Embryopathy. *Teratology, 28:203–215.*

McCredie, J. (2009). History, heresy and radiology in scientific discovery. *Journal of Medical Imaging and Radiation Oncology, 53* (5), 433–441.

Löwe, B. et al. (2008). Validation and standardization of the generalized anxiety disorder screener (GAD-7) in the general population. *Medical Care. 46*, 266–274.

Markiewicz, M. et al. (2023). Age-related changes in patients with upper limb thalidomide embryopathy in the United Kingdom. *Journal of Hand Surgery (European Volume)* 48 (8), 773–780.

Miller, M. T. & Stromland, L. (1999). Teratogen update: Thalidomide: a review, with a focus on ocular findings and new potential uses. *Teratology, 60,* 306–321.
Moriarty-Simmonds, R. (2009). *Four fingers and thirteen toes.* AuthorHouse: Milton Keynes.
Newbronner, E. et al. (2011). Taking the Pressure Off: Evaluation of the Health Grant to Thalidomide Impaired People. *Interim Report.* St Neots: Thalidomide Trust.
Newbronner, E. et al. (2019). The health and quality of life of Thalidomide survivors as they age – evidence from a UK survey. *PLOS ONE 14*(1): e0210222.
Newbronner, E., & Wadman, R. (2021). Depression and Anxiety Symptoms in UK Thalidomide Survivors: A Brief Survey. *Disabilities 1,* 23–29.
Office for National Statistics. General Household Survey (2007). Available from: http://www.statistics.gov.uk/downloads/theme_compendia/GHS07GeneralHouseholdSurvey2007.pdf
Sagoe, K. et al. (2024) ›The impact of ageing on the health and wellbeing of people with thalidomide embryopathy: a comparison of the health impact with the general population‹, *Disability and Rehabilitation,* pp. 1–9.
Shiga, T. et al. (2015). Multicentre Investigation of Lifestyle-Related Diseases and Visceral Disorders in Thalidomide Embryopathy at around 50 years of age. *Birth Defects Research (Part A), 103,* 787–793.
Spitzer, R.L. et al. (2006) A brief measure for assessing generalized anxiety disorder: The GAD-7. *Arch. Internal Medicine, 166,* 1092–1097.
Valderas, J. M. et al. (2009). Defining Comorbidity: Implications for Understanding Health and Health Services. *Annals of Family Medicine,* 7(4), 357–363.

3.2 USA: Die Akten wurden geschlossen

Christina Ding-Greiner

Die Ärztin und Pharmakologin Frances Oldham Kelsey war seit Anfang 1960 bei der Food and Drug Administration (FDA), der Lebensmittelüberwachungs- und Arzneimittelbehörde der Vereinigten Staaten, angestellt und zuständig für die Zulassung von Arzneimitteln. Sie hatte 1937 den Skandal um das sog. »Elixir sulfanilamide« erlebt, welche den Tod durch Nierenversagen von etwa 100 Patienten, darunter viele Kinder, verursacht hatte. Der Hersteller hatte Diethylenglykol als Lösungsmittel einem Erkältungssaft beigemengt, ohne zu überprüfen, ob diese Substanz möglicherweise beim Menschen toxische Folgen haben könnte. Kelsey wies die Toxizität von Diethylenglykol nach und 1938 wurde daraufhin der »Food, Drug and Cosmetic Act« vom Kongress verabschiedet, der den »Pure Food and Drug Act« aus dem Jahr 1906 ersetzte (Kelsey, 1965).

Die »New Drug Application« sollte Qualität und Sicherheit neuer Substanzen durch den zu erbringenden Nachweis ihrer Unschädlichkeit und Wirksamkeit in Tierversuchen und in klinischen Studien am Menschen sicherstellen. In der Zwischenzeit wurde das Gesetz mehrfach geändert und ergänzt.

Die Richardson-Merrell Company aus Cincinnatti hatte 1958 die Lizenz für Thalidomid erworben, das Produkt sollte unter dem Namen »Kevadon« auf den Markt gebracht werden. Richardson-Merrell ergänzte die in Deutschland ausgeführten Untersuchungen mit ein paar weiteren Tierversuchen und verteilte ab 1959

Thalidomid an niedergelassene Ärzte zur Erprobung am Patienten. Es wurden 2,5 Mio. Tabletten an 1.000 Ärzte geliefert; diese verteilten einen Teil davon an 20.000 Patienten; darunter befanden sich 3.760 Frauen im gebärfähigen Alter – 207 von ihnen waren zum Zeitpunkt der Einnahme von Thalidomid schwanger. Damals war noch nicht bekannt, dass sich Thalidomid nach Einnahme bei Männern auch in der Samenflüssigkeit nachweisen ließ, sodass auch auf diesem Wege eine vorgeburtliche Schädigung stattfinden konnte (Brynner & Stephens, 2001, S. 55–56). Wie viele Kinder mit Conterganschäden geboren wurden, wurde nie festgestellt, da fehlgebildete Neugeborene weder auf die Ursache der Fehlbildung untersucht noch registriert wurden, sodass eine Zuordnung ggf. zu Thalidomid nicht stattfinden konnte. Die Eltern wussten nicht, worauf die Fehlbildungen ihres Kindes zurückzuführen waren, sie hatten untereinander keine Verbindung, konnten sich nicht gegenseitig informieren und zusammenschließen. Prozesse dauerten lang und waren sehr kostspielig. Dies hatte wohl viele Eltern davon abgehalten, gegen Richardson-Merrell zu prozessieren. Lediglich 13 Familien gingen gegen Richardson-Merrell vor Gericht. In zehn Fällen kam es zu einer außergerichtlichen Einigung, in nur einem Fall wurde der Firma Fahrlässigkeit nachgewiesen (Geng, 1973).

Die Firma Richardson-Merrell stellte im September 1960 einen Antrag an die FDA für die Zulassung von Kevadon, der auf dem Schreibtisch von Kelsey landete. Die eingereichten Unterlagen enthielten jedoch kaum Daten zur Absorption, Verteilung und Ausscheidung der Substanz; diese Daten sollten daher ergänzt und nachgereicht werden. In der Zwischenzeit erschien im British Medical Journal (BMJ) im Dezember 1960 ein Artikel über das Auftreten einer Polyneuritis bei Erwachsenen bei längerfristiger Einnahme von Thalidomid, die als schwere Nebenwirkung eingestuft wurde. Kelsey überprüfte daraufhin den Antrag auf den Nachweis der Unbedenklichkeit von Contergan bei Schwangeren, da sie vermutete, dass diese Substanz mit derart schweren Nebenwirkungen auch Schäden bei Ungeborenen verursachen könnte. Die Untersuchungen dazu beschränkten sich allerdings auf eine Studie mit 100 schwangeren Frauen, die im letzten Trimenon ihrer Schwangerschaft wegen Schlafstörungen Thalidomid eingenommen hatten. Kelsey forderte den Nachweis der Unbedenklichkeit bei Schwangeren, über den Chemie Grünenthal nicht verfügte. Im Mai 1961 wurden auch in den USA erste Berichte bekannt, die auf eine Zunahme von Fehlbildungen bei Neugeborenen in Deutschland hinwiesen. Im November 1961 wurde in der BRD Thalidomid vom Markt genommen. Richardson-Merrell behauptete, dass es keine stichhaltigen Beweise für einen Zusammenhang von Thalidomid und den gehäuft auftretenden Fehlbildungen gebe und vertrieb Kevadon bis März 1962. Im August 1962 schickte die FDA ihre Inspektoren zu den Ärzten, die am klinischen Versuch teilgenommen hatten, um sie zu befragen und festzustellen, ob und ggf. wie viele Kinder mit Fehlbildungen in jenem Zeitraum geboren worden waren.

Im Juli 1963 übergab die FDA die Ergebnisse ihrer Recherchen dem Justizministerium zur Strafverfolgung. Die Rechtsanwälte stellten in 24 Fällen einen Verstoß gegen das Gesetz fest. Beispielsweise hatte Richardson-Merrell noch vor der Zulassung Thalidomid vermarktet und hatte außerdem wider besseres Wissen behauptet, Kevadon sei unbedenklich. Im September 1964 stellte das Justizministerium fest, dass eine Strafverfolgung weder gerechtfertigt noch erstrebenswert sei. Die Akten wurden geschlossen (Thomas, 2020).

Die FDA hatte die Zulassung des Wirkstoffs Thalidomid verweigert. Dank der konsequenten Vorgehensweise von Kelsey konnte in den USA eine fatale Entwicklung wie in der BRD verhindert werden. Weltweit, in Kanada, in Europa und in weiteren Ländern, war Thalidomid bereits zugelassen worden (Kelsey, 1965, 1988; Bren, 2001).

Die Anwendung von Thalidomid wurde 1973 von der FDA zur Behandlung von Lepra geduldet, da es therapeutisch für die Patienten hilfreich war. Lepra-Patienten wurden damals im United States Public Health Service's Leprosy Hospital in Carville, La. mit Thalidomid behandelt. Die dafür erforderliche Menge an Thalidomid wurde von Richardson-Merrell hergestellt.

1998 erteilte die FDA der Fa. Celgene die Zulassung für Thalidomid zur Behandlung von Lepra-Patienten mit der Auflage ein Programm zu entwickeln, welches den Zugang zur Substanz regelt, um weitere Fehlbildungen bei Ungeborenen zu vermeiden (Zeldis et al., 1999). Im Jahr 2003 wurde ein Thalidomid-Abkömmling von der FDA zugelassen zur Behandlung des Multiplen Myeloms.

3.2.1 Literatur

Bren, L. (2001). Frances Oldham Kelsey: FDA Medical Reviewer Leaves Her Mark on History. U.S. Food and Drug Administration, *FDA Consumer magazine.* March-April 2001

Brynner, R. & Stephens, T. (2001). Dark Remedy. *The impact of Thalidomide and its revival as a vital medicine.* Basic Books.

FDA. Food and Drug Administration. https://www.fda.gov/about-fda/changes-science-law-and-regulatory-authorities/part-ii-1938-food-drug-cosmetic-act (Zugriff am 15.07.2024)

Geng, V. (1973). Thalidomide: the American experience. *The New York Times*, April 29, 1973, Page 334. Link: https://www.nytimes.com/1973/04/29/archives/thalidomide-the-american-experience.html (Zugriff am 15.07.2024)

Kelsey, F.O. (1965). Problems raised for the FDA by the occurence of Thalidomide Embryopathy in Germany 1960–1961. *Am J Public Health Nations Health, May,* 55(5):703–7.

Kelsey, F.O. (1988). Thalidomide Update: Regulatory Aspects. *Teratology* 38, 221–226

Lenz, W. (1988). A Short History of Thalidomide Embryopathy. *Teratology* 38, 203–215

Thomas, K. (2020). The Story of Thalidomide in the U.S., Told Through Documents. *The New York Times*, Published March 23, 2020, Updated March 24, 2020. Link: https://www.nytimes.com/2020/03/23/health/thalidomide-fda-documents.html (Zugriff am 15.07.2024)

Wimmelbücker, L. & Kar, A. (2023). A history of thalidomide in India. *Medical History,* 67 (3), 228–246.

Zeldis, J.B. et al. (1999). S.T.E.P.S.: A comprehensive program for controlling and monitoring access to thalidomide. *Clin Ther. Feb, 21*(2),319–30.

Weiterführende Literatur: Jennifer Vanderbes (2023): Wonder Drug: The Secret History of Thalidomide in America and Its Hidden Victims. Random House, 432 Seiten.

3.3 Schweden: Die Geschichte von Thalidomid in Schweden[4]

Shadi-Afarin Ghassemi Jahani

Thalidomid wurde am 1. Oktober 1957 von dem Chemieunternehmen Chemie Grünenthal in Westdeutschland als Beruhigungsmittel auf den Markt gebracht, das zugleich nicht süchtig machte und kein Barbiturat war. In Schweden wurde das Medikament unter dem Namen Neurosedyn® verkauft und von Astra, einem der größten und bekanntesten Pharmaunternehmen der Welt, lizenziert. Es war zwischen Januar 1959 und Dezember 1961 auf dem Markt erhältlich.

Bedauerlicherweise dauerte es mehrere Wochen, bis das Medikament vom Markt genommen wurde, nachdem die ersten Informationen und Warnungen über die schwerwiegenden Nebenwirkungen des Medikaments bekannt und veröffentlicht wurden.

Die Gesundheitsbehörden nahmen das Medikament nur langsam vom Markt und es wurden auch keine allgemeinen Informationen an die Öffentlichkeit in Schweden gegeben. Die erste Warnung wurde am 14. März 1962 ausgesprochen. Dieser Mangel an Informationen führte dazu, dass das Medikament weiterhin verwendet wurde, dass es vor der Rücknahme in mehreren Haushalten gekauft und gelagert wurde, und wahrscheinlich dazu, dass eine Reihe weiterer Kinder mit Missbildungen geboren wurden. Die Eltern der betroffenen Kinder gründeten eine Gesellschaft und engagierten einen Anwalt als Vertreter ihrer betroffenen Kinder, der ihnen helfen sollte, die Firma Astra vor Gericht zu bringen. Die Tatsache, dass mehrere lebend geborene Kinder mit typischen Missbildungen geboren wurden und dies mit dem späten Absetzen der Medikamente zusammenhängen könnte, war der Hauptgrund dafür, warum der Anwalt damals vor Gericht zugunsten der Kinder gewinnen konnte. Am 5. November 1969 wurde zwischen der Firma Astra und Vertretern der von Neurosedyn betroffenen Kinder eine Einigung über eine bestimmte jährliche Entschädigung für sie erzielt. Astra beschloss jedoch, allen Kindern, die mit durch Neurosedyn verursachten Missbildungen geboren wurden, die gleiche Entschädigung zu gewähren. Aufgrund des Gesetzes zur Steuerbefreiung von Entschädigungen für Menschen mit neurologischen Behinderungen ist die Entschädigung von Astra an durch Neurosedyn geschädigte Personen ebenfalls steuerfrei. Die durch Neurosedyn geschädigten Personen in Schweden weisen unterschiedliche Schädigungsgrade auf und die Entschädigungszahlungen wurden daran angepasst. Es gibt Geschädigte, die arbeiten können, während andere so schwere Missbildungen erlitten haben, dass sie große Schwierigkeiten haben, ein zusätzliches Einkommen zu erzielen. Sie können auch kein normales Leben führen oder ihren Freizeitaktivitäten nachgehen, sondern werden an andere Beschäfti-

---

4 Übersetzung von Eva Streletz. Den Originalbeitrag in englischer Sprache können Sie im Kap. Zusatzmaterial zum Download finden.

gungen verwiesen, was normalerweise höhere Kosten in Form von Belastungen für die Allgemeinheit bedeutet. Die Entschädigung gilt, solange die Person lebt.

In Schweden wie in vielen anderen Ländern führte die Thalidomid-Katastrophe zur Einrichtung von Zentren für Gesundheitsüberwachung und Gesundheitsregistern, dem schwedischen Register für angeborene Fehlbildungen, dem angeborenen Überwachungssystem in Kanada und später dem Uppsala Monitoring Centre (UMC). Dies sollte in Zusammenarbeit mit der Weltgesundheitsorganisation (WHO) die weltweite Patientensicherheit verbessern. Eines der Hauptziele des UMC im Zusammenhang mit der Pharmakovigilanz ist die Unterstützung einer guten Entscheidungsfindung in Bezug auf die Vorteile und Risiken von Behandlungsoptionen für Patienten, die verschiedene Medikamente einnehmen.

»Föreningen för de Neurosedynskadade« (FFdN)[5] ist der schwedische Name der Schwedischen Thalidomid-Gesellschaft, die mit anderen Thalidomid-Gesellschaften in anderen Ländern zusammenarbeitet und ihre Mitglieder kontinuierlich informiert. Derzeit gibt es in Schweden 96 lebende Mitglieder der Neurosedyn-Gesellschaft, darunter sechs Personen aus Dänemark.

3.4 Japan: Thalidomid-Embryopathie in Japan[6]

Fumihiko Hinoshita

3.4.1 Vorwort

In den späten 1950er und frühen 1960er Jahren wurden weltweit Babys mit angeborenen Fehlbildungen geboren, die durch Thalidomid (Contergan) verursacht wurden. Das neue klinische Konzept der Thalidomid-Embryopathie (TE) wurde in den frühen 1960er Jahren vor allem von dem deutschen Kinderarzt Dr. Widukind Lenz entwickelt. Im selben Zeitraum wurden in Japan Hunderte von Babys mit TE geboren, da 1958 erstmals ein pharmazeutisches Produkt mit Thalidomid auf den Markt kam und danach mehrere Jahre lang auch andere Produkte mit Thalidomid verkauft wurden. Das japanische Ministerium für Gesundheit und Soziales (MHW), das Vorgängerministerium des heutigen Ministeriums für Gesundheit, Arbeit und Soziales (MHLW), erkannte 309 Fälle offiziell an, nachdem die durch Thalidomid verursachten Fehlbildungen bestätigt worden waren. Die Thalidomid-Opfer wuchsen heran und nähern sich heute dem höheren Erwachsenenalter. Infolgedessen hatten sie mit sekundären Folgen wie Überlastungssyndrom, lebensstilbedingten Krankheiten und psychiatrischen Problemen zu kämpfen. Angesichts dieser ernsten Lage richtete das MHLW im Jahr 2011 eine offizielle Forschungs-

---

5 www.thalidomide.org
6 Übersetzung von Eva Streletz. Den Originalbeitrag in englischer Sprache können Sie im Kap. Zusatzmaterial zum Download finden.

gruppe zu TE ein. Die erste Forschungsgruppe, die drei Jahre lang tätig war, und die folgenden Forschungsgruppen befassten sich hauptsächlich mit einem großen Spektrum sekundärer klinischer Manifestationen sowie primärer angeborener Probleme bei Thalidomid-Geschädigten in Japan. Die zweite und dritte Forschungsgruppe konzentrierte sich insbesondere auch auf den internationalen Austausch mit TE-Forschern und -Experten im Ausland. Im Folgenden werden verschiedene Aspekte zu TE in Japan beschrieben, wobei auf den internationalen Austausch und die in den 2010er Jahren eingeschlagenen Wege zurückgeblickt wird.

3.4.2 Geschichte und Fakten zu TE in Japan

Insgesamt wurden 309 japanische TE-Opfer, die zwischen 1959 und 1964 oder später geboren wurden, offiziell anerkannt (▶ Abb. 3.1).

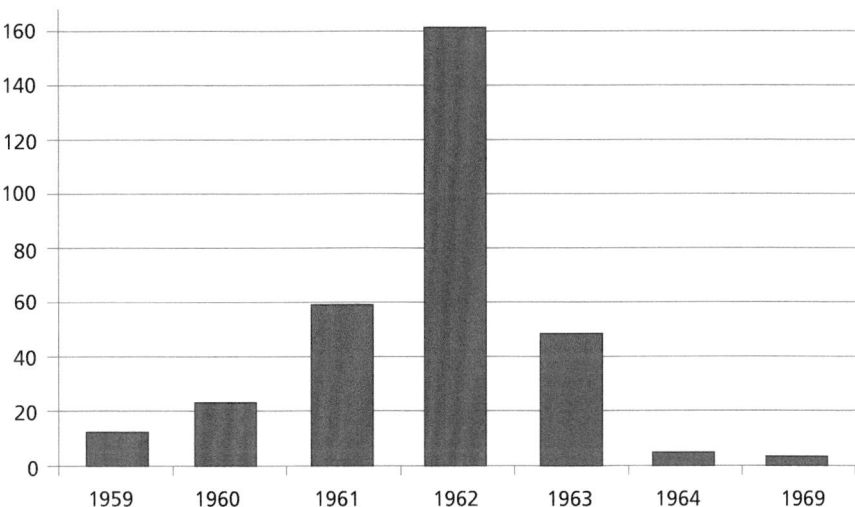

Abb. 3.1: Anzahl der in Japan mit Thalidomid-Embryopathie geborenen Babys (zitiert nach Hinoshita et al., 2020)

Im Jahr 1962 wurden 162 Thalidomid-geschädigte Kinder geboren. Thalidomidhaltige Medikamente wurden in Europa im November 1961 vom Markt genommen, kurz nachdem Dr. Widukind Lenz den kausalen Zusammenhang zwischen Thalidomid und TE aufgedeckt hatte. Leider begann die Rücknahme Thalidomidhaltiger Medikamente in Japan jedoch erst viel später, nämlich im September 1962. Man geht davon aus, dass diese Verzögerung zu noch mehr Thalidomid-Opfern geführt haben könnte.

Soweit uns bekannt ist, weist Japan nach Deutschland und Großbritannien die drittgrößte Anzahl an Thalidomid-geschädigten Menschen weltweit auf; in Japan werden sie in drei Hauptgruppen eingeteilt: die Gruppe der Kurzarmer (N = 230), die Gruppe der Schwerhörigen (N = 59) und die gemischte Gruppe (N = 20) (▶ Abb. 3.2).

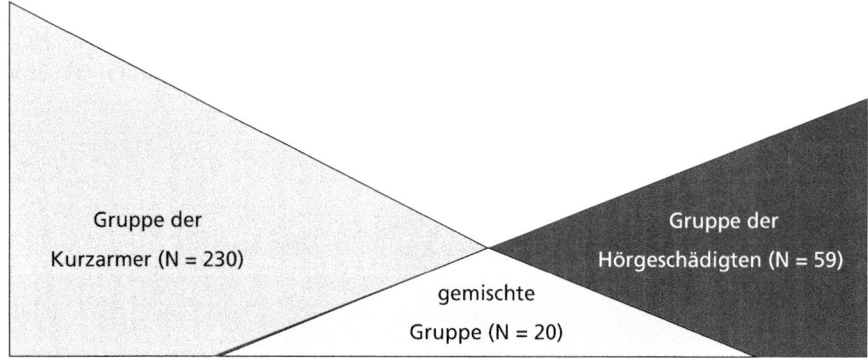

Abb. 3.2: Körperliche Fehlbildungen bei Thalidomid-Embryopathie in Japan (zitiert nach Hinoshita et al., 2020)

Deutliche Beeinträchtigungen sowohl der unteren als auch der oberen Extremitäten wurden nur bei zwei japanischen Thalidomid-Opfern festgestellt. Außerdem scheint es in Japan weniger Thalidomid-bedingte schwere Fehlbildungen der oberen Extremitäten zu geben als in Deutschland und Großbritannien. Die Definition und Verteilung der Schweregrade der Fehlbildung der oberen Extremitäten in Japan finden sich in der folgenden Abbildung und Tabelle (▶ Abb. 3.3, ▶ Tab. 3.1).

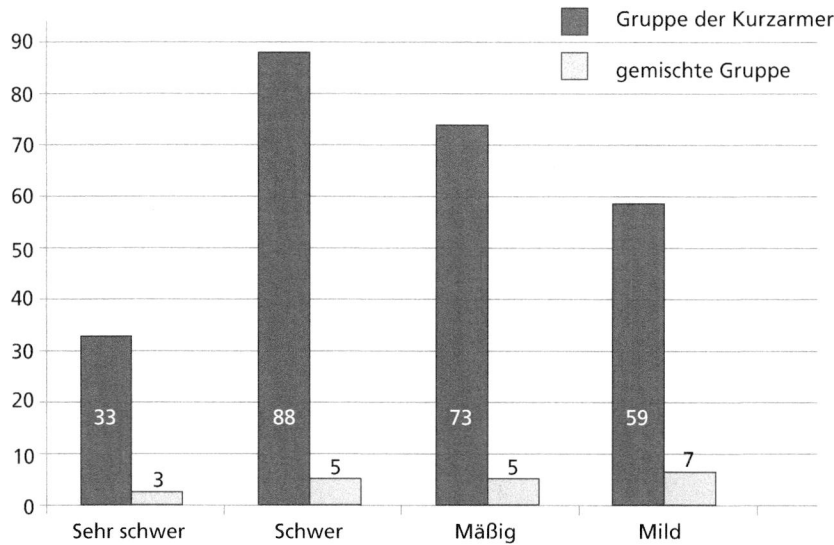

Abb. 3.3: Schweregradklassifikationen der Fehlbildung der oberen Extremitäten (zitiert nach Hinoshita et al., 2020)

3 Zulassung von Thalidomid im Ausland

Tab. 3.1: Kriterien zur Schweregradklassifizierung bei Fehlbildung der oberen Extremitäten

Sehr schwer	a) beidseitige Amelie oder Phokomelie b) Amelie oder Phocomelie + schwere Ektromelie
Schwer	a) Phocomelie + Ektromelie b) beidseitige schwere Ektromelie c) schwere Ektromelie + Ektromelie
Mäßig	a) schwere Ektromelie + Fehlbildung Hand b) beidseitige Ektromelie = mit Beteiligung des Unterarms c) Ektromelie + Fehlbildung Hand = mit Beteiligung des Daumens
Mild	a) beidseitige Fehlbildung Hand b) einseitige Fehlbildung Hand

Wir vermuten, dass dieser Unterschied darauf zurückzuführen ist, dass die Mütter in Japan geringere Dosen Thalidomid einnahmen, höchstens einmal täglich 25 oder 50 mg. Obwohl fehlgebildete untere Extremitäten bei japanischen Thalidomid-Patienten selten sind, leiden viele Betroffene an Hüftarthrose oder Hüftgelenksproblemen. Die Thalidomid-geschädigten Menschen mit Gehörschädigung oder mit Gehörlosigkeit wurden nach dem Ausmaß des Hörverlusts klassifiziert.

Bei 20 (6,5 %) der insgesamt 309 Thalidomid-geschädigten Menschen wurde sowohl eine Hörschädigung als auch eine Fehlbildung der oberen Extremitäten festgestellt (▶ Abb. 3.4).

Das Überlastungssyndrom der TE trat oftmals bei angeborenen Gelenkfehlbildungen und schwachen Muskeln nach lebenslanger Fehlbelastung auf. Wir stellten häufig eine Verschlimmerung von Seh- und Augen- sowie Hörproblemen fest, insbesondere in der Gruppe der Schwerhörigen. Darüber hinaus nehmen lebensstilbedingte Krankheiten und psychische oder psychiatrische Probleme bei japanischen Thalidomid-geschädigten Personen mit steigendem Alter von Jahr zu Jahr zu. Die Prävalenz lebensstilbedingter Krankheiten wurde von der japanischen Forschungsgruppe untersucht. Die Ergebnisse sind in der folgenden Tabelle (▶ Tab. 3.2) dargestellt.

Tab. 3.2: Prävalenz lebensstilbedingter Erkrankungen bei Personen mit Thalidomid-Embryopathie

Erkrankung	Gesamt (%)	Männer (%)	Frauen (%)
Zentrale Adipositas	20/82 (24.4)	14/33 (42.4)	6/49 (12.2)
Dyslipidämie	26/73 (26.3)	18/44 (40.9)	8/55 (14.5)
Bluthochdruck	42/85 (49.4)	26/39 (66.7)	16/46 (34.8)
Glukoseintoleranz	16/98 (16.3)	12/43 (27.9)	4/55 (7.3)
Hyperurikämie	22/99 (22.2)	19/44 (43.2)	3/55 (5.5)

Tab. 3.2: Prävalenz lebensstilbedingter Erkrankungen bei Personen mit Thalidomid-Embryopathie – Fortsetzung

Erkrankung	Gesamt (%)	Männer (%)	Frauen (%)
Zentrale Adipositas + Dyslipidämie	3/94 (3.2)	4/40 (7.5)	0/54 (0.0)
Zentrale Adipositas + Bluthochdruck	5/85 (5.9)	2/34 (5.9)	3/51 (5.9)
Zentrale Adipositas + Glucosestoffwechsel- störung	1/91 (1.1)	0/37 (0.0)	1/54 (1.9)
Metabolisches Syndrom	7/87 (8.0)	7/34 (20.6)	0/53 (0.0)
Fettleber	43/84 (51.2)	25/37 (67.6)	18/47 (38.3)
Nicht alkoholische Fettleber	16/48 (33.3)	13/24 (54.2)	3/24 (12.5)
Osteoporose	8/64 (12.5)	3/27 (11.1)	5/37 (13.5)

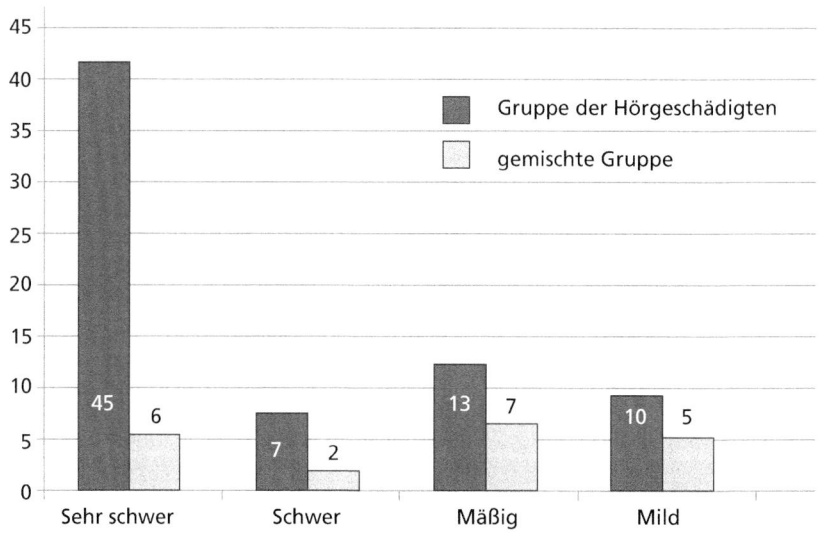

Abb. 3.4: Schweregradklassifikation der Schwerhörigkeit bei Schädigung des Gehörs bei Thalidomid-geschädigten Menschen (zitiert nach Hinoshita et al., 2020)

Bei dieser und der allgemeinen medizinischen Untersuchung, die jedes Jahr bei den Antragstellern mit TE durchgeführt wird, wurden bei vielen von ihnen auch eine Gallenblasenagenesie und blockierte Wirbel diagnostiziert. Ohne diese Untersuchungen wären solche angeborenen Anomalien nicht entdeckt worden. Um die aktuelle Lebenssituation von Thalidomid-geschädigten Menschen in Japan genau zu erfassen, wurde Ende 2017 eine landesweite Umfrage durchgeführt. Diese Umfrage ergab, dass Betroffene häufiger ihren Gesundheitszustand als relativ schlecht oder schlecht einstufen als die gleichaltrige Gesamtbevölkerung (20,2% gegenüber 13,3%).

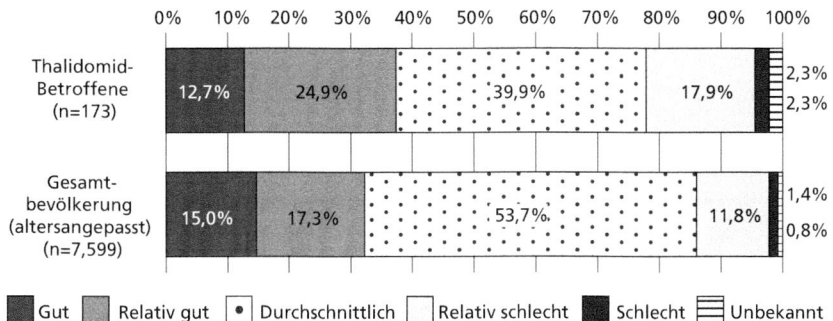

Abb. 3.5: Einschätzung des subjektiven Gesundheitszustands. Thalidomid-geschädigte Menschen und Gesamtbevölkerung im Vergleich (zitiert nach Hinoshita et al., 2019, lizensiert nach CC BY-NC 4.0, https://creativecommons.org/licenses/by-nc/4.0/)

Ein viel höherer Prozentsatz von Thalidomid-geschädigten Menschen gab im Vergleich zur Gesamtbevölkerung an, gesundheitliche oder körperliche Probleme aufgrund einer Krankheit oder Wunde zu haben (68,8% gegenüber 32,6%), und sie suchen häufiger medizinische und gesundheitsbezogene Einrichtungen auf.

Ein höherer Anteil von Betroffenen (9,2%) war arbeitslos im Vergleich zur altersentsprechenden Gesamtbevölkerung (0,8%).

Thalidomid-geschädigte Menschen neigten dazu, ein höheres Maß an Sorgen und Stress zu empfinden als Personen der Gesamtbevölkerung, insbesondere mit Blick auf die Zukunft.

Diese landesweite Untersuchung zur Lebenssituation von Thalidomid-geschädigten Menschen hat in Japan ihren tatsächlichen Gesundheitszustand und Zusammenhänge mit ihrem sozioökonomischen Status verdeutlicht. Beide sind offensichtlich schlechter als bei der altersentsprechenden Allgemeinbevölkerung. Die Vielzahl der Ergebnisse kann hier jedoch nicht im Detail dargestellt werden.

3.4.3 Diagnose von TE in Japan und neue Antragsteller

In den 1970er Jahren wurde TE bei 309 Thalidomid-Opfern in Japan offiziell anerkannt und bescheinigt. Damals erfolgten die Bescheinigung und Diagnose auf Grundlage äußerer Fehlbildungen und einfacher Röntgenaufnahmen. Daten zum

Entwicklung von Contergan, Vermarktung und die Folgen

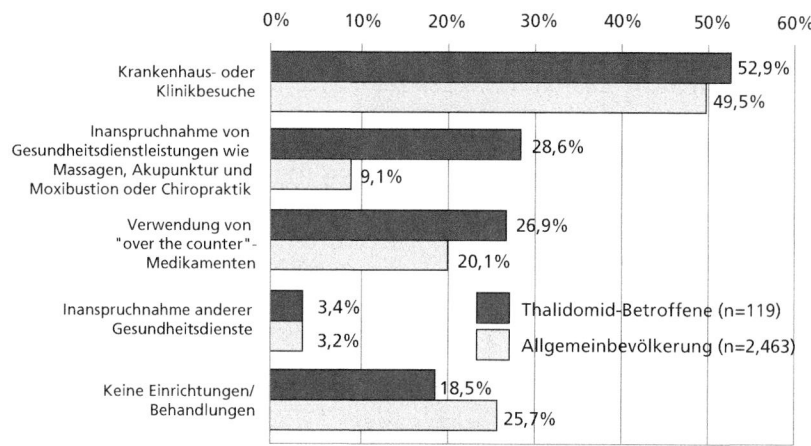

Abb. 3.6: Situation bezüglich der Besuche in medizinischen und Gesundheitseinrichtungen bei contergangeschädigten Patienten und der Allgemeinbevölkerung mit Symptomen und/oder Problemen (zitiert nach Hinoshita et al., 2019, lizensiert nach CC BY-NC 4.0, https://creativecommons.org/licenses/by-nc/4.0/)

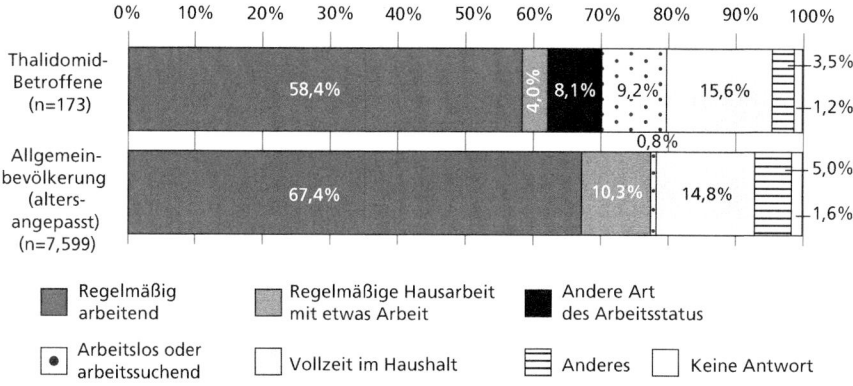

Abb. 3.7: Aktuelle Arbeitssituation von Thalidomid-geschädigten Menschen und in der Gesamtbevölkerung (zitiert nach Hinoshita et al., 2019, lizensiert nach CC BY-NC 4.0, https://creativecommons.org/licenses/by-nc/4.0/)

Gesundheitsverhalten, zur Erwerbstätigkeit und zu Sorgen und Stress bei Thalidomid-Betroffenen im Vergleich zur altersangepassten Allgemeinbevölkerung finden sich in ▶ Abb. 3.6, ▶ Abb. 3.7 und ▶ Abb. 3.8.

Ein wichtiger Nachweis für die definitive Diagnose war, dass die Mutter ein Thalidomid-haltiges Medikament eingenommen hatte. Das MHW erstellte außerdem eine TE-Checkliste, mit der die TE bei jedem Thalidomid-Opfer diagnostiziert, klassifiziert und bewertet wurde. Man kann sich leicht vorstellen, dass mit diesen vormodernen Werkzeugen und Konzepten viele Thalidomid-Opfer selbst in den 1970er Jahren übersehen worden sein könnten. Darüber hinaus ist es für die TE-Experten, die TE-Forschungsgruppe sowie das MHLW in Japan heute sehr

3 Zulassung von Thalidomid im Ausland

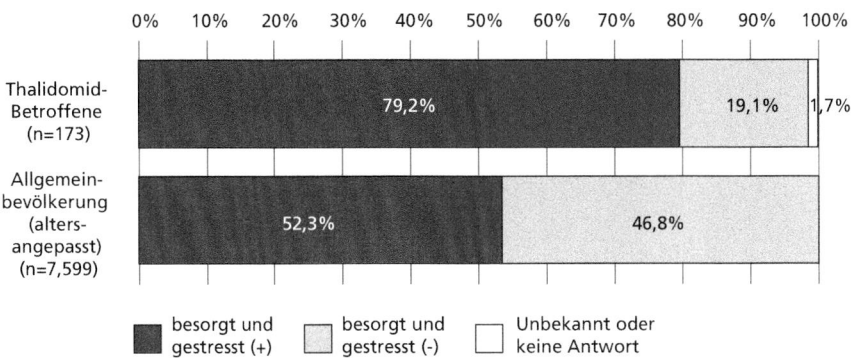

Abb. 3.8: Sorgen und Stress zum Zeitpunkt der Befragung bei Thalidomid-geschädigten Menschen und in der Gesamtbevölkerung (zitiert nach Hinoshita et al., 2019, lizensiert nach CC BY-NC 4.0, https://creativecommons.org/licenses/by-nc/4.0/)

schwierig, Thalidomid-geschädigte Menschen zu erkennen, da die meisten damaligen Krankenakten verloren gegangen sind, und die Ärzte, die Thalidomid-haltige Medikamente verschrieben, heute möglicherweise nicht mehr arbeiten oder am Leben sind. Einige Personen mit TE-ähnlichen Fehlbildungen haben in letzter Zeit in Japan behauptet, Thalidomid-Opfer zu sein. Wir haben erfahren, dass in Deutschland, Großbritannien und anderen Ländern ebenso Menschen mit fehlgebildeten Extremitäten oder Geburtsfehlern behauptet haben, Thalidomid-Betroffene zu sein. In Anbetracht der gegenwärtigen Situation hielten wir es für notwendig, eine moderne Version der für Japan spezifischen Diagnosekriterien für TE neu festzulegen. Eine britische Gruppe hat bereits 2019 einen Diagnosealgorithmus für TE (DATE) vorgelegt (Mansour et al., 2019). Die TE-Forschungsgruppe in Japan hat 2020 ebenfalls neue Diagnosekriterien für TE festgelegt. Das neue Diagnoseverfahren ist in der folgenden Abbildung im Überblick dargestellt (▶ Abb. 3.9).

3.4.4 Internationaler Austausch von japanischen Forschern und TE-Experten mit ausländischen Kollegen

Es ist bemerkenswert, dass die Forschungsgruppe zu TE in Japan großen Wert auf den internationalen Austausch mit Ländern legte, in denen Thalidomid-geschädigte Menschen leben. Es wurden verschiedene Themen wie klinische Grundlagen, Wissen um die Entstehung und Behandlung von TE, die Geschichte von TE sowie grundlegende Richtlinien und Systeme zur Behandlung von Betroffenen angesprochen, und in der Folge wurden wertvolle Daten und Informationen zu TE gesammelt. Tatsächlich wurden die meisten der angesprochenen Forscher und Experten für TE in Deutschland, Großbritannien und Japan zu Freunden und Mitarbeitern. Daher konnten eine Vielzahl von Meinungen, Ideen und Errungenschaften zu TE ausgetauscht werden – das gemeinsame Thema TE und die damit verbundenen Probleme wurden weltweit bekannt gemacht, berücksichtigt und diskutiert. Dieser internationale Austausch fand nicht nur zwischen Japan,

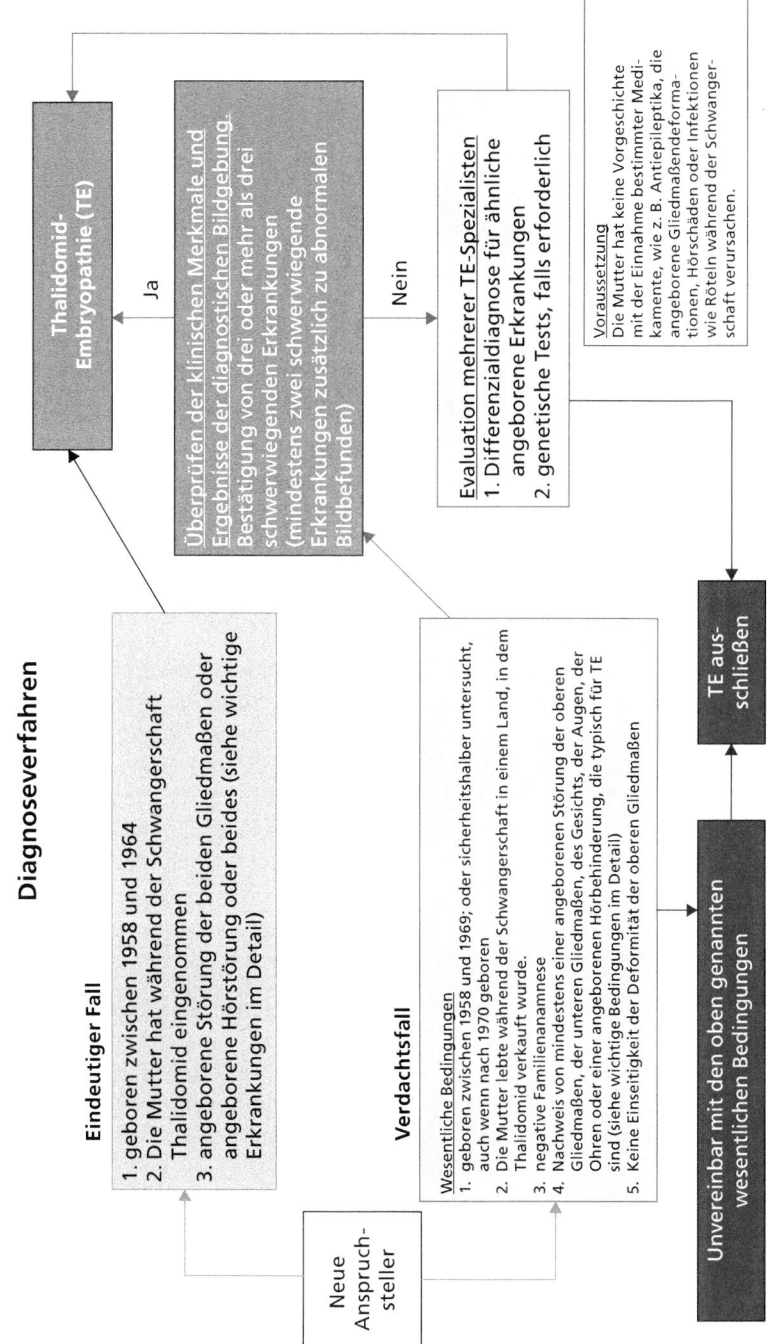

Abb. 3.9: Diagnosekriterien für Thalidomid-Embryopathie (dargestellt nach Mansour et al., 2019)

Deutschland und Großbritannien statt, sondern auch zwischen diesen Ländern und Schweden, der Schweiz, Brasilien, Australien und anderen Ländern, die immer noch mit unterschiedlichen TE-Problemen konfrontiert sind. Diese Förderung des internationalen Austauschs durch die japanische Forschungsgruppe erfolgte vor allem durch direkte Besuche bei Experten in Deutschland, Großbritannien, Schweden und der Schweiz, wiederholte internationale Symposien zu TE in Tokio, E-Mail-Austausch sowie die Veröffentlichung der Symposiumsberichte und des in Japan veröffentlichten Originallehrbuchs zu TE in englischer Sprache. Einige Mitglieder der japanischen Forschungsgruppe nahmen 2018 an einem deutsch-japanischen Symposium zur Thalidomid-Embryopathie in Nümbrecht teil und führten dort fruchtbare Diskussionen mit deutschen Mitarbeitern und einigen dort lebenden Thalidomid-geschädigten Menschen. Wir möchten allen freundlichen Kollegen, die in den einzelnen Ländern für TE arbeiten, unseren aufrichtigen Dank dafür aussprechen. Ohne ihre Hilfe hätten wir nicht die internationale Kooperationsbasis aufbauen können, um uns gemeinsam auf TE zu konzentrieren.

3.4.5 Wichtige Erfolge der japanischen Forschungsgruppe

Die vom MHLW organisierte japanische Forschungsgruppe zu TE hat sich mit Forschung und Aktivitäten auf verschiedenen Gebieten beschäftigt. Hier sind die wichtigsten Ergebnisse:

1) Wir haben das Internationale Symposium zu Thalidomid-Embryopathie zweimal erfolgreich in Tokio abgehalten (2015 und 2019). Wir haben ausländische Spezialisten, die in Deutschland, Großbritannien, Schweden, der Schweiz, Brasilien und Australien an TE arbeiten, sowie japanische Spezialisten eingeladen. Wir haben die Ergebnisse zeitnah nach jedem Symposium veröffentlicht.

2) Ab 2011 wurde in Japan eine multizentrische Studie, die eine umfassende medizinische Untersuchung beinhaltet, begonnen. Sie wird seitdem jedes Jahr in drei großen medizinischen Einrichtungen durchgeführt, zwei in Tokio und eine im Bezirk Kansai (Westjapan). Wir haben diese Untersuchung als eine der Hauptaktivitäten angesehen. Diese Studie wurde zusammen mit der gemeinnützigen Stiftung Ishizue durchgeführt, einer Stiftung für das Wohlergehen von Thalidomid-Opfern in Japan. Die Teilnahme war freiwillig, die Thalidomid-Opfer wurden über die Ishizue-Stiftung rekrutiert. Die medizinische Untersuchung umfasst regelmäßige Bluttests, Urinanalysen, Röntgenaufnahmen des Thorax, EKGs sowie Blutdruckmessungen, und läuft ab wie eine typische medizinische Untersuchung in der Allgemeinbevölkerung. Darüber hinaus werden ophthalmologische und otorynologische Untersuchungen, eine Endoskopie des oberen Gastrointestinaltrakts, eine Ultraschalluntersuchung des Abdomens und eine vollständige CT-Untersuchung des gesamten Körpers durchgeführt. Bei einigen der Personen mit TE, die dies wünschen, werden zahnärztliche und intraorale Untersuchungen sowie gynäkologische und Brustuntersuchungen durchgeführt. Die Ergebnisse der Studie wurden nicht nur für akademische Zwecke ausgewertet; alle klinischen Daten wurden jeweils den Teilnehmern vollständig zur Verfügung gestellt, um medizi-

nische Probleme aufzuzeigen und die Gesundheit so weit wie möglich zu erhalten. Wir glauben, dass dieses Vorgehen für die Betroffenen in Japan sehr nützlich ist.

3) Wir haben eine offene Konferenz eingerichtet, an der nicht nur die Mitglieder der Forschungsgruppe teilgenommen haben, sondern auch Kliniker, Forscher, Krankenschwestern, Verwaltungsangestellte und Thalidomid-geschädigte Menschen sowie Mitarbeitern von Pharmaunternehmen, die in der Vergangenheit am Vertrieb von Thalidomid beteiligt waren. Wir haben die vielen medizinischen und sozialen Probleme vorgestellt, mit denen Thalidomid-Opfer konfrontiert sind, sowie jeweils Forschungsergebnisse aus der Sicht jedes Vortragenden. Es fanden wertvolle, aufrichtige Diskussionen statt. Bisher haben wir die Konferenz dreimal abgehalten.

4) Ein umfassendes Lehrbuch über TE mit dem Titel »Leitfaden zur Behandlung der Thalidomid-Embryopathie im Jahr 2017« wurde veröffentlicht und einige Jahre später erschien die Neuauflage »Leitfaden zur Behandlung der Thalidomid-Embryopathie im Jahr 2020«. Mit diesen Leitfäden wollten wie die Öffentlichkeit über die aktuelle Situation der Betroffenen und den Wissensstand von TE informieren, die empfohlenen Therapien und den Umgang mit Thalidomid-geschädigten Menschen vorstellen und zusammenfassen. Üblicherweise werden Ärzte, die noch nie mit TE in Berührung gekommen sind und daher keine Erfahrung haben, Thalidomid-geschädigte Patienten nicht untersuchen oder behandeln. Hinzu kommt, dass die meisten Ärzte und Forscher, die Thalidomid-Patienten in den 1970er Jahren bis 2000 sorgfältig und über einen längeren Zeitraum behandelt hatten, in den Ruhestand gegangen oder verstorben sind. Daher ist es wertvoll, einen integrierten und umfassenden Leitfaden über TE zu erstellen, der von Ärzten und Gesundheitsdienstleistern in verschiedenen medizinischen Bereichen problemlos verwendet werden kann. Kurz nach der Veröffentlichung wurden die japanischen Ausgaben ins Englische übersetzt, damit ausländische Ärzte und Forscher, die sich mit TE beschäftigen, die Inhalte zur Behandlung und Bewältigung der Problematik von TE weltweit verstehen und nutzen können.

5) Ende 2017 führten wir eine landesweite Umfrage durch, die sich auf die aktuelle Lebenssituation von Thalidomid-geschädigten Menschen in Japan konzentrierte. Diese Studie hat den tatsächlichen aktuellen Gesundheitszustand ermittelt und die Zusammenhänge mit dem sozioökonomischen Status verdeutlicht, daher könnte sie dazu beitragen, die Gesundheits- und medizinische Versorgung, die erforderlichen Sozialmaßnahmen und die finanzielle Unterstützung für Betroffene zu verbessern. Außerdem haben wir einige andere wertvolle Studien und einen Fallbericht zu TE in englischer Sprache veröffentlicht (Imai et al., 2014, 2020; Shiga et al., 2014, 2015; Tajima et al., 2016).

6) Der Leiter und weitere Mitglieder der japanischen Forschungsgruppe hatten Gelegenheit, an den Treffen von Thalidomid-geschädigten Personen teilzunehmen, die die Ishizue-Stiftung regelmäßig organisierte. Bei mehreren lokalen Veranstaltungen, bei denen sich Betroffene trafen, hatten wir Gelegenheit mit ihnen zu sprechen und ihnen Ratschläge zur Verbesserung ihres allgemeinen Gesundheitszustands sowie ihrer orthopädischen Probleme zu geben.

7) Um zweckdienliche Informationen über TE zu verbreiten, haben wir eine neue Website unserer Forschungsgruppe eingerichtet (https://thalidomide-embryo

pathy.com/index_en.html). Außerdem haben wir einige nützliche Broschüren für Thalidomid-Betroffene erstellt. In einer Broschüre haben wir beispielsweise ausführlich erklärt, wie sich Thalidomid-geschädigte Personen vor COVID-19 schützen können. Wir haben sie an alle Betroffenen verteilt, kurz nachdem sich COVID-19 in Japan auszubreiten begann. Einige Jahre zuvor haben wir auch eine Broschüre zur Vorbeugung einer Grippeinfektion und zur Mundpflege erstellt.

8) Im Jahr 2016 haben wir ein neues Netzwerk aus Ärzten, Zahnärzten, Forschern, Krankenpflegern, Apothekern, Physiotherapeuten und anderen Gesundheitsdienstleistern aufgebaut, die sich landesweit um Thalidomid-geschädigte Personen kümmern sollen. Während es viele Bezirke gab, in denen Ärzte und Gesundheitsdienstleister Betroffene weder untersuchten noch überhaupt versuchten, sie in ihre Sprechstunde aufzunehmen, gab es im Gegensatz dazu einige Spezialisten und Gesundheitsdienstleister, darunter auch die Mitglieder unserer Forschungsgruppe, die sie im Großraum Tokio problemlos medizinisch versorgten. Um dieses dringende und wichtige Problem zu lösen, haben wir daher das Netzwerk der Gesundheitsdienstleister für Thalidomid-Überlebende gegründet.

3.4.6 Schlussbemerkungen

Weltweit sind Tausende von Menschen von TE betroffen und leiden an den damit verbundenen Problemen. In diesem Kapitel habe ich kurz die Geschichte und die gegenwärtige Situation von TE und Thalidomid-betroffenen Menschen in Japan sowie die bisherigen Erfolge der japanischen Forschungsgruppe zu TE zusammengefasst. Wir konnten die Grundlage dafür schaffen, dass die meisten Ärzte, Forscher und Gesundheitsdienstleister, die an Problemen der TE und der betroffenen Personen arbeiten, weltweit international zusammenarbeiten, kommunizieren und wichtige Informationen zu TE austauschen. Ich bin der Meinung, dass wir nicht aufhören sollten, TE zu erforschen und uns um Thalidomid-Opfer in Japan und im Ausland zu kümmern, solange die Betroffenen leben und an den Folgen von TE leiden. Darüber hinaus sollten wir diese Thalidomid-Tragödie, die die Welt nach dem Zweiten Weltkrieg schockierte, nie vergessen und uns diese wichtige Lektion stets vor Augen halten.

3.4.7 Literatur

Hinoshita, F. et al. (2020). *Guide for the Management of Thalidomide Embryopathy.* Hinoshita F (ed), The research group on grasping the health and living situation as well as creating the support infrastructure for thalidomide-impaired people in Japan, Tokyo, 2021.
Hinoshita, F. et al. (2019). A nationwide survey regarding the life situations of patients with thalidomide embryopathy in Japan, 2018. First report. *Birth Defects Res 111*, 1633–42.
Imai, K. et al. (2014). Psychological and mental health problems in patients with thalidomide embryopathy in Japan. *Psychiatry Clin Neurosci 68*, 479–86.
Imai, K. et al. (2020). Quality of life and pain in patients with thalidomide embryopathy in Japan. *Mol Genet Genomic Med* 8:e1464.
Mansour, S. et al. (2019). A clinical review and introduction of the diagnostic algorithm for thalidomide embryopathy (DATE). *J Hand Surg Eur 44*, 96–108.

Nilsson, R. & Sjöström, H. (1972). *Thalidomide and the Power of the Drug Companies*, Penguin Books, Ltd., London.

Shiga, T. et al. (2015). Multicenter investigation of lifestyle-related diseases and visceral disorders in thalidomide embryopathy at around 50 years of age. *Birth Defects Res A Clin Mol Teratol 103*, 787–93.

Shiga, Y. et al. (2014). Measurement of blood pressure in a thalidomide-impaired patient who required ovarian cystectomy: A case report. *Int J Surg Case Rep 5*, 428–30.

Tajima, T. et al. (2016). Internal anomalies in thalidomide embryopathy: results of imaging screening by CT and MRI. *Clin Radiol 71*. 1199.e1–7.

3.5 Spanien: Die Geschichte von Thalidomid in Spanien – von wann bis wann?[7]

Rafael Basterrechea Estella

3.5.1 Herstellung und Verkauf von Thalidomid-Präparaten

Thalidomid war in Spanien zu einem sehr frühen Zeitpunkt auf dem Markt nachweisbar; wann es jedoch endgültig vom Markt verschwunden ist, ist weitgehend unbekannt. Es wurde erwiesenermaßen in Spanien bereits früher als in Deutschland vermarktet, und es stand mindestens bis 1985 ohne Probleme der Bevölkerung zum Gebrauch zur Verfügung. Im Jahr 1985 wurde der Verkauf endgültig durch den Gesetzgeber geregelt. Daraus kann gefolgert werden, dass das Arzneimittel bis dahin auf dem Markt präsent und für jeden zugänglich war.

Auf Anfrage informiert die spanische Agentur für Arzneimittel und Medizinprodukte (AEMPS), dass es zum Zeitpunkt der Entwicklung von Thalidomid üblich war, neue Arzneimittel vorerst ohne Prüfung oder Aufnahmeverfahren auf dem Markt zu testen, um festzustellen, ob sich das Produkt als gewinnbringend erwies, und sich eine Legalisierung lohnte. Diese Probephase konnte Monate oder auch Jahre dauern. Auf dieser Grundlage kann der nachgewiesene frühzeitige Verkauf von Thalidomid-haltigen Produkten nachvollzogen werden.

Im folgenden Text werden die Dokumente, welche die Grundlage für diese Arbeit bilden, mit DOC1 bis DOC26 zitiert und sind über einen Link einsehbar (siehe Kap. Zusatzmaterial zum Download).

Im spanischen Staatsarchiv sind vier bekannte Vertriebsunternehmer dokumentiert, über die Grünenthal Thalidomid in unterschiedlicher Dosierung und verschiedenen Darreichungsformen in den Handel bringen konnte (DOC1):

Fa. Medinsa besaß als einzige das Patent von Thalidomid. Unter folgenden Handelsnamen wurde Thalidomid als Monopräparat vertrieben: Softenon Tabl. à 25 mg, 50 mg und 100 mg, sowie Noctosediv Tabl. à 25 mg. Enterosediv wurde als

---

7 Übersetzung von Christina Ding-Greiner. Der Originalbeitrag in spanischer Sprache samt Dokumentation können Sie im Kap. Zusatzmaterial zum Download finden.

Kombinationspräparat mit 10 mg Thalidomid sowohl als Pille als auch als Suspension hergestellt.

Instituto Farmacológico Latino stellte Insonid Tabl. à 25 mg, 50 mg und 100 mg als Monopräparat her.

Farmacobiológicos Nessa stellte Glutonaftil Tabl. à 100 mg als Monopräparat her.

Laboratorios Pevya stellen Imidan Tabl. à 50 mg als Monopräparat und Varial als Kombinationspräparat mit 50 mg Thalidomid her.

3.5.2 Registrierung und Patentierung von Thalidomid-Präparaten

Der Handelsname Insonid wurde 1949 vom Instituto Farmacológico Latino registriert (DOC2 und DOC2.1).

Der Handelsname Contergan wurde von der Fa. Grünenthal 1955 registriert (DOC3).

Die Fa. Grünenthal erhielt das Patent auf Thalidomid im März 1956 in Spanien (DOC4).

Am 22. Februar 1957 wurde Imidan zur Zulassung angemeldet (DOC6). Am 24. November 1959 war das Zulassungsverfahren für Imidan als Monopräparat abgeschlossen. Die Dosierung und der Verkaufspreis wurden bereits 1957 in der »Enciclopedia del Medicamento y Especialidades 1956–57« veröffentlicht (DOC5). Die Erlaubnis, das Präparat herzustellen und zu vermarkten, erhielt Pevya im Dezember 1959 (DOC7).

Am 22. Februar 1957 wurde Varial zur Zulassung angemeldet (DOC8); zum 25. Oktober 1960 wurde das Präparat mit Rezept zugelassen (DOC9).

Am 25. November 1961 meldete die Fa. Grünenthal Enterosediv als Suspension an, obwohl zu dem Zeitpunkt bereits bekannt war, dass es sehr schwere oder gar tödliche Nebenwirkungen gab (DOC10).

3.5.3 Rücknahme von Thalidomid-haltigen Arzneimitteln

Die ersten staatlichen Verfügungen zur Rücknahme von Thalidomid-haltigen Arzneimitteln vom Markt erfolgten am 18. Mai 1962, allerdings war sich die zuständige Behörde offenbar nicht ganz im Klaren, welche Präparate in Spanien im Umlauf waren, denn es wurden Softenon, Imidan und Glutonaftil zurückgenommen, ebenso – man kann es kaum nachvollziehen – Distaval (UK), Contergan (D) und Karadan (CAN), die nie in Spanien im Handel waren. Hingegen blieben Varial, Enterosediv, Noctosediv und Insonid auf dem Markt, sie wurden wohl vergessen (DOC11).

Im September und Oktober 1962 wurde erneut Gluconaftil vom Markt genommen, ebenso Varial, Enterosediv und Noctosediv (DOC12, DOC13). Für Insonid gab es zu diesem Zeitpunkt keine Verfügung zur Marktrücknahme.

Im Mai 1969 sollte Insonid endgültig aus dem Handel entfernt werden. Die Zulassung war im Juni 1964 verfallen, ohne dass ein Antrag auf Verlängerung für weitere fünf Jahre gestellt und die entsprechenden Gebühren entrichtet worden waren (DOC14). Im Juni 1964 teilte die Gesundheitsbehörde dem Instituto Farmacológico Latino mit, dass Insonid vom Markt genommen werde, wenn nicht die erforderlichen Gebühren für die kommenden fünf Jahre innerhalb einer Frist von 15 Tagen entrichtet werden würden (DOC15). Der Hersteller erfüllte diese Bedingung und erhielt eine Verlängerung der Zulassung für weitere fünf Jahre (DOC16). Fazit: Die Gesundheitsbehörde erlaubte den Verkauf von Insonid bis 1969, wohl wissend, dass das Präparat ausschließlich Thalidomid enthielt.

3.5.4 Der Handel mit Thalidomid vor 1957 und nach 1961

Nach intensiver Recherche und mit etwas Glück – Glück gehört immer dazu – konnte Avite, der spanische Verband der Thalidomidopfer, Rezepte für Varial ausfindig machen, die in der Gemeinde von Torrepacheco (Murcia) in den Jahren 1951–1952 ausgestellt worden waren (DOC17.1 bis DOC17.7). Varial enthielt ausschließlich Thalidomid (DOC18, DOC18.1). Weitere Rezepte wurden 1976–1978 in Madrid gefunden, in denen Thalidomid verordnet worden war (DOC25).

Entero-Sediv wurde sowohl in Tablettenform als auch als Suspension im »Vademecum Internacional de Especialidades Farmacéuticas y Biológicas« bis zum Jahr 1975 aufgeführt (DOC19.1 bis 19.4), es enthielt allerdings kein Thalidomid mehr. Nach Aussagen von Grünenthal wurde die Zusammensetzung des Medikaments verändert; es wurde jedoch ohne Hinweis darauf und unter demselben Namen weiterhin vermarktet. Eine Änderung der Zusammensetzung des Arzneimittels ist nie beantragt worden.

Laut Auskunft der AEMPS stand Thalidomid offiziell zum Verkauf von Juni 1959 bis Juli 1969 (DOC1). Die oben zitierten Rezepte bestätigen den Verkauf von Varial in Apotheken für das Jahr 1951. In Abstimmung mit den zuständigen Behörden bestätigt das spanische Bundesgesetzblatt vom Mai 1985, dass mindestens bis zum 13. Mai 1985 Thalidomid in spanischen Apotheken für die Bevölkerung zur Verfügung stand. Ab diesem Datum durfte Thalidomid wegen schwerer möglicher Nebenwirkungen nur noch auf Rezept und unter ärztlicher Kontrolle verordnet werden (DOC20).

Auf Anfrage wurde Avite darüber hinaus informiert, dass von 1992 bis 2004 eine sog. »kontrollierte Abgabe« von Thalidomid wegen möglicher schwerer Nebenwirkungen erfolgte. Die Gesundheitsbehörde stellt die Anzahl der in diesem Zeitraum gestellten Anträge und der abgegebenen Packungen nach Dosis und Packungsgröße 2020 zusammen (DOC21). So wurden beispielsweise in diesem Zeitraum von vier Herstellerfirmen (Grünenthal, Llorente SA, Pharma Internacional, Pharmión) 6.289 Packungen Thalidomid zur Verfügung gestellt, die insgesamt 511.852 Einheiten unterschiedlicher Dosierung enthielten, wobei Tabletten mit 100 mg und 200 mg am häufigsten angefordert wurden.

3.5.5 Folgerungen

Nach 21 Jahren Recherche hat Avite Beweismaterial zusammengestellt, die eine historische Analyse erlauben.

Es ist nicht mit Sicherheit festzustellen, wann Thalidomid in Spanien eingeführt wurde. Im Jahr 2010 wurde per Gesetz die Unterstützung von Personen, die im Zeitraum von 1960 bis 1965 conterganbedingte vorgeburtliche Schädigungen erlitten hatten, geregelt. Ein weiteres Gesetz wurde 2018 vom Parlament mit großer Mehrheit verabschiedet, welches den Zeitraum einer möglichen Schädigung deutlich erweitert, von 1950 bis 1985 (DOC22).

Es ist weder bekannt, wie viel Thalidomid insgesamt aus Deutschland nach Spanien importiert worden ist, noch wie viel Thalidomid in der spanischen Niederlassung von Grünenthal Medinsa hergestellt worden war. Avite hat Dokumente sichergestellt, denen zufolge 750 bis 1050 kg Thalidomid im Jahr 1960 importiert wurden (DOC23). Mit dieser Menge konnten – je nach Dosierung – etwa 30 bis 42 Mio. Tabletten hergestellt werden. Dabei wird nur die Produktion von Grünenthal und ihrer Niederlassung Medinsa berücksichtigt, die Produktion der weiteren Hersteller Pevya, Instituto Farmaceutico Latino und Nessa sind unbekannt und müssten hinzugerechnet werden.

Es gibt nur ein Patent für Thalidomid in Spanien; dieses wurde 1956 Grünenthal bewilligt (DOC4). Daraus schließt Avite, dass die übrigen Hersteller Thalidomid mit ausdrücklicher Genehmigung der Fa. Grünenthal herstellten und verkauften, da es in Spanien zu keinem Zeitpunkt eine Klage von Grünenthal wegen Plagiat, illegaler Herstellung oder Handel mit Thalidomid gegeben hat.

3.5.6 Die Conterganopfer fordern Entschädigung (2011–2015)

Im Jahr 2011 gingen die spanischen Conterganopfer gegen Grünenthal vor Gericht und forderten eine Entschädigung. In erster Instanz wurde der Prozess gewonnen; Grünenthal wurde dazu verurteilt, jedem anerkannten Geschädigten pro Schadenspunkt jeweils 20.000 Euro als Abfindung zu erstatten. Die Richterin verurteilte die Fa. Grünenthal als unbestreitbar schuldig an allen verursachten Schäden und als alleinige Verantwortliche für den Verkauf von Thalidomid in Spanien, inklusive jener Präparate, die durch andere Hersteller auf den Markt gebracht worden waren. Grünenthal hatte als einziger Hersteller in Spanien ein Patent erworben und war nie gegen einen Hersteller juristisch vorgegangen, der Thalidomid, ohne ein eigenes Patent vorzuweisen, verkauft hatte. Diese Forderungen wurden vom höchsten Gericht in Madrid und vom Obersten Gerichtshof in Spanien als vorschriftsmäßig und fristgerecht eingestuft und wurden zudem vom Verfassungsgericht sowie vom Menschenrechtsgerichtshof in Straßburg als verfassungskonform bestätigt.

Gemäß ergangenem Gerichtsurteil trägt Grünenthal die alleinige Schuld für die durch Thalidomid verursachten Fehlbildungen und wurde daher zur Verantwortung gezogen, den Betroffenen für die entstandenen Schäden finanzielle Entschädigungen zu leisten. Grünenthal hat in diesem Verfahren nie auf unschuldig plädiert und hat auch nie die Verantwortung für die entstandenen Schäden geleugnet. In zweiter Instanz jedoch wurde Grünenthal von den Gerichten entlastet, da die Forderungen zu spät eingereicht wurden und der Tatbestand verjährt war. Doch weder die Gerichte noch Grünenthal haben das Verschulden des Angeklagten und seine Verantwortung für die entstandenen schweren Schäden jemals in Frage gestellt (DOC24).

In der Folge dieses fragwürdigen Urteils begannen Ärzte und Anwälte Gespräche zu führen und verständigten sich darauf, einen Antrag zu stellen, dass Conterganopfern eine staatliche Unterstützung zu gewähren sei, welche 12.000 Euro pro Schadenspunkt betragen sollte. Außerdem ermächtigte das Gesetz den spanischen Staat von Grünenthal denselben Betrag einzufordern. Dieser Antrag wurde 2018 mit einer großen Mehrheit von über zwei Dritteln der Abgeordneten angenommen und in den Staatshaushalt übertragen (DOC22).

Heute, im Januar 2024, haben nur 16 der 71 anerkannten contergangeschädigten Personen eine staatliche Unterstützung erhalten. Der Staat hat zudem die Einmalzahlung mit 47% Steuern belegt, sodass von der vor sechs Jahren festgesetzten Summe nur noch etwa die Hälfte übrigbleibt. Auch wurde von staatlicher Seite kein Kontakt mit Grünenthal aufgenommen, um eine Entschädigung in gleicher Höhe zu vereinbaren (DOC26).

Wir sind 2013 zu »verjährten« Opfern deklariert worden, der spanische Staat samt dem Gesundheitsministerium und seinen fast 300.000 zugelassenen Ärzte haben mehr als sechs Jahre dazu gebraucht, zu entscheiden, wer thalidomidgeschädigt ist und wer nicht. Wir fragen uns daher, wie kann ein einfacher Bürger Kenntnis von Hintergrund und Ursache seiner Fehlbildungen erlangen, wenn eine Regierung mit all ihren Möglichkeiten dazu sechs Jahre gebraucht hat? In eine Diskussion über die vielen Unregelmäßigkeiten des Verfahrens wollen wir gar nicht erst eintreten.

Wir möchten wissenschaftliche Ergebnisse nicht außer Acht lassen, denn die Wissenschaft hat immer Recht. Ist es denn möglich, dass es in Deutschland 3.000 Conterganopfer gibt, 600 in UK, 400 in Italien, 120 in Schweden und nur 130 in Spanien, bei 50 Mio. Einwohnern? Hinzu kommt, dass in den genannten Ländern Thalidomid nur von 1957 bis 1962 erhältlich war, in Spanien von 1950 bis 1985 – wie ist das möglich? Rein rechnerisch ist dies nicht nachzuvollziehen, wenn man die Einwohnerzahl und die Dauer der Vermarktung bedenkt. Unsere Dokumente, der gesunde Menschenverstand, die Wissenschaft und ihre Ergebnisse lassen uns die offizielle Version der Geschichte von Thalidomid in Spanien neu definieren und in einfachen Worten formulieren: Auf der einen Seite finden wir Lügen, Falschheit, Heuchelei, Betrügereien, Schiebungen ... auf der anderen Seite stehen contergangeschädigte Menschen, die ihrem Schicksal Zeit ihres Lebens überlassen wurden.

3.6 Brasilien: Thalidomid-Embryopathie in Brasilien: Geschichte und Perspektiven[8]

Lavínia Schuler-Faccini, Fernanda Sales Luiz Vianna, Thayne Woycinck Kowalski, Lucas Rosa Fraga, Maria Teresa Vieira Sanseverino und Alberto Mantovani Abeche

Thalidomid wurde in Brasilien erstmals 1958 vermarktet und hatte im Laufe der Jahre vier verschiedene Handelsnamen: Sedalis, Sedalis 100, Sedin und Slip (Saldanha, 1994; Oliverira et al., 1999). Alle wurden als Beruhigungsmittel gegen Schlafstörungen verschrieben (Saldanha, 1994). Ab 1962, als die Teratogenität von Thalidomid erkannt wurde, entzog die brasilianische Regierung den Medikamenten, die Thalidomid enthielten, die Zulassung. Dieses Gesetz wurde jedoch erst 1964 offiziell in Kraft gesetzt. Laut der brasilianischen Vereinigung der vom Thalidomid-Syndrom Betroffenen (ABPST) wurde Thalidomid erst 1965 tatsächlich vom Markt genommen (Associação Brasileira dos Portadores da Sindrome da Talidomida, 2016).

Dennoch regulierte das Gesundheitsministerium in den 1960er Jahren die Verwendung von Thalidomid in Brasilien zur Behandlung von ENL (Erythema Nodosum Leprosum) (Oliveira et al., 1999). Somit ist der Umlauf von Thalidomid in Brasilien nie zum Erliegen gekommen.

In Brasilien stellt derzeit die Ezequiel Dias Foundation (FUNED) Thalidomid her. Es darf nur zur Behandlung von ENL, Aphten bei HIV-Patienten, Lupus erythematodes, Graft-versus-Host-Reaktion und Multiples Myelom (MM) vertrieben werden. Darüber hinaus darf Thalidomid nicht vermarktet werden – es ist nur beim Gesundheitsministerium erhältlich (Agência Nacional de Vigilância em Saúde, 2011).

3.6.1 Thalidomid-Embryopathie und Regulierung in Brasilien

Die Zahl der bis 1965 in Brasilien registrierten Fälle von TE betrug etwa 300 Personen; diese Zahl könnte jedoch zu niedrig geschätzt worden sein. Einige Fälle waren aufgrund der hohen Zahl von Selbstmedikationen und der Zeitspanne zwischen Einnahme des Medikaments und Diagnose schwer nachzuweisen (Saldanha, 1994; Oliveira et al., 1999). Nach den 1960er Jahren führten Nichtregierungsorganisationen (z. B. die Bewegung für die Wiedereingliederung von Leprakranken) eine aktive Überwachung durch und meldeten neue Fälle in verschiedenen Regionen Brasiliens. Die einzigen Erkenntnisse, die jedoch in die wissenschaftliche Literatur aufgenommen wurden, waren die Arbeiten von Gollop und Eigier (1987) und Castilla et al. (1996). Gollop und Eigier (1987) diagnosti-

---

8 Übersetzung von Eva Streletz. Den Originalbeitrag in englischer Sprache können Sie im Kap. Zusatzmaterial zum Download finden.

zierten zum ersten Mal einen pränatalen Fall von TE bei einem Fötus, dessen Mutter gegen ENL behandelt wurde, wobei bis zum 35. Tag der Schwangerschaft tägliche Dosen von 100 mg eingenommen wurden. In diesem Fall entschied das Paar, die Schwangerschaft abzubrechen, da der Fötus Phokomelie in allen vier Gliedmaßen aufwies (Gollop & Eigier, 1987). Castilla et al. (1996) berichteten über 34 TE-Fälle in Südamerika zwischen 1969 und 1995. Von diesen Fällen traten 33 in Brasilien auf: Einer wurde 1969 geboren, sechs in den 1970er, 20 in den 1980er und sechs in den 1990er Jahren. Das Auftreten dieser Fälle wurde von den Autoren auf die hohe Lepra-Inzidenz in Brasilien und die mangelhafte Kontrolle des Einsatzes dieses Medikaments zurückgeführt. Brasilianischen Registern zufolge beträgt die Lepraprävalenz in Brasilien 1,27/10.000, erreicht in endemischen Gebieten jedoch bis zu 10,19/10.000 – das Land hat die zweithöchste Zahl an Neuerkrankungen weltweit (Walker et al., 2015).

Somit war die Verschreibung von Thalidomid für Frauen im gebärfähigen Alter im ganzen Land bereits im Juli 1994 verboten. Dennoch wurde erst 2003 das erste brasilianische Gesetz zur Kontrolle des Thalidomidgebrauchs erlassen. Diesem Gesetz zufolge darf Thalidomid nur unter strengen Auflagen verschrieben werden. Es wurden wichtige Änderungen vorgenommen, insbesondere das Verkaufsverbot (Agência Nacional de Vigilância em Saúde, 2003). Trotz der Beschränkungen des Thalidomidgebrauchs wurden 2005 und 2006 in verschiedenen Teilen des Landes drei neue Fälle gemeldet. Diese Fälle wurden dem Teratogen-Informationsdienst (SIAT) in Porto Alegre gemeldet, ohne dass sie bei den zuständigen Gesundheitsbehörden oder Arzneimittelüberwachungsdiensten gemeldet oder registriert worden wären (Schuler-Faccini et al., 2007).

In zwei der Fälle wurde Thalidomid zur Behandlung von ENL verschrieben, im anderen Fall zur Behandlung von Multiplem Myelom. In zwei Fällen wurden die Mütter nicht mit Thalidomid behandelt, sondern nahmen es von sich aus ein, weil es ihnen ein naher Verwandter verschrieben hatte – eine in der brasilianischen Bevölkerung gängige Praxis (Schuler-Faccini et al., 2007).

3.6.2 Überwachung der Thalidomid-Embryopathie und Verschärfung der Vorschriften

Angesichts der Tatsache, dass Thalidomid für verschiedene Erkrankungen verwendet wird und das Medikament in Brasilien weit verbreitet ist – 5.889.210 Tabletten wurden zwischen 2005 und 2010 verteilt, die größte Menge, die von einem öffentlichen Gesundheitsdienst weltweit bereitgestellt wurde – sowie des Auftretens neuer TE-Fälle wurde die Notwendigkeit deutlich, ein besseres Überwachungssystem einzurichten, um neuen Fällen vorzubeugen.

Das erste System zur TE-Überwachung wurde in brasilianischen Krankenhäusern implementiert, die Teil der Lateinamerikanische Gemeinschaftsstudie zu angeborenen Fehlbildungen (ECLAMC) waren (Vianna et al., 2011). ECLAMC ist ein Programm zur klinischen und epidemiologischen Untersuchung von Risikofaktoren mit Bezug auf die Ätiologie angeborener Anomalien in lateinamerikanischen Krankenhäusern und verwendet einen methodologischen Fallkontrollansatz, der von Castilla und Orioli (2004) beschrieben wurde. Die Überwachung wurde ab 2007 proaktiv, als alle Babys, die in Krankenhäusern geboren wurden, die Teil der ECLAMC sind, direkt auf den TE-Phänotyp untersucht wurden. Der Sentinel-Phänotyp, auch bekannt als Thalidomid-Embryopathie-Phänotyp (TEP), wurde eingeführt, um Neugeborene mit präaxialen und bilateralen interkalaren Gliedmaßenreduktionen zu beschreiben. Personen mit Amelie wurden eingeschlossen, da dies ein bei TE häufig beobachteter Defekt ist (Yang et al., 1997). Es wurden zwei mit TEP kompatible Fälle identifiziert (aber nicht bestätigt), was die Effizienz von TEP als sensibles Instrument zur Identifizierung von TE ausweist. Dennoch wurden einige kritische Einschränkungen identifiziert; zum Beispiel eine geringe Abdeckung – weniger als 5 % aller Geburten in Brasilien finden in Krankenhäusern statt, die Teil der ECLAMC sind, und diese Krankenhäuser befinden sich in Gebieten, in denen Lepra nicht so stark verbreitet ist.

Daher wurde die retrospektive Überwachung auf der Grundlage von TEP über das brasilianische System zur Information über Lebendgeburten (SINASC) durchgeführt, ein allumfassendes Register für alle Geburten in Brasilien. SINASC verwendet Geburtsurkunden, um die relevanten demografischen Informationen und Geburtsdetails zu erfassen (Vianna, 2015). Brasilianische Geburtsurkunden enthalten ein Feld zur Eingabe einer Beschreibung aller angeborenen Fehlbildungen, die später in der zehnten Revision der Internationalen Klassifikation der Krankheiten (ICD-10) definiert werden. Neben der retrospektiven Auswertung brasilianischer Geburten, die mit TEP vereinbar sind, verglich diese Studie auch Daten zur Abgabe von Thalidomid und zur Lepraprävalenz. Geografische Häufungen dieser Phänotypen wurden in mehreren Gebieten des Landes festgestellt, darunter im Bundesstaat Maranhão, wo neue TE-Fälle gemeldet wurden (Vianna, 2013).

Darüber hinaus wurde ein Zusammenhang zwischen der direkten Abgabe von Thalidomid und der Anzahl der TEP-Fälle festgestellt (Vianna, 2015). Die Identifizierung dieser letztgenannten Fälle führte zur Verschärfung der Gesetzgebung durch eine neue Verordnung. Mit dieser neuen Regelung wurde die Kontrolle der Abgabe und Verschreibung rigider und effizienter gestaltet, und es wurden Standards für die Genehmigung und Abgabe von Thalidomid für zusätzliche Anwendungsgebiete eingeführt, die nicht vorgesehen waren. Zudem wurde eine strafrechtliche Haftung für Ärzte und Patienten eingeführt, die sich nicht an die Vorschriften halten (Vianna, 2015).

3.6.3 Herausforderungen und Perspektiven von Thalidomid in Brasilien

Brasilien ist das einzige Land, in dem es nach den 1960er Jahren Fälle von TE gab. Das kontinuierliche Auftreten dieser Fälle lässt sich durch die Anzahl der ausgegebenen Tabletten erklären, insbesondere in Gebieten mit hoher Lepra-Endemie, in denen die Überwachung der Verwendung und Abgabe ineffektiv ist. Darüber hinaus sind viele Schwangerschaften ungeplant, und in diesen Fällen ist ein Schwangerschaftsabbruch nicht erlaubt.

Daher ist neben der Überwachung auch die Schwangerschaftsverhütung während der Behandlung mit Thalidomid ein wichtiger Ansatz. Im Jahr 2013, nachdem die letzten beiden Fälle erkannt wurden, veröffentlichte das brasilianische Gesundheitsministerium eine Richtlinie für medizinisches Fachpersonal, um Fachkräfte der Grundversorgung über Schwangerschaftsverhütung aufzuklären (Ministério da Saúde, 2014).

Gegenwärtig wächst die Besorgnis hinsichtlich Thalidomid-Analoga. Unsere Gruppe hat bereits eine Warnung über die Möglichkeit neuer TE-Fälle veröffentlicht, wenn Thalidomid-Analoga in Brasilien zugelassen werden (Vianna, 2014). Die Verwendung von Thalidomid (und möglicherweise seiner Analoga) wird in Brasilien wahrscheinlich zunehmen. Dies liegt nicht nur an seiner therapeutischen Wirksamkeit, sondern auch an den niedrigen Kosten, die mit der Herstellung dieses Medikaments in Brasilien verbunden sind. Daher sind Schwangerschaftsverhütung, Aufklärung der Öffentlichkeit und kontinuierliche Überwachung von entscheidender Bedeutung. Diese Strategien sollten parallel zu experimentellen Studien an Tiermodellen und von TE betroffenen Menschen durchgeführt werden, um verschiedene Beweise für den teratogenen Mechanismus von Thalidomid zu erhalten. Angesichts der begrenzten finanziellen Ressourcen in einem Land mit 210 Mio. Einwohnern und 2,9 Mio. Geburten pro Jahr sind diese Strategien eine Herausforderung. Ungeachtet dessen zeigen die hier berichteten Erfahrungen die Notwendigkeit dauerhaft etablierter Maßnahmen.

3.6.4 Literatur

Agência Nacional de Vigilância em Saúde, Lei 10651/2003. http://www.planalto.gov.br/ccivil_03/Leis/2003/L10.651.htm

Agência Nacional de Vigilância em Saúde, RDC nº 11, Março/2011. http://pfdc.pgr.mpf.mp.br/atuacao-e-conteudos-de-apoio/legislacao/saude/resolucoes/resolucao-rdc-11-2011 ANVISA (Ed.)

Associação Brasileira dos Portadores da Sindrome da Talidomida (2016). Talidomida, O que é Talidomida? http://www.talidomida.org.br/oque.asp

Castilla, E.E. & Orioli, I.M. (2004). ECLAMC: the Latin-American collaborative study of congenital malformations. *Community Genet, 7*, 76–94.

Castilla, E.E. et al., (1996). Thalidomide, a current teratogen in South America. *Teratology, 54*, 273–277.

Gollop, T.R. et al. (1987). Prenatal diagnosis of thalidomide syndrome. *Prenat Diagn, 7*, 295–298.

Ministério da Saúde (2014). Talidomida: Orientação para Uso Controlado, in, http://bvsms.saude.gov.br/bvs/publicacoes/talidomida_orientacao_para_uso_controlado.pdf.

Oliveira, M.A. et al., (1999). Talidomida no Brasil: Vigilância com Responsabilidade Compartilhada? *Caderno de Saúde Pública, 15*, 99–112.

Saldanha, P.H. (1994). A tragédia da Talidomida e o advento da teratologia experimental. *Revista Brasileira de Genética, 17*, 449–464.

Schuler-Faccini, L. et al. (2007). New cases of thalidomide embryopathy in Brazil. *Birth Defects Res A Clin Mol Teratol, 79*, 671–672.

Vianna, F.S. e al. (2013). Recognition of the phenotype of thalidomide embryopathy in countries endemic for leprosy: new cases and review of the main dysmorphological findings. *Clin Dysmorphol, 22*, 59–63.

Vianna, F.S. et al. (2011). Epidemiological surveillance of birth defects compatible with thalidomide embryopathy in Brazil. *PLoS One, 6*, e21735.

Vianna, F.S. et al. (2014). Thalidomide Analogs in Brazil: Concern About Teratogenesis. *Vigilância Sanitária em Debate*, 2, 2–8.

Vianna, F.S. et al. (2015). Pharmacoepidemiology and thalidomide embryopathy surveillance in Brazil. *Reprod Toxicol*, 53, 63–67.

Walker, S.L. et al., (2015). ENLIST 1: An International Multi-centre Cross-sectional Study of the Clinical Features of Erythema Nodosum Leprosum. *PLoS Negl Trop Dis*, 9, e0004065.

Yang, Q. et al. (1997). The return of thalidomide: are birth defects surveillance systems ready? *Am J Med Genet*, 73, 251–258.

4 Contergan: Wirkung und Nebenwirkungen – Entstehung von vorgeburtlichen Schäden

Christina Ding-Greiner

4.1 Wirkungen von Thalidomid

Der Wirkstoff Thalidomid wurde ursprünglich in den 1960er Jahren wegen sedativer und hypnotischer Wirkung eingesetzt, ohne dass der Wirkmechanismus bekannt war. Contergan wurde international beworben wegen der angeblichen antiemetischen Wirkung bei Schwangeschaftsübelkeit und -erbrechen, obwohl es keinerlei wissenschaftliche Grundlagen zu Effektivität und Verträglichkeit gab, denn es existierten keine klinischen Studien mit Bezug auf diese Indikation. Die sedierenden Effekte wurden vom Hersteller im sog. Zitterkäfig nachgewiesen durch Messung des Verhaltens von Mäusen, die eine Abnahme der motorischen Aktivität um 50% zeigten. Die Tiere zeigten keine Abschwächung von Reflexen, keine Depression des ZNS, auch konnte selbst bei sehr hoher Dosierung keine Toxizität nachgewiesen werden (siehe hierzu ▶ Kap. 1.1).

Man ging davon aus, dass der sedierende Effekt ursächlich Übelkeit und Erbrechen dämpfte, und der Mangel an klinischen Studien und Veröffentlichungen zur Effektivität bei Schwangerschaftserbrechen hatte den Siegeszug von Thalidomid auch im Ausland nicht verhindert. Im Jahr 1960 verteilte Distillers Company Biochemicals in Australien Musterpackungen von Distaval und McBride war einer der ersten Ärzte am Women's Hospital Sidney, der diese Substanz zur Anwendung brachte. Eine schwangere Patientin, die mehrere Tage unstillbar erbrochen hatte, bekam zwei Dosen à 100 mg Thalidomid, das Erbrechen stoppte, und sie brachte 1961 ein gesundes Kind zu Welt. McBride war sehr beeindruckt und begann Distaval bei Schwangeren mit Übelkeit, Nervosität und Schlafstörungen zu verschreiben. McBride gehörte zusammen mit W. Lenz zu den ersten Ärzten, die den kausalen Zusammenhang von Thalidomidgaben in der frühen Schwangerschaft und angeborenen Fehlbildungen erkannte und publizierte (McBride, 1961; Andrews et al., 2022).

1994 wurde die Ursache der Fehlbildungen entdeckt und nachgewiesen (D'Amato et al., 1994; Therapontos et al., 2009). Es handelt sich um eine Hemmung der Vaskulogenese (Gefäßneubildung aus Endothelzellen) sowie der Angiogenese (Gefäßwachstum durch Sprossung aus vorbestehenden Gefäßen) im wachsenden Organismus. Allerdings sind nur jene Gefäße vulnerabel, die sich im Wachstum befinden und deren Gefäßwand keine Muscularis besitzt (Therapontos et al., 2009).

2010 wurde die Bindung von Thalidomid an das Protein Cereblon entdeckt, das eine zentrale Stellung im Zellstoffwechsel hat (Ito et al., 2010).

2016 entdeckte die Arbeitsgruppe um Bassermann den Mechanismus, dem einerseits die teratogenen Eigenschaften von Thalidomid und andererseits seine Wirksamkeit gegen Tumorwachstum zugrunde liegen (Eichner et al., 2016). Cereblon unterstützt die Verbindung der Proteine CD147 und MCT1 zu einem Proteinkomplex und aktiviert diese Verbindung. Dadurch wird das Zellwachstum gefördert und damit auch die dafür notwendige Gefäßneubildung sowie der Stoffwechsel der Zelle. Die Bindung von Thalidomid an Cereblon blockiert diesen Ablauf, der Proteinkomplex kommt nicht zustande, er verschwindet aus der Zelle. Die Folge ist eine Störung der Neubildung von Gefäßen; dadurch wird Wachstum eingeschränkt, was sowohl zu Fehlbildungen beim Ungeborenen führt als auch das Absterben von Tumorzellen verursachen kann.

2018 hat die Arbeitsgruppe um Fischer in Boston im Experiment mit humanen Stammzellen und mit Krebszellen festgestellt, dass Thalidomid in Verbindung mit Cereblon Transkriptionsfaktoren wie SALL4 vermehrt abbaut. Transkriptionsfaktoren sind Proteine, die durch Bindung an die DNA die Steuerung der Übertragung von genetischer Information auf die RNA regulieren. Alle Informationen zum Zellstoffwechsel und zu einem reibungslosen Ablauf der Zellfunktionen sind in der DNA enthalten, ebenso die »Rezepte« für den Aufbau von Proteinen und anderen Substanzen, die die Zelle benötigt und nach Bedarf laufend herstellt. Transkriptionsfaktoren aktivieren die DNA; damit wird eine Kopie der notwendigen Informationen hergestellt, die dann als RNA aus dem Zellkern in die Zelle gelangt und dort die Bildung von Proteinen steuert. Dieser Prozess wird durch Thalidomid unterbunden, wodurch der Zellstoffwechsel nicht aufrechterhalten werden und die Zelle ihre Funktionen nicht ausführen kann; sie kann sich nicht erneuern, sie stirbt ab (Donovan et al., 2018).

Der Verlust des Proteins SALL4 führt ausschließlich beim Menschen, bei Primaten und Kaninchen – nicht aber bei Mäusen und Ratten – zu den für Thalidomid-typischen Schädigungen des Bewegungssystems, der Augen, des Gehörs und der inneren Organe.

Thalidomid ist ein Glutaminsäurederivat. Glutaminsäure ist in verschiedene zentrale physiologische Abläufe eingebunden, beispielsweise im Stoffwechsel und in der Erregungsübertragung im Gehirn. Thalidomid bildet ein racemisches Gemisch von zwei optischen Isomeren, den S- und R-Enantiomeren, welche sich unter physiologischen Bedingungen in Körperflüssigkeiten und in Wasser rasch ineinander umwandeln. Das S-Enantiomer ist verantwortlich für die teratogenen, das R-Enantiomer für die sedierenden Eigenschaften; Thalidomid wurde als racemisches Gemisch verkauft. Thalidomid zerfällt durch Hydrolyse rasch nach Aufnahme in den Organismus in eine große Anzahl von Abbauprodukten, welche ihrerseits in vitro bei Embryonalgewebe teilweise teratogene Wirkung entfalten, sodass angenommen wird, dass die Kombination von Mutter-Molekül und deren Hydrolysaten die Ursache der schweren Schädigungen sind. S-Enantiomere inhibieren ebenso die Ausschüttung von TNF-α aus Makrophagen, daher die Anwendung von Thalidomid bei chronisch entzündlichen Prozessen und zur Immunmodulation. Die antiangiogenen Eigenschaften von Thalidomid führen zum Einsatz in der Bekämpfung von Malignomen (Vargesson, 2015).

In der Schwangerschaft sind beide Reifungsstufen der Gefäßentwicklung vorhanden, sowohl (a) die *Vaskulogenese*, die Entstehung von Blutgefäßen aus Vorläuferzellen des Gefäßendothels, als auch (b) die *Angiogenese*, die Entstehung von neuen Blutgefäßen durch Sprossung aus vorbestehenden Blutgefäßen (Coultas et al., 2005), daher die große Vulnerabilität des Ungeborenen (siehe hierzu ▶ Kap. 10.4.1). Die Angiogenese unterscheidet sich auch dadurch von der Vaskulogenese, dass sie nicht auf die Embryonalentwicklung beschränkt ist, sondern im gesamten Lebenslauf wichtige Funktionen übernimmt. Sowohl beim Kleinkind und Jugendlichen als auch beim Erwachsenen gehört die Neubildung von Gefäßen zum physiologischen Ablauf. Beim Kleinkind und Jugendlichen, die sich in der Wachstumsphase befinden, ermöglichen Gefäßwachstum und Gefäßneubildung ein normales Wachstum und die Entwicklung des Organismus. Nach Abschluss der Wachstumsphase sind beim Erwachsenen ebenso Wachstumsprozesse im Bereich der Gefäße lebenswichtig, beispielsweise bei der Wundheilung, beim Aufbau der Plazenta in der Schwangerschaft, oder sie treten im Zusammenhang mit pathologischen Prozessen auf, beispielsweise bei der Neubildung von Gefäßen in der Retina bei Diabetes mellitus, bei chronischen Entzündungen oder bei malignen Prozessen (Takara et al., 2023).

Venen entwickeln sich aus den bereits ausgebildeten Blutgefäßen, ebenso die Lymphgefäße.

In Zellkulturen findet bei Zugabe von Thalidomid in der Frühphase der Gefäßbildung – Vaskulogenese – eine deutliche Reduktion der Gefäßneubildung und der Gefäßdichte statt. Doch auch reifere Gefäße werden im Stadium der Angiogenese durch Thalidomid beeinflusst. Sie stellen das Wachstum vorübergehend ein und bleiben längerfristig im Wachstum hinter den unbehandelten Gefäßen zurück (Therapontos et al., 2009).

Die Substanz hat jedoch, wie man heute weiß, zusätzlich mehrere Eigenschaften, die zu einer erneuten Anwendung auf den Gebieten der Krebstherapie, der Dermatologie und der Behandlung chronischer Entzündungen geführt haben:

- *Beruhigende und anti-emetische Wirkung* bei Übelkeit und Erbrechen nach Chemotherapie bei Krebspatienten.
- *Immunmodulation:* Der Wirkstoff kann die Immunantwort des Organismus verändern.
- *Antiangiogene Eigenschaften* hemmen die Ausbildung und die Entwicklung von Gefäßen im wachsenden Organismus. Es kommt daher zu einer Unterversorgung des Gewebes mit Sauerstoff sowie Boten- und Nährstoffen; dies führt zu Wachstumshemmung.
- *Entzündungshemmung:* Entzündliche Prozesse werden gedämpft, ohne dass ihre Ursache beseitigt wird.
- *Antiproliferative Wirkung:* Wachstum und Vermehrung von Zellen eines Gewebes werden reduziert, beispielsweise im Rahmen einer chronischen Entzündung.
- *Anti-neoplastische Wirkung* bei bestimmten Malignomen.

4.2 Unerwünschte Nebenwirkungen von Thalidomid

Bei der Anwendung von Thalidomid werden schwere Nebenwirkungen beobachtet, sowohl bei Erwachsenen, die Thalidomid über einen längeren Zeitraum eingenommen haben, als auch bei Ungeborenen, deren Mütter in der Schwangerschaft während der sensiblen Phase Thalidomid zu sich genommen hatten, wenn auch nur eine einzige Tablette.

4.2.1 Neurotoxizität

Neurotoxische Eigenschaften von Thalidomid führen zu einer häufig irreversiblen Schädigung des peripheren Nervensystems.

Die Symptomatik wurde in den 1960er Jahren ausführlich beschrieben, da Thalidomid häufig zur Sedierung und bei Schlafstörungen langfristig eingesetzt wurde. Der erneute systematische Einsatz in der Dermatologie, Onkologie und bei chronischen Entzündungen führte zu einem erneuten Auftreten von zentralnervösen und polyneuritischen Symptomen. Frenkel (1961) beschrieb detailliert die Nebenwirkungen bei 21 Patienten, die Thalidomid eingenommen hatten.

i. Zentralnervöse Symptomatik
   a) Unruhe, inneres Vibrieren
   b) hochgradige Merkfähigkeitsstörung und Störung des Sprachgedächtnisses
   c) Tics, Zittern, Krampf der Gesichtsmuskulatur
   d) Zittern am ganzen Körper
ii. Polyneuritische Symptomatik
   a) Strumpfförmige Hypästhesie und Parästhesie, teils schmerzhaft, an den Extremitäten
   b) Schmerzen und Spannungsgefühl sowie Krämpfe der Muskulatur an den Extremitäten, »als seien die Strümpfe oder die Ärmel oder auch einfach die Haut zu eng«.
   c) Druckempfindlichkeit der peripheren Nerven
   d) Muskelschwäche proximal und rasches Ermüden
   e) Reflexabschwächung

Fullerton und Sullivan (1968) sowie Chaudhry et al. (2002) stellten fest, dass sich die motorische Komponente der Symptomatik nach Absetzen der Substanz relativ rasch zurückbildete, im Gegensatz zu den sensiblen Ausfällen, die sich zwar langsam über Jahre teilweise oder ganz zurückbilden konnten, jedoch bei der Hälfte der Stichprobe unverändert weiter bestehen blieben. Elektrophysiologisch fiel bei den Patienten eine Reduktion der Amplitude der Aktionspotenziale der sensorischen Nerven auf, mit reduzierter oder ausgefallener Nervenleitgeschwindigkeit, bei gut erhaltener Nervenleitgeschwindigkeit der motorischen Neurone. Die Autoren vermuteten daher eine Schädigung der Spinalganglien. Biopsien des N. suralis gaben jedoch keinen Hinweis auf eine segmentierte Demyelinisierung der peripheren Nerven; es fand sich jedoch eine Degeneration der Myelinhüllen und des Axons. Die langen Nervenfasern mit größerem Durchmesser waren vermindert, die kleinen Fasern waren gut erhalten und zeigten teilweise Zeichen einer Regeneration.

Diesem Befund kann das Dying-back-Phänomen zugrunde liegen, das von distal nach proximal voranschreitet, sich bei toxisch bedingten Neuropathien nachweisen lässt und nach Benarroch (2015) auf drei Faktoren zurückzuführen ist:

a. Störung der axonalen Transportmechanismen,
b. Funktionsstörung der Mitochondrien und
c. Erhöhung des intraaxoplasmatischen Calciums.

Da der Prozess von distal nach proximal fortschreitet, ist eine rasche funktionelle Wiederherstellung möglich, wenn nur die distalen Enden der Nervenfasern betroffen sind. Wenn allerdings die Neuronen irreversibel geschädigt wurden, oder die Schädigung bis zum Zellkörper fortgeschritten war, ist davon auszugehen, dass eine Regeneration nicht mehr stattfinden kann.

Bei der Entwicklung der Polyneuropathie spielt möglicherweise die Inhibierung des Transkriptionsfaktors NF-κB durch Thalidomid eine Rolle, da dadurch seine protektive Funktion im Nervensystem eingeschränkt wird. Das Auftreten und der Schweregrad von klinischen Symptomen zeigen eine enge Korrelation mit der Höhe der kumulativen Dosis von Thalidomid. Eine sehr hohe tägliche Dosierung führt daher früher zum Auftreten von Symptomen und zu pathologischen und elektrophysiologischen Veränderungen als eine niedrigere Tagesdosis, die erst nach einem längeren Zeitraum zu entsprechenden Schäden führen kann.

Untersuchungen an Kindern und Jugendlichen, die Thalidomid eingenommen hatten, beispielsweise wegen M. Crohn, zeigten Zeichen einer peripheren Polyneuropathie in Abhängigkeit vom Alter, einer Kumulation von 20 g bis 60 g Thalidomid und einer Therapie über einen Zeitraum von über 10 bis 20 Monaten (Liev et al., 2016; Priolo et al., 2008; Fleming et al., 2005).

Polymorphismen können zu einem erhöhten Risiko führen, eine periphere Polyneuropathie nach Gaben von Thalidomid zu entwickeln. Träger des Genotyps CRBN CC (rs1672753) tragen ein 14-fach höheres Risiko unerwünschte neurologische Symptome zu entwickeln im Vergleich zu Trägern anderer Varianten (Mlak et al., 2019).

4.2.2 Teratogenese

Teratogene Eigenschaften von Thalidomid führen zur Schädigung des ungeborenen Kindes, allerdings ohne Veränderungen auf chromosomaler Ebene zu bewirken, d. h. die Schädigungen werden nicht vererbt. Für Art und Ausmaß der vorgeburtlichen Schädigung ist bei Thalidomid nicht die Dosis entscheidend, sondern der Zeitpunkt der Einnahme.

> Die vorgeburtliche Schädigung der Gefäße durch Contergan führt je nach Zeitpunkt der Exposition und Reifegrad des noch ungeborenen Kindes zu unterschiedlichen Entwicklungsstörungen des Organismus, denn das Gefäßsystem beeinflusst nicht nur die Ernährung der wachsenden Zellverbände, sondern auch gemeinsam mit dem peripheren Nervensystem die Ausgestaltung der Struktur der einzelnen Organsysteme. Eine frühe Intoxikation im Embryonalstadium führt zu makroskopisch sichtbaren strukturellen Fehlbildungen der Organe, eine Exposition zu einem Zeitpunkt nach Abschluss der Ausbildung der Organe kann zu Beeinträchtigung von Stoffwechsel- und Reifungsprozessen führen. Eine Störung der Ausbildung der Gefäße kann demzufolge sowohl zu einer quantitativen als auch zu einer qualitativen Störung der Organentwicklung führen und ist die Ursache der bei contergangeschädigten Menschen bekannten Fehlbildungen des Bewegungssystems, der Sinnesorgane und der inneren Organsysteme.

Vargesson (2015) hat ein multifaktorielles Modell einer Thalidomid-induzierten Schädigung entworfen, welches die verschiedenen Hypothesen zur Entstehung der Thalidomid-Embryopathie zusammenfasst. »Das Modell beinhaltet einen Großteil der bisher vorgeschlagenen Hypothesen, die versuchen, eine Erklärung für die Thalidomid-Embryopathie zu liefern. Thalidomid und/oder eines seiner Abbauprodukte wirken sich nach der Bindung an ihr molekulares Ziel negativ aus auf Blutgefäße ohne glatte Muskulatur. Möglicherweise beeinflussen sie die Aktinfilamente des Zytoskeletts der Endothelzellen der Gefäße und verhindern dadurch Proliferation und Migration in avaskuläre Regionen, was zu oxidativem Stress, Zelltod, zu Verlust der Genexpression und Gewebeschäden führt« (Übers. d. Autorin).

Das Modell verbindet mehrere Hypothesen zur Entstehung von vorgeburtlichen Schäden durch Thalidomid und/oder dessen Abbauprodukte: Thalidomid schädigt Blutgefäße, die keine Muscularis besitzen. Gefäße ohne Muscularis befinden sich entweder im Stadium der Vaskulogenese, oder es handelt sich um Gefäße, deren Entwicklung bereits abgeschlossen ist, die jedoch erneut sprossen, um in avaskuläre Gebiete einzuwachsen. Dazu wird die Muscularis wieder abgebaut, um Wachstum und Migration zu ermöglichen.

In den Zellen entsteht durch Thalidomid zusätzlich oxydativer Stress, der zu Verlust der Genexpression, zu Funktionsverlust, zu Wachstumsstillstand und schließlich zu Gewebeschaden und -verlust durch Zelltod führt.

Die Halbwertszeit von Thalidomid beträgt 8–12 Stunden. Nach Abklingen der toxischen Einwirkung wird das geschädigte Organ versuchen, Wachstum und Entwicklung fortzusetzen. Gefäße mit Muscularis bleiben unter der Einwirkung von Thalidomid in ihrer Entwicklung stehen, ein verlangsamtes weiteres Wachstum nach Abklingen der Einwirkung von Thalidomid ist jedoch möglich (Therapontos et al., 2009). Das bedeutet beispielsweise mit Bezug auf die Extremitäten, dass es bei gestörter embryonaler Knorpelbildung infolge des Verlustes an Zellmasse zur Ausbildung von hypoplastischen Knochen oder zu deren Aplasie kommen kann. Durch Zellinduktion wandern Nerven- und Muskelzellen in die sich ausbildende Extremität, doch da die Anlage geschädigt ist, ist das erforderliche Grundgerüst entweder fehlgebildet oder fehlt sogar. Daher kommt es zu weiteren zusätzlichen Fehlbildungen, zu aberrierenden Verläufen von Gefäßen und Nerven oder zu Fehlinsertionen von Muskeln.

Die Voraussetzung für eine Zellschädigung durch Thalidomid oder IMiD-analoge Substanzen wie Lenalidomid und Pomalidomid ist die Bindung an Cereblon. Der dadurch herbeigeführte Abbau von SALL4 inhibiert in humanen Stammzellen die Differenzierung des Mesentoderms, des gemeinsamen Vorläufers von Mesoderm und Entoderm (Belair et al., 2020). Tachikawa et al. (2017) konnten nachweisen, dass undifferenzierte humane pluripotente Stammzellen am zweiten Tag nach Thalidomid-Exposition einen Anstieg an apoptotischen und toten undifferenzierten Zellen zeigten. In weiteren Untersuchungen konnten Tachikawa et al. (2018) ebenso in der präembryonalen Phase (1. bis 3. Woche p. c.) eine Reduktion der Zellzahl von mesodermalen embryonalen Stammzellen nach Gaben von Thalidomid feststellen, sodass die Autoren davon ausgehen, dass eine Schädigung durch Thalidomid schon in einer sehr frühen Phase der Differenzierung des Mesoderms stattfinden kann. Bei sehr früher Exposition ist anzunehmen, dass die Schädigungen zum Abgang des Embryos führen können.

4.3 Die Entstehung von vorgeburtlichen Schädigungen durch Thalidomid

Die folgenden Eigenschaften von Thalidomid waren in den 1960er Jahren bereits bekannt. Sie waren Hinweise darauf, dass Thalidomid auch das ungeborene Leben gefährden konnte: die Unterdrückung der Thyroxin-Produktion, Folsäureantagonismus (wurde später widerlegt), Neurotoxizität, Plazentagängigkeit (siehe hierzu ▶ Kap. 1.2).

4.3.1 Die Unterbrechung der genetisch vorprogrammierten Organentwicklung

Den bisher zitierten wissenschaftlichen Arbeiten ist zu entnehmen, dass es durch Thalidomid zu einer Störung der genetisch vorprogrammierten Entwicklung und dadurch zu Schädigungen im Organismus kommen kann. Dabei sind die sich in raschem Wachstum befindlichen sprossenden Gefäße ohne Muscularis besonders betroffen, die ausgereiften Gefäße beteiligen sich ggf. daran, ausgefallene Funktionen zu ersetzen. Bei einer Aplasie des Radius beispielsweise fehlen auch die A. radialis und der N. radialis; der Unterarm wird durch die A. ulnaris und den N. ulnaris und N. medianus versorgt. Bei einer Verletzung der A. ulnaris ist allerdings die Versorgung der gesamten Hand gefährdet.

Die Entwicklung der Organe in dem Bereich mit hoher Konzentration von Contergan kann ganz zum Stillstand kommen; das Organ bleibt auf dem Stand der Entwicklung zum Zeitpunkt der Schädigung stehen. Alternativ kann das Organ nach Abklingen der Einwirkung von Thalidomid sein Wachstum fortsetzen, um den Schaden zu »reparieren«. Der vorgegebene Entwicklungsplan wurde vorerst ausgesetzt durch Schädigung von Gefäßen, die zu jedem Zeitpunkt der Entwicklung auch wesentlich an der Gestaltung der Struktur des Organs beteiligt waren. Eine Annäherung an ein Verständnis dieser komplexen Prozesse kann durch das Studium der embryonalen Entwicklung erfolgen.

Aus der befruchteten Eizelle entwickelt sich in fünf bis sechs Tagen durch Zellteilung die Blastocyste, die sich in die Gebärmutterwand einnistet. Sie zeigt eine Differenzierung der Zellen in den Trophoblasten, der sich zur Plazenta und den Eihäuten weiterentwickeln wird, und dem Embryoblasten, der aus ca. 200 pluripotenten Stammzellen besteht. Diese verteilen sich auf drei Keimblätter, aus denen die verschiedenen Organe nach einem festgelegten genetisch gesteuerten »Fahrplan« entstehen.

Ektoderm: Nervensystem, Retina, Hornhaut und Linse
            Haut und Haare, Nägel, Talgdrüsen,
            Schweißdrüsen, Milchdrüsen
Mesoderm: Knochen, glatte und quergestreifte Muskulatur, Bandscheiben
            Gefäße und Lymphgefäße, Herz
            Niere, Milz
            Geschlechtsorgane, Keimdrüsen
Entoderm: Speicheldrüsen
            Schilddrüse, Nebenschilddrüse
            Bronchien und Lunge
            Magen-Darm-Trakt, Leber, Pankreas

Eine strenge Trennung zwischen den Keimblättern erfolgt jedoch nicht; meist sind jeweils verschiedene Anteile von Keimblättern gemeinsam am Aufbau der Organanlagen beteiligt. Die Gefäße, die im Mesoderm entstehen, finden sich im gesamten Organismus, die Schleimhaut des Magen-Darm-Trakts oral und rektal entstammt dem Ektoderm.

Bis Ende der 8. Schwangerschaftswoche ist die strukturelle Entwicklung der Organe abgeschlossen, sodass danach keine weiteren Schäden an der Organstruktur durch Noxen entstehen können, sondern nur funktionelle Schäden. Eine Ausnahme bilden das ZNS und das PNS, da deren Entwicklung sich durch die gesamte Schwangerschaft und über die Geburt hinaus fortsetzt (Sadler, 2008).

Die ersten Organe, die sich ausdifferenzieren, sind das Gehirn und das Herz; der Beginn dieser Entwicklung liegt in den ersten zwei Wochen nach der Befruchtung der Eizelle (p. c.). Die jeweiligen sensiblen Phasen für die verschiedenen Körperbereiche können dem Fehlbildungszeitplan (siehe hierzu ▶ Kap. 7.3, ▶ Tab. 7.2) entnommen werden. Die zeitlichen Angaben beziehen sich im Fehlbildungszeitplan auf den letzten Tag der Regelblutung und gehen vom 34. bis zum 51. Tag. In der Literatur findet sich jedoch auch der Zeitpunkt der Fertilisation als Bezugspunkt, d.h. das Zeitfenster der sensiblen Phase ist um 14 Tage nach vorne verschoben, und umfasst den Zeitraum vom 20. bis zum 37. Tag p. c.

Ein paar Beispiele für sensible Phasen unterschiedlicher Organe werden hier aufgeführt (Miller & Strömland, 1992):

- Augen: 20. bis 27. Tag p. c.
- äußeres Ohr: 20. bis 23. Tag p. c.
- inneres Ohr: 23. bis 33. Tag p. c.
- Arme: 24. bis 31. Tag p. c.
- Beine: 27. bis 33. Tag p. c.

Die sensiblen Phasen überlappen sich. Hinzukommt, dass es zu individuellen Verzögerungen oder Beschleunigungen in der Entwicklung einzelner Organe des Embryos kommen kann, sodass immer davon ausgegangen werden muss, dass die Schädigungsmuster individuell geprägt sind, und es keine allgemeinen und konstanten Kombinationen von Schädigungen geben kann, auch wenn das Datum der Konzeption und der Thalidomid-Exposition auf den Tag genau bekannt sein sollten (siehe hierzu ▶ Kap. 7.1).

4.3.2 Partsch und Maurer: »Verstellung der Fahrplanregelung der Organentwicklung« durch Thalidomid

Auf zellulärer Ebene liegt die Ursache der Schädigung im Abbau von SALL4. Auf Organebene wird durch Thalidomid-Exposition in der frühen Schwangerschaft durch Hemmung der Vaskulogenese und der Angiogenese die programmierte Entwicklung ausgebremst und zum Stillstand gebracht. Partsch und Maurer (1963) haben dies sehr einprägsam beschrieben:

> »Diese Störung des intermediären Stoffwechsels durch Thalidomid und seine Metaboliten lassen es wahrscheinlich werden, dass sie während der Organogenese zu einer ›Verstellung der Fahrplanregelung‹ der Organentwicklung führen. Die Weiterentwicklung wird dadurch angehalten oder auf ein falsches Gleis geschoben«.

Als Beispiele nannten die Autoren die Ergebnisse feingeweblicher Untersuchungen am Innenohr eines contergangeschädigten Kindes, das acht Wochen alt geworden war. Außer den Fehlbildungen an den Ohren zeigten sich noch weitere schwere innere Fehlbildungen. In den Felsenbeinen fanden sich blasige Auftreibungen unterschiedlicher Ausprägung, ohne die typische Ausbildung der Bogengänge. Die Präparate wurden histologisch aufgearbeitet, und sowohl das Hörorgan als auch das Labyrinth wurden auf diese Weise rekonstruiert. Die äußere Ansicht des Präparates entsprach aufgrund mangelnder Differenziertheit der Entwicklung der 6. bis 8. Embryonalwoche. Die knöcherne Labyrinthkapsel entsprach dem Entwicklungsstadium der 38. Schwangerschaftswoche. Die Ausbildung des Innenohres und des Gleichgewichtsorgans entsprach dem 6. Fetal-Monat. Die Cochlea war schlauchförmig angelegt und verlief gerade, der Hohlraum enthielt eine undifferenzierte spinngewebsartige Auskleidung. Die ovalen und runden Fenster waren nicht angelegt, die Paukenhöhlen waren mit embryonalem Gewebe ausgefüllt und enthielten verformte Gehörknöchelchen, wobei der Stapes jeweils fehlte. Dieser Befund deutete auf eine Störung im Bereich des 1. und 2. Kiemenbogens hin.

Die Autoren fahren fort: »Dieser kurze Abriss sollte zeigen, dass wir es bei dem Thalidomid mit einer Substanz zu tun haben, die die Fahrplanregelung der Organentwicklung empfindlich stört, und dass wir durch histologische Befunde in die Lage versetzt werden, den Zeitpunkt der Störung zu ermitteln. Wir haben es hier mit einer neuen Form der Aural-Embryopathie zu tun. Im Gegensatz zu den bisher bekannten Formen werden davon sämtliche Abschnitte des Hörorgans betroffen«.

Es darf davon ausgegangen werden, dass die »Verstellung der Fahrplanregelung« sich an besonders vulnerablen Geweben zu jenem Zeitpunkt ereignet, an dem es zu einer intensiven Thalidomid-Exposition kommt, welche sichtbare oder auch unsichtbare Spuren hinterlassen kann. Eine Entwicklungshemmung der Hirnnerven kann zu Entwicklungsstillstand oder Aplasie führen, jedoch kann alternativ Wachstum im Rahmen von vorgeburtlichen neuralen Reparaturmechanismen »ohne Fahrplan« erfolgen, die zur Ausbildung von Fehlverbindungen zu erhaltenen Strukturen führen.

4.3.3 Miller und Strömland: Verfehlte neurologische Innervation und frühe Schäden an Organanlagen

Die oben beschriebenen Störungen finden sich beispielsweise bei Schäden vom Typ *Duane:* Thalidomid kann im Hirnstamm zur Entwicklungshemmung des Kerns des 6. Hirnnerven (N. abducens) führen und/oder zur Hypoplasie oder Aplasie des dazugehörigen Nervs. Der 6. Hirnnerv innerviert den M. rectus lateralis, um die Abduktion der Augen und damit den Blick zur Seite zu ermöglichen. Sein Gegenspieler ist der 3. Hirnnerv, N. oculomotorius. Er innerviert u. a. den M. rectus medialis und regelt die Adduktion, den Blick zur Gesichtsmitte hin. Bei Ausfall des N. abducens übernimmt der N. oculomotorius dessen Funktion, er wächst zum mittleren Augenmuskel, um ihn ebenso zu innervieren. Als Folge davon werden nun beide Antagonisten – der mediale und der laterale Augenmuskel – durch denselben Nerven simultan innerviert, und aus diesem Grund ist die freie Beweglichkeit der Augen in der Horizontalen deutlich eingeschränkt oder weitgehend aufgehoben (siehe hierzu ▶ Kap. 20.2).

Die Ausbildung des gustolakrimalen Reflexes (Krokodilstränen) ist ebenfalls auf eine fehlgeleitete Vernetzung von Nervenfasern zurückzuführen. Eine thalidomidbedingte Schädigung im Stammhirn kann zur Entwicklungshemmung oder Aplasie eines Teils des Nucleus N. facialis, des Kerns des 7. Hirnnerven, führen. Er ist für die Innervation und Steuerung der Speichel- und Tränendrüsen über getrennt verlaufende Nerven zuständig. Bei einer Schädigung kann im Rahmen von Reparaturmechanismen bei Ausfall des N. lacrimalis, der die Tränendrüsen versorgt, eine Fehlinnervation zustande kommen, indem der N. lingualis, der die Funktion der Speicheldrüsen reguliert, zusätzlich die der Tränendrüsen übernimmt. Beim Kauen und beim Essen wird in diesem Fall nicht nur der Speichelfluss angeregt, sondern es werden simultan die Tränendrüsen innerviert, was zu Tränenfluss bei Nahrungsaufnahme führt. Es ist den Betroffenen mit Krokodilstränen nicht möglich, bei emotional belastenden Situationen Tränen zu vergießen (siehe hierzu ▶ Kap. 20.4).

Miller und Strömland (1992) fassen ihre Ergebnisse wie folgt zusammen: Die Empfindlichkeit gegenüber einer Noxe während der Schwangerschaft variiert in Abhängigkeit vom Entwicklungsstand des Organs. Während der Organogenese und bis zum Abschluss der strukturellen Entwicklung ist jedes Organ vulnerabel, da es sich im Wachstum befindet. Jedes Organ hat seine eigene sensible Phase, in der die Vulnerabilität am größten ist. Folgende Aussage kann mit Sicherheit bestätigt werden: Nach Abschluss der strukturellen Entwicklung eines Organs ist eine Veränderung oder Schädigung der Struktur durch eine Noxe nicht mehr möglich. Auf dieser Grundlage können zeitliche Endpunkte für die Möglichkeit einer strukturellen Schädigung durch ein Teratogen festgelegt werden. Wenn in diesem Zeitraum nachweislich keine Exposition erfolgt ist, muss der bestehende Schaden auf andere Weise entstanden sein.

Die Autoren erweitern das Konzept der erhöhten Vulnerabilität bei Gaben von Thalidomid während der sensiblen Phase.

> »Die Exposition gegenüber diesem Teratogen etwa 24 bis 27 Tage nach der Befruchtung verursacht ein Uvea-Kolobom, obwohl die klassische Embryologie uns lehrt, dass das Kolobom das Ergebnis eines gescheiterten Verschlusses der optischen Fissur während der sechsten Schwangerschaftswoche (am 35. Tag p. c.) darstellt.
>
> Es gibt überzeugende Hinweise dafür, dass ähnliche Formen von horizontalem Strabismus, Fazialisparese und angeborenem paradoxem Tränenfluss das Ergebnis einer Störung sind, die durch Thalidomid-Exposition zu Beginn der vierten Entwicklungswoche (20. bis 24. Tag p. c.) verursacht wurden. In diesem Zeitraum gibt es keine detaillierte anatomische Differenzierung im zentralen Nervensystem, die extraokularen Muskeln haben sich noch nicht ausgebildet. Die spätere embryogene Nähe des Kerns des sechsten und siebten Hirnnervs und des Tränenkerns deutet auf eine Wirkung von Thalidomid auf Zellen hin, die für die Bildung dieser Hirnstammkerne bestimmt sind. Die schließlich verfehlte neurologische Innervation des lateralen Rektusmuskels, die in den meisten Fällen des Duane-Syndroms auftritt, könnte einen vorhersehbaren Reparaturprozess darstellen.« (Übers. d. Autorin)

4.3.4 McCredie; Pliess: Neural Crest Theory und frühe Schäden an Organanlagen

McCredie (2007) hat eine Theorie zur Entstehung von Thalidomidschäden entwickelt, die sie in ihren Publikationen sorgfältig dargestellt und untermauert hat. Sie hat die Schädigungsmuster von Henkel und Willert (1969) ihrer Arbeit zugrunde gelegt und analysiert. Die These von d'Amato (1994), dass Thalidomid die Angiogenese hemmt, und damit als Ursache für die Schädigungen betrachtet werden konnte, lehnte sie vehement ab. Ausgehend von der Beobachtung, dass Thalidomid beim Erwachsenen die peripheren Nerven schädigt, übertrug sie diese Ergebnisse auf die embryonale Entwicklung und stellte fest: »It is fair to conclude from examining other hypothesis that this drug's primary action is to damage sensory nerves. Sensory peripheral neuropathy is not a side-effect, as repeatedly stated, but it is the drug's primary action. To pretend otherwise is to prefer confusion to clarification« (McCredie, 2007, S. 397). Sie ging davon aus, dass die Zellen der Neuralleiste durch Thalidomid geschädigt wurden und daher keine Migration stattfinden konnte, außerdem würde das Wachstum der Axone verhindert und die trophischen Funktionen des Nervensystems unterbunden. Die Beobachtungen, die sie ihrer Argumentation zugrunde legte, werden im Folgenden zusammengefasst:

- Die Neuralleiste ist der Vorläufer der sensorischen und autonomen Nerven.
- Die Neuralleiste entwickelt sich ab dem 18. Tag p. c. von kranial nach kaudal.
- Die sensible Phase für Thalidomid beginnt beim menschlichen Embryo am 21. Tag. p. c.
- Die sensible Phase für Schädigungen der oberen Extremität beginnt am 24. Tag p. c.
- Die Armknospe erscheint am 28. Tag. p. c.
- Daher stimmt die sensible Phase nicht mit der Entwicklung der Extremitäten überein, sondern mit der Entwicklung der Neuralleiste.

Mit dieser Begründung schloss sie die Wirkung von Thalidomid auf die Extremitätenknospen aus.

McCredie berücksichtigte jedoch nicht, dass über die gesamte Embryonalperiode Schäden sowohl an den Extremitäten als auch an anderen Organen bei Thalidomid-Exposition entstehen können, auch zu einem Zeitpunkt, an dem sich die Neuralleiste längst aufgelöst hat.

Die Hypothese, dass das periphere Nervensystem allein die Entwicklung und den Aufbau des Embryos lenkt, wurde schon lange vor den Arbeiten McCredies widerlegt. Hamburger (1938, 1939) konnte beispielsweise an Extremitätenknospen bei Küken nachweisen, dass die Verbindung zum peripheren Nervensystem keine notwendige Voraussetzung für die normale Entwicklung der Gliedmaßen ist. Die Arbeitsgruppe um Vargesson (Mahony et al., 2018) konnte ebenso nachweisen, dass die peripheren Nerven nicht entscheidend für die Entwicklung der Extremitäten sind: »These findings demonstrate that (i) the neurotoxic actions of CPS49 are not responsible for the severe limb patterning malformations the drug causes; (ii) nerve inhibition/ablation before, during and after limb outgrowth in the chicken embryo does not result in loss of limb elements«.

Bedeutsam jedoch war die Beobachtung von McCredie, dass die sensible Phase der Extremitäten nicht mit dem Erscheinen der Extremitätenknospen überein-

> stimmte. Die sensible Phase für Schädigungen der oberen Extremität beginnt am 24. Tag p. c., die Armknospe erscheint jedoch erst am 28. Tag. p. c.

Pliess (1962) berichtete über die Ergebnisse von Sektionen bei 15 contergangeschädigten Kindern, die er seit Dezember 1959 ausgeführt hat. Auch er setzte den Zeitpunkt der sensiblen Phase deutlich vor das Erscheinen der Extremitätenknospen. Im Vordergrund standen die Dysmelie der Arme sowie die Agenesie des Humerus, des Radius und des ersten Strahls. Der Autor legte die »kritische Determinationsphase« der Extremitätenknochen – deren sensible Phasen – in die 4. Entwicklungswoche. In diesem Zeitraum bilden sich die Extremitätenknospen aus und das lockere mesenchymale Gewebe entwickelt eine axiale Verdichtung, das Skleroblastem, die Gliedmaßenanlage. Aus dem Skleroblastem entwickelt sich die Anlage des Vorknorpels, der zum Knorpel, dann zum Knochen reift, ebenso die Anlage der Muskulatur. Die Entwicklung der Armknochen erfolgt zeitverzögert von proximal nach distal, wobei das Skleroblastem des Humerus sich als Erstes ausbildet; ein Tag später bilden sich Ulna und Radius, dann die Handwurzelknochen usf. aus. Etwa zwei Tage nach Auftreten des Skleroblastems beginnt sich jeweils der Vorknorpel auszubilden, der die Form des späteren Knochens abbildet. Die Entwicklung der Beinanlage erfolgt mit einer Verzögerung von ein bis drei Tagen. Den Zeitpunkt einer möglichen Schädigung legte der Autor vor den Übergang des Skleroblastems in die Anlagen des Vorknorpels und der Muskulatur, ca. vom 29. bis zum 38. Tag nach der letzten Periode (15. bis 24. Tag p. c.). Die Entstehung der Fehlbildungen erklärt er folgendermaßen:

> »Die Art der Missbildungen beim Wiedemannsyndrom spricht dafür, dass in den Organanlagen die weitere Entwicklung unterbrochen wird, so dass bei geringer Schädigung eine Wachstumshemmung (Hypogenesie) oder bei starker Schädigung ein völliger Entwicklungsstillstand mit Rückbildung der Anlage erfolgt (sekundäre Agenesie)« (Pliess, 1962)

In der folgenden tabellarischen Auflistung der Zeiträume für die sensiblen Phasen der Extremitäten wird das Auftreten der Extremitätenknospen hinzugefügt (► Abb. 4.1).

> Die empirisch festgelegte sensible Phase, die das Datum der Einnahme von Contergan mit den entsprechenden vorgeburtlichen Schädigungen in Verbindung bringt, beginnt deutlich früher als der Zeitpunkt, an dem die Extremitätenknospen erscheinen. Je mehr Tage vor der Ausbildung der Extremtätenknospen die Einnahme von Contegan stattgefunden hat, desto schwerer sind die Schäden in der Reihenfolge: Amelie, Phokomelie, Dysplasien von Arm- und Beinknochen. Nach dem Auftreten der Extremitätenknospen dauert die sensible Phase noch mehrere Tage an; in diesem Zeitraum können bei Thalidomid-

Exposition ebenso Amelien, Phokomelien oder Dysplasien unterschiedlicher Ausprägung entstehen.

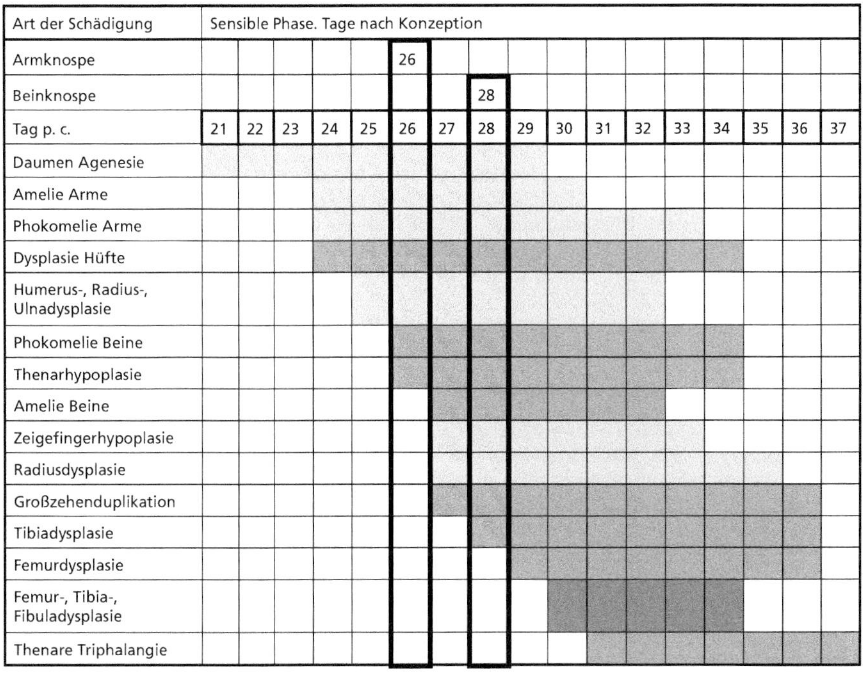

Art der Schädigung	Sensible Phase. Tage nach Konzeption																
Armknospe						26											
Beinknospe								28									
Tag p. c.	21	22	23	24	25	26	27	28	29	30	31	32	33	34	35	36	37
Daumen Agenesie																	
Amelie Arme																	
Phokomelie Arme																	
Dysplasie Hüfte																	
Humerus-, Radius-, Ulnadysplasie																	
Phokomelie Beine																	
Thenarhypoplasie																	
Amelie Beine																	
Zeigefingerhypoplasie																	
Radiusdysplasie																	
Großzehenduplikation																	
Tibiadysplasie																	
Femurdysplasie																	
Femur-, Tibia-, Fibuladysplasie																	
Thenare Triphalangie																	

Abb. 4.1: Sensible Phase der Extremitäten und deren Schädigung und Zeitpunkt des Erscheinens der Extremitätenknospen (Tage p. c.) (Quelle: Fehlbildungszeitplan Conterganstiftung, 2013; DeSesso, 2017)

Wie und wann und auf welche Weise diese Fehlbildungen im Einzelnen zustande kommen, wie die zeitliche Inkongruenz zwischen einer möglichen Schädigung vor Ausbildung der geschädigten Körperregion (extraokulare Muskeln, Extremitätenknospen) einerseits, und während der embryonalen Ausbildung der geschädigten Körperregion andererseits erklärt und verstanden werden kann, bleibt (noch) ein Rätsel. Einige Aspekte der Embryonalentwicklung und die Wirkweise von Thalidomid sind noch nicht vollständig geklärt, daher bleiben noch viele Fragen offen.

4.4 Literatur

Andrews, P. et al. (2022). Anti-emetic effects of thalidomide: Evidence, mechanism of action, and future directions. Review. *Curr Res Pharmacol Drug Discov.* Oct 27,3,100138.

Belair, D.G.et al. (2020). Thalidomide Inhibits Human iPSC Mesendoderm Differentiation by Modulating CRBN-dependent Degradation of SALL4. *Sci Rep. 2020 Feb 18,10*(1),2864

Benarroch, E.E. (2015). Acquired axonal degeneration and regeneration. Recent insights and clinical Correlations. *Neurology, May 19,84*(20),2076–85.

Chaudhry, V. et al. (2002). Thalidomide-induced neuropathy. *Neurology,59,*1872–1875.

Coultas, L. et al. (2005). Endothelial cells and VEGF in vascular Development. *Nature, Dec 15,438*(7070),937–45

D'Amato, R.J.et al. (1994). Thalidomide is an inhibitor of angiogenesis. *Proc. Nati. Acad. Sci. USA 91(april)*, 4082–4085.

DeSesso, J.M. (2017). Vascular ontogeny within selected thoracoabdominal organs and the limbs. Reproductive. *Toxicology 70*, 3–20.

Donovan, K.A. et al. (2018). Thalidomide promotes degradation of SALL4, a transcription factor implicated in Duane Radial Ray syndrome. eLife 7, e38430.

Eichner, R. et al. (2016). Immunmodulatory drugs disrupt the cereblon-CD147-MCT1 axis to exert antitumor activity and teratogenicity. *Nature Medicine 22* (7),735–742.

Fleming, F.J. et al. (2005). Thalidomide neuropathy in childhood. *Neuromuscular Disorders ,5,*172–176.

Frenkel, H. (1961). Contergan – Nebenwirkungen. Zentralnervöse Auffälligkeiten und peolyneuritische Symptome bei Langzeitmedikation von N-Phthalyl-Glutaminsäure-Imid. *Med. Welt, 6. Mai, (18)*, 970–5.

Fullerton, P.M. & Sullivan, D.J. (1968). Thalidomide Neuropathy: a clinical, electrophysiological, and histological follow-up study. *J. Neurol. Neurosurg. Psychiat, 31*, 543–551.

Hamburger, V. (1938). Morphogenetic and axial self differentiation of transplanted limb primordia of 2-day chick embryos. *J. Exp. Zool., 77*, 379–400.

Hamburger, V. (1939). The development and innervation of transplanted limb primordia of chick embryos. *J.Exp. Zool., 80*, 347–89.

Henkel, L. & Willert, H.G. (1969). Dysmelia. A Classification and a Pattern of malformation in a Group of Congenital Defects of the Limbs. *J Bone Joint Surg. Aug, 51*(3), 399–414.

Ito, T. et al. (2010). Identification of a Primary Target of Thalidomide Teratogenicitiy. *Science 327 (12 march)*,1345–1350.

Liew, W.K.M. et al. (2016). Longitudinal Patterns of Thalidomide Neuropathy in Children and Adolescents. *J Pediatr,178,*227–32.

Mahony, C. et al. (2018): CPS49-induced neurotoxicity does not cause limb patterning anomalies in developing chicken embryos. J Anat., Apr, 232(4), 568–574.

McBride, W (1961): Thalidomide and congenital abnormalities. *The Lancet, 278,* (7216), 16 December,1358.

McCredie, J. (2007). *Beyond Thalidomide. Birth defects explained.* The Royal Society of Medicine Press. London.

Miller, M. & Strömland, K. (1992). The Study of Malformations »By the Company They Keep«. *Tr. Am. Ophth. Soc. 90,* 247–263.

Mlak, R. et al. (2019). Polymorphisms in the promotor region of the CRBN gene as a predictive factor for peripheral neuropathy in the course of thalidomide-based chemotherapy in multiple myeloma patients. *British Journal of Haematology,186,* 695–705.

Partsch, C.J. & Maurer, H. (1963). Zur formalen Genese von Ohrmissbildungen bei der Thalidomid-Embryopathie. *Arch Ohren Nasen Kehlkopfheilkd, Dec. 9,182,*594–7.

Pliess, G. (1962). Beitrag zur teratologischen Analyse des neuen Wiedemann-Dysmelie-Syndroms (Thalidomid-Missbildungen?). *Med Klin., Sep 14, 57,*1567–73.

Priolo, T. et al. (2008):.Childhood Thalidomide Neuropathy: A Clinical and Neurophysiologic Study. *Pediatr Neurol, 38,*196–199.

Sadler, T.W. (2008). *Medizinische Embryologie.* Thieme, Stuttgart

Tachikawa, S. et al. (2017). Thalidomide induces apoptosis in undifferentiated human induced pluripotent stem cells. *In Vitro Cell.Dev.Biol.—Animal, 53,*841–851.

Tachikawa, S. et al. (2018). Thalidomide induces apoptosis during early mesodermal differentiation of human induced pluripotent stem cells. *In Vitro Cellular & Developmental Biology – Animal, 54,*231–240.

Takara, K. et al. (2023). Neurovascular Interactions in the Development of the Vasculature. Life, 13, 42–54.

Therapontos ,C. et al. (2009). Thalidomide induces limb defects by preventing angiogenic outgrowth during early limb formation. *PNAS 106* (21), 8573–8578.

Vargesson, N. (2015). Review. Thalidomide-Induced Teratogenesis: History and Mechanisms. *Birth Defects Research (Part C), 105*,140–156.

5 Die Wiedereinführung von Contergan

Christina Ding-Greiner

Durch die oben beschriebenen Wirkmechanismen von Thalidomid lassen sich sowohl die vorgeburtlichen Schädigungen als auch die gute Wirksamkeit bei chronischen Entzündungen und auf Krebszellen gut nachvollziehen (siehe hierzu ▶ Kap. 4).

5.1 Anwendungsgebiete und Nebenwirkungen

In den 1960er und 1970er Jahren wurde über eine weitere Anwendbarkeit von Thalidomid bei chronischen entzündlichen Erkrankungen, Lupus, AIDS und Tumorerkrankungen geforscht.

1965 erschienen erste Berichte darüber, dass mit Thalidomid aufgrund der immunmodulatorischen und entzündungshemmenden Eigenschaften gute Erfolge beim therapeutischen Einsatz bei Erythema nodosum leprosum (ENL), einer systemischen Entzündungsreaktion bei Lepra, erzielt werden konnten (Eriksson et al., 2001; Petering et al., 2001) (siehe hierzu ▶ Kap. 3.6).

2006 wurde Thalidomid wegen guter Ergebnisse bei der Behandlung des Multiplen Myeloms von der FDA (2017) für diese Indikation genehmigt. Über die erfolgreiche Behandlung des Multiplen Myeloms (Holstein & McCarthy, 2017) hinaus wurden Erfolge in der Therapie von Karzinomen der Niere, des Ösophagus, des Endometriums und des Pankreas berichtet (Amare et al., 2021). In Abhängigkeit von der Höhe der Dosierung von Thalidomid (> 200 mg/Tag) und der Dauer der Einnahme (Kumulation über die Zeit) wurde eine periphere sensorische Neuropathie als schwere Nebenwirkung bei bis zu 50 % der Patienten beobachtet. Als weitere schwere neurotoxische Komplikation trat bei 30–40 % der behandelten Patienten eine Neuropathie der peripheren motorischen Nerven auf. Eine Beteiligung des vegetativen Nervensystems wurde ebenso dokumentiert; sie wurde häufig beobachtet und äußerte sich in einer Verminderung der Darmperistaltik, als Verstopfung, seltener fanden sich Impotenz, Bradykardie (Delforge et al., 2010) oder eine Unterfunktion der Schilddrüse. »Disruption of the vascular supply from the inhibition of endothelial proliferation damages not only cancer cells but also organs with high vascularity like the thyroid. […] The incidence of subclinical hypothyroidism is 20 % and overt hypothyroidism is 7 % during the first 6 months of thalidomide therapy« (Bhattacharya, 2020).

In den 1980er Jahren wurden gute therapeutische Effekte bei Autoimmunerkrankungen wie Rheumatoide Arthritis, Morbus Behcet oder Graft-versus-Host-Reaktion nachgewiesen. Anfang der 1990er Jahre traten erste Hinweise auf, dass Thalidomid und deren Abkömmlinge Lenalidomid und Pomalidomid die Synthese von TNF-α reduzierten, und somit möglicherweise neuroinflammatorische und neurodegenerative Prozesse abschwächten sowie den Untergang von Nervenzellen verminderten. Daher könnten diese Substanzen möglicherweise auch Bedeutung für die Therapie von M. Alzheimer, M. Parkinson oder beim ischämischen Schlaganfall erlangen (Kopp et al., 2023).

5.2 Maßnahmen zur Prävention von Nebenwirkungen

Die Fa. Celgene erhielt 1998 von der FDA die Zulassung zur Herstellung von Thalidomid zur Behandlung von Lepra-Patienten. Gleichzeitig erhielt sie die Auflage ein Programm zu entwickeln, welches den Zugang von Patienten zu Thalidomid regeln sollte, um weitere Fehlbildungen bei Ungeborenen zu vermeiden. Celgene entwickelte das Programm »System for Thalidomide Education and Prescribing Safety (S.T.E.P.S.)« (Zeldis et al., 1999). Das Programm wurde 2007 von der FDA erweitert und die »Risk evaluation and mitigation strategies (REMS)« wurden verbindlich eingeführt, auch für weitere Substanzen mit erhöhtem teratogenem Risiko (Brown et al., 2023). Das Bundesinstitut für Arzneimittel und Medizinprodukte (BfArM) hat 2022 einen Leitfaden für Patienten und Angehörige von Heilberufen zur Fachinformation und zur Verringerung von Arzneimittel- und Anwendungsrisiken von Thalidomid herausgegeben: »Leitfaden für die sichere Anwendung – Patienten. Schwangerschaftsverhütungsprogramm für Frauen und Männer. Thalidomid BMS®« (Brystol Myers Squibb, 2022).

5.3 Literatur

Amare, G. et al. (2021). A drug repositioning success: The repositioned therapeutic applications and mechanisms of action of thalidomide. *J Oncol Pharm Practice 2021, 27*(3), 673–678.
Bhattacharya, S. et al. (2020). Anticancer Drug-induced Thyroid Dysfunction. *European Endocrinology 16(1)*, 32–9
Brystol Myers Squibb (2022). https://rmp.b-ms.de/Thalidomid_Leitfaden_Patienten (Zugriff am 15.07.2024)
Brown, B.L. et al. (2023). Analysis of risk evaluation and mitigation strategies for teratogenic drugs: Variation in primary and secondary prevention measures. *PLoS Med 20*(3), e1004190.

Delforge, M. et al. (2010). Treatment-related peripheral neuropathy in multiple myeloma: the challenge continues. *Lancet Oncol 11*, 1086–95.

Eriksson, T. et al. (2001). Clinical pharmacology of thalidomide. *Eur J Clin Pharmacol. 57*, 365–376.

Food & Drug Administration (2017). https://www.fda.gov/drugs/informationondrugs/approveddrugs/ucm542791.htm. (Zugriff am: 15.07.2024)

Holstein, S. & McCarthy, P. (2017). Immunomodulatory drugs in multiple myeloma: mechanisms of action and clinical experience. *Drugs. April, 77*(5),505–520.

Kopp, K.O. et al. (2023). A New Generation of IMiDs as Treatments for Neuroinflammatory and Neurodegenerative Disorders. Review. *Biomolecules, 13,* 747

Petering, H. et al. (2001). Erythema nodosum leprosum unter Chemotherapie Erfolgreiche Behandlung mit Thalidomid. *Der Hautarzt, 52,* 966–969

Zeldis, J.B. et al. (1999). S.T.E.P.S.: a comprehensive program for controlling and monitoring access to thalidomide. *Clin Ther. Feb,21*(2),319–30.

6 Thalidomid-Embryopathie

Christina Ding-Greiner

6.1 Diagnose und Differenzialdiagnose

Die vorgeburtlichen Schädigungen, die durch Thalidomid verursacht wurden, sind im Einzelnen betrachtet nicht ungewöhnlich oder neu. Der Organismus hat eine einheitliche Sprache, die Antworten eines Organs auf eine vorgeburtliche Schädigung fallen meist recht eintönig aus, auch bei unterschiedlicher Ursache.

Eine Verkürzung des Radius oder eine Fazialisparese treten als genetisch bedingte Fehlbildungen außerordentlich selten auf. Eine Radiusdysplasie findet sich beispielsweise beim Thrombocytopenie-Radiusaplasie-Syndrom (TAR-Syndrom) mit einer Häufigkeit von 1:100.000 Geburten (Orphanet); die kongenitale Fazialisparese ist Teil des Möbius-Syndroms und findet sich bei 1:50.000 Geburten (Orphanet). In der Population der contergangeschädigten Menschen (Daten Conterganstiftung, 2023, N = 2.671) findet sich jedoch eine Fehlbildung des Radius in 85,4 %, eine Fazialisparese als schwere Lähmung in 8,6 % und als Teillähmung in 10,3 % (siehe hierzu ▶ Kap. 12.5, ▶ Kap. 21.4) (Daten Conterganstiftung, 2023).

Ungewöhnlich und neu bei vorgeburtlicher Thalidomidexposition ist die Häufigkeit, Art und Kombination der einzelnen Schädigungen. Sie charakterisieren den Conterganschaden und machen ihn für Personen, die sich damit befassen, erkennbar.

Den Untersuchern von contergangeschädigten Kindern in den 1960er Jahren fiel auf, dass bei vielen betroffenen Kindern eine Facialisparese in Kombination mit Schädigungen unterschiedlichen Ausmaßes des äußeren Ohres, des Mittel- und des Innenohres sowie des N. abducens auftrat. Drei Hirnnerven waren also betroffen; der Schaden wurde im Stammhirn (Pons) angenommen (Partsch & Maurer, 1963) (siehe hierzu ▶ Kap. 21.3).

Zwei konnatale Syndrome, das Möbius-Syndrom und das Duane-Syndrom, zeigen ähnliche Schadensmuster wie die Thalidomid-Embryopathie, allerdings sind sie genetischen Ursprungs, und nicht vorgeburtlich toxisch erworben, wie dies bei Conterganschäden der Fall ist. Differentialdiagnostisch sollten sie daher stets berücksichtigt werden.

Das *Möbius-Syndrom* (okulo-faziale Parese) wird autosomal-dominant vererbt (Orphanet). Es handelt sich um eine sehr seltene Entwicklungsstörung des 6. und 7. Hirnnerven, und führt daher zu einer Fazialisparese in Verbindung mit der Unfähigkeit, die Augen in der Horizontalen zur Seite hin und her zu be-

> wegen. Gleichzeitig kann ein Strabismus vorliegen; Trockenheit kann zur Schädigung des Auges führen, da die Patienten nicht Blinzeln können, um die Tränenflüssigkeit zu verteilen. Bei einem Drittel der Patienten können weitere Fehlbildungen auftreten: Es werden Kieferanomalien, Sprach- oder Schluckschwierigkeiten, das Poland-Syndrom, Klumpfüße sowie Syndaktilie, fehlende Finger oder Zehen beobachtet (Telich-Tarriba et al., 2022). Das Möbius-Syndrom tritt außerordentlich selten auf, die Prävalenz beträgt 4:189.000 Geburten (Verzijl et al., 2003).

In der schwedischen Thalidomid-Studie 1987–1989 fanden sich fünf schwer geistig behinderte Betroffene, vier von ihnen erfüllten die Kriterien der Diagnose Autismus-Spektrum-Syndrom (ASS), zusätzliche Fehlbildungen wiesen auf eine frühe vorgeburtliche Schädigung (20.–24. Tag p. c.) hin (siehe hierzu ▶ Kap. 20.1, ▶ Kap 27.6) (Miller & Strömland, 1999). Das Möbius-Syndrom zeigt eine Kombination von Schäden des 6. und 7. Hirnnerven, ebenso finden sich Betroffene mit ASS, wie Miller et al. (1998) in ihrer Studie nachweisen konnten.

> Beim *Duane-Syndrom* handelt es sich um eine ebenso seltene, angeborene, genetisch bedingte Störung der Augeninnervation, die gekennzeichnet ist durch horizontal eingeschränkte Beweglichkeit der Augen, einen retrahierten Bulbus und eine Verengung der Lidspalten bei versuchter Adduktion. Das Duane-Syndrom kann einseitig oder beidseitig auftreten. Der Erbgang ist autosomal-dominant oder autosomal-rezessiv. Die Ursache ist eine Fehlentwicklung des N. abducens sowie des M. rectus lat. und kann mit einer ein- oder beidseitigen Schwerhörigkeit oder Gehörlosigkeit kombiniert sein. Als ursächliche Gene wurden CHN1 oder MAFB und selten SALL4 identifiziert. Die Prävalenz des Duane-Retraktionssyndroms mit kongenitaler Schwerhörigkeit beträgt >1 auf 1.000.000 Geburten, ohne Schwerhörigkeit beträgt sie 1–5 pro 10.000 Geburten (Orphanet) (siehe hierzu ▶ Kap. 4.3).

Bei Leistungsempfängern der Contergansstiftung finden sich zwei Diagnosen, welche auf diese seltenen Syndrome hinweisen könnten, die bei Betroffenen allerding sehr häufig beobachtet werden: eine »Störung der Beweglichkeit und Koordination beider Augen« und »Entstellendes Schielen, Fehlen des beidäugigen Sehens«; erstere wurde bei 24,7 % der contergangeschädigten Menschen von der Medizinischen Kommission festgestellt, letztere bei 18,9 % (Daten Contergansstiftung, 2023). Die Schädigungen der Augen, die bei der Thalidomid-Embryopathie beschrieben werden, sind dem Möbius- sowie dem Duane-Syndrom äußerlich sehr ähnlich; die Kombination mit weiteren Fehlbildungen, die für Contergansschäden typisch sind, sowie ihr toxischer Ursprung unterscheidet die Thalidomid-Embryopathie jedoch von den beiden o. g. Syndromen.

Ein Phänotyp beschreibt die morphologischen und physiologischen Eigenschaften eines Organsystems oder eines Organismus, unabhängig davon, ob es sich um ein genetisch bedingtes oder um ein erworbenes Merkmal handelt. Die genetische Ausstattung durch die DNA wird als Genotyp bezeichnet. Lenz (1973) und Smithells (1992) fiel bei contergangeschädigten Kindern auf, dass sich charakteristische Fehlbildungsmuster von bisher bekannten, jedoch durch genetische Mutation bedingten Syndromen, bei ihnen finden. Dazu gehören beispielsweise das Holt-Oram-Syndrom, das Thrombocytopenia-Absent-Radius (TAR)-Syndrom, die Fanconi Panmyelopathie und das Roberts-Syndrom, sowie die beiden oben genannten Syndrome. Die Thalidomid-Embryopathie umfasst jedoch ein viel breiteres Spektrum an Fehlbildungen und deren Kombinationen, für die es keine bekannten Phänokopien gibt. Die Verbindung von Fehlbildungen der Extremitäten mit Gehörlosigkeit, Abducensparese und Facialisparese, Mikrophthalmus und Kolobom findet sich in keinem der bekannten durch genetische Mutation bedingten Syndromen. Das relativ häufig auftretende Hämangiom des Mittelgesichtes findet sich hingegen ebenfalls bei dem Holt-Oram-Syndrom, dem TAR-Syndrom und dem Roberts-Syndrom.

> Brand-Saberi (o. D., S. 22) stellt in ihrem Gutachten abschließend fest: »Wie aus meinen obigen Ausführungen hervorgeht, ergibt sich aus der Komplexität des Entwicklungsgeschehens und der zunehmenden Erkenntnis der Bedeutung des Zufalls für dieselben, dass kein Phänotyp bei Thalidomid-Patient*innen prinzipiell von vornherein als von Thalidomid verursacht ausschließbar ist«.

Eine Mutation von SALL4 kann ebenso wie der vorgeburtliche Kontakt mit Contergan, der zum Abbau von SALL4 führt, Fehlbildungen verursachen. Beim Menschen führt das Akro-reno-okuläre Syndrom (AROS) zu Fehlbildungen der Hände, der Nieren und der Augen. Das Duane-Radial-Ray-Syndrom, auch Okihiro-Syndrom genannt, und das Holt-Oram-Syndrom sind durch eine Mutation von SALL4 bedingt und zeigen Gemeinsamkeiten im Phänotypus mit den toxischen vorgeburtlichen Schädigungen durch Contergan. Die höchste Übereinstimmung im Phänotypus zeigt die Thalidomid-Embryopathie mit dem Okihiro-Syndrom, gefolgt vom Holt-Oram-Syndrom; eine nur geringe phänotypische Übereinstimmung findet sich auch bei AROS. Das TAR-Syndrom zeigt eine beidseitige Aplasie des Radius bei vorhandenem Daumen mit typischer radialer Klumphand, hinzu kommt eine Thrombozytopenie. Das Syndrom ist nicht auf eine Mutation von SALL4 zurückzuführen; es handelt sich um eine Mikrodeletion auf dem Chromosomenabschnitt 1q21.1 als notwendige, aber nicht hinreichende Genmutation, ist aber differentialdiagnostisch zu beachten. Bei genetisch bedingten Fehlbildungen ist damit zu rechnen, dass die Nachkommen ebensolche Fehlbildungen zeigen (Orphanet). Das Okihiro-Syndrom und das Holt-Oram-Syndrom werden autosomal-dominant vererbt, das sehr seltene TAR-Syndrom autosomal-rezessiv mit großer Variabilität in der Ausprägung bei den Nachkommen. Bei der Thalidomid-Embryopathie entsteht kein Schaden an der DNA, daher sind die Nachkommen der Betroffenen gesund.

Die Thalidomid-Embryopathie und das Holt-Oram-Syndrom zeigen Übereinstimmungen im Erscheinungsbild mit Fehlbildungen der oberen Extremitäten und des Herzens, während das Okihiro-Syndrom in den Bereichen der oberen und unteren Extremitäten, der Ohren, der Augen, des Herzens und des Längenwachstums Gemeinsamkeiten im Erscheinungsbild der Fehlbildungen zeigen (Donovan et al., 2018; Kohlhase et al., 2003). Die folgende Tabelle ▶ Tab. 6.1 zeigt gemeinsam auftretende Schädigungen bei Thalidomid-Embryopathie und den beiden durch Mutation von SALL4 entstandenen Syndromen.

Tab. 6.1: Gemeinsam auftretende Schädigungen bei Thalidomid-Embryopathie, Okihiro- und Holt-Oram-Syndrom (Quelle: Donovan et al., 2018)

Schädigung	Thalidomid-Embryopathie	Okihiro-Syndrom	Holt-Oram-Syndrom
Obere Extremität	+	+	+
• Daumen	+	+	+
• Radius	+	+	+
• Humerus	+	+	+
• Ulna	+	+	+
• Finger	+	+	+
Untere Extremität			
• überwiegend normal	+	+	-
• luxierter Klumpfuß	+	+	-
• luxiertes Hüftgelenk	+	-	-
• Verkürzung der langen Röhrenknochen	+	-	-
Ohren			
• Fehlbildung Ohrmuschel	+	+	-
• Fehlen der Ohrmuschel	+	-	-
• Gehörlosigkeit	+	+	-
• Mikrotie	+	-	-
Augen			
• Kolobome	+	+	-
• Mikrophthalmus	+	+	-
• Augenmuskellähmung (N. abducens)	+	+	-
• Duane-Syndrom	+	+	-
Körpergröße			
• Kleinwuchs	+	-	-
• postnatal verlangsamtes Wachstum	+	+	-
Herz			
• Ventrikelseptum-Defekt	+	+	+
• Vorhofseptum-Defekt	+	+	+

Die differenzialdiagnostische Abgrenzung einer Conterganschädigung von den Folgen einer Genmutation ist aus zwei Gründen wichtig: Für Träger einer Genmutation ist sie von zentraler Bedeutung wegen der möglichen genetischen Belastung der Nachkommen, die bei Conterganschädigung nicht gegeben ist, da eine Intoxikation mit Contergan keine Veränderungen am Genom verursacht. Es sind keine Fälle bekannt geworden, dass contergangeschädigte Mütter in gleicher Weise geschädigte Kinder zur Welt gebracht hätten. Für contergangeschädigte Menschen ist die differenzialdiagnostische Abgrenzung entscheidend für die Anerkennung ihrer Leistungsberechtigung. Eine Unterscheidung ist nur durch eine genetische Analyse möglich. Die Diagnose einer Thalidomid-Embryopathie kann nur nach Ausschluss von genetischen Mutationen mit ähnlichem Phänotypus unter Berücksichtigung weiterer für eine Thalidomidschädigung typischer Merkmale gesichert werden.

Die Medizinische Kommission legt bei der Bearbeitung der Anträge auf Anerkennung großen Wert auf den Nachweis der Einnahme von Contergan durch die Mütter in der frühen Phase der Schwangerschaft. Der Gesetzgeber hatte 1970 Beweiserleichterung geschaffen, indem er für die Anerkennung der Leistungsberechtigung voraussetzte, »dass die körperlichen Fehlbildungen mit der Einnahme thalidomidhaltiger Präparate der Firma Chemie Grünenthal GmbH in Stolberg in Verbindung gebracht werden können« (BT Drs. VI/926, S. 8) (siehe hierzu ▶ Kap. 2.1).

Von 1984 bis 2009 konnten aufgrund der Ausschlussfrist keine Neuanträge auf Anerkennung gestellt werden; 2009 wurde die Ausschlussfrist wieder aufgehoben (siehe hierzu ▶ Kap. 2.2). Von 2009 bis 2023 sind 984 Neuanträge gestellt worden, davon wurden 123 bewilligt und 861 abgelehnt (Daten Conterganstiftung, 2023). Die Ablehnung von 221 Anträgen erfolgte auf der Grundlage der angegebenen Geburtsjahrgänge. Der Gesetzgeber verzichtete 1970 »auf die Festlegung eines Zeitraums. Denn es ist nicht ausgeschlossen, dass die Medikamente auch noch zu einem späteren Zeitpunkt, als sie bereits aus dem Verkehr gezogen waren, eingenommen worden sind« (BT Drs. VI/926) (siehe hierzu ▶ Kap. 2.1). Lenz (1988) dokumentierte insgesamt 3.049 contergangeschädigte Kinder, die zwischen 1956 und 1967 geboren wurden; er bezeichnete 81 fehlgebildete Kinder, die nach August 1962 geboren wurden, als »vermeidbare Fälle«. In den Jahrgängen 1965 bis 1967 wurden weitere vier Kinder von ihm erfasst.

Einzelheiten zu den Neuanträgen für alle Jahrgänge finden sich in der folgenden Tabelle (▶ Tab. 6.2).

Tab. 6.2: Neuanträge 2009–2023 (Stand 02.05.2023) (Quelle: Daten Conterganstiftung)

Jahr	Anzahl Eingänge	Anzahl Bewilligungen	Anzahl Ablehnungen
2009*	228	53	175
2010	229	25	204
2011	62	7	55

Tab. 6.2: Neuanträge 2009–2023 (Stand 02.05.2023) (Quelle: Daten Conterganstiftung) – Fortsetzung

Jahr	Anzahl Eingänge	Anzahl Bewilligungen	Anzahl Ablehnungen
2012	48	10	38
2013**	90	13	77
2014	54	4	50
2015	40	2	38
2016	48	3	45
2017	35	0	35
2018	33	2	31
2019	29	1	28
2020	26	2	24
2021	28	1	27
2022	30	0	30
2023	4	0	4
Gesamt	**984**	**123**	**861***

* Zwischen dem 1. Januar 1984 und dem 1. Juli 2009 war eine Antragsstellung auf Anerkennung nach dem Conterganstiftungsgesetz (ContStifG) ausgeschlossen.
** Im Jahre 2013 kam es zur Verabschiedung der dritten Änderung des ContStifG im Deutschen Bundestag, welche zu einer deutlichen Erhöhung der Rentenleistungen (von 1.152 Euro auf 6.912 Euro) führte.
*** 221 der insgesamt 861 Ablehnungen erfolgten auf Basis der Geburtsjahrgänge 1942–1957 sowie 1965–2000.

> Für eine mögliche, zumindest teilweise Fehlbeurteilung spricht, dass die Antragsteller weder persönlich untersucht wurden noch eine Untersuchung zur Differenzialdiagnose auf genetischer Ebene routinemäßig stattgefunden hat. »Entscheidungen ohne individuelle, auf dem Hintergrund aktueller molekularbiologischer und entwicklungsbiologischer Erkenntnisse, unter Abwägung aller bekannten individuellen Faktoren für Patient*innen zu treffen, erscheint mir weder angemessen noch ethisch vertretbar. Genetische Analysen müssen bekannte Syndrome ausschließen können, auch die Epigenetik relevanter Kontrollgene könnte in die Diagnostik einbezogen werden« (Brand-Saberi, o.D.).

Daher bietet sich auch aus Gründen der Fairness und der Gerechtigkeit eine Nachuntersuchung der abgelehnten Antragsteller unter Anwendung wissenschaftlicher Standards an.

6.2 Literatur

Brand-Saberi, B. (ohne Datum). Embryologisches Gutachten zu Thalidomid. https://contergan-infoportal.de/fileadmin/user_upload/pictures/header/Stiftung/Dokumente/Embryologisches_Gutachten_zu_Thalidomid_26_04_final.pdf (Zugriff am 15.07.2024), S. 23.

Deutscher Bundestag Drucksache VI/926 vom 09.06.1970. Entwurf eines Gesetzes zur Errichtung einer nationalen Stiftung »Hilfswerk für das behinderte Kind«. Seite 8.

Donovan., KA. et al. (2018). Thalidomide promotes degradation of SALL4, a transcription factor implicated in Duane Radial Ray syndrome. *Elife, Aug 1*(7), e38430.

Kohlhase, J. et al. (2003). Mutations at the SALL4 locus on chromosome 20 result in a range of clinically overlapping phenotypes, including Okihiro syndrome, Holt-Oram syndrome, acro-renal-ocular syndrome, and patients previously reported to represent thalidomide embryopathy. *J Med Genet 2003, 40,* 473–478.

Lenz, W. (1973). Phenocopies. Review Article. *Journal of Medical Genetics, 10,* 34–49.

Lenz, W. (1988). A Short History of Thalidomide Embryopathy. *Teratology. 38,* 203–215

Miller, M.T. et al. (1998). The Puzzle of Autism: an Ophthalmologic Ccontribution. *Tr. Am. Ophth. Soc., Vol. XCVI,* 369–386.

Miller, M. & Strömland, K. (1999). Teratogen Update: Thalidomide: A Review, With a Focus on Ocular Findings and New Potential Uses. Teratology. 60, 306–321.

Orphanet. Das Portal für seltene Krankheiten und Orphan Drugs. Duane-Retraktionssyndrom https://www.orpha.net/de/disease/detail/233?name=Duane-Syndrom&mode=name (Zugriff am 15.07.2024)

Orphanet. Moebius-Syndrom. https://www.orpha.net/de/disease/detail/570 (abgerufen am 20.03.2025)

Orphanet. Thrombozytopenie-Radiusaplasie-Syndrom. https://www.orpha.net/de/disease/detail/3320 (abgerufen am 20.03.2025)

Partsch, C.J. & Maurer, H. (1963). Zur formalen Genese von Ohrmissbildungen bei der Thalidomid-Embryopathie von Ohr und Hirnstamm. *Arch Ohren Nasen Kehlkopfheilkd. Dec 9,182,* 594–7.

Smithells, R.W. & Newman, C.G.H. (1992). Recognition of thalidomide defects. *Med Genet, 29,* 716–723.

Telich-Tarriba, J.E. et al. (2022). Prevalence of Hand Malformations in Patients With Moebius Syndrome and Their Management. *HAND, Vol. 17*(6) 1292–1296.

Verzijl, H.T. et al. (2003). Möbius syndrome redefined: A syndrome of rhombencephalic maldevelopment. *Neurology, 61,* 327–333

7 Vorgeburtliche Entwicklung und Schäden durch Contergan

Christina Ding-Greiner

7.1 Variabilität der vorgeburtlichen Entwicklung

Während der gesamten Schwangerschaft ist das ungeborene Leben gefährdet, durch Einwirkung von teratogenen Noxen geschädigt zu werden. Dazu gehören Infektionen wie Röteln oder Toxoplasmose, körpereigene oder -fremde Giftstoffe (Alkohol, Nikotin, Drogen, Contergan), physikalische Einwirkungen wie beispielsweise Sauerstoffmangel, Röntgenstrahlen oder radioaktive Strahlung.

Die Vulnerabilität ist am größten in der 3. bis 8. Woche nach der Befruchtung, in dieser Zeit erfolgt die Organogenese und damit sind Art und Ausmaß der entstandenen strukturellen Fehlbildungen abhängig vom Zeitpunkt der Schädigung. Die embryonale Entwicklung des Menschen durchläuft mehrere Entwicklungsphasen vom Zeitpunkt der Befruchtung bis zur Geburt (siehe hierzu ▶ Kap. 4.3). Die Carnegie Staging Criteria systematisieren diesen Prozess, indem die einzelnen Entwicklungsabschnitte morphologisch definiert und zeitlich zugeordnet werden. Die ersten acht Wochen nach der Befruchtung werden in 23 sog. Carnegie Stages eingeteilt (O'Rahilly & Müller, 2010; Hill, 2024).

Die Natur lässt sich allerdings in kein Schema pressen. Aus ungeklärten Gründen gibt es Embryonen, die sich rascher entwickeln, andere brauchen etwas länger, und daher erreichen sie erst zu einem späteren Zeitpunkt die nächste Entwicklungsstufe. Aus diesem Grund ist die Phase der höchsten Vulnerabilität nicht für alle Embryonen individuell zeitlich genau einzugrenzen, sie kann sich durchaus um eine oder zwei Wochen oder mehr verschieben, je nach Entwicklungsstand. Shiota (2009) untersuchte menschliche Embryonen aus der 1991 initiierten Sammlung des Congenital Anomaly Research Center der Universität Kyoto und wies darauf hin, dass besonders beim Menschen – aber auch bei Tieren – größere Unterschiede in der vorgeburtlichen Entwicklung auftreten, die nicht nur auf ungenaue Angaben zur Ovulation und/oder Empfängnis der Mütter zurückzuführen waren. Die vorgeburtliche Entwicklung erfolgte, wie seine Untersuchungen zeigten, nicht in einem einheitlichen Tempo. Insbesondere in den frühen Phasen der Schwangerschaft traten teilweise deutliche Unterschiede in der Entwicklung auf, die sich jedoch im Laufe der Schwangerschaft bis zur Geburt wieder der Norm anglichen. Standardabweichungen von bis zu 15–20% des Mittelwertes wurden in den einzelnen Entwicklungsabschnitten vom Autor dokumentiert. Die folgende Tabelle (▶ Tab. 7.1) zeigt die große Variabilität in der humanen embryonalen Entwicklung.

Tab. 7.1: Zuordnung von Embryonen nach Alter zu den Carnegie Stages 11 bis 23 (Quelle: Daten aus Shiota, 2009)

Geschätztes Alter nach Befruchtung	Anzahl Fälle	Carnegie Stages					
		11	12–14	15–17	18–20	21–23	gesamt
4 Wochen	165	4 %	46 %	46 %	4 %	-	100 %
5 Wochen	617	1 %	23 %	68 %	7 %	1 %	100 %
6 Wochen	426	-	9 %	42 %	43 %	7 %	100 %
7 Wochen	280	-	4 %	20 %	43 %	33 %	100 %
8 Wochen	79	-	-	22 %	29 %	49 %	100 %

Embryonen im Alter von fünf Wochen finden sich in allen Entwicklungsstadien. Die Mehrheit der Embryonen (68 %) befinden sich in ihrer Entwicklung in den Carnegie Stadien 15–17. Insgesamt 24 % sind in ihrer Entwicklung noch in den Entwicklungsstadien 11 bis 14, weitere 8 % sind der Entwicklung voraus in den Stadien 18 bis 23.

Embryonen im Alter von acht Wochen befinden sich zu 49 % in den späten Entwicklungsphasen nach Carnegie 21–23. Insgesamt 51 % jedoch sind in ihrer Entwicklung verzögert und befinden sich in den Entwicklungsstadien 15 bis 20.

Diese individuelle Variabilität der Entwicklung betrifft nicht nur den Embryo als Ganzes, als Einheit, sondern ebenso die einzelnen Organe, die jeweils eine beschleunigte oder eine verzögerte Entwicklung zeigen können. Aus diesem Grund haben Autoren der 1960er und 1970er Jahre, die versucht haben, Schädigungsmuster auf der Grundlage der ermittelten sensiblen Phasen einzelner Organe zu bestimmen, stets auch abweichende Kombinationen von Schädigungen dokumentiert, die Ausdruck dieser großen individuellen Variabilität der embryonalen Entwicklung waren.

Shiota (2009) schlug aus diesem Grund als zuverlässigen Indikator für den Entwicklungsstand des Embryos weniger den Zeitpunkt nach Befruchtung als vielmehr Körpergröße und Körpergewicht vor.

Diese zeitliche Verschiebung der individuellen sensiblen Phasen kann möglicherweise im Zusammenhang stehen mit Beobachtungen von Kajii et al. (1973). Die Autoren analysierten die Krankenakten von 113 schwangeren Frauen, die ihre Kinder von August 1959 bis Dezember 1961 zur Welt brachten, nachdem sie auf ärztliche Anweisung dreimal täglich Contergan über drei bis sieben Tage eingenommen hatten. Nur bei sieben Frauen wurde Contergan während der sensiblen Phase (46. bis 49. Tag nach der letzten Regel) angewendet, von ihnen brachten vier Frauen gesunde Kinder zur Welt. Drei Frauen brachten Kinder, die nicht lebensfähig waren, mit sehr schweren Fehlbildungen der Extremitäten und der inneren Organe, zur Welt.

Newman (1986) bestätigte diesen Befund; er schätzte das Risiko, bei Exposition in der Schwangerschaft ein Thalidomid-geschädigtes Kind zur Welt zu bringen, mit

1:2 bis 1:10 ein. Kowalski et al. (2016) sind ebenso dieser Frage nachgegangen und postulierten, dass die genetische Variabilität die Ursache für eine individuell unterschiedliche Empfindlichkeit gegenüber den teratogenen Effekten von Thalidomid sei, sodass nicht alle Mütter, die Contergan eingenommen haben, geschädigte Kinder zur Welt bringen. Aufgrund ihrer Untersuchungen gingen sie davon aus, dass bei Müttern, bei welchen die Allele -786C und (VNTR)4b nachgewiesen wurden, eine gesteigerte Sensitivität und damit eine erhöhte Gefährdung durch Thalidomid in der Schwangerschaft angenommen werden durfte.

Das unterschiedliche individuelle Tempo der Entwicklung könnte erklären, warum sich bei Zwillingen häufig die Auswirkungen von Contergan und damit das Ausmaß der Schädigung unterscheiden. Möglicherweise ist die Entwicklung der beiden Embryonen nicht synchron verlaufen, daher wurde der eine Zwilling mehr, der andere weniger oder gar nicht geschädigt, gemäß seiner individuellen Entwicklungsstufe und dem Ausmaß der Vulnerabilität. Es gibt konkordante Zwillingspaare mit unterschiedlichem Schweregrad der Schädigung und unterschiedlichen Schädigungsmustern. Jedoch existieren auch diskordante Zwillingspaare, bei denen nur der eine Zwilling betroffen und der andere gesund ist (Jörgensen et al., 1970).

7.2 Thalidomid in der Samenflüssigkeit und vorgeburtliche Schäden

Pfeiffer et al. (1963) dokumentierten die genauen Daten der Einnahme von Contergan während der Schwangerschaft bei Müttern mit contergangeschädigten Kindern. Dabei zitierten sie den Eintrag eines Hausarztes, demzufolge nicht die schwangere Mutter, sondern deren Ehemann Contergan eingenommen hatte: »[…] am 25. oder am 41. Schwangerschaftstag erstmalig Contergan-Tropfen verordnet. Die Zwillinge weisen konkordante Varianten der brachialen Phokomelie auf, zusätzlich Gesichtshämangiome«. Im Tierversuch konnte damals der Befund bestätigt werden. Nach Gaben von Thalidomid an männliche Kaninchen über mehrere Wochen konnte nach 103 Paarungen ein Rückgang der Anzahl lebend geborener Kaninchen festgestellt werden; häufig waren sie untergewichtig oder starben kurz nach der Geburt. Einige zeigten Fehlbildungen wie beispielsweise das Fehlen des Schwanzes, Agenesie beider Nieren, fehlende Ossifikationszentren im Bereich der Hinterläufe oder Hämangiome an den Vorderläufen (Lutwak-Mann et al., 1967).

Der Nachweis von Thalidomid in der Samenflüssigkeit beim Menschen wurde 2001 von Teo et al. publiziert. Thalidomidabkömmlinge wie Lenalidomid oder Pomalidomid lassen sich beim Menschen ebenfalls nach oraler Gabe in der Samenflüssigkeit nachweisen. 48 Stunden nach Absetzen der Therapie war Thalidomid nicht mehr nachweisbar (Chen et al., 2010). Da teratogene Eigenschaften auch bei Thalidomidabkömmlingen angenommen werden, hat die FDA von ungeschützten sexuellen Kontakten bis vier Wochen nach Absetzen der Medikation abgeraten (Li et al., 2018).

7.3 Die sensible Phase

In der vorgeburtlichen Entwicklung werden drei Perioden unterschieden:

1. *Entwicklung der Zygote zur Blastozyste und Implantation:* erste zwei Wochen nach Befruchtung; bei Schädigung kommt es zum Abort.
2. *Embryonalperiode:* 3. bis 8. Woche nach Befruchtung; in dieser Phase bilden sich die Organe aus, daher können in dieser besonders empfindlichen Phase bei Schädigung schwere Fehlbildungen mit morphologischen Anomalien auftreten.
3. *Fetalperiode:* 9. bis 38. Woche; die Organe sind ausgebildet, es können Schäden im funktionellen Bereich entstehen, geringe morphologische Anomalien sind möglich.

Contergan hemmt die Ausbildung von Gefäßen im wachsenden Organismus (siehe hierzu ▶ Kap. 4.1, ▶ Kap. 10.4.1). Die Schädigung und abnorme Entwicklung des Gefäßsystems führen zu einer Unterversorgung mit Sauerstoff und Nährstoffen und einem defizienten Abtransport von Metaboliten und Abbauprodukten. In den betroffenen Organsystemen können sich auf dieser Grundlage Fehlbildungen, Dysplasien, Aplasien oder chronische Durchblutungsstörungen und deren Folgezustände entwickeln; ein beschleunigter Abbau der geschädigten Gewebe im Alter ist denkbar. Leider gibt es dazu keinerlei wissenschaftlichen Untersuchungen.

Organe sind in Phasen eines verstärkten Wachstums besonders vulnerabel. Sie sind stark gefährdet, in ihrer Entwicklung gestört oder unterbrochen zu werden. Diese Phasen konnten sehr differenziert jeweils für die einzelnen Organe und ebenso für den Bewegungsapparat empirisch ermittelt werden; man nennt sie »sensible Phasen«. Sie sind durch Zuordnung des Zeitpunkts der Einnahme von Contergan in der Schwangerschaft und den vorgeburtlich aufgetretenen Fehlbildungen festgestellt worden (Lenz & Knapp, 1962; Nowack, 1965; Kreipe, 1967). Die sensible Phase bildet eine Konstante in der Entwicklung des menschlichen Embryos, sie wird jedoch unterschiedlich berechnet: Einige Autoren legen sie auf den 20. bis 35. Tag nach der Befruchtung, andere ziehen es vor, die Tage 35 bis 50 nach Beginn der letzten Regel als Referenzzeitpunkt festzusetzen. Scheinbare Abweichungen von der ermittelten sensiblen Phase entstehen durch das individuelle Tempo der Entwicklung der Embryonen (siehe hierzu ▶ Kap. 7.1).

In der folgenden Tabelle (▶ Tab. 7.2) ist die sensible Phase für die einzelnen Organsysteme dargestellt.

Tab. 7.2: Fehlbildungszeitplan (Quelle: Conterganstiftung, 2013; Karlsruher Conterganverband e. V.)

Zeitpunkt der Schädigung, Tage nach Beginn der letzten Regel (»Sensible Phase«)	Schädigung durch Contergan in diesem Zeitraum
34 bis 37 Tage	Augenmuskel- und Hirnnervenlähmung
34 bis 39 Tage	völliges Fehlen der Ohrmuschel (Anotie)
35 bis 43 Tage	Agenesie des Daumens
35 bis 44 Tage	Katarakt
36 bis 45 Tage	Fehlbildung des Herzens und der großen Gefäße
38 bis 43 Tage	Fehlbildung der Niere
38 bis 44 Tage	völliges Fehlen der Arme (Amelie der Arme)
38 bis 47 Tage	Hände sitzen an der Schulter (Phokomelie der Arme)
38 bis 48 Tage	Fehlbildung der Hüftgelenke
39 bis 44 Tage	Innen- und Mittelohrfehlbildungen
39 bis 46 Tage	Humerus-, Radius- und Ulnadysplasie
40 bis 46 Tage	Duodenalatresie
40 bis 46 Tage	Humerusdysplasie
40 bis 48 Tage	Füße sitzen am Becken (Phokomelie Beine)
40 bis 48 Tage	Thenarhypoplasie
40 bis 48 Tage	gastrointestinale Fehlbildungen
41 bis 44 Tage	Duodenalstenose
41 bis 44 Tage	Analatresie
41 bis 44 Tage	Fehlbildungen des Respirationstraktes
41 bis 44 Tage	Agenesie der Gallenblase
41 bis 46 Tage	Amelie der Beine
41 bis 47 Tage	Zeigefingerhypoplasie
41 bis 49 Tage	Radiusdysplasie
41 bis 50 Tage	Großzehenduplikation
42 bis 45 Tage	Genitale Fehlbildungen
42 bis 50 Tage	Tibiadysplasie
43 bis 46 Tage	Leistenbruch
43 bis 50 Tage	Femurdysplasie

Tab. 7.2: Fehlbildungszeitplan (Quelle: Conterganstiftung, 2013; Karlsruher Conterganverband e. V.) – Fortsetzung

Zeitpunkt der Schädigung, Tage nach Beginn der letzten Regel (»Sensible Phase«)	Schädigung durch Contergan in diesem Zeitraum
44 bis 48 Tage	Femur-, Tibia- und Fibuladysplasie
45 bis 51 Tage	Thenare Triphalangie

Diese Tabelle stellt die Phasen der jeweils größten vorgeburtlichen Vulnerabilität in verschiedenen Bereichen des wachsenden Organismus gegenüber Thalidomid und die dadurch entstandenen Schädigungen dar. Eine Exposition innerhalb dieses Zeitfensters führt mit hoher Wahrscheinlichkeit zur Ausbildung von Fehlbildungen in jenen Bereichen, die sich in der sensiblen Phase befinden. Dabei ist die Entwicklung des zentralen und peripheren Nervensystems nicht mit einbezogen. Die Entwicklung des Gehirns beginnt sehr früh in der Embryonalphase, vor Abschluss der dritten Woche nach Befruchtung, und ist erst nach der Geburt, Mitte der 20er Jahre abgeschlossen.

Das erste Organsystem, das in der embryonalen Entwicklung entsteht, ist das Herz-Kreislauf-System, welches die Zufuhr von Boten- und Nährstoffen und den Abtransport von Metaboliten und Abbauprodukten im wachsenden Organismus übernimmt. Etwa am 19. Tag nach der Befruchtung treten erste embryonale Blutgefäße auf. Ein bis drei Tage später ist der mittlere Herzschlauch ausgebildet, das rudimentäre Herz beginnt zu schlagen und entwickelt sich durch weiteres Wachstum und Verkrümmung zur Herzschleife, aus der sich – durch Trennung und Differenzierung – die vier Herzinnenräume ausbilden. Die Kreislauffunktion wird ab dem 27. bis 29. Tag nach Befruchtung aufgenommen (Abdulla et al., 2004). Contergan stört die Entwicklung des Herzens empfindlich, und je nachdem zu welchem Zeitpunkt die Gabe erfolgt, entstehen bei jenen Betroffenen, die überleben, Fehlbildungen wie ASD, VSD, pulmonale Stenose, ein offener Ductus arteriosus Botalli, ein hypermobiles Vorhofseptum, Cardiomegalie, Herzklappenfehler oder eine doppelte Aorta. Bei kombinierten Fehlbildungen ist ein Überleben häufig nicht möglich. Gefäßfehlbildungen führen im Lebenslauf gehäuft u. a. zu Herzinfarkten oder Schlaganfällen, die im Vergleich zur Gesamtbevölkerung zu einem sehr frühen Zeitpunkt auftreten (siehe hierzu ▶ Kap. 17.3).

Die Fehlbildungen des Gliedmaßenskeletts sind charakteristisch für die vorgeburtliche Schädigung durch Contergan. Trotz der großen Vielfalt ihrer Ausprägungen lassen sich Gesetzmäßigkeiten erkennen. Nach Willert (2005) handelt es sich um Hypo- und Aplasien von Skelettelementen in der Längsachse der oberen und unteren Extremitäten. An der oberen Extremität ist jeweils die radiale Seite betroffen, der Daumen mit Hypoplasie oder Zwei- und Dreigliedrigkeit, Radius, Humerus mit Schultergürtel; an der unteren Extremität findet sich auch eine Überschussbildung der großen Zehe, betroffen ist die tibiale Seite des Fußes, Tibia, Femur und das Becken (siehe hierzu ▶ Kap. 12).

Vorgeburtliche Fehlbildungen, die nicht conterganbedingt sind, zeigen nach Hamanishi (1980) ein anderes Schädigungsmuster: Die Reduktion der Skelettelemente betrifft in den oberen Extremitäten überwiegend die Ulna, in den unteren Extremitäten sind es Fibula und Femur.

7.4 Schäden in der Embryonalphase

Die bei contergangeschädigten Menschen beobachteten Fehlbildungen finden sich nicht ausschließlich bei dieser Personengruppe, wie bereits dargestellt wurde (siehe hierzu ▶ Kap. 6). Die Embryonalphase, der Zeitraum bis zur 8. Woche nach der Konzeption, ist die Phase der größten Vulnerabilität, da sich die einzelnen Organe aus den verschiedenen Keimblättern herausbilden, und das Einwirken von Noxen zu bleibenden strukturellen Schäden führen kann. Anders als bei DNA-Schäden, bei welchen durch biochemische Mechanismen Strangbrüche, Fehlpaarungen etc. auf zellulärer Ebene repariert werden können, folgt die Embryonalentwicklung einer ganzheitlichen genetisch festgelegten Strategie, die, wenn sie unterbrochen wird, zu Fehlbildungen der Organe führt (siehe hierzu ▶ Kap. 4.3). Dabei spielt es eine untergeordnete Rolle, welcher Art die Noxe ist. Am Beispiel der Röteln-Embryopathie können Parallelen zur Schädigung bei Thalidomid-Embryopathie aufgezeigt werden, beide zeigen eine vergleichbare Organaffinität und Phasenspezifität (Miehlke, 1967; Orphanet, Rötelnembryopathie).

Bei einer Rötelninfektion der Mutter während der Schwangerschaft kann das Rötelnvirus über die Plazenta in den Embryo oder Fötus eindringen und sich in den Wirtszellen vermehren. Bei einer Infektion in den ersten Wochen der Schwangerschaft werden bis zu 90 % der Embryonen infiziert und geschädigt, sodass es zum Spontanabort oder zur Frühgeburt kommen kann; die Gesamtletalität beträgt 15 % bis 20 %. Schädigungen durch das Virus entstehen meist in der frühen sensiblen Phase der Organe, durch Störungen ihrer genetisch festgelegten Entwicklung. Das Virus verbleibt im infizierten Organismus und kann noch bis zu einem Jahr nach der Geburt ausgeschieden werden. Die Rötelnembryopathie zeichnet sich aus durch Schäden des Auges (Katarakt, Mikrophthalmus, Glaukom, Kolobom), des Ohres (Innenohrschwerhörigkeit bis Gehörlosigkeit, Störung des Gleichgewichtsorgans), des Herzens (offener Ductus Botalli, periphere Pulmonalarterienstenose, VSD, Herzwanddefekte) und des Gehirns (Mikrocephalie).

Auch scheinbar gesund geborene Kinder, die bis zur 18. Schwangerschaftswoche im Mutterleib mit dem Rötelnvirus infiziert wurden, können in der späteren Kindheit oder im Erwachsenenalter Funktionseinschränkungen an den genannten Organsystemen entwickeln. Im Kontext der Rötelnembryopathie kann die Entstehung eines Spätschadens durch das Persistieren des Virus im Organismus plausibel erscheinen. Im Fall von Thalidomid geschieht dies auf einer anderen Grundlage:

> »Vielfach wird angenommen, dass mit der Erfassung der sichtbaren Abweichungen das meiste erkannt sei. Der Thalidomid-Schaden reicht aber in Wirklichkeit weit in die Intimstruktur des Organismus, ist somit größtenteils äußerlich unsichtbar. [...] im Großen und Ganzen ist der Schaden, den wir sehen, nicht abgeschlossen, sondern er läuft weiter« (Goerttler, 1965).

Die verschiedenen sich in Ausbildung befindenden Organe reagieren auf Schädigungen mit Zellverlust und mit Regenerationsversuchen, die jedoch meist unvollständig sind, da die streng programmierte Entwicklung der Organe durch die Einwirkung der Noxe gestört oder gehemmt wird. Nachdem der natürliche Wachstumsprozess unterbrochen wurde, versucht der Organismus das Wachstum unter veränderten Bedingungen fortzusetzen. Das führt in diesem frühen Stadium zu strukturellen Schäden, aberrierenden Gefäß- und Nervenverläufen, Fehlinnervationen, Gefäßabbrüchen, Fehlbildung und Fehlansätzen der Muskulatur. Dieser Prozess der Embryogenese ist bis zu Beginn der Fetalperiode abgeschlossen. Auch in der Fetalperiode können bei Contergangaben Schäden entstehen, doch diese sind funktioneller Art, da die Ausbildung der Organe weitgehend abgeschlossen ist. Eine Ausnahme bilden jene Organe, deren Entwicklung noch nicht abgeschlossen ist mit Ende der Embryonalperiode, wie beispielsweise das Gehirn, das sich weiterentwickelt bis zum jungen Erwachsenenalter.

Häufig treten Schäden, die in der Gesamtbevölkerung sehr selten zu finden sind, bei contergangeschädigten Menschen gehäuft auf, wie beispielsweise Schäden vom Typ Duane. Das Duane-Syndrom tritt in der Gesamtbevölkerung etwa bei 1/1.000 bis 1/10.000 Personen meist einseitig auf (Orphanet). Bei contergangeschädigten Menschen der schwedischen Thalidomid-Studie wurde es bei 31 % der Studienteilnehmer überwiegend beidseits diagnostiziert (Miller, 1991) (siehe hierzu ▶ Kap. 20.2).

Die Kombination der einzelnen Schäden ist jeweils charakteristisch für die Thalidomid-Embryopathie und für erfahrene Diagnostiker erkennbar, beispielsweise die ungewöhnliche Kombination von ausgeprägten Myopien oder Hyperopien mit Strabismus incomitans oder beidseitigem Schaden Typ Duane. Aus diesem Grund ist die differentialdiagnostische Erfassung von Syndromen, die thalidomidbedingten Fehlbildungen vergleichbar sind, ein wichtiger Bestandteil der Diagnostik (siehe hierzu ▶ Kap. 6).

Die vorgeburtlichen Fehlbildungen, die am meisten auffallen, betreffen den Bewegungsapparat. Jedoch kommen im Bereich der inneren Organe, der Augen und im HNO-Bereich Fehlbildungen hinzu, die häufig gemeinsam auftreten können, wenn sich deren sensible Phasen überschneiden. Die Schädigungsmuster sind sehr individuell, da je nach Entwicklungsstand des Embryos und dem Zeitpunkt/den Zeitpunkten der Gabe von Contergan unterschiedliche Organe in ihrer Entwicklung gehemmt werden (siehe hierzu ▶ Kap. 7.1). Die Conterganstiftung hat die Anzahl Personen, die keine Schäden in den vier beschriebenen Bereichen aufweisen, ausdrücklich aufgeführt. So lässt sich im Umkehrschluss feststellen, wie hoch der jeweilige Anteil der Betroffenen ist, die Fehlbildungen in den verschiedenen Organsystemen aufweisen.

Die folgende Abbildung (▶ Abb. 7.1) zeigt anteilmäßig Schädigungen in den Bereichen des Bewegungssystems, der inneren Organe, der Augen und im HNO-Bereich bei contergangeschädigten Menschen für das Jahr 2022 (N = 2671).

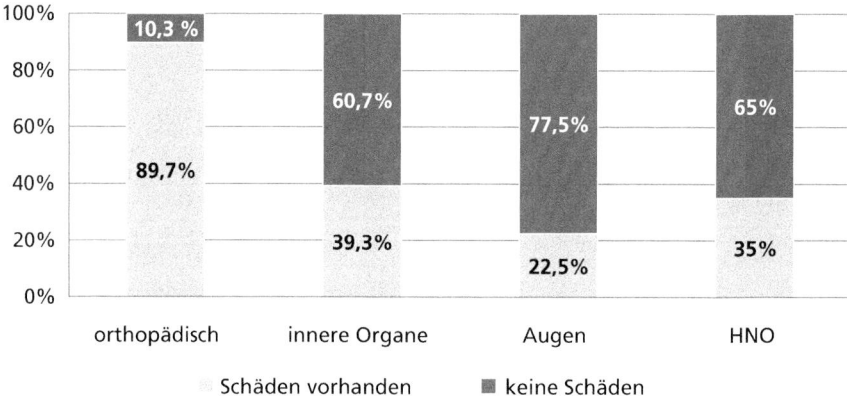

Abb. 7.1: Vorkommen vorgeburtlicher Schäden in Prozent. Stichprobe contergangeschädigter Menschen 2022 (N = 2671). Analyse. (Quelle: Conterganstiftung, 2023)

Nicht jeder contergangeschädigte Mensch zeigt vorgeburtliche Fehlbildungen in allen Bereichen. 90% der hier erfassten Betroffenen zeigen einen vorgeburtlichen Schaden im Bereich der Extremitäten oder der Wirbelsäule, der langfristig zu körperlichen Einschränkungen, Arthrosen und Schmerzzuständen führen kann. In dieser Aufstellung sind Schäden in allen Ausprägungen berücksichtigt, von isolierten Daumenschäden bis zu Amelien.

Bei 40% der Leistungsempfänger lassen sich Schädigungen im Bereich der inneren Organe – Niere, Herz, Geschlechtsorgane, Magen-Darm-Trakt – nachweisen; schwere kombinierte vorgeburtliche Schädigungen beispielweise der Lunge, des Herzens, des Dünndarms oder der Nieren sind nicht mit dem Leben vereinbar und haben zum frühen Tod der fehlgebildeten Neugeborenen geführt. Schäden an den Augen finden sich bei etwa einem Fünftel der Betroffenen. Dabei handelt es sich überwiegend um eine Lähmung der Augenmuskeln und um einen schweren Strabismus. Schwere strukturelle Schädigungen des Auges sind nur selten zu finden, da sie zusammen mit schweren inneren Schäden entstehen, die wiederum die Ursache der hohen frühkindlichen Mortalität bilden. Etwa bei einem Drittel der Betroffenen kann ein Schaden im HNO-Bereich, im Bereich des Schädels – Ohren, knöcherner Gesichtsschädel, Facialis, Gehör – festgestellt werden.

7.4.1 Ernst Marquardt

Ernst Marquardt engagierte sich ab 1961 für contergangeschädigte Kinder als »Arzt, Orthopädietechniker, Teammanager und Gutachter für conterganspezifische Schäden des Bewegungsapparats« (Neff, 2016). Die erste systematische Untersuchung der damaligen contergangeschädigten Kinder erfolgte bundesweit nicht nur zu therapeutischen Zwecken, sondern auch um sie in das medizinische Punktesystem einzugliedern, als Grundlage für die Höhe der Leistungen, die ab 1972 von der Conterganstiftung ausbezahlt wurden. Er veröffentlichte 1991 die Verteilung der vorgeburtlichen Fehlbildungen bei 2.540 lebenden contergangeschädigten Personen in der BRD, die er zum großen Teil persönlich untersucht hatte (Marquardt, 1994) (siehe hierzu ▶ Kap. 19.1, ▶ Tab. 19.1). Diese Daten von 1991 werden mit Daten der Conterganstiftung (ab 1972) Stand Ende 2022 verglichen. In diesen beiden großen Datensätzen werden zum großen Teil dieselben Personen erfasst, die über die Jahre von unterschiedlichen Gutachtern untersucht worden sind; es sind Neuaufnahmen dazugekommen, auch die Verstorbenen sind im Datensatz der Conterganstiftung noch enthalten. Bei Revisionen wurden vorgeburtlichen Schäden teilweise neu bewertet, und dank moderner Diagnostik differenzierter beurteilt. Dadurch entstanden Unterschiede in der Häufigkeit der einzelnen vorgeburtlichen Schäden.

Im Bereich der Extremitäten ist eine Gegenüberstellung nicht möglich, da die Beschreibung und Klassifizierung der Fehlbildungen von Marquardt zu sehr von der deutlich differenzierteren Begrifflichkeit der aktuellen Unterlagen der Medizinischen Kommission abweichen.

Der deutlich höhere Anteil an »fehlender Gallenblase« (+ 2,8 %) und »Harnwege, Nieren« (+ 3,8 %) im Datensatz der Conterganstiftung ist mit hoher Wahrscheinlichkeit einer effizienteren Diagnostik zu einem späteren Zeitpunkt geschuldet; der um 3 % höhere Anteil an operablen Herzfehlern einer verbesserten Operationstechnik von Herzfehlern.

In einem Vergleich der vorgeburtlichen Schäden im Bereich des Kopfes fällt auf, dass Marquardt mit 39,3 % einen deutlich höheren Anteil (+ 15 %) an Betroffenen mit Augenmuskellähmungen aufführt. Die Daten der Stiftung differenzieren heute zwischen »Augenmuskellähmung: Störung der Beweglichkeit und Koordination beider Augen« (24,7 %) und »Schielen: Entstellendes Schielen, Fehlen des beidäugigen Sehens« (18,9 %). Wenn man beide Formen der Schädigung zusammenführt, kommt man auf 43,6 % und damit dem von Marquardt ermittelten Wert deutlich näher.

> Alle Kombinationen von Schädigungen sind grundsätzlich möglich. Jede Person hat ihr individuelles Schädigungsmuster, je nachdem wann und wie häufig sie Thalidomid intrauterin ausgesetzt und wie beschleunigt oder verzögert ihre embryonale Entwicklung war. Das macht das Schadensbild so vielfältig und oft auch schwierig zu erkennen. Es können gleichzeitig Schäden aus zwei, drei oder allen vier Bereichen auftreten, eine Kumulation von Schäden aus verschiedenen Bereichen ist jedoch nur bei sehr schwer betroffenen lebenden Personen der Fall.

Ebenso können Schäden der inneren Organe auftreten, ohne dass das Bewegungssystem betroffen ist (Smithells, 1962). Die vorgeburtlichen Schäden verändern sich außerdem im Lebenslauf, je nachdem in welchem Ausmaß es im Beruf oder privat langfristig zu Über- oder Fehlbelastungen gekommen ist. Sie sind die

Ursache von Abnutzungs- und Folgeschäden, die zu schweren zusätzlichen körperlichen Einschränkungen und Schmerzen führen können. Es gibt keine zwei Betroffenen, die identische vorgeburtliche Schädigungen zeigen, ebenso unterschiedlich sind Ausmaß der Entwicklung sowie Lokalisation von Folgeschäden und Schmerzen.

7.4.2 Verteilung der Schäden nach Häufigkeit

In der folgenden Tabelle (▶ Tab. 7.3) sind die Bereiche und das Ausmaß der vorgeburtlichen Schädigungen nach der Häufigkeit ihres Vorkommens in der Population der contergangeschädigten Menschen Stand Ende 2022 (N = 2.671) dargestellt.

Tab. 7.3: Häufigkeit vorgeburtlicher Schäden in verschiedenen Bereichen in Prozent.

Häufigkeit % N = 2671	Bereiche	Ort und Ausmaß der vorgeburtlichen Schädigung
70 % bis < 80 %	ORTH	Langfinger
40 % bis < 50 %	ORTH	Unterarmschaden schwer Schulterschaden Wirbelsäule: alle Entwicklungsstörungen unterschiedlicher Ausprägung (schwer/mittelschwer/leicht)
30 % bis < 40 %	ORTH	Wirbelsäule: Entwicklungsstörung leicht
20 % bis < 30 %	ORTH	2. Finger: Fehlen/Funktionslosigkeit Unterarmschaden leicht Oberarm: Fehlen Skoliose statische Skoliose leicht Hüftschaden Hüftschaden leicht
	AUG	Augenmuskellähmung
10 % bis < 20 %	ORTH	Daumen zweigliedrig oder dreigliedrig Daumen: Fehlen/Funktionslosigkeit 4. Finger: Fehlen/Funktionslosigkeit Wirbelsäule: Entwicklungsstörung mittelgradig Oberschenkelschaden leicht
	INN	Nieren Hodenhochstand
	HNO	Facialisparese Ohrmuscheln: Fehlen Kieferfehlbildung
	AUG	Schielen (kein beidäugiges Sehen)

Tab. 7.3: Häufigkeit vorgeburtlicher Schäden in verschiedenen Bereichen in Prozent. – Fortsetzung

Häufigkeit % N = 2671	Bereiche	Ort und Ausmaß der vorgeburtlichen Schädigung
5 % bis < 10 %	ORTH	3. Finger: Fehlen/Funktionslosigkeit Karpaltunnelsyndrom Oberarm- und Schulterschaden schwer Wirbelgleiten Kreuzbeinschaden ohne Nervenschaden Hüftschaden schwer Schienbein: Fehlen mit Fußschaden Oberschenkelschaden schwer mit Hüftschaden Kniegelenksschaden
	INN	Herzfehler Leistenbruch
	HNO	Ohrmuscheln: Fehlbildung Gehörgang Enge Flachnase Gaumensegellähmung Lidschluss unvollständig Taubheit beidseitig Taubheit einseitig Starke Schwerhörigkeit
bis < 5 %	ORTH	Amelie obere Extremität Fußdeformität oder Klumpfuß Amelie untere Extremität
	INN	Gallenblase: Fehlen Zwölffingerdarm: Verlegung oder Enge Afterverschluss oder -verengung nach Operation mit/ohne erhaltene Funktion des Schließmuskels Geschlechtsorgane weiblich: Fehlbildung
	HNO	Labyrinth: Fehlen/Fehlbildung
	AUG	Krokodilstränen Blindheit beidseitig

ORTH: orthopädische Schäden. INN: Schäden an inneren Orgnen. HNO: Schäden im Schädelbereich und Gehör, AUG: Augenschäden. Gesamtstichprobe contergangeschädiger Menschen 2022 (N = 2.671); Analyse (Quelle: Daten Conterganstiftung, 2023)

Am häufigsten finden sich vorgeburtliche Schäden im Bewegungssystem. Sie prägen das äußere Erscheinungsbild vieler Betroffener und sind die Ursache schwerer körperlicher Einschränkungen sowie von ausgeprägten Schmerzzuständen (siehe hierzu ▶ Kap. 12, ▶ Kap. 13, ▶ Kap. 24, ▶ Kap. 25).

Schwere entstellende Lähmungen der Gesichtsmuskulatur oder eine Teillähmung finden sich in knapp einem Fünftel der Stichprobe. Sie führen zu einer erschwerten nonverbalen Kommunikation, da das dazu erforderliche Mienenspiel in schweren Fällen beidseitig aufgehoben ist. Bei betroffener oraler Muskulatur kann auch die Sprache undeutlich und verwaschen sein (siehe hierzu ▶ Kap. 14, ▶ Kap. 21.3, ▶ Kap. 21.4).

Ein Viertel der Betroffenen zeigt eine Lähmung der Augenmuskeln, die dazu führt, dass nicht die Augen ein Ziel verfolgen können, sondern dass sich der Kopf nach dem Ziel ausrichten muss. Hinzukommt ein ausgeprägter Strabismus bei etwa einem Fünftel der Betroffenen, der ein räumliches Sehen nicht erlaubt. Blindheit und Sehschädigungen treten zahlenmäßig eher in den Hintergrund (siehe hierzu ▶ Kap. 20).

Schädigungen der inneren Organe finden sich in unterschiedlicher Häufigkeit bei contergangeschädigten Menschen. Fehlbildungen der Niere stehen mit 13% im Vordergrund; es handelt sich um ein Zusammenwachsen beider Nieren und Ausbildung einer Hufeisenniere oder Beckenniere. Zudem werden Doppelungen der Niere oder des Nierenbeckens beobachtet, sowie Nierenbeckenerweiterungen. Auch asymmetrische Fehlbildungen sind möglich: ein einseitiges Fehlen oder eine einseitige Hypoplasie der Niere, ebenso die Kombination einer Nierenbeckenerweiterung auf der einen Seite mit einer Nierenhypoplasie auf der anderen. Sehr schwere Fehlbildungen der Niere oder Agenesien fehlen, da sie mit dem Leben nicht vereinbar sind. Des Weiteren finden sich in einer Größenordnung von 11,6% ein Hodenhochstand, der zu Kinderlosigkeit oder zu einem erhöhten Risiko der Entartung der Zellen führen kann (siehe hierzu ▶ Kap. 16.3, ▶ Kap. 17.4, ▶ Kap. 19).

Fehlbildungen des Herzens werden mit knapp 10% dokumentiert; es handelt sich um angeborene Herzfehler von unterschiedlichem Schweregrad, die von der Medizinischen Kommission als operierbar oder nicht operierbar eingestuft wurden (siehe hierzu ▶ Kap. 18).

Im HNO-Bereich fallen entstellende Fehlbildungen der Ohrmuscheln bei 9,6% oder ihr Fehlen bei 16,5% auf, was für die Betroffenen häufig eine schwere psychische Belastung darstellt, die mit Scham verbunden ist. Der Anteil an Kieferfehlbildungen liegt bei fast 16%. Er ist nicht nur wegen seiner oft entstellenden Wirkung eine schwere Belastung, sondern auch wegen der damit verbundenen Einschränkung der Kaufunktion und damit der Nahrungsaufnahme und einer möglichen Einschränkung der Sprachfunktion (siehe hierzu ▶ Kap. 21).

Gehörlose Betroffene mit beidseitiger Taubheit liegen in diesem Datensatz bei etwa 10%, eine doppelseitige schwere bis mittlere Schwerhörigkeit bei 7,2%. Dabei fällt auf, dass bei etwa 15% der Betroffenen eine Taubheit oder eine sehr schwere bis mittelgradige Schwerhörigkeit auch einseitig vorliegen kann, in Verbindung mit einer Schwerhörigkeit unterschiedlichen Ausmaßes oder einer normalen Hörfähigkeit auf dem anderen Ohr.

Das Vorkommen von Schäden in den vier verschiedenen Bereichen mit Bezug auf die Schadenspunkte zeigt folgende Abbildung (▶ Abb. 7.2).

Schäden im Bereich des Bewegungsapparats finden sich in allen Schadenspunktegruppen mit einem Anteil von 80% bis 96,6%. Schäden der inneren Organe und der Sinnesorgane liegen bei niederer Schadenspunktezahl unter 30%, bei 100 Schadenspunkten liegt der Anteil der inneren und der HNO-Schäden bei 80%, Augenschäden bei knapp 70%. Eine Übersicht contergangedingter Schäden findet sich in der Arbeit von Smithells und Newman (1992).

Die Fehlbildungsprävalenz in aktiven Erfassungssystemen liegt in Deutschland in der Gesamtbevölkerung bei 6–7%. Davon sind etwa ein Fünftel schwer bis

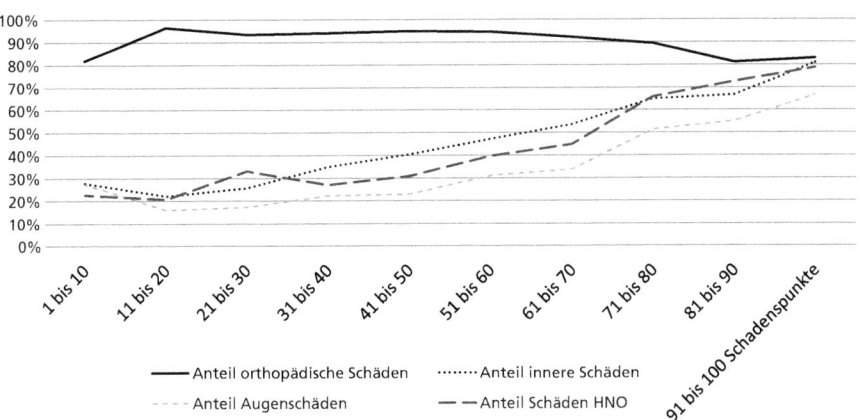

Abb. 7.2: Conterganbedingte Schäden nach Schadenspunktegruppen in Prozent. Gesamtstichprobe contergangeschädiger Menschen 2022 (N = 2671). Analyse. (Quelle: Conterganstiftung, 2023)

lebensbedrohlich (Geburtenregister Mainzer Modell). Es kann daher durchaus vorkommen, dass Neugeborene, deren Mütter Contergan eingenommen haben, nicht nur conterganbedingte Fehlbildungen zeigen. Zusätzlich können auch andere, nicht conterganbedingte Fehlbildungen auftreten. Das bedeutet, dass das Vorliegen von nicht conterganbedingten Schädigungen keinen Grund darstellt, eine Conterganschädigung auszuschließen (Smithells & Newman, 1992).

7.5 Postnatale Wirkung von Contergan in der Wachstumsphase

Contergan beeinflusst nicht nur wachsende Gefäße während der Embryonalperiode. Auch in der Fetalperiode bis Ende der Schwangerschaft und darüber hinaus können Wachstums- und Reifungsprozesse bei Kindern und Jugendlichen durch Gaben von Contergan beeinflusst werden.

Im Rahmen der Befragung in der Studie HD 2013 sowie auch in weiteren Gesprächen wurde die Frage nach der Entstehung von möglichen Schäden in der späten Schwangerschaft oder nach der Geburt beim Kleinkind aufgrund regelmäßiger Gaben von Contergan gestellt. Betroffene berichteten, dass sie über längere Zeiträume als Kleinkind Contergan zur Ruhigstellung erhalten hätten. Später entwickelten sie eine schwere Polyarthrose mit schweren Verschleißerscheinungen im Bereich aller Gelenke, welche zu schwersten Schmerzen bei Bewegung führten, sodass sie zum Zeitpunkt des Gesprächs auf den Rollstuhl angewiesen waren, ohne dass entsprechende schwere Fehlbildungen der Extremitäten bestanden.

Die Entwicklung des Knorpels und die Knochenbildung in der Schwangerschaft können Hinweise geben. Der Knorpel ist in der Phase des Aufbaus durchdrungen von Gefäßen, die das Knorpelgewebe ernähren und den Prozess der Knochenbildung unterstützen. Nach der Geburt ziehen sich diese Gefäße allmählich aus dem Knorpelgewebe zurück, da bei zunehmender Belastung des Knorpels durch den aufrechten Gang insbesondere in den großen frei beweglichen Gelenken der statische Druck steigt, und die Durchblutung nicht mehr gewährleistet werden kann. Die Ernährung des Knorpels erfolgt in den kleineren nicht frei beweglichen Gelenken (Synarthrosen und Amphiarthrosen) über das Perichondrium, einer Bindegewebeschicht, die das Knorpelgewebe umgibt und Kapillargefäße enthält. In den großen frei beweglichen Gelenken wird der Knorpel auf zwei Wegen ernährt, einerseits durch die synoviale Flüssigkeit, die Gelenkflüssigkeit, andererseits durch Verbindungen zur subchondralen Mineralisierungszone und deren Gefäßsystem, dadurch wird einer Minderversorgung der basalen Schichten des Knorpelgewebes effektiv entgegengewirkt (Mashuga, 1961).

Eine geringere Belastbarkeit und ein früher Verschleiß des Gelenkknorpels können ursächlich auf die systemische vorgeburtliche Einwirkung von Contergan auf das Gewebe und das sich im Wachstum befindende Kapillarsystem zurückgeführt werden. Eine vorgeburtlich verminderte vaskuläre Versorgung des Knorpelgewebes kann zu einer Dysplasie oder zu einer verminderten Ausbildung dieses wichtigen Bestandteils der Gelenke führen.

> Regelmäßige Gaben von Contergan in der späten Schwangerschaft oder im Kleinkindalter können möglicherweise im wachsenden Gewebe ebenso eine Störung der Angiogenese verursachen, wie sie in der frühen Schwangerschaft beobachtet wird, als deren Folge eine verminderte mechanische Belastbarkeit des Knorpels betrachtet werden kann (Lash & Saxén, 1972; Stockwell, 1991).

Bei den genannten Betroffenen besteht möglicherweise ein Zusammenhang zwischen der Fehlentwicklung des Aufbaus der Knorpelschicht in den Gelenken und Zeichen einer frühzeitig einsetzenden Abnutzung und entsprechenden Folgeerscheinungen.

7.6 Symmetrie und Asymmetrie der Schäden

Conterganschäden treten überwiegend in symmetrischer Form auf, wobei die sich entsprechenden Schäden auf beiden Körperseiten nicht identisch sein müssen. Bei bilateral auftretenden Fehlbildungen, ist häufig die linke Seite stärker betroffen als die rechte (Vargesson, 2018). Geringgradige, aber auch deutlich ausgeprägte Seitendifferenzen bei Conterganschäden sind schon früh beschrieben worden; es finden sich Berichte von ausgeprägt asymmetrischen vorgeburtlichen Schädigungen bei nachgewiesener Thalidomideinnahme beispielsweise bei Lenz und Knapp (1962). Sie beschrieben den Zeitpunkt der Thalidomideinnahme und die beobachteten Organveränderungen bei selbst erfassten Fällen. Drei Fälle werden zitiert:

- Nr. 610524: *Klumphand links. Daumen-, Radius- und Thenaraplasie links. Armverkürzung mit Triphalangie des Daumens rechts.*
- Nr. 601213: *Links sechs Finger. Rechts Hand an Ellenbogen.*
- Nr. 600707: *Phokomelie und Peromelie der Arme und des linken Beines. Amelie des rechten Beines. Ventrikelseptumdefekt.*

Smithells und Newman (1992) bestätigten mögliche Asymmetrien, allerdings gingen sie davon aus, dass bei Zunahme der asymmetrischen Ausprägung der Fehlbildung die Wahrscheinlichkeit, dass sie auf toxische Substanzen oder auf eine genetische Ursache zurückgeführt werden könnten, geringer wird: »The extent of the symmetry varies according to the nature of the defect, both in the closeness of the match between left and right, and in the proportion of cases which are appreciably asymmetrical. [...] When the long bones of the arms are involved, there is usually a small difference in the extent of the reduction deformity. The greater the difference between the two sides, the less likely are the defects to be of drug or genetic origin, but it is not possible to draw rigid lines. Complete amelia on one side with a normal upper limb on the other is, at the least, highly unlikely to be attributable to any drug«.

MCredie (2007, S. 75) dokumentierte in ihrem Buch einen viel zitierten Fall Nr. 5, der auf Thalidomid zurückzuführen war und eine Amelie des linken Arms bei normalem rechtem Arm und normaler rechter Hand zeigte. Das rechte Bein war normal geformt, das linke zeigte eine Fehlbildung des Vorfußes, außerdem lag eine Spina bifida occulta vor.

Newman (1977) untersuchte 175 contergangeschädigte Kinder u. a. mit Blick auf die Symmetrie von Schäden an den Extremitäten. Er kam zu folgendem Ergebnis: »Major asymmetry is therefore uncommon as regards single-limb defects, but major differences in severity between two limbs are not rare«. Er berechnete die jeweilige Häufigkeit von Asymmetrien und symmetrisch auftretenden Schädigungen der oberen und unteren Extremitäten, die in der folgenden Tabelle (▶ Tab. 7.4) dargestellt sind.

Tab. 7.4: Symmetrie und Asymmetrie bei Schädigungen der Extremitäten in Prozent (Quelle: Daten aus Newman, 1977)

	nur eine Seite ist betroffen	Asymmetrie mit deutlichen Unterschieden beider Seiten	Symmetrie beider Seiten	keine Schädigung
Arme	1,2 %	26,3 %	60,6 %	11,9 %
Beine	7,4 %	9,7 %	24 %	58,9 %

Eine einseitige Schädigung der Extremitäten trat häufiger an den Beinen als an den Armen auf, wobei es sich auch um eine geringgradige Ausprägung einer Schädigung handeln konnte. 60% der untersuchten Kinder zeigten weitgehend symmetrische Fehlbildungen im Bereich der Arme, 24% im Bereich der Beine, während sich bei 26,3% bzw. 9,7% deutliche Asymmetrien im Bereich der Arme bzw. der Beine fanden. Auch hier zeigte sich, dass die Arme (11,9% keine Schädigung) deutlich häufiger vorgeburtliche Schädigungen aufwiesen als die Beine (58,9% keine Schädigung).

Der Datensatz der Conterganstiftung, der die vorgeburtlichen Schäden (Stand 2022) dokumentiert, berücksichtigt ebenso Abweichungen von der Symmetrie, indem bei allen paarig angelegten Körperbereichen sowohl die einseitigen als auch die beidseitigen Schäden zahlenmäßig und in ihrem Schweregrad aufgeführt werden. Ein als einseitig aufgeführter Schaden schließt eine beidseitige Schädigung nicht aus, eine Kombination von sehr unterschiedlichen Schäden in unterschiedlichen Ausprägungen ist immer möglich und gegeben. Die folgenden Tabellen zeigen dazu zwei Beispiele:

7.6.1 Schädigung des Gehörs in unterschiedlichem Ausmaß auf beiden Seiten

Tab. 7.5: Häufigkeit vorgeburtlicher Schäden am Gehör. Gesamtstichprobe contergangeschädigter Menschen 2022 (N = 2671); Analyse (Daten Conterganstiftung, 2023)

Ort der vorgeburtlichen Schädigung	Art und Ausmaß der Schädigung	Anzahl Betroffener (N = 2671)
Gehör	Taubheit oder praktisch der Taubheit gleichkommende Schwerhörigkeit auf der einen Seite und auf der anderen Seite	Gesamt 142
	starke Schwerhörigkeit	48
	mittlere Schwerhörigkeit	31
	leichte Schwerhörigkeit	22
	normales Hören	41
	starke Schwerhörigkeit auf der einen Seite und auf der anderen Seite	Gesamt 158
	mittlere Schwerhörigkeit	95
	leichte Schwerhörigkeit	30
	normales Hören	33
	mittlere Schwerhörigkeit auf der einen Seite und auf der anderen Seite	Gesamt 97
	leichte Schwerhörigkeit	70
	normales Hören	27

Wie der Tabelle zu entnehmen ist, kann Taubheit auf einem Ohr in Kombination mit unterschiedlichen Schweregraden von Schwerhörigkeit bis zu normalem

Hören auf der anderen Seite auftreten. Starke bis mittlere Schwerhörigkeit auf einer Seite ist auf dem anderen Ohr häufig mit leichteren Ausprägungen der Schwerhörigkeit bis zu normalem Hören kombiniert. Es besteht eine Tendenz, dass im Vergleich beider Seiten geringere Unterschiede im Hörvermögen häufiger auftreten.

7.6.2 Schädigung von Schulter und Oberarm

Tab. 7.6: Häufigkeit vorgeburtlicher Schäden an Schulter und Oberarm. Gesamtstichprobe contergangeschädigter Menschen 2022 (N = 2671); Analyse (Daten Conterganstiftung, 2023)

Ort der vorgeburtlichen Schädigung	Art der Fehlbildung	Anzahl Betroffener (N = 2671)
Oberarm und Schulter	Schulterschaden	Gesamt 997
	einseitig	316
	beidseitig	681
	Oberarm- mit Schulterschaden	Gesamt 212
	einseitig	165
	beidseitig	47
	schwerer Oberarm- mit Schulterschaden	Gesamt 232
	einseitig	173
	beidseitig	59
	Fehlen des Oberarms	Gesamt 565
	einseitig	167
	beidseitig	398
	Amelie	Gesamt 67
	einseitig	25
	beidseitig	42

Schädigungen im Bereich von Oberarm und Schulter treten einseitig oder beidseitig auf, wobei mehrere Möglichkeiten einer Kombination von Fehlbildungen bestehen, die zu einer Asymmetrie größeren oder kleineren Ausmaßes führen können. Schulterschäden in unterschiedlicher Ausprägung, das Fehlen des Oberarms sowie Amelie treten häufiger beidseitig auf. Oberarm- mit Schulterschäden treten in diesem Datensatz häufiger einseitig auf, allein oder in Kombination mit anderen Schäden.

7.7 Fehlbildungen der Extremitäten und neuronale Plastizität

Neuronale Plastizität bezeichnet die strukturelle Anpassung des Gehirns an Veränderungen von Umweltbedingungen oder beim Erwerb von Fertigkeiten. Mittels MRT können entsprechende Veränderungen in der Gehirnstruktur sichtbar gemacht werden. Plastizität ist nicht nur in der Entwicklung des Kindes von zentraler Bedeutung; auch im Erwachsenenalter sind Anpassungsvorgänge beispielsweise bei Läsionen des Gehirns, die mit Zellverlust einhergehen, wie Unfälle oder Schlaganfälle, oder umgekehrt bei Zellaufbau bei körperlichem Training nachgewiesen worden. Das Ausmaß eines differenzierten Gebrauchs der Skelettmuskulatur, die Dichte der sensorischen Rückmeldung aus der Peripherie formen die motorische und sensorische Repräsentation im motorischen und somatosensorischen Kortex aus. Es besteht eine enge reziproke Wechselbeziehung zwischen Bewegung und somatosensorischer Rückmeldung aus der Peripherie und der Repräsentation der aktiven Körperbereiche im Kortex, sodass sich die Areale ihrer Repräsentation im Gehirn bei gehäufter Nutzung vergrößern, und sich bei nur geringem oder keinem Gebrauch verkleinern.

Am Max-Planck-Institut für Bildungsforschung konnte eine umgekehrt U-förmige Beziehung zwischen Fertigkeitserwerb und Hirnvolumenveränderungen beim Menschen nachgewiesen werden. Es handelt sich dabei um eine nichtlineare Dynamik, das Muster entspricht einer anfänglichen Volumenzunahme der grauen Substanz mit nachfolgend teilweiser Re-Normalisierung. Dies könnte, so die Autoren, ein generelles Prinzip der Neuroplastizität darstellen. Sie haben im Tierversuch beim Training die rasche Bildung von neuen Synapsen beobachtet, die zum Teil erhalten blieben, während ältere Synapsen abgebaut wurden. Daraus ergab es sich, dass die Gesamtheit der Dichte der Synapsen nach einem Anstieg wieder auf das ursprüngliche Niveau zurückgeführt wurde (Wenger & Lindenberger, 2016).

Die neuronale Plastizität war auch Inhalt von Untersuchungen an vorgeburtlich contergangeschädigten Menschen, die aufgrund schwerer Schäden der oberen Extremitäten gelernt hatten, feinmotorisch sehr anspruchsvolle Tätigkeiten mit ihren Füßen auszuführen, beispielsweise Schreiben, Essen, Stricken oder Bedienung des Laptops. Der Schaden an den Extremitäten war vorgeburtlich entstanden, die Fertigkeiten, die üblicherweise mit den oberen Extremitäten ausgeführt wurden, setzten die Betroffenen nun kompensatorisch mit den Füßen um.

Es wurden drei Gruppen von vorgeburtlich contergangeschädigten Menschen gebildet, (a) Probanden mit kurzen oberen Extremitäten und fehlgebildeten Händen, die alle Aktivitäten des Alltags mit den Füßen ausführten, (b) Probanden, die mit ihren Füßen nur einfache Handlungen wie Gegenstände vom Boden aufheben oder Socken anziehen ausführten, die keine differenzierten feinmotorischen Fähigkeiten erforderten, und (c) eine Kontrollgruppe von contergangeschädigten Menschen mit Schäden im Bereich des Kopfes und der Hirnnerven und mit äußerlich normal geformten Extremitäten. In den Probandengruppen (a) und (b) gab es sowohl »Rechtsfüßer« als auch »Linksfüßer«.

Im Experiment wurden Stimuli an den Zehen gesetzt, die Probanden mussten erkennen, um welchen Zehen es sich handelte. Die wenigsten Fehler wurden in der Gruppe (a) gemacht, die ihre Füße am häufigsten und mit differenzierten Tätigkeiten gebrauchten. Es fand sich in dieser Gruppe ebenso eine stärkere Aktivierung der entsprechenden Gehirnareale, die nicht nur auf eine vermehrte quantitative Aktivität zurückzuführen war, sondern auch auf die differenzierte feinmotorische Qualität der Aktivitäten mit den Füßen (Stoeckel et al., 2004).

Die Wechselbeziehungen zwischen dem Ausmaß der vorgeburtlichen Schädigung der oberen Extremitäten und der Größe des somatosensorischen kortikalen Hand-Areals wurde durch Elektrostimulation bei contergangeschädigten Personen mit und ohne Fehlbildungen an den Armen im MRT untersucht. Es lagen bei den Probanden keine Sensibilitätsstörungen vor. Bei allen Betroffenen mit fehlgebildeten oberen Extremitäten fand sich eine signifikant reduzierte somatosensorische Repräsentation der Hände im Kortex, die der Anzahl der fehlenden Finger zugeordnet werden konnte. Das motorische Areal war aufgrund der verminderten Funktionsfähigkeit der Hände ebenso überproportional verkleinert (Stoeckel et al., 2005). Das entsprechende Areal der motorischen Repräsentation der Füße war nicht nur deutlich vergrößert, sondern es hatte sich ein zweites Areal ausgebildet, welches nicht mit dem ersten verbunden war und einige Zentimeter entfernt in der Nähe des lateralen Areals der Hand lag. Funktionell war es für isolierte Bewegungen der Zehen zuständig (Stoeckel et al., 2009). Weitere Untersuchungen ergaben, dass bei Betroffenen ohne Funktion der oberen Extremitäten, die ihre Füße kompensatorisch im Alltag nutzten, eine Vermehrung der grauen Substanz in den medialen motorischen und prämotorischen Arealen dokumentiert werden konnte (Stoeckel et al., 2012).

Diese Arbeiten zeigen, wie die Entwicklung von pathologischen Bewegungsmustern durch vorgeburtliche Fehlbildungen möglicherweise eine entscheidende Rolle in der Veränderung von genetisch vorbestimmten neuralen Netzwerken spielt. Neuronale Plastizität ermöglicht auf diesem Weg eine verbesserte kompensatorische funktionelle Leistung bei contergangeschädigten Menschen.

7.8 Die Medizinische Punktetabelle als Grundlage für finanzielle Zuwendungen

Die von der Conterganstiftung anerkannten vorgeburtlichen Conterganschäden des Bewegungsapparats, der Sinnesorgane und der inneren Organe finden sich in der »Medizinischen Punktetabelle« und in der »Liste analog anerkannter Schädigungen«.

Die vorgeburtlichen Schäden und ihr Schweregrad bilden die ausschließliche Grundlage für die Berechnung der Schadenspunkte, die wiederum die Grundlage der finanziellen Leistungen für die Betroffenen bilden. Man hatte in den 1960er

Jahren nicht damit gerechnet, dass die Lebenserwartung der damaligen contergangeschädigten Kinder über das 20. Lebensjahr hinaus gehen könnte. Im Lebenslauf – inzwischen sind es über 60 Jahre – haben sich durch Überlastung und Fehlbelastung zusätzliche teilweise schwere Folgeschäden entwickelt, die häufig mit schweren Schmerzen und Einschränkungen einhergehen, die jedoch in keiner Weise in der Berechnung der Schadenspunkte berücksichtigt werden. Eine umfassende wissenschaftliche Aufarbeitung der Thalidomid-Embryopathie hat in der BRD nie stattgefunden.

Smithells (1973) sowie Smithells und Newman (1992) fassten die Ergebnisse ihrer umfangreichen Untersuchungen von contergangeschädigten Menschen zusammen und arbeiteten die durch Thalidomid verursachten vorgeburtlichen Schäden wissenschaftlich auf. In diesen Arbeiten wurden Schadensmuster dargestellt, auch ungewöhnliche Kombinationen von Schäden an verschiedenen Organsystemen, die charakteristisch für die Thalidomid-Embryopathie sind. Die am häufigsten auftretenden Fehlbildungen fanden sich auch hier im Bereich des knöchernen Bewegungsapparats. Es folgten die Sinnesorgane – Augen und Ohren – sowie die neuronale Versorgung der Gesichts- und Augenmuskulatur. Fehlbildungen der inneren Organe waren – den Autoren zufolge – bei den heute (über-)lebenden Betroffenen seltener anzutreffen, als es bei den betroffenen Neugeborenen der Fall war. Die Mortalitätsrate betrug damals etwa 40 %, die Neugeborenen verstarben an schweren oft kombinierten Fehlbildungen der inneren Organe, die zu einem frühen Tod in den ersten Monaten nach der Geburt führten.

Schäden im Bereich der Augen wurden als Anophthalmus, Microphthalmus, Kolobom der Iris und auch der Retina beschrieben. Ebenso wurden Einschränkungen der Beweglichkeit der Augen und Schielen genannt. Im Bereich der Ohren wurden Fehlbildungen oder das Fehlen der Ohrmuscheln und Veränderungen der äußeren Gehörgänge bis zu deren Verschluss aufgeführt.

Marquardt (1994) richtete sich bei der Bewertung der Schäden auf orthopädischem Fachgebiet nach der Terminologie von Henkel und Willert (1969), hinzu kamen Schäden der Wirbelsäule. Die Schadenspunktevergabe erfolgte unter Berücksichtigung zweier Bewertungssysteme:

- *Dysmelie-Punktebewertung*, die den vorgeburtlichen bzw. den Zustand bei der Geburt beurteilt.
- *Bewertung des Grades der Behinderung* mit einem Beurteilungsvorschlag für die Versorgungsämter (»*dieser erfasst den jetzigen Zustand; er ergibt sich demnach aus dem aktuellen Befund und berücksichtigt die sogenannten Folgeschäden*«)

Die besondere Schwere der Schädigung, beispielsweise bei gleichzeitigem Auftreten von Bein- und Armschäden, sollte bei der Beurteilung berücksichtigt werden. Die Gesamtpunktzahl bildete die Grundlage für die Berechnung der Leistungen bei Conterganschäden (siehe hierzu ▶ Kap. 10.1.1). Die Richtlinien wurden am 28. September 1973 erlassen.

Die »Richtlinien für die Schwerpflegebedürftigkeit Contergangeschädigter« vom 24. September 1991 gingen auf Marquardt zurück (1994, S. 81). Das Gutachten entstand, als nach §§ 53 ff. SGB V der Medizinische Dienst der jeweiligen Krankenkasse Einzelfälle zu überprüfen hatte gemäß der »Begutachtungsanleitung Schwerpflegebedürftigkeit«. In diesem Gutachten wurden unter dem Gesichtspunkt der Schwerpflegebedürftigkeit die verschiedenen Schädigungsmuster dargestellt, die unterschiedlichen Wege zur Selbstständigkeit – teilweise durch »Entwicklung der Füße als Hände« oder durch technische Hilfen (siehe hierzu die verlinkten Videos in ▶ Kap. 29.3). Der Aufwand an Kraft und Zeit wurde gewürdigt, ebenso der persönliche Einsatz von Angehörigen und Partnern

Es wurden Folgeschäden durch Fehlbelastung an Hüften und Kniegelenken damals schon von Marquardt (1994) festgestellt, ebenso Abnutzungserscheinungen »insbesondere unter- und oberhalb von conterganbedingt versteiften oder/und verkrümmten Wirbelsäulenabschnitten«. Trotz mehr oder weniger großer erworbener Selbstständigkeit bei Schäden im Bereich der oberen Extremitäten, wurde empfohlen, dass auch diese Betroffenen ohne erneute Prüfung als schwer pflegebedürftig anerkannt werden sollten. Die Schwierigkeit, contergangeschädigte Menschen und deren Einschränkungen in das System der Pflegebedürftigkeit zu integrieren, tauchte damals schon auf, da der Begriff der Pflegebedürftigkeit für eine Personengruppe mit ganz anderen und nicht vergleichbaren Einschränkungen entwickelt worden war. Das zweite Pflegestärkungsgesetz hat 2017 einen neuen Pflegebedürftigkeitsbegriff eingeführt, der die Gleichbehandlung körperlich, kognitiv und psychisch beeinträchtigter Menschen zum Ziel hatte.

In der Medizinischen Punktetabelle werden die vorgeburtlichen Schäden beschrieben und beziffert, die Art der Fehlbildungen an Augen und Ohren wird jedoch nicht explizit benannt; es wird lediglich auf eine »Augenmissbildung« hingewiesen. Bei Schäden im HNO-Bereich werden die äußerlich sichtbaren Fehlbildungen beschrieben und bepunktet. Schäden des Gehörs sowie die der Sehfähigkeit werden sehr differenziert dargestellt unter dem Gesichtspunkt des Verlustes an Hör- und Sehfunktion. Dies ist eine kluge Vorgehensweise, denn nicht der Organschaden an sich ist hier die Grundlage für die Punkteberechnung, sondern die dadurch verlorene oder verminderte Funktion der Sinnesorgane, die das Leben der Betroffenen im Alltag bestimmt. Leider wurde diese Vorgehensweise nicht für die orthopädischen Schäden übernommen. Die vorgeburtlichen orthopädischen Schäden wurden ausgemessen, systematisiert und dokumentiert; deren gemeinsames Auftreten und die unterschiedlichen Auswirkungen im Alltag der Betroffenen im Sinne von Einschränkungen an Selbstständigkeit fanden keinen Niederschlag in der Bepunktung, obwohl die körperliche Leistungsfähigkeit und Funktionalität den Ablauf des Alltags genauso bestimmen wie Seh- und Hörschäden.

Auch sind bekannte und häufig auftretende Schäden nicht als solche anerkannt worden, da man zu hohe Kosten befürchtete, wie beispielsweise das Karpaltunnelsyndrom oder das Nervenkompressionssyndrom bei thalidomidbedingter fehlgebildeter Hand, wie dem Protokoll einer Sitzung der Medizinischen Kommission von 1988 zu entnehmen ist: »Hier hatte Prof. Marquardt mit Schreiben vom 18.01. 1988 auf eine Fehlbildung (Karpaltunnelsyndrom) hingewiesen, die bei Überbeanspruchung zu Beschwerden führen kann. Eine Anerkennung würde aber das Punktesystem und die Begutachtungsprinzipien der Stiftung infragestellen bzw. zu einer Lawine von Anträgen führen. Aus diesem Grunde soll es, als Ergebnis der längeren Diskussion, bei den bisherigen Grundsätzen bleiben und diese Schädigung nicht anerkannt werden«.

In der Zwischenzeit wurde das Karpaltunnelsyndrom anerkannt, sowie auch Krokodilstränen, Epilepsie, Uterus unicornis und Zeugungsunfähigkeit als Folge eines doppelseitigen Kryptorchismus (Liste analoger anerkannter Schädigungen).

> Die Diagnosen der vorgeburtlichen Schäden und die dazugehörigen Diagnoseziffern sowie die Häufigkeit ihres Auftretens bei den von der Conterganstiftung anerkannten contergangeschädigten Menschen wurden seit 1972, dem Beginn ihrer systematischen Aufzeichnung, in einer Schadensliste gesammelt. Die in diesem Buch verwendeten Daten der Conterganstiftung (2023) geben den Stand von Ende 2022 wieder. Nach Auskunft der Conterganstiftung wurde diese Liste bis heute weitergeführt und enthält die Daten aller lebenden und verstorbenen Leistungsempfänger in der BRD, ebenso jener Betroffenen, die weniger als zehn Schadenspunkte erreicht haben und daher keine Rente beziehen. Es handelt sich um Datenmaterial von insgesamt 2.671 Personen, davon lebten 2022 noch 2.223 Personen, 448 Betroffene sind seit 1972 verstorben.

Teilweise enthält sie noch undifferenzierte Diagnosen der ersten Jahre wie »rechter Arm pauschal«, »Wirbelsäule pauschal«. Bei Revisionsanträgen werden nach Aussage der Conterganstiftung diese Diagnosen überprüft, entnommen und den später entwickelten differenzierten Diagnosen zugeordnet.

Die Expertise 2021 konnte die Entwicklung der Funktionalität bei Betroffenen über den Lebenslauf rekonstruieren. Bis etwa zu ihrem 20. oder 30. Lebensjahr hatten die Interviewteilnehmer den Höhepunkt ihrer Leistungsfähigkeit, ein Maximum an individueller Selbstständigkeit erreicht. Allmählich begannen sich Schmerzen bei Belastung bemerkbar zu machen, erste Einschränkungen der körperlichen Leistungsfähigkeit traten auf, bei vielen Betroffenen wurden erstmals Hilfsmittel-, später Assistenzbedarf notwendig, oder die bereits in Anspruch genommene Unterstützung musste erweitert werden. Im Bereich vorgeburtlicher Schäden hatten sich Arthrosen entwickelt, wegen Überlastung traten Muskelverspannungen auf und es hatten sich Folgeschäden an zuvor gesunden Körperpartien ausgebildet. Diese Entwicklung betrifft insbesondere auch Betroffene mit wenigen vorgeburtlichen Schäden, die häufig ein fast normales Leben geführt haben und heute die Folgen von Überlastung tragen. Die Schadensbilder haben sich verändert, oft weit über die vorgeburtlichen Schäden hinaus (siehe hierzu ▶ Kap. 10, ▶ Kap. 11.3, ▶ Kap. 24, ▶ Kap. 29).

K. Goerttler, der in den 1960er Jahren erster Prosektor des Pathologischen Instituts der Univ. Heidelberg war, hat als einer der wenigen damals die Situation erkannt und diese Entwicklung vorausgesehen. Er befasste sich mit der experimentellen Erzeugung von Missbildungen, die zur Abwandlung normaler Strukturen führen, und übertrug seine Erfahrungen auf vorgeburtliche Schädigungen durch Thalidomid.

»Übertragen auf das Problem der Gliedmaßenfehlbildungen mit positiver Thalidomid-Anamnese bedeutet dies, dass die betroffenen Individuen neben ihren sichtbaren vielfach auch unsichtbare oder funktionelle Abweichungen erkennen lassen. Aus dieser Betrachtung resultiert eine etwas sorgenvolle Prognose der Thalidomid-Schäden. Jene werden oft stark vereinfachend mit Extremitätenmissbildungen eines bestimmten Typus gleichgesetzt. Vielfach wird angenommen, dass mit der Erfassung der sichtbaren Abweichungen das meiste erkannt sei. Der Thalidomid-Schaden reicht aber in Wirklichkeit weit in die Intimstruktur des Organismus, ist somit größtenteils äußerlich unsichtbar. Hier handelt es sich um Veränderungen am Mesenchym weiterer Organe bzw. am Stützgewebsapparat des Organismus, die bei der Obduktion nachgewiesen werden konnten. Wir finden mehr oder weniger bedeutsame Abweichungen an vielen Organen, und neben sogenannten Minusvarianten auch Fehlbildungen in mehr oder weniger starker Ausprägung, von denen man jede einzelne für sich nicht besonders schwer bewerten würde. Dies ändert sich aber, wenn kleinere und mittlere Abweichungen gehäuft vorkommen. Dann gewinnen sie einen anderen »Stellenwert«, indem sie als Zeichen eines komplexen Schadens imponieren, den der Organismus einmal erlitten bzw. durchgemacht hat«.

Er machte sich Gedanken über die Zukunft der contergangeschädigten Kinder und war einer der Wenigen, der eine düstere Langzeitprognose wagte, die sich heute bestätigen soll: »Wir sollten an mögliche spätere Störungen am gesamten Binde- und Stützgewebsapparat des Organismus denken. Zwar haben die Kinder ihren Primärschaden mit auf die Welt gebracht. Dieser kann aber als Grundlage für Folgeschäden dienen und lässt so die Langzeitprognose gegenüber anderen Kindern als getrübt erscheinen, da wir vorzeitige Abnutzung und Alterung in den Bereich des Möglichen einzubeziehen haben. […] im Großen und Ganzen ist der Schaden, den wir sehen, nicht abgeschlossen, sondern er läuft weiter« (Goerttler, 1965).

In diesem Buch soll der Fokus darauf liegen, wie sich die Schäden im Lebenslauf entwickelt haben, welche Folgen daraus entstanden sind und worauf es bei der Behandlung ankommt.

7.9 Literatur

Abdulla, R. et al. (2004). Cardiovascular Embryology. *Pediatr Cardiol,* 25,191–200
Buder, K., Frank, J., Ding-Greiner, C. et al. (2021). *Expertise 2021.* Abrufbar im Kap. Zusatzmaterial zum Download.
Chen, N. et al. (2010). Distribution of lenalidomide into semen of healthy men after multiple oral doses. *J Clin Pharmacol.,* 50(7),767–774.
Geburtenregister Mainzer Modell zur Erfassung angeborener Fehlbildungen. https://www.unimedizin-mainz.de/mainzer-modell/startseite/informationen-zum-mamo/fehlbildungen.html (Zugriff am 16.07.2024)
Goerttler, K. (1965). Vortrag. 2. *Monographie über die Rehabilitation der Dysmelie-Kinder.* Dysmelie-Arbeitstagung am 5. Und 6. November 1965 in der Orthopädischen Anstalt der Univ. Heidelberg. Bartmann Verlag GmbH Frechen/Köln 1966. Seite 191–197
Hamanishi, C. (1980). Congenital short femur. Clinical, genetic and epidemiological comparison of the naturally occurring condition with that caused by thalidomide. *The journal of Bone and Joint Surgery,* 62-B (3), August,307–320.
Henkel, L. & Willert, H.G. (1969). Dysmelia. A classification and a pattern of malformation in a group of congenital defects of the limbs. *J Bone Joint Surg Br, Aug,*51(3),399–414.
Hill, M.A. (2024, July 15) Embryology Carnegie Stages. Retrieved from https://embryology.med.unsw.edu.au/embryology/index.php/Carnegie_Stages (Zugriff am 16.07.2024)

Institut für Gerontologie der Universität Heidelberg. (2013). *HD 2013.* Abrufbar im Kap. Zusatzmaterial zum Download.

Jörgensen, G. et al. (1970). Thalidomide-Embryopathy in Twins. *Acta Genet Med Gemellel,* 19, 205–210.

Kajii, T. et al. (1973): The Effect of Thalidomide Intake during 113 Human Pregnancies. *Teratology,* 8, 163–166.

Kowalski, TW. et al. (2016). New Findings in eNOS gene and Thalidomide Embryopathy Suggest pre-transcriptional effect variants as susceptibility factors. *Sci Rep., Mar,* 23(6),23404

Kreipe, U. (1967). Missbildungen innerer Organe bei Thalidomidembryopathie. Ein Beitrag zur Bestimmung der sensiblen Phase bei Thalidomideinnnahme in der Frühschwangerschaft. *Arch. Kinderheilkd., Aug,*176 (1): 33–61.

Lash, J.W. & Saxén, L. (1972). Human teratogenesis: In vitro studies on thalidomide-inhibited chondrogenesis. Developmental Biology, 28(1), May, 61–70

Lenz, W. & Knapp, K. (1962). Die Thalidomid-Embryopathie. *Deutsche Medizinische Wochenschrift. 15. Juni, Nr. 24,* (87)1232–1242.

Li, Y.et al. (2018). Distribution of pomalidomide into semen of healthy male subjects after multiple doses. *Clinical Pharmacology: Advances and Applications,* 10, 53–62.

Liste analog anerkannter Schädigungen. https://contergan-infoportal.de/fileadmin//user_upload/documents/Rechte/Richtlinien/Analog_anerkannte_Schaedigungen_mit_eigener_Diagnoseziffer.pdf/Con_LEI_113_Liste_analog_anerkannte_Schaedigungen.pdf (Zugriff am 16.07.2024)

Lutwak-Mann, C. et al. (1967). Thalidomide in Rabbit Semen. *Nature,*214,1018–1020.

Marquardt, E. (1994): Begutachtung des Conterganschadens und seiner Folgen. In: Niethard, F.U. et al. (Hrsg.) (1994): *Contergan 30 Jahre danach.* Ferdinand Enke Verlag Stuttgart. S. 79.

Mashuga, P.M. (1961). Funktionelle Strukturen des Blutgefäßsystems und ihre Bedeutung in der Entwicklung des Knorpel- und Knochengewebes. *Zeitschrift für Anatomie und Entwicklungsgeschichte 122,* 539–555

McCredie, J. (2007). *Beyond Thalidomide. Birth Defects Explained.* Royal Society of Medicine Press Ltd.

Medizinische Punktetabelle. https://contergan-infoportal.de/fileadmin//user_upload/documents/Rechte/Richtlinien/Anlage%202/Richtlinien%20f%C3%BCr%20Leistungen%20Anlage%202%20Medizinische%20Punktetabelle.pdf (Zugriff am 16.07.2024)

Miehlke, A. (1967). Kombinierte Missbildungen von Ohr und Auge. Review. *HNO, Apr,*15(4),101–6.

Miller, M. (1991). Thalidomide Embryopathy: A Model for the Study of Congenital Incomitant Horizontal Strabismus. Review. *Trans Am Ophthalmol Soc.,* 89,623–74.

Neff, G. (2016). Nachruf zum Tod von Prof. Dr. Ernst Marquardt. DGOOC. *Orthopädie und Unfallchirurgie Mitteilungen und Nachrichten.*

Newman, C.G.H. (1977). Clinical Observations on the Thalidomide Syndrome. Meeting 18–19 June 1976 with the Societe Francaise de Pediatrie, in Paris. *Proc. Roy. Soc. Med.,* 70, April, 225–7.

Newman, C.G.H. (1986). The Thalidomide Syndrome: Risks of Exposure and Spectrum of Malformations. Teratology. *Clinics in Perinatology, Sept.,* 13(3), 555–73.

Nowack, E. (1965). Die sensible Phase bei der Thalidomid-Embryopathie. *Humangenetik 1,* 516–536

O'Rahilly, R. & Müller, F. (2010). Developmental stages in human embryos: revised and new measurements. *Cells Tissues Organs,* 192,73–84.

Orphanet. Duane-Retraktionssyndrom https://www.orpha.net/de/disease/detail/233 (abgerufen am 16.07.2024).

Orphanet. Rötelnembryopathie. https://www.orpha.net/de/disease/detail/290 (abgerufen am 06.04.2024).

Pfeiffer, R.A. et al. (1963). Zwillinge mit Extremitätenmissbildungen. Thalidomidembryopathie III. *Dt Med Wochenschrift, 29. Nov.,* 88, Nr. 48, 2347–2354.

Protokoll der Sitzung der Medizinischen Kommission der Stiftung in Heidelberg am 20./21.02.1988

Shiota, K. (2009). Variability in Human Embryonic Development and Its Implications for the Susceptibility to Environmental Teratogenesis. *Birth Defects Research (Part A)* 85,661–666

Smithells, R.W. (1962). Thalidomide and malformations in Liverpool. *Lancet Jun 16,1*(7242),1270–3.

Smithells, R.W. (1973). Defects and Disabilities of Thalidomide Children. *British Medical Journal,* 1, 269–272.

Smithells, R.W. & Newman, C.G.H. (1992). Recognition of thalidomide defects. *J Med Genet,29*, 716–723.

Stockwell, R.A. (1991). Cartilage Failure in Osteoarthritis: Relevance of Normal Structure and Function. A Review. *Clinical Anatomy, 4,* 161–191

Stoeckel, M.C. et al. (2004). Use-dependent cortical plasticity in thalidomide-induced upper extremity dysplasia: evidence from somaesthesia and neuroimaging. *Exp Brain Res,156,* 333–341.

Stoeckel, M.C. et al. (2005). Reduced somatosensory hand representation in thalidomide-induced dysmelia as revealed by fMRI. *European Journal of Neuroscience, 21,*556–562.

Stoeckel, M.C. (2009). Congenitally altered motor experience alters somatotopic organization of human primary motor cortex. *PNAS, February 17,106*(7), 2395–2400

Stoeckel, M.C. et al. (2012). Differential Grey Matter Changes in Sensorimotor Cortex Related to Exceptional Fine Motor Skills. *PLOS ONE, December,7*(12), e51900.

Teo, S.K. et al. (2001). Thalidomide is distributed into human semen after oral dosing. *Drug Metab Dispos,29*(10), 1355–1357.

Vargesson, N. (2018). The teratogenic effects of thalidomide on limbs. *Journal of Hand Surgery (European Volume), 44*(1) 88–95.

Wenger, E. & Lindenberger, U. (2016). Gehirnplastizität und das umgekehrte U: Zum Verlauf erfahrungsbedingter Veränderungen der Gehirnstruktur beim Menschen. *Forschungsbericht 2016 – Max-Planck-Institut für Bildungsforschung. Berlin.*

Willert, H.G. (2005). Das Fehlbildungsmuster der Thalidomid-bedingten Dysmelie. In: Zichner, I. et al. (Hrsg.): *Die Contergankatastrophe – Eine Bilanz nach 40 Jahren.* Steinkopff Verlag Darmstadt. Seite 75–84.

Conterganbedingte Schäden und deren Folgen im Lebenslauf

8 Datenerhebungen 2012–2021

Christina Ding-Greiner

In den Jahren 2012, 2013, 2016 und 2019 wurden vom Institut für Gerontologie der Universität Heidelberg im Auftrag der Conterganstiftung und des BMFSFJ Studien ausgeführt, um bestehende Versorgungsdefizite und künftige Unterstützungsbedarfe bei contergangeschädigten Menschen zu ermitteln. Differenzierte Handlungsempfehlungen sollten mit Blick auf die Versorgung und notwendige Unterstützung aus den Ergebnissen abgeleitet werden, als Grundlage für eine Gesetzesänderung. 2021 wurde eine ausführliche Erhebung zu Gesundheit, Pflege- und Assistenzbedarf im Rahmen einer Studie zur Hinterbliebenenversorgung von Angehörigen contergangeschädigter Menschen ausgeführt. Die Arbeiten werden in diesem Buch folgendermaßen zitiert: HD 2012, HD 2013, HD 2016, HD 2019, Expertise 2021.

Teilweise wird auch wörtlich aus diesen Studien zitiert, wegen einer besseren Lesbarkeit werden die wörtlichen Zitate jedoch nicht immer als solche gekennzeichnet.[10]

Für ein besseres Verständnis der Beiträge dieses Buches und der darin erwähnten spezifischen Schädigungen und deren Folgen werden die Studien, deren Ergebnisse und zentrale Begriffe in den folgenden Abschnitten kurz erläutert.

8.1 Die Heidelberger Studie HD 2012

CONTERGAN. Wiederholt durchzuführende Befragungen zu Problemen, speziellen Bedarfen und Versorgungsdefiziten von contergangeschädigten Menschen.

In dieser Studie wurden körperliche Merkmale (conterganbedingte vorgeburtliche Schädigungen, Folgeschäden und Schmerzen, Belastbarkeit, funktionelle Fähigkeiten), psychologische Merkmale (Belastungsverarbeitung, Lebensqualität, Lebensbewertung, Selbstkonzept, Depressivität), soziodemografische und soziologische Merkmale (soziale Beziehungen, soziales Netzwerk, Lebenslage) sowie räumliche und infrastrukturelle Umweltmerkmale erfasst. Die empirischen Befunde basierten auf einer Fragebogenerhebung (N = 780), auf halbstrukturierten

---

10 Die Studien können im Kap. Zusatzmaterial zum Download eingesehen werden.

biografischen Interviews (N = 285) und auf 23 themenzentrierten Fokusgruppen (N = 112). Die Ergebnisse wurden themenbezogen in den entsprechenden Kapiteln dargestellt.

Vorgeburtliche Fehlbildungen entstanden während der Embryonalperiode und sind irreversibel. Thalidomidbedingte vorgeburtliche Schädigungen konnten alle Organsysteme in unterschiedlichem Ausmaß je nach Zeitpunkt der Exposition betreffen. Sie wurden in HD 2012 sorgfältig erhoben.

Die Ergebnisse zeigten des Weiteren, dass die im Lebenslauf entwickelten Kompensationsstrategien und der kompetente Umgang mit den bestehenden Umweltbedingungen mittlerweile an Grenzen stießen, sodass die erreichte Stabilität der Lebensbedingungen als zunehmend gefährdet erschien. Für diese Entwicklung waren vorgeburtliche Schädigungen am Bewegungsapparat, an inneren sowie an Sinnesorganen, verantwortlich, hinzu kamen Folgeschäden und schwere Schmerzzustände. Die Studienteilnehmer zeigten häufiger psychische Erkrankungen als die Allgemeinbevölkerung. Ein Drittel der Stichprobe war erwerbslos, ein hoher Anteil würde in den kommenden Jahren gezwungen sein, vorzeitig in den Ruhestand zu gehen, da die verringerte körperliche Belastbarkeit, der reduzierte Gesundheitszustand und chronische Schmerzzustände die Fortsetzung der beruflichen Tätigkeit nicht mehr erlaubten.

Die Ergebnisse der Studie und deren Analyse bildeten die Grundlage der *Handlungsempfehlungen:*

1. Eine deutliche Erhöhung der *Contergarente* war von zentraler Bedeutung für die Finanzierung höherer Lebenshaltungskosten infolge zunehmender gesundheitlicher und funktioneller Einschränkungen. 28% der Männer und 41,5% der Frauen der Stichprobe HD 2012 waren nicht in der Lage, ihren Lebensunterhalt selbstständig zu erwirtschaften.
2. Die *Beschäftigungsfähigkeit* war durch gesundheitliche Einschränkungen wie auch durch eine Verminderung der Funktionalität zunehmend gefährdet. Die Erwerbstätigkeit betrug in der Stichprobe 62,5%, in derselben Altersgruppe der Allgemeinbevölkerung 81,5%. Erwerbsminderungsrenten waren zu rund 95% durch die Conterganschädigung und deren Folgen bedingt. Die Beschäftigungsfähigkeit contergangeschädigter Frauen und Männer sollte erhalten bleiben durch eine deutliche Ausweitung personaler Assistenz, durch die Implementierung technischer Assistenzsysteme, betrieblicher Präventions- und Rehabilitationsangebote wie auch durch Wahlmöglichkeiten im Hinblick auf das Arbeitszeitvolumen.
3. Contergangeschädigte Menschen benötigten für ein selbstbestimmtes Leben und Teilhabe aufgrund zunehmender Einschränkungen erhebliche *Assistenzleistungen*. Diese wurden überwiegend von Angehörigen, Nachbarn oder Freunden ohne Vergütung erbracht, doch aus Altersgründen konnten Eltern und Partner diese Leistungen oft nicht mehr übernehmen. Die Kinder verließen das Haus, um eine eigene Existenz aufzubauen, während der Assistenzbedarf zunahm, da Schmerzen und körperliche Einschränkungen die Funktionalität verminderten.

4. Das *Pflegeprofil* contergangeschädigter Menschen unterschied sich deutlich von jenem chronisch kranker und speziell älterer Menschen. Pflegedienste sollten über Kenntnisse zu Conterganschäden und deren Folgen verfügen, um den Bedarf an körpernaher oder Behandlungspflege kompetent zu decken. Beide Formen der Unterstützung – die Assistenz und die Pflege – sollten sich optimal ergänzen, um die auftretenden Defizite zu kompensieren.
5. *Heilmittel* sollten ohne Einschränkung durch Budgetierungsregelungen für medizinische Leistungen gewährt werden, denn contergangeschädigte Menschen waren kein Regelfall. Hinzu kam auch die Ausstellung von Langzeitrezepten für Physiotherapie, Massage, Lymphdrainage, Osteopathie, u. dgl., um eine optimale Versorgung zu gewährleisten. Der gerade für Contergan eingeführte ICD-Schlüssel sollte fortentwickelt bzw. differenziert werden.
6. Der *Hilfsmittelbedarf* der contergangeschädigten Menschen entsprach sehr häufig nicht dem Hilfsmittelkatalog der gesetzlichen Krankenkassen, daher sollten auch individuell gestaltete Hilfsmittel erstattet werden. Die Versorgung mit Mobilitätshilfen sollte auf dem technisch neuesten Stand und der spezifischen Art der Schädigung optimal angepasst sein. Um die Arbeitsfähigkeit und Mobilität sowie Teilhabe zu gewährleisten, sollte im Falle eines technischen Defekts, beispielsweise am Akku eines E-Rollstuhls, kurzfristig ein Ersatz zur Verfügung gestellt werden.
7. Der *Erhalt des Gebisses* als Kauwerkzeug und als Greifwerkzeug bei kurzen oder fehlenden Armen war von zentraler Bedeutung. Im Falle eines notwendigen Zahnersatzes sollte Implantaten der Vorzug gegeben werden. Da die gesetzlichen Krankenkassen zum Zeitpunkt der Erhebung nicht verpflichtet waren, die Implantate zu finanzieren, sollten diese Kosten anderweitig erstattet werden. Dieselbe Empfehlung galt für kieferorthopädische Maßnahmen. Die Kosten für eine professionelle Zahnreinigung, die von den gesetzlichen Kassen nicht übernommen wurden, sollten in der notwendigen Anzahl von Sitzungen pro Jahr erstattet werden, um durch diese präventive Maßnahme den Erhalt der Zähne zu gewährleisten.
8. Die Entwicklung der vorgeburtlichen Schäden sowie der Folgeschäden hatte dazu geführt, dass in der Wohnung und im Wohnumfeld über die Jahre zusätzliche Barrieren entstanden waren. Es sollte eine großzügige finanzielle Unterstützung bei *Umbaumaßnahmen* geleistet werden, um damit Selbstständigkeit und Teilhabe zu erhalten, da die finanzielle Situation eines hohen Anteils contergangeschädigter Menschen Ausgaben in dieser Höhe nicht zuließ.
9. Die Ausstattung mit einem PKW hatte für contergangeschädigte Menschen eine zentrale Bedeutung für die Erhaltung der *Mobilität*. Unabhängig davon, ob das Auto beruflich oder privat oder im Ruhestand genutzt wurde, sollten die Mittel für PKW-Zusatzausstattung und PKW-Umrüstung sichergestellt werden. In Fällen, in denen keine Fahrerlaubnis vorlag, ist die Gewährung einer Fahrassistenz oder die Kostenübernahme von Fahrdiensten oder Taxischeinen sicherzustellen, um Teilhabe zu ermöglichen.
10. Die Versorgung von contergangeschädigten Menschen mit ambulanten oder stationären *Rehabilitationsleistungen* sollte institutionell und finanziell sicher-

gestellt werden. Die rehabilitativen Maßnahmen sollten den spezifischen Anforderungen contergangeschädigter Menschen entsprechen, ebenso die räumliche Ausstattung sowie die Bereitstellung geeigneter Assistenz und Hilfsmittel. Ärzte und Pflegefachpersonen sollten über fachliche Qualifikation und Erfahrung verfügen, um contergangeschädigte Menschen adäquat zu versorgen. Die Stabilisierung des gesundheitlichen und funktionalen Zustands sollte das Ziel aller Maßnahmen sein.

11. Die Einrichtung von *multidisziplinären Kompetenzzentren* als Ansprechpartner für alle gesundheitlichen und psychosozialen Belange von contergangeschädigten Menschen sollten unterstützt und gefördert werden. Die Besonderheiten der Schädigung durch Contergan und deren Folgen erforderten eine spezialisierte ambulante und stationäre Versorgung, ebenso das Vorhalten von barrierefreien Räumen und Gebärdensprachdolmetscher. Der erhöhte zeitliche und personelle Aufwand, der sich durch die Art und Schwere der Schädigung ergab, sollte bei der Finanzierung von medizinischen Versorgungsleistungen berücksichtigt werden.

12. *Folgeschäden* hatten sich in den letzten Jahrzehnten bei fast allen contergangeschädigten Menschen entwickelt und führten teilweise zu schweren Beeinträchtigungen durch Schmerzen und Einschränkungen der Funktionalität. Daher wurde vorgeschlagen, eine pauschale Erhöhung der Schadenspunktezahl um jeweils 10 bis 30 Schadenspunkte einzuführen.

13. Eine systematische wissenschaftliche Untersuchung von vorgeburtlich angelegten, aber erst spät entdeckten Schäden (sog. *Spätschäden*), die u.a. eine Fehlanlage von Gefäßen, Nerven und Muskeln betreffen, wurde empfohlen. Die Entwicklung von Kriterien für das Vorliegen eines solchen vorgeburtlichen Schadens war die Voraussetzung für den Nachweis und die Anerkennung als Schädigung. Die Aufnahme in das medizinischen Punktesystem und die Entschädigung sollten in einem angemessenen Zeitraum sichergestellt werden.

14. Vorgeburtliche Schädigungen, die nicht im *medizinischen Punktesystem* enthalten waren, sollten aktualisiert und ergänzt werden wie beispielsweise ein fehlgebildeter Karpaltunnel, Folgeschäden oder Spätschäden.

15. Die Zuordnung der *medizinischen Schadenspunkte* zur monatlichen Conterganrente sollte bearbeitet werden. Bis zum Zeitpunkt der Erhebung erfolgte die Steigerung der Conterganrente in 5-Punkte-Schritten bis zu 44,99 Schadenspunkten. Ab 45 Punkten war keine weitere Staffelung vorgesehen. Durch die Deckelung sinkt der jeweilige absolute Wert der einzelnen Schadenspunkte bis um mehr als die Hälfte für Schwerstgeschädigte. Eine Möglichkeit, das Problem zu lösen wäre die Aufhebung der bisherigen Staffelung der Schadenspunkte sowie der Deckelung einer maximal erreichbaren Punktezahl von 100. Die bisher verwendete Formel zur Berechnung der Punktezahl wäre dann nicht mehr einzusetzen. Der Punktewert der einzelnen Schadenspunkte sollte für alle Schadensfälle gleich sein. Die Vereinheitlichung sollte kurzfristig umgesetzt werden.

16. Es sollte eine *Datenbank* eingerichtet werden auf die Betroffene, Ärzte/Zahnärzte und Pflegefachpersonen Zugriff haben, um Informationen zur Schädigung und deren Folgen, damit verbundenen Risiken und optimaler Therapie,

Rehabilitation und Pflege abzurufen und auf interaktiver Grundlage Erfahrungen einzuspeichern und weiterzugeben. Es sollte beispielsweise Auskunft über niedergelassene Ärzte/Zahnärzte in der Region gegeben werden, die Erfahrung mit den spezifischen gesundheitlichen Problemen contergangeschädigter Menschen und mit bewährten Therapieformen haben, ebenso über qualifizierte stationäre und ambulante Rehabilitationsangebote. Eine solche Datenbank könnte eine Verbesserung der medizinischen Versorgung durch Erwerb spezifischer Kenntnisse durch Ärzte und Therapeuten gewährleisten.

Contergangeschädigte Frauen und Männer verstanden es, ihre Lebenssituation, sowohl die Stärken als auch die Schwächen, differenziert darzustellen und ihre artikulierten Bedarfe und Bedürfnisse sehr gut zu begründen. Der neuen Datenlage, die die prekäre gesundheitliche und finanzielle Situation der Betroffenen offenlegte, sowie deren Einsatz bei Verhandlungen mit Politikern war es zu verdanken, dass sich die Bundesregierung dazu entschlossen hatte, ihre Situation nachhaltig zu verbessern.

8.2 Ergänzung zur Heidelberger Studie HD 2013

CONTERGAN. Wiederholt durchzuführende Befragungen zu Problemen, speziellen Bedarfen und Versorgungsdefiziten von contergangeschädigten Menschen. Endbericht der kostenneutralen Verlängerungen an die Contergantstiftung für behinderte Menschen.

In dieser Befragung wurden keine neuen Fragestellungen untersucht, sondern schwerpunktmäßig einzelne bereits bekannte Problembereiche vertieft. Daten von 29 Interviewteilnehmern wurden face-to-face oder per Telefon erhoben. An einer Fokusgruppe beteiligten sich 11 Personen.

Die Befragung hatte sich mit folgenden Inhalten beschäftigt: differenzierte Erhebung von vorgeburtlichen Schäden, Folgeschäden und Spätschäden (dabei wurden der Verlauf, die Entwicklung von Schmerzen und funktionellen Einschränkungen über die Zeit dokumentiert), ebenso die Erfassung von körperlicher und psychischer Belastbarkeit, Fehlbildungen der inneren Organe und der Lebensqualität. Da es sich um eine sehr kleine Stichprobe handelte, konnten die Ergebnisse nicht auf die Gesamtgruppe der contergangeschädigten Personen übertragen werden.

Es wurden Vorschläge zur Überprüfung von Schäden in Ergänzung der medizinischen Punktetabelle erarbeitet.

8.3 Expertise HD 2016

CONTERGAN. Expertise über die Leistungen an Leistungsberechtigte nach dem Conterganstiftungsgesetz. Bericht an die Conterganstiftung für behinderte Menschen.

Die empirischen Befunde basierten auf einer Fragebogenerhebung (N = 926), auf halb-strukturierten Telefoninterviews (N = 95) und auf Fokusgruppen (N = 30).

Die Studienteilnehmer bewerteten die Rentenerhöhungen sehr positiv: Sie sei eine deutliche finanzielle Entlastung, die Zukunftsängste mildert und es ihnen erlaubt, Selbstständigkeit und Teilhabe durch eine größere Deckung ihrer Bedarfe besser zu sichern.

Deutliche Kritik wurde an der Auslegung des Begriffs des »spezifischen Bedarfs« geübt, der in den Richtlinien auf medizinische Bedarfe beschränkt wurde. Daher wurden eine Erweiterung und Operationalisierung des Konstrukts vorgeschlagen.

> »Spezifische Bedarfe werden im Sinne aller Formen der Unterstützung definiert, auf die das Individuum angewiesen ist, um Selbstständigkeit, Selbstbestimmung und soziale Teilhabe aufrechtzuerhalten bzw. wiederzugewinnen. Spezifische Bedarfe beinhalten alle Geräte, Gegenstände, Heilmittel, Anwendungen und Therapien, die den Contergangeschädigten dazu dienen, Behinderungen auszugleichen und dadurch ihre Selbstständigkeit und Teilhabe möglichst weit zu erhalten.« (S. 35)

Veränderungen in der Wohnung zur Verbesserung der Barrierefreiheit, sowie eine Zusatzausrüstung oder Neuanschaffung des PKW sind Bedarfe, die von fast allen Interviewpartnern genannt wurden und deren Deckung mit Blick auf erhaltene Selbstständigkeit, Selbstbestimmung, Mobilität und Teilhabe von zentraler Bedeutung waren (siehe hierzu ▶ Kap. 11.5).

Die Einführung einer Pauschalierung (Budgetregelung) wurde vorgeschlagen, um langwierige und aufwändige Antragsverfahren zu vermeiden und eine selbstbestimmte Versorgung der contergangeschädigten Menschen zu verwirklichen. Ein Teil der jährlichen Leistung sollte als ein für alle gleicher Sockelbetrag ausbezahlt, der Restbetrag sollte nach der Schwere der Funktionseinschränkung gestaffelt werden. Auf diese Weise könnte ein gewisser finanzieller Ausgleich für jene Betroffenen geschaffen werden, die nur eine geringe Schadenspunktezahl aufgrund geringer vorgeburtlicher Schädigungen hatten und daher keine oder nur eine geringe Rente bezogen, die jedoch nach über 50 Jahren unter schweren Folgeschäden litten.

8.4 Expertise HD 2019

CONTERGAN. Expertise über die Auswirkungen der Pauschalierung der Leistungen für spezifische Bedarfe und des Beratungs- und Behandlungsangebotes für die Leistungsberechtigten nach dem Conterganstiftungsgesetz durch das Vierte Änderungsgesetz des Conterganstiftungsgesetzes.

Die empirischen Ergebnisse basierten auf einer Fragebogenerhebung (N = 505), auf halb-strukturierten Telefoninterviews (N = 125) und auf Face-to-face-Interviews (N = 50).

Von 1978 bis zum Zeitpunkt der Befragung waren 54 % der Gesamtstichprobe in den Ruhestand gegangen. Dieser vorzeitige Eintritt in den Ruhestand war den Aussagen der contergangeschädigten Menschen zufolge auf die bessere finanzielle Versorgung durch das 3. und 4. Änderungsgesetz des ContStifG sowie auf die Zunahme von Schmerzen und conterganbedingten körperlichen Einschränkungen zurückzuführen. Die Lebensqualität hatte sich bei den Teilnehmern aufgrund der Budgetierung der jährlichen Zuwendungen für spezifische Bedarfe deutlich verbessert.

Es konnten drei zentrale Problembereiche bei den contergangeschädigten Studienteilnehmern identifiziert werden: (a) die Zunahme der Ausprägung von Schmerzen, (b) die Zunahme an benötigter Assistenz aufgrund des Verlustes von Funktionalität, von Körperkraft und auch als eine Folge der zunehmenden Schmerzen, und (c) die qualifizierte Versorgung durch Ärzte und Therapeuten. Dazu gehörte auch die psychosomatische oder psychotherapeutische Versorgung.

Die Studienteilnehmer benötigten eine an der Praxis orientierte Beratung und Betreuung zur medizinisch/therapeutischen Versorgung, zur Unterstützung im Alltag, bei Behördengängen, bei Antragstellung und in Notfällen.

Medizinische Kompetenzzentren wurden von Betroffenen an erster Stelle aus diagnostischen Gründen genutzt; an zweiter Stelle stand die Erstellung von Gutachten. Sie forderten eine zweite neutrale Instanz, die Gutachten erstellt. Die Medizinische Kommission der Conterganstiftung hat über Jahrzehnte als einzige Instanz Gutachten angefertigt. Es gab keine unabhängige und neutrale Widerspruchsstelle, Widersprüche zu Gutachten wurden durch die Gutachter bearbeitet. Daraus entstanden Konflikte.

Die Ärzte der Medizinischen Kompetenzzentren hatten ihrerseits über Jahre praktische Erfahrungen mit den Besonderheiten von Conterganschädigungen im direkten Kontakt mit Conterganpatienten erworben, der Austausch mit ihnen erfolgte persönlich in zeitlich großzügig bemessenen Sprechstunden. Auf diese Weise konnte Vertrauen aufgebaut werden.

Die Fachgebiete, die am häufigsten in Anspruch genommen wurden, waren erwartungsgemäß Orthopädie und Schmerztherapie. Innere Medizin, Kardiologie sowie Angiologie gewannen zunehmend an Bedeutung, da Herzinfarkte und Schlaganfälle bei contergangeschädigten Menschen früher und häufiger als in der entsprechenden Altersgruppe der Gesamtbevölkerung auftreten. Auch wurde Behandlung im Bereich der Psychotherapie genannt, ebenso Psychosomatik und

Psychiatrie. Die Prävalenz von psychischen Erkrankungen war bei contergangeschädigten Menschen deutlich höher als in der Gesamtbevölkerung.

Mit Bezug auf die Anforderungen an ein medizinisches Kompetenzzentrum wurde an erster Stelle die berufliche Qualifikation der Ärzte zur Diagnostik und Behandlung von Conterganschäden und deren Folgen genannt. Die Ausstattung erforderte Barrierefreiheit jeweils für verschiedene Formen und Ausmaß der Schädigung (Rollstuhlfahrer, Kurzarmer). Des Weiteren waren eine gute Nachsorge und Vernetzung mit den Hausärzten wichtig.

8.5 Expertise 2021

Expertise über die Möglichkeiten einer Versorgung von Hinterbliebenen/hinterbliebenen nahestehenden Personen contergangeschädigter Menschen unter Berücksichtigung der konkreten Situation der Hinterbliebenen und der geltenden Rechtslage – insbesondere sozialrechtlicher Aspekte – in Deutschland sowie die Entwicklung unterschiedlicher Modelle zur Hinterbliebenenversorgung unter Darstellung der jeweiligen Vor- und Nachteile. Im Auftrag des Bundesministeriums für Familie, Senioren, Frauen und Jugend.

In diesem Gutachten wurde Bezug genommen auf Ergebnisse der Onlinebefragung sowie der Interviews und der Fokusgruppe der Studie »Erhebung über die Möglichkeiten einer Versorgung von Hinterbliebenen/hinterbliebenen nahestehenden Personen contergangeschädigter Menschen, 2021«.

Die Ergebnisse basierten auf der Datenanalyse von 172 Onlinefragebögen (Betroffene mit und ohne Unterstützungsbedarf, gehörlose Menschen, Assistenzpersonen), 45 semi-strukturierte Interviews (Betroffene, gehörlose Personen, Assistenzpersonen) sowie eine Fokusgruppe mit zehn contergangeschädigten Personen.

Zielgruppe waren Angehörige, die ihre berufliche Tätigkeit aufgegeben und über einen längeren Zeitraum Betroffene ohne Vergütung unterstützt hatten.

In der Studie wurden zwei Personengruppen jeweils mit oder ohne Unterstützungsbedarf verglichen unter Berücksichtigung von Erkrankungen, Schmerzen, Einschränkungen. Assistenz- und Pflegebedarf wurden ermittelt, sowie die Personengruppen identifiziert, die mit und ohne Vergütung Assistenz- oder Pflegeleistungen erbrachten. Dabei wurden Daten aus HD 2012 und HD 2016 mit verwendet, um eine mögliche Entwicklung des Bedarfs an Pflege und/oder Assistenz zu ermitteln und aufzuzeigen.

Die Situation der unterstützenden Personen wurde ihrer Aussage zufolge zunehmend schwieriger, da sie aufgrund der über Jahre geleisteten Assistenz selbst gesundheitliche Probleme und Schmerzen entwickelt hatten, da sie teilweise über Jahrzehnte die Betroffenen unterstützten, eine sehr anspruchsvolle Leistung, um Selbstständigkeit und Teilhabe contergangeschädigten Menschen zu ermöglichen.

Wegen der hohen persönlichen Belastung und der zunehmenden Beschwerden dachten Assistenzpersonen zunehmend darüber nach, ihre Leistungen zu reduzieren oder aufzugeben. Das führt langfristig zu einem Engpass der Versorgung contergangeschädigter Menschen durch ihre Angehörigen oder durch ihnen vertraute Personen und erfordert ein höheres Angebot an professionellen Assistenten, um die Lücke zu schließen.

8.6 Literatur

Buder, K., Frank, J., Ding-Greiner, C. et al. (2021). *Expertise 2021.* Abrufbar im Kap. Zusatzmaterial zum Download.
Institut für Gerontologie der Universität Heidelberg. (2012). *HD 2012.* Abrufbar im Kap. Zusatzmaterial zum Download.
Institut für Gerontologie der Universität Heidelberg. (2013). *HD 2013.* Abrufbar im Kap. Zusatzmaterial zum Download.
Institut für Gerontologie der Universität Heidelberg. (2016). *HD 2016.* Abrufbar im Kap. Zusatzmaterial zum Download.
Institut für Gerontologie der Universität Heidelberg. (2019). *HD 2019.* Abrufbar im Kap. Zusatzmaterial zum Download.

9 Contergangeschädigte Menschen: Soziodemografische Daten

Christina Ding-Greiner

In der Studie HD 2012 wurden zum ersten Mal Daten contergangeschädigter Menschen systematisch erhoben. Die Daten von N = 870 ausführlichen Fragebögen wurden ausgewertet; diese dienten als Grundlage und Ausgangswert zur Darstellung der Situation der Betroffenen. Um in diesem Kapitel Trends in der Entwicklung über die Zeit darstellen zu können, werden Daten von späteren Studien zum Vergleich mit hinzugenommen. Es handelt sich jedoch um jeweils unterschiedliche Stichproben, deren Daten zu unterschiedlichen Zeitpunkten – 2016, 2019 und 2021 – erhoben wurden.

In den folgenden Kapiteln werden die zentralen Ergebnisse der Studien dargestellt.

9.1 Geburtsjahrgänge und Geschlecht

Im Dezember 1956 kam das erste contergangeschädigte Kind zur Welt. Im November 1961 wurde die Vermarktung von Contergan eingestellt. Die stärksten Geburtsjahrgänge waren die Jahre 1959 bis 1962, sie bildeten die verkauften Mengen des Arzneimittels und deren Folgen ab (siehe hierzu ▶ Kap. 1.2). Ab 1972 wurden die Daten zu vorgeburtlichen Schäden der Leistungsempfänger zusammengeführt; damals von der Stiftung »Hilfswerk für behinderte Kinder«, heute Conterganstiftung, später erfolgte die systematische Erhebung der Schäden von Marquardt (siehe hierzu ▶ Kap. 7.4.1 und ▶ Kap. 7.8). Im ersten Jahr der Dokumentation wurden N = 2.321 Leistungsberechtigte registriert, davon waren N = 1.194 männlich und N = 1.127 weiblich.

Im *dritten Gesetz zur Änderung des Gesetzes über die Errichtung einer Stiftung »Hilfswerk für behinderte Kinder«* vom 22. Dezember 1982 wurde eine Ausschlussfrist für Antragstellungen auf Anerkennung nach dem ContStifG festgesetzt, ab Ende 1983 wurden keine Anträge mehr angenommen. Diese Ausschlussfrist wurde im Juli 2009 wieder aufgehoben (siehe hierzu ▶ Kap. 2.2, ▶ Kap. 2.4). In diesem Zeitraum waren keine weiteren Leistungsempfänger dazugekommen. Ein Rückgang der Population contergangeschädigter Menschen von 1984 (N = 2.489) bis 2009 (N = 2.415) stellt sich in der folgenden Abbildung (▶ Abb. 9.1) dar, und ist ausschließlich auf Sterbefälle zurückzuführen.

9 Contergangeschädigte Menschen: Soziodemografische Daten

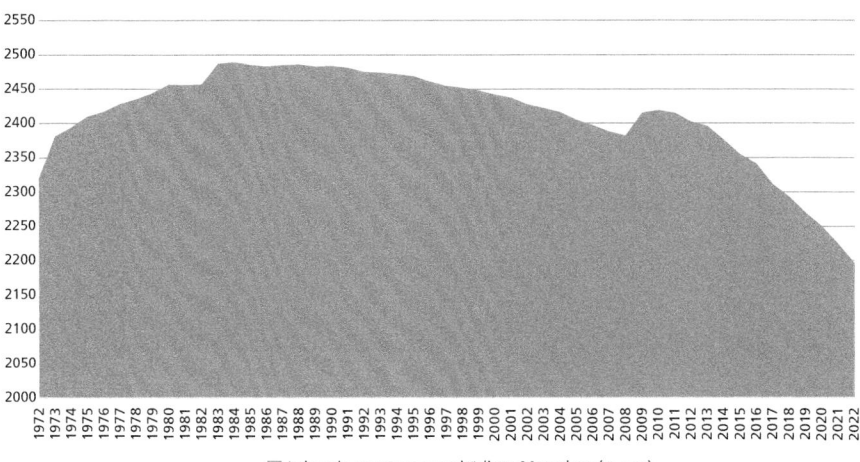

■ Lebende contergangeschädigte Menschen (m + w)

Abb. 9.1: Anzahl contergangeschädigter Menschen 1972–2022 (m + w) pro Jahr. Analyse. (Quelle: Daten Conterganstiftung, 2023)

2009 bis 2011 wurden nach Aufhebung der Ausschlussfrist 85 Antragstellungen bewilligt, sie sind in der Abbildung deutlich erkennbar. Ab 2012 zeigte sich ein beschleunigter Rückgang der Population (N = 2.402), der durch die geringe Anzahl von Neuzugängen nicht ausgeglichen werden konnte. Es handelte sich nach Daten der Conterganstiftung um 38 Bewilligungen von 2012 bis 2023 (siehe hierzu ▶ Kap. 6, ▶ Tab. 6.2). In der Aufstellung der Sterbefälle pro Jahr findet sich ab 2012 eine raschere Zunahme der Anzahl Verstorbener im Vergleich zu den Vorjahren.

Das Verhältnis von lebenden Männern zu lebenden Frauen zeigte bis 2008 zahlenmäßig ein Überwiegen männlicher Betroffener. Da etwa ab dem Jahr 2000 die Sterblichkeit insbesondere der Männer allmählich zugenommen hatte, kehrte sich das Verhältnis um, der relative Anteil contergangeschädigter Frauen steigt an. Hinzu kommt, dass ab 2009 die Ausschlussfrist aufgehoben worden war, und es dadurch zu Neuaufnahmen kam. Die folgende Aufstellung verdeutlicht diese Entwicklung (Daten Conterganstiftung, 2023).

- 1980:   m = 1.261   w = 1.196
- 1990:   m = 1.266   w = 1.218
- 2000:   m = 1.233   w = 1.209
- 2008:   m = 1.192   w = 1.190
- 2010:   m = 1.203   w = 1.216
- 2015:   m = 1.160   w = 1.195
- 2022:   m = 1.059   w = 1.137

9.2 Familienstand

In der folgenden Abbildung werden die Daten zum Familienstand von contergangeschädigten Menschen mit der Allgemeinbevölkerung verglichen (▶ Abb. 9.2).

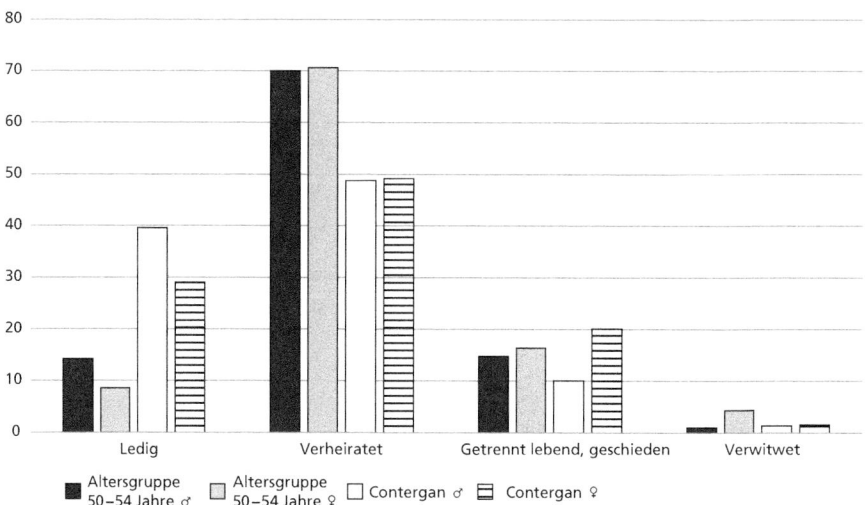

Abb. 9.2: Familienstand nach Geschlecht von contergangeschädigten Menschen im Vergleich zur Allgemeinbevölkerung. In Prozent. (Quelle: Daten aus HD 2012, S. 40)

Etwa die Hälfte der contergangeschädigten Männer und Frauen waren verheiratet. Männer waren häufiger unverheiratet als Frauen, es waren doppelt so viele Frauen geschieden als Männer. Im Vergleich zur Allgemeinbevölkerung waren contergangeschädigte Menschen häufiger ledig, seltener verheiratet.

Bezogen auf Merkmale der Schädigung und Funktionalität zeigte der Familienstand bei contergangeschädigten Menschen eine unterschiedliche Verteilung, siehe folgende Abbildung (▶ Abb. 9.3).

Vierfachschädigung bedeutet, dass gleichzeitig Schäden an den oberen und an den unteren Gliedmaßen in unterschiedlichem Ausmaß vorliegen. Eine Zweifachschädigung beinhaltet das Vorliegen von Schäden im Bereich der Arme, aber nicht im Bereich der Beine. Wer eine hohe funktionelle Einschränkung hat, hat mindestens 53 von 104 Punkten des Funktionalitätsindexes erreicht. Sie sind entweder gegeben durch die Art der Schädigung, oder sie werden im Lebenslauf erworben durch Fehl- und Überbelastung, die zu Folgeschäden führen; häufig liegen Fehlbildungen der inneren Organe vor (siehe hierzu ▶ Kap. 11).

Betroffene mit einer schwer ausgeprägten Schädigung oder aufgrund einer Gehörlosigkeit zeigten einen hohen Anteil an Personen ohne Partner. Gehörlose Betroffene sind auf eine besondere Form der Kommunikation, die Gebärdensprache, angewiesen.

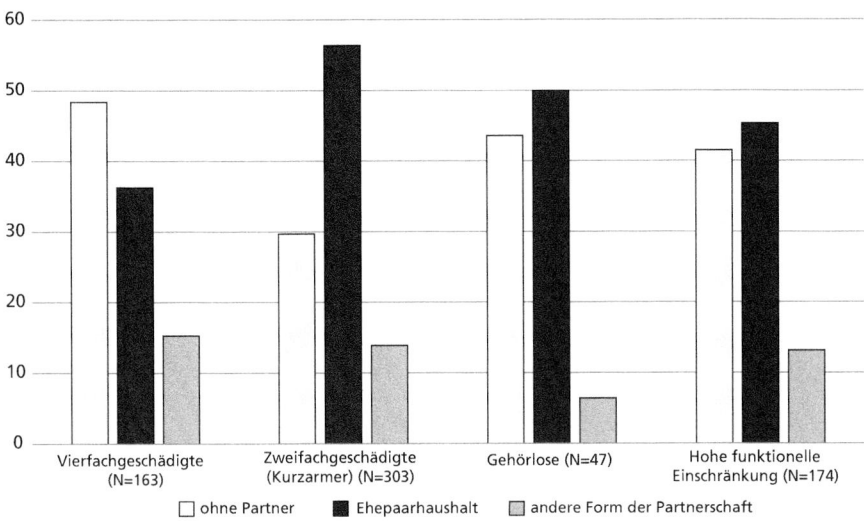

Abb. 9.3: Partnerschaftsstatus bei contergangeschädigten Menschen nach Schädigung und Funktionalität. In Prozent. (Quelle: Daten aus HD 2012, S. 42)

9.3 Kinder

Contergangeschädigte Frauen wurden mit der weiblichen Kohorte 1960–1964 der Allgemeinbevölkerung mit Bezug auf die Anzahl der Kinder bzw. Kinderlosigkeit verglichen (▶ Tab. 9.1).

Tab. 9.1: Anzahl Kinder und Kinderlosigkeit bei contergangeschädigten Frauen und Frauen der Allgemeinbevölkerung in Prozent (Quelle: Daten HD 2012, S. 43)

	keine Kinder	ein Kind	zwei Kinder	drei Kinder und mehr
contergangeschädigte Frauen (N = 448)	46,8 %	21,5 %	23,3 %	8,4 %
weibliche Kohorte 1960–1964 Allgemeinbevölkerung	23,3 %	21,6 %	37,4 %	17,8 %

Der Anteil kinderloser contergangeschädigter Frauen war doppelt so hoch wie in der entsprechenden Altersgruppe der Allgemeinbevölkerung. Betroffene Frauen hatten seltener zwei und mehr Kinder. Die Schwangerschaft birgt zusätzliche Risiken bei Conterganschädigung, da insbesondere die Wirbelsäule und die Hüftgelenke belastet werden. Nach der Entbindung bestehen Schwierigkeiten mit der

Versorgung des Säuglings beispielsweise bei verkürzten Armen und Wirbelsäulenschäden. Durch die Belastung können vermehrt Folgeschäden auftreten, die mit einer weiteren Zunahme von Schmerzen und einer verminderten Funktionalität einhergehen.

9.4 Haushaltsgröße und soziales Netzwerk

Die durchschnittliche Haushaltsgröße in HD 2012 betrug bei Männern 2,5, bei Frauen 2,4 Personen. Assistenz und Pflege wurden überwiegend durch Angehörige ohne Vergütung geleistet, die häufig im selben Haushalt wohnten. Daran beteiligt waren Eltern mit 12 %, Ehepartner und Lebensgefährten mit 84,6 %, Geschwister mit 2,2 %, Kinder mit 57,9 %. Freunde und weitere Angehörige wurden von 8,4 % der Stichprobe genannt.

Der Anteil contergangeschädigter Menschen mit minderjährigen Kindern im Haushalt lag bei betroffenen Männern bei 67,7 %, bei Frauen bei 46,2 %. Damit lag der Anteil der im Haushalt lebenden minderjährigen Kinder bei contergangeschädigten Personen um 20 % über dem der vergleichbaren Altersgruppe in der Allgemeinbevölkerung (HD 2012, S. 45). Dieses Ergebnis könnte als die Folge einer späten Eheschließung interpretiert werden, denn die Partnerwahl war schwierig. Konsequenzen entstanden für die finanzielle Lebensplanung, da die Ausbildung der Kinder in einem höheren Lebensalter finanziert werden musste, als dies in der Allgemeinbevölkerung der Fall war. Contergangeschädigte Menschen schoben daher den Eintritt in den Ruhestand häufig hinaus wegen der Finanzierung der Ausbildung der Kinder. Dies war oft mit gesundheitlichen Problemen verbunden.

In der Stichprobe HD 2019 hatte sich die durchschnittliche Haushaltsgröße im Vergleich zu HD 2012 deutlich vermindert, Männer gaben im Durchschnitt 2,1 und Frauen 1,85 Personen an (HD 2019, S. 11).

Wichtige Personen für die Unterstützung im Alltag, die häufig im selben Haushalt gewohnt hatten, fielen aus. Die Eltern waren aus Altersgründen ausgeschieden oder verstorben, die Kinder waren ausgezogen, befanden sich in der Ausbildung, führten einen eigenen Haushalt. Jahrelange Überlastung durch Assistenz und Pflege des Partners, mangelnde finanzielle Ressourcen führten zu Erschöpfung. »Meine Partnerin ist ausgebrannt«, meinte ein Betroffener. Das Ausmaß der benötigten Unterstützung nahm mit dem Alter und mit abnehmender Funktionalität zu. Der Partner alterte ebenfalls, die körperliche Leistungsfähigkeit nahm ab; so wurde Assistenz langfristig zu einer Bürde, die zur Trennung der Partner führen konnte. Die Umstellung der Betroffenen auf eine Unterstützung durch professionelle Kräfte war häufig sehr schwierig, da sie mit dem Verlust der Intimität einherging. Außerdem war sie verbunden mit deutlich höheren Kosten.

Die Ergebnisse der Befragung HD 2012 (S. 48) zeigten, dass die Betroffenen in der gegenwärtigen Situation im Durchschnitt eine hohe soziale Integration und Teilhabe erlebten. Ihren Aussagen zufolge waren bei der Mehrzahl vertraute

Menschen im sozialen Umfeld zu finden, die bereit waren zu unterstützen, mit denen sie auch etwas gemeinsam unternehmen konnten, die da waren, wenn Schwierigkeiten auftraten, und denen man sich anvertrauen konnte, in positiven wie auch in belastenden Situationen. Die Betroffenen waren überzeugt, anderen Menschen aufgrund ihrer Erfahrungen auf seelisch-geistigem Gebiet etwas geben zu können. Sie waren zufrieden mit ihren Kontakten.

9.5 Schulbildung

Die Ergebnisse in HD 2012 zeigten zwei Unterschiede zur altersentsprechenden Allgemeinbevölkerung: (a) Es fand sich bei contergangeschädigten Menschen eine Verschiebung der Schulabschlüsse zu den höheren Abschlüssen hin, und (b) geschlechtsspezifische Unterschiede waren weniger ausgeprägt. Sie werden in ▶ Tab. 9.2 dargestellt.

Tab. 9.2: Schulabschluss contergangeschädigter Menschen und Allgemeinbevölkerung Altersgruppe 50–54 Jahre in Prozent (Quellen: HD 2012, S. 54; Statistisches Bundesamt zum Bildungsstand der Bevölkerung)

	contergangeschädigte Menschen 2012		Allgemeinbevölkerung 50–54 Jahre		gehörlose contergangeschädigte Menschen (m+w) (N = 47)
	Männer (N = 418)	Frauen (N = 442)	Männer	Frauen	
ohne Abschluss	3,3 %	2,5 %	3,9 %	3,9 %	12,8 %
Hauptschulabschluss	26 %	24 %	35 %	30,8 %	44,7 %
Realschulabschluss	21 %	28,5 %	32,4 %	40,6 %	23,4 %
Fachhochschul-/Hochschulreife	44,8 %	41,5 %	28,2 %	24,3 %	6,4 %

Die Eltern contergangeschädigter Kinder hatten die Bedeutung von Bildung bei körperlicher Einschränkung sehr früh erkannt. Ihr Bestreben war, ihre Kinder zu einer möglichst großen Selbstständigkeit zu erziehen. Das begann beim Anziehen, Essen und Fortbewegen ohne Unterstützung. Dazu kam später eine gute schulische und berufliche Ausbildung, um langfristig im Berufsleben selbstständig zu sein bei möglichst geringer körperlicher Belastung.

Gehörlose contergangeschädigte Menschen zeigten eine andere Verteilung der schulischen Abschlüsse. Hier wird deutlich, welche zentrale Rolle die Probleme der Kommunikation mit den Hörenden spielte.

9.6 Berufliche Ausbildung und Beruf

Die Bedeutung einer guten Ausbildung für contergangeschädigte Menschen zeigte sich auch in den Ergebnissen zum Abschuss der Berufsausbildung. Auch hier fanden sich eine anteilmäßige Verschiebung zu höherer Berufsausbildung im Vergleich zur Allgemeinbevölkerung und geringere geschlechtsbedingte Unterschiede. Bei gehörlosen Betroffenen spiegelt die Wahl ihrer beruflichen Abschlüsse ihre Schwierigkeiten, sich in der Welt der Hörenden zu orientieren und Integration zu erlangen (► Tab. 9.3).

Tab. 9.3: Ausbildungsabschluss von contergangeschädigten Menschen und Allgemeinbevölkerung der Altersgruppe 50–54 Jahre (Quelle: HD 2012, S. 56/57; Statistisches Bundesamt zum Bildungsstand der Bevölkerung)

	contergangeschädigte Menschen		Allgemeinbevölkerung 50–54 Jahre		gehörlose contergangeschädigte Menschen (m+w) (N = 47)
	Männer (N = 420)	Frauen (N = 446)	Männer	Frauen	
kein beruflicher Abschluss	10,7 %	13,5 %	12,5 %	17,7 %	25,5 %
beruflich-betrieblich und -schulisch	48,1 %	48,0 %	56,4 %	58,2 %	63,8 %
Meister- oder Technikerschule, Berufs- oder Fachakademie	8,6 %	8,5 %	12,7 %	10,3 %	6,4 %
Fachhochschulabschluss	9,8 %	10,8 %	7,5 %	4,4 %	0,0 %
Universitätsabschluss	12,9 %	11,7 %	8,5 %	8,0 %	0,0 %
Promotion	6,9 %	1,3 %	1,9 %	0,9 %	2,1 %

In einer offenen Frage wurde nach dem Beruf gefragt, den die Teilnehmenden ergriffen hatten. Dabei konnten mehrere Berufe genannt werden. Die Angaben dazu wurden nach der internationalen Standardklassifikation ISCO88 verschlüsselt und sind in der folgenden Tabelle (▶ Tab. 9.4) einsehbar.

Tab. 9.4: Berufswahl der Conterganstichprobe. Vercodet nach ISCO88 (N = 758) (Quelle: HD 2012, S. 60)

Berufswahl (N = 758)	Anzahl Personen	Prozent
Leitende Verwaltungsbedienstete und Führungskräfte Privatwirtschaft	29	3,8 %
Physiker, Mathematiker und Ingenieurswissenschaftler	37	4,9 %
Biowissenschaftler und Mediziner	23	3,0 %
Wissenschaftliche Lehrkräfte	29	3,8 %
Sonstige Wissenschaftler und verwandte Berufe	100	13,2 %
Technische Fachkräfte und gleichrangige nichttechnische Berufe	182	24,0 %
Bürokräfte und kaufmännische Angestellte	228	30,1 %
Dienstleistungsberufe	37	4,9 %
Handwerks- und verwandte Berufe	33	4,4 %

Meist wurden Berufe ergriffen, die der körperlichen Leistungsfähigkeit und Belastbarkeit entsprachen, d. h. es waren überwiegend keine technischen oder handwerklichen Berufe. Die Betroffenen berichteten über häufige Schwierigkeiten bei der Suche nach einem Arbeitsplatz. In Interviews und in Fokusgruppen wurde dokumentiert, dass in jenen Fällen, in denen mehrere Berufe erlernt wurden, die Erstausbildung zu einer Tätigkeit führte, die körperlich auf Dauer zu belastend war, sodass umgeschult wurde auf eine Bürotätigkeit, bei der man hoffte, bei geringerer körperlicher Belastung länger im Erwerbsleben bleiben zu können.

9.7 Erwerbstätigkeit und Ruhestand

In HD 2012 gaben 62,5 % der Gesamtstichprobe an, erwerbstätig zu sein; 60 % davon waren in Vollzeit und 40 % in Teilzeit beschäftigt. Zum Vergleich: In der entsprechenden Altersgruppe der 50–54-Jährigen der Gesamtbevölkerung waren 70 % in Vollzeit und 30 % in Teilzeit beschäftigt.

Die folgende Abbildung (▶ Abb. 9.4) differenziert die Ergebnisse für 2012 nach Geschlecht.

Conterganbedingte Schäden und deren Folgen im Lebenslauf

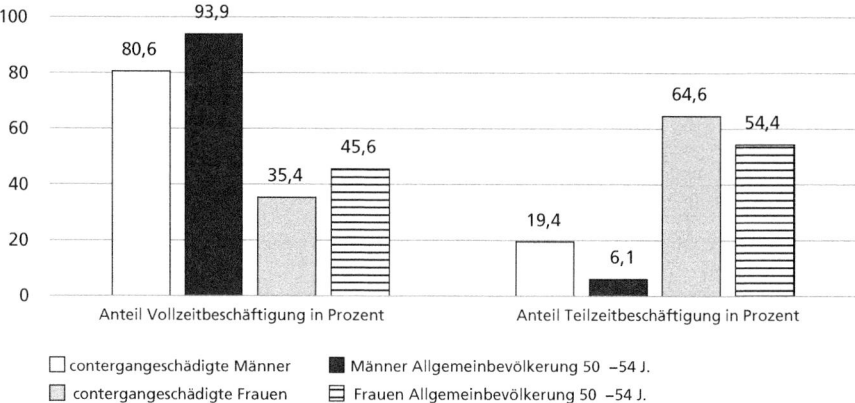

Abb. 9.4: Erwerbstätigkeit nach Vollzeit und Teilzeit bei contergangeschädigten Menschen und in der Allgemeinbevölkerung der Altersgruppe 50–54 Jahre (Quelle: HD 2012, S. 58)

Sowohl Frauen als auch Männer waren zu einem geringeren Anteil vollerwerbstätig im Vergleich zur altersentsprechenden Allgemeinbevölkerung, der Anteil der Teilerwerbstätigen war höher in der Stichprobe der contergangeschädigten Menschen.

Der Anteil der erwerbstätigen contergangeschädigten Männer und Frauen und die Entwicklung über die Zeit wurde an drei Zeitpunkten erhoben. Die Ergebnisse finden sich in ▶ Abb. 9.5.

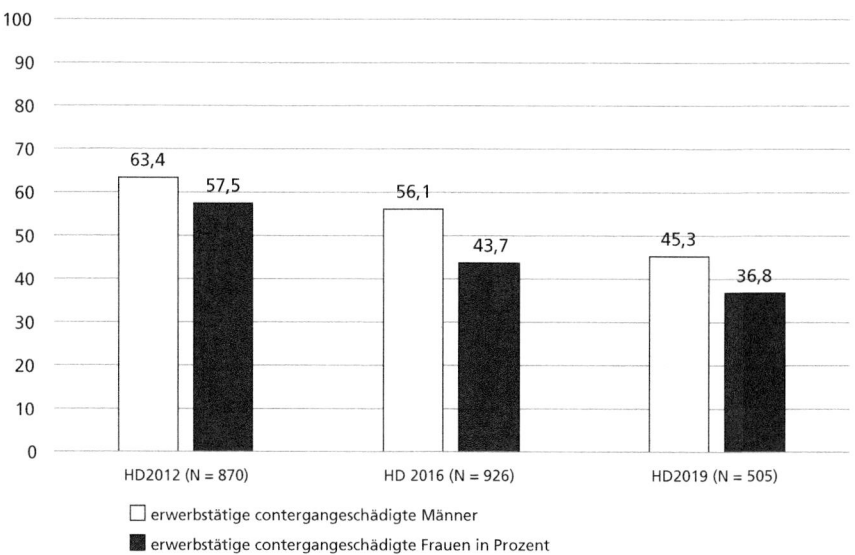

Abb. 9.5: Anteil erwerbstätiger contergangeschädigter Menschen von 2012 bis 2019. In Prozent. (Quelle: HD 2012; HD 2016, S. 14; HD 2019, S. 11)

Bei contergangeschädigten Männern hat die Erwerbstätigkeit von 2012 bis 2019 um 18% abgenommen, bei Frauen um 22%. Insgesamt 96,4% der contergangeschädigten Männer und 95,3% der Frauen waren als Schwerbehinderte eingestuft. Da sie mit zunehmendem Alter unter Schmerzen und Funktionsbeeinträchtigungen litten, jedoch auf den Verdienst angewiesen waren, gingen sie erst in Teilzeit, ehe sie Erwerbsminderung einreichten.

Eine Teilerwerbsminderung lag bei 12,9% der contergangeschädigten Männer und bei 10,7% der Frauen vor. Eine Vollerwerbsminderung fand sich bei 32,3% der Männer und 36,2% der Frauen. Die Vergleichszahlen aus der Gesamtbevölkerung lagen in dieser Altersgruppe etwa bei 3% (HD 2012, S. 60).

Die Erwerbsminderungsrenten waren zu rund 95% durch Conterganschädigung und deren Folgen bedingt; es standen Schmerzen, Verminderung der Belastungs- und funktionellen Leistungsfähigkeit im Vordergrund.

Die Vollerwerbsminderung hat über die Jahre exponentiell zugenommen (▶ Tab. 9.5).

Tab. 9.5: Anteil Vollerwerbsminderung bei contergangeschädigten Menschen (N = 870) in Prozent bezogen auf die zeitlichen Abschnitte (Quelle: HD 2012, S. 62)

zeitliche Abschnitte	bis 1985	1986–1990	1991–1995	1996–2000	2001–2005	2006–2011
Anteil Vollerwerbsminderung bei contergangeschädigten Menschen	7,3%	8,1%	9,7%	16,7%	22,4%	31,4%

Die Conterganrente wurde 2013 deutlich erhöht. Der vorzeitige und notwendige Eintritt in den Ruhestand wurde für die Betroffenen durch die Verbesserung der finanziellen Situation aufgrund des dritten und vierten Änderungsgesetzes des Conterganstiftungsgesetzes möglich.

Die Expertise HD 2019 ergab folgende Ergebnisse: Seit 1978 waren insgesamt 272 contergangeschädigte Menschen der Gesamtstichprobe (N = 505) in den Ruhestand eingetreten. Ab 2013, als das dritte Änderungsgesetz des Conterganstiftungsgesetzes in Kraft trat und durch die Rentenerhöhung die finanzielle Situation der Betroffenen deutlich verbessert wurde, waren davon bis 2019 (Stand Juli 2019) 132 Betroffene aus dem Erwerbsleben ausgeschieden. Das bedeutet, dass etwa die Hälfte aller Betroffenen, die seit 1978 die Erwerbstätigkeit aufgegeben haben, diese Entscheidung nach 2013 getroffen hatten. In der Stichprobe von HD 2019 hatten etwa die Hälfte der Betroffenen, die aus dem Arbeitsleben ausgeschieden waren, dies vor ihrem 52. bis 54. Lebensjahr umgesetzt (▶ Abb. 9.6).

Die Gründe für das Ausscheiden aus dem Berufsleben waren überwiegend conterganbedingt. Lediglich 12% gaben gesundheitliche nicht conterganbedingte Gründe an. Am häufigsten wurden Einschränkungen der körperlichen Leistungsfähigkeit genannt (86,3%), an zweiter Stelle standen Schmerzen (54,2%) und an dritter Stelle eine verminderte Belastbarkeit (50,2%). Wegen vermehrt auftretender Schmerzen und einer Beschleunigung des Alterungsprozesses waren die Betroffenen darauf angewiesen, vermehrt Ruhepausen einzuhalten sowie schmerztherapeuti-

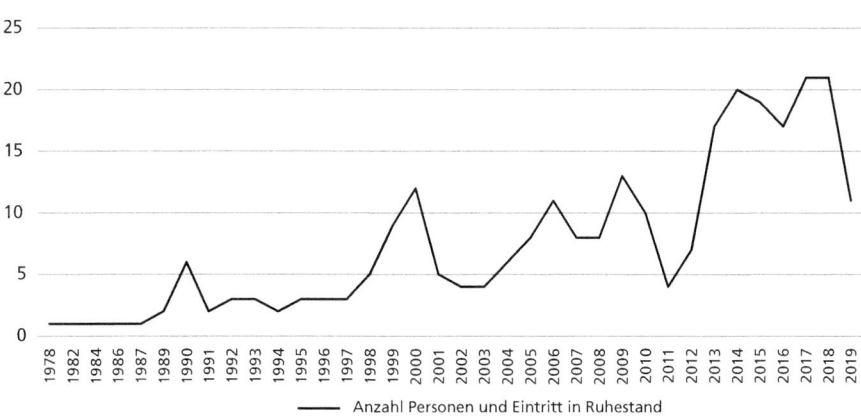

Abb. 9.6: Anzahl der Personen und Eintritt in den Ruhestand nach Jahr; Stichprobe 2019 (N = 505). (Quelle: HD 2019, S. 14)

sche und physiotherapeutische Maßnahmen anzuwenden, um Schmerzen zu lindern und die körperliche Funktionalität längerfristig zu erhalten.

9.8 Alternsprozesse bei contergangeschädigten Menschen

Eine deutliche Verschlechterung der Funktionen vorgeburtlich geschädigter Bereiche und eine ausgeprägte Entwicklung von Folgeschäden durch Fehlbelastung traten bei contergangeschädigten Menschen früh in Erscheinung. Sie sind heute in der Altersgruppe der 60- bis 65-Jährigen, ihr Körperzustand kann jedoch verglichen werden mit jenem der Altersgruppe der 80- oder 90-Jährigen in der Gesamtbevölkerung. Rasch fortschreitende Alternsprozesse scheinen sich bei ihnen sehr viel früher als in der Gesamtbevölkerung einzustellen. Welche Erklärung gibt es dafür?

Gesunde junge Menschen zeigen eine physiologische Reserve ihres Organismus, die das Zehnfache der im Alltag benötigten Funktionen betragen kann. Dadurch ist das Individuum in der Lage, auch extremen Anforderungen entsprechen zu können. Ab dem 30. Lebensjahr beginnen physiologische Alternsprozesse wirksam zu werden. Das bedeutet, dass die Funktionszellen des Organismus – beispielsweise Leberzellen, Muskelzellen oder Nervenzellen – in einer Größenordnung von durchschnittlich 1% bis 3% Prozent pro Jahr abgebaut und durch Bindegewebe oder Fettzellen ersetzt werden. Dabei gibt es allerdings erhebliche interindividuelle Unterschiede, hinzu kommt das gesundheitliche Verhalten, das den Alternsprozess erheblich beeinflussen kann (Ding-Greiner & Lang, 2004. Seite 182–206).

Gesunde Menschen spüren zunächst nichts vom Zellabbau und Funktionsverlust der einzelnen Organe, da sie den Verlust mit ihren physiologischen Reserven kompensieren. Wenn diese Reserven deutlich abgebaut oder erschöpft sind, kann zwar noch ein relativ normales Leben geführt werden, allerdings nur im geschützten Umfeld. Dies bedeutet, dass keine zusätzlichen Belastungen wie besondere körperliche oder psychische Belastungen oder Erkrankungen auftreten dürfen, denn diese könnten nun zu weiteren Funktionsverlusten und Behinderungen und zur Dekompensation des Organismus führen. Dieser Verlauf wird vor allem im höheren Alter beobachtet. Die noch vorhandenen physiologischen Reserven können u. a. mittels biologischer Einflussfaktoren eingeschätzt werden, dazu gehören das Alter, die Begleit- oder Vorerkrankungen, die Medikation.

> Contergangeschädigte Menschen beginnen aufgrund der vorgeburtlichen Einwirkung von Contergan, einer Substanz mit ausgeprägter toxischer Wirkung auf den Organismus, ihr Leben mit Behinderungen und einem Defizit im Bereich der physiologischen Reserven. Sie können schweren Anforderungen nicht in gleicher Weise wie ein gesunder nicht geschädigter Mensch begegnen. Der physiologische Alternsprozess läuft bei ihnen in gleicher Weise ab wie in der nicht betroffenen Gesamtbevölkerung. Er führt jedoch wegen der geringeren physiologischen Reserven deutlich früher zu Funktionsverlusten und weiteren Behinderungen, sowie zur Dekompensation.

Contergangeschädigte Menschen entwickelten seit ihrer Jugend Strategien, die verringerten physiologischen Reserven zu kompensieren, die in der Gesamtbevölkerung erst in einem deutlich höheren Alter beobachten werden. Dabei handelt es sich um folgende Strategien:

- *Anpassung* an körperliche Veränderungen mit einer Veränderung von Zielen, Ansprüchen und Erwartungen
- *Optimierung* mit einer Stärkung und Nutzung vorhandener, verbliebener Ressourcen
- *Kompensation*, verbunden mit dem Versuch, neue Fertigkeiten oder Bewegungsmuster zu entwickeln und durch Training funktionelle Verluste auszugleichen.

Aufgrund ihrer Schädigungen und der früh erschöpften physiologischen Reserven erreichen contergangeschädigte Menschen viel früher ihre körperlichen Grenzen. Es treten Funktionsverluste, zusätzliche Behinderungen und Erkrankungen im Bereich der inneren Organe auf, die in der Gesamtbevölkerung erst 20 bis 30 Jahre später zu beobachten sind. Dies hat die Befragung im Rahmen der Evaluation HD 2016 eindeutig ergeben. Schmerzen, eine Verringerung der körperlichen Belastungsfähigkeit und Einschränkungen der Mobilität bestimmten den Alltag dieser vergleichsweise jungen Personengruppe. Dabei fiel auf, dass die genannten Einschränkungen und Beschwerden zum Zeitpunkt der Befragung alle Betroffenen in mehr oder weniger gleichem Ausmaß betreffen. Schmerzen, Funktionseinschränkungen, verminderte körperliche Belastungsfähigkeit fanden sich in allen Schadenspunkte-Gruppen. Auch die Betroffenen mit niedriger Schadenspunktezahl zeigten ein hohes Maß an Einschränkungen, die auch bei ihnen den verminderten physiologischen Reserven geschuldet sind (HD 2016, S. 27) (siehe hierzu ► Kap. 11.4).

Zu den Alternsprozessen und den spezifischen Problemen, die aufgrund der Conterganschädigung gegeben sind, kommen die Erkrankungen hinzu, die sich auch in der altersentsprechenden Gesamtbevölkerung finden. Es handelt sich um Presbyopie, um eine altersbedingte Verschlechterung der Hörfähigkeit, um sog. Lifestyle-related diseases, eine Folge von Bewegungsarmut, die häufig auch schädigungsbedingt sein kann, sowie Fehl- oder Überernährung und Krebserkrankungen (Newbronner & Atkin, 2018; Shiga et al., 2015) (siehe hierzu ► Kap. 17, ► Kap. 19).

Contergangeschädigte Menschen altern früher als die Allgemeinbevölkerung, doch auch sie sind durchaus in der Lage, das Fortschreiten der Alternsprozesse zu beeinflussen. Sie sind nicht nur Meister der Kompensation fehlender Funktionen, sondern auch der klugen Verwaltung der ihnen zur Verfügung stehenden Ressourcen. Seit der Erhöhung der Renten 2013 sind sie auch in der Lage, sich angemessen gesundheitlich zu versorgen. Viele sind in den Ruhestand eingetreten, um belastende Situationen im Beruf zu vermeiden; sie gönnen sich mehr Ruhepausen, viele wenden regelmäßig Physiotherapie an, sie schwimmen oder trainieren regelmäßig, auch mit einem Personal Trainer. Das führt bei vielen zu einer zumindest vorübergehenden deutlichen Verbesserung des Allgemeinzustands und der Leistungsfähigkeit. Alternsprozesse und deren Folgen können nicht rückgängig gemacht, doch ihr Fortschreiten kann zumindest für einen gewissen Zeitraum verlangsamt werden.

Ein Betroffener äußerte sich in einem Interview in HD 2019 (S. 79) dazu: »Er hatte ein Problem mit der Körperlichkeit [...] Er hat bewusst seine persönliche Emanzipation vom Thema Contergan voll getrennt. Er hat sich gesagt, das hat nichts mit Contergan zu tun. Er hat dann verstanden, dass er aus der psychologischen Falle raus muss, hat gesehen, dass der Eigenwert des Menschen voraussetzt, dass man sich annimmt und auch mit der Sexualität umzugehen lernt. Es ist wichtig liebevoll mit sich selbst umzugehen. Er hat sich daher im Leben alle privaten Wünsche erfüllt. Die Auseinandersetzung mit Behindert-Sein ist nicht spezifisch für Contergan. Er wünscht seinen Contergan-Kollegen ähnliche Erfahrungen«.

9.9 Sterbefälle, Todesursachen und vorzeitiges Altern

Die Lebensbedingungen in den 1960er Jahren waren für contergangeschädigte Kinder in jeder Hinsicht schwierig, es haben nicht alle überlebt. Von etwa 5.000 registrierten fehlgebildeten Neugeborenen in der BRD sollen ca. 40% an multiplen

Schädigungen der inneren Organe verstorben sein, wie beispielsweise Dünndarmatresien, schweren Fehlbildungen des Herzens, der Lunge oder der Niere. Die Gesamtzahl vorgeburtlich geschädigter Kinder ist sicher zu niedrig angesetzt, denn Spontanaborte, schwer fehlgebildete Früh- und Totgeburten wurden erst später systematisch erfasst und registriert.

Die Todesfälle contergangeschädigter Menschen wurden von der Conterganstiftung ohne Angabe der Todesursache registriert. Die folgende Abbildung (▶ Abb. 9.7) zeigt die Anzahl Verstorbener in den Jahren 1972 bis 2022 nach Geschlecht. Insgesamt sind nach Daten der Conterganstiftung in diesem Zeitraum 453 contergangeschädigte Personen gestorben, 286 Männer und 167 Frauen. Genauso wie in der Gesamtbevölkerung ist bei den Betroffenen die Sterblichkeit bei Männern über alle Altersgruppen meist höher als bei Frauen.

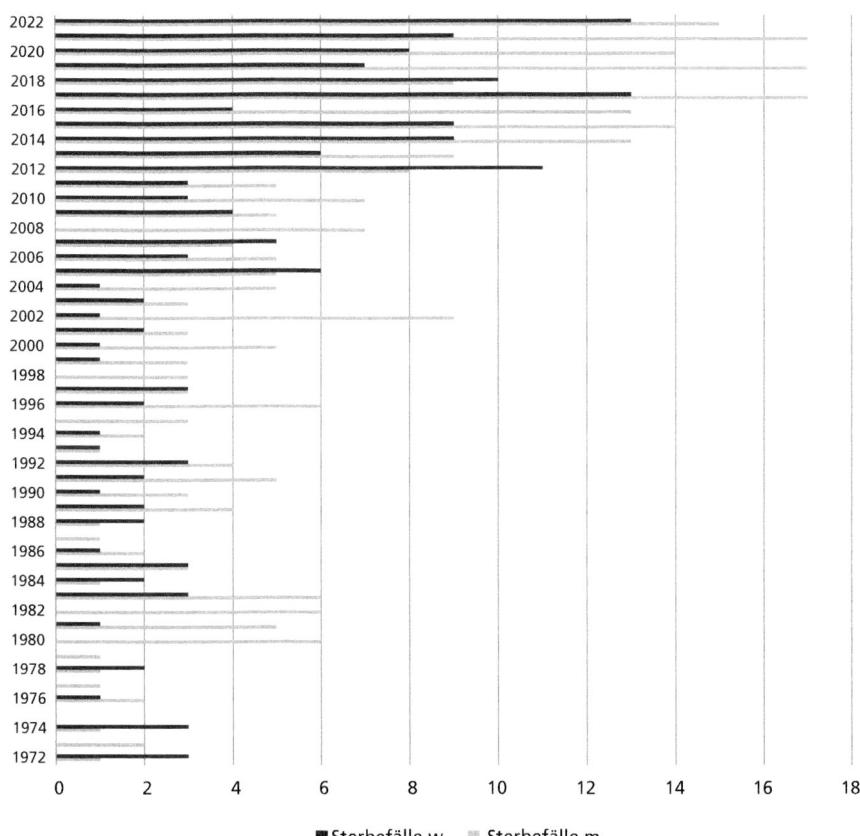

Abb. 9.7: Anzahl Sterbefälle contergangeschädigter Menschen pro Jahr von 1972 bis 2022 getrennt nach Geschlecht. Analyse. (Quelle: Daten Conterganstiftung, 2022)

Ab dem Jahr 2012 zeichnet sich eine deutliche Erhöhung der Anzahl jährlicher Todesfälle ab. Die Todesursachen sind nicht bekannt.

In dem wissenschaftlichen Artikel von A. Koch »Erfahrungen und Ergebnisse« (Niethard et al., 1994, S. 94) fand sich der Hinweis: »Seit Inkrafttreten des Stiftungsgesetzes (1972) sind 81 Todesfälle zu verzeichnen. In den meisten Fällen sind der Stiftung die Todesursachen auf entsprechende Nachfrage bekannt gegeben worden«.

Eine Anfrage bei der Conterganstiftung zu den Todesursachen contergangeschädigter Menschen ergab folgenden Bescheid:

»Die Conterganstiftung hat keine Todesursachen aus der Vergangenheit (bis zum Jahr 2010) dokumentiert. Bei aktuellen Todesfällen (ab dem Jahr 2011) werden der Conterganstiftung grundsätzlich keine Todesursachen mitgeteilt oder diese durch die Stiftung erfragt«.

Bis zum Jahr 2010 »[…] wurden die Aufgaben der Conterganstiftung noch von der Kreditanstalt für Wiederaufbau (KfW) wahrgenommen, in deren Zuständigkeit die Conterganstiftung bis zum Jahr 2010 fiel. Mit dem Zuständigkeitswechsel im Jahr 2011 zum Bundesamt für Familie und zivilgesellschaftliche Aufgaben (BAFzA) wurden dem BAFzA nur Akten von zu diesem Zeitpunkt noch lebenden contergangeschädigten Personen übergeben, alle Akten von Verstorbenen aus den vorherigen Jahren bis 2010 wurden durch die KfW vernichtet«.

Die häufigste Todesursache in der Gesamtbevölkerung sind Herz-Kreislauf-Erkrankungen, die gemäß RKI 40% der Todesfälle verursachen; an zweiter Stelle folgen Krebserkrankungen, an dritter stehen Erkrankungen des Atmungssystems. Betrachtet man in der Gesamtbevölkerung den Verlauf der Mortalität mit zunehmendem Alter, fällt eine deutliche Zunahme von Todesfällen sowohl bei Männern als auch bei Frauen etwa ab dem 75. Lebensjahr auf. Die Ergebnisse zeigt ▶ Abb. 9.8.

Im Jahr 2012 waren contergangeschädigte Menschen etwa 50 bis 53 Jahre alt, als sich ihre Sterberate deutlich erhöhte. Ihren Aussagen zufolge empfanden sie sich als deutlich vorgealtert, und häufig äußerten sie die Meinung, dass 80-Jährige die richtigen Ansprechpartner seien, wenn sie sich über Gesundheit unterhalten wollten. Die Prävalenz chronischer körperlicher Erkrankungen wie Herz-Kreislauf-Erkrankungen, Arthrosen, Sarkopenie und Schmerzen entsprechen in ihrem Ausmaß einer deutlich höheren Altersgruppe in der Gesamtbevölkerung, ebenso der Verlust der Funktionalität und der allgemeinen Leistungsfähigkeit, die sich ihren Aussagen zufolge in den letzten 15 bis 20 Jahren immer mehr beschleunigt haben.

Der rasche Anstieg der Mortalität sowohl in der Gesamtbevölkerung als auch bei contergangeschädigten Menschen ab einer bestimmten Altersstufe kann interpretiert werden als Ausdruck einer erhöhten Vulnerabilität des Menschen im Alter aufgrund von physiologischen Alternsprozessen, die zu einer Einschränkung der Funktionsfähigkeit der Organsysteme führen. Eine Zunahme der Prävalenz von chronischen Erkrankungen und eine erhöhte Anfälligkeit und Gefährdung durch akute Infektionskrankheiten kommen hinzu. In der Gesamtbevölkerung machen sich die Folgen dieser Entwicklung etwa um das 70. bis 80. Lebensjahr deutlich bemerkbar und führen zu einer höheren Sterblich-

9 Contergangeschädigte Menschen: Soziodemografische Daten

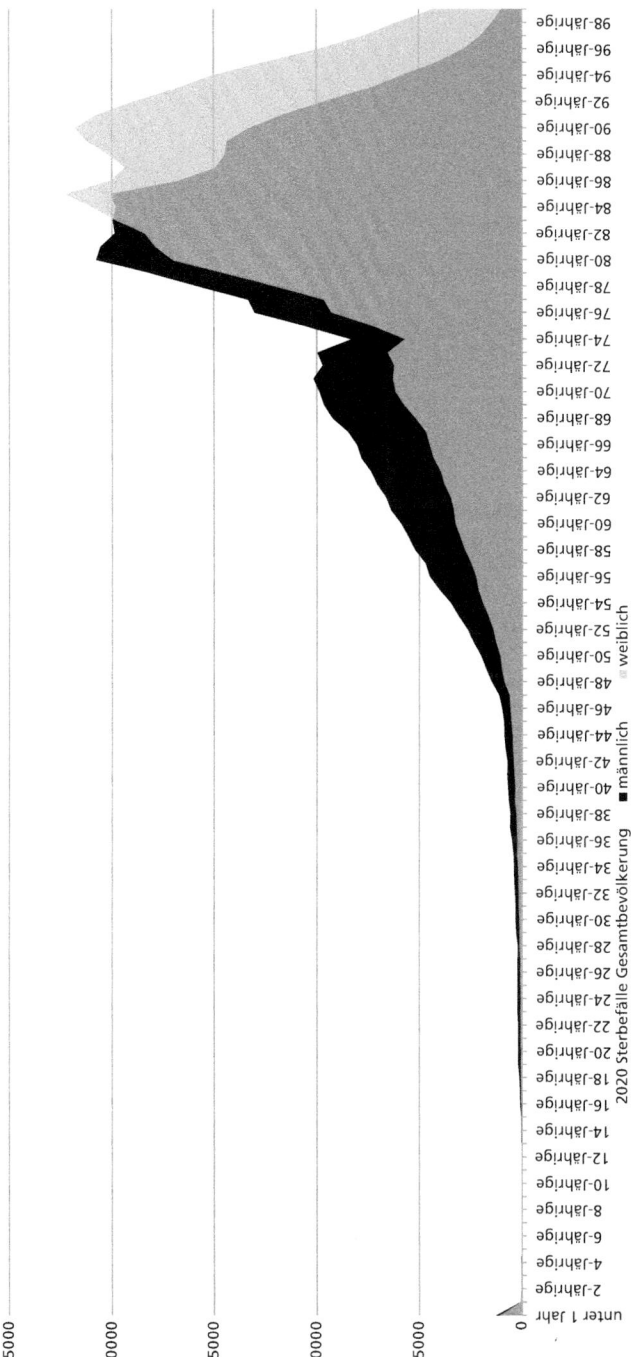

Abb. 9.8: Anzahl der Verstorbenen in der BRD 2020 nach Alter und Geschlecht (Quelle: destatis, 2023)

keit. Bei contergangeschädigten Menschen scheinen diese Prozesse schon früher einzusetzen, um das Jahr 2010, folglich um das 50. Lebensjahr (▶ Abb. 9.9).

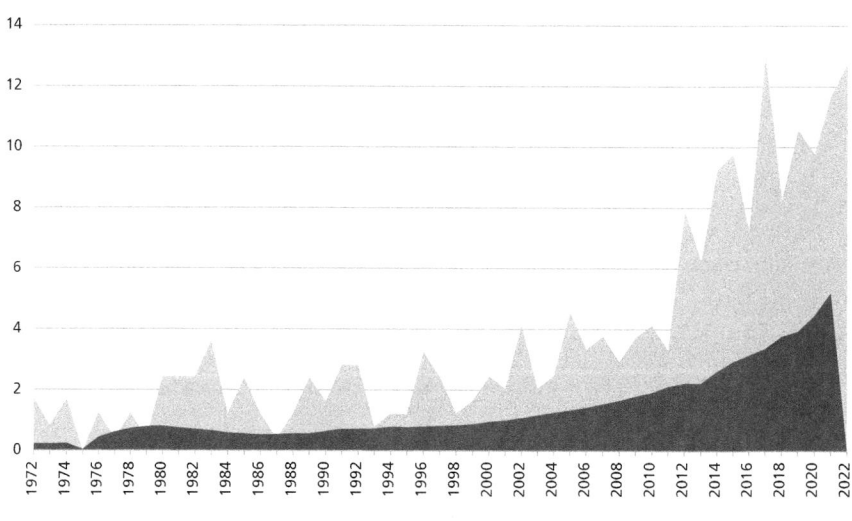

Mortalität C pro 1000 ■ Mortalität GesBev pro 1000 für 1972 bis 2021 nach Alter

Abb. 9.9: Vergleich Mortalität pro 1.000 bei contergangeschädigten Menschen (C) und in der Gesamtbevölkerung (GesBev) der Jahrgänge 1959–1962 von 1972 bis 2022 (Quellen: Daten Conterganstiftung, 2023; destatis 2023)

Die Abbildung zeigt die altersspezifische Mortalität bei contergangeschädigten Menschen (C) pro 1.000 Personen und von Personen der Geburtsjahrgänge 1959 bis 1962 der Gesamtbevölkerung (GesBev) pro 1.000 im Vergleich. Die Sterblichkeit von contergangeschädigten Menschen liegt deutlich höher im Vergleich zur entsprechenden Altersgruppe der Allgemeinbevölkerung.

Mortalität pro 1.000

- 40. Lebensjahr: Contergan: 4,12   GesBev.: 0,99
- 50. Lebensjahr: Contergan: 7,91   GesBev.: 2,78
- 60. Lebensjahr: Contergan: 12,75   GesBev.: 7,53

Die Mortalität der contergangeschädigten Menschen in ihrem 50. Lebensjahr entspricht etwa jener in der Gesamtbevölkerung mit 60 Jahren.

Die physiologischen Alternsprozesse und Abbauvorgänge laufen bei allen Lebewesen in ähnlicher Weise ab, sie treffen jedoch bei den Betroffenen auf einen bereits vorgeburtlich geschädigten Organismus mit sichtbaren Schäden und unsichtbaren funktionellen Abweichungen, die gemeinsam Zeichen eines komplexen Schadens sind. Thalidomid hat vorgeburtlich den gesamten Organismus des Ungeborenen überschwemmt und geschädigt – die rascher wachsenden Anteile deutlich und sichtbar stärker als jene, die sich zum Zeitpunkt des Kontakts mit der Substanz in einer langsameren Entwicklungsphase befanden. Goerttler (1965) hat sich experimentell mit der Erzeugung von Missbildungen befasst und findet bei solchen Experimenten »[…] in einer bestimmten Streukurve normal oder scheinbar normal gestaltete neben ausgesprochen missgebildeten Individuen. In zahlreichen Fällen kommt es zum vorgeburtlichen Fruchttod. Wir müssen aber auch mit Störungen rechnen, die sich äußerlich nur als Unreife oder funktionell als Lebensschwäche manifestieren«. Die Vulnerabilität contergangeschädigter Menschen ist daher viel stärker ausgeprägt, auch bei geringen äußerlich sichtbaren Schäden, als bei jenen Menschen, die nie Contergan ausgesetzt waren.

9.10 Literatur

Ding-Greiner, C. & Lang, E. (2004). Alternsprozesse und Krankheitsprozesse – Grundlagen. In: Kruse, A. & Martin, M. (Hrsg.). *Enzyklopädie der Gerontologie. Alternsprozesse in multidisziplinärer Sicht.* Verlag Hans Huber, Bern.

Goerttler, K. (1965). *2. Monographie über die Rehabilitation der Dysmelie-Kinder.* Dysmelie-Arbeitstagung am 5. Und 6. November 1965 in der Orthopädischen Anstalt der Univ. Heidelberg. Bartmann Verlag GmbH Frechen/Köln. Seite 191–196.

Institut für Gerontologie der Universität Heidelberg. (2012). *HD 2012.* Abrufbar im Kap. Zusatzmaterial zum Download.

Institut für Gerontologie der Universität Heidelberg. (2016). *HD 2016.* Abrufbar im Kap. Zusatzmaterial zum Download.

Institut für Gerontologie der Universität Heidelberg. (2019). *HD 2019.* Abrufbar im Kap. Zusatzmaterial zum Download.

Newbronner, E., & Atkin, K. (2018). The changing health of Thalidomide survivors as they age: A scoping Review. *Disability and Health Journal, 11,* 184–191.

Shiga, T., et al. (2015). Multicentre investigation of lifestyle-related diseases and visceral disorders in thalidomide embryopathy at around 50 years of age. *Birth Defects Res (Part A), 103,* 787–793.

10 Entwicklung der Schäden im Lebenslauf

Christina Ding-Greiner

Contergangeschädigte Menschen zeigen nach 60 Jahren schwere Schäden und Folgeschäden am Bewegungsapparat infolge kompensatorischer Fehl- und Überbelastungen, die zu chronischen Funktionseinschränkungen und Schmerzzuständen auf der Grundlage von Muskelverspannungen und Arthrosen führten. Einschränkungen der körperlichen Belastbarkeit und Funktionalität, die in den letzten Jahren rasch zugenommen haben, sind eine Folge dieser multiplen Schädigungen.

Alternsprozesse betreffen alle Organsysteme in einem unterschiedlichen individuellen Ausmaß über die Zeit. Bei contergangeschädigten Menschen treten diese physiologischen Alternsprozesse genauso auf wie in der Gesamtbevölkerung, allerdings treffen sie auf einen bereits vorgeburtlich geschädigten Organismus mit einer teilweisen Leistungsminderung unterschiedlichen Ausmaßes in unterschiedlichen Körperbereichen. Das bedeutet, die biologischen Reserven sind bei dieser Personengruppe von Geburt an geringer aufgrund der vorgeburtlichen Intoxikation durch Contergan. Solange biologische Reserven vorhanden sind, kann kompensiert werden, durch das Auftreten von Alternsprozessen jedoch werden die Reserven zusätzlich vermindert (siehe hierzu ▶ Kap. 9.8).

Von der Contergangstiftung werden ausschließlich *vorgeburtliche Schäden* als Grundlage für die Bemessung der finanziellen Unterstützung anerkannt. Im Laufe der Jahrzehnte nahmen jedoch Einschränkungen aufgrund vorgeburtlicher Schäden durch Fehlbelastung zu. Fehlgebildete Gelenke entwickelten Arthrosen, die fehlgebildete Muskulatur ermüdete rascher, verspannte sich und dadurch entstanden Schmerzen – und dies alles zu einem frühen Zeitpunkt. Erste Arthrosen im Bereich der Hüften, der Knie und der Wirbelsäule wurden von Marquardt schon 1994 (S. 82) beobachtet. Erste Beschwerden, so die Ergebnisse der Expertise 2021 (S. 108), traten häufig schon im 30. Lebensjahr auf, im Zusammenhang mit ersten Einschränkungen der Mobilität bei Belastung. Später traten Schmerzen auf, die dazu führten, dass Unterstützung durch Hilfsmittel oder Assistenz erforderlich wurden.

Folgeschäden können sich in ursprünglich gesunden Bereichen im Laufe der Jahre entwickeln. Sie werden durch kompensatorische unphysiologische Bewegungsabläufe verursacht und können zu schweren Einschränkungen durch Schmerzen und Verlust der Mobilität führen. Folgeschäden werden jedoch nicht anerkannt, da sie nicht vorgeburtlich, sondern erst im Laufe der Jahre entstanden sind.

Schließlich können *Spätschäden* hinzukommen, die zwar vorgeburtlich entstanden sind, jedoch erst später entdeckt wurden. Dabei handelt es sich um Schädigungen, die bei der ersten Begutachtung entweder übersehen oder die aufgrund einer weniger differenzierten Diagnostik nicht erkannt wurden. Auch sie werden von den Conterganstiftung nicht anerkannt und ergeben daher keine zusätzlichen Schadenspunkte.

In den folgenden Abschnitten werden diese drei Begriffe näher erläutert.

10.1 Vorgeburtliche Schäden

Vorgeburtliche Schäden sind durch Einnahme von Contergan zwischen dem 34. und 51. Tag nach der letzten Periode entstanden. Dieser Zeitraum entspricht der Embryonalphase (3. bis 8. Woche nach Konzeption). Das Ausmaß der Schädigung wird nicht durch die Höhe der Einzeldosis, sondern durch den Zeitpunkt und die Häufigkeit der Einnahmen bestimmt. Im Lauf des Lebens nimmt der Schweregrad der vorgeburtlichen Schädigung des Bewegungsapparats infolge kompensatorischer Fehlbelastungen zu. Es bilden sich an den fehlgebildeten Gelenken Arthrosen, und es entstehen Muskelverspannungen aufgrund von Fehlbildungen und Fehlinsertionen der Muskulatur, die schwere chronische Schmerzen und Einschränkungen der Beweglichkeit verursachen können. Vorgeburtliche Schäden finden sich auch an Sinnesorganen und an inneren Organen, wie beispielsweise Gehörlosigkeit, Augenmuskellähmungen, Dünndarmatresien, Herzfehler oder Fehlbildungen der Niere oder der Geschlechtsorgane.

10.1.1 Vorgeburtliche Schäden und Schadenspunkte

Vorgeburtlich entstandene Schäden werden nach den Kriterien der Medizinischen Punktetabelle und der Liste analog anerkannter Schädigungen in den Bereichen Orthopädie, Innere Medizin, Augen, HNO festgelegt, wobei jeder Bereich jeweils nicht mehr als 100 Punkte erreichen darf. In einer komplexen Formel wird die Summe der Punkte auf maximal 100 Punkte Gesamtsumme reduziert. Die auf diese Weise ermittelte Anzahl von Schadenspunkten bildet die Grundlage für die Bemessung der Conterganrente. Weil sehr unterschiedliche Schädigungen dieselbe Schadenspunktezahl aufweisen können, kann nicht aufgrund der Anzahl der Schadenspunkte allein auf das Vorliegen von bestimmten Schäden geschlossen werden. Es darf lediglich angenommen werden, dass mit steigender Schadenspunktezahl grundsätzlich das Ausmaß und der Schweregrad der Schädigungen zunimmt. Dies können orthopädische Schäden sein, Schäden der inneren Organe oder der Sinnesorgane oder eine Kombination, sodass beispielsweise bei einer hohen Anzahl von Schadenspunkten entweder überwiegend mit einer sehr starken Einschränkung der Funktionalität oder der Hörfähigkeit oder der cerebralen Leistungsfähigkeit zu rechnen ist. Die Bedarfe sind bei den unterschiedlichen Schädigungsmustern sehr unterschiedlich; so liegen beispielsweise die Bedarfe bei einer Vierfachschädigung überwiegend im Bereich der Gestaltung der Umwelt, um

Barrierefreiheit so weit wie möglich zu verwirklichen, damit Selbstständigkeit und Teilhabe gewährleistet werden. Bei Gehörlosigkeit stehen die Anforderungen an die Herstellung von Kommunikation mit Hörenden im Vordergrund, beispielsweise durch Gebärdensprachdolmetscher und Telefondolmetscherdienste.

Die folgende Tabelle (▶ Tab. 10.1) zeigt ein paar Beispiele für die Gewichtung von Schädigungen durch Schadenspunkte.

Tab. 10.1: Anzahl Schadenspunkte und vorgeburtliche Schäden (Quelle: Medizinische Punktetabelle und Liste analog anerkannter Schädigungen)

Anzahl Schadenspunkte	Vorgeburtliche Schäden
60	Cerebralschaden, nicht schulfähig
60	Taubheit beidseits
60	Blindheit beidseits
60	vollst. Querschnittslähmung, einschließlich Blasen-Mastdarm-Lähmung
50	Herzfehler mit Insuffizienz, nicht operabel
44	Amelie obere Extremitäten beidseits
40	Phokomelie/Amelie untere Extremitäten beidseits
40	starke Schwerhörigkeit beidseits
30	doppelseitige Hydronephrose oder Hypoplasie der Niere
30	Analstenose oder Stenose mit Inkontinenz nach OP
25	Fehlen des Gleichgewichtsorgans beidseits
20	mittlere Schwerhörigkeit beidseits
20	Wirbelsäule: völlige Versteifung einschl. HWS
Bis 20	Ausfall der Sensibilität oder der Motorik beider unterer Extremitäten
Bis 20	Blasen-Mastdarm-Lähmung
15	Aplasie von Uterus/Scheide
15	Kryptorchismus beidseits mit Zeugungsunfähigkeit
12	Facialislähmung komplett auf einer Seite oder beidseits
10	Fehlen der äußeren Ohren
10	Gaumenspalte mit Sprachbehinderung
8	Aplasie Daumen beidseits
8	Agenesie Kreuzbein
4	Abduzenslähmung auf einer Seite oder beidseits
4	kosmetisch auffälliger Strabismus, Fehlen des Binokularsehens
4	fehlender Lidschluss
4	Krokodilstränen
4	Karpaltunnelsyndrom beidseits

In seltenen Fällen haben schwerstgeschädigte Menschen mit Schäden im orthopädischen Bereich bei zusätzlich bestehender Blindheit und/oder Schwerhörigkeit bis Taubheit bis heute dank guter Pflege überlebt. Auch sie erhalten maximal 100 Schadenspunkte.

10.1.2 Ermittlung der Schwere der Schädigung

Der gesundheitliche Ist-Zustand der Stichprobe HD 2012 (N = 780) wurde ermittelt, indem nicht nur vorgeburtliche Schäden, sondern auch Folgeschäden und Spätschäden in die Ergebnisse der Befragung einbezogen wurden. In der folgenden Tabelle (▶ Tab. 10.2) wurden zehn Bereiche definiert, die gemeinsam alle ermittelten Schäden abbilden.

Tab. 10.2: Schädigungsbereiche und Anteile Stichprobe 2012, Ist-Zustand (Quelle: HD 2012, S. 63)

	Schädigungsbereiche Ist-Zustand, Schäden zum Zeitpunkt der Befragung 2012	Anteil Probanden (N = 780)
1	Schädigung der oberen Extremitäten	88,7 %
2	Phokomelie der oberen Extremitäten	10,5 %
3	Amelie der oberen Extremitäten	4,9 %
4	Schädigung der unteren Extremitäten und Hüfte	59,9 %
5	Phokomelie und Amelie der unteren Extremitäten	1,8 %
6	Wirbelsäulendefekte	91,7 %
7	Schädigungen im Kopfbereich und der Sinnesorgane*	42,9 %
8	Gehörlosigkeit	5,4 %
9	Sehschädigungen und Blindheit**	40,6 %
10	Fehlbildungen der inneren Organe	62,0 %

* In diese Kategorie gehören folgende Schäden: Fazialisparese, Fehlbildung/Fehlen der Ohrmuschel, Schwerhörigkeit, Flachnase, Gaumenspalte mit Sprachbehinderung, Gaumensegellähmung, Fehlbildung Kiefer und Zähne, Schluckstörung, Kaustörung, Arthrose Kiefergelenk.
** In diese Kategorie gehören folgende Schäden: Augenmuskellähmung, Fehlbildung des Auges und Sehschäden, Blindheit.

In einem weiteren Schritt wurde die Schwere der Schädigung ermittelt, das Maß dafür war die Anzahl der Schädigungsbereiche, die jeweils die einzelnen Teilnehmer der Studie HD 2012 angegeben hatten. Es stellte sich heraus, dass ein Maximum von acht Schädigungsbereichen pro Person erreicht wurde, 0,6 % der Stichprobe war davon betroffen. Am häufigsten fanden sich vier Schädigungsbereiche – in 25,9 %. Etwa die Hälfte der Befragten nannten drei oder vier Schädigungsbereiche, etwa zwei Drittel nannten drei bis fünf Schädigungsbereiche. Das Schadensbild einer Conterganschädigung ist schon aus dem Grund, dass sehr unterschiedliche Schädigungen in unterschiedlicher Ausprägung gleichzeitig auftreten können, sehr individuell geprägt, sehr wenig einheitlich, vergleichbar mit dem Schlaganfall, dessen Symptomatik von Ausmaß und Lokalisation der betroffenen Gefäße und den damit verbundenen neurologischen Ausfällen bestimmt wird. Der

Anteil der Betroffenen, die jeweils Schäden in einem oder in mehreren Bereichen angegeben hatten, ist in der folgenden Abbildung (▶ Abb. 10.1) aufgeführt.

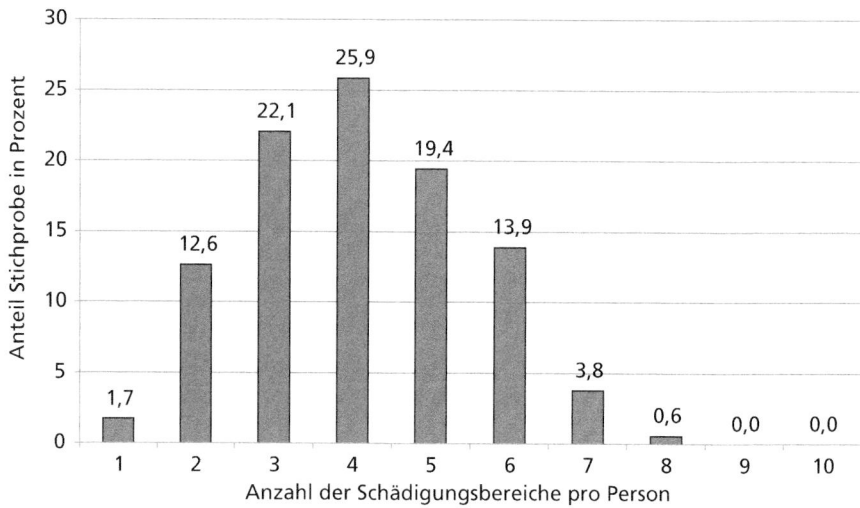

Abb. 10.1: Schadensschwere und Anzahl Schädigungsbereiche pro Person in Prozent der Stichprobe HD 2012 (N = 870) (Quelle: HD 2012, S. 31)

Es wurden sog. Schwerpunktgruppen (HD 2012, S. 33) gebildet, in denen Personen, die bestimmte vorgeburtliche Schädigungen als gemeinsames Merkmal zeigten, zusammengefasst wurden. Dazu gehörten Betroffene mit einer

- *Zweifachschädigung*, d. h. nur die oberen Extremitäten waren verkürzt und fehlgebildet, daher auch Kurzarmer genannt. Es bestanden bei ihnen jeweils einzeln oder in Kombination Fehlbildung/Verkürzung/Fehlen von Oberarm- und Unterarmknochen, Daumen und Finger, Schultergelenk, Ellenbogengelenk, Handgelenk; allerdings keine Amelie und Phokomelie.
- *Vierfachschädigung*, d. h. es fanden sich an allen vier Extremitäten vorgeburtliche Schäden. Zu den o. g. Schäden an den oberen Extremitäten kamen jeweils einzeln oder in Kombination Schäden der unteren Extremitäten hinzu mit Fehlbildung/Verkürzung/Fehlen von Oberschenkel- und Unterschenkenknochen, Zehen- und Fußknochen sowie Fehlbildung von Hüftgelenk, Kniegelenk, Sprunggelenk; jedoch keine Amelie und Phokomelie.
- *Gehörlosigkeit*

Diesen Schwerpunktgruppen wurden jeweils die zehn oben vorgestellten Schädigungsbereiche (▶ Tab. 10.2) zugeordnet, um zu prüfen, wie sich die Schädigungen in den genannten Gruppierungen verteilen. Die folgende Tabelle (▶ Tab. 10.3) gibt darüber Auskunft.

Tab. 10.3: Vorgeburtliche Schädigungsbereiche und Schwerpunktgruppen HD 2012; Anteil in Prozent (Quelle: HD 2012, S. 34)

	vorgeburtliche Schädigungsbereiche	Vierfach Schädigung (N = 163)	Zweifach Schädigung (N = 303)	Gehörlosigkeit (N = 47)
1	vorgeburtliche Schäden und Folgeschäden der oberen Extremitäten	100 %	100 %	44,7 %
2	Phokomelie der oberen Extremitäten	13,5 %	0 %	6,4 %
3	Amelie der oberen Extremitäten	6,7 %	0 %	0 %
4	vorgeburtliche Schäden und Folgeschäden der unteren Extremitäten und Hüfte	100 %	56,8 %	38,3 %
5	Phokomelie und Amelie der unteren Extremitäten	9,8 %	0 %	0 %
6	Wirbelsäulendefekte	99,4 %	94,1 %	66,0 %
7	Schäden im Kopfbereich und der Sinnesorgane	48,5 %	28,1 %	89,4 %
8	Gehörlosigkeit	1,2 %	2,0 %	100 %
9	Sehschädigungen und Blindheit	42,9 %	26,4 %	89,4 %
10	Fehlbildungen der inneren Organe	68,7 %	60,7 %	74,5 %

Die Tabelle zeigt, dass die Gruppe der gehörlosen contergangeschädigten Menschen sich deutlich unterscheidet von den anderen beiden Schwerpunktgruppen. Es treten bei ihnen seltener orthopädische Schäden auf, dafür häufiger Schäden im Bereich des Kopfes, der Augen und der inneren Organe.

10.2 Die Entwicklung von Folgeschäden

> Folgeschäden sind mittelbar auf Contergan zurückzuführen. Ursprünglich gesunde Körperbereiche werden langfristig durch kompensatorische unphysiologische Bewegungsabläufe geschädigt. Häufig entstehen beispielsweise Gelenkarthrosen im Bereich ursprünglich gesunder Schultern und einer normal angelegten Wirbelsäule durch Fehlbelastung bei verkürzten Armen. Schmerzhafte Muskelverspannungen schränken die Beweglichkeit zusätzlich ein.

Nierenfunktionsstörungen oder Nierensteine sowie Thrombosen sind als Folgeschäden bei jenen Betroffenen zu werten, die über Jahrzehnte nur sehr geringe Flüssigkeitsmengen zu sich genommen haben, da während der beruflichen Tätigkeit außer Haus der Toilettengang nicht selbstständig zu bewältigen war und Assistenz fehlte.

In HD 2012 wurden nicht nur die ursprünglich von der Conterganstiftung anerkannten vorgeburtlichen, sondern die Gesamtheit der Schäden zum Zeitpunkt der Befragung erhoben. Auf diese Weise konnten ebenso zusätzliche vorgeburtliche Schäden, die durch Revision später anerkannt wurden, sowie Folgeschäden und Spätschäden, die nach der Geburt hinzugekommen waren, dokumentiert werden. Die folgende Tabelle (▶ Tab. 10.4) stellt die vorgeburtlichen Schäden, die bei Erstuntersuchung in der Kindheit festgestellt wurden, und die zum Zeitpunkt der Befragung bestehende Gesamtheit der Schäden einander gegenüber.

Tab. 10.4: Vorgeburtliche bei Erstuntersuchung festgestellte Schäden und Schäden zum Zeitpunkt der Erhebung in der Stichprobe 2012 (Quelle: eigene Daten HD 2012, S. 63)

Schädigungsbereiche Stichprobe 2012 (N = 870)	vorgeburtliche Schäden	Schäden Ist-Zustand 2012
obere Extremitäten	87,8 %	88,7 %
Phokomelie obere Extremität	10,5 %	10,5 %
Amelie obere Extremität	5,0 %	5,0 %
untere Extremitäten	53,0 %	59,9 %
Phokomelie/Amelie untere Extremität	1,8 %	1,8 %
Wirbelsäule und Becken	55,6 %	91,7 %
Kopfbereich und Sinnesorgane	35,4 %	42,9 %
Gehörlosigkeit	5,4 %	5,4 %
Sehschäden und Blindheit	35,1 %	40,6 %
innere Organe (u. a. Herz, Nieren, Magen-Darmtrakt)	38,4 %	62,0 %

In den Schädigungsbereichen Amelie, Phokomelie und Gehörlosigkeit konnte keine Veränderung über die Jahre eintreten, da sie durch vorgeburtliche Schädigung vorgegeben waren. An den oberen und unteren Extremitäten war eine Zunahme von Schäden möglich, beispielsweise durch Ausbildung von Arthrosen an vorgeburtlich nicht geschädigten Gelenken, an den Hüften durch degenerative Prozesse bei fehlgebildetem Hüftkopf und/oder Hüftpfanne, oder durch Zerstörung des Gelenks bedingt durch lokale Minderdurchblutung bei vorliegenden Gefäßschäden. Im Bereich der inneren Organe wurden überwiegend Spätschäden festgestellt, beispielsweise Carotisstenosen bei mehrfachen Schlaganfällen oder Darmstenosen anlässlich einer Darmspiegelung.

In der Expertise HD 2016 wurde untersucht, in welchem Ausmaß sich diese Zunahme an Schäden über den Lebenslauf im Schadenspunktesystem abbildet. Die Liste der vorgeburtlichen Schäden ist im Laufe der Jahre erweitert worden, beispielsweise wurden das Karpaltunnelsyndrom und die Schädigung der Gleichgewichtsorgane in die Medizinische Punkteliste aufgenommen. Viele Betroffene haben eine Erhöhung der Schadenspunkte wegen ursprünglich nicht diagnostizierter und daher nicht anerkannter vorgeburtlicher Schäden beantragt und teilweise genehmigt bekommen. In der Veränderung der Verteilung der Schadenspunkte über die Jahre, die in der folgenden Abbildung (▶ Abb. 10.2) dargestellt wird, spiegelt sich eine Zunahme der anerkannten vorgeburtlichen Schädigungen.

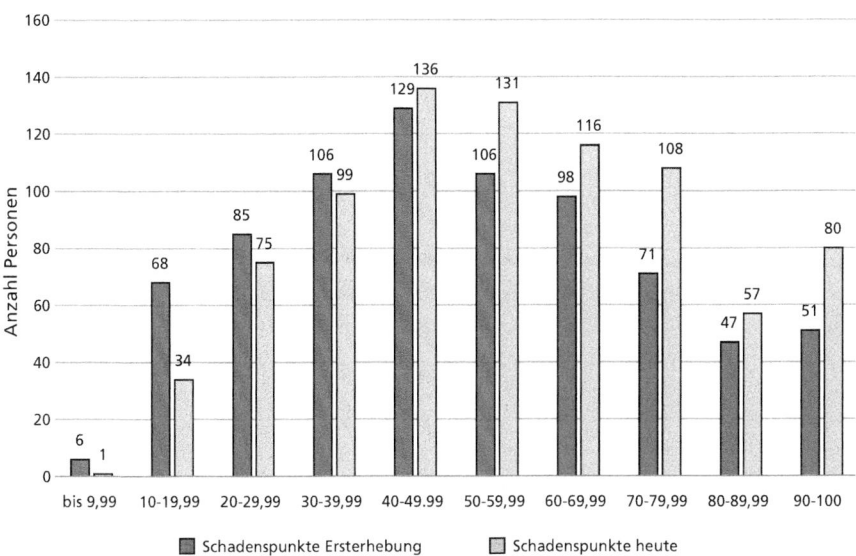

Abb. 10.2: Schadenspunkte bei der Erstbestimmung und zum Zeitpunkt der Erhebung. Anzahl Personen nach Schadenspunkten in Zehnerschritten (N = 926) (Quelle: HD 2016, S. 24)

Die Zehnergruppen mit einer geringeren Anzahl von Schadenspunkten waren kleiner geworden zugunsten der Gruppen mit einer höheren Anzahl von Schadenspunkten. Mit 37 Punkten war der Zuwachs am größten in der Gruppe von Betroffenen mit 70 bis 79,99 Schadenspunkten. In der Personengruppe mit 90 bis 100 Schadenspunkten fanden sich bei dieser Befragung 80 Personen – 29 Personen mehr als bei der Erstbepunktung. Dieses Ergebnis zeigte eine verbesserte und präzisere Erfassung der vorgeburtlichen Schädigungen durch die Medizinische Kommission der Contergansstiftung und ist auf positive Ergebnisse von Revisionsverfahren zurückzuführen. Allerdings wurden Folge- und Spätschäden im Punktesystem nicht erfasst, da sie nicht als Schäden anerkannt und bepunktet werden.

In der folgenden Abbildung (▶ Abb. 10.3) werden die vorgeburtlichen Schäden im Bereich der Wirbelsäule sowie der Ist-Zustand der Gesamtstichprobe HD 2012 bei zweifach und vierfach Geschädigten sowie gehörlosen contergangeschädigten Menschen dargestellt.

Conterganbedingte Schäden und deren Folgen im Lebenslauf

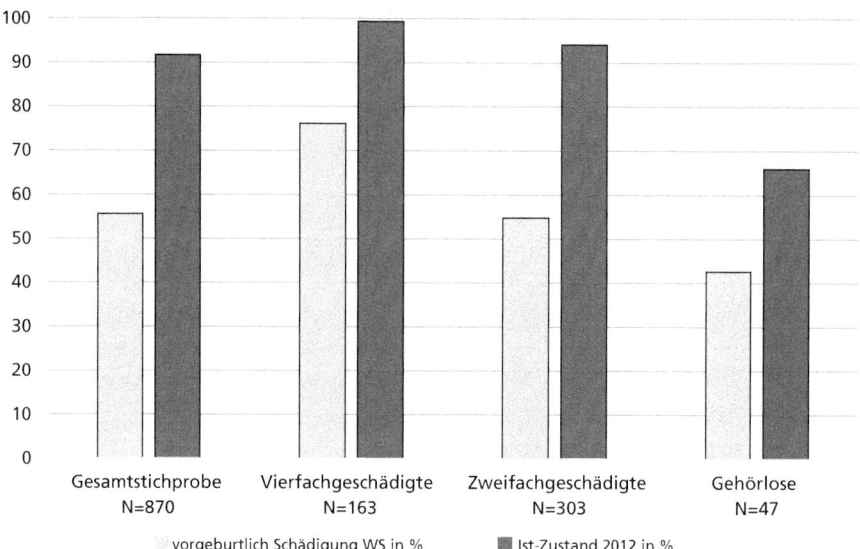

Abb. 10.3: Vorgeburtliche sowie Folgeschäden der Wirbelsäule (WS) bei contergangeschädigten Menschen (Quelle: HD 2012, S. 65)

Der Anteil von Betroffenen, der zum Zeitpunkt der Befragung einen schweren Wirbelsäulenschaden zeigte, lag bei 91,7%, bei einem Anteil von vorgeburtlichen Schäden in der Gesamtstichprobe von 55,6% (HD 2012, S. 63). Dieser Zuwachs von etwa 35% bildete sowohl Schäden durch Abnutzung im Bereich der vorgeburtlichen Schäden als auch Folgeschäden ab, die sich im Lebenslauf entwickelt hatten.

Contergangeschädigte Menschen mit nur geringen sichtbaren vorgeburtlichen Schäden im Bereich des Bewegungsapparats haben meist ein weitgehend normales Leben geführt mit einer ihrer Tätigkeit entsprechenden hohen körperlichen Belastung. Durch den vorgeburtlichen Kontakt mit Contergan besteht jedoch auch bei ihnen eine deutlich höhere Vulnerabilität. Sie zeigen daher heute genauso wie schwerer geschädigte Betroffene vermehrt progrediente Schäden sowohl in den vorgeburtlich geschädigten Bereichen als auch in ursprünglich gesunden Körperarealen im Sinne von Folgeschäden, die zu Schmerzen, zu einer deutlichen Verminderung der körperlichen Leistungsfähigkeit und damit der Lebensqualität führen.

Schon Mitte der 1970er Jahre, die Betroffenen waren noch keine 20 Jahre alt, stellte die Medizinische Kommission u. a. eine Progredienz der Conterganschäden fest. Es wurde folgende Entscheidung getroffen:

»Progredienter Schadensverlauf an Hüfte, Wirbelsäule, Schulter, Kniegelenk. Alle Gutachter werden die Schäden an Hüfte, Wirbelsäule, Schulter und Kniegelenk auf einen progredienten Verlauf beobachten. Über eine Ergänzung der Stiftungsrichtlinien wird nach Vorliegen weiterer Erfahrungen entschieden« (Ergebnisprotokoll Medizinische Kommission, 1976).

Offenbar wurde der progrediente Verlauf von den Ärzten der Medizinischen Kommission nicht berücksichtigt, denn eine Ergänzung im Sinne einer Anerkennung von Folgeschäden hat bisher nicht stattgefunden.

10.3 Fallbeispiele nach Schadenspunkten

In den folgenden Abschnitten werden zehn Fallbeispiele aufgeführt, die jeweils exemplarisch für eine Schadenspunktegruppe stehen. Alle Beispiele wurden konstruiert, um Ähnlichkeiten mit lebenden contergangeschädigten Menschen zu vermeiden. In ihnen soll die Vielfalt der vorgeburtlichen Schädigungen und deren Folgen sichtbar werden. Die Geschlechterwahl ist zufällig.

Die Schadenspunkte in Zehnerschritten verteilen sich unter den in der BRD erfassten contergangeschädigten Menschen wie folgt (▶ Tab. 10.5).

Tab. 10.5: Schadenspunkte in Zehnerschritten, nach Geschlecht (Quelle: Daten Conterganstiftung, 2023)

Schadenspunkte 2022	M/W	Männlich	Weiblich
0,01–9,99	22	11	11
10–19,99	145	64	81
20–29,99	260	124	136
30–39,99	360	183	177
40–49,99	376	202	174
50–59,99	373	188	185
60–69,99	337	175	162
70–79,99	296	138	158
80–89,99	244	129	115
90–99,99	186	105	81
100	72	39	33
Gesamt	2.671	1.358	1.313

Der vorgeburtliche Zustand wird in den Fallbeispielen dem heutigen Ist-Zustand gegenübergestellt, sodass die Entwicklung der vorgeburtlichen als auch der Folge- und Spätschäden über den Lebenslauf exemplarisch aufgezeigt werden kann. Der Bezug zum Medizinischen Punktesystem macht deutlich, dass der Schweregrad der

Schädigung – er entspricht der Anzahl von anerkannten Schadenspunkten – nur zum Teil auf orthopädische Schäden zurückzuführen ist.

Da die Rente ausschließlich auf den vorgeburtlichen Schadenspunkten basiert, befinden sich jene contergangeschädigten Menschen mit geringer Schadenspunktezahl, die über die Jahre ausgeprägte Schmerzen und Verluste der körperlichen Leistungsfähigkeit und Selbstständigkeit entwickelt haben, häufig in einer finanziell prekären Situation.

Folgende Tabelle (▶ Tab. 10.6) zeigt die monatlichen Leistungen der Conterganstiftung ab dem 1. Juli 2023.

Tab. 10.6: Conterganrententabelle; Rentenanpassung zum 01.07.2023 (Quelle: Contergan Infoportal)

Schadenspunkte	monatliche Conterganrente in Euro
bis 9,99	nur Kapitalentschädigung §13 Abs. 2 S. 3 ContiStifG
10–14,99	818,00
15–19,99	1.253,00
20–24,99	1.708,00
25–29,99	2.184,00
30–34,99	2.670,00
35–39,99	3.354,00
40–44,99	4.109,00
45–49,99	4.926,00
50–54,99	5.235,00
55–59,99	5.541,00
60–64,99	5.847,00
65–69,99	6.310,00
70–74,99	6.772,00
75–79,99	7.233,00
80–84,99	7.695,00
85–89,99	8.158,00
90–94,99	8.698,00
95–100	9.234,00

10.3.1 Fallbeispiel 1: 1 bis 9,99 Schadenspunkte

Vorgeburtliche Schädigungen:

- dreigliedriger Daumen beiderseits
- linkes Bein geringgradig verkürzt (Femurhypoplasie)
- geringer Hüftschaden beidseits

Die Schädigungen hatten den Betroffenen in der Kindheit und Jugend und im frühen Erwachsenenalter kaum eingeschränkt. Er hatte einen handwerklichen Beruf gewählt, hatte zudem am Bau des eigenen Hauses entscheidend mitgewirkt, den Garten angelegt und gepflegt, im Haus kleinere Umbauten ausgeführt und es instandgehalten. Ende des dritten Lebensjahrzehnts stellten sich erstmals Beschwerden im Bereich der Hüften und der Hände ein, die jedoch den Betroffenen vorerst nicht daran hinderten, weiterzuarbeiten. Ein paar Jahre später kamen zu den zunehmenden Schmerzen in den Hüften weitere Beschwerden in den Knien, in der Wirbelsäule und in den Schultern hinzu, die Anlass waren, einen Arzt zu konsultieren. Der vorgeburtliche leichte Hüftschaden zeigte Zeichen einer schweren Arthrose durch Über- und Fehlbelastung. Da der Bewegungsablauf durch die Verkürzung des linken Beines gestört war, hatte sich eine Wirbelsäulenschädigung im Sinne eines Folgeschadens eingestellt; die Knie zeigten ebenso eine beginnende Arthrose auf Grund der Fehlbelastung. Der Daumenschaden führte zu Fehlbelastungen der Mittelhand, und die sich daraus ergebenden arthrotischen Veränderungen verursachten zunehmend Schmerzen, was zu einer Schonhaltung und zu Einschränkungen im Alltag führte.

Ist-Zustand heute:

- schwere Arthrosen in den Mittelhandgelenken und in den Hüftgelenken
- Folgeschäden in Armen, Schultern, Kniegelenken und der Wirbelsäule
- schwere chronische Schmerzen im Bereich der Hände, Arme, Schultern, Beine, Hüften und der Wirbelsäule
- verminderte Kraft und Beweglichkeit der Hände
- verkürzte Gehstrecke
- Einschränkungen der Mobilität
- verminderte Belastbarkeit

Trotz geringer sichtbarer vorgeburtlicher Schäden hatten sich aufgrund einer weitgehend »normalen« Lebensweise die vorgeburtlichen Schäden weiterentwickelt und Folgeschäden ausgebildet. Eine ausgeprägte Schmerzsymptomatik hatte sich in den Hüften, den Beinen, den Schultern, den Händen und der Wirbelsäule aufgrund von Über- und Fehlbelastungen entwickelt. Die Greiffunktion und Kraft der Hände waren ebenso eingeschränkt, die Daumengrundgelenke waren betroffen. Auf dieser Grundlage entstand eine deutliche Einschränkung der Mobilität, Schmerzen und eine allgemeine Verminderung der Belastbarkeit. Die schmerzhaften Arthrosen in den Schultern und Händen ließen den Einsatz von Gehhilfen oder eines Rollators nicht zu. Hinzu kam, dass bei körperlicher Belastung Zittern

und Verspannungen der Muskulatur auftraten, die körperliche Arbeit nicht zuließen und sich erst nach einer angemessenen Ruhepause zurückbildeten. Eine weitere berufliche Tätigkeit bzw. eine Umschulung waren nicht möglich. Durch die frühe Erwerbsunfähigkeit ist heute die finanzielle Absicherung der Familie gefährdet, da bei unter 10 Schadenspunkten keine Conterganrente gewährt wird, sondern nur die einmalige Kapitalentschädigung nach § 13 ContiStifG.
Bedarfe heute:

1. Beratung und angemessene ärztliche Versorgung
2. Versorgung mit Handorthesen
3. Physiotherapie zur Linderung der schmerzhaften Muskelverspannungen und Erhalt von Muskelkraft und Beweglichkeit
4. Unterstützung bei schweren Arbeiten, z. B. Getränkekästen tragen, Hausarbeiten, Gartenarbeiten
5. PKW zum Transport von Einkäufen, Vermeidung längerer Gehstrecken, Teilhabe
6. Anpassung des häuslichen Umfelds an die körperlichen Einschränkungen
7. finanzieller Ausgleich

10.3.2 Fallbeispiel 2: 10 bis 19,99 Schadenspunkte

Vorgeburtliche Schädigungen:

- Strabismus und Abducensparese
- Gaumenspalte mit Sprachbehinderung

Die vorgeburtliche Schädigung der Augen hat zur Folge, dass für die Betroffene kein räumliches oder dreidimensionales Sehen möglich war. Es bestanden schwere Einschränkungen in der Wahrnehmung der Umwelt, in der Abschätzung von Entfernungen und der Geschwindigkeit von bewegten Objekten, wie beispielsweise im Straßenverkehr oder beim Mannschaftssport wie Fußball oder Handball. Die Betroffene konnte beim Lesen den Zeilen nicht mit den Augen folgen, sie bewegte daher entweder den Kopf, um der Schrift zu folgen, oder sie führte das Buch oder die Zeitung an den Augen vorbei. Das bedingte eine erhebliche Belastung der Nacken- und Schultermuskulatur.

Trotz mehrerer operativer Eingriffe in ihrer Kindheit zum Verschluss der Lippen-Kiefer-Gaumenspalte, die zur Traumatisierung der Betroffenen beigetragen haben, war die sprachliche Ausdrucksweise eingeschränkt, die verbale Kommunikation war bei dieser schweren Schädigung deutlich gestört bei sonst normaler Sprachentwicklung und Intelligenz.

Wegen der Einschränkungen der Sprechfähigkeit werden Kinder und auch Erwachsene häufig in ihrer kognitiven Leistungsfähigkeit unterschätzt und daraus ergeben sich sowohl schulische als auch berufliche Nachteile.
Ist-Zustand heute:

- Diskriminierung aufgrund der Sprachbehinderung, Unterforderung
- Sehstörung
- Arthrosen in den Schultern und der HWS
- Muskelverspannungen in Schultern und Nackenbereich
- Schmerzen in den Schultern und der HWS
- psychische Probleme wegen Isolation

Die Betroffene erreichte einen Hauptschulabschluss, hat jedoch keine berufliche Ausbildung abgeschlossen. Sie wohnt noch bei den Eltern und hat einen geringen Verdienst durch das Anfertigen von Heimarbeiten. Einer regulären Erwerbstätigkeit außer Haus konnte sie nie nachgehen.

Der Strabismus und die Abducensparese hatten mittelbar zu schmerzhaften Verspannungen, später zu Arthrosen und schweren Schmerzzuständen im Bereich der Schultern und der Halswirbelsäule geführt.

Durch ihre schwere Augenschädigung und die Sprachbehinderung ist die Betroffene heute weitgehend isoliert und hat schwere psychische Probleme. Sie befürchtet, dass beim Tod der Eltern oder bei deren Übersiedeln in ein Pflegeheim ihr Lebensunterhalt nicht mehr gesichert sei, denn sie erhält aufgrund ihrer Schadenspunktezahl nur eine geringe Conterganrente.

Bedarfe heute:

1. Beratung und angemessene ärztliche Versorgung
2. Psychotherapie bei Bedarf
3. Versorgung mit Sehhilfen
4. Physiotherapie zur Linderung der schmerzhaften Muskelverspannungen und Erhalt von Muskelkraft und Beweglichkeit
5. Assistenz zur Teilhabe an sozialen und kulturellen Veranstaltungen und sportliche Aktivitäten mit Fahrdiensten bei Bedarf
6. Unterstützung beim Umgang mit Bank oder Behörden
7. finanzielle Sicherung der Lebensgrundlage

10.3.3 Fallbeispiel 3: 20 bis 29,99 Schadenspunkte

Vorgeburtliche Schädigungen:

- Fehlbildung und Verkürzung der Unterarmknochen um mehr als die Hälfte beidseits
- Fehlbildung der Hände und Fehlen des Daumens beidseits
- Fehlen der Gallenblase
- Beckenniere

Die Beweglichkeit der verkürzten Arme ist dadurch gegeben, dass sowohl die Schulter- als auch die Ellenbogengelenke nicht geschädigt waren. Der Betroffene hatte in der Kindheit gelernt, sich trotz Fehlbildung der Hände selbstständig zu versorgen. Alle im Alltag üblichen Tätigkeiten konnten erledigt werden, allerdings teilweise mit erhöhtem Zeit- und Kraftaufwand oder unter Zuhilfenahme von Hilfsmitteln. Schwierigkeiten entstanden beim Zubereiten von Obst und Gemüse, bei der Auswahl der Kleidung verzichtete er auf Knöpfe. Beim Öffnen von Flaschen oder Greifen/Tragen von Gegenständen wurden die Zähne zu Hilfe genommen. Um Gegenstände zu ergreifen, die auf dem Boden lagen, musste der Betroffene wegen der verkürzten Arme auf die Knie gehen. Wenn sich ein Gegenstand in einem hohen Schrank oder Regal befand, stieg der Betroffene auf einen Stuhl oder Tisch, um ihn herunterzuholen. Durch das Fehlen des Daumens war die Greiffunktion zusätzlich erschwert.

Die Beckenniere machte bisher keine Probleme, es kann jedoch zur Abknickung der Harnleiter und damit zu einer Abflussstörung des Urins kommen.

Der Betroffene arbeitete als Verwaltungsfachmann. Ein selbstbestimmtes Leben war in allen Bereichen möglich mit einem erhöhten Aufwand an Zeit, Kraft, Energie und Einfallsreichtum zur Bewältigung von schwierigen Situationen im Alltag.

Ist-Zustand heute:

- schwere Arthrosen im Bereich der Arme und Hände
- Folgeschäden an Schultern und Wirbelsäule sowie an Hüften und Kniegelenken
- schwere chronische Schmerzsymptomatik im Bereich der oberen und unteren Extremitäten und der Wirbelsäule
- Einschränkung der Mobilität und der Beweglichkeit
- Zahnschäden
- Verdauungsbeschwerden
- depressive Symptomatik

Es bestehen heute schwere Arthrosen in Bereich der über Jahrzehnte über- und fehlbelasteten geschädigten Gelenke im Bereich der Hände und der Arme. Hinzu kommen Folgeschäden im Bereich der Schultern und der Wirbelsäule, ebenso an den Hüften und den Kniegelenken. Die Arthrosen sind als eine Folge der chronischen Fehlbelastung dieser Gelenke im Rahmen einer Kompensation der eingeschränkten Armfunktion bei verkürzten Armen entstanden. Die Schmerzen haben in den letzten 17 Jahren deutlich zugenommen, in den letzten fünf Jahren erfolgte ihre Zunahme rascher, sodass die berufliche Tätigkeit reduziert wurde, um längere Erholungs- und Ruhephasen zu ermöglichen. Eine angemessene Physiotherapie mit Anwendungen mehrmals in der Woche wird inzwischen von der Krankenkasse übernommen. Eine private Finanzierung wäre nicht möglich, doch glücklicherweise lebt der Betroffene in einer stabilen Partnerschaft. Die Partnerin übernimmt jene Tätigkeiten, die für den Betroffenen immer mühsamer werden, wie beispielsweise Bücken, Strecken und kraftaufwändige Tätigkeiten, die die Arme und Hände beanspruchen – wie beispielsweise Arbeiten im Haushalt, schwere Lasten tragen oder Haare waschen –, in der Hoffnung, dass durch Entlastung der Abbau der körperlichen Leistungsfähigkeit aufgehalten oder zumindest verlangsamt wird.

Die Zähne sind schwer geschädigt, da sie als Greifwerkzeuge über Jahre genutzt wurden. Die Krankenkasse hatte über Jahre nur die Kosten für einen herausnehmbaren Zahnersatz übernommen, der nicht darauf ausgerichtet ist, langfristig als Hilfsmittel benutzt zu werden, um beispielweise Flaschen zu öffnen. Die Selbstständigkeit im Alltag hatte durch den Wegfall dieses wichtigen Hilfsmittels zusätzlich abgenommen. Inzwischen werden die Kosten für Implantate übernommen.

Die fehlende Gallenblase führt zu Verdauungsstörungen von fetten Speisen. Das Fehlen der Gallenblase aufgrund einer Contergschädigung verursacht deutlich mehr Beschwerden als bei einem nichtgeschädigten Menschen nach einer operativen Entfernung.

Wegen des allmählichen Verlustes der in der Kindheit erworbenen Selbstständigkeit, der Einschränkung der Mobilität und der schweren chronischen Schmerzsymptomatik zeigen sich inzwischen deutliche Symptome einer depressiven Störung mit zunehmendem sozialem Rückzug, vermindertem Antrieb und schweren Zukunftsängsten. Eine berufliche Tätigkeit in vollem Umfang ist nicht mehr möglich; über die Aufgabe der Berufstätigkeit und deren finanzielle Folgen finden erste Überlegungen statt.

Bedarfe heute:

1. Beratung und angemessene ärztliche Versorgung
2. Behandlung der depressiven Störung, Psychotherapie
3. Schmerztherapie
4. Physiotherapie zur Linderung der schmerzhaften Muskelverspannungen und Erhalt von Muskelkraft und Beweglichkeit
5. Zahnersatz durch Implantate
6. Pflegegrad 1 zur Entlastung und Unterstützung bei der Selbstpflege
7. Ausgleich für die Teilerwerbsminderung

10.3.4 Fallbeispiel 4: 30 bis 39,99 Schadenspunkte

Vorgeburtliche Schädigungen:

- leichte Verkürzung des linken Arms und Fehlanlage des Ellbogens
- Aplasie beider Daumen
- geringgradige Fehlbildung beider Hüften
- Hypertrophie des Magenausgangs (Pylorusstenose)
- Atresie des Zwölffingerdarms
- beim Mann: Hodenhochstand oder Fehlbildung des Penis
- bei der Frau: Fehlanlage der Gebärmutter oder Fehlen der Scheide

Der linke Arm ist verkürzt; wegen der Fehlanlage des Ellbogengelenks ist eine Beugung nicht möglich, Pronation und Supination sind nicht gegeben, sodass die Funktionalität stark beeinträchtigt ist. Das Fehlen des Daumens schränkt die Greiffunktion ein.

Die Hypertrophie der Muskulatur des Magenausgangs und der Verschluss des Zwölffingerdarms wurden nach der Geburt mit Erfolg operativ angegangen. Ist-Zustand heute:

- schwere Arthrosen im Bereich der Schultern, der Arme und der Hände
- schwere Arthrosen im Bereich der Hüften
- Folgeschäden im Bereich der WS mit Skoliose
- schwere chronische Schmerzsymptomatik
- beim Mann: Wegen Fehlbildung des Penis ist kein normales Sexualleben möglich; Unfruchtbarkeit wegen Hodenhochstand.
- bei der Frau: wegen Fehlbildung oder Fehlen der Vagina ist kein normales Sexualleben möglich; Unfruchtbarkeit wegen Fehlbildung der Gebärmutter oder Fehlen der Vagina.

Folgeschaden im Bereich der Wirbelsäule mit Skoliose aufgrund der langjährigen Fehlbelastung durch die beiden unterschiedlich langen Arme mit ihrer unterschiedlichen Funktionalität und Beanspruchung. Die Gelenke im Bereich der Arme sind heute schmerzhaft und arthrotisch verändert und in ihrer Beweglichkeit eingeschränkt, auch die Hüften sind aufgrund der Vorschädigung schwer verändert und schränken die Mobilität deutlich ein; die Gehstrecke ist verkürzt. Es besteht eine chronische Schmerzsymptomatik seit mehreren Jahren. Eine Reduktion der beruflichen Tätigkeit wurde erwogen, doch aufgrund der derzeitigen schwierigen finanziellen Situation vorerst außer Betracht gelassen. Die Schmerzen werden in Kauf genommen, um die Abzüge bei einem möglichen frühen Eintritt in den Ruhestand möglichst gering zu halten.

Beim Mann führt der Hodenhochstand zu einer Schädigung der Spermiogenese und damit zur Unfruchtbarkeit, hinzu kommt ein erhöhtes Risiko zur Entwicklung eines Hodenkarzinoms. Die Fehlbildung des Penis erlaubt kein normales Sexualleben.

Bei der Frau erlauben Fehlbildung oder Fehlen der Vagina kein normales Sexualleben. Bei Fehlen der Vagina wird häufig die Gebärmutter entfernt, da sich bei normal ausgebildeter Gebärmutter die Regelblutung in den Bauchraum entleeren und zu einem akuten Abdomen führen kann. Eine Fehlanlage der Gebärmutter auch bei normal ausgebildeter Vagina lässt keine Schwangerschaft zu.

Die eingegangenen Partnerschaften sind gescheitert an der Unmöglichkeit eine befriedigende sexuelle Beziehung aufrechtzuerhalten. In gleicher Weise kann der Kinderwunsch nicht erfüllt werden, was für die Betroffenen und auch für ihre Partner eine große zusätzliche psychische Belastung darstellt. Nach Verlust des Partners ist das Eingehen einer neuen Partnerschaft sehr schwierig. Scham und der Verlust des Selbstwertgefühls sowie Schuldgefühle stehen häufig im Vordergrund. Kinderlosigkeit ist eine schwere Last und ein Leben ohne eine tragfähige Partnerschaft und Familie ist für die meisten Menschen sinnentleert. Sozialer Rückzug, Einsamkeit und Isolation sind häufig die Folge.

Die Schädigungen im Bereich der Geschlechtsorgane werden in der Liste analoger Schädigungen bzw. der Medizinischen Punktetabelle wie folgt bewertet: »Zeugungsunfähigkeit als Folge eines doppelseitigen Kryptorchismus« wird mit 15 Punkten berücksichtigt, die »Hypospadia penis« mit 5 bis 10 Punkten. Bei der Frau werden »Aplasie von Uterus und/oder Scheide« mit 15 Punkten, eine »Uterus- oder Vaginalatresie« mit 10 Punkten, ein »Uterus bipartitus oder Vagina septata«, ebenso »Uterus unicornis« mit 5 Punkten. Diese Bewertung steht in keinem Verhältnis

zum erlittenen Schaden. Etwa ein Zehntel der Befragten HD 2012 gaben an, eine Schädigung im Bereich der Sexualorgane zu haben.
Bedarfe heute:

1. Beratung und angemessene ärztliche Versorgung
2. Schmerztherapie
3. Physiotherapie zur Linderung der schmerzhaften Muskelverspannungen und Erhalt von Muskelkraft und Beweglichkeit
4. Unterstützung im Umgang mit Kinderlosigkeit und Partnerverlust, ggf. Psychotherapie
5. Assistenz bei schweren Arbeiten und im Haushalt
6. höhere Entschädigung aufgrund der Schädigung der Sexualorgane
7. finanzieller Ausgleich, um einen vorzeitigen Eintritt in den Ruhestand zu ermöglichen

10.3.5 Fallbeispiel 5: 40 bis 49,99 Schadenspunkte

Vorgeburtliche Schädigungen:

- Fehlanlage der Hüftgelenke
- knöcherne Verbindung von Wirbelkörpern und Verschmälerung der Zwischenwirbelscheiben (teilweise Versteifung der Wirbelsäule)
- Verdoppelung der Großzehe
- starke Schwerhörigkeit links, rechts normales Hören
- Anlage nur einer Niere
- Verschluss des Darmausgangs, nach Operation keine Darminkontinenz

Die fehlerhafte Ausbildung der Hüftgelenke erlaubte auch dem Kind und Jugendlichen keine normale Fortbewegung. Das Gelenk wurde bei gut ausgebildeter Muskulatur durch die Muskelführung gehalten, allerdings waren Belastbarkeit und Mobilität schon früh deutlich eingeschränkt. Es traten schon frühzeitig Schmerzen bei Belastung auf. Die teilweise versteifte Wirbelsäule schränkte die Beweglichkeit im Bereich des Rumpfes zusätzlich ein.

Die Verdoppelung der Großzehe machte Probleme beim Kauf von Schuhen, hinzukam, dass das Gangbild verändert war und das Kind als »Watschelente« ausgelacht wurde.

Eine einseitige Schwerhörigkeit beeinträchtigte die Betroffene durch die Asymmetrie der Schädigung. Die einseitige Versorgung beispielsweise mit einem Gerät, das Schall über Knochenleitung übertrug, war nach Aussagen von Betroffenen unerträglich, sodass sie es vorzog, mit nur einem Ohr zu hören.

Eine gesunde Niere genügte zum Leben, solange sie funktionsfähig war. Der Verschluss des Darmausgangs konnte erfolgreich operativ behoben werden.

Ist-Zustand heute:

- schwere arthrotische Veränderungen und weitere Zerstörung der Hüftgelenke
- Arthrose der Wirbelsäule
- Arthrosen der Mittelfußgelenke und Knöchel wegen der verdoppelten Großzehe
- schwere chronische Schmerzzustände
- Schwerhörigkeit links, beginnende Schwerhörigkeit rechts
- beginnende Niereninsuffizienz

Das Gehen von kurzen Gehstrecken im Haus (wenige Meter) ist für die Betroffene sehr schmerzhaft geworden. Die Verbindung von Oberschenkel und Becken ist instabil, die Muskulatur ist schwächer geworden. Schwere Arthrosen finden sich auch in den Fußgelenken und Knöcheln. Sitzen ist nur mit Schmerzen über einen kurzen Zeitraum von 10 bis 15 Minuten möglich, sodass die Betroffene überwiegend liegt. Dies führt zur einer weiteren Schwächung der Muskulatur und Destabilisierung der Hüften, zu Verlust an Funktionalität/Mobilität und in letzter Konsequenz zur sozialen Isolation.

Gespräche zu führen, strengt die Betroffene wegen ihrer Schwerhörigkeit sehr an, und nach 20 bis 30 Minuten benötigt sie jeweils eine Pause, um sich zu erholen. Daher hat sie ihre sozialen Kontakte stark eingeschränkt, viele Freundschaften sind verloren gegangen.

Infolge langjähriger Einnahme von Analgetika aufgrund der schweren chronischen Schmerzen wurde die einzige Niere geschädigt, die Kreatinin-Werte sind erhöht. Bei einem weiteren Ansteigen der Nierenwerte muss eine Dialyse in Betracht gezogen werden.

Die Betroffene lebt in einer sehr engen und tragfähigen Partnerschaft. Durch den Partner ist der Lebensunterhalt gesichert, denn die Betroffene hat eine kurze Erwerbsbiografie von nur zehn Jahren aufgrund der frühen und schweren Schmerzsymptomatik und des Verlustes der Mobilität. Bei Verlust des Partners befürchtet sie, aufgrund der schlechten körperlichen Verfassung und der dann fehlenden Unterstützung, nicht mehr in der Lage zu sein, einen privaten Haushalt aufrechtzuerhalten. Professionelle Assistenz in dem Ausmaß, in dem sie es benötigt, kann sie nicht finanzieren. In einem Pflegeheim erwartet sie ein weitaus älterer Personenkreis mit häufig deutlich eingeschränkten kognitiven Fähigkeiten und eingeschränktem kommunikativem Potenzial. Dieser Gedanke löst große Zukunftsängste aus.

Bedarfe heute:

1. Beratung und adäquate ärztliche Versorgung. Überwachung der Nierenfunktion
2. Schmerztherapie
3. psychotherapeutische Unterstützung
4. Physiotherapie zur Linderung der schmerzhaften Muskelverspannungen und Erhalt von Muskelkraft und Beweglichkeit
5. Versorgung mit Rollstuhl im Haus und außerhalb des Hauses
6. PKW mit Sonderausstattung
7. Pflegegrad 2

Im Fall des Partnerverlustes:

1. Assistenz rund um die Uhr
2. Assistenz auch zur Begleitung außer Haus und zur Förderung der Teilhabe
3. hauswirtschaftliche Hilfe
4. Unterstützung bei der Planung von Organisation und Finanzierung der Assistenz

10.3.6 Fallbeispiel 6: 50 bis 59,99 Schadenspunkte

Vorgeburtliche Schädigung:

- Fehlbildung der Unterarme und der Hände beidseits
- ausgeprägte Verkürzung der Oberarmknochen beidseits
- Zwischenwirbelscheibenverschmälerungen und Skoliose
- fehlgebildetes Kreuzbein mit Asymmetrie
- inkomplette Blasen- und Mastdarmlähmung als Folge der Fehlbildung des Kreuzbeins
- teilweiser Ausfall der Motorik beider unterer Extremitäten als Folge der Fehlbildung der Wirbelsäule
- geringgradiger Ausfall der Sensibilität im Bereich der Beine

Die deutliche Verkürzung beider Arme und die Fehlbildung beider Hände schränkte die Selbstständigkeit des Betroffenen deutlich ein. Gehen war nicht möglich wegen der teilweisen Lähmung der Beinmuskulatur. Der Betroffene war auf einen E-Rollstuhl angewiesen. Der selbstständige Transfer vom Rollstuhl auf eine Sitzgelegenheit oder auf die Toilette war ebenfalls nicht gegeben wegen der Fehlbildung der Arme. Hinzu kam die inkomplette Blasen- und Mastdarmlähmung aufgrund der Fehlbildung der Wirbelsäule. Der Ausfall der Sensibilität in Verbindung mit der Inkontinenz erhöhte das Risiko der Ausbildung eines Dekubitus. Der Betroffene benötigte rund um die Uhr Assistenz.

Der Betroffene hatte als Kind eine Einrichtung für körperbehinderte Kinder besucht. Nach dem Realschulabschluss absolvierte er dort eine Ausbildung in der Verwaltung und dank guter Leistungen wurde er anschließend übernommen.
Ist-Zustand heute:

- Folgeschäden im Bereich der Schultern
- schwere Arthrosen in den Armen, den Schultern und der Wirbelsäule
- schwere chronische Schmerzsymptomatik auch im Bereich der Hüften
- häufige aufsteigenden Infekte der Blase und der Nierenbecken

Der Betroffene wohnt heute in einer Einrichtung für körperbehinderte Menschen, hat keine Partnerschaft, doch die Assistenz ermöglicht es ihm am öffentlichen Leben teilzunehmen. Er arbeitet seit Jahren nur noch halbtags wegen starker Schmerzen. Die Inkontinenz hat zu wiederholten aufsteigenden Infekten im Bereich der Blase und des Nierenbeckens geführt, der Betroffene ist gefährdet an einer Niereninsuffizienz zu erkranken. Es kam wegen der Infekte zu wiederholten Aus-

fällen am Arbeitsplatz; die Arbeitsfähigkeit ist gefährdet. Der Verlust des Arbeitsplatzes würde seine persönliche Situation deutlich verschlechtern, er hofft jedoch, dass er weiterhin in der Einrichtung wohnen kann. Dort hat er gute Kontakte, er ist gut versorgt und hat Freundschaften geschlossen.
Bedarfe heute:

1. Beratung und adäquate ärztliche Versorgung, Überwachung der Nierenfunktion
2. Schmerztherapie
3. Physiotherapie zur Linderung der schmerzhaften Muskelverspannungen und Erhalt von Muskelkraft und Beweglichkeit
4. angemessene Versorgung mit Rollstuhl
5. Versorgung mit PKW mit Sonderausstattung über die Berufstätigkeit hinaus
6. auch nach Verlust der Arbeitsplatzes Verbleib in der Einrichtung, Teilhabe
7. Assistenz über 24 Std. täglich an sieben Tagen in der Woche
8. Pflegegrad 3

10.3.7 Fallbeispiel 7: 60 bis 69,99 Schadenspunkte

Vorgeburtliche Schädigung:

- Phokomelie des linken Armes mit geringgradig hypoplastischen Fingern
- Daumen- und Radiushypoplasie rechts
- ausgeprägte Verkürzung des Oberarmknochens rechts
- Gesichtslähmung inkomplett auf einer Seite
- geringe Schwerhörigkeit beidseits
- Ausfall beider Gleichgewichtsorgane
- doppelseitiger Leistenbruch

Die Betroffene hat trotz besonders schwerer Schädigung des linken Armes einen höheren Bildungsabschluss erworben. In der Schule wurde sie gehänselt wegen der Gesichtslähmung, daher trug sie das Haar lang, um die gelähmte Gesichtshälfte zu überdecken. Der doppelseitige Leistenbruch wurde mit Erfolg operiert.

Es bestand eine leichte Schwerhörigkeit beidseits, die mit einem Hörgerät ausgeglichen werden konnte. Der doppelseitige Ausfall der Gleichgewichtsorgane führte zu Gleichgewichtsstörungen bei Lagewechsel, insbesondere im Dunkeln, da sich die Betroffene dann nicht über die Augen orientieren konnte. Außerdem bestanden Sehstörungen, denn die Augen konnten bei Bewegung des Kopfes den fixierten Gegenstand nicht im Blickfeld behalten, so schienen die Objekte zu zittern und zu schwanken. Durch gezieltes Training konnten bei der Betroffenen die Folgen der Gleichgewichtsstörungen deutlich gemildert werden. Trotzdem neigte sie dazu zu stürzen.
Ist-Zustand heute:

- Arthrose im Bereich der Arme und der Hände
- Folgeschäden im Bereich der Wirbelsäule und der unteren Extremitäten

- Schwerhörigkeit
- Sehstörungen
- Gleichgewichtsstörungen
- schwere chronische Schmerzsymptomatik
- psychische Probleme

Aufgrund der schweren Schädigung war die Betroffene nicht in der Lage gewesen ihren Lieblingsberuf auszuüben – mit Jugendlichen zu arbeiten. Sie arbeitet nun in einem größeren Betrieb als Informatikerin. Den PC bedient sie mit den Füßen, daher ist vom Arbeitgeber kein Einsatz im Außendienst gewünscht; weitere Aufstiegschancen sind nicht gegeben. Sie arbeitet in Vollzeit, da die Notwendigkeit dazu besteht; ein früher Eintritt in den Ruhestand würde bedeutende finanzielle Verluste mit sich bringen. Sie hat die Verantwortung für ihre drei minderjährigen Kinder, der Partner hat sich von ihr getrennt. Sie leidet unter Schlafstörungen und ausgeprägten Zukunftsängsten.

Die Betroffene leidet seit 20 Jahren unter chronischen Schmerzen, die an Intensität insbesondere in den letzten drei bis fünf Jahren rasch zugenommen haben. Die Über- und Fehlbelastung der Wirbelsäule und der unteren Extremitäten durch die Kompensation der verkürzten und ungleichen Arme haben zu schweren Folgeschäden, zu arthrotischen Veränderungen der Wirbelsäule und der Gelenke der unteren Extremität geführt. Die intensive und vielseitige körperliche Beanspruchung durch die drei Schwangerschaften und die Betreuung der Kinder, durch den Beruf und die Belastung im häuslichen Bereich haben den Verschleiß der Gelenke beschleunigt. Mobilität und Leistungsfähigkeit sind deutlich vermindert. Erschwerend kommen die Schwerhörigkeit und die Seh- und Gleichgewichtsstörungen hinzu.

Sie ist zunehmend auf Hilfe angewiesen, beispielsweise bei der Körperpflege und beim Ankleiden. Die Fertigkeiten, die ihr Selbstständigkeit ermöglicht hatten, können teilweise nicht mehr ausgeführt werden. Die minderjährigen Kinder, Freunde und Nachbarn sowie Kollegen unterstützen sie zu Hause und im beruflichen Alltag. Ein Antrag an die Pflegeversicherung wurde abgelehnt, professionelle Assistenz ist finanziell nicht möglich, sie lehnt es ab, Assistenz über Sozialhilfe zu empfangen.

Die Betroffene kann wegen der kurzen Arme den Toilettengang nicht allein bewältigen, daher vermeidet sie es zu trinken, wenn sie absehen kann, dass sie im Dienst niemand beim Toilettengang unterstützen kann. Wegen Flüssigkeitsmangel ist das Hämatokrit erhöht, die Betroffene ist gefährdet Thrombosen der tiefen Beinvenen zu entwickeln, die die Gefahr einer Lungenembolie mit sich bringen. Die Nierenfunktion ist langfristig durch die chronisch verminderte Flüssigkeitszufuhr gefährdet.

Sie ist eine neue Partnerschaft eingegangen, doch sie befürchtet, dass sie den schweren psychischen Belastungen nicht standhält und den absehbaren höheren Bedarf an Assistenz nicht wird finanzieren können.

Bedarfe heute:

1. Beratung und angemessene ärztliche Versorgung, Überwachung der Nierenfunktion
2. Versorgung mit Hörgeräten
3. Schmerztherapie
4. Physiotherapie zur Linderung der schmerzhaften Muskelverspannungen und Erhalt von Muskelkraft und Beweglichkeit
5. Psychotherapie
6. Pflegegrad 3
7. hauswirtschaftliche Hilfe
8. Assistenz zur Unterstützung beim Einkaufen, Kochen, beim Toilettengang auch außer Haus, damit die Betroffene normal trinken kann
9. PKW mit Sonderausstattung über die Phase der Berufstätigkeit hinaus zur Verbesserung der Mobilität und Gewährleistung der Teilhabe

10.3.8 Fallbeispiel 8: 70 bis 79,99 Schadenspunkte

Vorgeburtliche Schädigungen:

- Verkürzung des linken Unterarms um etwa die Hälfte
- Fehlanlage der Ellbogengelenke und der Schultern
- Verkürzung der Oberarmknochen
- Fehlbildung beider Füße (Klumpfuß mit geringer Tibiahypoplasie)
- geringe Verkürzung der Oberschenkelknochen
- Beckenniere
- Herzfehler mit Herzinsuffizienz operabel
- Dysplasie der Nase (Flachnase)

Die schwere Schädigung der oberen und der unteren Extremitäten führten schon in der Kindheit zu Einschränkungen der Mobilität. Die Füße wurden mehrmals operiert, um Gehfähigkeit zu ermöglichen. Der Betroffene war stets auf Hilfe angewiesen. Er wurde mit einem Herzfehler geboren, der operiert werden konnte, trotzdem ist die körperliche Belastbarkeit auf Lebenszeit eingeschränkt.

Ein Schulabschluss wurde nicht erreicht, denn ein regelmäßiger Schulbesuch war nicht möglich. Die mehrfachen Operationen, die verminderte körperliche Belastbarkeit infolge Herzinsuffizienz und die früh aufgetretenen schweren Schmerzzustände erlaubten keine Ausbildung oder regelmäßige berufliche Tätigkeit. Der Betroffene wurde von den Eltern versorgt. Die Gehstrecke hat sich über die Jahre verkürzt. Im Haus konnte sich der Betroffene noch weitgehend selbstständig bewegen, da die Eltern das Haus umgebaut und an seine Bedarfe angepasst hatten. Um größere Strecken außer Haus zurückzulegen brauchte er einen Rollstuhl, der Transfer ins Auto war schon längere Zeit nicht mehr möglich wegen der schweren Arthrose in den geschädigten Armen und der Wirbelsäule und den damit verbundenen schweren Schmerzen.

Ist-Zustand heute:

- schwere Arthrosen im Bereich der Extremitäten und der Wirbelsäule
- schwere chronische Schmerzzustände
- Herzinsuffizienz und deutliche Minderung der Leistungsfähigkeit
- Einschränkung der Mobilität
- Selbstmordgefährdung

Die Eltern sind heute nicht mehr in der Lage, die Pflege zu übernehmen. Die Pflege wird von einem professionellen Dienst übernommen, der morgens und abends kommt. Der Betroffene hat keine Möglichkeit, den Tagesablauf zu bestimmen, er ist abhängig vom Pflegedienst. Der Tag ist daher früh zu Ende, eine Beteiligung an kulturellen oder sozialen Aktivitäten ist nicht möglich. Der Betroffene lebt weitgehend sozial isoliert, einmal in der Woche wird er von einem Fahrdienst zur Bibelstunde in die Kirchengemeinde gefahren.

Bei Ableben der Eltern steht zuzüglich zur Conterganrente das Elternhaus und ein bescheidenes Vermögen zur Verfügung, die Kosten für eine Assistenz rund um die Uhr können allerdings davon nicht über einen längeren Zeitraum bestritten werden. Der Betroffene möchte weder in ein Heim, noch möchte er ein Sozialempfänger werden. Aufgrund der Perspektivlosigkeit äußert er passive Selbstmordgedanken.

Bedarfe heute:

1. Beratung und angemessene ärztliche Versorgung
2. Beratung und Planung eines selbstständigen Lebens mit Assistenz, auch zur Entlastung der Eltern
3. Schmerztherapie
4. Psychotherapie
5. Physiotherapie zur Linderung der schmerzhaften Muskelverspannungen und Erhalt von Muskelkraft und Beweglichkeit
6. Pflegegrad 3
7. hauswirtschaftliche Hilfe
8. Assistenz im Haus und außer Haus zur Förderung der gesellschaftlichen Teilhabe
9. PKW mit Sonderausstattung, um die Teilhabe an gesellschaftlichen und kulturellen Veranstaltungen oder Arztbesuche zu gewährleisten

10.3.9 Fallbeispiel 9: 80 bis 89,99 Schadenspunkte

Vorgeburtliche Schädigungen:

- Gehörlosigkeit auf beiden Seiten
- Fehlen der Ohrmuscheln auf beiden Seiten
- Teillähmung der Augenmuskeln auf beiden Seiten
- unvollständiger Lidschluss auf beiden Seiten
- komplette Fazialislähmung links
- Hüftkopfentwicklungsstörung auf beiden Seiten bei Coxa vara

Die Betroffene ist gehörlos zur Welt gekommen. Das Innenohr war nicht angelegt, daher war die Versorgung mit einem Hörgerät oder einem Cochlea-Implantat nicht möglich. Die äußeren Gehörgänge und die Ohrmuscheln fehlten auf beiden Seiten. Eine Gesichtslähmung erschwerte den nonverbalen Kontakt wegen fehlender Mimik, ebenso die Lautbildung beim Erlernen der Sprache der Hörenden. Die Augenbewegungen waren durch eine beidseitige Augenmuskellähmung eingeschränkt. Es bestand eine leichte Hüftschädigung, die in Kindheit und Jugend keine Probleme machte.

In der Gehörlosenschule mussten die Kinder die Sprache der Hörenden erlernen, Gebärdensprache war auch in der Familie verboten, sodass nur eingeschränkt kommuniziert werden konnte. Die Kommunikation war in diesem Fall besonders schwierig wegen der Gesichtslähmung. Später wurde die Gebärdensprache zugelassen, doch die Angehörigen waren nicht mehr in der Lage, sie vollständig zu erlernen.

Die sehr engagierten Eltern ermöglichten dem hoch intelligenten Kind den Schulabschluss mit Abitur, hinzu kam eine akademische Ausbildung, die mithilfe eines Assistenten absolviert wurde. Leider konnte diese Ausbildung nicht zum Abschluss gebracht werden, da die Belastung zu groß war. Die Betroffene entschied sich daher für einen technischen Beruf; diese Ausbildung wurde abgeschlossen.

Die Augenmuskellähmung erschwerte das Lesen von Texten und die Arbeit am PC, da die Augen nicht den Zeilen folgen konnten.

Ist-Zustand heute:

- schwere Arthrose im Bereich der Hüften
- Folgeschäden im Bereich der Schultern, der Hals- und der Lendenwirbelsäule
- Sehstörung (Augenmuskellähmung)
- Beschwerden wegen unvollständigem Lidschluss
- schwere anfallsartige Schmerzen im Bereich der Ohren und des Kopfes
- chronische Schmerzsymptomatik im Bereich der Wirbelsäule, der Schultern und der Hüften
- Depression

Die Betroffene ist noch berufstätig, allerdings wird die Stundenzahl vermindert wegen der in den letzten 20 Jahren aufgetretenen Schmerzen im Nacken und den Schultern, in den Hüften, in der Wirbelsäule und auch in den (nicht angelegten) Gehörgängen und im Kopf.

Der Lidschluss ist unvollständig, daher muss die Betroffene das Auge zur Vermeidung einer Austrocknung mit Tropfen oder Salben feucht halten. Diese sind häufig ölhaltig, sodass die Sicht zeitweise getrübt ist durch sich bildende Schlieren. Die Verengung des Tränenkanals führt oft zu schmerzhaften Entzündungen des Tränenkanals und Stauungen der Tränenflüssigkeit kommen hinzu.

Die Kommunikation am Arbeitsplatz und in der Familie ist eingeschränkt; sie erfolgt bei komplexeren Inhalten schriftlich. Eine Akzeptanz der Behinderung ist nicht immer gegeben. Ein intensiver Gedankenaustausch ist durch Gebärdensprache mit Gehörlosen möglich, soziale Kontakte werden dort geknüpft und gepflegt.

Die berufliche Situation ist schwierig wegen der mangelhaften verbalen Kommunikation mit Hörenden, es sind keine Aufstiegschancen vorhanden, und der Arbeitsalltag verläuft monoton und weitgehend in Isolation. Daher treten seit sieben Jahren zunehmend depressive Phasen auf, die sich zu Beginn in einer körperlichen Symptomatik äußerten. Die Kommunikation mit Ärzten ist schwierig, da nicht immer ein Gebärdensprachdolmetscher anwesend ist. In der Zwischenzeit wurde die Diagnose einer Depression gestellt, und es wurde eine Therapie eingeleitet. Bedarfe heute:

1. Beratung und adäquate ärztliche Versorgung
2. Versorgung bei Bedarf mit Sehhilfen
3. Schmerztherapie
4. Physiotherapie zur Linderung der schmerzhaften Muskelverspannungen und Erhalt von Muskelkraft und Beweglichkeit
5. Psychotherapie
6. Assistenz durch Gebärdensprachdolmetscher insbesondere bei Arztbesuchen, Unterstützung am Arbeitsplatz, bei Behördengängen, bei Veranstaltungen mit Hörenden

10.3.10 Fallbeispiel 10: 90 bis 100 Schadenspunkte

Vorgeburtliche Schädigungen:

- Phokomelie der Arme auf beiden Seiten mit fehlangelegter Hand
- Phokomelie der Beine beidseits
- Skoliose und Kyphose
- Nierenanlage nur auf einer Seite
- Schwerhörigkeit beidseits
- Abducenslähmung beidseits
- Herzfehler ohne Einschränkung der Leistungsbreite
- Analatresie ohne Insuffizienz nach Operation

Die Betroffene hat weder Arme noch Beine, Hände und Füße sind fehlgebildet und nur zwei Finger sind auf jeder Seite bedingt funktionsfähig. Die Wirbelsäule ist in zwei Ebenen krankhaft verbogen. Es besteht eine Schwerhörigkeit beidseits, die jedoch mit Hörgeräten ausgeglichen werden konnte, sodass eine normale Sprachentwicklung möglich war. Die Lähmung der Augenmuskeln erschwert es, bewegten Gegenständen mit den Augen zu folgen bzw. einen Text zu lesen. Die fehlende Beweglichkeit der Augen wird kompensiert durch Bewegungen des Kopfes.

Die Niere wurde nur einseitig angelegt; dies ist mit einem normalen Leben vereinbar bei voller Funktionsfähigkeit. Der bei Geburt festgestellte Verschluss des Darmausgangs wurde mit Erfolg operiert, ohne dass sich eine Inkontinenz entwickelt hat. Es besteht eine Öffnung in der Kammerscheidewand des Herzens, die jedoch keinerlei Auswirkungen auf die Herzfunktion hat. Die Betroffene sitzt im Rollstuhl und braucht rund um die Uhr Assistenz.

Da die Eltern das schwer geschädigte Kind nicht annehmen konnten, wurde es in ein Heim gegeben. Ein späterer Kontakt zum Elternhaus kam nicht mehr zustande. Die Betroffene hatte in einem Internat die mittlere Reife erworben und im Anschluss daran eine Ausbildung in der Verwaltung erfolgreich abgeschlossen. Gerne wäre sie Erzieherin oder Lehrerin geworden.

Ist-Zustand heute:

- Arthrose der Gelenke und Wirbelsäule
- mäßige Schmerzen im Bereich der Schultern sowie Wirbelsäule
- zunehmende Schwerhörigkeit
- Sehstörung

Beim Auftreten von Schmerzen im Nacken, den Schultern und der Wirbelsäule schon zu Beginn des dritten Lebensjahrzehnts hatte die Betroffene ihre berufliche Tätigkeit in der Gemeindeverwaltung stufenweise reduziert, um sich zu schonen. Heute arbeitet sie zehn Stunden in der Woche. Die Schmerzsymptomatik, die fast alle contergangeschädigten Menschen schwer beeinträchtigt, ist bei ihr aufgrund der frühen Vermeidung körperlicher Überbelastung nur in mäßiger Ausprägung aufgetreten. Ihre positive Ausstrahlung, ihre Lebensklugheit und die Bereitschaft, sich auf andere Menschen einzulassen, haben dazu geführt, dass sie einen großen Freundeskreis hat, mit dem sie einen Großteil ihrer Freizeit verbringt, der sie unterstützt und ihr die Angst vor einer ungewissen Zukunft nimmt.

Bedarfe heute:

1. Beratung und adäquate ärztliche Versorgung
2. Versorgung mit Hörgeräten
3. Versorgung mit Sehhilfe
4. Physiotherapie zur Linderung der schmerzhaften Muskelverspannungen und Erhalt von Muskelkraft und Beweglichkeit; bei Bedarf Lymphdrainage
5. Pflegegrad 4
6. Versorgung mit E-Rollstuhl
7. Assistenz rund um die Uhr
8. PKW mit Sonderausstattung für Rollstuhl auch nach Beendigung der beruflichen Tätigkeit, um die Teilhabe an gesellschaftlichen und kulturellen Veranstaltungen oder Arztbesuche zu gewährleisten

10.4 Spätschäden an Gefäßen, Nerven und Muskeln

Spätschäden sind vorgeburtlich entstandene conterganbedingte Schäden, die die Gefäße, das Nervensystem, das Bewegungssystem oder innere Organe betreffen können. Diese Schäden wurden bei der Erstuntersuchung in der Kindheit meist nicht erkannt, die auffallenden orthopädischen Schäden standen im Vordergrund. Außerdem ermöglicht der technische Fortschritt eine subtilere Diagnostik, sodass heute diese Schäden nachgewiesen werden können. Verläufe und Durchmesser von Gefäßen und Nerven können dargestellt werden, ebenso die Struktur innerer Organe.

> Spätschäden gewinnen zunehmend an Bedeutung, da eine Kompensation eingeschränkter Funktionen für die Betroffenen nur noch in geringem Ausmaß möglich ist. Gefäßanomalien können beispielsweise frühzeitig zu Schlaganfällen oder Herzinfarkten führen. Periphere Nerven können einen verminderten Durchmesser und/oder einen veränderten Verlauf zeigen und zu Sensibilitätsstörungen und Missempfindungen führen. Die Muskulatur zeigt auch unabhängig von orthopädischen Fehlbildungen oder Fehlansätzen bei Belastung zunehmend schmerzhafte Verspannungen und eine ausgeprägte, nicht dem Alter entsprechende Muskelschwäche. Ebenso sind innere Organe betroffen, beispielsweise Hormondrüsen.

Störungen der Nervenfunktion können jedoch auch bei arthrotischen Veränderungen an physiologischen Engstellen auftreten. Beim Austritt der Nerven aus der Wirbelsäule kann durch Einengung der Durchtrittsöffnung ein vermehrter Druck entstehen und Beschwerden hervorrufen. Dieser Befund darf nicht mit Spätschäden verwechselt werden (Jankelowitz et al., 2013; Nicotra et al., 2016; Markiewicz et al., 2023).

10.4.1 Schädigung der Gefäße

In der frühen Embryonalphase ernährt sich die Blastocyste durch Diffusion über den Trophoblasten. Der Nähstoffbedarf steigt infolge des ausgeprägten Wachstums rasch an. Der Dottersack entwickelt sich und gewährleistet die Ernährung des Embryos über den Darm bis zur Entwicklung der Plazenta und übernimmt zudem die Funktion des Stoffwechselorgans, bis die Leber ausgebildet ist. Die ersten Gefäße bilden sich extraembryonal durch Vaskulogenese und Angiogenese in der Wand des Dottersacks aus Mesenchymzellen, die durch FGF-2 und VEGF induziert werden. Zusammen mit Hämangioblasten bilden sich erste Blutinseln um den 17. Tag p. c. aus. Die Blutinseln verbinden sich und bilden ein ausgedehntes Netzwerk. Am 18. Tag p. c. treten erste Gefäßnetzwerke auch intraembryonal im Mesoderm auf und verbinden sich zu größeren Gefäßen. Beidseits entlang der Längsachse, der Chorda dorsalis und des Neuralrohrs, verlaufen die paarig angelegten dorsalen Aorten. Sie verschmelzen unterhalb des Herzens und bilden etwa 30 intersegmentale Arterien, die jeweils einen Somiten versorgen, aus denen sich das Achsenskelett, die Rückenmuskulatur, Stamm und Extremitäten sowie das dazugehörige Subkutangewebe entwickeln (embryology.ch, Modul 14.3; Sadler, 2008, S. 100).

Die Gefäße wandern in die entstehenden gefäßfreien Organanlagen ein, und ermöglichen nicht nur den Aufbau und das Wachstum der Gewebe durch die Versorgung mit Sauerstoff, Nähr- und Botenstoffen, und den Abtransport von Abbauprodukten, sondern auch deren Entwicklung. Es ist mittlerweile erwiesen, dass Endothelzellen des Gefäßsystems Entwicklung, Morphogenese und Organfunktion über angiokrine Faktoren regulieren. Angiokrine Faktoren sind Wachstumsfaktoren, Zytokine und Signalfaktoren, Moleküle oder andere Regulatoren, die in Endothelzellen von Blut- und Lymphgefäßen, sowie vom Endokard gebildet und freigesetzt werden, um Einfluss auf benachbarte Zellen zu nehmen und das umliegende Gewebe zu gestalten (Bishop et al., 2023). Diese können beispielsweise über folgende Mechanismen wirksam werden:

- Parakrine Signalübertragung durch lösliche Faktoren, die auf direkte Weise Zellen beeinflussen
- Direkter Kontakt von Zelle zu Zelle über endotheliale Liganden und Rezeptoren der Zielzellen
- Der mechanische Schub der Durchblutung stimuliert die Endothelzellen angiokrine Signale zu exprimieren.
- Freisetzung von angiokrinen Faktoren, um die extrazelluläre Matrix zu modifizieren
- Komplexe Wechselwirkungen zwischen Gewebe und Endothelzellen über Signalmoleküle

Die Neubildung von Gefäßen nimmt in den ersten Wochen der Embryonalentwicklung exponentiell zu; bereits gereifte Gefäße entledigen sich ihrer Muscularis, um sich umzubilden und zu sprossen. Thalidomid bewirkt aufgrund der antiangiogenen Eigenschaften einen rapiden Verlust von Gefäßen, sprossende und neu entstandene Gefäße ohne Muscularis sind besonders vulnerabel und werden geschädigt. Gefäße mit voll ausgebildeter Muscularis hingegen werden nicht geschädigt, ihr Wachstum wird jedoch ausgebremst. In der frühen Embryonalentwicklung sind aufgrund des raschen Zellwachstums sehr viele sprossende Gefäße frei von Muscularis, daher ist die Gefährdung einer Schädigung am höchsten. Im Laufe der weiteren Entwicklung reifen die Gefäße, und die Schäden fallen geringer aus (Vargesson et al., 2023).

Eine sehr enge Interaktion zwischen Blutgefäßen und Nervensystem wird früh in der Embryonalentwicklung beobachtet. Gefäße und periphere Nerven beeinflussen sich gegenseitig in ihrer Differenzierung und in ihrem gemeinsamen Verlauf, sodass bei einem Schaden des Gefäßes auch der Nerv Schaden erleidet, bei fehlendem Gefäß fehlt auch der dazugehörige Nerv (Takara et al., 2023).

Nachdem eine Schädigung stattgefunden hat, kommt es zu einem Stillstand der Entwicklung, Gefäße gehen zugrunde, die von ihnen versorgten Zellen sterben ab. Nach dem Abklingen der toxischen Wirkung von Thalidomid setzen nicht geschädigte Gefäße ihr Wachstum fort, ihr Umfeld jedoch entspricht nicht mehr der Norm, es sind Gewebelücken entstanden, ganze Gefäße fehlen oder sind fehlgebildet. Sie suchen sich einen neuen Weg, entwickeln neue Strukturen und Muster, die sie den Gegebenheiten anpassen, es entstehen aberrierende Verläufe von Gefäßen und Nerven. Spätschäden zeigen eine große Heterogenität mit Bezug auf ihre Symptomatik, je nachdem wo und wann der Schaden entstanden ist (siehe hierzu ▶ Kap. 4.3, ▶ Kap. 18, ▶ Kap. 19.3).

> Chronische Durchblutungsstörungen können zu Knochennekrosen führen, wie sie bei M. Perthes beschrieben werden. Die Handwurzelknochen sind besonders gefährdet bei bestehender Fehlbildung des Radius und der Hand, es können jedoch ebenso größere Gelenke betroffen sein (Stainsby & Quibell, 1967) (siehe hierzu ▶ Kap. 24.4).

Die Ergebnisse der Befragung zum Auftreten von Spätschäden in den verschiedenen Studien HD 2012 bis HD 2019 werden in der Folge zusammengestellt.

- Chronische Durchblutungsstörungen an Händen und Füßen: Die Symptomatik kann sich an den Händen bei Kälteeinwirkung bis zu schweren Schmerzen steigern, ausstrahlend bis in die Schultern. Hände und Füße werden steif, verfärben sich hell, die Gehfähigkeit ist eingeschränkt, das Sturzrisiko erhöht, und die Hände sind nicht voll funktionsfähig.
- Fehlen der A. radialis bei Daumenschaden, ebenso bei vorhandenem Radius
- Blutentnahme ist erschwert, ebenso das Legen eines ZVK oder eines Herzkatheters.
- Puls häufig nicht tastbar, auch bei vorhandenen Unterarmknochen
- Dünnkalibrige und dünnwandige Arterien und Venen, Gefäßabbrüche, in allen Körperbereichen möglich
- Verminderte Kapillarisierung: Knochennekrosen der Handwurzelknochen oder größerer Gelenke
- Früh auftretende (vor dem 40. Lebensjahr) multiple Schlaganfälle und Herzinfarkte auch bei Nichtrauchern
- Fehlbildung der Carotiden und der Vertebralarterien
- Multiple Aneurysmata im Gehirn, Aortenaneurysma
- Atypischer Verlauf der Gefäße, in den Extremitäten, auch im Bereich des Gehirns, des Thorax, des Abdomens möglich
- Ödembildung in den Extremitäten kann ein Hinweis auf einen gestörten venösen Abfluss durch enge venöse Gefäße oder eine Insuffizienz der Lymphgefäße sein.
- Schwere intra- und postoperative Blutungen sind möglich durch Verletzung von aberrierenden Gefäßen.
- Retinale Blutungen
- Verlagerung oder Duplikation großer Gefäße, z. B. doppelte Aorta

10.4.1.1 Beispielbefund

Farbkodierte Duplex-Sonografie der Extremitäten. Befund der Armarterien und Armvenen bei einer contergangeschädigten Person mit langen Armen.

»Armarterien: rechts regelrechtes triphasisches Doppelsignal in der A. subclavia, die nicht erweitert ist. Auch im Bereich der A. axillaris und der A. brachialis anatomische Verhältnisse. In der Ellenbeuge regelrechte Aufteilung in die Reihe Unterarmarterien. Die A. radialis und ulnaris lassen sich bis zur Hand bds. regelrecht nachweisen.

Linksseitig proximal analoge anatomische Verhältnisse zur rechten Seite. Am Unterarm verdämmert die A. radalis, während die A. ulnaris normal angelegt ist und die Hand versorgt.

Armvenen: rechts normale Handverhältnisse und normaler venöser Abstrom über die Unterarmvenen, die V. brachialis, axillaris und subclavia sowie V. brachiocephalica, in die die V. jugularis interna mit einmündet. Die ventral abgeleiteten Dopplersignale zeigen eine normale Atem- und Vorhofmodulation. Linksseitig regelrechte venöse Verhältnisse der ulnaren Venen, die dem Arterienverlauf folgen. Links fehlende radiale Venen, regelrechte Konferenzregion in der Ellenbeuge und regelrechter A-venöser Abstrom über die V. brachialis, axillaris und subclavia nach zentral.«

10.4.2 Schädigung des Nervensystems

Während der Gastrulation, in der dritten Woche p. c., entwickelt sich der Embryo aus einer einschichtigen epithelialen Keimscheibe zu einer mehrschichtigen und multidimensionalen Struktur. Im Bereich der Neuralplatte entlang der Längsachse richten sich die Neuralfalten auf und verschmelzen und bilden auf diese Weise das Neuralrohr, die Vorstufe von Gehirn und Rückenmark. Dieser Vorgang ist um den 30. bis 32. Tag abgeschlossen. Am kranialen Ende entstehen drei Hirnbläschen: Prosencephalon (Vorderhirn), Mesencephalon (Mittelhirn) und Rhombencephalon (Rautenhirn). Diese drei Gehirnbläschen bleiben erhalten, und es bildet sich das Ventrikelsystem in Verbindung mit dem Zentralkanal des Rückenmarks aus. In der fünften Woche entwickeln sich die Großhirnhemisphären aus Teilen der Vorderwand des Prosencephalon, das zum Zwischenhirn wird, und bilden zusammen mit den Augenbläschen die Anlage des Endhirns (Sadler, 2008, S. 398).

Aus den Zellen der Neuralleiste entstehen – durch Auflösung der Neuralleiste und Migration der Zellen – das periphere und das autonome Nervensystem. Aus den verschiedenen Abschnitten der Neuralleiste stammen unterschiedliche Abschnitte des peripheren Nervensystems (PNS).

Die segmentierten Spinalnerven bilden sich in der vierten Woche aus; motorische Fasern wachsen aus den Nervenzellen des Vorderhorns des Rückenmarks und vereinigen sich mit den sensiblen Fasern, die aus den Spinalganglien zum Hinterhorn des Rückenmarks ziehen. Die dorsalen Äste innervieren die Rückenmuskulatur, die Wirbelgelenke und die darüber liegende Haut. Die ventralen Äste innervieren die Extremitäten und die Abdominalwand und bilden die Plexus cervicalis, brachialis und lumbosacralis (Sadler, 2008, S. 392).

In Interviews wurde nach Fehlbildungen von ZNS und PNS gefragt. Folgende Befunde wurden von den Studienteilnehmern genannt:

- Verminderter Durchmesser von peripheren Nerven
- Verminderte Nervenleitgeschwindigkeit
- Polyneuropathie
- Schäden vom Typ Duane

- Nicht regelrechter Verlauf der peripheren Nerven; bei Akupunktur werden daher die Nadeln anders gesetzt.
- Bei chirurgischen Eingriffen besteht die Möglichkeit der Verletzung von atypisch verlaufenden Nerven
- Bei Lokalanästhesien erfolgt die Betäubung häufig nicht im erwarteten Bereich
- Lokalisierte Sensibilitätsstörungen z. B. an Handrücken oder Fußrücken, am Schienbein
- Kribbeln und Steifigkeit an Armen/Händen und/oder Füßen
- Zunehmende strumpf- oder handschuhförmige Sensibilitätsstörungen im Bereich der Füße bzw. der Hände, häufig beginnend in der Kindheit; führt zu einem erhöhten Sturzrisiko, einem Verlust der Feinmotorik, schränkt die Selbstständigkeit ein
- Plötzlich auftretende stechende punktförmige kurze Schmerzepisoden in verschiedenen Körperbereichen ohne äußeren Anlass
- Dysarthrie mit Tetraspastik
- Geistige Behinderung

10.4.2.1 Beispielbefund

Cran. MRT nativ + KM i.v., MR Angio Schädel nativ + KM i.v. bei contergangeschädigter Person mit neurologischer Problematik.

> Befund:
> »Normale Differenzierung von grauer und weisser Substanz supra- und infratentoriell. Regelrechte Abgrenzbarkeit der Stammganglien und normales Rindenband. Auf den T2-gewichteten Aufnahmen sieht man im periventrikulären und subkortikalen Marklager fleckige bzw. Signal-Anhebungen, die linksbetont sind. Auf den diffusionsgewichteten Aufnahmen haben diese flächigen/fleckigen Signalveränderungen im Marklager beider Großhirnhemisphären eine erleichterte Wasserdiffusion. Kein Nachweis einer eingeschränkten Wasserdiffusion. Normales Signal von Kleinhirn, Hirnstamm und Medulla oblongata. Auf den SWl-Aufnahmen symmetrische Signalauslöschung im Pallidum bds. ohne Korrelat auf den T1- und T2-gewichteten Aufnahmen. Normales Flusssignal der basalen Hirnarterien und den großen venösen Blutleiter. Betonte innere und äußere Liquorräume supratentoriell. Normaler Kleinhirnbrückenwinkel. Normale Halsgefäße und intrakranielle Gefäße ohne Nachweis einer Stenose, Gefäßaussackung oder Gefäßabbruch.«
> Beurteilung:
> »Flächige Signalsteigerungen im periventrikulären und subkortikalen Marklager beider Großhirnhemisphären links betont passend mikroangiopathischen Veränderungen. Auffällige Signalauslöschung im Pallidum beidseits, die aufgrund eines fehlenden Korrelats auf den übrigen Aufnahmen am besten mit Eisenablagerungen vereinbar sind. Regelrechte Halsgefäße und normale intrakranielle Gefäße.«
> (siehe hierzu ▶ Kap. 23)

10.4.3 Schädigung der Muskulatur oder Störung der Innervation

Die Muskelzellen wandern aus den Myotomen der Somiten in die Extremitätenknospen ein und bilden ein dorsales Blastem für die Extensoren und ein ventrales für die Flexoren. Die dazugehörigen Spinalnerven wandern in die Armknospe von C4 bis Th2 ein, in die Beinknospe von L2 bis S2. Sie versorgen die Extremitäten motorisch und sensibel (Sadler, 2008, S. 203).

Über Fehlfunktionen der Muskulatur wurde von contergangeschädigten Menschen in Interviews berichtet, folgende Befunde wurden genannt:

- Beschleunigter Abbau der Muskelmasse und deutliche Verminderung der Muskelkraft während der letzten 15 bis 20 Jahren
- Verminderte Belastbarkeit der Muskulatur mit vermehrt auftretenden Muskelkrämpfen, Muskelverspannungen und Muskelverhärtungen bei Belastung
- Verlängerte Erholungsphase
- Verminderte Trainierbarkeit der Muskulatur
- Langanhaltendes Muskelzittern bei Belastung und dadurch Bewegungseinschränkung bis zur Bewegungsunfähigkeit bis zum Abschluss der Erholungsphase

Über Spätschäden wird von den Betroffenen zunehmend berichtet. Spätschäden können die Ursache von schweren Erkrankungen wie beispielsweise Schlaganfällen oder Herzinfarkten sein, z. B. aufgrund einer Fehlbildung der Carotiden. Ein Verlust der Selbstständigkeit kann durch eine generalisierte Muskelschwäche, durch Sensibilitätsstörungen oder durch eine schwere Schmerzsymptomatik eintreten. Eine ursächliche Behandlung ist meist nicht möglich, doch die Betroffenen legen großen Wert auf Aufklärung sowie auf die Verstehbarkeit ihrer Beschwerden und deren Ursachen, sodass eine Beschäftigung mit den Spätschäden auf jeden Fall angebracht ist. Die Untersuchung möglicher Gefäßschäden im Bereich des Herzens und der zuführenden und intrakraniellen Gefäße bietet im Bereich des Herz-Kreislauf-Systems die Möglichkeit, bei Vorliegen von Fehlbildungen präventive Maßnahmen einzuleiten. Es sollten jedoch auch andere Körperbereiche, wie beispielsweise der Bauchraum, die Extremitäten mit Händen und Füßen sowie die Wirbelsäule, untersucht werden.

> Da zunehmend altersbedingt auch bei contergangeschädigten Menschen operative Eingriffe im Brust- oder Bauchraum oder bei Frakturen notwendig werden, wächst die Gefahr, dass es zur Durchtrennung von atypisch verlaufenden Gefäßen oder Nerven kommen kann. Der Operateur sollte darüber informiert sein, dass contergangeschädigte Fehlbildungen und aberrierende Verläufe möglich sind, um das operative Risiko einer Verletzung dieser Gefäße mit akuter Nachblutung oder der Durchtrennung eines Nervens zu minimieren.

10.5 Literatur

Bishop, D. et al. (2023). Endothelial-derived angiocrine factors as instructors of embryonic development. *Front. Cell Dev. Biol. 11*, 1172114.

Buder, K., Frank, J., Ding-Greiner, C. et al. (2021). *Expertise 2021.* Abrufbar im Kap. Zusatzmaterial zum Download.

Contergan Infoportal. (o. D.). Rentenanpassung zum 01. Juli 2023. https://contergan-infoportal.de/aktuelles/rentenanpassung-zum-01-juli-2023/ (Zugriff am 17.07.2024)

Conterganstiftung. (o. D.). Liste analog anerkannter Schädigungen. https://contergan-infoportal.de/fileadmin//user_upload/documents/Rechte/Richtlinien/Analog_anerkannte_Schaedigungen_mit_eigener_Diagnoseziffer.pdf/Con_LEI_113_Liste_analog_anerkannte_Schaedigungen.pdf (Zugriff am 16.07.2024)

embryology.ch. (o. D.). Skelettmuskulatur. https://embryology.ch/de/organogenese/muskulatur/skelettmuskulatur/differenzierung-der-somiten.html (Zugriff am 17.07.2024)

Ergebnisprotokoll der Sitzung der Medizinischen Kommission der Stiftung »Hilfswerk für behinderte Kinder« am 2. Juli 1976.

Institut für Gerontologie der Universität Heidelberg. (2012). *HD 2012.* Abrufbar im Kap. Zusatzmaterial zum Download.

Institut für Gerontologie der Universität Heidelberg. (2016). *HD 2016.* Abrufbar im Kap. Zusatzmaterial zum Download.

Jankelowitz, S. K. et al. (2013). Late-onset neurological symptoms in thalidomide-exposed subjects: a study of an Australasian cohort. *European Journal of Neurology. 20*, 509–514

Markiewicz, M. et al. (2023). Age-related changes in patients with upper limb thalidomide embryopathy in the United Kingdom. *Journal of Hand Surgery (European Volume), 48*(8), 773–780

Marquardt, E. (1994): Begutachtung des Conterganschadens und seiner Folgen. In: Niethard, F. U. et al. (Hrsg.) (1994): *Contergan 30 Jahre danach.* Ferdinand Enke Verlag Stuttgart.

Medizinische Punktetabelle. https://contergan-infoportal.de/fileadmin/user_upload/documents/Rechte/Richtlinien/Anlage%202/Richtlinien%20f%C3%BCr%20Leistungen%20Anlage%202%20Medizinische%20Punktetabelle.pdf (Zugriff am 16.07.2024)

Nicotra, A. et al. (2016). Peripheral Nerve Dysfunction in Middle-Aged Subjects Born with Thalidomide Embryopathy. PLoS ONE 11(4), e0152902.

Sadler, T.W. (2008). *Medizinische Embryologie.* Thieme.

Stainsby, G.D. and Quibell, E.P. (1967). Perthes-like changes in the hips of chidren with thalidomide deformities. The Lancet, 290 (7509), 29 July, 242–243

Takara, K. et al. (2023). Neurovascular Interactions in the Development of the Vasculature. *Life 13*, 42.

Vargesson, N. et al. (2023). Thalidomide upper limb embryopathy – pathogenesis, past and present management and future considerations. *Journal of Hand Surgery (European Volume) 48* (8), 699–709.

11 Einschränkungen der körperlichen Leistungsfähigkeit und Funktionalität im Lebenslauf

Christina Ding-Greiner

Das Zusammenwirken von Schmerzen, einer Verminderung der körperlichen Belastbarkeit, Muskelschwäche und Verspannungen, sowie Einschränkungen der Beweglichkeit, Arthrosen an vorgeburtlichen Fehlbildungen und Folgeschäden führen über die Jahre zu einer verminderten Funktionalität. Schon 1976 gab es Hinweise der Medizinischen Kommission auf einen »progredienten Schadensverlauf an Hüfte, Wirbelsäule, Schultern und am Kniegelenk« (Ergebnisprotokoll, 2. Juli 1976). Damals waren die contergangeschädigten Jugendlichen noch keine 20 Jahre alt. Hinzu kommen weitere Einschränkungen im Kontext von Schädigungen im Bereich der Sinnesorgane und der inneren Organe. Alternsprozesse machen sich außerdem in dieser Personengruppe frühzeitiger bemerkbar als in der Gesamtbevölkerung und führen zu einer weiteren Reduktion der körperlichen Leistungsfähigkeit. Erkrankungen, beispielsweise des Herz-Kreislauf-Systems, treten bei contergangeschädigten Menschen deutlich früher auf als in der Gesamtbevölkerung und tragen zusätzlich zu einer Verminderung der körperlichen Leistungsfähigkeit bei.

In der Studie HD 2012 (S. 105) wurde die funktionelle Kompetenz contergangeschädigter Menschen erhoben. Sie umfasste körpernahe Aktivitäten des täglichen Lebens und instrumentelle Alltagsaktivitäten. In der Gesamtstichprobe gaben 80,9 % der contergangeschädigten Menschen funktionelle Einschränkungen bei Alltagsaktivitäten an. Einschränkungen hängen in erster Linie vom Schädigungsbild, von den Anforderungen an feinmotorische Fähigkeiten und vom erforderlichen Kraftaufwand für die Ausführung der Aktivitäten ab. Die Verminderung von Kraft und Beweglichkeit im Lebenslauf durch Arthrosen sowie Verspannungen in der Muskulatur und Schmerzen haben Einschränkungen der Beweglichkeit und Mobilität zur Folge (siehe hierzu die Links in ▶ Kap. 29.3).

In der folgenden Tabelle (▶ Tab. 11.1) sind die Ergebnisse der Befragung zu Einschränkungen in der Ausführung von instrumentellen Aktivitäten des Alltags in der Gesamtstichprobe HD 2012 dargestellt.

11 Einschränkungen der körperlichen Leistungsfähigkeit und Funktionalität

Tab. 11.1: Eingeschränkte funktionale Kompetenz in instrumentellen Aktivitäten des Alltags in Prozent der Stichprobe (N = 870) (Quelle: eigene Daten; HD 2012, S. 112)

	Es bestehen Probleme beim...	Anteil Personen mit Problemen in Prozent
1	Tätigen kleiner Besorgungen	49,9 %
2	Tätigen von Behördengängen	37,0 %
3	Aufsuchen eines Arztes	33,4 %
4	Zubereiten von Hauptmahlzeiten	55,7 %
5	Zubereiten von Zwischenmahlzeiten	44,4 %
6	Zubereiten von Obst und Gemüse	58,2 %
7	Reinigen der Wohnung	71,4 %
8	Pflege der Wäsche	60,1 %
9	Telefonieren	29,9 %
10	Benutzung des PCs	37,9 %
11	Nutzung eines/ihres Autos	40,6 %
12	Nutzung öffentlicher Verkehrsmittel	39,5 %

Bei den instrumentellen Aktivitäten wird die Haushaltsführung – Reinigen der Wohnung, Wäschepflege – meist zuerst beeinträchtigt, da bei Hausarbeiten Kraft und Beweglichkeit erforderlich sind. Bei der Zubereitung von Speisen ist eine gut erhaltene Feinmotorik notwendig; 58 % gaben an, Probleme beim Schälen und Schneiden von Obst und Gemüse zu haben. 56 % hatten bei der Zubereitung von Hauptmahlzeiten Schwierigkeiten. Dazu bedarf es Kraft, Beweglichkeit und eine gut erhaltene Feinmotorik.

In der folgenden Tabelle (▶ Tab. 11.2) sind die Ergebnisse der Befragung zu Einschränkungen in der Ausführung von Aktivitäten der körpernahen Pflege und Mobilität im Alltag dargestellt.

Tab. 11.2: Funktionale Kompetenz in Selbstversorgung und Mobilität im Alltag in % der Stichprobe (N = 870) (Quelle: eigene Daten; HD 2012, S. 112)

	Es bestehen Probleme beim...	Anteil Personen mit Problemen in Prozent
1	Essen	36,0 %
2	Trinken	22,6 %
3	Baden	50,7 %
4	Duschen	53,2 %

Tab. 11.2: Funktionale Kompetenz in Selbstversorgung und Mobilität im Alltag in % der Stichprobe (N = 870) (Quelle: eigene Daten; HD 2012, S. 112) – Fortsetzung

Es bestehen Probleme beim...		Anteil Personen mit Problemen in Prozent
5	Waschen	50,8 %
6	Kämmen	42,9 %
7	Zahnpflege	39,9 %
8	Ankleiden des Oberkörpers	57,1 %
9	Ankleiden des Unterkörpers	58,0 %
10	Toilettenbenutzung zu Hause	48,2 %
11	Toilettenbenutzung außer Haus	52,9 %
12	Gehen im Haus	20,1 %
13	Rollstuhlfahren	9,0 %
14	Treppensteigen	34,0 %

Probleme bei der körpernahen Pflege mit Einschränkungen beim Baden, Duschen, Waschen und Ankleiden traten gehäuft bei verkürzten oberen Extremitäten auf und nahmen mit zunehmendem Alter zu. Etwa die Hälfte der Stichprobe gab an, Schwierigkeiten bei der Körperpflege zu haben. 58 % hatten Probleme beim Anziehen, dabei war zusätzlich zur Beweglichkeit auch Feinmotorik gefordert, um Knöpfe und Verschlüsse schließen oder öffnen zu können.

Die oben genannten Funktionen werden von der Pflegeversicherung erfasst, daher erhalten auch contergangeschädigte Menschen Pflegegrade, obwohl ihr Pflegeprofil in keiner Weise jenem von älteren und chronisch kranken Menschen in der Gesamtbevölkerung entspricht.

Probleme bei Alltagsaktivitäten sind in der Regel ein Hinweis auf das Vorliegen eines Hilfsmittelbedarfs oder eines Bedarfs an personengebundener Assistenz.

11.1 Messung der funktionalen Kompetenz und Schwerpunktgruppen

Die funktionale Kompetenz wurde mit 26 Items erfasst. Es handelte sich um 14 körpernahe Aktivitäten des täglichen Lebens (ADL), die eher mit einem Pflegebedarf verbunden sind, und um weitere 12 instrumentelle Alltagsaktivitäten (IADL), die eher den Assistenzbedarf erfassen (siehe ▶ Tab. 11.1 und ▶ Tab. 11.2) (HD 2012, S. 105).

Für jede Aktivität wurde das Ausmaß an Kompetenz bzw. des Verlustes an Kompetenz in fünf Stufen ermittelt.

- Score 0: Selbstständigkeit in der jeweiligen Aktivität
- Score 1: Erhöhter Zeitaufwand für die Aktivität
- Score 2: Hilfsmittelbedarf zum Ausführen der Aktivität
- Score 3: Teilweise Hilfestellung durch eine andere Person notwendig
- Score 4: Vollständige Hilfestellung notwendig oder Unmöglichkeit der Ausführung

Score 0 entsprach der vollständigen Selbstständigkeit und Unabhängigkeit von Hilfsmitteln und von persongebundener Unterstützung in einer bestimmten Aktivität.

Score 1 bildete das Auftreten erster Einschränkungen ab, die sich in einem erhöhten Zeitaufwand für die Ausführung einer Aktivität äußerten. Wenn der Zeitaufwand zu hoch wurde, boten sich Hilfsmittel zur Unterstützung an oder eine teilweise Hilfestellung durch eine andere Person.

Score 2 stand für bestehenden Hilfsmittelbedarf. Die Aktivität konnte ohne persongebundene Unterstützung ausgeführt werden, doch sie erforderte den Einsatz von Hilfsmitteln. Beispielsweise konnten Haken dazu benutzt werden Hosen hochzuziehen, oder ein individuell den körperlichen Fähigkeiten angepasstes barrierefreies Bad ermöglichte es dem Betroffenen, sich selbstständig zu versorgen.

Score 3 und 4 bildeten das Ausmaß an benötigter persongebundener Unterstützung bzw. Assistenz ab. Beispielsweise könnte ein Betroffener mit Score 3 die Wäsche versorgen, wenn eine andere Person ihm den Korb mit der Wäsche bereitstellt, da er den vollen Korb nicht tragen kann; er ist jedoch in der Lage, die Wäschestücke einzeln aufzuhängen. Oder die betroffene Person könnte eine Mahlzeit zubereiten, wenn das Gemüse von einer anderen Person geputzt und kleingeschnitten würde. Score 4 wäre gegeben, wenn die betroffene Person nicht in der Lage wäre, auch nur geringe Anteile der Aktivität selbstständig zu erledigen. Beispielweise wenn sie sich nicht ankleiden könnte bei bestehender Amelie. Allerdings gab es immer Betroffene, die trotz schwerer Reduktion der Gliedmaßen in der Lage waren, einen hohen Grad an Selbstständigkeit über lange Zeit aufrechtzuerhalten. Wenn jedoch im höheren Alter zusätzliche Belastungen hinzukommen, wie ein Sturz oder ein Herzinfarkt oder ein Schlaganfall, sind sie dazu nicht mehr in der Lage, und es entsteht innerhalb sehr kurzer Zeit ein sehr hoher Assistenzbedarf.

Bei 26 Items kann ein Betroffener mit einer maximalen Einschränkung der funktionalen Kompetenz (Score 4) einen maximalen Score von 4 x 26 = 104 erreichen. Je höher der Score, desto schwerwiegender sind die Einschränkungen.

Um die verschiedenen Problemlagen, mit denen sich die Betroffenen auseinandersetzten, differenziert darstellen zu können, wurden sog. Schwerpunktgruppen gebildet (siehe hierzu ▶ Kap. 10.1.2).

Zu diesen Schwerpunktgruppen gehören contergangeschädigte Personen

- mit Vierfach-Schädigung; mit Vorliegen von Schädigungen im Bereich der oberen als auch der unteren Extremitäten,

- mit Zweifach-Schädigung; mit Schäden beider oberen Extremitäten (Kurzarmer), keine Schädigung der unteren Extremitäten außer Folgeschäden, unter Ausschluss von Phokomelie und Amelie der oberen Extremitäten,
- mit Phokomelie der oberen Extremitäten,
- Personen mit hoher funktioneller Einschränkung (oberes Quartil des Funktionalitätsindexes) sowie
- mit Gehörlosigkeit.

11.2 Funktionalitätsprofile

Aus den Funktionalitätsprofilen ging hervor, wie hoch der Anteil der Studienteilnehmer war, der Probleme mit einzelnen Aktivitäten hatte. Funktionalitätsprofile der ADL- und IADL-Fähigkeiten wurden von zwei- oder vierfach geschädigten contergangeschädigten Menschen, von Betroffenen mit Phokomelie der oberen Extremitäten oder mit hohen funktionellen Einschränkungen ermittelt, ebenso von gehörlosen Betroffenen. In der folgenden Abbildung (▶ Abb. 11.1) finden sich die Funktionalitätsprofile der fünf genannten Gruppen.

Den höchsten Bedarf an Unterstützung hatten contergangeschädigte Personen, die der Schwerpunktgruppe mit hohen funktionellen Einschränkungen zugeordnet wurden, welche sowohl orthopädische Schäden als auch Schäden der inneren Organe, der Sinnesorgane, sowie eine schwere Schmerzsymptomatik zeigten. Einen ähnlich hohen Bedarf hatten Personen mit einer Phokomelie der oberen Extremitäten – er lag deutlich über dem Bedarf von vierfach geschädigten Personen –, denn sie hatten nur rudimentäre Arme mit stark verkürzten oder fehlenden Röhrenknochen und meist nur eingeschränkt einsetzbare Hände. Vierfach geschädigte Personen hatten sowohl bei körpernahen als auch bei instrumentellen Aktivitäten Probleme, insbesondere bei der Mobilität. Sie hatten den höchsten Anteil an Rollstuhlfahrern und den höchsten Anteil an Personen mit Problemen bei der Fortbewegung, wie Gehen, Treppensteigen. Zweifach geschädigte Personen zeigten Probleme bei feinmotorischen Aktivitäten wie Zahnpflege, Ankleiden oder Zubereiten von Obst und Gemüse, es fehlte zudem häufig die Kraft, bestimmte Aktivitäten auszuführen. Sie zeigten seltener Einschränkungen im Bereich der Mobilität und der instrumentellen Aktivitäten.

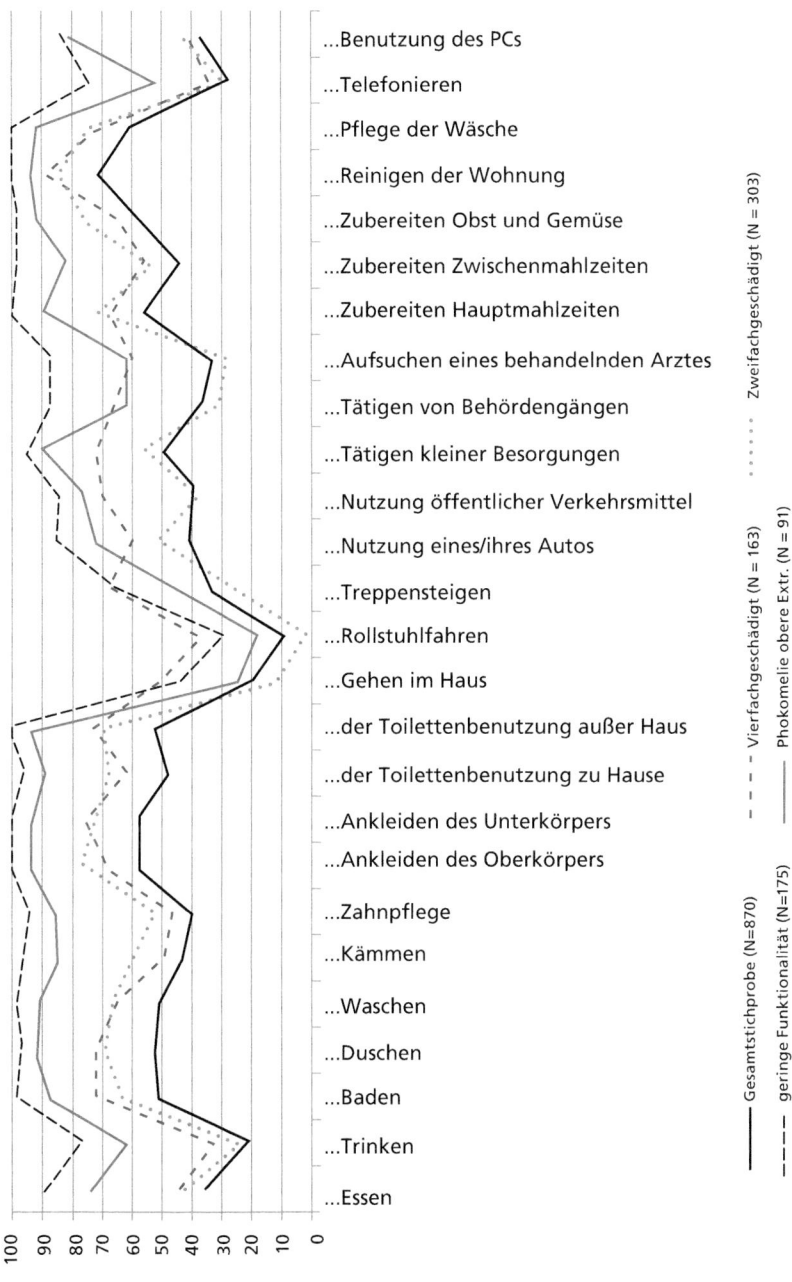

Abb. 11.1: Es bestehen Probleme mit ... Funktionalitätsprofil aller ADL- und IADL-Fähigkeiten in der Gesamtstichprobe und in Schwerpunktgruppen mit körperlichen Schädigungsmustern. In Prozent (Quelle: eigene Daten; HD 2012, S. 108).

11.3 Die Entwicklung von körperlichen Einschränkungen

In der Studie HD 2013 und in der Erhebung Expertise 2021 wurde nach der Erstmanifestation und der Entwicklung von körperlichen Einschränkungen über den Lebenslauf gefragt.

> Die Betroffenen gaben an, dass ihre körperliche Leistungsfähigkeit zwischen dem 20. und 30. Lebensjahr optimal war. In diesem Zeitraum waren Beweglichkeit und Leistungsfähigkeit am höchsten, das führte zu einer maximal möglichen Annäherung an Normalität, und damit zu einer vermehrten (Fehl-) Belastung im alltäglichen Leben. Danach traten erste Symptome auf, die auf eine Abnahme der Muskelkraft und auf das Auftreten erster Arthrosen zurückzuführen waren. Marquardt (1994, S. 82, 83) sprach von »ersten Anzeichen gelenkverbildender Veränderungen an präarthrotisch veränderten oder überbeanspruchten Hüften, Kniegelenken« und damit kündigten sich Einschränkungen der Leistungsfähigkeit des Bewegungsapparats in unterschiedlichem Ausmaß an sowie Schmerzen, die die Betroffenen lebenslang begleiten sollten (siehe hierzu ▶ Kap. 24.1).

Muskelermüdung und Muskelverspannungen führten zum Auftreten von Schmerzen; beispielsweise konnte längeres Gehen oder langes Sitzen beim Studium oder bei der Arbeit oder längeres Schreiben bei fehlgebildeten Händen dazu führen. Schmerzen traten in der untersuchten Stichprobe überwiegend im zeitlichen Zusammenhang mit ersten Verlusten der Funktionalität auf, häufig beginnend im 30. bis 40. Lebensjahr. In der Gesamtbevölkerung treten in diesem Zeitraum ebenso erste Alternsprozesse auf, die jedoch erst im höheren Alter zu Einschränkungen führen. Der altersbedingte physiologischen Abbau der Parenchymzellen im gesamten Organismus führt langfristig zu einem durchschnittlichen Verlust von etwa 1–3 % der Funktionalität verschiedener Organsysteme pro Jahr (siehe hierzu ▶ Kap. 9.8).

Betroffene berichteten entweder über eine überwiegend schubweise oder über eine schleichend und eher kontinuierlich verlaufende Abnahme von Funktionalität und Belastbarkeit über die Jahre in Verbindung mit dem Auftreten von Schmerzen. Eine deutliche Beschleunigung dieses Vorgangs wurde von vielen contergangeschädigten Personen für die letzten 15 bis 20 Jahre beschrieben, eine weitere noch ausgeprägtere Beschleunigung war von ihnen in den letzten vier bis fünf Jahren beobachtet worden.

Die Betroffenen äußerten sich in Interviews in HD 2019 (S. 78) zum Verlust der körperlichen Leistungsfähigkeit:

»Beginn seit 40. Lebensjahr, seit 15–20 Jahren langsam, beschleunigt seit ca. 4–5 Jahren. Den Job, den er vor 5 Jahren hatte, könnte er nicht mehr machen.«

11 Einschränkungen der körperlichen Leistungsfähigkeit und Funktionalität

»Ein körperlicher Rückschritt besteht seit 6 Jahren, er hatte Rückenschmerzen, eine Bandscheibe war verschoben. Seit 2–3 Jahren kostet alles mehr Zeit, z. B. Schuhe binden fällt schwerer, Bücken ebenso.«

»Seit 2004 beobachtet er einen Verlust körperlicher Leistungsfähigkeit, seither ist er in Rente, seit letztem Jahr läuft der Prozess schneller ab, alles strengt mehr an.«

In den Studien HD 2013 und Expertise 2021 konnte an einer jeweils kleinen Stichprobe die o. g. Entwicklung und deren Folgen aufgezeigt werden.

> Degenerative und entzündliche Veränderungen treten in Verbindung mit Schmerzen im Bereich der vorgeburtlichen Schäden frühzeitig auf, denn dort bestand eine Überlastung von Gelenken und Muskulatur seit der Geburt. Es folgen Einschränkungen und Schmerzen durch Folgeschäden in ursprünglich gesunden Körperbereichen, die durch langfristige kompensatorische Fehlbelastung sekundär geschädigt wurden. Beide Prozesse zusammen bilden die Grundlage für den heutigen gesundheitlichen Ist-Zustand bei contergangeschädigten Menschen, der sich bei den meisten sowohl funktionell als auch klinisch deutlich vom ursprünglichen Schädigungsbild der Kindheit und Jugend unterscheidet (siehe hierzu ▶ Kap. 10.2).

In HD 2016 (N = 926) (S. 28) wurde mit einem Fragenkatalog die Alltagskompetenz an zwei Zeitpunkten erhoben. Es handelte sich um Probleme bei der Ausführung folgender Aktivitäten:

1. Duschen
2. Ankleiden
3. Toilettengang
4. Gehen
5. Treppensteigen
6. kleine Besorgungen erledigen, Arztbesuche
7. Nutzung öffentlicher Verkehrsmittel
8. Autofahren
9. Zubereiten von Mahlzeiten
10. Reinigen der Wohnung
11. Nutzung des Telefons
12. Nutzung des PC oder vergleichbare Eingabegeräte vor 30 Jahren

Für die Darstellung ihrer Situation konnten die Teilnehmer folgende Kategorien wählen, die den individuellen Score und damit das Ausmaß an Funktionalität definieren:

- Score = 0: keine Probleme
- Score = 1: erhöhter Zeitaufwand
- Score = 2: Hilfsmittel notwendig
- Score = 3: teilweise persongebundene Hilfestellung
- Score = 4: vollständige persongebundene Hilfestellung

Pro Person konnte daher bei zwölf Items maximal ein Score von 12 x 4 = 48 Punkten erreicht werden. Dieser war dann erreicht, wenn keine der genannten Aktivtäten selbstständig ausgeführt werden konnte. Je höher der Score, desto höher war das Ausmaß der Einschränkungen und der Verlust der Selbstständigkeit.

Die Betroffenen wurden gebeten ihre Alltagskompetenz für zwei Zeitpunkte zu definieren, dem Zeitpunkt der Befragung und 30 Jahre zuvor, als sie etwa 25 Jahre alt waren. Die maximale Leistungsfähigkeit des Organismus wird etwa mit dem 30. Lebensjahr erreicht, dann beginnen Alternsprozesse wirksam zu werden.

Die Ergebnisse bilden eindrucksvoll eine deutliche Abnahme der Selbstständigkeit im Alltag ab. Die folgende Abbildung (▶ Abb. 11.2) zeigt die Anzahl Personen, die jeweils einen Score von 1 bis 48 zum Zeitpunkt der Befragung zeigten (hellgraue durchsichtige Fläche) und ihr Leistungsprofil 30 Jahre zuvor (dunkle Fläche).

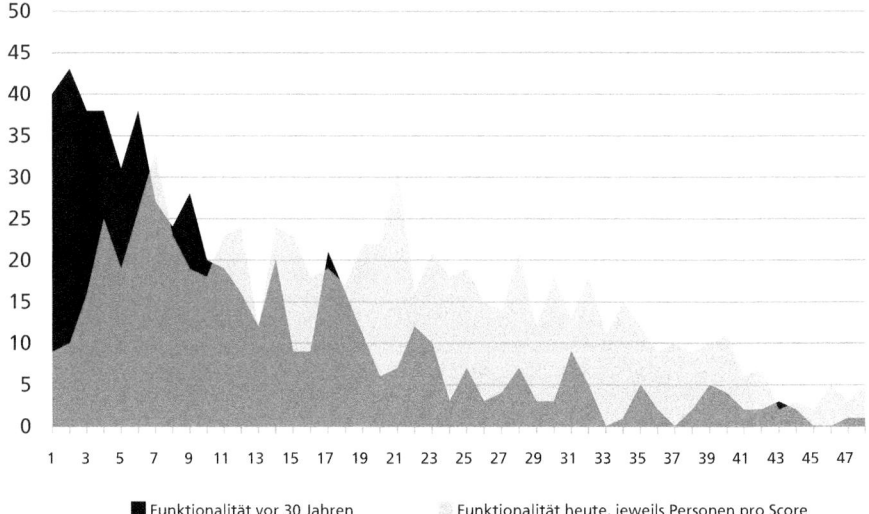

Abb. 11.2: Funktionalität vor 30 Jahren und heute. Score 1–48 und jeweilige Anzahl Personen (N = 926) (Quelle: HD 2016, S. 30)

Ein Score von 0 (auf der Abbildung aus technischen Gründen nicht dargestellt) bedeutet, dass der Proband alle Aktivitäten vollständig und selbstständig ausführen kann. Vor 30 Jahren konnten 357 Betroffene ihren Aussagen zufolge ein völlig selbstständiges Leben führen. Zum Zeitpunkt der Befragung (2015) waren es nur noch 188 Personen.

Vor 30 Jahren lag ein sehr hoher Anteil von Betroffenen bei einem Score zwischen 1 bis 20, was einer gut erhaltenen Selbstständigkeit entspricht. Zum Zeitpunkt der Befragung fand sich eine deutliche Abnahme der Selbstständigkeit, d. h. Probanden mit Scores von 1 bis 20 sind seltener vertreten, dafür finden sich vermehrt Personen, die höhere Scores von 20 bis 40 zeigen und damit ihre Selbstständigkeit in Teilen eingebüßt hatten.

11 Einschränkungen der körperlichen Leistungsfähigkeit und Funktionalität

An einem Beispiel soll ein solcher individueller Verlauf anhand der Daten eines Betroffenen mit 31 Schadenspunkten und geringgradigen Schädigungen im Bereich der oberen und der unteren Extremitäten sowie der Wirbelsäule dargestellt werden. Wegen der nur leichten Schädigungen und der nur geringen Einschränkungen führte die betroffene Person ein weitgehend normales Leben. Über die Jahre traten aufgrund von Fehl- und Überlastungen des vorgeschädigten Knorpelgewebes zunehmend Folgeschäden mit einer schweren Schmerzsymptomatik und einer sehr ausgeprägten Polyarthrose aller Gelenke auf. Der Knorpel war durch die zu hohe Belastung vorzeitig abgenutzt, führte zu Knorpelabbau und damit zu schweren und sehr schmerzhaften Bewegungseinschränkungen, sodass der Betroffene zum Zeitpunkt der Befragung im Rollstuhl saß und Assistenz benötigte.

Der Zeitpunkt der optimalen körperlichen Leistungsfähigkeit lag etwa 30 Jahre zurück. Die folgende Abbildung (▶ Abb. 11.3) zeigt das Funktionalitätsprofil mit 21 Items zum Zeitpunkt vor etwa 30 Jahren (dunkle Fläche) und zum Zeitpunkt der Befragung (Ist-Zustand, helle Fläche).

Mit der Skala von 0 bis 4 wurde der Grad der Selbstständigkeit ermittelt. Der Summenscore betrug 59 zum Zeitpunkt der Befragung, 30 Jahre zuvor hatte er bei 8 gelegen. Der maximal erreichbare Score beträgt $4 \times 21 = 84$ (HD 2013).

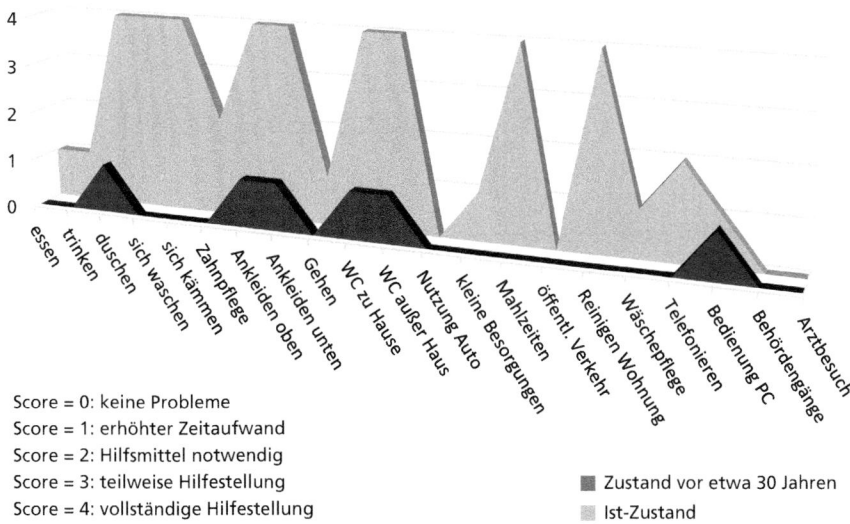

Score = 0: keine Probleme
Score = 1: erhöhter Zeitaufwand
Score = 2: Hilfsmittel notwendig
Score = 3: teilweise Hilfestellung
Score = 4: vollständige Hilfestellung

■ Zustand vor etwa 30 Jahren
▪ Ist-Zustand

Abb. 11.3: Funktionalitätsprofil bei vollständiger Selbstständigkeit vor 30 Jahren und deren Verlust in den letzten 30 Jahren. Betroffener mit 31 Schadenspunkten (Quelle: eigene Daten; HD 2013, S. 21)

Besonders beeinträchtigte Aktivitäten sind die Körperpflege, sich kämmen, sich ankleiden und der Toilettengang. Sie erforderten Beweglichkeit der Extremitäten und der Wirbelsäule und eine gut erhaltene Feinmotorik, um beispielsweise Knöpfe zu schließen. Das Zubereiten von Mahlzeiten erforderte ebenso eine gute

Feinmotorik, das Reinigen der Wohnung nicht nur Beweglichkeit, sondern auch Kraft. Hinzukommende Schmerzen führten zu einer Verstärkung der Einschränkungen.

Ein Betroffener äußert sich im Rahmen der Studie HD 2019 dazu:

»Schleichender Verlauf, plötzlich geht etwas nicht mehr. Die Beweglichkeit und die Kraft nehmen ab. Viele Dinge gehen nicht mehr wie früher, alles geht schwerer: Körperpflege, Anziehen, Schuhe binden, Hose zumachen, Motorradfahren, schweres Gewicht tragen. Handkraft nimmt ab. Vieles geht gar nicht mehr, wie Socken anziehen.«

Der Anteil contergangeschädigter Menschen, die Schmerzen angaben (▶ Abb. 11.4), lag in der Befragung von HD 2016 bei durchschnittlich 81,6 % der Gesamtstichprobe. Auch Betroffene mit geringer Schadenspunktezahl gaben zu einem hohen Anteil Schmerzen an.

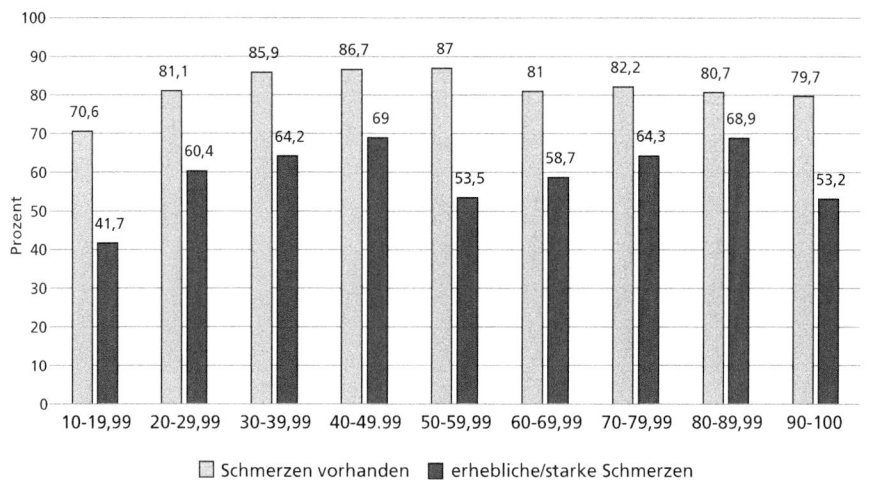

Abb. 11.4: Schmerzen vorhanden und erhebliche/starke Schmerzen nach Schadenspunkten in Prozent (N = 820) (Quelle: eigene Daten; Evaluation HD 2016, S. 25)

Schmerzen schränken die Funktionalität zusätzlich ein, beschleunigen den Verlust der Selbstständigkeit und führen damit zu einem erhöhten Assistenzbedarf. Längere Ruhephasen werden notwendig, Physiotherapie und Sport könnten durch gezielte Kräftigung der Muskulatur den Zustand langfristig lindern (siehe hierzu ▶ Kap. 24, ▶ Kap. 25).

11.4 Verminderung der körperlichen Belastbarkeit

Der frühzeitige Abbau der Muskulatur, Gelenkarthrosen, Spätschäden und Schmerzen führen nicht nur zu einer reduzierten funktionellen Kompetenz, son-

11 Einschränkungen der körperlichen Leistungsfähigkeit und Funktionalität

dern auch zu einer Verminderung der körperlichen Belastbarkeit. Dieser Befund wurde schon in HD 2012 erhoben und erneut in der Studie HD 2016 thematisiert.

In HD 2012 wurde von den Betroffenen darauf hingewiesen, dass die körperliche Belastbarkeit in den vergangenen Jahren deutlich abgenommen hatte und dass die notwendigen Ruhephasen bis zur Erholung nach körperlicher Belastung deutlich länger geworden waren. Es wurden im Rahmen der Evaluation HD 2016 drei Zeitpunkte abgefragt mit Bezug auf eine Einschränkung der körperlichen Belastbarkeit vor 30 Jahren, vor vier Jahren und zum Zeitpunkt der Befragung. Die Ausprägungen »erheblich/schwer« in Prozent sind in der folgenden Abbildung (► Abb. 11.5) nach Schadenspunktegruppen dargestellt.

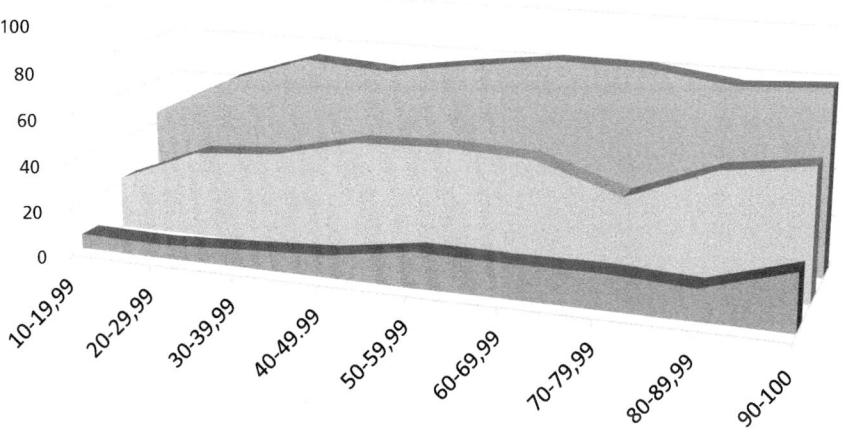

■ erhebliche/schwere Einschränkung vorhanden vor 30 Jahren
■ erhebliche/schwere Einschränkung vorhanden vor 4 Jahren
■ erhebliche/schwere Einschränkung vorhanden bei Befragung

Abb. 11.5: Erhebliche bis schwere Einschränkungen der körperlichen Belastbarkeit über 30 Jahre nach Schadenspunktegruppen und Prozent (N = 832) (Quelle: eigene Daten; HD 2016, S. 28)

Die Verminderung der körperlichen Belastbarkeit nahm rasch zu und führte bei 70% bis 80% der Betroffenen ab einer Schadenspunktezahl von 40 zu erheblichen bis schweren Einschränkungen, die in einer Verminderung der körperlichen Aktivitäten, einem deutlich erhöhten Bedarf an Unterstützung und Assistenz im Alltag und einer Gefährdung der Teilhabe resultierten.

Dieser Prozess wurde von den Betroffenen entweder als schleichend oder als schubweise verlaufend geschildert, manchmal eine Kombination von beiden. Ein Betroffener beschrieb den Ablauf (HD 2019, S. 79) folgendermaßen:

»Der Verlauf ist stufenförmig, schleichend, manchmal spürt man den Verlust nicht unmittelbar. Es kommt zu Verlusten, die lassen sich wieder durch Training ausgleichen, doch nicht ganz, man bleibt auf einem niedrigeren Niveau stehen. Treppenförmiger Verlauf, unregelmäßige Abstände der Episoden. Treten 2–3 x jährlich auf, in Abhängigkeit von körperlichem Stress, von Erkrankungen oder von persönlichem Stress in der Familie.

Die Gehstrecke hat abgenommen. Früher im Beruf: 7–8 km, allerdings traten abends Schmerzen auf. Heute bei glattem Untergrund ca. 1–1,5 km ohne Schmerzen.

Der Abbau läuft schon, es geht immer schlechter, die Strecken werden immer kürzer, die Belastungsphasen werden kürzer. Er wirkt dem entgegen mit Muskeltraining, das ist mit Zeitaufwand und Kosten verbunden, Erschöpfung kommt schneller, Regeneration dauert länger. Der Verlauf ist schwer abzuschätzen, er hofft, es geht, bis er 65 ist. Der Sprung von 55 bis 58, da hat sich viel verschlechtert, und wenn es so weiter geht, kann schon mit 60 oder 62 der Punkt erreicht sein, wo es nicht mehr geht. Hat Haus rollstuhlgerecht eingerichtet.

Finanzielles Gleichgewicht ist nicht mehr gegeben. Dann kommt mehr dazu, ggf. Assistenz, dann wird es knapp.«

11.5 Spezifische Bedarfe

Die Art der Leistungsminderung bestimmt die spezifischen Bedarfe. In HD 2016 wurden sie in der Gesamtstichprobe (N = 926) ermittelt und in der folgenden Tabelle (▶ Tab. 11.3) dargestellt (siehe hierzu ▶ Kap. 8.3).

Tab. 11.3: Anteil an spezifischen Bedarfen absolut und in Prozent (N = 926) (Quelle: eigene Daten; HD 2016, S. 33)

Spezifischer Bedarf	Absolut	Anteil in Prozent
Neuer PKW	280	30,2 %
Umbauten im vorhandenen oder zukünftigen Auto	374	40,4 %
Heil- und Hilfsmittel	642	69,3 %
regelmäßiger medizinischer Bedarf	573	61,9 %
einmaliger medizinischer Bedarf	346	37,4 %
psychotherapeutischer Bedarf	190	20,5 %
Assistenzbedarf	396	42,8 %
Haushaltshilfen/Kleidungsänderungen	645	69,7 %
Umbau Wohnung	535	57,8 %

An erster Stelle wurde ein Bedarf an Heil- und Hilfsmitteln sowie an Haushaltshilfen von etwa 70 % genannt. Der medizinische Bedarf wurde dreimal genannt, als einmaliger oder regelmäßiger medizinischer Bedarf und als psychotherapeutischer Bedarf. Eine adäquate regelmäßige medizinische Versorgung benötigten 62 % der Betroffenen, eine einmalige Beratung war für 37 % notwendig, Psychotherapie nannten 20 % der Stichprobe. Umbauten der Wohnung oder des PKW benötigten 58 % bzw. 40 % der Stichprobe.

11.6 Schadenspunkte und Funktionalität

Die Vorstellung, dass ein hoher Anteil an Schadenspunkten mit einem hohen Assistenzbedarf einhergeht, bietet sich an, da die Schadenspunktezahl mit einer Zunahme an Fehlbildungen steigt. Man darf jedoch nicht außer Acht lassen, dass Fehlbildungen oder Dysplasien der Sinnesorgane ebenso zu einer hohen Schadenspunktezahl führen, genauso wie Fehlbildungen des Bewegungsapparats oder der inneren Organe; dabei ist der Bedarf an Assistenz jeweils sehr unterschiedlich. Gehörlosigkeit führt zwar zu einem hohen Bedarf an Assistenz im Bereich der Kommunikation, der Bedarf an Assistenz in den Aktivitäten des Alltags jedoch ist häufig geringer (siehe hierzu ▶ Kap. 11.2, ▶ Abb. 11.1). Die in HD 2012 befragte Stichprobe von gehörlosen contergangeschädigten Personen (N = 47) zeigte nur etwa in 50 % der Fälle vorgeburtliche Fehlbildungen im Bereich des Bewegungsapparats; die Wirbelsäule war etwa in zwei Drittel der Fälle betroffen. Bei einer relativen Häufigkeit der Schäden an den inneren Organen von 75 % sind die gehörlosen contergangeschädigten Menschen allerdings am schwersten betroffen, die hörgeminderten Personen folgen mit 68 %, die contergangeschädigten Menschen ohne Hörschaden mit 55 %. Daher finden sich bei gehörlosen contergangeschädigten Personen trotz hoher Schadenspunktezahl eine weniger ausgeprägte Leistungsminderung im körperlichen Bereich (HD 2012, S. 182) (siehe hierzu ▶ Kap. 21.5).

Fehlbildungen des Bewegungsapparats, Schmerzen und/oder schwere Funktionsstörungen der inneren Organe führen zu funktionellen Einschränkungen und damit zu einem erhöhten Bedarf an Unterstützung in den Tätigkeiten des Alltags, um Selbstständigkeit und Teilhabe zu gewährleisten. Der Bedarf an Assistenz kann daher Hinweise auf das Ausmaß körperlicher Einschränkungen geben, wobei zu bedenken ist, dass im Alter, genauso wie in der Gesamtbevölkerung, zusätzliche schwere Erkrankungen auftreten können, die dazu beitragen, dass der Assistenzbedarf steigt. In der Expertise 2021 wurden im Rahmen von Interviews der Assistenzbedarf und die Schadenspunkte ermittelt (N = 17). In der folgenden Tabelle (▶ Tab. 11.4) sind die Ergebnisse dargestellt.

Tab. 11.4: Funktionalität und Bedarf an Assistenz; Interviews (N = 17) (Quelle: Expertise 2021, S. 173)

Anzahl Personen	Bedarf an Assistenz in Stunden/Woche	Art der Assistenz	Anzahl Schadenspunkte
4	bis 10 Std./Woche	Handreichungen bei Tragen, Heben, Zubereitung von Mahlzeiten und beim Anziehen	10–19/ 40/ 50–59/ 60–69
6	11 bis 25 Std./Woche	Unterstützung im Haushalt, beim Ankleiden, bei der Essenszubereitung	40–49/ 50–59/ 60–69/ 100
3	26 bis 100 Std./Woche	Unterstützung im Haushalt, bei Körperpflege und Ankleiden, bei der Essenszubereitung	30–39/ 40–49/ 50–59
4	168 Std./Woche	allumfassende Unterstützung auch nachts	30–39/ 70–79

Der vorgeburtliche Schaden, der sich in der Anzahl der Schadenspunkte spiegelt, war kein Kriterium für das Ausmaß des Bedarfes an Assistenz, wie die aufgeführten Daten zeigen, da es sich nicht bei allen vorgeburtlichen Schäden um orthopädische Schäden handelte. Eine teilnehmende Person mit 100 Schadenspunkten gab an, nur 11–25 Stunden Assistenz pro Woche zu benötigen, zwei weitere Personen mit 30 bis 39 bzw. 70 bis 79 Schadenspunkten gaben an, aufgrund ihrer schweren Einschränkungen Assistenz an 168 Stunden pro Woche, d. h. an sieben Tagen rund um die Uhr zu benötigen. Diese Ergebnisse unterstreichen die große Individualität der vorgeburtlichen Schädigungen, die mit Blick auf die funktionelle Leistungsfähigkeit in keiner Weise in den Schadenspunkten abgebildet werden können. Hinzu kommt der ebenso individuell geprägte Verlauf der Entwicklung weiterer Schäden über den Lebenslauf und das Auftreten von Erkrankungen, die nicht conterganbedingt sind (siehe hierzu ▶ Kap. 29.6).

11.7 Die Bedeutung von Entspannung und Bewegung

Die Expertise HD 2019 dokumentierte mögliche Veränderungen in verschiedenen Lebensbereichen nach in Kraft treten des vierten Änderungsgesetzes des Conterganstiftungsgesetzes (2017). Gegenstand dieser Expertise war es festzustellen, ob durch die Pauschalierung der Leistungen für spezifische Bedarfe der Zugang zu benötigten spezifischen Leistungen und Hilfen verbessert wurde, sodass es den

Betroffenen gelingen konnte, Selbstständigkeit und Selbstbestimmung zu erhalten und soziale Teilhabe zu verbessern.

Die folgende Tabelle (▶ Tab. 11.5) zeigt die Ergebnisse von Telefoninterviews (N = 125).

Tab. 11.5: Veränderungen in verschiedenen Lebensbereichen durch das vierte Änderungsgesetz; Telefoninterviews (N = 125); Angaben in Prozent (Quelle: HD 2019, S. 19)

Die Situation hat sich…	finanziell	gesundheitlich	Lebensqualität
verbessert	77,1 %	28,1 %	48,3 %
verschlechtert	12,7 %	52,9 %	25,4 %
ist gleichgeblieben	10,2 %	19,0 %	26,3 %

Die Hälfte der Stichprobe nannte im Bereich der Gesundheit eine Verschlechterung ihres Zustands, was bei der seit Jahren beobachteten Zunahme an Schmerzen und Verminderung der körperlichen Leistungsfähigkeit zu erwarten war. Bei etwa einem Fünftel war die gesundheitliche Situation gleichgeblieben, d. h. die Betroffenen hatten einen Stillstand bzw. eine Verlangsamung sowohl des Abbaus körperlicher Leistungsfähigkeit als auch der Entwicklung von Schmerzen beobachtet. Bei weiteren 28 % hatte sich die Gesundheit verbessert, was möglicherweise auf die Berufsaufgabe und eine bessere gesundheitliche Versorgung nach Inkrafttreten des vierten Änderungsgesetzes zurückzuführen war. Die Lebensqualität hatte sich bei dieser Stichprobe bei etwa der Hälfte der Teilnehmer verbessert.

Das Gesundheitsverhalten der contergangeschädigten Menschen hatte sich ihren Aussagen zufolge nach der Erhöhung der Rente und der Gewährung der pauschalen Leistungen deutlich verbessert. Sie konnten es sich finanziell erlauben in den Ruhestand zu gehen. Im Ruhestand waren sie nun in der Lage, die erforderlichen längeren Ruhephasen einzuhalten und das für sie optimale körperliche Training auszuführen. In den face-to-face-Interviews wurde eine Vielfalt von Trainingsmethoden genannt, wie beispielsweise Pilates, Yoga oder ein Personal Trainer mit individuellem Trainingsprogramm, das für die individuellen Bedarfe entwickelt wurde. Alle führten zu guten bis sehr guten Erfolgen und zu einer deutlichen Verbesserung der Lebensqualität (siehe hierzu ▶ Kap. 17.1.4, ▶ Kap. 26.4).

In der Gesamtstichprobe gaben 35 % an, sich an 1–2 Stunden pro Woche der Bewegung zu widmen, 65 % trainierten länger, bis zu neun Stunden pro Woche. Die Mehrheit der Betroffenen achtete mehr auf ihre Gesundheit; sie hatten nach dem Eintritt in den Ruhestand mehr Zeit dazu und auch die höheren finanziellen Zuwendungen erlaubten es. Das hatte sehr positive Folgen.

Interviewteilnehmer äußerten sich folgendermaßen zu ihrer gesundheitlichen Situation (HD 2019, S. 20):

»Er hat jetzt Zeit auf die Gesundheit zu schauen, im Beruf ging das nicht, da hat er viel versäumt. Er verwendet einen Großteil der Entschädigung für den Lebensbedarf. Er hat früher so viel verdient, wie er jetzt Entschädigung bekommt, daher konnte er in den Ruhestand gehen. Er ist jetzt wirklich gut versorgt. Er hatte viel Schmerzen, jetzt macht er viele Anwendungen, und hat kaum noch Schmerzen. Er meint, er hat heute noch Chancen, die Folgeschäden in den Griff zu kriegen«.

»Durch physiotherapeutische Maßnahmen und viel Bewegung kann er Verspannungen vermindern, er kann das Leistungsniveau halten trotz Schmerzen und Beschwerden, kann Muskelkraft vermehren, auch die Handkraft. Man muss aber dranbleiben«.

»Da der Zustand sich nicht verschlechtert, entspricht dies einer Verbesserung der Situation«.

11.8 Literatur

Buder, K., Frank, J., Ding-Greiner, C. et al. (2021). *Expertise 2021.* Abrufbar im Kap. Zusatzmaterial zum Download.
Ergebnisprotokoll der Sitzung der Medizinischen Kommission der »Stiftung Hilfswerk für behinderte Kinder« am 2. Juli 1976.
Institut für Gerontologie der Universität Heidelberg. (2012). *HD 2012.* Abrufbar im Kap. Zusatzmaterial zum Download.
Institut für Gerontologie der Universität Heidelberg. (2013). *HD 2013.* Abrufbar im Kap. Zusatzmaterial zum Download.
Institut für Gerontologie der Universität Heidelberg. (2016). *HD 2016.* Abrufbar im Kap. Zusatzmaterial zum Download.
Institut für Gerontologie der Universität Heidelberg. (2019). *HD 2019.* Abrufbar im Kap. Zusatzmaterial zum Download.
Marquardt, E. & Niethard, F.U. (1994). Die conterganbedingten Fehlbildungen der Gliedmaßen. In: Niethardt, F.U. et al. (1994). *Contergan. 30 Jahre danach.* Ferdinand Encke Verlag. Stuttgart.

Art und Ausmaß von Schäden in verschiedenen Organsystemen – Klinische Aspekte

12 Conterganbedingte vorgeburtliche Schäden am Bewegungssystem

Christina Ding-Greiner

1961 beschrieb Wiedemann »eine derzeitige Häufung hypo- und aplastischer Fehlbildungen der Gliedmaßen«, die um die Jahreswende 1958/59 begann. Er beschrieb insgesamt 50 Anomalien in fast 30 Körperbereichen. Dabei traten die sichtbaren Fehlbildungen des Bewegungssystems in unterschiedlicher Ausprägung am häufigsten auf und prägten das Bild des sog. Wiedemann-Dysmelie-Syndroms, heute Thalidomid-Embryopathie.

12.1 Vorgeburtliche Entwicklung des Bewegungsapparats: Grundlagen

Im folgenden Unterkapitel wird die komplexe Entwicklung der Extremitäten in Grundzügen dargestellt.

Während der Gastrulation, in der dritten Woche p. c., entwickelt sich der Embryo aus einer einschichtigen epithelialen Keimscheibe zu einer mehrschichtigen und multidimensionalen Struktur. Die Körperachsen werden genetisch festgelegt, anteroposterior, dorsoventral und links-rechts. Es bilden sich drei Keimbätter, daraus entwickeln sich die Organe.

In der dritten Woche p. c. bildet sich der Primitivstreifen im kaudalen Bereich der Keimscheibe aus. Durch Invagination von Zellen entsteht zwischen Ektoderm und Entoderm der Chordafortsatz, der schließlich durch Wachstum entlang der Längsachse einen Strang bildet, sich abschnürt und als Chorda dorsalis die Lage der Wirbelkörper festlegt sowie die Differenzierung der Ektoblasten zur Neuralplatte induziert.

Am Ende der dritten Woche richten sich im Bereich der Neuralplatte entlang der Längsachse die Neuralfalten auf, zwischen denen sich die Neuralrinne bildet. Durch Verschmelzen der beiden Falten in kranialer und kaudaler Richtung entsteht das Neuralrohr, die Vorstufe von Gehirn und Rückenmark (siehe hierzu ▶ Kap. 23.1, ▶ Abb. 23.1). Der Verschluss des Neuralrohrs erfolgt erst rostral, dann kaudal und ist um den 30. bis 32. Tag p. c. abgeschlossen. Seitlich des Neuralrohrs erfolgt etwa ab dem 25. Tag p. c. die Ausbildung von paarig angelegten rundlichen *Somiten*; sie bilden seitlich entlang des Neuralrohrs jeweils einen Strang und damit die Grundlage für die Gliederung des Organismus, die beispielsweise in der Segmentierung der Wirbelsäule, der peripheren Spinalnerven, der Gefäße, der Muskulatur zum Ausdruck kommt. Pro Tag bilden sich etwa drei bis vier Paare von cranial nach caudal aus: vier okzipitale, acht zervikale, zwölf thorakale, fünf lumbale, fünf sakrale und vier bis fünf kokzygeale. Nach ein paar Tagen beginnen die Somiten sich wieder zurückzubilden, die Zellen lösen sich aus dem lockeren Verband und migrieren an den Ort, der für sie genetisch festgelegt ist. Die Zellen des ventralen und medialen Abschnitts der Somiten bilden das Sklerotom; sie können sich in Fibroblasten, Chondroblasten oder Osteoblasten differenzieren und migrieren in Richtung der Chorda dorsalis, wo sie erst die knorpelige, später die knöcherne Anlage des Achsenskeletts bilden. Im dorsolateralen Abschnitt der Somiten befinden sich die segmentierten Myotome, deren Zellen die Anlagen der Skelettmuskulatur der Wirbelsäule, der Rumpfwand, des Schulter- und Hüftgürtels und der Extremitäten enthalten. Sie lösen sich aus dem Verband und wandern zur ventralen Leibeswand des Embryos und zur Anlage der Wirbelsäule. Danach lösen sich auch die Zellen der verbleibenden Dermatome aus ihrem epithelialen Zusammenhang und wandern zum darüber liegenden Ektoderm, um sich zu Dermis und subkutanem Gewebe zu differenzieren (Sadler, 2008, S. 100–105; embryology.ch).

Die Zellen der Neuralleiste liegen zwischen Oberflächenektoderm und dem Epithel der Neuralplatte; es sind pluripotente Zellen mit Stammzell-ähnlichen Eigenschaften. Nach Verschluss des Neuralrohrs, aus welchem sich das Gehirn und das Rückenmark entwickeln, wandern die Neuralleistenzellen in das seitlich liegende Mesoderm aus und erfahren dort eine Umwandlung aus ihrer epithelialen Struktur in eine mesenchymale Struktur, die als Epithel-Mesenchym-Transformation (EMT) beschrieben wird. Sie lösen sich dann aus dem Zellverband und migrieren in verschiedene Bereiche des Embryos. Sie bilden das periphere und das autonome Nervensystem, die Ganglien der Hirnnerven und die sekretorischen Zellen des endokrinen Systems.

Am 18. Tag p. c. treten erste Gefäßnetzwerke auch intraembryonal im Mesoderm auf, sie verbinden sich zu größeren Gefäßen. Die Gefäße wandern in die entstehenden gefäßfreien Organanlagen ein und ermöglichen den Aufbau und das Wachstum der Gewebe durch die Versorgung mit Sauerstoff, Nähr- und Botenstoffen, und den Abtransport von Abbauprodukten. Die Kapillargeflechte umhüllen und ernähren ebenso die auswachsenden Nerven und wachsen gemeinsam mit ihnen in nicht vaskularisierte Gewebe ein. Ohne Gefäße ist kein Wachstum, keine Strukturierung und kein Erhalt der Gewebe möglich (DeSesso, 2017; Mahony et al., 2018).

Die Entwicklung des Bewegungsapparats erfolgt in zwei Abschnitten.

12.2 Vorgeburtliche Entwicklung der Wirbelsäule

»Von einem umfassenden Verständnis der Entwicklung der Wirbelsäule sind wir jedoch immer noch weit entfernt« (Prescher, 2019). Die Hypothese der »Resegmentierung« wird inzwischen als überholt betrachtet. Die embryonale Entwicklung der Wirbelsäule wird im Folgenden nach Prescher (2019) kurz skizziert.

Aus den *Somiten* migrieren Mesenchymzellen des Skerotoms, die die Grundlage für die Skelettentwicklung bilden, zur axial verlaufenden Anlage des Neuralrohrs und der ventral davon gelegenen Chorda dorsalis. Ungegliedertes mesenchymales Gewebe umschließt die Chorda und bildet die sog. Perichordalröhre, in der sich die Anlagen der Bandscheiben ausbilden; dazwischen verdichtet sich das Gewebe zur Ausbildung der Wirbelkörper. Damit erfolgt die segmentale Gliederung der Anlage der Wirbelsäule. Aus dem lateral gelegenen lockeren Mesenchym entstehen sowohl die bindegewebige Umhüllung der Spinalnerven und -ganglien, als auch die Wirbelbögen, die den Spinalkanal bilden, und die Rippen. Die kaudal gelegene Wirbelbogenanlage verbindet sich jeweils mit der darüber gelegenen Wirbelkörperanlage. Die Ossifikation beginnt Ende des zweiten Embryonalmonats, die knöcherne Verbindung zwischen Wirbelbogen und Wirbelkörper schließt sich im dritten bis sechsten Lebensjahr.

Die Phase der größten Vulnerabilität der Wirbelsäule wurde im Fehlbildungszeitplan der Contergansstiftung nicht aufgeführt. Der Beginn der Entwicklung der Wirbelsäule liegt in der dritten Schwangerschaftswoche und endet lange nach der Geburt, nach Abschluss der Knochenbildung. Sie bleibt daher über die gesamte Schwangerschaft vulnerabel. Die Entwicklung der Wirbelsäule wird nach der Geburt beeinflusst durch das Wachstum, die Aufrichtung des Kindes sowie die veränderte und zunehmende Belastung durch den aufrechten Gang und Bewegung (Prescher, 2019).

> Kaplan et al. (2005) beschrieben die normale embryonale Entwicklung der Wirbelsäule und erklärten die Entstehung von vorgeburtlichen Fehlbildungen auf der Grundlage von möglichen Störungen in deren Ablauf. Die Ursache von Fehlbildungen war, so die Autoren, immer multifaktoriell, und es ließ sich nicht unterscheiden, ob es sich um die Folge eines vorgeburtlichen Kontakts mit Contergan oder mit anderen Noxen handelte. Je nach Zeitpunkt der Exposition entstanden beispielsweise Blockwirbelbildungen, Kyphose oder Skoliose, Spina bifida oder Spondylolisthesen.

Nach Willert und Henkel (1970) »[...] handelt es sich bei sämtlichen Fehlbildungen der Thalidomidembryopathie, auch bei denen an der Wirbelsäule, um bekannte morphologische Aberrationen. Demnach liegt also keine spezielle Morphologie von Wirbelsäulenfehlbildungen vor«.

Marquardt (1965) berichtete, dass alle von ihm untersuchten contergangeschädigten Kinder im Röntgenbild Veränderungen an den Wirbelkörpern zeigten, in 20 % der Fälle handelte es sich um schwerste Veränderungen der Wirbelsäule. In der

Heidelberger Studie HD 2012 (S. 63) nannten etwa 50% der Befragten unabhängig von der Anzahl der Schadenspunkte einen vorgeburtlich anerkannten Wirbelsäulenschaden. Bezogen auf das Jahr 2012 nannten 91,7% der Stichprobe Schäden der Wirbelsäule, die zurückzuführen waren auf Abnutzungserscheinungen der vorgeburtlich vorgeschädigten Wirbelsäule und auf Folgeschäden durch jahrelange Über- und Fehlbelastung.

12.3 Dokumentation vorgeburtlicher Wirbelsäulenschäden durch die Medizinische Kommission

In der folgenden Tabelle (▶ Tab. 12.1) sind die vorgeburtlichen Schäden der Leistungsempfänger aufgeführt. Mehrere Diagnosen sind möglich.

Tab. 12.1: Vorgeburtliche Schäden an der Wirbelsäule; Gesamtstichprobe contergangeschädigter Menschen 2022 (N = 2671); Analyse (Quelle: Daten Conterganstiftung, 2023)

Ort der vorgeburtlichen Schädigung	Art der Fehlbildung	Anzahl Betroffener (N = 2.671)	Betroffene in Prozent
Wirbelsäule	Entwicklungsstörung der Wirbelsäule (WS)	Gesamt 1.241	Gesamt 46,5%
	leicht	806	30,1%
	mittelschwer	340	12,7%
	schwer	95	3,5%
	Wirbelgleiten	163	6,1%
	Fehlbildung WS: Skoliose	Gesamt 1.271	Gesamt 47,5%
	leichte statische Skoliose	658	24,6%
	Skoliose	613	22,9%
	Fehlbildung Kreuzbein	Gesamt 190	Gesamt 7,1%
	mit Nervenschaden	11	0,4%
	ohne Nervenschaden	179	6,7%

Entwicklungsstörungen der Wirbelsäule unterschiedlichen Schweregrades sowie Skoliosen gehören zu den vorgeburtlichen Schäden, die am häufigsten auftreten. In der Stichprobe (N = 2.671) der anerkannten contergangeschädigten Menschen, deren Daten von der Conterganstiftung zur Verfügung gestellt wurden, finden sich in 46,5 % die Diagnosen leichte, mittelgradige oder schwere Entwicklungsstörung der Wirbelsäule. Eine Skoliose unterschiedlicher Ausprägung wird in 47,5 % von der Medizinischen Kommission dokumentiert.

12.4 Vorgeburtliche Entwicklung der Extremitäten

Am 26. Tag p. c. erscheinen die oberen Extremitätenknospen, zwei Tage später die der unteren Extremitäten. In der Leibeswand bilden sich Ausbuchtungen, die Mesenchym mesodermaler Herkunft enthalten, bedeckt von Ektoderm. Ein plexusförmiges Netzwerk von Gefäßen dringt in die Armknospe ein, ausgehend von den intersegmentalen Arterien 5 bis 9, die sich verbinden und die spätere A. subclavia und A. axillaris bilden. Ein ausgedehntes dichtes kapilläres Netzwerk entsteht, das in den venösen Plexus und die spätere V. subclavia mündet. Die Beinknospe wird ebenso durch ein dichtes kapilläres Netzwerk versorgt, ausgehend von der 5. intersegmentalen lumbalen Arterie. Die arteriellen Gefäße der Beinknospen reifen ebenso von proximal nach distal entsprechend der Entwicklung der skelettalen Elemente.

Die distale Spitze der Extremitätenknospen wird zu einer Randleiste (apical ectodermal ridge, AER) verdickt, die das Wachstum induziert, darunter befindet sich eine Schicht von primär undifferenzierten, schnell proliferierenden Zellen. Die Entwicklung geht rasch von proximal nach distal voran. »Der Bereich unterhalb der apikalen ektodermalen Leiste ist die Wachstumszone, in der mesenchymale Zellen determiniert werden oder Positionsinformationen über ihren endgültigen Verbleib innerhalb der Gliedmaße erhalten. Während die Gliedmaßenknospen größer werden, werden ihre mesenchymalen Kerngebiete durch einen Zustrom von Zellen erweitert; dazu gehören Neuralleistenzellen, mesenchymale Zellen, die aus den Somiten ausgewandert sind, und sprossende Endothelzellen, die die Gefäßversorgung gewährleisten.« (DeSesso, 2017) (Übers. d. Autorin)

Das Mesenchym verdichtet sich, es differenzieren sich Chondrozyten, die einen Knorpelkern bilden, der schematisch die Form der zukünftigen Knochenanlage zeigt. Die Gelenke entstehen im Knorpelmodell durch programmierten Zelltod, in den verdichteten Zonen bilden sich die Gelenkhöhle und die Gelenkkapsel aus. Eine Woche später bilden sich die Hand- bzw. Fußplatten, d. h. durch zirkuläre Einschnürungen werden drei Regionen differenziert: das Stylopodium für Oberarm bzw. Oberschenkel, das Zeugopodium für Unterarm bzw. Unterschenkel und das Autopodium für Hand bzw. Fuß. Die Hand- bzw. Fußplatte entsteht durch Segmentierung der Randleiste, in den Segmenten wird das Wachstum der Finger- bzw. der Zehenstrahlen induziert und in den Zwischenräumen geht durch programmierten Zelltod das Gewebe zugrunde, sodass die Glieder sich trennen und beweglich werden. Gegen Ende der Embryonalperiode setzt die enchondrale Ossifikation ein, ausgehend von den primären Knochenkernen. Das Eindringen von

Blutgefäßen in die Knorpelmodelle führt zum Auftreten von Osteoblasten, die zusammen mit Osteoklasten das Knorpelgewebe formen und in Knochen umwandeln (Blechschmidt, 1969, S. 24).

Die Muskelzellen wandern aus den Myotomen der Somiten ein und bilden ein dorsales Blastem für die Extensoren und ein ventrales für die Flexoren. Die dazugehörigen Spinalnerven wandern in die Armknospe von C4 bis Th2 ein, in die Beinknospe von L2 bis S2. Sie versorgen die Extremitäten motorisch und sensibel.

Nach Ausbildung der Knorpelmodelle und Einwandern der Muskulatur, kommt es in der siebten bis achten Woche zu einer Rotation der Anlagen. Ursprünglich waren die Anlagen nach kaudal ausgerichtet, dann wachsen sie zunehmend nach lateral und beugen sich in Knie und Ellenbogen nach ventral, die Handflächen und Fußsohlen zeigen zum Stamm. Daumen und Radius, Großzehe und Tibia liegen am oberen Rand der Gliedmaßen. Schließlich kommt es zur Rotation entlang der Längsachse: Die Arme rotieren im Uhrzeigersinn im Bereich des Unterarms, der Ellenbogen weist nach dorsal, sodass die Extensoren dorsal und die Flexoren ventral zu liegen kommen. Die Rotation im Unterarm bleibt reversibel, sodass Pronation und Supination möglich sind. Im Bereich der Beine erfolgt die Rotation im Oberschenkel entgegen dem Uhrzeigersinn. Das Knie liegt nun ventral, somit liegen die Extensoren ventral, die Flexoren dorsal. Diese Rotation ist nicht reversibel, sie bleibt fixiert (Sadler, 2008, S. 188; Swinyard, 1969, S. 9).

12.5 Dokumentation vorgeburtlicher Schäden an den Extremitäten durch die Medizinische Kommission

Bei orthopädischen Schäden wird nur die sichtbare Form der Schädigung bewertet, Funktionseinschränkungen werden außer Acht gelassen, außer eines Zuschlags an Schadenspunkten für »besonders schwere Grade der Fehlbildung« der Extremitäten, oder »beim Zusammentreffen schwerer Schäden der oberen und unteren Extremitäten«, wobei die Schwere des Schadens nicht definiert ist und daher im Ermessen der Begutachter liegt. Ebenso werden »Lähmungen als Folge von Fehlbildungen der Wirbelsäule« berücksichtigt, sensible und motorische Ausfälle und Querschnittslähmungen, allerdings nur im Bereich der unteren Extremitäten. Lähmungen der Extremitäten werden »vergleichbaren Fehlbildungen entsprechend« eingestuft. Das Ausmaß der Verkürzung der langen Röhrenknochen wird als Kriterium aufgeführt, ohne dass diese Kriterien definiert werden, sodass auch hier das Ermessen und die Erfahrung des Gutachters entscheidend ist für den Erfolg oder Misserfolg eines Antrags (Medizinische Punktetabelle).

Die Schädigungen, die in den Daten der Contergansstiftung aufgeführt werden, sind pauschal nach den Abschnitten der Gliedmaßen, nach Schweregrad sowie Ein- bzw. Beidseitigkeit aufgeführt. Da sie in allen Kombinationen auftreten können, dürfen die Fallzahlen nicht summiert werden, daher ist nicht zu ermitteln, wie viele Schäden pro Person und in welcher Kombination sie auftreten.

Die folgende Tabelle (▶ Tab. 12.2) zeigt die Häufigkeit von Schädigungen im Bereich der Arme.

Tab. 12.2: Häufigkeit vorgeburtlicher Schäden an Unterarm, Oberarm und Schulter; Gesamtstichprobe contergangeschädigter Menschen 2022 (N = 2.671); Analyse (Quelle: Daten Conterganstiftung, 2023)

Ort der vorgeburtlichen Schädigung	Art der Fehlbildung	Anzahl Betroffener (N = 2.671)	Betroffene in Prozent
Unterarm	Unterarmschaden mit Ellenbogenschaden		
	leicht	gesamt: 595	gesamt: 22,2 %
	einseitig	294	11,0 %
	beidseitig	301	11,3 %
	mittel	gesamt: 363	gesamt: 13,6 %
	einseitig	256	9,6 %
	beidseitig	107	4 %
	schwer	gesamt: 1.325	gesamt: 49,6 %
	einseitig	305	11,4 %
	beidseitig	1020	38,2 %
	Ellenbogenschaden	gesamt: 78	gesamt: 2,9 %
	einseitig	14	0,5 %
	beidseitig	64	2,4 %
	Fehlen des Unterarms	gesamt: 62	gesamt: 2,3 %
	einseitig	29	1,1 %
	beidseitig	33	1,2 %
Oberarm und Schulter	Schulterschaden	gesamt: 997	gesamt: 37,3 %
	einseitig	316	11,8 %
	beidseitig	681	25,5 %
	Oberarm- mit Schulterschaden	gesamt: 212	gesamt: 7,9 %
	einseitig	165	6,1 %
	beidseitig	47	1,7 %
	schwerer Oberarm- mit Schulterschaden	gesamt: 232	gesamt: 8,7 %
	einseitig	173	6,5 %
	beidseitig	59	2,2 %
	Fehlen des Oberarms	gesamt: 565	gesamt: 21,1 %
	einseitig	167	6,2 %
	beidseitig	398	14,9 %
	Amelie	gesamt: 67	gesamt: 2,5 %
	einseitig	25	0,9 %
	beidseitig	42	1,6 %

Bei Leistungsempfängern der Conterganstiftung treten Unterarmschäden sowohl einseitig als auch beidseitig auf: Schwere Unterarmschäden finden sich bei etwa der Hälfte der Betroffenen und häufiger beidseits, mittlere (13,6%) treten häufiger nur auf einer Seite auf, leichte Schäden finden sich gleich häufig auf einer wie auf beiden Seiten bei insgesamt 22,6%. Bei 21% der Betroffenen fehlt der Oberarm auf einer Seite oder beidseits, eine Amelie besteht bei 2,5%; beide Schäden finden sich häufiger beidseits. Alle Kombinationen von Schäden und Schweregraden sind möglich. Schulterschäden finden sich bei 37% der Betroffenen, wobei die beidseitigen Schäden überwiegen. Die Phokomelie ist nicht aufgeführt, lediglich ein nicht näher definierter Oberarm- mit Schulterschaden, ein schwerer Oberarm- und Schulterschaden und ein Fehlen des Oberarms. In der Studie HD 2012 (S. 63) wurde eine Amelie der oberen Extremitäten von 10% der Teilnehmenden angegeben.

Die folgende Tabelle (▶ Tab. 12.3) zeigt das Vorkommen von Schädigungen an den Händen einseitig und beidseits.

Tab. 12.3: Häufigkeit vorgeburtlicher Schäden an der Hand. Gesamtstichprobe contergangeschädigter Menschen 2022 (N = 2.671); Analyse (Quelle: Daten Conterganstiftung, 2023)

Ort der vorgeburtlichen Schädigung	Art der Fehlbildung	Anzahl Betroffener (N = 2.671)	Betroffene in Prozent
Daumen	Daumenschaden dreigliedrig	gesamt: 349	gesamt: 13%
	einseitig	146	5,5%
	beidseitig	203	7,6%
	Daumenschaden zweigliedrig	gesamt: 417	gesamt: 15,6%
	einseitig	231	8,6%
	beidseitig	186	7%
	Fehlen, Funktionslosigkeit des Daumens	gesamt: 514	gesamt: 19,2%
	einseitig	282	10,5%
	beidseitig	231	8,6%
Finger	Langfingerschaden	gesamt: 1.879	gesamt: 70,3%
	einseitig	231	8,6%
	beidseitig	1648	61,7%
	Überzähliger Finger	gesamt: 12	gesamt: 0,4%
	einseitig	9	0,3%
	beidseitig	3	0,1%
	Fehlen/Funktionslosigkeit des 2. Fingers	gesamt: 651	gesamt: 24,4%
	einseitig	225	8,4%
	beidseitig	462	17,3%
	Fehlen/Funktionslosigkeit des 3. Fingers	gesamt: 191	gesamt: 7,1%
	einseitig	95	3,5%
	beidseitig	96	3,6%

Tab. 12.3: Häufigkeit vorgeburtlicher Schäden an der Hand. Gesamtstichprobe contergangeschädigter Menschen 2022 (N = 2.671); Analyse (Quelle: Daten Conterganstiftung, 2023) – Fortsetzung

Ort der vorgeburtlichen Schädigung	Art der Fehlbildung	Anzahl Betroffener (N = 2.671)	Betroffene in Prozent
	Fehlen/Funktionslosigkeit des 4. Fingers	gesamt: 301	gesamt: 11,3 %
	einseitig	39	1,5 %
	beidseitig	262	9,8 %
Handwurzel	Karpaltunnelsyndrom	gesamt: 169	gesamt: 6,3 %
	einseitig	126	4,7 %
	beidseitig	43	1,6 %

Der am häufigsten hier dokumentierte Schaden ist der Langfingerschaden mit 70 %, gefolgt von Daumenschäden, dreigliedrig, zweigliedrig oder fehlender bzw. funktionsloser Daumen, der bei fast der Hälfte der Betroffenen festgestellt wurde. Der dreigliedrige Daumen ist eine Überschussbildung mit einem zusätzlichen Mittelglied, funktionell ist er ein Langfinger und ist meist hypoplastisch angelegt. Beim zweigliedrigen Daumenschaden handelt es sich um eine Hypoplasie, deren Schweregrad zunehmen kann bis zur Aplasie. Fehlen und Funktionslosigkeit des zweiten Fingers wurden in 24 % angegeben.

Die folgende Tabelle (▶ Tab. 12.4) zeigt die Schäden im Bereich der Beine und Hüften.

Tab. 12.4: Häufigkeit vorgeburtlicher Schäden an Fuß, Bein und Hüfte; Gesamtstichprobe contergangeschädigter Menschen 2022 (N = 2.671); Analyse (Quelle: Daten Conterganstiftung, 2023)

Ort der vorgeburtlichen Schädigung	Art der Fehlbildung	Anzahl Betroffener (N = 2.671)	Betroffene in Prozent
Fuß	Großzehenschaden	gesamt: 49	gesamt: 1,8 %
	einseitig	29	1,0 %
	beidseitig	20	0,7 %
	Fußdeformität außer Klumpfuß	gesamt: 94	gesamt: 3,5 %
		23	0,9 %
	einseitig	71	2,6 %
	beidseitig	gesamt: 53	gesamt: 2,0 %
	Klumpfuß ohne Fehlbildung des Schienbeins	24	0,9 %
	einseitig	29	0,1 %
	beidseitig		
Unterschenkel	Schienbeinschaden leicht ohne Klumpfuß	gesamt: 44	gesamt: 1,6 %
	einseitig	26	1,0 %
	beidseitig	18	0,7 %
		gesamt: 38	gesamt: 1,4 %

Art und Ausmaß von Schäden in verschiedenen Organsystemen – Klinische Aspekte

Tab. 12.4: Häufigkeit vorgeburtlicher Schäden an Fuß, Bein und Hüfte; Gesamtstichprobe contergangeschädigter Menschen 2022 (N = 2.671); Analyse (Quelle: Daten Conterganstiftung, 2023) – Fortsetzung

Ort der vorgeburtlichen Schädigung	Art der Fehlbildung	Anzahl Betroffener (N = 2.671)	Betroffene in Prozent
	mittelschwer mit Fußschaden	28	1,0 %
	den	10	0,4 %
	einseitig	gesamt: 73	gesamt: 2,7 %
	beidseitig	53	2 %
	schwer mit Fußschaden	20	0,7 %
	einseitig		
	beidseitig		
	Fehlen des Schienbeins mit Fußschaden	gesamt: 121	gesamt: 4,5 %
	einseitig	37	1,4 %
	beidseitig	84	3,1 %
Kniegelenk	Schäden im Bereich Kniegelenks	gesamt: 260	gesamt: 9,7 %
		31	1,1 %
	einseitig	229	8,6 %
	beidseitig		
Oberschenkel und Hüftgelenk	Oberschenkelschaden leicht	gesamt: 353	gesamt: 13,2 %
	einseitig	305	11,4 %
	beidseitig	48	1,8 %
	mittelschwer	gesamt: 48	gesamt: 1,8 %
	einseitig	39	1,5 %
	beidseitig	9	0,3 %
	schwerer Oberschenkelschaden	gesamt: 134	gesamt: 5 %
	mit Hüftgelenkschaden	45	1,7 %
	einseitig	89	3,3 %
	beidseitig		
	Fehlen von Oberschenkelknochen und Hüftgelenk	gesamt: 36	gesamt: 1,3 %
	einseitig	7	0,3 %
	beidseitig	29	1,1 %
Hüftgelenk	Hüftschaden		
	leichte Formvariante	gesamt: 622	gesamt: 23,3 %
	einseitig	107	4 %
	beidseitig	515	19,2 %
	Hüftschaden	gesamt: 577	gesamt: 21,6 %
	einseitig	192	7,2 %
	beidseitig	385	14,4 %
	schwerer Hüftschaden	gesamt: 259	gesamt: 9,7 %
	einseitig	116	4,3 %
	beidseitig	143	5,3 %
Untere Extremität	Amelie beidseitig	gesamt: 2	gesamt: 0,07 %

Die Amelie der unteren Extremitäten tritt äußerst selten bei überlebenden contergangeschädigten Menschen auf, die Phokomelie wurde in der Studie HD 2012 (S. 63) mit der Amelie zusammengefasst und wurde von 1,8% der Teilnehmenden genannt. Im Gegensatz zu Fehlbildungen der Hand, die sich bei der Mehrzahl der Betroffenen findet, zeigen nur 1,8% Großzehenschäden. Häufiger als die Beine sind die Hüftgelenke geschädigt, insgesamt jedoch deutlich seltener als Schultern und Arme im Vergleich. Die Ursache ist nicht bekannt, warum es im Bereich der unteren Extremitäten seltener zu Schäden kommt als in den oberen Extremitäten. Auch treten Schäden der unteren Extremitäten nicht auf, ohne dass Schäden an den oberen Extremitäten vorliegen. In den frühen Untersuchungen thalidomidgeschädigter Kinder wurde ebenso darauf hingewiesen, dass die Beine seltener betroffen sind als die Arme (Smithells & Newman, 1992).

12.6 Systematik conterganbedingter Schäden am Skelettsystem

Die Fehlbildung der Extremitäten wurde als hauptsächliches Merkmal der Thalidomid-Embryopathie betrachtet und wurde als *Dysmelie* folgendermaßen definiert: »Unter dem […] Überbegriff ‚Dysmelie' fassen wir angeborene Gliedmaßenfehlbildungen mit Hypoplasie, partieller oder totaler Aplasie einzelner oder mehrerer, in Längsrichtung hintereinandergeschalteter Skelettelemente zusammen« (Willert & Henkel, 1970): In den oberen Extremitäten sind der Humerus, Radius und die radialen Handstrahlen betroffen, in den unteren Extremitäten die embryologisch homologen Knochen, der Femur, die Tibia sowie die tibialen Fußstahlen.

Marquardt (1994, S. 17) bestätigte diese grundlegenden Befunde und ergänzte sie durch weitere von ihm beobachtete Schäden:

- Hypoplasie oder Verdoppelung der Großzehe
- Hypoplasie, partielle bis totale Defekte der Tibia mit extremem Klumpfuß
- Hypoplasie, partielle bis totale Aplasie des Femur, ebenso gleichzeitig auftretende Schäden von Tibia und Femur
- bei äußerlich normal erscheinenden Beinen Dysplasien der Hüft-, Knie- und oberen Sprunggelenken.

Der Autor fügt hinzu: »Ganz klar sei betont, dass in den Jahren 1959 bis 1962 folgende Fehlbildungen NICHT vermehrt aufgetreten sind:

- transversale Defekte (Peromelien) einschließlich Schnürringkomplex
- ulnare Defekte
- fibulare Defekte
- fibulo-femorale Defekte

- isolierte femorale Defekte
- peripher zentrale Defekte (z. B. Spaltfuß und Spalthand)
- Symbrachydaktilien
- endogene Syndaktilien, Löffelhände

Diese Fehlbildungen scheiden zusammen mit allen bekannt genetisch bedingten für einen Zusammenhang mit Thalidomid aus« (Marquardt, 1964).

Henkel und Willert (1969) untersuchten insgesamt 287 contergangeschädigte Kinder und deren 557 fehlgebildeten Arme und 136 fehlgebildeten Beine um Ort und Art der jeweiligen Läsion sowie deren Ausmaß festzustellen. Sie erstellten teratologische Reihen, indem sie die fehlgebildeten Extremitäten nach dem Schweregrad der Schädigung, der Knochen- oder Skelettreduktion, einander zuordneten. Zu Beginn einer solchen Reihe standen die leichten, ganz am Ende die schweren Schädigungen oder Aplasien. Auf diese Weise konnten Muster erkannt werden, die aufzeigten, wie sich bei unterschiedlichen Schweregraden der Thalidomidschädigung die fehlgebildeten Regionen in Beinen und Armen unterschieden, nach welchen Gesetzmäßigkeiten sich die beobachteten Schäden einordnen ließen, wie sich die Schädigungen von einer Hypoplasie über eine partielle Aplasie bis zu einer totalen Aplasie in den Extremitäten darstellten. Die folgende Abbildung (▶ Abb. 12.1) zeigt das Fehlbildungsmuster bei Thalidomidschädigung der oberen und der unteren Extremitäten in jeweils einer Sequenz ausgehend von der Hypoplasie, über eine partielle Aplasie bis zur totalen Aplasie der betroffenen Skelettanteile.

Es fanden sich in den teratologischen Sequenzen nach Henkel und Willert (1969) Reduktionsfehlbildungen in fünf Hauptvarianten. Marquardt (1994, S. 17) benutzte diese Nomenklatur und beschrieb die Kombination von Schäden an den Extremitäten und sich daraus ergebende Folgen sowie Begleitbefunde. Seine Ergebnisse werden zusammengefasst und in die Aufstellung von Henkel und Willert kursiv eingefügt.

1. Distale Form der Ektromelie
   a) Obere Extremität mit Fehlbildung des radialen Handstrahls und Radius (nach Schweregrad)
      i) dreigliedriger oder hypoplastischer Daumen

Der Daumen steht am Anfang der teratologischen Reihe mit einer Hypoplasie des zwei- oder dreigliedrigen Daumens und des dazugehörigen Mittelhandknochens, der Daumenballen kann ebenso unterentwickelt sein oder völlig fehlen. Der sog. Dreigliedrige Daumen ist funktionell ein Langfinger, meist hypoplastisch angelegt; es handelt sich um eine Überschussbildung mit einem zusätzlichen Mittelglied am radialen Fingerstrahl; entsprechende Veränderungen können auch am tibialen Zehenstrahl auftreten. Bei Zunahme des Schweregrades schreitet die partielle Aplasie des Mittelhandknochen nach distal fort, der Daumenstrahl bildet sich zurück, es bleiben noch Phalangenreste bestehen, die schließlich auch verschwinden. Bei schweren Reduktionen des ersten Mittelhandknochens

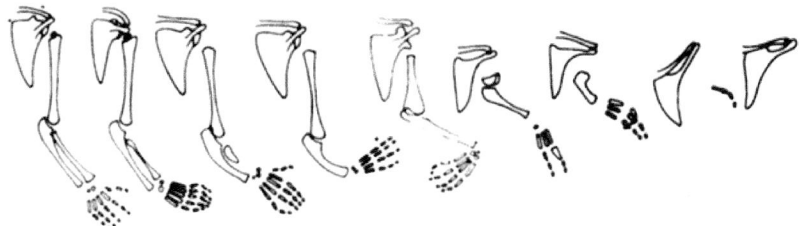

FIG. 1
Teratological sequence of dysmelia of the upper extremities.

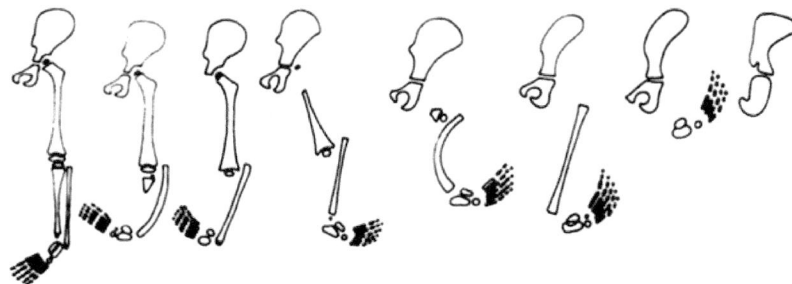

FIG. 2
Teratological sequence of dysmelia of the lower extremities.

Abb. 12.1: Teratologische Sequenzen der Reduktionsfehlbildungen der oberen und unteren Extremitäten; Originalabbildung (Quelle: Henkel & Willert 1969, S. 399; mit freundlicher Genehmigung des Journal of Bone & Joint Surgery)

sind radial die Handwurzelknochen ebenso beteiligt, sie bilden Synostosen; Nekrosen des os naviculare werden häufig beobachtet.

ii) Hypoplasie des Radius allein oder mit radio-ulnarer Synostose
iii) partielle Aplasie des Radius allein oder mit radio-ulnarer Synostose
iv) totale Aplasie des Radius

Der Radius *wird bei zunehmendem Schweregrad der Schädigung mit einbezogen, der Schaft wird von distal nach proximal reduziert, es kommt zur Ausbildung von radio-ulnaren Synostosen nahe dem Ellbogengelenk. Gleichzeitig zeigen sich Hypoplasien und Kontrakturen der Finger nach ulnar. Durch den im Vergleich zur Ulna zu kurzen Radius bildet sich die* radiale Klumphand *aus, die zu einer Abwinkelung der Hand nach radial führt, meist verbunden mit Kontrakturen, die zu Einschränkungen der Volarflexion und der Dorsalextension führen. Bei Aplasie des Radius kann es zur Luxation der proximalen Handwurzelreihe kommen, die luxiert radialwärts vor dem distalen Ulnaende liegt.*

Das Ellenbogen- und das Schultergelenk sind dysplastisch und in ihrer Beweglichkeit eingeschränkt, die Mm. Biceps und deltoideus sind häufig schmächtig.

b) Untere Extremität mit Fehlbildung des tibialen Fußstrahls und Tibia (nach Schweregrad)

Reduktionsfehlbildungen *an den unteren Extremitäten [sowie] an Knochen und Gelenken sind nur als conterganbedingt einzustufen, wenn entsprechende Fehlbildungen auch an den oberen Extremitäten vorliegen.*

    i) Dreigliedrigkeit oder Duplikation der großen Zehe; keine isolierte Hypoplasie oder Aplasie der Großzehe

Überschussfehlbildungen *sind häufiger am Fuß als an den Händen. Es treten dabei keine Strahlendefekte auf, sondern hypoplastische dreigliedrige Großzehen oder Polydaktylie.*

    ii) Hypoplasie der Tibia; Tibio-fibulare Synostosen wurden nicht beobachtet.
    iii) partielle Aplasie der Tibia; Tibio-fibulare Synostosen wurden nicht beobachtet.
    iv) totale Aplasie der Tibia

Reduktionsfehlbildungen der Tibia *führen durch die Verkürzung zu einer Verkrümmung der Fibula. Bei Aplasie der Tibia liegt die Fibula ohne Gelenkverbindung proximal neben dem Gelenkkopf des Femur, distal liegt sie lateral der Fußwurzel. Talus und Calcaneus sind häufig blockartig zusammengewachsen. Unterschenkel und Fuß befinden sich in einer Fehlstellung, Varusstellung, die durch Kontraktur bedingt ist, ebenso besteht am Kniegelenk eine Beugekontraktur.*

2. Axiale Form der Ektromelie
   a) Obere Extremität mit Fehlbildung von Humerus, Radius und radialem Handstrahl (nach Schweregrad)

Isolierte Reduktionsfehlbildungen des Humerus bei normaler Entwicklung des Radius und der Hand werden nicht beobachtet, im Gegensatz zur unteren Extremität.

    i) lange axiale Variante: Hypoplasie oder partielle Aplasie des Humerus mit partieller Aplasie des Radius und radio-ulnärer Synostose oder mit Aplasie des Radius

Der Humerus *ist dysplastisch oder partiell aplastisch und um ca. 1/4 seiner Länge verkürzt, bei bestehender schwerer Reduktion des Radius. Die Muskulatur ist im Bereich der Schulter und des Oberarmes deutlich verschmächtigt.*

    Das Schultergelenk *ist dysplastisch oder nicht angelegt, es kann auch luxiert sein, das Acromion springt deutlich hervor. Das Ellenbogengelenk ist ebenso dysplastisch und funktionell eingeschränkt.*

    ii) mittlere axiale Variante: subtotale Aplasie des Humerus mit partieller Aplasie des Radius und radio-ulnärer Synostose oder mit totaler Aplasie des Radius

Der Humerus *ist partiell aplastisch, es fehlen ca. 1/2 bis 2/3 des proximalen Schaftes, das Schultergelenk fehlt, das Ellenbogengelenk ist funktionslos. Bei zunehmender Reduktion des Radius werden auch die Finger reduziert, es bildet sich eine 3- oder 4-Finger-Hand.*

    iii) kurze axiale Variante: totale Aplasie des Humerus mit partieller Aplasie des Radius mit radio-ulnärer Synostose oder mit totaler Aplasie des Radius

Der Humerus *ist total aplastisch, es fehlen auch die Schulter- und Ellenbogengelenke. Die Scapula ist dysplastisch. Der Arm ist nicht mehr durch einen Bandapparat am Schultergürtel befestigt, er ist stark verkürzt, hat keine Gelenkverbindung mehr und hängt in den Schulterweichteilen. Finger und Mittelhandknochen sind radial reduziert und weisen häufig Kontrakturen auf.*

    b) Untere Extremität mit Fehlbildung von Femur, Tibia und tibialem Fußstrahl (nach Schweregrad)

Reduktionsfehlbildungen unterschiedlicher Schweregrade im Bereich des Ober- und des Unterschenkels und des Fußes können gemeinsam auftreten.

    i) lange axiale Variante: Hypoplasie oder partielle Aplasie des Femur mit partieller Aplasie der Tibia oder mit totaler Aplasie der Tibia

Der Femur ist deutlich verkürzt, er kann folgende Veränderungen zeigen:

- *Hypoplasie des Femur, ggf. mit Hüftdysplasie und Hüftluxation*
- *Femur varum*
- *Coxa vara mit Hüftdysplasie*
- *Defekte an Schenkelhals und Trochanter oder subtrochantere Defekte bei weitgehend normal entwickeltem distalem Femurschaft und -kondylen*

Unterschenkel und Fuß zeigen Fehlbildungen, die der distalen Form der Ektromelie entsprechen mit Verkürzung der Tibia, Verformung der Fibula und des Fußes. Das Kniegelenk ist instabil.

    ii) mittlere axiale Variante: subtotale Aplasie des Femur mit partieller Aplasie der Tibia oder mit totaler Aplasie der Tibia

Starke Verkürzung und Varusposition der gesamten unteren Extremität. Beugekontraktur im Hüft- und Kniegelenk mit Instabilität der Gelenke. Proximale Femurverkürzung um mehr als die Hälfte, der distale Anteil ist noch vorhanden, der proximale läuft spitz zu. Die Spitze weist zum Becken hin und endet in den Weichteilen. Sie ist von einem Schleimbeutel umgeben, der die Bewegungen abpuffert, bei Einrißen können jedoch Beschwerden entstehen. Fortgeschrittener Tibiadefekt mit stark ausgeprägtem Klumpfuß, die Fußsohle zeigt nach oben.

> iii) kurze axiale Variante: totale Aplasie des Femur mit partieller Aplasie der Tibia oder mit totaler Aplasie der Tibia

Es besteht eine totale Aplasie des Femur, das Becken ist hypoplastisch. Die Verbindung vom Becken zum partiell oder total aplastischen Unterschenkel ist instabil, die Verbindung zwischen Fibula und der Fußwurzel ebenso.

> c) Proximale Form der Ektromelie (betrifft nur die untere Extremität, den Femur)

Sie schließt alle bisher beschriebenen Reduktionsfehlbildungen des Femur ein, von eine Hypoplasie bis zur totalen Aplasie.

> i) lange proximale Variante: Hypoplasie des Femur, Coxa vara oder partielle Aplasie des Femur ohne Fehlbildungen der distalen Anteile des Beines

Geringe Verkürzung des Femur mit Hypoplasie, Verbiegung zum Femur varum und Bildung einer Coxa vara. Fließender Übergang von einer Schenkelhals- und subtrochanteren Pseudarthrose zum proximalen Defekt, der den Knochen etwa um ein Drittel verkürzt.

> ii) mittlere proximale Variante: Subtotale Aplasie des Femur ohne Fehlbildungen der distalen Anteile des Beines

Verkürzung des Oberschenkels um die Hälfte oder zwei Drittel. Distal ist ein Anteil des Femurschaftes mit den Kondylen oder mit Kondylenresten vorhanden. Das Hüftgelenk ist nicht angelegt, das Kniegelenk zeigt eine Beugekontraktur und ist instabil. Dabei sind Unterschenkel und Fuß weitgehend normal entwickelt.

> iii) kurze Variante: totale Aplasie des Femur ohne Fehlbildungen der distalen Anteile des Beines

Totale Aplasie des Femur und des Hüftgelenks, daher keine Beugekontraktur in Hüft- und Kniegelenk. Auch hier sind Unterschenkel und Fuß weitgehend normal entwickelt.

3. Phokomelie
   a) Obere Extremität: Humerus, Radius und Ulna sind nicht angelegt. Eine rudimentäre Hand sitzt am hypoplastischen Schultergürtel, sie besteht aus ein bis drei ulnaren Fingern und ulnaren Anteilen der Mittelhand.

Eine dysplastische Hand *hängt in den Schulterweichteilen mit wenigen dysplastischen Fingern. Eine gut entwickelte Hand mit 5 Fingern und Daumen bei totaler Aplasie des Armes wurde bei Contergansschädigung nicht beobachtet. Differentialdiagnostisch sollte das TAR-Syndrom berücksichtigt werden.*

   b) Untere Extremität: Femur, Tibia und Fibula sind nicht angelegt. Ein rudimentärer fehlgebildeter Fuß sitzt an einem fehlgebildeten Becken.

Fußrudimente *sitzen an den Beckenweichteilen eines deformierten Beckens. Infolge einer verzögerten Ossifikation des Knorpels können sich nach Jahren rudimentäre Skelettelemente, die dem Femur oder Tibia zugeordnet werden können, im Röntgenbild darstellen.*

4. Amelie

Arme und/oder Beine sind nicht vorhanden. Der Schultergürtel ist hypoplastisch bzw. das Becken ist fehlgebildet.

Totale Aplasie des Armes. *Durch die Dysplasie oder partielle Aplasie der Scapula sind die Schultern sehr schmal, das Acromion springt deutlich hervor. Bei transversalen Defekten sind die Schultern breit und gut gepolstert.*

Conterganbedingte vorgeburtliche Schäden der oberen Extremitäten treten immer doppelseitig auf, sind aber nicht immer symmetrisch. Kombinationen verschiedener Schweregrade sind möglich:

- *Ein-Finger-Phokomelie und Amelie*
- *Ein-Finger-Phokomelie und totale Aplasie des Humerus mit partieller/totaler Aplasie des Radius*
- *Reduktion des Radius mit radialer Klumphand und reduzierter Daumen und Mittelhandknochen, Synostosen der Handwurzelknochen.*

Totale Aplasie des Beines *bei fehlgebildetem Becken. Ggf. sind Extremitätenrudimente vorhanden.*

Die beschriebenen Schäden folgen einer eigenen Systematik, die Reduktion nimmt mit zunehmender Schwere der Schädigung entlang der Längsachse der Gliedmaßen von proximal nach distal oder von distal nach proximal zu. Den Fehlbildungsmustern liegen zwei Prinzipien zugrunde:

1. Alle Fehlbildungen zeigen eine Reduktion des Knochenmaterials.
2. Die vorhandenen Knochenelemente zeigen eine Störung ihrer Entwicklung und Reifung.

Die folgende Tabelle (▶ Tab. 12.5) zeigt die Ausrichtung der Schädigungsmuster mit Bezug auf die Längsachse der Extremitäten.

Tab. 12.5: Fehlbildungsmuster nach Grad der Schädigung (Quelle: Henkel & Willert, 1969)

Grad der Schädigung	Lokalisation der Schädigung an Hand oder Fuß		Lokalisation der Schädigung an Radius oder Tibia		Lokalisation der Schädigung an Humerus oder Femur	
leicht	proximal	Hypoplasie: Basis Mittelhand-/ Mittelfussknochen	distal	Hypoplasie: Reduktion-Metaphyse	proximal	Hypoplasie: Reduktion unterhalb Gelenkkopf
mittel	↓	partielle Aplasie: Metacarpus Daumengrundgelenk	↓	partielle Aplasie	↓	partielle Aplasie
schwer	distal	Aplasie: Metacarpus, Daumen und Phalangen	proximal	radio-ulnare Synostose, Aplasie	distal	subtotale Reduktion und Aplasie

Leichte Schäden bilden sich an Händen und Füßen proximal aus, an der Basis der Mittelhand- oder Mittelfußknochen, und pflanzen sich bei zunehmendem Schweregrad der Schädigung nach distal fort. Es folgt das Grundglied des Daumens, bei einer weiteren Zunahme des Schweregrades der Schädigung werden Metacarpus partiell oder total aplastisch. Daumen und Phalangen des radialen Strahls sind zunehmend betroffen, ausgehend von den Grundgelenken, und auch die Phalangen des ulnaren Strahls können Schäden aufweisen, wenn der Radius stark geschädigt ist und eine zunehmend verkürzte Metaphyse zeigt.

Der Humerus wird erst dann in das Schadensbild einbezogen, wenn der Radius nicht mehr angelegt oder mit der Ulna verschmolzen ist und eine Synostose bildet. Das Schädigungsmuster des Humerus beginnt proximal unterhalb des Gelenkkopfs und breitet sich nach distal aus. Der Schultergürtel ist jeweils mit betroffen. Eine isolierte Schädigung des Humerus wurde nicht beobachtet.

Im Bereich der Beine konnten Schäden des Femur gemeinsam mit unterschiedlichen Graden der Schädigung der Tibia dokumentiert werden. Hinzu kommt, dass isolierte Reduktionen des Femur auftreten können, die proximal am Oberschenkelhals beginnen, eine partielle Aplasie des Schaftes zeigen, jedoch mit weitgehend erhaltenem distalem Femurende. Auch bei schweren Reduktionsfehlbildungen der Unterschenkelknochen bleibt der Fuß meistens erhalten. Am Fuß sind Überschussbildungen am tibialen Randstrahl häufiger zu sehen als an der Hand, Reduktionsfehlbildungen am Großzehenstrahl treten dagegen deutlich seltener auf als an der Hand.

Willert und Henkel (1970) ergänzten ihre röntgenologischen Befunde durch pathologisch-histologische Untersuchungen bei contergangeschädigten Personen und stellten fest, dass die Schädigungen in allen Bereichen des Skelettsystems, an langen Röhrenknochen oder an kurzen Phalangen, dieselben Folgeerscheinungen zeigten. Drei Merkmale wurden identifiziert, die stets gemeinsam auftreten, und auch von Marquardt beschrieben wurden. Die Autoren fassen sie folgendermaßen zusammen:

- »Verkleinerung und Verlust der normalen Form des betroffenen Gliedes und Verlust der Wachstumsfuge.
- Störung der Gelenkentwicklung bei leichteren, Ausbleiben der Gelenkentwicklung bei schwereren Fehlbildungsgraden.
- Verzögerung der Ossifikation des hyalinen Knorpels«.

McCredie und ihre Arbeitsgruppe überprüften die Ergebnisse von Willert und Henkel (1970) und machte eine erstaunliche Feststellung:

»Histology confirms skeletal mesenchymal components to be unremarkable, contrasting with grossly abnormal bony architecture, a striking discordance between microscopic and macroscopic findings.« (Soper et al., 2018)

Bei der erneuten Untersuchung der Präparate von fehlgebildeten Phalangen konnten sie folgende Ergebnisse bestätigen:

1. Das lichtmikroskopisch untersuchte Knorpel- und Knochengewebe von fehlgebildeten verkürzten Phalangen war strukturell nicht von jenem normaler Fingerglieder zu unterscheiden. Es konnten keine Störung der Vaskularisation oder Nekrosen festgestellt werden, es gab keine Hinweise auf eine Blutung als Ursachen für die Reduktion des Knochenmaterials.
2. Die Reduktion der Masse des untersuchten Fingerglieds trat auf in Verbindung mit dem Verlust einer der Norm entsprechenden äußeren Gestalt. Die übliche Strukturierung in Epiphyse, Metaphyse und Diaphyse fehlte. Die Ossifikation ging von einem einzelnen Ossifikationszentrum aus.
3. Fehlbildungen der Gelenke zeigten eine Abwinkelung der am Gelenk beteiligten Knochen, eine Fusion der beteiligen Knochen oder als Restzustand Kerben. Bei leichter Schädigung fanden sich fehlgebildete Gelenkoberflächen beispielsweise zwischen Metacarpus und den Fingergrundgelenken. Residuen eines Fingerglieds waren bei schwererem Schädigungsgrad durch Synchondrose mit dem nächsten weniger geschädigten Fingerglied verbunden, oder es wurde durch enchondrale Ossifikation eine knöcherne Brücke zwischen beiden Gliedern gebildet.
4. Der Beginn der enchondralen Ossifikation war verzögert. Der hyaline Knorpel der geschädigten Bereiche enthielt lediglich ein kleines Ossifikationszentrum noch zu einem Zeitpunkt, an dem die Ossifikation bei nicht geschädigten Personen längst abgeschlossen war.
5. Im Lichtmikroskop konnte kein von der Norm abweichender Befund am hyalinen Knorpel erhoben werden. Die verzögerte Ossifikation des hyalinen

Knorpels jedoch gab Hinweise auf eine Störung der Reifung des Knorpelgewebes.

Diese Befunde dokumentieren, dass die lichtmikroskopisch untersuchten Gewebe keinerlei Zeichen einer Schädigung zeigten, doch die Strukturierung des Zellverbands, die erforderlich ist für den regelrechten Aufbau von Geweben, von Organen oder Körperteilen, zeigte sich als deutlich gestört, die Reifung des hyalinen Knorpels war verzögert, die Zellmasse reduziert, Aufbau und makroskopische Strukturierung des Körperteils waren fehlerhaft.

12.7 Literatur

Blechschmidt, E. (1969). The Early Stages of Human Limb Development. In: Swinyard, C. (Ed.): *Limb Development and Deformity: Problems of Evaluation and Rehabilitation.* Charles C. Thomas Publisher. Springfield. Ullinois. USA. 1969.

DeSesso, J.M. (2017). Vascular ontogeny within selected thoracoabdominal organs and the limbs. Reproductive. *Toxicology 70*, 3–20.

embryology.ch. https://embryology.ch/de/embryogenese/ (abgerufen am 18.07.2024)

Henkel, L. & Willert, H.G. (1969). Dysmelia. A Classification and a Pattern of malformation in a Group of Congenital Defects oft he Limbs. *J Bone Joint Surg. Aug, 51*(3), 399–414.

Institut für Gerontologie der Universität Heidelberg. (2012). HD 2012. Abrufbar im Kap. Zusatzmaterial zum Download.

Kaplan, K.M. et al. (2005). Embryology of the spine and associated congenital abnormalities. *The Spine Journal 5,* 564–576

Mahony, C. et al. (2018). CPS49-induced neurotoxicity does not cause limb patterning anomalies in developing chicken embryos. *J. Anat, 232,* 568—574.

Marquardt, E. (1965). 2. *Monographie über die Rehabilitation der Dysmelie-Kinder.* Dysmelie-Arbeitstagung am 5. Und 6. November 1965 in der Orthopädischen Anstalt der Universität Heidelberg. Bartmann Verlag GmbH Frechen/Köln 1967.

Marquardt, E. & Niethard, F.U. (1994). Die conterganbedingten Fehlbildungen der Gliedmaßen. In: Niethardt, F.U. et al. (1994). *Contergan. 30 Jahre danach.* Ferdinand Encke Verlag. Stuttgart.

Medizinische Punktetabelle. https://contergan-infoportal.de/fileadmin/user_upload/docu ments/Rechte/Richtlinien/Anlage%202/Richtlinien%20f%C3%BCr%20Leistungen%20An lage%202%20Medizinische%20Punktetabelle.pdf (Zugriff am 16.07.2024)

Prescher, A. (2019). Embryologie und Anatomie der Wirbelsäule. In: Engelhardt, M. & Raschke, M. (Hrsg.). *Orthopädie und Unfallchirurgie. Expertenwissen in Theorie und Praxis.* Springer Medizin. e.Medpedia. https://www.springermedizin.de/emedpedia/orthopaedie-und-unfallchirurgie/embryologie-und-anatomie-der-wirbelsaeule?epediaDoi=10.1007% 2F978-3-642-54673-0_95 (Zugriff am 17.07.2024)

Sadler, T.W. (2008). *Medizinische Embryologie.* Thieme. Stuttgart.

Smithells, R.W. & Newman, C.G.H. (1992). Recognition of thalidomide defects. *Med Genet, 29,* 716–723.

Soper, J.R. et al. (2018): Thalidomide and neurotrophism. *Skeletal Radiology, 48,* 517–525.

Swinyard, C. & Pinner, B. (1969). Some morphological considerations of Normal and Abnormal Human Limb Development. In: Swinyard, C. (Ed.). *Limb Development and Deformity: Problems of Evaluation and Rehabilitation.* Charles C. Thomas Publisher. Springfield. Ullinois. USA.

Wiedemann, E. (1961). Zitiert nach: Pliess, G. (1962). Beitrag zur teratologischen Analyse des neuen Wiedemann-Dysmelie-Syndroms (Thalidomid-Missbildungen?). *Med Klin.*, Sep 14, *57*, 1567–73.

Willert, H.G. & Henkel, L. (1970). Pathologisch-anatomische Prinzipien bei Extremitätenfehlbildungen, dargestellt am Beispiel der Finger. *Z. Orthop Ihre Grenzgeb. May, 107*(4): 663–75.

13 Medizinische Versorgung bei Einschränkungen der Mobilität

Rudolf Beyer

Die Inhalte des folgenden Kapitels sind aufgrund fehlender Studiendaten nicht evidenzbasiert. Die Empfehlungen basieren auf den klinischen Erfahrungen der Contergansprechstunde Hamburg und erheben keinen Anspruch auf Vollständigkeit.

13.1 Einführung

> *»Dass diese stark fehlgebildeten Menschen durch ihre außergewöhnlichen körperlichen Belastungen Jahrzehnte später neue, schwere gesundheitliche Probleme bekommen würden – ich sage Ihnen freimütig: Das sind Dinge, an die habe ich damals nicht gedacht. Das hat wohl niemand. Wir waren konfrontiert mit einem Ereignis von katastrophalem Ausmaß, bei dem wir im Prozess mit der Frage befasst und belastet waren, wie man einen solchen Mammutfall vernünftig in einem rechtsstaatlichen Verfahren sanktioniert und zu einem Ende bringt.«*

(Interview der Aachner Zeitung mit Hans Helmut Günter, ehemaliger Staatsanwalt im Conterganprozess von 1968 bis 1970; Schweda, 2013)

Vorgeburtliche Funktionseinschränkungen sowie physische und psychische Folgeschäden stellen die gesamte Gruppe der contergangeschädigten Menschen vor besondere Herausforderungen hinsichtlich der Erhaltung der Gesundheit und einer selbstbestimmten Lebensführung. Dabei sind die Unterschiede innerhalb der Gruppe sehr individuell. Da Krankheit und Behinderung im Zusammenspiel mit den physiologischen Abbauprozessen des Alterns die Leistungsfähigkeit enorm beeinflussen, kommt der gesundheitlichen Prävention eine vergleichsweise höhere Bedeutung zu als in der nicht betroffenen Bevölkerung.

13.2 Einschränkungen der Mobilität

Mobilität hat einen hohen prognostischen Wert für Behinderung und das Überleben. Die Evolution hat den »Motor« der Mobilität mit großer Robustheit, Redundanz und Funktionsreserve geschaffen. Effiziente Mobilitätsmuster können selbst von Kindern mit schweren Beeinträchtigungen während der Entwicklung erworben werden. Analog dazu werden altersbedingte Beeinträchtigungen der Mobilität physiologischerweise kompensiert. Dabei treten offenkundige Mobilitätseinschränkungen erst auf, wenn die Kompensationsmechanismen erschöpft sind (Ferrucci et al., 2016). Ernährung, Körperpflege, soziale Kontakte, sinnstiftende Beschäftigung und Funktionen innerhalb der Gesellschaft sind menschliche Grundbedürfnisse. All diese Aktivitäten sind abhängig von der individuellen Mobilität. Darüber hinaus ist Bewegung ein zentraler Bestandteil gesundheitlicher Prävention.

Contergangeschädigte haben im Laufe ihres Lebens enorme Leistungen erbracht, um die funktionellen Einschränkungen so gut wie möglich auszugleichen. Dieser Ausgleich gelingt seit einigen Jahren immer schlechter (Kruse et al. 2012). Dass die Mobilität Contergangeschädigter im Vergleich zu der nicht betroffenen Bevölkerung allgemein beeinträchtigter ist, zeigen auch Daten von Ghassemi, Peters und Hinoshita (Ghassemi et al., 2016; Peters et al., 2016; Hinoshita et al., 2019). Im Rahmen einer Onlinebefragung der Contergansprechstunde Hamburg wurden 206 Contergangeschädigte und 183 gleichaltrige Nichtbetroffene mit einem Altersmedian von 58,0 Jahren befragt. Die Ergebnisse der Untersuchung weisen signifikante Unterschiede bei der Kraft der Extremitäten und der maximal bewältigbaren Gehstrecke am Stück auf (▶ Abb. 13.1).

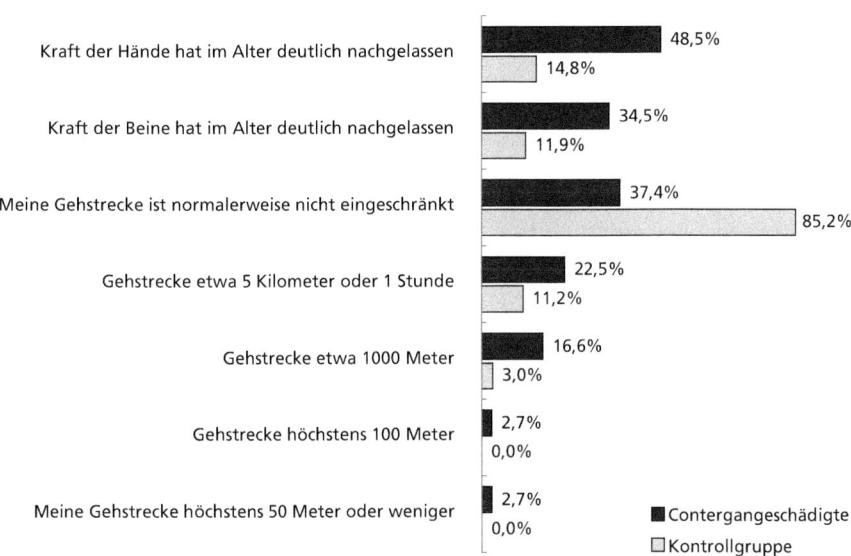

Abb. 13.1: Kraft und Gehstrecke. Daten einer Onlinebefragung zu Sturz- und Frakturrisiko von Menschen mit Conterganschäden (Contergansprechstunde Hamburg, 2020–2021)

13.3 Auswirkungen conterganbedingter Fehlbildungen auf die Mobilität

Insbesondere bei den Schäden des Bewegungsapparates ist es sinnvoll zwischen Ursprungs- und Folgeschäden zu unterscheiden (Peters et al., 2016). Als Ursprungsschäden werden alle Fehlbildungen und Organschäden bezeichnet, die von Geburt an bestanden haben oder angelegt waren. Als Folgeschäden werden Gesundheitsstörungen aufgefasst, die sich erst im Verlauf entwickelt haben.

Die lebenslang andauernde Notwendigkeit, die Behinderungen durch Fehlbildungen funktionell mit auszugleichen, hat bei den allermeisten Betroffenen zu einem übermäßigen Verschleiß von Muskulatur, Bändern und Gelenken geführt (Kruse et al., 2012). Die Folgen sind chronische Muskelverspannungen und frühzeitigen Arthrose. Mittlerweile stellen viele Contergangeschädigte fest, dass die hart erarbeiteten Strategien und enormen Fähigkeiten des funktionellen Ausgleichs immer schlechter funktionieren.

13.4 Mobilitätseinschränkungen bei Fehlbildungen der oberen Extremität

Typischerweise sind thalidomidbedingte Fehlbildungen der oberen Extremitäten in Längsrichtung (longitudinal), radialseitig ausgeprägt, wobei die Schwere von distal nach proximal zunimmt (Willert & Henkel, 1969). Das bedeutet beispielsweise, dass bei fehlgebildetem oder fehlendem Radius auch der 1. Handstrahl, also der Daumen betroffen sein muss. Im Grunde können der Reihe nach alle Skelettanteile der oberen Extremitäten betroffen sein, sodass das Spektrum von diskreten Daumenschäden bis hin zu völligem Fehlen der Extremität inklusive Schultergelenk reicht (▶ Tab. 13.1).

Tab. 13.1: Skelettale Ursprungsschäden der oberen Extremitäten bei Thalidomid-Embryopathie (N = 202) nach Peters (Peters et al., 2016)

Schädigungen der oberen Extremität	Anteil
Fehlbildungen der oberen Extremitäten gesamt	89,6 %
vollständiges Fehlen der Arme (Amelie)	1,0 %
Hände sitzen direkt an der Schulter (Phokomelie)	6,9 %
Fehlen oder Unterentwicklung einzelner Knochen (Strahldefekte)	64,4 %
fehlende Daumen (Daumenaplasie)	52,5 %
Daumen wie Langfinger gebildet (Triphalangie)	12,4 %

Ein typisches Erscheinungsbild beinhaltet beispielsweise fehlende oder unterentwickelte Daumen, verschiedene Anzahl, teils in Beugestellung fixierter Langfinger, unterentwickelter oder fehlender Radius, dadurch radiale Fehlstellung der Hände (ulnarer Vorschub) und verkürzte Oberarmknochen.

Die möglichen Funktionen in Hinblick auf Greifen, Abstützen und Reichweite der Arme, sind stark abhängig von der Ausprägung der Fehlbildung und sekundären Verschleißerscheinungen. Kraftminderung, Arthrose und beispielsweise Karpaltunnelsyndrom können die Handfunktion erheblich beeinträchtigen.

Oft wird die mangelnde Reichweite kurzer Arme durch Bewegungen des Schultergürtels kompensiert, wodurch in Folge die Streckmuskulatur im Bereich der Schulter und des Nackens, sowie alle Muskeln des Schultergürtels, lebenslang überlastet werden. Die entsprechenden ventralen Muskeln werden dagegen unterbelastet und können verkürzt sein.

Einschränkungen der Beweglichkeit der oberen Extremitäten habe einen enormen Einfluss auf die selbstständige Erledigung täglicher Aktivitäten und somit auf die Abhängigkeit von persönlicher Assistenz. Zusätzlich erhöhen eine eingeschränkte Greiffunktion und kurze Reichweite das Risiko schwerwiegender Verletzungen im Falle eines Sturzes.

13.5 Mobilitätseinschränkungen bei Fehlbildungen der unteren Extremität

Thalidomidbedingte Fehlbildungen des Bewegungsapparates der unteren Extremitäten können als Vierfachschädigung, also gemeinsam mit Fehlbildungen der oberen Extremitäten oder isoliert vorliegen. Laut Contergansstiftung waren im Jahr 2022 von insgesamt 2.518 (Wissenschaftliche Dienste des Deutschen Bundestages) anerkannten Contergangeschädigten nur 68 Fälle (2,7 %) mit isolierten Fehlbildungen der unteren Extremitäten bekannt. Insgesamt sind conterganbedingte Fehlbildungen der unteren Extremitäten seltener und variabler als die der oberen Extremität (▶ Tab. 13.2).

Tab. 13.2: Skelettale Ursprungsschäden der unteren Extremitäten bei Thalidomid-Embryopathie (N = 202) nach Peters et al. (2016)

Schädigungen der unteren Extremität	Anteil
Fehlbildungen auch der unteren Extremitäten gesamt	9,4 %
vollständiges fehlen der Beine (Amelie)	0,0 %
Füße sitzen direkt an der Hüfte (Phokomelie)	0,5 %

Tab. 13.2: Skelettale Ursprungsschäden der unteren Extremitäten bei Thalidomid-Embryopathie (N = 202) nach Peters et al. (2016) – Fortsetzung

Schädigungen der unteren Extremität	Anteil
Fehlen oder Unterentwicklung einzelner Knochen (Strahldefekte)	9,4 %
Fehlbildung der Hüftgelenke (Hüftdysplasie)	57,9 %

Hervorzuheben ist, dass Fehlbildungen der Hüftgelenke (Hüftdysplasie) sehr häufig vorliegen und mit einem hohen Risiko für Arthrose einhergehen. Dies kann sich erheblich sowohl auf die Reichweite beim Gehen als auch auf die Aktivitäten des täglichen Lebens auswirken. Für Betroffene mit sehr kurzen Armen (Phokomelie) oder sogenannten Ohnarmern (Amelie) stellen derartige Einschränkungen eine besondere Herausforderung dar, da sie ihre Füße als funktionellen Arm-Hand-Ersatz nutzen. Als Beispiele können die Aktivitäten Zähne bürsten, Essen, Schreiben sowie das Aufheben von Gegenständen vom Boden genannt werden. Bei einer gering ausgeprägten oder mittels Spreizgips behandelten Hüftdysplasie, die im höheren Lebensalter zu Hüftarthrose führt, besteht die Gefahr, dass die Einschränkung der Beugefähigkeit zum Verlust alltäglich genutzter Funktionen führt.

13.6 Mobilitätseinschränkungen bei Schäden der Wirbelsäule

Nach Peters et al. (2016) zeigte sich bei 139 (68 %) von 202 Befragten mit Conterganschädigung eine Skoliose, die bereits bei Geburt angelegt war. Degenerative Folgeerkrankungen der Wirbelsäule sind häufig und führen neben chronischen Schmerzen auch zu Mobilitätsverlust durch Nervenbedrängung im Bereich der Hals- und der Lendenwirbelsäule (Neuroforamenstenosen, Bandscheibenvorfälle, Myelopathie).

13.7 Mobilitätseinschränkungen bei Nervenbedrängung

Die Fehlstellungen der Hände und die anatomischen Veränderungen können zu Nervenbedrängung im Bereich der Handgelenke (Karpaltunnelsyndrom) führen. Schmerzen, Kribbelgefühl und Schwäche sind die Folgen. Engpass-Syndrome können auch in anderen Körperregionen (Ellenbogen, Schulter, Unterschenkel) und als Neuroforamenstenosen im Bereich der Wirbelsäule vorkommen.

Eine englische Studie (Nicotra et al., 2016) zeigt, dass periphere Nervenschäden bei Contergangeschädigten häufiger vorkommen können als bei Nichtbetroffenen. Allerdings waren die geringe Anzahl der Probanden (N = 17) und die Tatsache, dass die Vergleichsgruppe deutlich jünger als die Studiengruppe war, limitierende Faktoren. Die Autoren weisen jedoch darauf hin, dass Contergangeschädigte gezielt auf neurologische Symptome untersucht werden sollten, um etwaig behandelbare Ursachen aufzudecken und therapieren zu können.

Typische Auswirkungen von Engpasssyndromen im Bereich der Hände sind der Verlust von alltäglich genutzten Funktionen, zum Beispiel beim Öffnen von Schraubgläsern, dem Halten einer Tasche, oftmals mit einem führenden Finger oder beim Öffnen der Haustür mit einem Schlüssel.

13.8 Fehlbildungen der Sinnesorgane mit Auswirkungen auf die Mobilität

Angaben zum Vorkommen primär durch Contergan geschädigter Sinnesorgane schwanken stark je nach Studie (Niethard et al., 1994; Kruse et al., 2012; Miller & Strömland, 2011; Peters et al., 2016). Studien und klinische Erfahrungen legen nahe, dass es bei Contergangeschädigten einen relevanten Anteil mit Einschränkungen des Hörens, des Sehens und des Gleichgewichtssinnes gibt (▶ Tab. 13.3).

Tab. 13.3: Verteilung der Fehlbildungen der Sinnesorgane bei Thalidomid-Embryopathie (N = 202) nach Peters et al. (2016)

Schädigungen	Anteil
Sehschädigung und Blindheit	9,9 %
Augenmuskellähmung	24,3 %
Gehörlosigkeit	16,3 %
Schwerhörigkeit	17,8 %

Während Störungen des Visus und des räumlichen Sehens genau wie starke Schwerhörigkeit oder Taubheit schon sehr früh im Kleinkindalter offenbar werden, können isolierte Fehlbildungen des Gleichgewichtssystems im Innenohr unbemerkt bleiben (Enbom et al., 1991; Weiss & Phillips, 2006). Während dies in der Kindheit und Jugend gut kompensiert werden kann, führt ein Verlust physiologischer Fähigkeiten im Alter sehr wahrscheinlich zu einem höherem Sturzrisiko.

Ungestörtes Sehen, Hören und der Gleichgewichtssinn sind wesentlich für die Orientierung bei der Fortbewegung. Beeinträchtigungen dieser Sinne wirken sich unmittelbar auf die individuelle Mobilität aus. Erhöhte Verletzungsgefahr und Verhaltensänderungen im Sinne einer Anpassung der Schrittgeschwindigkeit, dem Vermeiden von Barrieren oder der Einschränkung der Gehstrecke, sind mögliche Folgen.

13.9 Altern

Die nachlassende Funktion des Bewegungsapparates wird nicht nur durch eine schlechtere Gelenkfunktion verursacht. Physiologischer Muskelabbau (Buess & Kressig, 2013) und Abnahme der elastischen Komponenten des Faszien- und Bandapparates (Sherratt, 2009) können Alltagsfunktionen und rehabilitative Ressourcen zusätzlich beeinträchtigen.

13.10 Künftige Entwicklung der Mobilität

Die Kombination aus vorgeburtlichen Schäden des Bewegungsapparates, übermäßigem Verschleiß und dem natürlichen Alterungsprozess lässt vermuten, dass Einschränkungen der Mobilität in der Gruppe der heute etwa 61 bis 66 Jahre alten Contergangeschädigten deutlich schneller voranschreiten werden als in der Allgemeinbevölkerung.

Die Entwicklung geeigneter Lösungsstrategien ist durch die enorme Bandbreite der Schädigungen innerhalb dieser Gruppe mit besonderen Herausforderungen verbunden. Eine »Patentlösung«, die für alle Contergangeschädigten gleichermaßen gilt, wird sich nicht finden lassen. Es erscheint daher von besonderer Relevanz, eine Vielzahl an vor allem konservativen Therapieformen zu probieren und einer möglichst großen Anzahl von Betroffenen zugänglich zu machen.

13.11 Fallbeschreibungen

Die außergewöhnliche Bandbreite der Schädigungen bei Thalidomid-Embryopathie wird in den folgenden sechs Fallbeschreibungen dargestellt.

13.11.1 Fallbeschreibung 1: Hüftdysplasie I

13.11.1.1 Anamnese

60-jähriger Patient mit anerkannter Conterganschädigung: Daumenschaden rechts, Karpaltunnelsyndrom, Unterarmschaden, Schulterdysplasie, Hüftdysplasie, Skoliose. Seit einiger Zeit Schmerzen der rechten Hüfte, tagesformabhängige Gehstrecke bis ca. 5 km, dann Schmerzen in der Leistenregion und im Oberschenkel. Schmerzen auch in Ruhe. Zusätzlich Schmerzen im Bereich der Lendenwirbelsäule nach kurzer Gehstrecke. Physiotherapie einmal wöchentlich. Zusätzlich zwei- bis dreimal wöchentlich Fitnessstudio, Anleitung für eigenen Übungen durch Physiotherapie Keine Analgetika-Verordnung (NSAR) wegen bekannter nicht-alkoholischer Leberschädigung.

13.11.1.2 Orthopädischer Untersuchungsbefund

Normaler Allgemeinzustand (AZ) und Ernährungszustand (EZ). Schmerzhinken rechts, Einbeinstand möglich, kein Trendelenburg-Zeichen, keine Beinlängendifferenz li 0,5+ cm, normale Beinachse bds.
Hüfte links: Haut intakt, keine Narben, keine Rötung, keine Überwärmung, keine Muskelatrophie. Dezenter Leisten-Druckschmerz, keine DS über Troch. Major, kein axialer Stauchungsschmerz, 4er Zeichen 0 cm.
Bewegungsausmaß links: Ex/Flex: 10/0/130°. Iro/Aro: 10/0/60° Iro/Aro endgradig schmerzhaft diffus unangenehm. Abd/Add: 40/0/30°, kein Drehmann-Zeichen.
Hüfte rechts: Haut intakt, Narbe Kniegelenk reizlos, keine Rötung, keine Überwärmung. Muskelatrophie im Seitvergleich, Leisten-DS, keine DS über Troch. Major kein axialer Stauchungsschmerz. 4er Zeichen 30 cm.
Bewegungsausmaß rechts: Ex/Flex: 10/0/120°, endgradig diffus schmerzhaft. Iro/Aro: 10/0/15°, Iro/Aro endgradig schmerzhaft diffus unangenehm. Abd/Add: 40/0/30°, kein Drehmann-Zeichen.

13.11.1.3 Bildgebung

Befund: Ausgeprägte Hüftdysplasie rechts sowie leichte eine Dysplasie links. Geringe walzenförmige Konfiguration der Femurköpfe, angedeutet wie bei Zustand nach abgelaufenem Morbus Perthes (▶ Abb. 13.2).

13.11.1.4 Diagnosen

- Dysplasiecoxarthrose
- Thalidomid-Embryopathie mit:
  - rudimentär angelegten Daumen, Thenar- und Hypothenaratrophie, Dysplasie der Mittelhandknochen, Karpaltunnelsyndrom,
  - einseitiger Unterarmverkürzung, Schulterdysplasie beidseits,

- Hüftdysplasie beidseits,
- Patella-Subluxation beidseits,
- thorakolumbaler Skoliose.
• Folgeschäden:
  - chronische Schmerzstörung in Verbindung mit somatischen und psychologischen Faktoren, rezidivierende depressive Störung
• Weitere Diagnosen:
  - arterielle Hypertonie,
  - Hypercholesterinämie,
  - Diabetes mellitus Typ 2,
  - NASH-Fibrose.

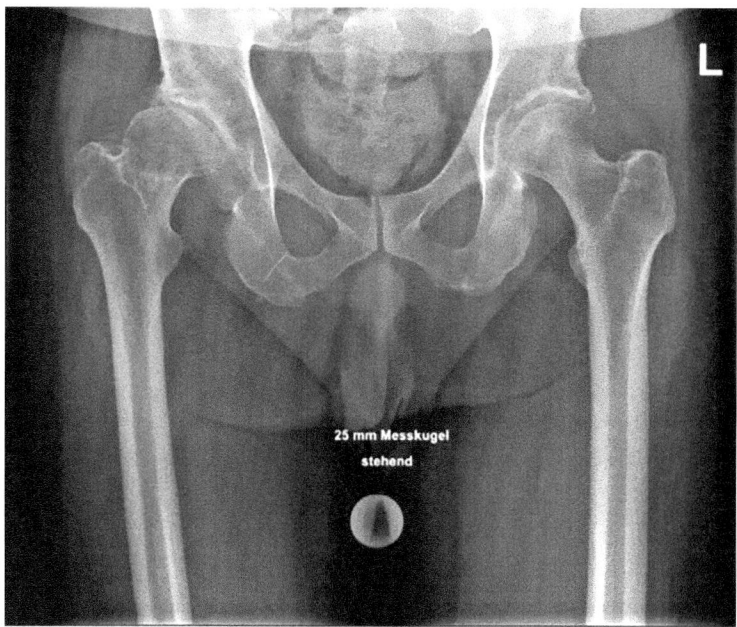

Abb. 13.2: Röntgen Beckenübersicht; Fallbeschreibung 1

13.11.1.5 Behandlung

Implantation einer zementfreien Kurzschaftprothese rechtes Hüftgelenk über minimalinvasiven anterioren Zugang (AMIS).

Befund: Beckenübersicht postoperativ. Zementfreie Hüft-TEP rechts mit projektionsradiografisch in zwei Ebenen regelrechter Materiallage und Stellung (▶ Abb. 13.3).

13 Medizinische Versorgung bei Einschränkungen der Mobilität

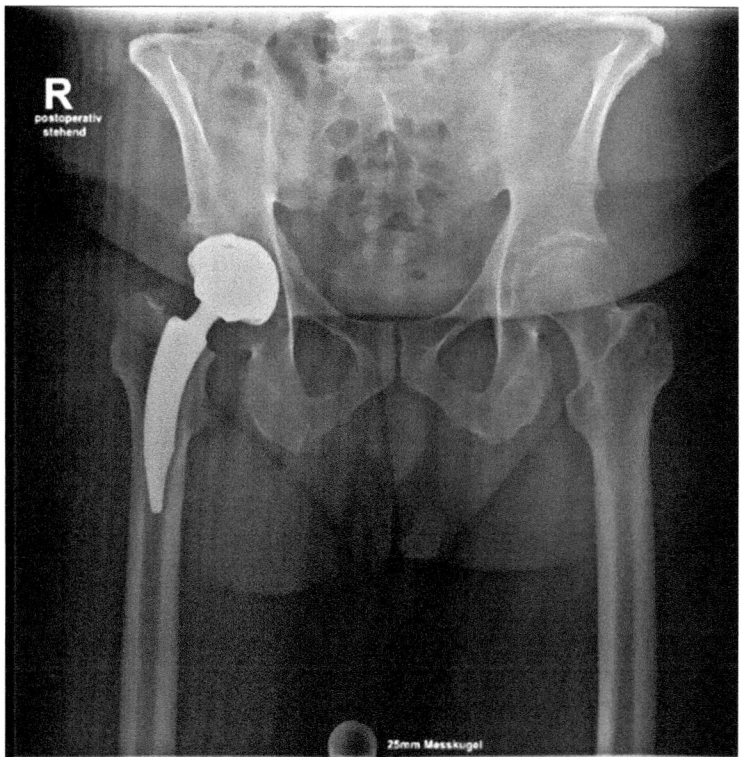

Abb. 13.3: Röntgen Beckenübersicht postoperativ; Fallbeschreibung 1

13.11.1.6 Verlauf

Komplikationsloser postoperativer Verlauf und anschließende Rehabilitation mit Wiedererlangung einer akzeptablen schmerzfreien Gehstrecke für angemessene Aktivität des täglichen Lebens.

13.11.2 Fallbeschreibung 2: Amelie

13.11.2.1 Anamnese

62-jährige Patientin mit anerkannter Conterganschädigung: Amelie, Clavicula- und Scapula-Dysplasie beidseits, ein einzelner Finger an der Schulter. Beckenschaufel- und Pfannendach-Dysplasie. Blockwirbel und Skoliose der Brustwirbelsäule, Fehlbildung von Tympanon und Gehörknöchelchen beidseits. Bis Implantation beidseitiger Titan-Gehörknöchelchen auf Knochenleitungshörgeräte angewiesen. Zudem starkes Schwitzen und allergisches Asthma bronchiale.

Seit etwa vier Jahren vermehrt wechselseitige Hüftschmerzen beim Gehen in der Ebene, wobei die Gehstrecke nicht eingeschränkt ist. In Ruhe keine Hüftschmerzen. Knieschmerzen bei längerer Beugung wie zum Beispiel Smartphone-Nutzung (bei Ohnarmern ersetzen Füße funktionell die Hände), keine Beschwerden der Knie bei Bewegung. Auch Schmerzen der Füße, wenn diese länger nicht bewegt wurden. Zusätzlich bislang dreimal brennende, paravertebrale Schmerzen im Bereich der Brustwirbelsäule, die sich beim Liegen auf die linke Seite besserten.

Mobilität ohne Hilfsmittel, KFZ mit Fußlenkung System Franz. Regelmäßig Sport, dadurch Schmerzreduktion. Physiotherapie einmal wöchentlich mit Fango und aktive sowie passive Therapie.

Zustand nach Bolus in der Speiseröhre, Bergung mit ÖGD (Ösophago-Gastro-Duodenoskopie). Anamnestisch bleibt zwei- bis dreimal pro Jahr Nahrung in der Speiseröhre stecken, was dann zu Erbrechen führt. Zudem Reflux.

13.11.2.2 Orthopädischer Untersuchungsbefund

Patientin in gutem AZ und normalen EZ.

Wirbelsäule: Kein Klopfschmerz der WS, dezente cervikothorakal Skoliose, Beckengeradstand, Vorbeuge unauffällig. *HWS:* Palpation: kein Druckschmerz über der HWS, kein KS. Motorik: Kinn-Jugulum-Abstand: 0 Querfinger-Inklination/Reklination 40°/30°, Rotation re/li 40°, Seitneigung re/li: 30°. *BWS:* Seitneigung beids 30°, Rotation 30°. *LWS:* Inspektion: hypertroph ausgebildete paravetebrale Muskulatur rechts, Michaelis Raute symmetrisch, dezent verstärkte LWS-Lordose. Palpation: kein DS (Druckschmerz) ISG beidseits. *Bewegung:* Reklination frei bis 30°, Inklination 30°. Monopedaler Einbein-/Zehenspitzen- und Hackenstand sicher demonstrierbar.

Obere Extremität: Schulter fehlend bds. Amelie beidseits, links komplett fehlende Extremität, rechts besteht lediglich eine Einfingeranlage unter dieser besteht eine Alterskeratose.

Untere Extremität: Muskulatur seitengleich ausgeprägt.

Hüfte: Keine Beinlängendifferenz. *Palpation:* leichter Druckschmerz über dem linken Trochanter major, sonst kein DS oder Klopfschmerz (KS) über Trochanter major beidseits. *Bewegung:* Ex/Flex: 20-0-140° bds., Aro/Iro: 85-0-75° links, 90-0-55° rechts, Abd/Add 50/0/20° bds. *Motorik:* Kraftgrad 5/5 der Kennmuskulatur bds. Keine Hypästhesie. Nervendehnungszeichen: Lasegue und Femoralisdehnungsschmerz neg. Periphere Durchblutung intakt.

Knie: Inspektion: keine Schwellung, keine Rötung/Überwärmung, Beinachsen im Stehen und Liegen valgisch links > rechts. *Palpation:* Knie bds.: kein Erguss, keine Bakerzyste, Patella frei verschieblich, kein Anpressschmerz, Zohlen-Zeichen negativ, Bandapparat stabil. *Bewegung:* Ex/Flex: re: 0/0/140°, li: 0/0/140°. Meniskus-Zeichen: Steinmann I und II neg. Kreuzbänder: vorderes Kreuzband bei Schublade und Lachmann Test stabil und intakt, hintere Schublade bei hartem Anschlag stabil und intakt.

Fuß: Beidseits flexibler leichter Sichelfuß mit Hohlfußkomponente, Ferse valgisch beidseits, regelrechte Aufrichtung des Fußlängsgewölbes im Zehenspitzenstand. Oberes (OSG) und unteres Sprunggelenk (USG) beidseits frei beweglich, OSG Ex/Flex bds.: 10/0/60°. Keine Metatarsalgie.

Augenbeweglichkeit: keine Einschränkung der Beweglichkeit, kein Krokodilstränenphänomen.
Ohren: Ohrmuschel normal geformt, Hörfähigkeit in der Gesprächssituation gut.

13.11.2.3 Physiotherapiebefund

Schmerzen im Hand- und Kniegelenk sowie zeitweise auftretenden Schmerzen im BWS-Bereich. Die Patientin wird im Alltag von ihren Kindern unterstützt.

Die Patientin gibt an, dass vereinzelt Bewegungsausführungen nicht mehr so leicht zu bewältigen sind. Bewegungen können zum Teil nicht endgradig ausgeführt werden. Da jegliche Tätigkeiten über die untere Extremität ausgeführt werden, ist dort eine Überbelastung feststellbar. Zum jetzigen Zeitpunkt ist eine Höhenminderung der Körpergröße von 1 cm festgestellt bei vorhandenen Blockwirbeln im BWS-Bereich. Zudem konnte eine Skoliose im unteren LWS-Bereich festgestellt werden. Die Schmerzen der Patientin werden als brennender ziehender Schmerzen mit einer Schmerzstärke von VAS (Visuelle Analogskala) 4 auf VAS 6 beschrieben. Die Beschwerden könnten auf eine zeitweilige Bedrängung der Nervenwurzel hinweisen, jedoch auch durch Überbelastung hervorgerufen sein. Der Gelenkstatus im Handgelenk ist unauffällig, keine Kraftminderung der unteren Extremität, jedoch hypertone Anteile bds. im Verlauf des Tractus iliotibialis bis über das Knie in den Bereich des M. peroneus ziehend. Zudem sind hypertone Bereiche im Schulter-Nacken-Bereich festgestellt worden, im Verlauf des M. trapezius descendens bds. jedoch keine Einschränkung in der Kopfrotation. Auffällig: in der Testung Gleichgewicht, im Tandemstand hatte die Patientin 8/10 Punkte.

13.11.2.4 Bildgebung

Befund: Röntgen Thorax. Leichter Emphysemaspekt mit etwas abgeflachten Zwerchfellkuppen. Multiple Blockwirbel bzw. partielle Blockwirbel mit nur rudimentär angelegten Intervertebralräumen. Degenerative Veränderungen im Sinne von Osteochondrosen (▶ Abb. 13.4).

Befund: Röntgen Schulter links ap. Linke Klavikula proximal regelrecht konfiguriert. Im mittleren und lateralen Anteil zunehmend dysplastisch. Dysplastisch angelegtes AC-Gelenk. Angrenzend an das AC-Gelenk findet sich ein etwa 2 cm langer Knochen, der möglicherweise einem erheblich dysplastisch angelegten Anteil der oberen Extremität entspricht. Weitere Anteile einer oberen Extremität sind nicht angelegt (▶ Abb. 13.5).

Befund: Röntgen Schulter rechts ap. Rechte Klavikula im proximalen und mittleren Abschnitt regelrecht konfiguriert. Lateral dysplastisch. Dysplastisch angelegtes AC-Gelenk. Ohne Kontakt zur dysplastischen Skapula lediglich ein fingerförmig angelegtes Anhängsel (▶ Abb. 13.6).

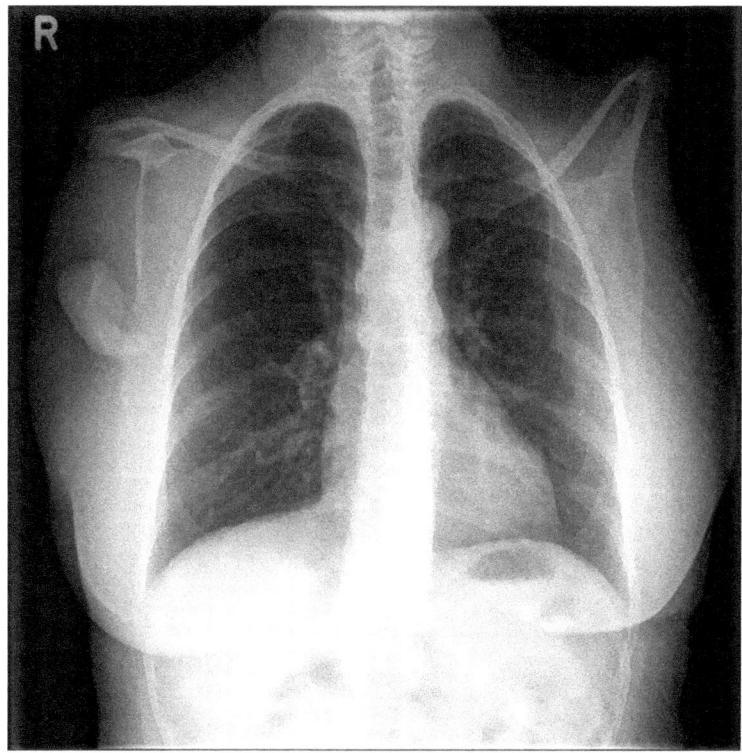

Abb. 13.4: Röntgen Thorax; Fallbeschreibung 2

13.11.2.5 Diagnosen

- Thalidomid-Embryopathie mit:
  - Amelie beidseits, einseitig einzelner Finger an der Schulter,
  - Clavicula- und Scapula-Dysplasie beidseits,
  - Dysplasie Beckenschaufel und Pfannendysplasie,
  - hypoplastischer medialer Femurkondylus beidseits,
  - Brustwirbelsäule mit multiplen Blockwirbeln, Skoliose,
  - Gehörgangsenge und Mittelohrfehlbildung mit verplumpten Gehörknöchelchen,
  - Uterus duplex.
- Folgeschäden:
  - chronische Schmerzen des Bewegungsapparates, Koxarthrose beidseits, SI-Arthrosen.
- Weitere Diagnosen:
  - Asthma bronchiale,
  - große axiale Hernie, Achalasie,
  - Vitamin-D-Mangel, Osteopenie,
  - Hyperlipidämie.

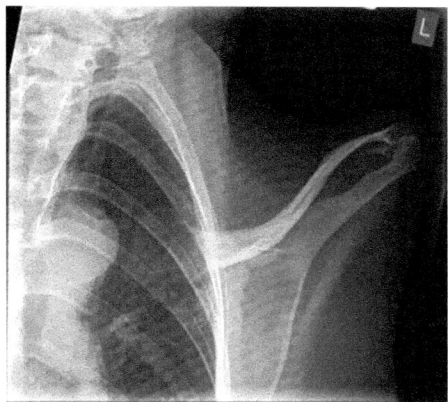

Abb. 13.5: Röntgen Schulter links ap.; Fallbeschreibung 2

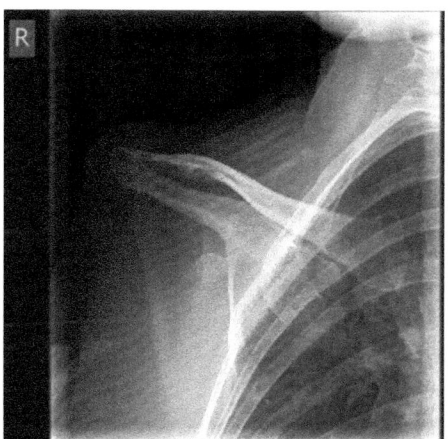

Abb. 13.6: Röntgen Schulter rechts ap.; Fallbeschreibung 2

13.11.2.6 Weitere Empfehlung

Bezüglich orthopädischer Beschwerden im Bereich der Hüft- und Kniegelenke, links mehr als rechts, sowie im rechten Fuß zeigte sich altersgemäß radiologisch ein gering ausgeprägter Verschleiß. Zur Behandlung werden die dauerhafte Fortführung der Physiotherapie mit Förderung der Kniekontrolle, die Förderung der aufrechten Körperhaltung, der Erhalt und die Förderung der Wirbelsäulenbeweglichkeit sowie der Bewegungserhalt in der Hüftgelenk-Flexion und -Extension unter Entlastung evtl. mit Traktion empfohlen. Zudem Gleichgewichtstraining zur

Sturzprophylaxe und allgemeinen Kräftigung im funktionellen Zusammenhang. Weitere physiotherapeutische Maßnahmen wie Gleichgewichtsschulung für Eigenübungen, Detonisierung der Schulter Nackenregion, Vermeidung von Überbelastung im Hüftgelenk links.

Wegen des erhöhten LDL-Cholesterins und dem damit einhergehenden Risiko für Herz-Kreislauf-Erkrankungen mit Komplikationen empfehlen wir eine Reduktion der Zufuhr gesättigter Fettsäuren, vor allem tierischer Fette, einen weitgehenden Verzicht auf Alkohol und Reduktion der Zufuhr von schnell resorbierbaren Kohlenhydraten. Eine Kontrolle der Blutfette sollte nach etwa drei Monaten erfolgen.

13.11.3 Fallbeschreibung 3: Hüftdysplasie II

13.11.3.1 Anamnese

61-jährige Patientin mit anerkannter Conterganschädigung: Hüftdysplasie und Beinverkürzung links, Gehen mit Orthese und orthopädischen Schuhen. Gehstrecke aktuell schmerzhaft eingeschränkt etwa 100–200 m, vor drei Jahren wurde noch eine Gehstrecke von 800–900 m dokumentiert. Seit einem Jahr stechende Schmerzen gluteal und im Bereich der linken Hüfte mit Ausstrahlung in den Unterschenkel, jedoch nicht in das Knie. Belastungen wie Gehen oder längeres Stehen führen zur Schmerzzunahme. Die Schmerzen werden belastungsabhängig mit durchschnittlich mit NRS 9 von 10 angegeben und beeinträchtigen die Aktivitäten des täglichen Lebens erheblich. Subjektiv werden die Schmerzen als »schauderhaft, scheußlich und furchtbar« beschrieben (Deutscher Schmerzfragebogen, DSF). Keine Schwäche oder neurologisches Defizit der Beine, jedoch bisweilen nachts »Einschlafen« des linken Beines. Zudem nach Sturz vor zwei Jahren mit Prellung der Rippen, Schmerzen im Bereich des rechten und linken Rippenbogens und zunehmende Schmerzen im linken Daumensattelgelenk. Analgesie sehr selten mit Novalgin 500 mg bei Bedarf. Physiotherapie einmal wöchentlich mit manueller Therapie und Massagen, letzte Reha vor zwei Jahren.

Spezielle orthopädische Anamnese: Die Patientin beklagt seit eineinhalb Jahren bestehende, seit sechs Monaten progrediente Schmerzen im Bereich des linken Hüftgelenks, kein Anlaufschmerz, kein Nachtschmerz. Keine Gehhilfen, Unterschenkel-Orthese bei Beinlängendifferenz links -14 cm; bei Geburt BLD links - 3 cm. Bisherige Therapie: Nova bei Bedarf, Physiotherapie. 1969 Beckenosteotomie bei Prof. Bernbeck im AK Barmbek, mehrfach weitere Operationen der Hüfte rechts. Hüftluxation bei Geburt, ebenfalls operativ versorgt.

Orthopädischer Untersuchungsbefund: 1,56 m, 48 kg; Unterschenkel-Orthoprothese anliegend, das linke Bein ist insgesamt deutlich schlanker und zarter. Reizlose Narben nach Vor-OPs, keine Rötung/Schwellung/Überwärmung, Sensibilitätsminderung ventraler Oberschenkel (bekannt), ansonsten pDMS (periphere Durchblutung, Motorik, Sensibilität) intakt. Bewegungsausmaß: E/F 0/10°/50°, IRO/ARO 0°/0/0°, Abd 10°.

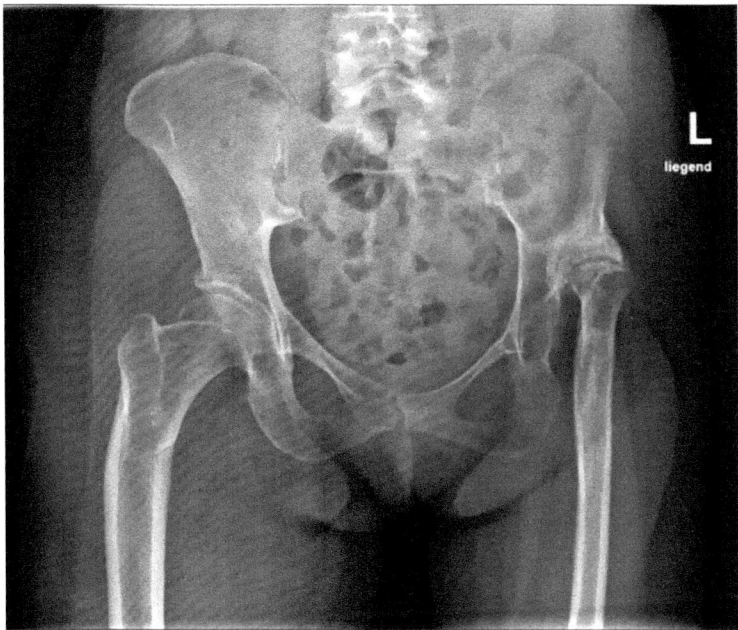

Abb. 13.7: Röntgen Beckenübersicht ap.; Fallbeschreibung 3

13.11.3.2 Bildgebung

Befund: Röntgen Beckenübersicht ap. Hüftdysplasie links. Kraniale Luxation des Femurs mit Nearthros des linken Femurkopfes zum Os ilium. Am ehesten Zustand nach Pfannendachplastik, hier hochgradige im Verlauf progrediente degenerative Veränderungen. Hypoplasie des linken Femurschaftes, des Os pubis links der linken Beckenschaufel und der Ala sacralis links. Mäßige Koxarthrose rechts. Mäßige degenerative Veränderungen der SI-Gelenke (▶ Abb. 13.7).

Ergänzende CT des Beckens, nativ: Dysplastisches Hüftgelenk mit nicht vollständig überdachtem Femurkopf. Hochgradige destruierende Koxarthrose links. Bildung von einigen Geröllzysten, kranial betonter Aufbrauch des Gelenkspalts.

13.11.3.3 Diagnosen

- zunehmend immobilisierende Schmerzen der linken Hüfte bei:
  – hochgradiger destruierender Koxarthrose links,
  – dysplastischem Hüftgelenk mit nicht vollständig überdachtem Femurkopf,
  – Atrophie des Psoasmuskels links,
  – multisegmentalen degenerativen Veränderungen der Lendenwirbelsäule,
  – Bandscheibenprotrusionen von LWK 2–SWK 1,

- Facettengelenksarthrosen der unteren LWS mit geringer Ventrolisthesis,
- mehreren breitbasigen Bandscheibenprotrusionen zervikal,
- geringgradiger zervikaler Spinalkanalstenose auf Höhe HWK 5/6.
• Thalidomid-Embryopathie mit:
  - Daumendysplasie links, 4 Langfinger, Karpaltunnelsyndrom,
  - Hüftdysplasie beidseits,
  - Beinverkürzung links,
  - Spitzfuß links,
  - Progenie des Kiefers,
  - Vestibularisausfall rechts.
• Folgeschäden:
  - chronische Schmerzstörung mit somatischen und psychischen Faktoren.
• Weitere Diagnosen:
  - Hypercholesterinämie,
  - Hypothyreose,
  - Allergie auf Penicillin und Wespengift,
  - Klaustrophobie, Höhenangst, Angst vor dem Fahren auf der Autobahn.

13.11.3.4 Empfehlung und Verlauf

Im konventionellen Röntgen und in der CT 3D-Rekonstruktion zeigte sich eine fortgeschrittene ankylosierende Coxarthrose bei Dysplasie mit Ausbildung eines Neogelenkes. Die klinischen und radiologischen Befunde wurden eingehend und sehr ausführlich mit der Patientin besprochen. Die endoprothetische Versorgung sowie die Anschlussheilbehandlung würden eine besondere Herausforderung darstellen, bei der neben der OP-Planung eine besondere Reha-Planung sowie ggf. eine Anpassung der Orthese berücksichtigt werden müsste. Zudem ist eine Vorhersage der Ergebnisse nicht möglich, weshalb die operative Versorgung durch die orthopädische Abteilung (EndoCert: EndoProthetikZentrum der Maximalversorgung) abgelehnt wurde. Zweit- und Drittmeinung durch qualifizierte, teils universitäre Versorgungzentren kamen zu demselben Ergebnis.

13.11.4 Fallbeschreibung 4: Hände, Hüfte, Wirbelsäule

13.11.4.1 Anamnese

60-jährige Patientin mit Conterganschädigung. Die Vorstellung erfolgt wegen länger bestehenden Schmerzen, die von der Glutealregion über die Oberschenkel, seitlich, teilweise auch dorsal bis in die Wade und den linker Fuß ausstrahlen. Verstärkung durch längeres Stehen. Sitzen auf dem Sofa macht es schlimmer, Radfahren problemlos, meist Besserung. Gehen ca. 30 Minuten mit Wanderstöcken, dann Schmerzen in der linken Hüfte, besonders beim Ausruhen. Bei vorbestehenden Schmerzen der rechten Hüfte auf dem Boden einer Dysplasie habe das Bein immer kompensatorisch die Hauptlast getragen und die Beschwerden seien in den letzten Jahren deutlich stärker geworden. Täglich etwa 10.000 Schritte und viel

E-Bike fahren. Zudem bestehen Schmerzen im linken Handgelenk, numerische Rating-Skala (NRS) im Mittel 5–6, teilweise einschießend bei bestimmten Bewegungen NRS 8. Physiotherapie: zweimal wöchentlich Massage und aktive Übungen. Zudem eigene Übungen.

Spezielle orthopädische Anamnese: Vorstellung bei belastungsabhängigen Schmerzen im Handgelenk links seit ca. zwei Jahren. Die initiale Schmerzsymptomatik sei im Verlauf etwas regredient und seit ca. eineinhalb Jahren auf einem stabilen Niveau. Geringgradige Ausstrahlung in den Zeigefinger dorsal. Keine Veränderungen in der jüngeren Vergangenheit. Kein stattgehabtes Trauma. Vorbestehendes Karpaltunnelsyndrom beidseits. Darüber hinaus seit ca. eineinhalb Jahren Gluteoischialgie links mit Ausstrahlung in dorsolateralen Ober- und Unterschenkel sowie Fußaußenrand links ohne Progredienz in der jüngeren Vergangenheit. Letzte MRT-Bildgebung anamnestisch Jahre zurückliegend. Unverändert bestehende Hypästhesie dorsolateraler Unterschenkel und Fußaußenrand links. Aktuell keine analgetische Therapie.

Orthopädischer Untersuchungsbefund: fußläufig mobil ohne Hilfsmittel, asymmetrisches Gangbild bei seit Jahren vorbestehender Fußheberparese rechts. Zehenspitzengang symmetrisch, Fersengang rechts nicht demonstrierbar, links demonstrierbar.

Obere Extremität: Fehlanlage des Daumens, 5. Langfinger beidseits.

Unterarm unauffällig. Lokaler DS über Handgelenk links dorsal. Kein DS über Handwurzel, Mittelhand oder Fingern. Extension/Flexion Handgelenk beidseits 40/0/70° symmetrisch, links endgradig schmerzhaft. Sensomotorik und Durchblutung der Hand intakt.

Wirbelsäule: HWS: Inspektion: keine Rötung, keine Schwellung, keine muskuläre Atrophie, Schultergradstand. *Palpation:* kein DS über der HWS, kein KS, tastbare Myogelose beids. *Bewegung:* Inklination/Reklination, Rotation, Seitneigung: frei. *LWS:* Haut intakt, reizlos. Kein DS oder KS über der LWS, kein DS ISG beids. FH und GzH rechts 0/5, links 5/5. Hüftbeugung, Kniestreckung, Fußsenkung beidseits KG 5/5. Sensorik mit Ausnahme der vorbestehenden Hypästhesie dorsolateraler Unterschenkel und Fußaußenrand links intakt. Durchblutung der UE beidseits intakt. Lasegue bds negativ. Trendelenburg bds negativ.

Hüften: Kein DS inguinal oder über Trochanter major. Kein Rotationsschmerz. ARO/IRO (Außenrotation/Innenrotation) links 60/0/0°, rechts 60/0/45°. Keine Beinlängendifferenz.

Nerven: Hoffmann-Tinel-Zeichen negativ bds., Phalen-Test negativ bds.

13.11.4.2 Bildgebung

Befund: Röntgen, Beckenübersicht ap. Dysplastische Femurköpfe bds. mit Bump am Kopf-Hals-Übergang bds. und aktuell mittelgradiger bis höhergradiger Koxarthrose, z. B. bei femoroacetabulärem Impingement aufgrund der Dysplasie. Hypoplasie des Os ilium rechts im Seitenvergleich. Unveränderte Darstellung der metalldichten Fremdkörper in den Weichteilen lateral des Os ilium rechts (▶ Abb. 13.8).

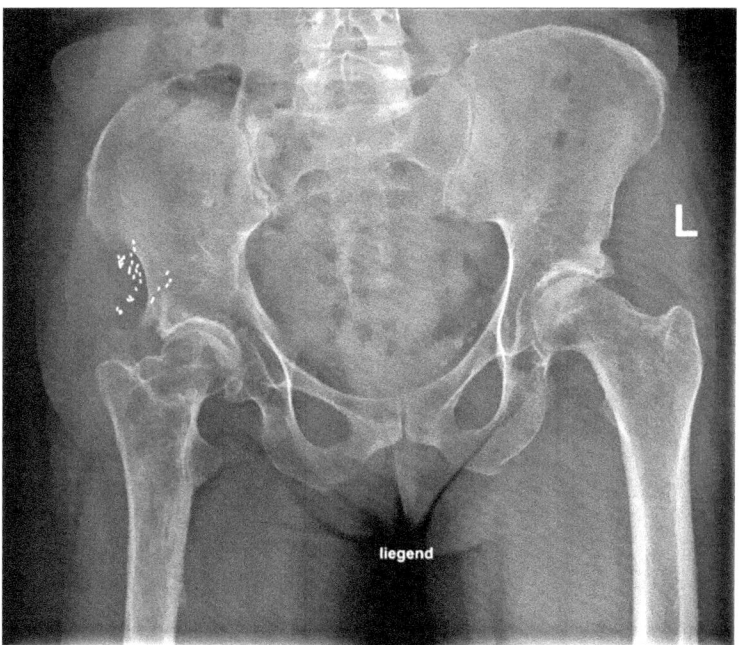

Abb. 13.8: Röntgen Beckenübersicht ap.; Fallbeschreibung 4

Befund: Röntgen LWS. 5 rippenfreie LWK. Steilstellung der LWS, regelrechte Ausrichtung der Wirbelkörperhinterkanten. Regelrechte Darstellung der abgebildeten Wirbelkörper. Geringe Facettenarthrosen LWK 4-SWK 1. Mittelgradige SI-Arthrosen (▶ Abb. 13.9, ▶ Abb. 13.10).

Befund: MRT, LWS. Osteochondrose mit Betonung der unteren LWS. Facettengelenkarthrose und Ligg.-flava-Hypertrophie. Breitbasige Bandscheibenprotrusionen in Höhe LWK 2/3 sowie LWK 5/SWK 1. Zudem ein links mediolateraler Bandscheibenprolaps auf Höhe von LWK 4/5. Aus den vorgenannten degenerativen Veränderungen resultiert eine Spinalkanalstenose Grad C in Höhe LWK 4/5 und eine rezessale Enge für die Nervenwurzel L5 links. Zirkulärer Einriss des Anulus fibrosus im lumbosakralen Übergang.

Befund: Röntgen Hand, dorsovolar, beidseits. Als Langfinger angelegter dreigliedriger Daumen bds. mit jeweils Subluxationsstellung im PIP-Gelenk. Hypoplasie des Os scaphoideum bds., linksseitig zusätzlich irreguläre Aufhellungslinie, z. B. alt posttraumatisch oder Fusionierungsstörung bei doppelt angelegtem Knochenkern. Plusvariante der Ulna rechts. Akzessorischer Knochenkern dorsal am Os Triquetrum links ohne vollständige Fusion. Kleine Melorheostose der Phalanx distales D4 rechts (▶ Abb. 13.11).

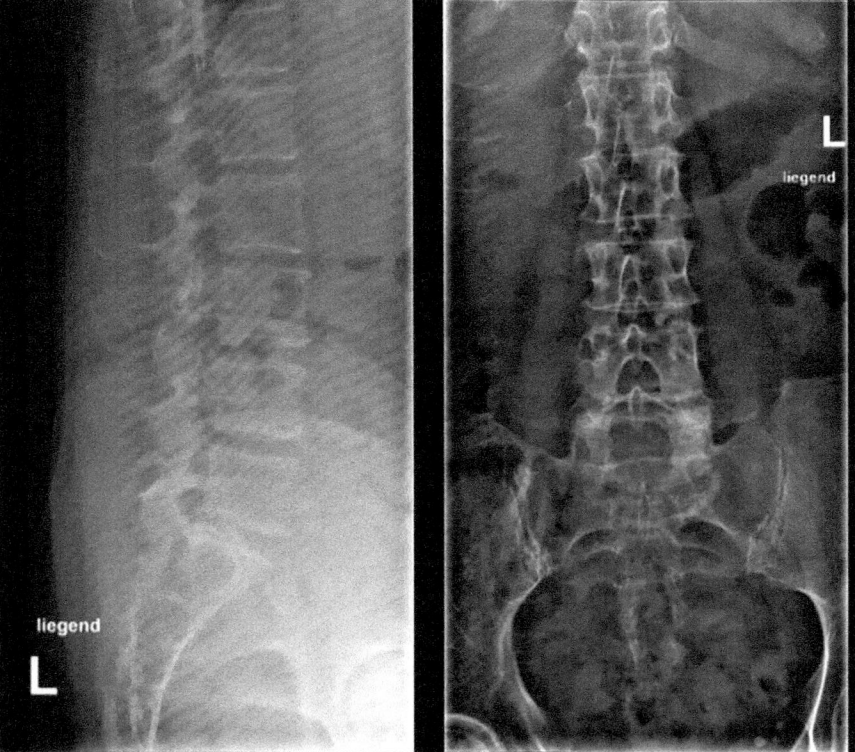

Abb. 13.9: Röntgen LWS ap. und seitlich; Fallbeschreibung 4

13.11.4.3 Diagnosen

- Bandscheibenvorfall L4 /L5, Bedrängung der Nervenwurzel
- Koxarthrose beidseits mit Femoroacetabuläres Impingement bei Dysplasie
- Thalidomid-Embryopathie mit:
    - Fehlanlage des Daumens, dafür 5. Langfinger beidseits, akzessorischer Knochenkern am Os Triquetrum links, Karpaltunnelsyndrom beidseits,
    - fehlender distaler A. radialis beidseits,
    - Schulterdysplasie rechts,
    - Hüftdysplasie beidseits, Beinverkürzung rechts,
    - Skoliose.
- Folgeschäden:
    - chronische Schmerzen des Bewegungsapparates,
    - Zustand nach mehrfacher Korrektur Osteotomie, Korrektur nach Chiari mit:
    - Peronaeusschädigung, Fußheberparese und Fußsenkerschwäche rechts.
- Weitere Diagnosen:
    - Diabetes mellitus Typ 2,
    - Osteopenie bis beginnende Osteoporose.

Art und Ausmaß von Schäden in verschiedenen Organsystemen – Klinische Aspekte

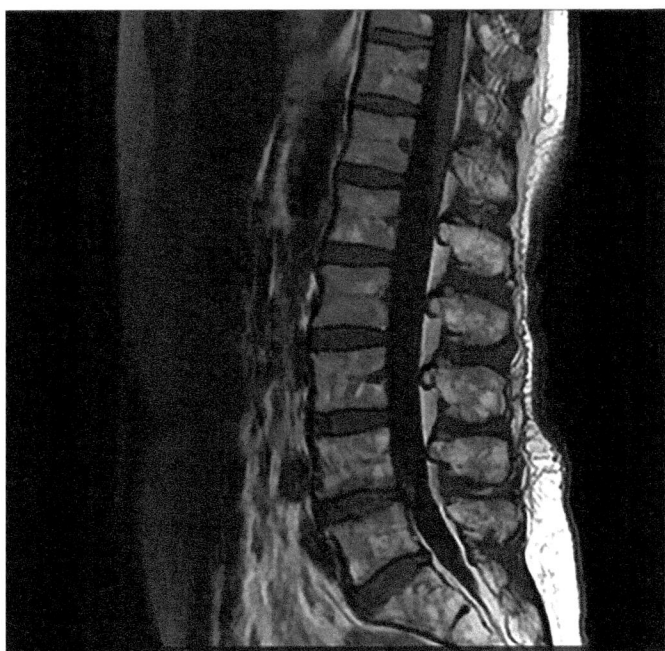

Abb. 13.10: MRT LWS; Fallbeschreibung 4

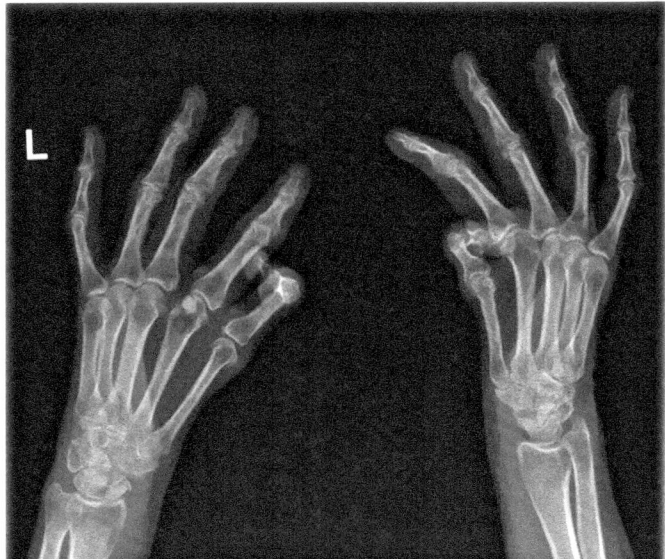

Abb. 13.11: Röntgen beide Hände dorsovolar; Fallbeschreibung 4

13.11.4.4 Empfehlung

Insgesamt bestehen aktuell die größten Beschwerden im Bereich des linken Handgelenkes, der Lendenwirbelsäule und gluteal links mit Ausstrahlung in den Oberschenkel. Empfohlen wird die dauerhafte Fortführung physiotherapeutische Behandlung mit Schwerpunkt zur Stabilisation der Rumpfmuskulatur, Kräftigung der Bauch- und tiefen Rückenmuskulatur, kombiniert mit Massagen und Wärmeanwendungen zur Detonisierung der hypertonen Muskulatur.

Zusätzlich wird die ambulante Durchführung einer CT-gesteuerten Periradikulären Therapie (PRT) der Nervenwurzel L5 links empfohlen. Bei anhaltenden Beschwerden kann eine Vorstellung in einer wirbelsäulenchirurgischen Sprechstunde erfolgen.

Wegen in der Regel dysmeliebedingt schwerwiegenderer Verletzungen bei etwaigen Stürzen wird zusätzlich die physiotherapeutische Anleitung für Gleichgewichtstraining empfohlen.

Aufgrund der Beschwerden der Hände, die linksseitig führend sind, wird außerdem die ambulante Durchführung einer nativen MRT-Untersuchung links mit der Frage nach etwaig älterer Fraktur im Bereich der Handwurzel oder Mittelhand empfohlen. Zusätzlich wird eine spezialisierte ergo-/physiotherapeutische Handtherapie empfohlen. Eine Liste mit wohnortnahen geeigneten Handtherapeuten wurde ausgehändigt.

Bei einem deutlich erniedrigten Vitamin-D-Wert und beginnender Osteopenie werden die Einnahme von Dekristol 20.000 I.E. einmal pro Woche und Kontrolle des Wertes in einem halben Jahr empfohlen. Zusätzlich sollte auf eine Calcium- und Vitamin-D-haltige Ernährung geachtet werden (mindestens 1000 mg Kalzium pro Tag) sowie auf eine ausreichende Sonnenlichtexposition.

13.11.5 Fallbeschreibung 5: Schulterdysplasie

13.11.5.1 Anamnese

58-jähriger Patient mit Conterganschädigung. Chronische Schmerzen (mehr als fünf Jahre) im Bereich der Schultern bis in die Oberarme, der Lendenwirbelsäule und der Kniegelenke. Seit etwa vier Monaten Beschwerdezunahme nun auch tagsüber. Der Patient gibt einen einschießenden Schmerz (ventraler Oberarm, bis zur Ellenbeuge ziehend) rechts an, der etwa zwei Minuten anhalte und dann abnehme, jedoch nicht vollständig verschwinde. Der Schmerz käme aus dem »Nichts« sowie bei Adduktionsbewegung in der Linksseitenlage in der Nacht. Schmerzstärke der letzten vier Wochen im Mittel NRS 8/10, nach Belastung bis NRS 10.

Linksseitig bestehen beim gebeugten Ellenbogen außerdem Schmerzen im ulnaren Unterarm mit Ausstrahlung in den Dig 4–5 mit begleitenden Taubheitsgefühl (dieses bestehe dauerhaft seit Monaten). Physiotherapie dauerhaft zweimal wöchentlich. Analgesie: Novamin 500 mg 2-1-2, Ibuprofen 600 mg 1-1-1. Eine ambulante lokale Infiltration der rechten Schulter sei am 21. Dezember 2021 erfolgt, brachte jedoch nur für etwa zwei Tage Besserung. Zusätzlich bisweilen

Gleichgewichtsstörungen, bisher kein Sturz, keine Abklärung. Im Alltag teilweise starke Einschränkung aufgrund körperlicher Schmerzen und Erschöpfung. EU-Rente befristet bewilligt, alle zwei bis drei Jahre müsse ein erneuter Antrag gestellt werden.

13.11.5.2 Orthopädischer Untersuchungsbefund

Orthopädische Untersuchung vom 01.02.22: Patient kommt zu Fuß in die Sprechstunde, kleinschrittiges Gangbild.
Symptomorientierte körperliche Untersuchung: Seiltänzergang, Zehen- und Fersenstand sicher durchführbar. Einbeinstand bds. durchführbar. Kein DS im Bereich der HWS, BWS oder LWS. Paramuskuläre Verhärtung im Bereich der HWS, v. a. rechtsseitig palpable. pDMS obere Extremität bis auf Hypästhesie ulnarer Unterarm sowie Dig 4 und 5 links intakt.
Schulter: Dysplasie beidseits. Keine Rötung, Überwärmung oder Schwellung. Kein DS im Bereich des Acromions, Glenoids oder Clavicula. Nackengriff demonstrierbar; Schürzengriff hochgradig re > li eingeschränkt. Bewegungen rechts endgradig schmerzhaft. Abd: re: 70°, li: 90°, Anteversion: re: 90°, li: 120°, IR: re: 90°, li: 90°, AR: re 40°, li 30°. Isometrietest soweit beurteilbar intakt. Ex/Flex: 0/10/90, Supination hochgradig eingeschränkt.
Orthopädische Untersuchung vom 23.9.2019: Patient kommt zu Fuß in die Sprechstunde, kleinschrittiges Gangbild, Konfektionsschuhwerk.
Obere Extremität: vier Langfinger beidseits, keine Fehlbildung, Thenar- und Hypothenar-Atrophie. *Daumen:* beidseits verkürzt und dysplastisch links mehr als rechts, zweigliedrig. *Unterarm* beidseits verkürzt, links mehr als rechts mit Dysplasie des Handgelenkes. *Ellenbogengelenk:* Dysplasie beidseits mit links Ex/Flex: 0/10/90, rechts 0/0/90, Supination hochgradig eingeschränkt. *Humerus* unauffällig.
Schulter: Palpation: kein DS über ventraler Kapsel. Kein DS über AC-Gelenk. Schultern: Dysplasie beidseits. Nackengriff demonstrierbar; Schürzengriff hochgradig eingeschränkt. Abd: re: 90°, li: 90°, Anteversion: re: 130°, li: 120°, Rotation in 0° Abd: IR: re: 90°, li: 90°, AR: re 40°, li 30°. Isometrietest soweit beurteilbar intakt. Impingement: Painful arc neg.
Wirbelsäule: HWS: Inspektion. Keine Rötung, keine Schwellung, keine muskuläre Atrophie, Schultergradstand. *Palpation:* kein DS über der HWS, kein KS, tastbare Myogelose beids. Bewegung: Inklination/Reklination, Rotation, Seitneigung: frei. BWS: kyphotische Fehlhaltung. Rotation endgradig eingeschränkt. *LWS:* Inspektion: hypotroph ausgebildete paravetebrale Muskulatur. Thorakolumbale rechtskonvexe Skoliose, Michaelis Raute symmetrisch, dezent verstärkte LWS-Lordose. Palpation: kein KS über der LWS, kein DS ISG beids. *Bewegung:* Reklination frei bis 20° Zehen und Hacke stand monopedal frei, Einbeinstand unsicher.
Untere Extremität: flexibler Knick-Senk-Spreizfuß beids. *Palpation:* kein DS, Beweg: OSG in Dorsalextension: 20° beids. Plantarflexion 30°, USG frei, keine Metatarsalgie. Unterschenkel unauffällig. Kniegelenke frei beweglich, Ex/Flex: 0/0/120°, Seitenbänder intakt, Meniskus-Zeichen neg., Kreuzbänder in der Schublade

intakt. Beinachse klinisch gerade, kein DS im (Knie-)Gelenkspalt (GS), Crepitatio, Patella zentral geführt. Oberschenkel unauffällig.

Hüften: Ex/Flex: re: 0/0/110°, li: 0/0/100°, kein Rotationsschmerz, Rotation: IR: re: 30°, li: 40, AR: re: 40°, li: 30°. Abd: beids. 40°, Add beids. 20°. Kein Leistendruckschmerz rechts. Keine Beinlängendifferenz. Sensibilität: keine Hypästhesie. Motorik: Kennmuskulatur beids. 5/5 nach Janda. Periphere Durchblutung intakt.

Nerven: Hoffmann-Tinel-Zeichen negativ, Phalen-Test negativ.

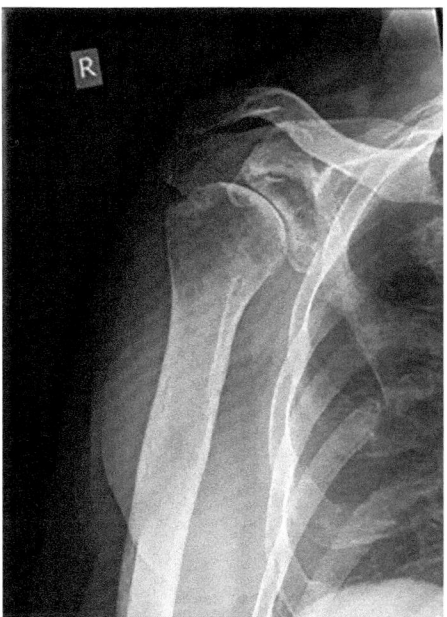

Abb. 13.12: Röntgen Schulter rechts ap.; Fallbeschreibung 5

13.11.5.3 Bildgebung

Befund: Röntgen Schulter rechts ap. Mäßige bis mittelgradige Omarthrose. Dysplastischer Humeruskopf (▶ Abb. 13.12).

Befund: Röntgen Schulter links, ap. Allenfalls geringe Omarthrose. Dysplastischer Humeruskopf (▶ Abb. 13.13)

Befund: Gleicher Patient nach Implantation einer inversen Schultertotalendoprothese (Arthrex Univers Revers) (▶ Abb. 13.14).

Art und Ausmaß von Schäden in verschiedenen Organsystemen – Klinische Aspekte

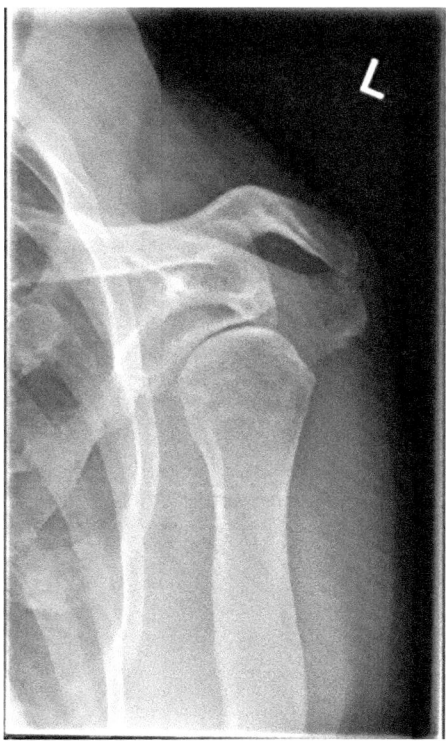

Abb. 13.13: Röntgen Schulter links ap.; Fallbeschreibung 5

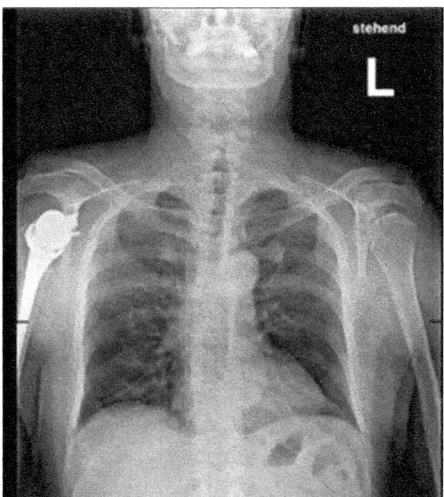

Abb. 13.14: Röntgen postoperativ.; Fallbeschreibung 5

13.11.5.4 Diagnosen

- fortgeschrittene Omarthrose, Bizepssehnenruptur und Degeneration des Labrums rechte Schulter bei Dysplasie
- Thalidomid-Embryopathie mit:
  - Daumen Dysplasie, Dysplasie des Handgelenkes, Carpaltunnelsyndrom beidseits,
  - Unterarmverkürzung, Ellengelenk-Dysplasie beidseits, Supination hochgradig eingeschränkt,
  - Schulter-Dysplasie beidseits,
  - thorakolumbale Skoliose,
  - Hüftdysplasie beidseits.
- Folgeschäden:
  - immobilisierende Schmerzen des Bewegungsapparates, insbesondere lumbal und im Bereich der Schultern beidseits,
  - chronische Schmerzstörung mit somatischen und psychischen Faktoren,
  - rezidivierende depressive Störung, ggw. mittelgradige Episode.
- Weitere Diagnosen:
  - arterielle Hypertonie

13.11.5.5 Behandlung

Die therapeutische Infiltration des Schultergelenkes mit 1 ml Triamcinolon 40 mg und 10 ml Bupivacain 0,5 % führte lediglich zu einer etwa sechs Tage anhaltenden Beschwerdelinderung.

Operative Versorgung mit einer inversen Schultertotalendoprothese nach Zweitmeinungsverfahren. Dies führte zu einer bislang anhaltenden Beschwerdelinderung.

13.11.6 Fallbeschreibung 6: Wirbelsäule

13.11.6.1 Anamnese

Die Patientin berichtet seit etwa drei Wochen wieder über zunehmende Schmerzen im Bereich des linken Kniegelenkes. Kein Trauma erinnerlich, keine Blockade. Es erfolgte in der Klinik Hoher Meißner eine rehabilitative Therapie vom 20.07.2016 bis zum 23.08.2016. In dieser Zeit waren die Beschwerden der Kniegelenke, der linken Schulter und dem Rücken mittels Physiotherapie gut beherrschbar. Nach der anschließenden Entlassung jedoch wieder Exacerbation der Beschwerden. Besonders nachts und bei Bewegung. Außerdem bestehen intermittierende Beschwerden in der Lendenwirbelsäule bei Zustand nach zweimaliger Bandscheibenoperation L4/5. Bereits vorher bestand eine Hypästhesie im linken Unterschenkel und Fuß. Hier hätte sich seitdem nichts verändert. Als Kind erfolgten eine Achillessehnenverlängerung beidseits und eine Umwandlungsoperation des Zeigefingers auf den Daumen bei Daumenhypoplasie.

13.11.6.2 Orthopädischer Untersuchungsbefund

Patientin kommt zu Fuß in die Sprechstunde, kleinschrittiges Gangbild, Konfektionsschuhwerk.

Untere Extremität: ausgeprägter flexibler Knick-Senk-Spreizfuß. Hallux valgus beids. bei primus varus MT I, reizlose Narbe Mittelfuß links nach Hallux valgus OP. *Palpation:* kein DS, Beweg: OSG in Dorsalextension: 10° beids., Plantarflexion 20°, USG frei, keine Metatarsalgie. Unterschenkel unauffällig. Kniegelenke frei beweglich, Ex/Flex: 0/0/120°, Seitenbänder intakt, Meniskus-Zeichen neg., Kreuzbänder in der Schublade intakt. Valgische Beinachse. Oberschenkel unauffällig.

Hüften: Ex/Flex beids.: 0/0/110°, kein Rotationsschmerz re IR: 40°, li: 20, re AR: 20°, li: 40° Abd.: beids. 40°, Add. beids. 20°. Kein Leistendruckschmerz. Beinlängendifferenz li ca. -1 cm. Sensibilität: bekannte Hypästhesie linker lateraler Unterschenkel und kompletter Fuß, rechts Hypästhesie der Großzehe. Motorik: spastische Tetraparese beids., periphere Durchblutung intakt.

Wirbelsäule: HWS: Inspektion: keine Rötung, keine Schwellung, keine muskuläre Atrophie, Schultergradstand. *Palpation:* kein DS über der HWS, kein KS, tastbare Myogelose beids.

Bewegung: Inklination/Reklination, Rotation, Seitneigung: frei. *BWS:* Kyphotische Fehlhaltung. Rotation endgradig eingeschränkt. *LWS:* Inspektion: hypotroph ausgebildete paravetebrale Muskulatur, thorakolumbale linkskonvexe Skoliose, reizlose Narbe LWS, Michaelis-Raute symmetrisch, dezent verstärkte LWS-Lordose. *Palpation:* kein KS über der LWS, kein DS ISG beids.

Bewegung: Reklination frei bis 20°, Inklination 30°, FBA 5 cm, Zehen- und Hackenstand monopedal frei, Einbeinstand unsicher.

Obere Extremität: Schulter: Palpation: deutlicher DS über ventraler Kapsel. Kein DS über AC-Gelenk. Schultern passiv global eingeschränkt, Schürzen und Nackengriff endgradig eingeschränkt Abd.: re: 90°, li: 60°, Anteversion: re: 100°, li: 90°, Rotation in 0° Abd.: IR: re: 80, li: 60°, AR: re 30°, li 10°. Isometrietest soweit beurteilbar intakt. Humerus unauffällig. Ellengelenk dysplastisch. *Bewegung:* Ex/Flex: re 0/20/60°, links 0/20/90. Unterarm verkürzt, Elle und Speiche angelegt. Handgelenk unauffällig. 3 Langfinger beids., Beugekontraktur DIG II und III beids. DIG II Umstellungsoperation auf Daumenposition bei Hypoplasie Daumen beids.

13.11.6.3 Physiotherapiebefund

Die Patientin leistet alle Lagewechsel und Transfers eigenständig. Sie besitzt einen Rollator, wird aber sehr selten für lange Strecken benutzt. Im ADL-Bereich braucht die Patientin Hilfe zum An- und Ausziehen des Oberkörpers und Haare waschen. Unterstützung im Haushalt und bei Einkäufen bekommt sie vom Pflegedienst. Am stärksten betroffen sind aktuell die Bereiche beider Knie sowie die LWS. Seit ca. drei Wochen hat die Patientin extreme Schmerzen im linken Kniegelenk, sowohl in Ruhe als auch bei Belastung. Seit einer Woche treten auch Schmerzen im rechten Knie auf. Zudem komme es immer häufiger zu Schmerzen in beiden Schultern mit Bewegungseinschränkungen, links > rechts, wechselt aber, die Schmerzen strahlen manchmal bis zu den Fingerspitzen aus, verbunden mit Bewegungseinschränkung in den Fingergelenken. Die Schmerzen sind wetterabhängig, bei kaltem Wetter verstärken sie sich. Alle vier bis sechs Wochen bekommt die Patientin Schmerzattacken, sodass sie ohne Hilfe überhaupt nicht zurechtkommt. Für beide Hände hat die Patientin Nachtschienen bekommen. Es wurde eine Umstellung des Zeigefingers zum Daumen gemacht, in den Fingern hat sie taube Stellen, die Greiffunktion ist beidseits eingeschränkt. Schuherhöhung zum Ausgleich der Beinlängendifferenz von 1,4 cm ist vorhanden. Eine Schmerzlinderung wurde bis jetzt durch Physiotherapie (zweimal wöchentlich) und Ergotherapie (zweimal wöchentlich) erzielt. Zudem nimmt die Patientin an der Rheumaliga teil.

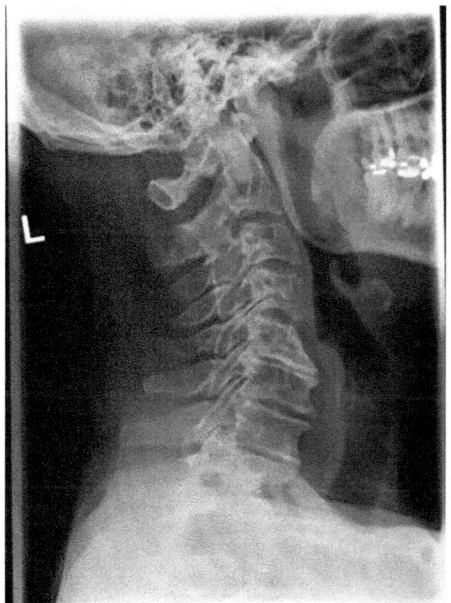

Abb. 13.15: Röntgen HWS 28.01.2020; Fallbeschreibung 6

13.11.6.4 Bildgebung

Befund: Röntgen HWS, 2 Ebenen, durchgeführt am 28.01.2020 (▶ Abb. 13.15). Regelrechte Lordose der abgebildeten HWS-Segmente mit harmonischem vorderem und hinterem Alignement. Osteochondrosis intervertebralis von HWK 5-BWK 1, Punctum maximum bei HWK 5/6. Uncovertebralarthrosen und Facettgelenksarthrosen ebendort. Multisegmentale flache Bandscheibenprotrusionen, bei HWK 5/6 mit multifokalen punktuellen Anulusverkalkungen, ebenso geringeren Ausmaßes bei HWK 5/6. Aus den beschriebenen Degenerationen resultieren – soweit

CT-morphologisch beurteilbar – eine mindestens mäßiggradige spinale Enge auf Höhe HWK 5/6 sowie HWK 6/7. Zudem überwiegend knöchern bedingte Neuroforamenengen auf folgenden Höhen: mäßig- bis höhergradig für C5 beidseits, höher- bis hochgradig für C6 beidseits (links führend), hochgradig für C7 beidseits, höhergradig für C8 rechts. Partiell verkalkte hypodenser Knoten im linken Schilddrüsenlappen von bis zu 8 mm Durchmesser. Multisegmentale degenerative Veränderungen der HWS wie beschrieben, hierbei mindestens mäßiggradige spinale Engen auf Höhe HWK 5/6 und HWK 6/7 sowie höher- bis hochgradige Neuroforamenengen für C5-C7 beidseits und C8 rechts, Punctum maximum für C7 beidseits.

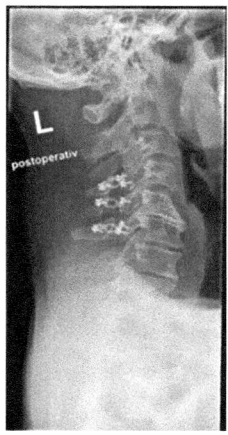

Abb. 13.16: Röntgen HWS 19.02.2020 postoperativ; Fallbeschreibung 6

Befund: Röntgen HWS: Im Vergleich zur Voruntersuchung erfolgte am 19.02.2020. Laminoplastie HWK 3-HWK 6 links in projektionsradiografisch regelrechter Stellung. Keine neu aufgetretene Wirbelkörperhöhenminderung (▶ Abb. 13.16).

MRT der HWS vom 15.01.2020 auswärtig: Multisegmentale Spinalkanalstenose in Höhe HWK 4/5 und HWK 6/7 Grad I nach Kang mit verbliebenen Liquorsaum. Zangenförmige Spinalkanalstenose in Höhe HWK 5/6 Grad II nach Kang mit verstrichenem Liquorsaum und Hypertrophie des Ligamentum flavum. Kein Anhalt für intramedullärer Signalintensität.

Elektrophysiologische Diagnostik vom 04.02.2020 im Hause: Medianus-SEP. Gut abgrenzbare und reproduzierbare SEP des N. medianus in den kortikalen Ableitungen. N20-Latenzen 16,7 ms von links sowie 16,8 ms von rechts mit normwertigen Amplituden beidseits in zwei unabhängigen averages. N13-Latenz bds. nicht abgrenzbar. Normwertige N20 bds. Tibialis-SEP nicht abgrenzbar.

Ulnaris-MEP: gut abgrenzbare und reproduzierbare MEP bei Stimulation des Motorkortex und des cervikalen Rückenmarks über der Hypothenarmuskulatur ableitbar. Gesamtlatenz nach links 17,4 ms und 13,5 ms nach rechts mit regelrechten Amplituden. Zentrale motorische Latenz (ZML) nach links 7,2 ms und nach rechts 4,9 ms. Peripher motorische Latenz (PML) nach links 10,2 ms und nach rechts 8,6 ms. Kein Hinweis auf eine zentrale Reizleitungsstörung.

Peroneus-MEP: gut abgrenzbare und reproduzierbare MEP bei Stimulation des Motorkortex und der lumbalen Nervenwurzeln über der Fußhebermuskulatur ableitbar. Gesamtlatenz nach links 26,5 ms, nach rechts 27,0 ms mit regelrechten Amplituden. ZML nach links 14,3 ms und nach rechts 13,3 ms. PML nach links 12,2 ms und nach rechts 13,7 ms. Kein Hinweis auf eine zentrale Reizleitungsstörung.

13.11.6.5 Diagnosen

- progrediente Myelopathie bei multisegmentalen Spinalkanalstenosen HWK 4–7 Grad I-II nach Kang
- Lumbofemoralgien beidseits bei progredienter Gangunsicherheit und myofaszialen Schmerzsyndrom
- rechtsseitiges innenrotiertes spastisches Gangbild bei infantiler Zerebralparese
- Thalidomid-Embryopathie mit:
  - Fehlbildung der Gelenkpfanne beider Schultergelenke mit sekundär arthrotischen,
  - Fehlbildung beider Ellengelenke, Teilversteifung,
  - Verkürzung beider Unterarme,
  - 3 Langfinger beidseits,
  - Fehlbildung beider Daumen,
  - Zustand nach operativer Umstellung der jeweils 2. Finger in Daumenposition,
  - Fehlbildung des Hüftgelenks mit Beinverkürzung links ca. 1,4 cm,
  - Zustand nach Verlängerung der Achillessehnen beidseits,
  - Schwerhörigkeit beidseits mit Hörgeräteversorgung.
- Zustand nach:
  - Bandscheibenoperation L 4/5 mit Revision bei Rezidiv Prolaps 10/15
  - Netzhautablösung links
  - Magen-Darm Ulcera ca. 2005
  - Mamma Carcinom links 1995
  - Hysterektomie 2006
  - Hallux-valgus-OP 2008
  - Fraktur Ellengelenk links 1996

13.11.6.6 Behandlung und Verlauf (Feb. 2020)

Diagnose: Dorsale Dekompression durch Laminoplastie C3–C6 von li. mit Undercutting C7.

Stationäre Aufnahme der Patientin erfolgte am 18. Februar 2020 zur geplanten operativen Behandlung bei der o. g. Diagnose. Nach der üblichen präoperativen Vorbereitung erfolgte am 19. Februar 2020 die oben beschriebene Operation. Bereits postoperativ waren die Beschwerden deutlich rückläufig. Die durchgeführten Röntgenkontrollen zeigten ein gutes postoperatives Ergebnis sowie einen korrekten Sitz des eingebrachten Materials. Die Patientin konnte unter physiotherapeutischer Betreuung zeitgerecht mobilisiert werden. Es zeigten sich anfänglich noch Nackenschmerzen ohne neurologische Defizite, die symptomatisch behandelt werden konnten. Die Wundheilung gestaltete sich komplikationslos. Die Laborkontrollen stellten sich im Verlauf unauffällig dar, die Wunde heilte primär und war bei Entlassung trocken und reizlos. Die abschließende neurologische Untersuchung zeigte keine sensomotorischen Defizite.

Am 27. Februar 2020 erfolgte die Entlassung mit subjektiver Beschwerdebesserung aus unserer stationären Behandlung in die Kurzzeitpflege bis zum Beginn der Rehabilitationsmaßnahme.

13.12 Literatur

Buess, D. et al. (2013). Sarkopenie. Definition, Diagnostik und Therapie. *Praxis. 102* (19), 1167–1170.

Cohen, S.P. et al. (2021). Chronic pain. An update on burden, best practices, and new advances. *The Lancet. 397* (10289), 2082–2097.

Enbom, H. et al. (1991). Postural compensation in children with congenital or early acquired bilateral vestibular loss. *The Annals of otology, rhinology, and laryngology. 100* (6), 472–478.

Ferrucci, L. et al. (2016). Age-Related Change in Mobility. Perspectives From Life Course Epidemiology and Geroscience. *The journals of gerontology. Series A, Biological sciences and medical sciences. 71* (9), 1184–1194.

Ghassemi Jahani, S.A. et al. (2016). Health-related quality of life and function in middle-aged individuals with thalidomide embryopathy. *Journal of children's orthopaedics. 10* (6), 691–703.

Hinoshita, F. et al. (2019). A nationwide survey regarding the life situations of patients with thalidomide embryopathy in Japan, 2018. First report. *Birth defects research. 111* (20), 1633–1642.

Kruse, A. et al. (2012). *Contergan – Endbericht an die Conterganstiftung für behinderte Menschen. Wiederholt durchzuführende Befragungen zu Problemen, speziellen Bedarfen und Versorgungsdefiziten von contergangeschädigten Menschen.* Institut für Gerontologie der Universität Heidelberg, S. 1–297.

Miller, M.T. & Strömland, K.K. (2011). What can we learn from the thalidomide experience: an ophthalmologic perspective. *Current opinion in ophthalmology. 22* (5), 356–364.

Neuhauser, H. et al. (2013). Blutdruck in Deutschland 2008–2011. Ergebnisse der Studie zur Gesundheit Erwachsener in Deutschland (DEGS1). In: *Bundesgesundheitsblatt, Gesundheitsforschung. Gesundheitsschutz. 56* (5–6), 795–801.

Newbronner, E. et al. (2019). The health and quality of life of Thalidomide survivors as they age – Evidence from a UK survey. *PLoS ONE 14* (1), e0210222.

Nicotra, A. et al. (2016). Peripheral Nerve Dysfunction in Middle-Aged Subjects Born with Thalidomide Embryopathy. *PLoS ONE. 11* (4), e0152902.

Niethard, F. U. et al. (Hg.) (1994). *Contergan. 30 Jahre danach.* Stuttgart: Ferdinand Enke Verlag.

Peters, K. M. et al. (2016). *Gesundheitsschäden, psychosoziale Beeinträchtigungen und Versorgungsbedarf von contergangeschädigten Menschen aus Nordrhein-Westfalen in der Langzeitperspektive.* Gutachten im Auftrag des LZG.NRW. Hg. v. Landeszentrum Gesundheit Nordrhein-Westfalen. Bielefeld.

Schweda, C. (2013). Es war die beste der schlechten Lösungen. Einstellung des Contergan-prozesses 1970: Der damalige Staatsanwalt glaubt nicht, dass das Verfahren anders je ein Ende gefunden hätte. *Aachener Zeitung* (93). (Zugriff am 12.06.2024).

Sherratt, M.J. (2009). Tissue elasticity and the ageing elastic fibre. *Age (Dordrecht, Netherlands). 31* (4), 305–325.

Weiss, A.H. & Phillips, J.O. (2006). Congenital and Compensated Vestibular Dysfunction in Childhood. An Overlooked Entity. *J Child Neurol 21* (7), 572–579.

Willard, F. H. et al. (2012). The thoracolumbar fascia. Anatomy, function and clinical considerations. *Journal of anatomy. 221* (6), 507–536.

Willert, H. G. & Henkel, H.-L. (1969). *Klinik und Patholgie der Dysmelie. Die Fehlbildungen an den oberen Extremitäten bei der Thalidomid-Embryopathie.* Unter Mitarbeit von Hegglin, R. et al. Hg. v. Springer-Verlag Berlin Heidelberg (Experimentelle Medizin, Pathologie und Klinik, Band 26 – Med. A1969_232).

Wissenschaftliche Dienste des Deutschen Bundestages: *Entschädigung von Conterganopfern in Deutschland und Opfern thalidomidhaltiger Lizenzprodukte in Großbritannien.* (Zugriff am 19.06.2024).

14 Conterganbedingte Schäden am Gesichtsschädel, Kiefer und Gebiss

Christina Ding-Greiner

In der Gesamtstichprobe HD 2012 (N = 870) fanden sich Fehlbildungen des Kiefers in 22,6 %, der Zähne bei 15 % der Teilnehmer. Diese vorgeburtlichen Schädigungen erforderten eine aufwändige zahnärztliche und/oder kieferchirurgische Behandlung. Die Korrektur einer Fehlstellung oder Fehlanlage des Kiefers ist absolut notwendig für die sprachliche Entwicklung und Kommunikation sowie für eine ungestörte Essfunktion.

Verformungen des Kiefers und Fehlbildungen der Zähne traten überwiegend in der Gruppe der hörgeschädigten Personen auf. 39,6 % der gehörlosen und 31 % der hörgeminderten contergangeschädigten Menschen gaben eine Verformung des Kiefers an, weitere 36,2 % resp. 28 % eine Fehlbildung oder Fehlanlage der Zähne. In der Gesamtstichprobe lag der Bedarf an Zahnersatz bei 23,5 %. Der Bedarf zweifach- und vierfach geschädigter Menschen lag ebenfalls in diesem Bereich, während gehörlose contergangeschädigte Menschen mit 44,4 % den höchsten anteilmäßigen Bedarf zeigten. Contergangeschädigte Personen mit Fehlbildungen im Bereich des Kopfes – dazu gehören hörgeminderte, jedoch nicht gehörlose Betroffene – hatten mit 34,8 % ebenso einen hohen Bedarf genannt, denn auch bei ihnen war das Ausmaß an Fehlbildungen im Bereich der Zähne und des Kiefers hoch.

Zu den vorgeburtlichen Schäden kamen die sekundären Schäden an den Zähnen hinzu, die dadurch entstanden, dass Betroffene mit verkürzten Armen und/oder fehlgebildeten Händen die Zähne nutzten, um eine Vielfalt von Tätigkeiten auszuführen, um die fehlende Greiffunktion zu kompensieren. Dazu gehörten das Öffnen von Flaschen und Behältern, das Tragen von Gegenständen, das Bedienen von Hebeln mit den Zähnen.

Die Reinigung der Zähne war häufig nicht korrekt und gründlich auszuführen bei bestehender Fehlbildung der Arme und Hände und einer eingeschränkten Funktionalität. Daher sind professionelle Prophylaxe und Zahnreinigung besonders wichtig, ebenso eine individuelle ergotherapeutische Beratung der Betroffenen zur Anpassung der Zahnbürste an die gegebene Situation oder die Gewährleistung der Unterstützung beim Zähneputzen ggf. durch personelle Hilfe. Bei einem schlechten Zustand der Zähne oder Zahnverlust ist diese zentrale Greiffunktion eingeschränkt oder nicht mehr möglich. Dies führt zu einem Verlust der Selbstständigkeit und macht Handreichungen notwendig. Zahnimplantate können durch Verankerung im Kiefer dem Gebiss wieder Stabilität verleihen.

Die Medizinische Kommission hat bei 16 % der Leistungsempfänger eine »Schwere Kieferfehlbildung mit Beeinträchtigung der Kaufähigkeit und/oder entstellender Wirkung« festgestellt.

15 Die zahnärztliche Behandlung von Contergangeschädigten

Eva Streletz

15.1 Einleitung

Die Zahnmedizin war seit Beginn des Conterganskandals nie im Fokus der betreuenden Medizin. Es mag daran liegen, dass es in den Augen der Ärzte »Wichtigeres« gab, auch daran, dass man das Ausmaß der Missbildungen erst im Laufe vieler Jahre nach und nach verstanden hat. So wurden z. B. auch vor kurzer Zeit erst die Gefäßschäden der Contergangeschädigten gründlich erfasst.

Das Ignorieren der zahnmedizinischen Befunde verwundert vor dem Hintergrund, dass es bereits in den 1960er Jahren Erkenntnisse über spezifische Schäden im Mund-Kiefer-Bereich gab. Stahl (1968b) fand bei »Contergankindern« im Milchgebiss gehäuft eine progene Bisslage, ein- oder beidseitigen Kreuzbiss und Ankylosierung oder starke Fibrosierung des Zungenbändchens. Diese Erkenntnisse fanden damals jedoch keinen Eingang in die Liste der anerkannten Conterganschädigungen.

Die Kieferorthopädie der Universitätszahnklinik Tübingen fand bei Untersuchungen von 30 Contergangeschädigten 1971 und 1974 in der Mehrzahl der Fälle einen retrognathen Gesichtstyp, die Autorin sprach sogar von einem »typischen Contergan-Gesicht« (Schmidt, 1975). Untersuchungen der Thalidomid-Geschädigten in Japan lieferten ähnliche Ergebnisse (Kida, 1987). Trotzdem fanden die zahnmedizinischen Auswirkungen von Contergan bis heute kaum Beachtung.

Wie komme ich also als scheinbar Unbeteiligte an eine Expertise über die zahnmedizinischen Aspekte der Conterganschädigung?

Es begann in meiner Kindheit. Meine beste Freundin seit Schultagen ist contergangeschädigt. Sie besuchte mit mir das Gymnasium und wir lebten Inklusion, als das Wort noch niemand kannte. Von Jutta habe ich damals, ohne mir dessen bewusst zu werden, viel über den Umgang mit Behinderten gelernt. Es war selbstverständlich, dass ich mit ihr und nicht über sie redete (übrigens ein Grundsatz, der sich in der Politik noch immer nicht durchgesetzt hat…) und dass ich sie nicht einfach mit Hilfe überrollte, sondern sie Bescheid sagte, wobei sie Hilfe benötigte. Das Wichtigste war aber der Grundsatz: »Geht nicht, gibt's nicht«. Was nicht auf dem »normalen« Weg zu machen war, dafür wurden alternative Wege und/oder geeignete Hilfsmittel gesucht. Ich habe erst später im Berufsleben nach und nach bemerkt, wie sehr mich dieses Prinzip geprägt hat.

Später studierte ich Zahnmedizin, und Jutta war meine Patientin. So lernte ich schon Besonderheiten ihres Gebisses kennen, ohne mir darüber klar zu werden, dass es einen Zusammenhang mit ihrer Conterganschädigung geben könnte.

Schließlich war davon im Studium der Zahnmedizin nie die Rede. Ich habe ihre Zähne saniert und die Restaurationen an ihre speziellen Bissverhältnisse angepasst.

Die seit Schultagen erprobte Kreativität in der Problemlösung wandten wir auch auf die Mundhygiene an und fanden gemeinsam heraus, welche Zahnbürste und welche Hilfsmittel für meine Freundin geeignet waren.

Ich habe mich später auf die Parodontologie spezialisiert. In diesem Fach spielt die Optimierung der Mundhygiene und die Auswahl der geeigneten Hilfsmittel eine zentrale Rolle. Durch Jutta bekam ich außerdem Kontakt zum Contergan-Verband, hielt dort auch Vorträge und lernte andere Geschädigte kennen. Dabei fielen mir nach und nach Gemeinsamkeiten auf, die nicht im offiziellen Katalog der Schädigungen stehen.

15.2 Conterganschäden mit zahnmedizinischer Relevanz

Es gibt mehr Contergan-Behinderungen, die sich auf die Zähne der Geschädigten auswirken, als man sich auf den ersten Blick vorstellen kann.

Eine große Gruppe der Contergangeschädigten haben Dysmelie, also eine mehr oder weniger ausgeprägte Missbildung der Extremitäten. Das sind die weithin bekannten, »typischen« Contergangeschädigten, die in den Medien bei Dokumentationen über den Skandal gewöhnlich auftauchen. Über 80 % der Contergangeschädigten haben eine Missbildung der Arme (Kruse et al., 2012).

Diese Missbildungen sind zum größten Teil gut untersucht, aber mir fiel auf, dass in dieser Kohorte auch eine Unterentwicklung des Mittelgesichts sehr häufig ist. In der Embryonalentwicklung findet die Ausbildung der Kiefer zur gleichen Zeit wie die Anlage der Extremitäten statt. Die Untersucher der frühen 1960er Jahre hatten diesen Zusammenhang bereits vermutet (Stahl, 1967), in den 1970er Jahren wurde das von Schmidt (1975) bestätigt. Es ist also nachvollziehbar, dass das gehäufte Auftreten der Mikrognathie ebenfalls mit Contergan zusammenhängt. Die Unterentwicklung des Oberkiefers und der daraus folgende Kreuz- oder Kopfbiss wurde bereits in den 1960er Jahren festgestellt (Stahl, 1966), fand aber keinen Eingang in die offizielle Liste der Schäden.

Durch die Mikrognathie entsteht eine Pseudoprogenie, das bedeutet, dass der Unterkiefer vorstehend wirkt. In Wirklichkeit liegt das aber daran, dass der Oberkiefer zu klein ist. Intraoral zeigt sich in diesen Fällen oft ein Kreuzbiss, ein umgekehrter Überbiss der Zähne in Ober- und Unterkiefer. Dieser wirkt sich natürlich auf die beteiligten Strukturen wie Kiefermuskulatur und Kiefergelenke aus. Auch im Hinblick auf zahnärztliche Restaurationen ist die Situation erschwert, denn Arbeits- und Balanceseite sind vertauscht. In einer schwedischen Studie wurde bei einem Drittel der untersuchten Contergangeschädigten eine Klasse-III-Verzahnung oder ein Kopfbiss gefunden (Ekfeldt & Carlsson, 2008). Die untersuchte Kohorte war allerdings sehr klein, sodass nicht sicher ist, ob sich dieses Resultat auf alle Contergan-Opfer übertragen lässt. Die oben erwähnten deutschen Studien bezogen sich nur auf das Milch- und Wechselgebiss.

Anzahl und Qualität der Zähne unterscheiden sich nicht von Gesunden. An den Zähnen contergangeschädigter Menschen treten allerdings überdurchschnittlich häufig Erosionen und Beschädigungen der Zahnsubstanz auf (Ekfeldt & Carlsson, 2008). Hierfür gibt es drei verschiedene Gründe:

1. Die Zähne werden oft als Werkzeug benutzt, um die Einschränkung der manuellen Fähigkeit auszugleichen. Dadurch wird die Zahnsubstanz, vor allem an den Frontzähnen, unphysiologisch stark belastet. Es kommt zu Abnutzungen, aber auch zu Schmelzsprüngen.
2. Contergangeschädigte leiden überdurchschnittlich häufig an Regurgitation, d. h. einem Zurückfließen von Mageninhalt in die Speiseröhre und den Mund. Durch die Magensäure kommt es in diesen Fällen zu Erosionen des Zahnschmelzes, ähnlich wie bei Bulimikern.
3. Frontzahntraumata sind überdurchschnittlich häufig, da sich Geschädigte mit verkürzten oder fehlenden Armen bei einem Sturz schlechter abfangen können.

Die Mundhygiene ist je nach Grad der Missbildung, vor allem der Arme und Hände, erschwert bis unmöglich. Einige Geschädigte können Hilfsmittel wie Zwischenraumbürsten mit den Händen benutzen, andere putzen sich die Zähne mit den Füßen, wieder andere sind für die Mundhygiene auf Hilfe angewiesen.

Für Deutschland liegen leider keine aktuellen Daten über die Zahngesundheit der Contergangeschädigten vor.

Eine weitere, weniger bekannte Gruppe der Geschädigten hat Gesichtsmissbildungen, Gesichtslähmungen, Missbildungen oder Fehlen der Ohrmuscheln, zum Teil auch Hörschädigungen bis hin zur Taubheit. Auch diese Schädigungen wurden bereits in den 1960er Jahren beschrieben (Stahl, 1968a).

Eine schwedische Studie berichtet von einem Anteil von 13 % von Contergangeschädigten mit Fehlbildungen im Kopfbereich (Sjögreen & Kiliaridis, 2012), die Heidelberger Studie, die 2012 durchgeführt wurde, nennt ca. 42,9 % (Kruse et al., 2012). 5,4 % sind gehörlos, 40,6 % haben Sehschädigungen bis hin zur Blindheit. Die Autoren in Schweden fanden außerdem, dass auch Contergangeschädigte ohne Gesichtsschäden schwächere Lippen und eine eingeschränktere Lippenbeweglichkeit aufwiesen als eine gesunde Kontrollgruppe.

Die Gruppe der Gehörlosen wird oft bei Bearbeitung des Themas vergessen, sodass es noch nicht einmal bei speziellen Veranstaltungen für Contergangeschädigte selbstverständlich ist, Gebärdendolmetscher und Simultanprotokollanten hinzuzuziehen.

Hier wird die zahnärztliche Behandlung zum Beispiel durch die Einschränkung des Zuganges erschwert, durch den pathologischen Bewegungsablauf aufgrund fehlender, verkürzter oder missgestalteter Muskulatur, fehlgebildeter Knochen und missgebildeter Gesichtsanteile. Dazu kommt eventuell noch die Hörschädigung, die die notwendige Kommunikation erschwert oder sogar unmöglich macht.

Sehr viele der Hörgeschädigten haben gelernt, von den Lippen zu lesen. In der Coronapandemie hatten diese Menschen große Probleme, weil sie durch die Masken die Mimik ihres Gegenübers nicht erkennen konnten.

15.3 Zahnärztliche Behandlung von Behinderten

Über die zahnmedizinische Behandlung von Contergangeschädigten gibt es keine spezifische Literatur. Ich beziehe mich daher zunächst auf das Wissen über die Behandlung von Behinderten allgemein.

Die zahnärztliche Therapie von Menschen mit Behinderung ist in Deutschland leider nicht Teil der zahnärztlichen Ausbildung – unverständlich angesichts der Tatsache, dass mindestens ein Zehntel der Bevölkerung Behinderungen aufweist (Schulte & Schmidt, 2021).

Es gibt in ganz Deutschland nur eine zahnmedizinische Fakultät – die Universität in Witten-Herdecke -, die sich einen Lehrstuhl für »behindertenorientierte Zahnmedizin« leistet und diesen Aspekt auch in die Ausbildung der Studenten und Studentinnen integriert.

Die meisten Zahnärzte fühlen sich nicht ausreichend auf eine Behandlung behinderter Patienten vorbereitet (Schmidt et al., 2022). Das Wissen, wie auf die speziellen Bedürfnisse behinderter Menschen eingegangen werden kann, fehlt oft und kann nur durch Versuch und Irrtum erlernt werden. So ergibt sich leicht eine gewisse Vermeidungshaltung. Die Akzeptanz steigt allerdings mit dem Fachwissen (Heinrich-Weltzien et al., 2013).

Möglicherweise hängt es unter anderem mit der fehlenden spezifischen Ausbildung der Zahnärzte zusammen, dass die Zahngesundheit Behinderter in Deutschland schlechter ist als die gesunder Vergleichsgruppen (Krause et al., 2022). Der Unterschied macht sich schon bei Kindern bemerkbar (Schmidt et al., 2020). In Schweden konnte dieser Unterschied nicht gefunden werden (Ekfeldt & Carlsson, 2008). Hier ist die zahnmedizinische Behandlung von Kindern und Jugendlichen staatlich organisiert. Vielleicht haben dadurch die Prophylaxekräfte mehr Zeit für die Betreuung der Patienten und können so eine effektive Mundhygiene einüben.

Der Inhaber des einzigen Lehrstuhles für Behindertenmedizin, Prof. Dr. Andreas Schulte, hat folgende Arten von Behinderungen identifiziert, die negativen Einfluss auf die Mundgesundheit haben können (Schulte & Schmidt, 2021):

- geistige Behinderung
- psychische Behinderung
- Demenz
- kognitive Beeinträchtigungen, z. B. infolge eines Apoplexes, einer Meningitis oder eines Schädelhirntraumas
- Mehrfachbehinderung (z. B. das gemeinsame Vorliegen einer Körperbehinderung und einer kognitiven Behinderung)

- Blindheit oder schwere Sehbehinderung
- Gehörlosigkeit oder schwere Hörbehinderung
- Angewiesensein auf einen Rollstuhl
- fehlende oder teilweise bzw. vollständig gelähmte Hände oder Arme

Jede Art der Behinderung stellt die Praxis vor eigene Herausforderungen.

Schulte und Schmidt (2021) postulieren, dass sich Praxisinhaber die folgenden Fragen stellen sollten, um die Voraussetzungen für eine Behandlung Behinderter in der Praxis einschätzen zu können:

1. Ist die Person in der Lage, eigenverantwortlich in ausreichendem Maß die Mund- und Zahnpflege bei sich selbst durchzuführen?
2. Ernährt sich die Person sehr einseitig mit kohlenhydratreicher Nahrung?
3. Ist eine Kommunikation zwischen Person und Zahnarzt und somit der Aufbau eines Vertrauensverhältnisses zwischen beiden möglich?
4. Kann die Person bei zahnärztlichen Untersuchungen und Behandlungen kooperieren?
5. Hat der Zahnarzt genügend Fachkenntnisse, um die besonderen Aspekte der verschiedenen Behinderungen bei der zahnärztlichen Betreuung berücksichtigen zu können?
6. Ist die Person in der Lage ohne Unterstützung, aber ggfs. mit Hilfsmitteln, wie z. B. einem Rollstuhl, eine Zahnarztpraxis aufzusuchen?

Meine Einschätzung dazu ist folgende:

Trifft Punkt 1 zu, müssen »nur« die körperlichen Besonderheiten der Behandlung in der Praxis ausgelotet werden.

Für Punkt 2 ergibt sich die Notwendigkeit der Ernährungsberatung. Hier ist es aber nötig, herauszufinden, ob die Person selbst kocht und einkauft oder ob Angehörige, Pflegedienst oder die Küche einer Institution zuständig sind. Entsprechend kompliziert kann es werden, den Sachverhalt anzusprechen und Änderungen herbeizuführen.

Punkt 3 ist komplex. Die Kommunikation ist das zentrale Element der zahnärztlichen Behandlung. Bei den Hörgeschädigten zum Beispiel kann sie erschwert sein. Das Lippenlesen muss ermöglicht werden. Es kann aber auch notwendig sein, Begleitpersonen einzubeziehen oder sogar einen Gebärdendolmetscher anzufordern. Die Contergan-Vereine können in diesem Fall helfen.

Punkt 4 trifft bei Contergangeschädigten in der Regel zu. Bei geistigen oder psychischen Behinderungen kann der Zugang schwierig sein. In diesen Fällen gibt es aber meistens eine Begleitperson, die die Eigenheiten der Person kennt und unterstützend tätig werden kann.

Punkt 5 kann durch Fortbildung erreicht werden, aber auch durch ein Öffnen für die Hilfe der jeweiligen behandelten Person, die ihre Grenzen und Ressourcen sehr genau kennt.

Punkt 6 schließlich betrifft die Barrierefreiheit der Praxis. Die örtliche Zahnärztekammer kann mit Angaben über barrierefreie Praxen weiterhelfen.

Auch vor dem Hintergrund der demografischen Entwicklung in Deutschland ist dringend nötig, die Behandlung von älteren und behinderten Patienten in die zahnärztliche Ausbildung zu implementieren.

15.4 Zahnärztliche Behandlung Contergangeschädigter

Hier kann ich nur mit eigenen Erfahrungen aufwarten. Studien zu der Thematik gibt es nicht. Ich kann daher keinen Anspruch auf Vollständigkeit oder Repräsentanz erheben.

Die zahnärztliche Betreuung der Menschen mit Conterganschädigung umfasst logischerweise alle Bereiche der Zahnmedizin, also Prophylaxe, Parodontologie, Zahnerhaltung und Zahnersatz. Allerdings ist die Behandlung bei jedem Geschädigten höchst individuell aufgrund der anatomischen Gegebenheiten. Die o. g. Kriterien können zur Einschätzung herangezogen werden, darauf aufbauend muss die Behandlung individuell gestaltet werden.

Das Wichtigste hierbei ist die Interaktion. Der Behinderte kennt sich selbst und den eigenen Körper viel besser als jeder Behandler. Also müssen Patienten und Zahnärzte im Dialog herausfinden, wie sie die Behandlung am besten »schaffen« können.

Bei Füllungen und Kronen wirken sich die Bissverhältnisse aus, ebenso der eventuell eingeschränkte Zugang bei Gesichtsmissbildungen. Bei Kreuzbiss sind die Bewegungsabläufe beim Kauen anders als im normalen Gebiss. Eine Eckzahnführung, die normalerweise im natürlichen Gebiss als Standard gilt und bei festsitzenden Restaurationen angestrebt wird, ist hier unmöglich.

Das Gleiche gilt für die Behandlung von Zahnfleischerkrankungen. Ätiologie, Pathogenese und Ablauf der Therapie sind die gleichen wie bei Gesunden (Sanz et al., 2020). Die Erhaltungstherapie steht und fällt allerdings mit der Mundhygiene, die oft erschwert ist, siehe unter »Prophylaxe«.

Zahnersatz muss bei Contergangeschädigten besondere Voraussetzungen erfüllen. Die Versorgungen, ob festsitzend oder herausnehmbar, müssen besonders leicht zu reinigen sein, da die Patienten sich oft mit der effektiven Mundhygiene schwer tun. Herausnehmbare Versorgungen müssen gut zu entfernen und einzusetzen sein, eventuell wird es notwendig, extra »Griffe« an Prothesen anzubringen, damit der Geschädigte oder die Hilfsperson sie aus dem Mund nehmen kann. Implantatversorgungen erscheinen in diesem Kontext auf den ersten Blick vielversprechend, sind aber durch die eingeschränkte Mundhygiene mit einem erhöhten Risiko behaftet. Bei jeder Zahnersatzplanung muss daher besonders sorgfältig abgewogen werden, was für diesen ganz speziellen Fall die beste Lösung ist.

Dysmelie-Patienten benutzen vermehrt die Zähne als Werkzeug. Daraus resultieren eine stärkere Beanspruchung und Abnutzung der natürlichen Zähne, aber auch eine besondere Anforderung an den Zahnersatz: Die Versorgung muss so stabil sein und so festsitzen, dass sie auch diese untypische Verwendung »aushält«. Durch fehlende Zähne und/oder schlecht angepassten Ersatz wird der Geschädigte noch zusätzlich – iatrogen – behindert.

Die Contergangeschädigten erreichen jetzt das »gefährliche Alter« für Zahnverlust und Parodontalerkrankungen. Es ist daher dringend nötig, die Zahngesundheit der Betroffenen zu erfassen, damit das Risiko relativ zur Gesamtbevölkerung beurteilt werden kann. Nur so kann ein eventuell höherer Bedarf eingeschätzt werden.

15.5 Prophylaxe

Der zentrale Punkt für die Zahngesundheit der Contergangeschädigten ist wie in der Gesamtbevölkerung die Verhinderung von Erkrankungen. Die häusliche mechanische Plaqueentfernung spielt dabei nach wie vor die zentrale Rolle (DGZMK S3-Leitlinie, 2018a). Daher muss die Etablierung einer effektiven Mundhygiene bei Behinderten wie Gesunden im Zentrum der Vorsorge stehen. Leider gibt es keine aktuelle deutsche Untersuchung, die die Mundhygiene von Contergangeschädigten mit dem Durchschnitt der Bevölkerung vergleicht. Alle Überlegungen über die Putzgewohnheiten der Betroffenen sind daher höchst spekulativ. Auch hier kann ich wieder nur von persönlichen Erfahrungen ausgehen.

Das Ziel muss sein, jede Person zu einer möglichst effektiven Mundhygiene zu befähigen. Hier ist die Kreativität von Patienten und Behandlern gefragt. Für Menschen mit verkürzten Armen, die aber ihren Mund noch gut erreichen, sind Zwischenraumbürsten oft ausreichend, zusammen mit einer guten elektrischen Zahnbürste, da diese die notwendigen Putzbewegungen selbständig ausführt. Art und Ausführung der Zwischenraumbürsten muss je nach den manuellen Fähigkeiten aus dem großen Angebot auf dem Markt ausgewählt und die Handhabung individuell eingeübt werden.

Schwieriger wird es bei Geschädigten, die mit den Füßen arbeiten. Hier ist schon die Handhabung einer Zahnbürste deutlich erschwert, die Reinigung der Zwischenräume noch mehr. Gegebenenfalls muss hier eine Hilfsperson einbezogen werden. Das ist für die Geschädigten, die oft großen Wert darauf legen, so viel selbstständig zu können, ein schwerer Schritt, den sie nur ungern gehen.

Die Prophylaxe-Industrie hat inzwischen auch Hilfsmittel für schwierige Fälle entwickelt, so gibt es z. B. eine Zahnbürste, die drei Seiten der Zähne gleichzeitig putzt, und sogar eine Art kieferumfassende elektrische Zahnbürste, die wie ein Abdrucklöffel über die Zahnreihe gestülpt wird.

Wird die Mundhygiene sowieso von einer oder mehreren Hilfspersonen ausgeführt, so müssen diese in das Training einbezogen werden. Auch bei professionellen Pflegenden ist das Wissen über effiziente Mundhygiene leider oft erschreckend wenig ausgeprägt, da dies aus mir unverständlichen Gründen nicht zur

Pflegeausbildung gehört. Im hohen Zeitdruck der Pflege wird die Mundhygiene außerdem oft vernachlässigt oder unterbleibt sogar ganz.

Bei Hörgeschädigten muss, wie weiter oben bereits aufgeführt, eine Möglichkeit der Kommunikation gefunden werden. Wenn das mit Lippenlesen klappt, ist das wunderbar. Ich habe aber auch schon Prophylaxesitzungen mit Gebärdendolmetschern durchgeführt.

Angesichts des Aufwandes, den Betroffene, Zahnärzte und Betreuer auf sich nehmen müssen, um eine gute Mundhygiene zu erreichen, erscheint es als naheliegende Lösung, einfach mit antibakteriellen Mundspülungen zu arbeiten. Kein Stress, Spülen und fertig… Leider ist es nicht so einfach. Die einzige bis heute bekannte Substanz, die wirklich die mechanische Belagsentfernung einigermaßen ersetzen kann, ist Chlorhexidindigluconat. Die Substanz hat allerdings, wie alle Medikamente, die eine Wirkung haben, auch Nebenwirkungen. Sie verfärbt Zunge und Zähne braun, stört den Geschmackssinn und kann bei lang andauerndem Gebrauch Pilzinfektionen begünstigen. Die Substanz ist geeignet, eine vorhandene Zahnfleischentzündung zu bekämpfen oder nach einem Eingriff im Mund die Zeit, in den nicht richtig geputzt werden kann, zu überbrücken, aber nicht für die dauerhafte Prophylaxe (DGZMK S3-Leitlinie, 2018b).

15.6 Patientenfälle

Die individuellen Besonderheiten der Behandlung von Contergangeschädigten sollen hier anhand zweier Patientenfälle dargestellt werden.

15.6.1 Patientin 1

Die erste Patientin zeigt die allgemein bekannte, »typische« Conterganschädigung der verkürzten Arme. Es liegen aber noch andere Schädigungen vor, die nicht auf den ersten Blick sichtbar sind: Außer der Missbildung der oberen Extremitäten mit Finger-, Ellbogen- und Schulterschaden liegt noch eine Skoliose der Wirbelsäule vor, außerdem Hüftschäden und eine Missbildung der Nieren.

Zahnärztlich interessant ist das unterentwickelte Mittelgesicht, das auf dem Profilfoto (▶ Abb. 15.1) und im Fernröntgen-Seitenbild (▶ Abb. 15.2) deutlich sichtbar ist. Dadurch imponiert der Unterkiefer als scheinbar vorstehend im Sinne einer Pseudoprogenie.

In ▶ Abb. 15.1 ist die deutliche Unterentwicklung des Mittelgesichts (Mikrognathie) sichtbar. Sie führt optisch zu einem Vorstehen des Unterkiefers (Pseudoprogenie). Die knöchernen Strukturen der Mikrognathie und Pseudoprogenie werden in der Fernröntgen-Seitenaufnahme bestätigt (▶ Abb. 15.2).

Intraoral fällt der zirkuläre Kreuzbiss auf (▶ Abb. 15.3). Die Abstützung der Unterkiefer-Front am Gegenkiefer, die bei regulärer Verzahnung vorhanden ist,

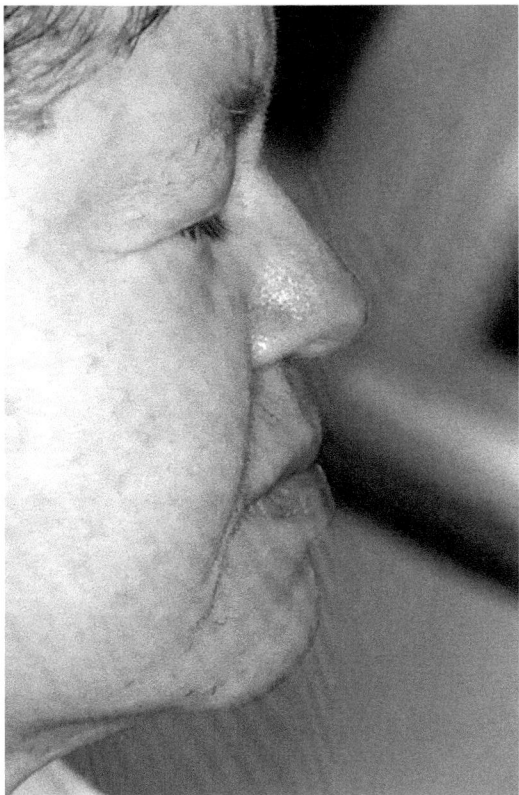

Abb. 15.1: Patientin 1; Profilaufnahme

fehlt hier, sodass die unteren Frontzähne nach außen und oben wandern können. Verstärkend wirkt hier der Umstand, dass durch die Mikrognathie der Zungenraum eingeschränkt ist, sodass die Zunge mehr gegen die unteren Zähne drückt und ebenfalls zur Aufweitung des Zahnbogens beiträgt. Dadurch entstanden die Lücken mesial der Eckzähne.

Die Patientin befindet sich in langjähriger Betreuung. Bereits zu Anfang dieser Zeit haben wir uns intensiv um die individuelle Mundhygiene gekümmert und gemeinsam die persönliche Strategie für die häusliche Plaquekontrolle erarbeitet. Die Patientin benutzt eine elektrische Zahnbürste und Zahnzwischenraumbürsten mit Stiel. Bei der Benutzung stützt sie sich mit dem Arm an einem Schrank ab, damit sie mit dem verkürzten Arm den Mund gut erreicht. Unterstützend verwendet sie wöchentlich ein Fluorid-Gel zur Kariesprophylaxe. In regelmäßigen Abständen führen wir in der Praxis professionelle Reinigungen mit Intensiv-Fluoridierung durch.

Aus der langen Behandlungszeit liegen Panoramaaufnahmen aus dem Jahr 2003 (▶ Abb. 15.4) und dem Jahr 2023 (▶ Abb. 15.5) vor.

Aus den Aufnahmen ist ersichtlich, dass Kieferknochen und Kiefergelenke keine pathologischen Veränderungen aufweisen; demnach hat sich die Conterganschä-

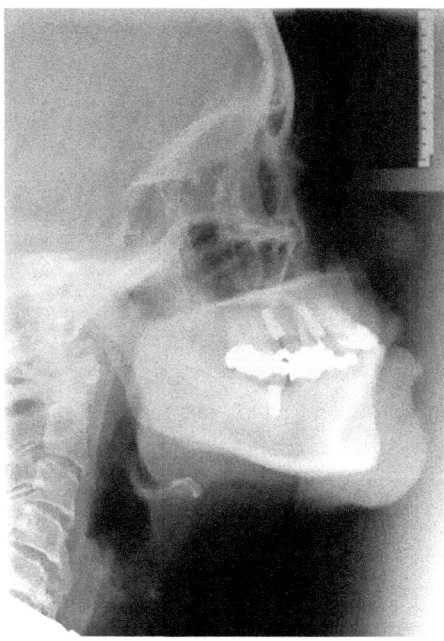

Abb. 15.2: Patientin 1; Fernröntgen-SeitenaufnahmeSatzhinweis (Abb. 15.1)

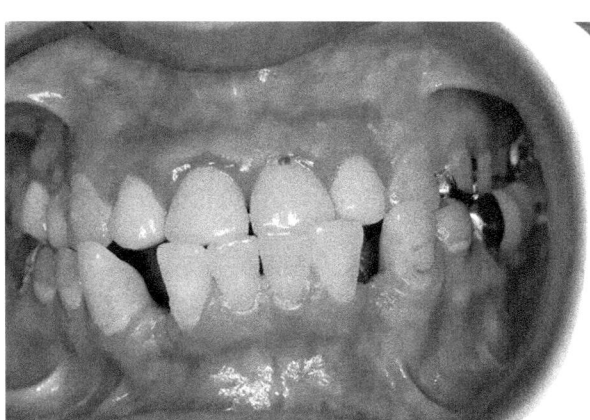

Abb. 15.3: Patientin 1; Intraoralfoto

digung – abgesehen von der Mikrognathie – nicht auf diese Strukturen ausgewirkt. In den zwanzig Jahren, die zwischen den Röntgenbildern liegen, sind drei Zähne verlorengegangen und wurden durch Implantate ersetzt. Zwei dieser Zähne waren 2003 bereits stark vorgeschädigt.

Die Mehrzahl der erkennbaren Restaurationen stammt aus den 1980er Jahren und konnte durch die konsequente Prophylaxe bis heute erhalten werden. Die Versorgung damals erfolgte quadrantenweise, um die Bisslage und den individu-

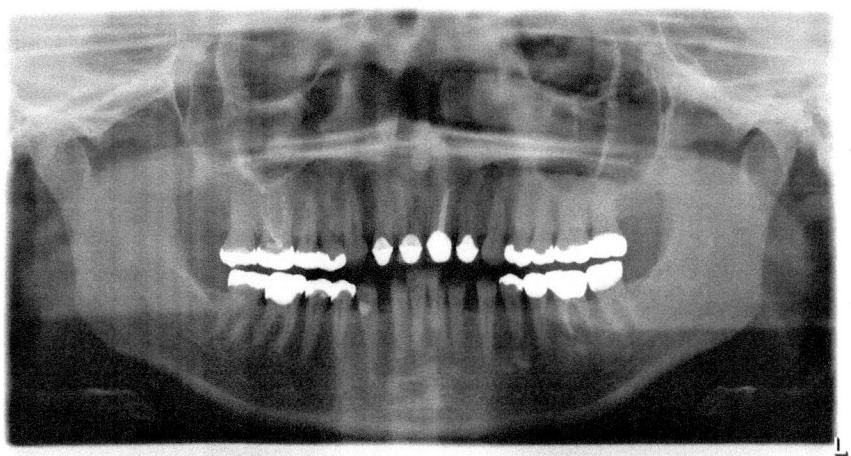

Abb. 15.4: Patientin 1; Panoramaaufnahme aus dem Jahre 2003

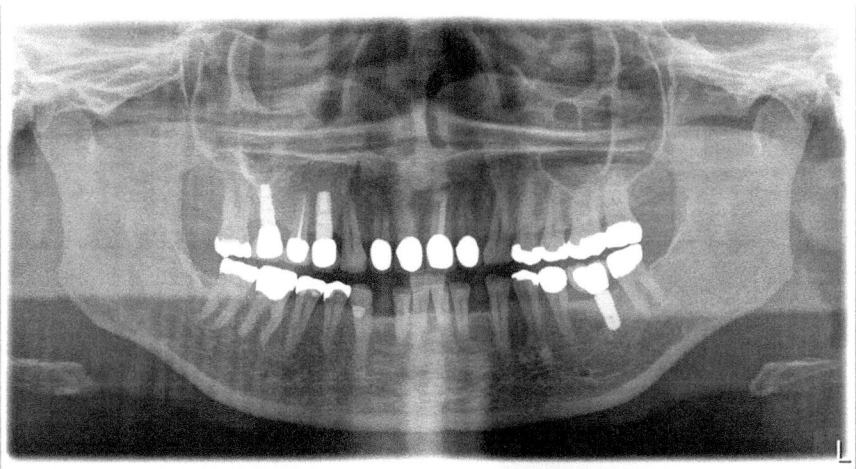

Abb. 15.5: Patientin 1; Panoramaaufnahme aus dem Jahre 2023

ellen Bewegungsablauf beim Kauen ungestört übernehmen zu können. Das Konzept, dass dem zirkulären Kreuzbiss und der Vertauschung von Arbeits- und Balanceseite Rechnung trug, hat sich für die Patientin bewährt.

Im Jahr 2023, im Alter von 62 Jahren, ist die Patientin parodontal stabil und weist keine kariösen Defekte auf.

15.6.2 Patientin 2

Die zweite Patientin gehört zu der medial unterrepräsentierten Gruppe der Gesichts- und Hörgeschädigten. Sie leidet an Missbildungen der Ohren, der Kiefer, einer Gesichtslähmung, Skoliose, Missbildung des Steißbeines und der Nieren, ihr fehlt ein Halswirbel und die Gallenblase, und die Lage der inneren Organe ist verändert. Es besteht eine Schädigung der Innenohre, die zu Hörschädigung und Tinnitus führt, und eine Missbildung der Augen, die unter anderem einen Tränenfluss beim Essen bewirkt.

Optisch fällt die Gesichtslähmung auf (▶ Abb. 15.6), bei seitlicher Betrachtung die Missbildung der Ohrmuscheln (▶ Abb. 15.7).

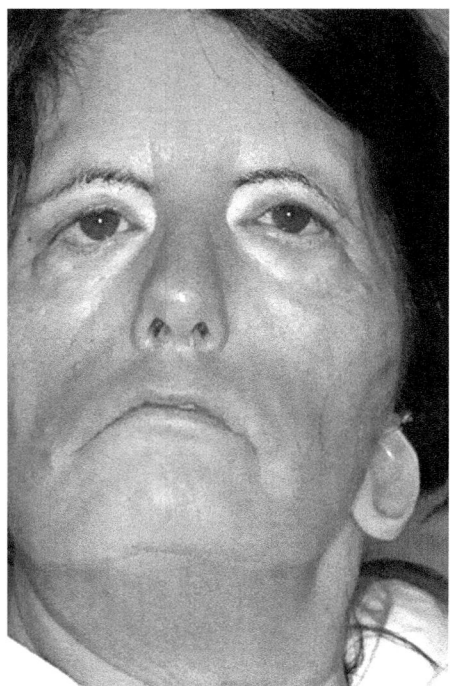

Abb. 15.6: Patientin 2; Portraitfoto

Die Gesichtslähmung und die Missbildung der Augen sind deutlich erkennbar. Auffällig ist die Missbildung der Ohrmuschel, die Gesichtslähmung und die Missbildung des Auges.

Wenn die Patientin den Mund öffnet, liegt zwar keine Einschränkung der Öffnung vor, aber die Öffnungsbewegung verläuft nicht geradlinig, was auf eine Schädigung der Kiefergelenke schließen lässt. Bei längerdauernden Behandlungen müssen Pausen eingelegt werden, weil sie den Mund nicht lange aufhalten kann.

Die Patientin hat keine Missbildung der Gliedmaßen, daher ist die Mundhygiene für sie uneingeschränkt möglich. Sie benutzt eine elektrische Zahnbürste und Zwischenraumbürsten. Die zahntragenden Kieferanteile und die Zähne zeigen keine Missbildungen, das Zahnfleisch ist entzündungsfrei und der Zahnstatus über Jahre stabil.

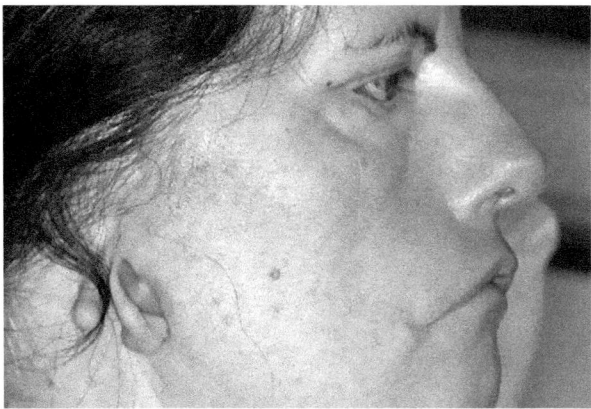

Abb. 15.7: Patientin 2; Profilfoto rechts

Die Röntgenaufnahme (▶ Abb. 15.8) zeigt einen unauffälligen Zahnstatus ohne parodontalen Knochenabbau oder kariöse Defekte. Sieben Zähne sind verloren gegangen – Weisheitszähne nicht mitgerechnet. Die Frontzähne oben wurden an anderer Stelle aus ästhetischen und funktionellen Gründen entfernt, weil sie weit nach vorn gestanden hatten und somit den Lippenschluss verhinderten.

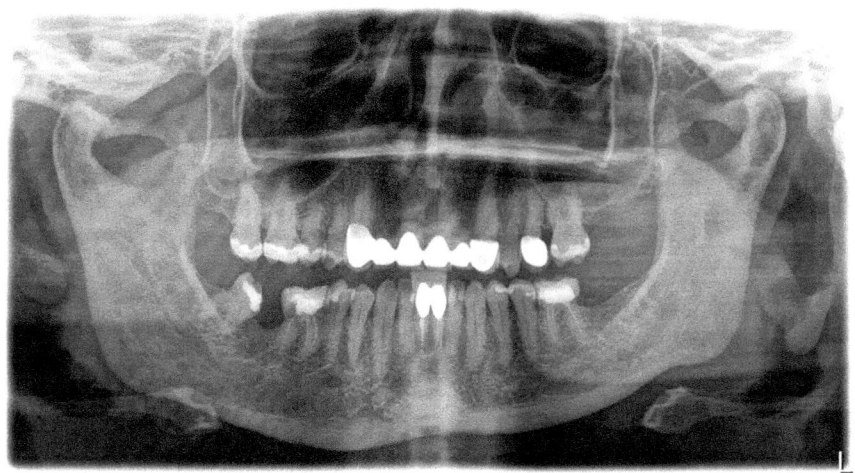

Abb. 15.8: Patientin 2; Panorama-Röntgenbild

Der Zahnbefund ist unauffällig, aber rechts ist deutlich eine Verkürzung des aufsteigenden Astes des Unterkiefers erkennbar sowie eine Missbildung des Muskelfortsatzes und des Gelenkfortsatzes.

Auf dem Röntgenbild ist außerdem am Unterkieferknochen eine deutliche Verkürzung des aufsteigenden Astes sowie eine Missbildung des Gelenkfortsatzes und des Muskelfortsatzes rechts zu erkennen. Dieser Befund erklärt die Beschwerden bei längeren zahnärztlichen Behandlungen. Es ist nicht absehbar, ob sich die Fehlbildung später noch in einer Arthrose der Kiefergelenke auswirken wird.

Die Patientin trägt ein Hörgerät, liest aber außerdem von den Lippen ab. Für jede Aufklärung oder Beratung ist es daher nötig, Mundschutz oder Gesichtsmaske abzunehmen. In Zeiten der gesetzlichen Maskenpflicht aufgrund der Coronapandemie stellte das ein Problem für die Praxis dar.

15.7 Ausblick in die Zukunft

Die Contergangeschädigten sind heute um die 60 Jahre alt. Die Folgeschäden werden immer stärker (Newbronner et al., 2019). Der Gesundheitszustand der Betroffenen ist deutlich schlechter als der gesunder Vergleichsgruppen (Ghassemi et al., 2016), und für viele ist absehbar, dass sie früher als Nichtbehinderte ihre Unabhängigkeit verlieren und in die Pflege »abrutschen«. Dort werden sie den Problemen ausgeliefert sein, die alle Pflegebedürftigen betrifft: Es wird kaum noch auf Mundhygiene geachtet, und auch regelmäßige Kontrollbesuche in der Zahnarztpraxis sind eher die Ausnahme als die Regel. Wenn die Betroffenen Glück haben, gibt es betreuende Zahnärzte in der Einrichtung, aber die Behandlung ist unter den Bedingungen im »Heim« natürlich eingeschränkt. Mundpflege findet seltsamerweise in der Pflegeausbildung nicht statt.

Die repräsentativen Erhebungen zur Zahngesundheit in der Bevölkerung (DMS-Studien), die durch das Institut der deutschen Zahnärzte regelmäßig durchgeführt werden, zeigen, dass immer mehr Menschen ihre Zähne bis ins hohe Alter behalten (Institut der deutschen Zahnärzte, IDZ) und somit auch immer mehr Pflegebedürftige eigene Zähne haben, die geputzt werden müssen. Dieses Faktum hat allerdings noch nicht Eingang in die Rahmenbedingungen der Pflege gefunden. Hier gibt es immer noch nur die zwei Minuten, um die Prothesen ins Gläschen zu werfen.

Auch der Zeitdruck, der aufgrund des Personalmangels herrscht, macht eine tägliche gründliche Mundhygiene praktisch unmöglich. Ich sehe leider immer wieder, wie es mit der Zahngesundheit meiner Patienten bergab geht, wenn sie in einer Pflegeeinrichtung landen. Vor dem Hintergrund des »Pflexit« ist Schlimmeres zu befürchten.

15.8 Literatur

DGZMK S3-Leitlinie ›Häusliches chemisches Biofilmmanagement in der Prävention und Therapie der Gingivitis‹. (2018a) https://www.dgzmk.de/haeusliches-chemisches-biofilmmanagement-in-der-praevention-und-therapie-der-gingivitis?p_p_id=56_INSTANCE_IEZ5R9HnLW2i&p_p_lifecycle=0&p_p_state=normal&p_p_mode=view&p_p_col_id=column-1&_15_historyKey=_15_content (Zugriff 19.07.2024)

DGZMK S3-Leitliniie ›Häusliches mechanisches Biofilmmanagement in der Prävention und Therapie der Gingivitis‹. (2018b) https://www.dgzmk.de/haeusliches-mechanisches-biofilmmanagement-in-der-praevention-und-therapie-der-gingivitis?p_p_id=56_INSTANCE_IEZ5R9HnLW2i&p_p_lifecycle=0&p_p_state=normal&p_p_mode=view&p_p_col_id=column-1&_15_historyKey=_15_content (2018). (Zugriff 19.07.2024)

Ekfeldt, A. & Carlsson, G. E. (2008). Dental status and oral function in an adult group of subjects with thalidomide embryopathy – a clinical and questionnaire study. *Acta Odontol. Scand.* 66, 300–306.

Ghassemi Jahani, S. A. et al. (2016). Health-related quality of life and function in middle-aged individuals with thalidomide embryopathy. *J. Child. Orthop.* 10, 691–703.

Heinrich-Weltzien, R. et al. (2013). Fachwissen und subjektive Belastung der zahnärztlichen Behandlung von Kindern mit Behinderungen – Eine Befragung der Thüringer Zahnärzteschaft. *Oralprophylaxe Kinderzahnheilkd.* 35(2), 81–88.

IDZ: Institut der deutschen Zahnärzte. Deutsche Mundgesundheitsstudie (DMS). https://www.bzaek.de/ueber-uns/daten-und-zahlen/deutsche-mundgesundheitsstudie-dms. (Zugriff am 19.07.2024)

Kida, M. (1987). *Thalidomide embryopathy in Japan.* Kodansha.

Krause, L. et al. (2022). Toothache, tooth brushing frequency and dental check-ups in children and adolescents with and without disabilities. *J. Health Monit.* 7, 48–60.

Kruse, A. et al. (2012). CONTERGAN. Wiederholt durchzuführende Befragung zu Problemen, speziellen Bedarfen und Versorgungsdefiziten von contergangeschädigten Menschen. Endbericht an die Contergastiftung für behinderte Menschen.

Newbronner, E. et al. (2019). The health and quality of life of Thalidomide survivors as they age – Evidence from a UK survey. *PloS One* 14, e0210222.

Sanz, M. et al. (2020). Treatment of stage I-III periodontitis-The EFP S3 level clinical practice guideline. *J. Clin. Periodontol.* 47 Suppl 22, 4–60.

Schmidt, F. F. (1975). Kiefer- und schädelbezügliche Untersuchungen bei thalidomidgeschädigten Kindern. *Fortschritte Kieferorthopädie* 36, 201–209.

Schmidt, P. et al. (2020). Caries prevalence in 6- to 10-year-old German schoolchildren with and without disability. *Community Dent. Health* 37, 281–286.

Schmidt, P. et al. (2022). Self-Assessment of Knowledge on the Treatment of Children and Adolescents with Special Care Needs: Results of a Survey amongst German Dentists with Key Expertise in Paediatric Dentistry. *J. Pers. Med.* 12, 1173.

Schulte, A. G. & Schmidt, P. (2021). Mundgesundheit bei Menschen mit Behinderung in Deutschland – eine Literaturübersicht. *Bundesgesundheitsblatt Gesundheitsforschung Gesundheitsschutz* 64, 793–801.

Sjögreen, L. & Kiliaridis, S. (2012). Facial palsy in individuals with thalidomide embryopathy: frequency and characteristics. *J. Laryngol. Otol.* 126, 902–906.

Stahl, A. (1966). Dysgnathien im Milchgebiss bei Dysmelie. *Fortschritte Kieferorthopädie* 27, 447–458.

Stahl, A. (1967). Dysplasia in the mouth, jaw and teeth in dysmelia. Contribution to the thalidomide-embryopathies. *Dtsch. Zahnärztl. Z.* 22, 356–367.

Stahl, A. (1968a). Cephalometric findings in dysmelic children with symptoms of thalidomide embryopathy. *Dtsch. Zahnärztl. Z.* 23, 520–521.

Stahl, A. (1968b). Clinical, orthodontic and radiological findings in the jaws and face of children with dysmelia associated with thalidomide-embryopathy. *Int. Dent. J.* 18, 631–638.

16 Conterganbedingte Schäden an inneren Organen

Christina Ding-Greiner

16.1 Die sensible Phase

Fehlbildungen entstehen in der Embryonalphase durch das Einwirken einer Noxe während der Entwicklung eines Organs. Dieses Zeitfenster der erhöhten Vulnerabilität ist für jedes Organ als »sensible Phase« charakteristisch. Nach Abschluss der Embryonalphase finden keine strukturellen Veränderungen eines Organs mehr statt, es können jedoch Funktionsstörungen durch Noxen entstehen (siehe hierzu ► Kap. 7.3, ► Kap. 7.4).

In der folgenden Tabelle (► Tab. 16.1) werden die sensiblen Phasen der inneren Organe sowie weiterer Schädigungen, deren sensible Phasen gleichzeitig oder überlappend mit geringen Abweichungen ablaufen, jeweils einander zugeordnet.

Tab. 16.1: Sensible Phase von inneren Organen, Ohren und Bewegungsapparat (Quelle: Kreipe, 1967; Heavner & Pevny, 2012)

Fehlbildungen innere Organe	sensible Phase Tage p. m.	Fehlbildungen: Sinnesorgane, Bewegungssystem
Herz und große Gefäße	36. bis 45. Tag	Auge Mittel- und Innenohr hypoplastischer Daumen Amelie/Phokomelie/Strahlde-fekte der Arme und Beine. Hüftgelenksdysplasie
Darm und Verdauungsorgane	40. bis 47. Tag	Mittel- und Innenohr
• spastisch-hypertrophe Pylorusstenose	• bis zum 47. Tag	Amelie/Phokomelie/Strahldefekte der Arme und Beine
• Duodenalstenose und Analatresie	• 41. bis 43. Tag	
• Gallenblasenagenesie	• 42. bis 43. Tag	
Rektumstenose	bis 49. und 50. Tag	dreigliedriger Daumen
Urogenitalorgane	41. bis 43. Tag	Mittel- und Innenohr, Mikrotie
Respirationsapparat	41. bis 43. Tag	Mittel- und Innenohr, Mikrotie

Die teilweise gemeinsam ablaufenden sensiblen Phasen unterschiedlicher Organsysteme erklären das gemeinsame Auftreten von Schädigungen in sehr unterschiedlichen Körperbereichen, wenn der Zeitpunkt der Einnahme von Contergan gleichzeitig die sensible Phase von verschiedenen Organen getroffen hat. Der Zeitpunkt der Befruchtung und die individuell variierenden Entwicklungsverläufe des Ungeborenen können nicht immer genau bestimmt werden, daher sind Abweichungen von den errechneten Zeittafeln der schädigenden Wirkung von Contergan zu erwarten (siehe hierzu ▶ Kap. 7.1).

Die sensiblen Phasen von inneren Organen überlappen sich einerseits mit jenen von Armen und Beinen, ebenso des Gehörs, sodass angenommen werden darf, dass Betroffene mit einer Gehörlosigkeit, oder Betroffene mit schweren Schäden an den Extremitäten häufig auch Schäden innerer Organe aufweisen.

Die Erhebung von vorgeburtlichen Schädigungen und von Folge- oder Spätschäden der inneren Organe in HD 2012 (▶ Tab. 16.2) bestätigt diese Zusammenhänge.

Tab. 16.2: Conterganbedingte Schädigung der inneren Organe vorgeburtlich und zum Zeitpunkt der Befragung in Prozent (Quelle: eigene Daten; HD 2012, S. 65)

	conterganbedingte Schädigung der inneren Organe	
	Vorgeburtliche Schädigung	Ist-Zustand
Gesamtstichprobe (N = 870)	38,4 %	62,0 %
Vierfachschädigung (N = 163)	43,6 %	68,7 %
Zweifachschädigung (N = 303)	38,3 %	60,7 %
Gehörlos (N = 47)	46,8 %	74,5 %

Contergangeschädigte Menschen mit Vierfachschädigung zeigen ein höheres Vorkommen von Schäden im Bereich der inneren Organe im Vergleich zu jenen mit Zweifachschädigung; gehörlose Betroffene zeigen conterganbedingte Schädigungen der inneren Organe in 74,5 %, was einem um etwa 20 % höheren Vorkommen als in der Gesamtstichprobe entspricht. Allerdings kommen Gehörlosigkeit und schwere Schädigungen der Extremitäten erwartungsgemäß eher seltener gemeinsam vor. Die Analyse der Ergebnisse von HD 2012 zeigt, dass die gehörlosen contergangeschädigten Personen zwar häufiger Schäden an inneren Organen als die Gesamtstichprobe aufweisen, doch nur etwa zur Hälfte Schäden am Bewegungsapparat, wobei zu bedenken ist, das es sich um eine sehr kleine Stichprobe handelt (HD 2012, S. 65, 182).

16.2 Vorgeburtliche Schäden an inneren Organen

In der Literatur der 1960er bis 1990er Jahre finden sich Aufstellungen von Schäden innerer Organe bei contergangeschädigten Kindern und Jugendlichen, die unter klinischen Gesichtspunkten zusammengestellt wurden (Kreipe, 1967; Pliess, 1962a, b; Ives, 1962; Cuthbert & Speirs, 1963; Leck & Millar, 1963; Schäfer & Kramer, 1987; Newman, 1976; Smithells & Newman, 1992; Schuhmacher & Odunjo, 1963; Hauke & Weicker, 1965; Mühlenstedt & Schwarz, 1984).

Die folgende Tabelle (▶ Tab. 16.3) zeigt eine Aufstellung der in diesen Arbeiten dokumentierten Schäden innerer Organe.

Tab. 16.3: Schäden an inneren Organen bei contergangeschädigten Menschen (Quellen: siehe Literaturangaben oben)

Ort der Schädigung	Art der Schädigung
Herz	Ventrikelseptumdefekt (VSD) Atriumseptumdefekt (ASD) Offenes Foramen ovale Hypoplasie linker Ventrikel Konotrunkaler Herzfehler Truncus arteriosus communis persistens mit cor biloculare Fallot'sche Tetralogie
große Gefäße	Ductus arteriosus Botalli persistens Agenesie Aorta descendens Aortenisthmusstenose, Atresie des Aortenisthmus Transposition der großen Gefäße Doppelte Aorta Atresie der A. pulmonalis, Pulmonarstenose
Atemsystem	Fehlende Lappung der Lunge Zweilappung der rechten Lunge Partielle Atelektasen Choanalatresie einseitig und beidseitig
Ösophagus	Ösophagusatresie, Ösophagusstenose
Magen	Spastisch-hypertrophe Pylorusstenose
Dünndarm	Atresie des suprapapillären Duodenalbereichs Duodenalstenose, Duodenalatresie Duodeno-jejunale Atresie Jejunale Atresie Hypo- und Agenesie der Gallenblase Atresie und Agenesie des ductus choledochus Abnorme Lappung des rechten Leberlappens
Dickdarm	Malrotation des Darmes Lange Flexura coli sinistra mit Adhäsionen Dystonie des Dickdarms Mesenerium ileocolicum commune Agenesie des Coecum, Coecum mobile Aplasie, Agenesie von Appendix

Tab. 16.3: Schäden an inneren Organen bei contergangeschädigten Menschen (Quellen: siehe Literaturangaben oben) – Fortsetzung

Ort der Schädigung	Art der Schädigung
	Mobiles Colon ascendens Enddarmverengung, Rectumstenose Analstenose, Analatresie Verlagerung des Anus Analfistel
Milz	Anomalien der Milz
Niere	Nierendystopie unilaterale oder gekreuzte Ektopie Hufeisenniere Beckenniere Rotationsanomalien Doppelbildungen einseitig oder beidseitig Hydronephrose Zystenniere Nierenhypoplasie, Nierenaplasie Ureter bifidus, Ureter duplex Ektopischer Ureter Megaureter Vesicourethraler Reflux Inerte Blase
Geschlechtsorgane männlich	Kryptorchismus Kleiner oder fehlender Hoden Hypospadia glandis Hypoplasie des Scrotums Morgagni-Hyatide Leistenhoden
Geschlechtsorgane weiblich	Hypoplasie der Labien Atresie oder Aplasie der Vagina, Vagina septata Vesico-vaginale Fistel Scheidenblindsack Sinus urogenitalis Unterbrechung der Eileiter, rudimentäre Tuben, Tubenaplasie Uterus septatus Uterus bicornis, uterus unicornis, uterus duplex Uterus bicornis unicollis mit Hypogenesis der Hörner Hypoplasia uteri, Aplasia uteri Tubenaplasie Rekto-vaginale Fistel

Die Zusammenstellung zeigt eine große Vielfalt von Fehlbildungen der inneren Organe, die vor der Einführung von Contergan nur sehr selten und isoliert diagnostiziert worden waren. Gaben von Contergan unterbrechen die regelrechte Entwicklung der Gefäße, die zu einer Störung oder zu einer Unterbrechung der Entwicklung von Organen führen, sodass es zu Aplasien, Hypoplasien, zu Fehlbildungen aller Art kommen kann, je nach Zeitpunkt der Schädigung (siehe hierzu ▶ Kap. 4.3, ▶ Kap. 10.4.1). Die Häufung und Kombination von Schäden in unterschiedlichen Bereichen sind daher charakteristisch für Contergan. Contergangeschädigte Menschen sind ungewöhnliche Patienten, da sie viele, sonst meist isoliert vorkommende Schäden gleichzeitig zeigen, weil sie keinem berechenbaren Schema folgen. Diese Aufstellung soll vor Augen führen, mit welchen Schädigungen möglicherweise zu rechnen ist, wenn man sich mit contergangeschädigten Patienten befasst (siehe hierzu ▶ Kap. 19).

16.3 Dokumentation vorgeburtlicher Schäden an inneren Organen durch die Medizinische Kommission

Die Daten, die von der Conterganstiftung zur Verfügung gestellt wurden, enthalten alle Einträge seit 1972, als die vorgeburtlichen Schädigungen bei leistungsberechtigten contergangeschädigten Menschen erstmals systematisch zusammengestellt wurden. Es handelt sich um einen Datensatz mit Datum von Januar 2023, der die Diagnosen von 2.671 Personen einschließt. Die Daten betreffen nicht nur die lebenden Leistungsempfänger, sondern auch die Betroffenen, die in der Zwischenzeit verstorben sind. Es handelt sich ausschließlich um Häufigkeiten von Einzeldiagnosen, differenziert nach Schadenspunkten in Zehnerschritten, von 1 bis unter 10 Schadenspunkten bis zu 100 Schadenspunkten. Da die Erstuntersuchung in der frühen Kindheit und die Untersuchungen durch Marquardt (1994, S. 81) die Grundlage für diesen Datensatz bilden und zu keinem späteren Zeitpunkt eine systematische und gründliche Zweit- oder Kontrolluntersuchung erfolgt ist, auch nicht bei Neuzulassung, muss davon ausgegangen werden, dass in diesem Datensatz nur ein Teil der vorgeburtlichen Schäden erfasst wurde (siehe hierzu ▶ Kap. 7.4.1).

Die Vielfalt der Diagnosen in ▶ Tab. 16.3 ist in ihnen nicht zu finden, doch sie geben Aufschluss über die Prävalenz von vorgeburtlichen Schädigungen an inneren Organen unter dem Aspekt der Zuordnung zu Schadenspunkten. Sie orientieren sich daher weniger an klinischen Gesichtspunkten als eher an der Bemessung von Einschränkungen, die diese Schäden verursachen können, um die jeweilige individuelle Gesamtlast der Schädigungen einzuschätzen und diese mittels Schadenspunkten als Grundlage für eine Gewährung von Leistungen zu operationalisieren.

Schäden am Bewegungssystem sind sichtbar und messbar und mit Einschränkungen verbunden, sie gefährden jedoch das Leben der Betroffenen nicht. Multiple Schäden an inneren Organen waren jedoch die Ursache für die hohe Mortalität – ca. 40 % – der neugeborenen contergangeschädigten Kinder. Am häufigsten fanden sich Dünndarmatresien sowie Fehlbildungen des Herzens und der Nieren als Todesursache (McBride, 2004). Pliess (1962a) beschrieb Sektionsbefunde bei 14 contergangeschädigten Kindern. Er fand folgende Fehlbildungen:

- 10 Fälle mit Fehlbildungen des Herzens (5 Fallot-Tetralogien und 4 VSDs) und der Arterien
- 10 Fälle mit Fehlbildungen der Nieren und/oder der ableitenden Harnwege
- 8 Fälle mit Agenesie der Gallenblase
- 5 Fälle mit Agenesie von Appendix und Caecum
- 7 Fälle mit Malrotation
- 4 Fälle mit Duodenalatresie

In den folgenden Tabellen (▶ Tab. 16.4, ▶ Tab. 16.5) werden die Daten der Conterganstiftung, die die Schäden an den inneren Organen betreffen, zusammengestellt.

Tab. 16.4: Häufigkeit vorgeburtlicher Schäden am Herzen. Gesamtstichprobe contergangeschädigter Menschen (N = 2.671) 1972–2022; Analyse (Quelle: Daten Conterganstiftung, 2023)

Ort der vorgeburtlichen Schädigung	Art der Schädigung	Anzahl Betroffener (N = 2.671)	Betroffene in Prozent
Herz	Herzfehler, mit erheblicher Einschränkung der Leistungsbreite, nicht operierbar	18	0,7 %
	Herzfehler, mit erheblicher Einschränkung der Leistungsbreite, operierbar	81	3,0 %
	Herzfehler, ohne auffallende Einschränkung der Leistungsbreite	140	5,2 %
	gesamt	239	8,9 %

Herzfehler mit Insuffizienz, die nicht operabel sind, erhalten 50 Schadenspunkte, und finden sich daher in den oberen fünf Schadenspunktegruppen. Operable Herzfehler mit Insuffizienz erhalten 30 Schadenspunkte und treten ab 30 Schadenspunkten auf. Die Herzfehler ohne Insuffizienz, die am häufigsten diagnostiziert werden, erhalten 10 Schadenspunkte, und finden sich in allen Schadenspunktegruppen, jedoch gehäuft ab 70 Schadenspunkten, also in Verbindung mit anderen schweren Schäden.

Die folgende Tabelle (▶ Tab. 16.5) zeigt die Häufigkeit von Schädigungen im Magen-Darm-Trakt.

Tab. 16.5: Häufigkeit vorgeburtlicher Schäden an Magen-Darm-Trakt und Leiste. Gesamtstichprobe contergangeschädigter Menschen (N = 2.671) 1972–2022; Analyse (Quelle: Daten Conterganstiftung, 2023)

Ort der vorgeburtlichen Schädigung	Art der Fehlbildung	Anzahl Betroffener (N = 2.671)	Betroffene in Prozent
Magen-Darm-Trakt	Fehlen der Gallenblase	97	3,6 %
	Magenpförtnerkrampf	46	1,7 %
	Verlegung oder Enge des Zwölffingerdarms	41	1,5 %
	Afterverschluss oder Afterverengung. Erhaltene Funktion des Schließmuskels nach Operation	62	2,3 %
	Afterverschluss oder Afterverengung. Schlussunfähigkeit des Schließmuskels nach Operation	49	1,8 %
Leistenbruch	Leistenbruch einseitig beidseits	gesamt: 171 117 54	gesamt: 6,4 % 4,4 % 2,0 %

Die Fehlbildungen im Magen-Darm-Trakt sind möglicherweise unterdiagnostiziert. Sie gewinnen zunehmend an Bedeutung, da sich die Betroffenen im Rahmen der Krebsvorsorge einer Koloskopie unterziehen. Einige Betroffene haben berichtet, dass bei Darmspiegelung ein »Stopp«, d. h. eine Verengung des Darmes festgestellt worden sei, von der sie zuvor keine Kenntnis hatten.

In der folgenden Tabelle (▶ Tab. 16.6) sind die Fehlbildungen der Niere zusammengestellt.

Tab. 16.6: Häufigkeit vorgeburtlicher Schäden an der Niere. Gesamtstichprobe contergangeschädigter Menschen (N = 2.671) 2022; Analyse (Quelle: Daten Conterganstiftung, 2023)

Ort der vorgeburtlichen Schädigung	Art der Fehlbildung	Anzahl Betroffener (N = 2.671)	Betroffene in Prozent
Niere	Beckenniere, Hufeisenniere	101	3,8 %
	doppelte Niere oder doppeltes Nierenbecken	31	1,2 %
	doppelseitige Nierenbeckenerweiterung oder Unterentwicklung der Nieren oder Nierenbeckenerweiterung auf einer Seite bei Unterentwicklung der anderen Niere	64	2,4 %

Tab. 16.6: Häufigkeit vorgeburtlicher Schäden an der Niere. Gesamtstichprobe contergangeschädigter Menschen (N = 2.671) 2022; Analyse (Quelle: Daten Conterganstiftung, 2023) – Fortsetzung

Ort der vorgeburtlichen Schädigung	Art der Fehlbildung	Anzahl Betroffener (N = 2.671)	Betroffene in Prozent
	einseitige Nierenbeckenerweiterung oder Unterentwicklung der Niere	79	2,9 %
	einseitiges Fehlen der Niere	70	2,6 %

Fehlbildungen der Niere treten häufig auf, in den Daten der Conterganstiftung wurden 345 Befunde dokumentiert. Die Anzahl der Diagnosen stimmt allerdings nur bei doppelseitig auftretenden Fehlbildungen mit der Anzahl der betroffenen Personen überein, nicht aber bei einseitig auftretenden Fehlbildungen, da diese kombiniert auftreten können. Ein einseitiges Fehlen der Niere wurde in 2,6 % der Fälle dokumentiert, bei 2,9 % eine einseitige Nierenbeckenerweiterung oder Unterentwicklung der Niere.

Die Ursache dafür, dass Nierenfehlbildungen verhältnismäßig häufig auftreten und bei der hohen Mortalität der Neugeborenen eine bedeutende Rolle gespielt haben, liegt in der komplexen Entwicklung dieses Organs. Es durchläuft drei Stadien: das Stadium der Vorniere, der Urniere und der Nachniere mit dem anschließenden Ascensus und der Rotation um die Längsachse. Während dieser vulnerablen Phasen können multiple unterschiedliche Fehlbildungen entstehen mit einer Vielfalt an damit verbundenen Gefäßanomalien. Nach Hauke und Weicker (1965) sind »die mannigfaltigen Gefäßanomalien der Nierenmissbildungen fast alle durch das Persistieren verschiedener Phasen der embryonalen Entwicklung bedingt […] Dem abnormen Verhalten der Gefäße bei der Genese der Missbildungen kommt eine entscheidende Bedeutung zu«. Durch die ursprünglich enge Lage der Nierenanlagen im Becken können sich Verschmelzungsanomalien ergeben, Doppelungen jedoch entstehen durch eine zusätzliche Ureterknospe. Bei embryonaler Schädigung und nachfolgender Entwicklungshemmung kann der Aszensus in die Lumbalregion nicht vollzogen werden, und die Niere bleibt im Becken liegen. Man spricht dann von einer Beckenniere, die uni- oder bilateral auftreten kann. Die Art der einzelnen Nierenfehlbildungen ist nicht neu, sie wurden schon früher beobachtet; neu ist ihre Häufung in einem bisher unbekannten Ausmaß.

Der Harnbefund kann auch bei Vorliegen von Fehlbildungen normal sein, sodass nicht alle Betroffenen Funktionseinschränkungen zeigen.

Probleme ergaben sich bei contergangeschädigten Erwachsenen häufig mit Eintritt in den Beruf. Damals standen noch keine Arbeitsassistenten zur Verfügung, die die Betroffenen beim Toilettengang unterstützen konnten, und es fanden sich nicht immer Kollegen, die dazu bereit waren. Nur wenige hatten eine Arbeitsstelle nahe an ihrem Zuhause und hatten die Möglichkeit wegen des Toilettengangs den Arbeitsplatz kurz zu verlassen. Daher reduzierten viele Betroffene die Flüssigkeitsaufnahme drastisch, um den Toilettengang außer Haus zu vermeiden; sie schildern teilweise dramatische Folgen wie Konkrementbildung, Entzündungen, Thrombosen, Stuhlprobleme, Blutdruckabfall und Schwindel sowie Durst.

Die folgende Tabelle (▶ Tab. 16.7) zeigt die Häufigkeit vorgeburtlicher Schäden der Geschlechtsorgane.

Tab. 16.7: Häufigkeit vorgeburtlicher Schäden an männlichen (N = 1.358) und weiblichen (N = 1.313) Geschlechtsorganen. Gesamtstichprobe contergangeschädigter Menschen (N = 2.671) 2022; Analyse (Quelle: Daten Conterganstiftung, 2023)

Ort der vorgeburtlichen Schädigung	Art der Fehlbildung	Anzahl Betroffener	Betroffene in Prozent
Geschlechtsorgane männlich (N = 1.358)	Hodenhochstand einseitig beidseitig	gesamt: 309 137 172	gesamt: 22,7 % 10,0 % 12,6 %
	Zeugungsunfähigkeit wegen Kryptorchismus	4	0,3 %
	Spaltbildung des Penis oder Spaltbildung von Penis und Hodensack	16	1,2 %
Geschlechtsorgane weiblich (N = 1.313)	alle Fehlbildungen	gesamt: 83	gesamt: 6,3 %
	Nichtanlage von Gebärmutter und/oder Scheide	44	3,3 %
	Verschluss von Gebärmutter oder Scheide	6	0,4 %
	Doppelbildung von Gebärmutter oder Scheide	33	2,5 %
	offene Verbindung vom Darm zur Scheide oder vom Darm zur Harnröhre	32	2,4 %

Fehlbildungen der Geschlechtsorgane werden getrennt für das jeweilige Geschlecht aufgeführt. Die sensible Phase für genitale Fehlbildungen liegt zwischen dem 42. und 45. Tag nach Beginn der letzten Periode.

In der Gesamtbevölkerung ist der Hodenhochstand die Anomalie des Urogenitaltrakts, die am häufigsten auftritt mit 0,7 % bis 3 % bei reif geborenen Jungen und bis zu 30 % bei Frühgeburten (AWMF Leitlinie Hodenhochstand, 2016). Ein Hodenhochstand beidseits oder auf einer Seite wurde bei 22,7 % der contergangeschädigten Männern als vorgeburtlicher Schaden festgestellt.

Die Hoden erreichen in der 12. Woche die Leistenregion, wandern dann von der 28. Woche durch den Leistenkanal und erreichen das Skrotum in der 33. Woche. Die Gefäßversorgung des Hodens aus der Aorta bleibt erhalten, die Gefäße wandern mit dem Hoden aus seiner lumbalen Lage bis hinab in das Skrotum. Der Deszensus kann durch Einwirkung von Contergan unterbrochen werden.

Bei unterlassener oder nicht rechtzeitiger Behandlung des Kryptorchismus kann es zu Infertilität, zu endokriner Insuffizienz und zu maligner Entartung der Keimdrüsen kommen. In einer andrologischen Untersuchung von contergangeschädigten Jugendlichen konnte festgestellt werden, dass sich die Keimdrüsen erst zu einem späten Zeitpunkt spontan normal verlagert hatten, nach dem 8. bis 15. Lebensjahr, die Bestimmung von LH, FSH und Testosteron ergab jedoch normale Werte (Niermann, 1979). Da sich nur eine sehr geringe Anzahl von Patienten zur Nachuntersuchung gemeldet hatte, muss davon ausgegangen werden, dass in diesem Bereich keine angemessene Information, Vorsorge und Behandlung der betroffenen Personen stattgefunden hat, da man in den 1960er Jahren davon ausging, dass die Betroffenen nicht lange überleben würden. Der Verlust der Fertilität liegt in der Gesamtbevölkerung bei einseitigem Hodenhochstand aufgrund einer Azoospermie bei etwa 10 %, bei beidseitigem Hodenhochstand bei etwa 32 % (Rübben, 2016). Die persönliche Belastung, die Kinderlosigkeit für die Betroffenen und für deren Partnerin bedeutet, ist sehr groß, wie Einzelgesprächen mit Betroffenen entnommen werden konnte.

Ein weiteres gesundheitliches Risiko besteht in der Gefahr einer malignen Entartung der Keimdrüsen bei Hodenhochstand. Der Keimzelltumor ist mit 25 % der am häufigsten auftretende Tumor bei 20- bis 44-jährigen Männern, er hat allerdings auch die höchste Überlebenswahrscheinlichkeit bei guter Versorgung und rechtzeitiger Therapie (S3-Leitlinie Diagnostik, Therapie und Nachsorge der Keimzelltumoren des Hodens, 2019). Wie viele contergangeschädigte Männer an einem solchen Tumor erkrankt sind und mit welchen Folgen, ist nicht bekannt.

In HD 2012 fanden sich bei 6,3 % der Teilnehmerinnen vorgeburtliche Fehlbildungen im Bereich des Uterus und/oder der Scheide. Es handelte sich um Agenesien, Atresien, Doppelbildungen von Gebärmutter und/oder Scheide und um Filstelbildungen zwischen Darm und Scheide oder Harnröhre.

Vorgeburtliche Conterganschäden im Bereich der weiblichen Geschlechtsorgane entstehen in deren sensiblen Phase vom 41. bis zum 45. Tag nach der letzten Regel. Die Art der Fehlbildungen deutet darauf hin, dass die Entwicklung der Organanlagen durch die Einwirkung von Contergan unterbrochen wurde; dies führt bei geringer Schädigung zu Hypoplasien, bei starker oder mehrfacher Schädigung zu einem Stillstand der Entwicklung des Organs. Die Auswertung von Sektionsbefunden contergangeschädigter Kinder ergab, dass schwergeschädigte Mädchen in 48 % eine Genitalfehlbildung zeigten. Am häufigsten fanden sich Fehlbildungen des Uterus, die meist mit weiteren Fehlbildungen des Genitales kombiniert waren (Mühlenstedt & Schwarz, 1984).

Untersuchungen contergangeschädigter Mädchen zwischen 13 und 18 Jahren ergaben, dass jene Betroffenen, bei denen eine primäre Amenorrhoe vorlag, Genitalfehlbildungen zeigten; Mädchen ohne Fehlbildungen zeigten einen stabilen Zyklus. Als pathologische Befunde wurden Uterusaplasien festgestellt, die immer in Verbindung mit einer Vaginalaplasie auftraten. Des Weiteren fanden sich Scheidenblindsäcke in unterschiedlicher Länge und bei einer Patientin fand sich ein Sinus urogenitalis. Nur in einem Fall wurde zusätzlich eine Nierenfehlbildung festgestellt. Die Pubertätsentwicklung war bei allen Betroffenen ungestört, es gab keine Hinweise auf neuroendokrine Reifungsstörungen (Mühlenstedt & Schwarz,1984).

16.4 Literatur

AWMF Leitlinie Hodenhochstand (2016). AWMF-Register Nr. 006/022 Klasse: S2k
Cuthbert, R. & Speirs, A.L. (1963). Thalidomide induced malformations – a radiological survey. *Clin Radiol, Apr, 14,* 163–169.
Hauke, H. & Weicker, H. (1965). Thalidomidembryopathie: V. Die Nierenfehlbildungen. *Dtsch. Med. Wschr. 3. Dezember, 90,* Nr. 49, 2200–2004.
Institut für Gerontologie der Universität Heidelberg. (2012). *HD 2012.* Abrufbar im Kap. Zusatzmaterial zum Download.
Heavner, W. & Pevny, L. (2012). Eye Development and Retinogenesis. *Cold Spring Harb Perspect Biol. 4, a008391.*
Ives EI (1962). Thalidomide and anal abnormalities. Canad Med Ass J. Sept 22 1962, Vol 87, 670–672.
Kreipe, U (1967). Missbildungen innerer Organe bei Thalidomidembryopathie. Arch. Kinderheilkd. 1967 Aug; 176(1): 33–61.
Leck, J.M. & Millar, E.L. (1963). Incidence of malformations since the introduction of thalidomide. *Br Med J, Jul 7, 2*(5296), 16–20.
Marquardt, E. (1994). Begutachtung des Conterganschadens und seine Folgezustände. In: Niethard, F.U. et al. (1994). *Contergan 30 Jahre danach.* Ferdinand Enke Verlag. Stuttgart
McBride, W. (2004). Health of thalidomide victims and their progeny. *THE LANCET, 363,* January 10, 169.
Mühlenstedt, D. & Schwarz, M. (1984). Gynäkologisch-endokrinologische Untersuchungen bei thalidomidgeschädigten Mädchen. *Geburtsh. u. Frauenheilk. 44,* 243–248
Newman CGH (1976). Clinical Observations on the Thalidomide Syndrome. Proc R Soc Med. 1977 Apr; 70(4):225–7.
Niermann, H. (1979). Thalidomid und männliche Keimdrüse. In: Tünte, W. & Schellong, G. (Hrsg.) (1980). *Entstehungsbedingungen und Konsequenzen von Fehlbildungen und Wachstumsstörungen.* Symposium des SFB 88 »Teratologische Forschung und Rehabilitation Mehrfachbehinderter« am 12. März 1979 in Münster. Aschendorff. Münster.
Pliess, G. (1962a). Thalidomide and congenital abnormalities. *THE LANCET, 280,* May 26, 1128–1129.
Pliess, G. (1962b). Beitrag zur teratologischen Analyse des neuen Wiedemann-Dysmelie-Syndroms (Thalidomid-Missbildungen?). *Med. Klin., Nr. 37,* 1567–1573.
Rübben, I. (2016). Hodenhochstand und Fertilität. *Urologe 55,* 890–897.
S3-Leitlinie Diagnostik (Mai 2019). *Therapie und Nachsorge der Keimzelltumoren des Hodens.* Langversion 1.0. AWMF-Registernummer: 043/049OL
Schäfer, K.H. & Kramer, M. (1987). Infantile hypertrophic pyloric stenosis after prenatal exposure to thalidomide. *Eu J Pediatr, 146,* 63–67.
Schuhmacher, H. & Odunjo, F. (1963). Truncus arteriosus communis persistens bei sogenannter Thalidomid-Embryopathie. *Dtsch. Med. Wschr. 6. September (87)* Nr. 36, 1743–1748.
Smithells, R.W. & Newman, C.G.H. (1992). Recognition of thalidomide defects. *J Med Genet. Oct, 29*(10), 716–723.

17 Gesundheitliche Risiken

Christina Ding-Greiner

17.1 Gesundheitsverhalten

Daten zum Gesundheitszustand von contergangeschädigten Menschen und zu deren Gesundheitsverhalten wurden in HD 2019 (S. 80) erhoben, um beispielsweise Hinweise auf die Entwicklung von sog. lifestyle-related diseases zu erhalten, die bei Betroffenen früher auftreten als in der Gesamtbevölkerung. In der japanischen Literatur werden sie ausführlich beschrieben (Shiga et al., 2015), ebenso in England (Newbronner & Atkin, 2018).

> Die Betroffenen befinden sich heute in einem Alter, in dem zusätzliche Erkrankungen auftreten, die nicht mit der Conterganschädigung zusammenhängen. Der Blick des Arztes und vieler Betroffenen ist häufig auf die sichtbare Conterganschädigung gerichtet, auf ihre Entwicklung, das Fortschreiten der Schmerzen, den Verlust von Funktionalität und Leistungsfähigkeit. Nun kommen die Alternsprozesse und die in der Bevölkerung üblichen Erkrankungen des älteren Menschen hinzu, die sich allerdings bei den vorgealterten contergangeschädigten Menschen häufig früher bemerkbar machen als in der Gesamtbevölkerung. Sie bedeuten eine weitere zusätzliche Belastung für die Betroffenen (siehe hierzu ▶ Kap. 9.8).

Als wichtige beeinflussbare Risikofaktoren für Herz-Kreislauf-Erkrankungen, Osteoporose, Erkrankung der Verdauungsorgane und Krebserkrankungen werden Rauchen, der übermäßige Konsum von Alkohol, Fehlernährung und Bewegungsmangel sowie deren Folgen, Übergewicht, angesehen. Die erhobenen Daten für das Gesundheitsverhalten, für Risikofaktoren für Herz-Kreislauf-Erkrankungen und für Herz-Kreislauf-Erkrankungen wurden verglichen mit Daten der entsprechenden Altersgruppe der Gesamtbevölkerung (▶ Tab. 17.1) (RKI, 2012, 2013, 2015, 2017; Jungvogel et al., 2016; BMEL, 2016).

Tab. 17.1: Gesundheitsverhalten contergangeschädigter Menschen im Vergleich zur altersentsprechenden Allgemeinbevölkerung. Gesamtstichprobe (N = 505) in Prozent (Quelle: HD 2019, S. 81)

	Merkmal	Anwendung	Stichprobe (N = 505)	Gesamt-bevölkerung
1	Rauchen	Raucher gesamt	18,3 %	27,6 %
		Anzahl Zigaretten pro Tag:		
		• bis 19 Zigaretten	81,1 %	–
		• 20 Zigaretten und mehr (starke Raucher)	18,9 %	–
		Rauchen Dauer		
		• seit 10 Jahren	6,6 %	–
		• seit 14–20 Jahren	9,9 %	–
		• seit 32–40 Jahren	49,5 %	–
		• seit 41–45 Jahren	9,9 %	–
	Alkohol	kein Alkohol	49,5 %	17,4 %
		Alkoholkonsum an		
		• 1–2 Tagen pro Woche	52,7 %	–
		• 3–6 Tage pro Woche	36,8 %	–
		• 7 Tage pro Woche	10,6 %	–
		moderater Alkoholkonsum (Frauen bis 10 g/Tag, Männer bis 20 g/Tag)	80,2 %	56 %
		riskanter Alkoholkonsum (Frauen > 10 g/Tag, Männer > 20 g/Tag)	19,8 %	26,6 %
3	Gemüse und Obst	täglich Obst	65,1 %	–
		täglich Gemüse	73,5 %	–
		täglich Obst und Gemüse	–	75,5 %
4	Milchprodukte	an sieben Tagen pro Woche	49,0 %	–
5	Fleisch	zwei- bis viermal pro Woche	64,0 %	48,5 %

17.1.1 Rauchen

In der Gesamtstichprobe gaben 18,3 % der Befragten an, zu rauchen. In der Gesamtbevölkerung fand sich mit 27,6 % ein deutlich höherer Anteil an Rauchern. Als starke Raucher im Sinne der WHO – 20 Zigaretten und mehr täglich – wurden davon 18,9 % ermittelt, etwa ein Fünftel der contergangeschädigten Raucher. Die Hälfte der Raucher hatte bereits vor über 30 Jahren mit dem Rauchen begonnen, 10 % rauchten seit über 40 Jahren.

Wird das Raucherverhalten bei Betroffenen nach Schadenspunktegruppen betrachtet, so finden sich die starken Raucher vermehrt in den oberen Schadenspunktegruppen:

- 1 bis < 25 Schadenspunkte: keine starken Raucher
- 25 bis < 50 Schadenspunkte: 15,5 % starke Raucher
- 50 bis < 75 Schadenspunkte: 21,6 % starke Raucher
- 75 bis 100 Schadenspunkte: 35,7 % starke Raucher

Contergangeschädigte Menschen mit hoher Schadenspunktezahl gefährden sich besonders, da sie ein höheres Risiko tragen an Herz-Kreislauf-Erkrankungen zu erkranken aufgrund möglicher Gefäßschäden (siehe hierzu ▶ Kap. 17.3.4).

Niecke et al. (2017) fanden in ihrer Untersuchung bei contergangeschädigten Menschen eine 4-Wochen-Prävalenz psychischer Störungen von 47 %; dieser Anteil ist fast doppelt so hoch wie in der altersentsprechenden Gesamtbevölkerung (siehe hierzu ▶ Kap. 28). Dabei fällt der niedrige Anteil an Rauchern in der Stichprobe 2019 auf. Personen mit einer psychischen Erkrankung zeigen in der Allgemeinbevölkerung einen hohen Anteil an Rauchern von etwa 60 % bis 70 %; bei einem Viertel bis zu einem Drittel der nikotinabhängigen Personen besteht eine psychiatrische Störung. Die Ursache dafür liegt in neuropharmakologischen Mechanismen, in der Bindung von Nikotin an Nikotinrezeptoren – die eine wichtige Rolle in der Pathophysiologie von psychischen Erkrankungen spielen – und Freisetzung von Überträgersubstanzen wie Dopamin. Durch Nikotin werden möglicherweise bestehende sensorische Defizite, negative Symptome wie Motivationslosigkeit, sozialer Rückzug und Isolation gemildert, sowie Gedächtnis, Konzentrationsfähigkeit, kognitive Leistungsfähigkeit verbessert (Leonard et al., 2001; Winterer, 2013; Lores et al., 2018).

Contergangeschädigte Menschen, die psychisch krank sind, sollten nach ihrem Nikotinkonsum befragt werden, um ggf. eine Raucherentwöhnung in die Wege zu leiten. Die Gefährdung für Herzinfarkt und Schlaganfall ist bei dieser Personengruppe besonders hoch aufgrund möglicher vorgeburtlicher Gefäßschäden (siehe hierzu ▶ Kap. 17.3.4, ▶ Kap. 18, ▶ Kap. 19.3).

17.1.2 Alkohol

Etwa die Hälfte der Studienteilnehmer gab an, keinen Alkohol zu trinken; in der altersentsprechenden Gesamtbevölkerung sind es 17,4 %. Der Alkoholkonsum war bei etwas über der Hälfte der Befragten auf ein bis zwei Wochentage beschränkt. Ein moderater Alkoholkonsum wird von 80 % der Betroffenen angegeben (Gesamtbevölkerung 56 %), darunter wird ein Konsum von weniger als 10 g reinem Alkohol pro Tag für Frauen und 20 g pro Tag für Männer verstanden, was maximal 125 ml Wein pro Tag für Frauen und 250 ml pro Tag für Männer entspricht. Einen riskanten Alkoholkonsum gaben etwa 20 % der Befragten an; in der Gesamtbevölkerung stellte das RKI 26,6 % in der altersentsprechenden Allgemeinbevölkerung fest.

17.1.3 Ernährung

Die Ernährung der befragten contergangeschädigten Menschen war, ihren Aussagen zufolge, proteinreich und ballaststoffreich. Der tägliche Verzehr von Obst und Gemüse lag mit 65 % bzw. 73,5 % geringfügig unter jenem der Gesamtbevölkerung mit 74,5 %. Die Hälfte der Befragten nahm täglich Milchprodukte zu sich, damit wirkten sie einer in dieser Personengruppe erhöhten Prävalenz von Osteoporose entgegen. Der Fleischverzehr lag über jenem der Gesamtbevölkerung, Fleisch wurde an zwei bis vier Tagen pro Woche von etwa zwei Dritteln der Befragten verzehrt, während dies nur etwa für die Hälfte der Gesamtbevölkerung zutrifft. Proteine sind zusammen mit Bewegung für die Muskulatur ein wichtiger Stimulus für Muskelwachstum. Auf diese Weise kann zusammen mit ausreichender und regelmäßiger Bewegung dem beobachteten beschleunigten Muskelabbau entgegengewirkt werden.

17.1.4 Bewegung

78,7 % der Befragten bestätigten, dass sie entsprechend ihrer körperlichen Möglichkeiten genügend Bewegung hätten. Die Mehrzahl der Interviewpartner gab in den face-to-face-Interviews an, sich regelmäßig und mehrmals in der Woche sportlich zu betätigen oder physiotherapeutische Anwendungen wahrzunehmen, um ihre Muskelkraft zu erhalten oder zu verbessern. Oft wurde in den Interviews Schwimmen genannt, gerne in Thermen, da dieser Sport die Bewegung durch den Auftrieb des Wassers erleichtert und das warme Wasser die Muskulatur entspannt und Schmerzen entgegenwirkt. Sie konnten durch eine ihren Bedarfen angepasste regelmäßige Bewegung Schmerzen lindern und ihr Wohlbefinden verbessern. Einige meinten, dass sie auf diese Weise den Verlust von Kraft und Funktionalität verzögern könnten, was sie mit Blick auf den Muskelabbau im Alter mit einem relativen Zuwachs an Muskelkraft gleichsetzten.

Die Teilnehmer an der Studie HD 2019 wurden detailliert zu ihren Trainingsgewohnheiten befragt. Ein Viertel der Befragten gab an, sich an sieben Tagen in der Woche regelmäßig gezielt mittels Training oder Physiotherapie zu bewegen, ein weiteres Drittel trainierte regelmäßig an drei bis vier Tagen pro Woche. Auch die Betroffenen mit schweren Schäden trainierten unter Berücksichtigung ihrer körperlichen Möglichkeiten in einem vergleichbaren Ausmaß wie Betroffene mit weniger ausgeprägten Schäden.

Die nationalen Empfehlungen für Bewegung und Bewegungsförderung des BMG empfehlen mindestens 150 Minuten pro Woche ausdauerorientierte Bewegung mittlerer Intensität. 65 % der contergangeschädigten Menschen der Stichprobe HD 2019 erfüllten diese Empfehlung. In der Gesamtbevölkerung waren es 46,8 % der 45- bis 64-Jährigen (RKI, 2021).

Die Differenzierung der aufgewendeten Stundenzahl für Training nach Schadenspunkten zeigt folgende Tabelle (▶ Tab. 17.2).

Tab. 17.2: Anzahl Stunden Training pro Woche. Gesamtstichprobe (N = 505), nach Schadenspunkten in Prozent (Quelle: eigene Daten; HD 2019)

Anzahl Stunden Training pro Woche	Schadenspunkte 1 bis > 25	Schadenspunkte 25 bis > 50	Schadenspunkte 50 bis > 75	Schadenspunkte 75 bis 100
1–2 Stunden	29,0 %	29,1 %	36,9 %	44,6 %
3–4 Stunden	29,0 %	29,8 %	24,4 %	26,7 %
5–7 Stunden	19,4 %	23,8 %	21,3 %	16,8 %
8–9 Stunden und mehr	22,6 %	17,2 %	17,5 %	11,9 %

Mit zunehmender Schadenspunktezahl stieg der Anteil Betroffener, die pro Woche ein bis zwei Stunden trainierten. Erwartungsgemäß trainierten mehr contergangeschädigte Personen mit bis zu 25 Schadenspunkten (22,6 %) an acht bis neun Stunden pro Woche oder mehr, als schwerer geschädigte Betroffene mit 75 bis 100 Schadenspunkten (11,9 %). In Anbetracht der vorgeburtlichen Schäden und Folgeschäden, die auch bei Betroffenen mit geringer Punktzahl zu schweren Schmerzzuständen führen können, ist diese Leistung Ausdruck von großer Disziplin.

Das Gesundheitsverhalten der contergangeschädigten Menschen hat sich ihrer Aussagen zufolge nach der Erhöhung der Rente und der Gewährung der pauschalen Leistungen deutlich verbessert, denn sie konnten es sich finanziell erlauben in den Ruhestand zu gehen. Der Beruf war für viele Betroffene zu einer schweren Belastung geworden. Schmerzen und eine verminderte Belastbarkeit nannte die Hälfte der Betroffenen als die Ursachen dafür, die berufliche Tätigkeit aufzugeben, mehr als drei Viertel der Befragten nannten contergänbedingte Einschränkungen der körperlichen Leistungsfähigkeit. Im Ruhestand waren sie nun in der Lage, die für sie erforderlichen längeren Ruhephasen einzuhalten und das für sie optimale körperliche Training auszuführen. In den face-to-face-Interviews wurde eine Vielfalt von Trainingsmethoden genannt, wie beispielsweise Schwimmen, Pilates, ein Personal Trainer mit individuellem Trainingsprogramm oder Yoga, das für die individuellen Bedarfe entwickelt wurde. Alle führten zu guten bis sehr guten Erfolgen und zu einer deutlichen Verbesserung der Lebensqualität.

17.2 Risikofaktoren für Herz-Kreislauf-Erkrankungen

Trotz dieses günstigen Gesundheitsverhaltens sind weitere Risikofaktoren für Herz-Kreislauf-Erkrankungen in den Gesamtstichproben HD 2016 und 2019 im Vergleich zur altersentsprechenden Gesamtbevölkerung erhöht, wie den folgenden Abschnitten zu entnehmen ist.

17.2.1 Diabetes mellitus

In der Studie HD 2016 (S. 90) wurde das Vorkommen des insulinpflichtigen Diabetes mellitus erhoben. Insgesamt hatten 43 Betroffene einen solchen angegeben, das entsprach 4,7 % der Gesamtstichprobe (N = 926). Daten von GEDA 2011 (RKI, 2012) zeigten für die Altersgruppe der 50- bis 59-Jährigen der Gesamtbevölkerung eine Prävalenz von Diabetes mellitus von 9 %, davon wurden 14 % mit Insulin therapiert, das entsprach einem Anteil von 1,26 % in der altersentsprechenden Population. Der Anteil insulinpflichtiger Diabetiker bei contergangeschädigten Menschen ist in der Stichprobe HD 2016 deutlich höher als in der altersentsprechenden Gesamtbevölkerung.

Zwei der Teilnehmer hatten möglicherweise einen Diabetes mellitus Typ I; sie gaben an, seit ihrem 3. bzw. dem 14. Lebensjahr an einem insulinpflichtigen Diabetes mellitus zu leiden. Die übrigen Teilnehmer erkrankten nicht vor dem 28. Lebensjahr, die meisten von ihnen – 23 Personen von insgesamt 41 – sind nach dem 45. Lebensjahr erkrankt.

Es konnte keine Häufung entsprechend der Höhe von Schadenspunkten festgestellt werden.

Der Anteil der Diabetiker in der Stichprobe HD 2019 war im Vergleich zur altersentsprechenden Gesamtbevölkerung ebenso erhöht. Es handelte sich bei dieser Patientengruppe sowohl um insulinpflichtige als auch um nicht insulinpflichtige Diabetiker, die teilweise schon sehr früh erkrankt sind.

Beginn der Erkrankung bei nicht-insulinpflichtigen Diabetikern:

- 1970 bis < 2000:   4 Personen, Alter ca. 10 bis 40 Jahre
- 2000 bis 2009:   10 Personen, Alter ca. 40 bis 50 Jahre
- 2010 bis 2019:   18 Personen, Alter ca. 50 bis 60 Jahre

Beginn der Erkrankung bei insulinpflichtigen Diabetikern:

- 1963:   1 Person, Kleinkindalter
- 1990 bis < 2000:   4 Personen, Alter ca. 30 bis 40 Jahre
- 2000 bis 2019:   11 Personen, Alter ca. 40 bis 60 Jahre

Eine sorgfältige regelmäßige Kontrolle sollte klinisch stattfinden, ggf. empfiehlt es sich die Bauchspeicheldrüse auf das Vorliegen einer möglichen vorgeburtlichen Schädigung mit Dysfunktion im inkretorischen Bereich, die einen Insulinmangeldiabetes verursachen könnte, zu untersuchen.

17.2.2 Bluthochdruck

Nach Angaben der Studienteilnehmer HD 2019 bestand bei 31,3 % ein Bluthochdruck. In HD 2012 waren es 20 % der Teilnehmer, die einen erhöhten Blutdruck angegeben hatten. Damit lagen die contergangeschädigten Menschen um etwa 10 % unterhalb des Anteils an Bluthochdruckpatienten der altersentsprechenden

Gesamtbevölkerung (RKI, 2013). Die Messung des Blutdrucks ist schwierig bei Betroffenen mit Fehlbildung und Verkürzung der Arme, bei zusätzlich fehlgebildeten Beinen gibt es kaum eine Möglichkeit einer korrekten Blutdruckmessung. Daher ist anzunehmen, dass möglicherweise der Anteil von Betroffenen mit Bluthochdruck deutlich höher liegt (siehe hierzu ▶ Kap. 19.4). Bei 60,9 % der gehörlosen contergangeschädigten Menschen wurde ein Bluthochdruck festgestellt.

Teilweise wurde bei contergangeschädigten Personen in HD 2019 (N = 505) schon sehr früh ein Bluthochdruck festgestellt. Der Beginn der Erkrankung wurde folgendermaßen dokumentiert.

- 1970 bis < 1990:   7 Personen, Alter ca. 10 bis 30 Jahre
- 1990 bis < 2000: 17 Personen, Alter ca. 30 bis 40 Jahre
- 2000 bis < 2010: 50 Personen, Alter ca. 40 bis 50 Jahre
- 2010 bis 2019:   73 Personen, Alter ca. 50 bis 60 Jahre

Die Entstehung des Bluthochdrucks ist multifaktoriell, dazu gehören beispielsweise Störungen der Nierenfunktion, von Hormonen, Übergewicht, überwiegend sitzende Tätigkeit, Stress und psychische Belastung. Alle diese Risikofaktoren treffen auf contergangeschädigte Menschen zu. Welche Rolle vorgeburtliche Schädigungen und Fehlbildungen von Gefäßen am Herzen und in der Peripherie bei der Entwicklung des Bluthochdrucks, von Herzinfarkten und Schlaganfällen spielen, bedarf der Klärung.

17.2.3 Erhöhte Blutfette

28,3 % der Studienteilnehmer von HD 2019 gaben an, erhöhte Blutfette zu haben. In der altersentsprechenden Gesamtbevölkerung waren es 24,5 % (RKI, 2013).

Die Differenzierung nach Schadenspunktegruppen ergab folgende Werte:

- 1 bis < 25 Schadenspunkte: 40,0 %
- 25 bis < 50 Schadenspunkte: 25,4 %
- 50 bis < 75 Schadenspunkte: 29,2 %
- 75 bis 100 Schadenspunkte: 24,0 %

Bei contergangeschädigten Menschen kann eine Schilddrüsenfehlbildung mit Funktionsstörung, bei Vorliegen einer Unterfunktion, die Erhöhung von Blutfetten unterstützen. In der Gesamtstichprobe nannten 9,3 % eine solche Funktionsstörung (siehe hierzu ▶ Kap.17.4).

17.2.4 Übergewicht

Contergangeschädigte Teilnehmer von HD 2019 nannten in 41,1 % Übergewicht als einen weiteren Risikofaktor. In der altersentsprechenden Gesamtbevölkerung wurden 60 % ermittelt (RKI, 2013). Das Ergebnis sollte mit Vorsicht bewertet werden, denn ein sehr hoher Anteil von Betroffenen hat verkürzte Arme und Beine, und es ist davon auszugehen, dass der Verlust an Körpermasse, der durch die Reduktionsfehlbildungen entstanden ist, nicht berücksichtigt wurde. Daher sollte bei einer genauen Gewichtsbestimmung oder Bestimmung des BMI stets die fehlende Körpermasse berücksichtigt werden. Die folgende Tabelle (▶ Tab. 17.3) gibt Auskunft über den prozentualen Anteil der verschiedenen Körperbereiche am gesamten Körpergewicht. Dabei darf nicht vergessen werden, dass jeweils Arme und Beine doppelt zu berechnen sind und häufig eine unterschiedliche Länge zeigen.

Tab. 17.3: Relatives Gewicht einzelner Körperbestandteile in Prozent (Quelle: Ars martialis, Masseverteilung im Körper, nach Bernstein)

Körperbereiche	Relatives Gewicht	
	Männer	Frauen
Kopf	6,72 %	8,12 %
Rumpf	46,30 %	43,90 %
Oberarm	2,65 %	2,60 %
Unterarm	1,82 %	1,82 %
Hand	0,70 %	0,55 %
Oberschenkel	12,21 %	12,89 %
Unterschenkel	4,65 %	4,34 %
Fuß	1,46 %	1,29 %

Diese teilweise früh aufgetretenen Risikofaktoren stellen eine besondere Gefahr für die Betroffenen dar eine Arteriosklerose zu entwickeln, denn sie können auf vorgeburtlich geschädigte Gefäße treffen und damit die frühzeitige Entstehung von Herz-Kreislauf-Erkrankungen bewirken.

17.3 Herz-Kreislauf-Erkrankungen

Das erhöhte Vorkommen von KHK, Herzinfarkt und Schlaganfall ist bei contergangeschädigten Menschen möglicherweise nicht nur auf arteriosklerotische Veränderungen zurückzuführen. Es kommen Spätschäden an den Gefäßen des Herzens, des Gehirns und anderer Organe hinzu, die aufgrund eines engen Lumens zu Ischämien oder infolge einer dünnen Gefäßwand zu Gefäßrupturen führen können. Eine Verminderung der Kapillarisierung führt ebenso zu Sauerstoffmangel im Gewebe. Arteriosklerotische Ablagerungen an derart veränderten Gefäßen erhöhen das Risiko einer Herz-Kreislauf-Erkrankung zusätzlich.

An dieser Stelle wird ausdrücklich darauf hingewiesen, dass das Auftreten von Herz-Kreislauf-Erkrankungen bei contergangeschädigten Menschen unseren Ergebnisse zufolge in den verschiedenen Schadenspunktegruppen erhebliche Abweichungen zeigen kann. Der Anteil der KHK bei contergangeschädigten Menschen beispielsweise lag in der Gesamtstichprobe von HD 2016 (N = 926) bei 7,4 %. Bei einer Differenzierung nach Schadenspunkten in Zehnerschritten fand sich eine Tendenz zu höheren Werten bei schweren Schädigungen mit hoher Schadenspunktezahl (siehe hierzu ▶ Kap. 17, ▶ Abb. 17.1).

Bei bestehender Zweifach- oder Vierfachschädigung zeigten vierfach geschädigte Menschen den höchsten Anteil an Erkrankungen des Herz-Kreislauf-Systems mit einem Anteil von 13,3 % bei KHK (siehe hierzu ▶ Kap. 17, ▶ Abb. 17.2). Koronare Herzerkrankungen waren oft sehr ungleichmäßig verteilt, die Prävalenz war nicht immer bei schwer geschädigten Betroffenen am höchsten. Bei Herzinfarkt und Schlaganfall fand sich in HD 2016 der höchste prozentuale Anteil an Erkrankungen bei Betroffenen mit 10 bis < 20 Schadenspunkten, an zweiter Stelle standen die Betroffenen mit 90 bis 100 Schadenspunkten. Daher ist es für den behandelnden Arzt wichtig, auch Betroffene ohne schwere orthopädische Schäden genau zu untersuchen, da bis heute nicht bekannt ist, ob es eine Systematik für das Auftreten von Gefäßschäden gibt, wer davon betroffen sein könnte und in jeweils welchem Ausmaß.

> 2023 wurde die »Bizentrische Studie zur Erhebung von Gefäß- und Organanomalien bei Menschen mit Contergangeschädigung« gestartet, unter Beteiligung des Universitätsklinikums Köln, des Instituts für Diagnostische und Interventionelle Radiologie, und der Radiologie des Universitätsklinikums Ulm (Contergan Infoportal). Die geplante Gefäßstudie soll individuelle Risiken aufklären, um rechtzeitig die Anwendung präventiver oder therapeutischer Maßnahmen zu ermöglichen. Dadurch sollen schwere und lebensgefährliche Erkrankungen wie Herzinfarkt und Schlaganfall vermieden und vor Operationen soll über das Risiko von möglichen Gefäßfehlbildungen oder Gefäßvarianten im OP-Gebiet informiert werden.

17.3.1 Koronare Herzkrankheit

In der Expertise HD 2016 (N = 926) wurden Daten zur KHK ermittelt. In der Gesamtstichprobe Contergan gaben 7,4 % das Vorliegen einer KHK an, bei zweifach geschädigten Personen waren es ebenso 7,4 %, bei Vierfachschädigung waren es 13,5 %. In der Altersgruppe der 50- bis 59-Jährigen in der Gesamtbevölkerung nannten 4,4 % eine KHK (Gößwald et al., 2013).

An einer KHK mit entsprechender Symptomatik litten 7,7 % der Gesamtstichprobe von HD 2019 (N = 505). Das entsprach im Vergleich zur Gesamtbevölkerung der entsprechenden Altersgruppe mit 4,4 % einem deutlich höheren Vorkommen (RKI, 2013).

Nach Aussagen der Betroffenen in HD 2019 wurde teilweise schon sehr früh die Diagnose einer KHK gestellt; der Beginn der Erkrankung wurde wie folgt dokumentiert:

- 1960 bis < 1980: 6 Personen, Alter: Säuglingsalter bis ca. 20 Jahre
- 1980 bis < 2000: 4 Personen, Alter: ca. 20 bis 40 Jahre
- 2000 bis < 2010: 10 Personen, Alter: ca. 40 bis 50 Jahre
- 2010 bis < 2019: 17 Personen, Alter: ca. 50 bis 60 Jahre

Der frühe Beginn der Erkrankung lässt sich möglicherweise auf eine verminderte Kapillarisierung des Herzmuskels, auf dünnkalibrige oder fehlgebildete Koronarien zurückführen, die den Herzmuskel nicht ausreichend mit Sauerstoff versorgen. Die Ursache können mögliche Spätschäden sein.

Die Differenzierung in Schadenspunktegruppen in Zehnerschritten zeigte in HD 2016 eine Tendenz zur Zunahme des jeweiligen prozentualen Anteils Betroffener mit KHK mit der Zunahme der Schadenspunkte (▶ Abb. 17.1).

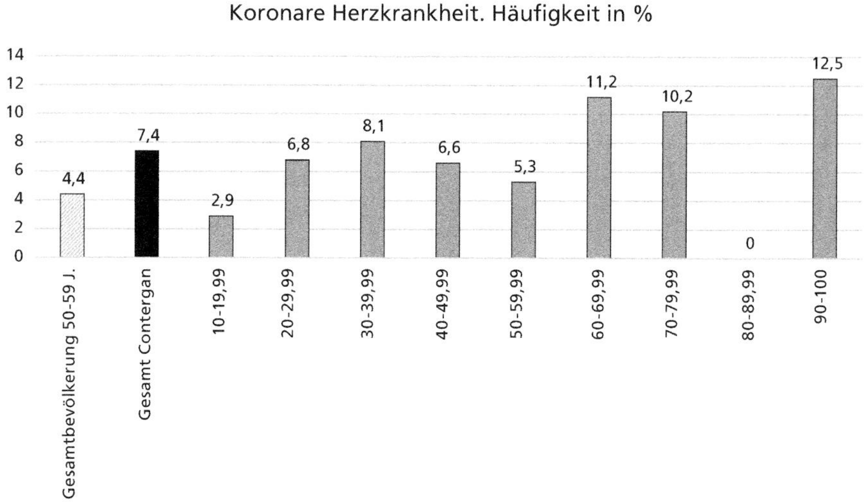

Koronare Herzkrankheit. Häufigkeit in %

Gruppe	%
Gesamtbevölkerung 50-59 J.	4,4
Gesamt Contergan	7,4
10-19,99	2,9
20-29,99	6,8
30-39,99	8,1
40-49,99	6,6
50-59,99	5,3
60-69,99	11,2
70-79,99	10,2
80-89,99	0
90-100	12,5

Abb. 17.1: KHK bei contergangeschädigten Menschen im Vergleich zur Gesamtbevölkerung in Prozent (N = 926) (Quelle: eigene Daten; HD 2016, S. 86; RKI, 2013)

Die Verteilung der Betroffenen mit KHK war nicht über alle Schadenspunktegruppen gleich. Das Risiko war bei Betroffenen mit hoher Schadenspunktezahl erhöht, es lag teilweise deutlich über dem Durchschnittswert der Gesamtstichprobe und bei schwerer Schädigung lagen im Vergleich zur altersentsprechenden Gesamtbevölkerung die Werte um das Zweieinhalb- bis knapp Dreifache höher.

17.3.2 Herzinfarkt

Das Auftreten von Herzinfarkten wurde in der Studie HD 2016 erhoben. In der Gesamtstichprobe nannten 2,2 % das Vorliegen eines Z. n. Herzinfarkt, dieses Ergebnis lag nur geringfügig höher als die Angaben der Gesamtbevölkerung der Altersgruppe 50–59 Jahre mit 2 % (Gößwald et al., 2013). Zweifach geschädigte Personen berichteten in 0,8 %, vierfach geschädigte in 2,1 % einen Herzinfarkt erlitten zu haben. In der Gruppe der Betroffenen mit sehr schweren Schädigungen (90 bis 100 Schadenspunkte) jedoch wurde der Z. n. Herzinfarkt von 5 % genannt, bei Betroffenen mit nur 10 bis < 20 Schadenspunkten waren es 5,9 %.

Die ersten Herzinfarkte traten im Vergleich zur altersentsprechenden Gesamtbevölkerung früh auf (HD 2019).

- Alter: 30 bis < 40 Jahre: 2 Personen
- Alter: 40 bis < 50 Jahre: 3 Personen
- Alter: 50 bis < 60 Jahre: 7 Personen

11 Personen gaben an, nur einen Herzinfarkt erlitten zu haben, zwei Personen nannten jeweils zwei Herzinfarkte. Trotz des hohen Vorkommens von Herzinfarkten fanden sich in der Stichprobe HD 2016 vergleichsweise wenige Raucher (siehe hierzu ▶ Kap. 17.1.1).

> Das frühe und gehäufte Auftreten von Herzinfarkten bei contergangeschädigten Menschen könnte ein Hinweis sein auf vorgeburtliche Gefäßschäden.

Früh einsetzende Alternsprozesse und ein Beginn von arteriosklerotischen Veränderungen an den Gefäßen erhöhen das Risiko zusätzlich. Den Erhebungen von HD 2016 und HD 2019 zufolge waren die Personengruppen mit geringen oder mit sehr ausgeprägten Schädigungen besonders häufig betroffen.

17.3.3 Schlaganfall

Insgesamt 3 % der Gesamtstichprobe HD 2016 (N = 926) hatten ihren Aussagen zufolge einen Schlaganfall erlitten, zweifach geschädigte Personen waren in 2,8 % betroffen, vierfach geschädigte in 3,5 %; in der Altersgruppe der 50- bis 59-Jährigen der Gesamtbevölkerung waren es 1,3 % (Busch et al., 2013; RKI, 2013).

Das Ergebnis der Befragung zeigte ein frühes Auftreten der Schlaganfälle (HD 2019).

- Alter: 41 bis < 50 Jahre: 4 Personen
- Alter: 50 bis 57 Jahre: 8 Personen

Acht Personen erlitten nur einen Schlaganfall, drei weitere Personen jeweils zwei Schlaganfälle, und eine Person nannte vier Schlaganfälle.

In einer Differenzierung nach Schadenspunkten fiel eine unterschiedliche Verteilung der Schlaganfälle auf. Das Risiko schien – ähnlich wie beim Herzinfarkt – nicht in allen Schweregraden der Schädigung gleich groß zu sein: Betroffene mit geringer Schädigung in dieser Stichprobe waren besonders gefährdet, ebenso wie Betroffene mit schweren Schäden. Der Schlaganfall trat in der Gesamtstichprobe Contergan etwa doppelt so häufig auf im Vergleich zur altersentsprechenden Gesamtbevölkerung. In der Gruppe mit 10 bis < 20 Schadenspunkten fand sich der Schlaganfall 4,5-mal häufiger als in der altersentsprechenden Gesamtbevölkerung. In den Gruppen mit schweren Schädigungen war das Auftreten eines Schlaganfalls im Vergleich um das 3,3- bis 3,8-Fache erhöht. Diese Zahlen unterstreichen die hohe Gefährdung contergangeschädigter Menschen.

> Das frühe und häufig mehrfache Auftreten von Schlaganfällen kann ein Hinweis auf das Vorliegen von vorgeburtlichen Gefäßschäden mit Engpässen in den zuführenden Arterien zum Gehirn sein, ebenso auf Fehlbildungen oder fehlende oder aberrierende Gefäße im Gehirn mit möglicherweise verminderter Kapillarisierung und Minderversorgung des Gehirngewebes. Die Effekte von Alternsprozessen und die Folgen des Lebensstils kommen hinzu.

17.3.4 Herz-Kreislauf-Erkrankungen bei Zweifach- und Vierfachschädigung

Da die Stichprobe mit einer hohen Anzahl von Schadenspunkten auch gehörlose Betroffene einschließt, wurden alternativ zwei Gruppen nach ausschließlich orthopädischen Kriterien gebildet, die nur zweifach- und vierfach geschädigte contergangeschädigte Personen berücksichtigen (siehe hierzu ▶ Kap. 10.1.2).

Die Häufigkeit der Nennungen von Herz-Kreislauf-Erkrankungen in den jeweiligen Gruppen wurde in der folgenden Abbildung (▶ Abb. 17.2) dargestellt.

> Die Gesamtstichprobe von HD 2016 zeigte im Vergleich zur Gesamtbevölkerung der entsprechenden Altersgruppe ein 1,6-faches Vorkommen von KHK. Bei den vierfach geschädigten Personen erhöhte sich dieser Anteil auf das Dreifache.
>
> Mit Bezug auf den Herzinfarkt war der Anteil der Betroffenen mit Zweifachschädigung geringer als in der Gesamtbevölkerung, der Anteil der vierfach geschädigten Personen war nur geringfügig erhöht.
>
> Beim Schlaganfall lagen die Ergebnisse für die Gesamtstichprobe um das 2,3-fache höher als in der altersentsprechenden Gesamtbevölkerung. Betroffene mit Zweifachschädigung zeigten ein zweifach erhöhtes Vorkommen, vierfach geschädigte Betroffene zeigten ein um das 2,7-Fache höheres Auftreten von Schlaganfällen.

Der hohe Anteil an Erkrankungen des Herz-Kreislauf-Systems lässt die Vermutung zu, dass die Ursache dafür bei vorgeburtlichen Gefäßschäden liegt. Daher ist die

17 Gesundheitliche Risiken

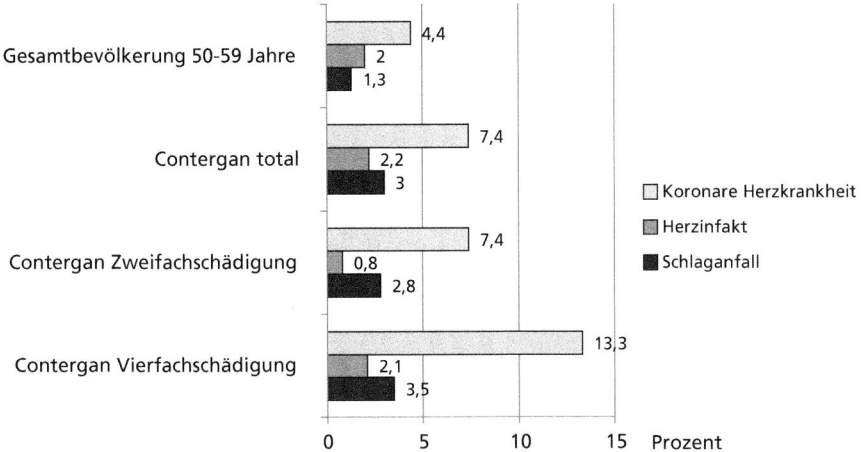

Abb. 17.2: Häufigkeit von Herz-Kreislauf-Erkrankungen in der Stichprobe HD 2016 (N = 926) und altersentsprechender Gesamtbevölkerung, mit Differenzierung nach Zweifach- und Vierfachschädigung in Prozent (Quelle: eigene Daten; HD 2016, S. 89; RKI, 2013)

Diagnostik wichtig, insbesondere bei Vierfachschädigung, um ggf. bei entsprechendem Befund durch Antikoagulation ein Auftreten von Herzinfarkten oder Schlaganfällen zu vermeiden, bzw. das Risiko zu vermindern (siehe hierzu ▶ Kap. 10.4, ▶ Kap. 18, ▶ Kap. 19.3).

17.4 Weitere Erkrankungen oder Fehlbildungen

In der folgenden Tabelle (▶ Tab. 17.4) ist die Häufigkeit von ausgesuchten körperlichen Erkrankungen und Fehlbildungen in der Gesamtstichprobe HD 2019 aufgeführt, und wird – sofern Referenzdaten vorhanden waren – mit dem Vorkommen in der altersentsprechenden Gesamtbevölkerung verglichen. (RKI, 2012, 2013, 2017, 2021; Eur Urol, 2012)

Tab. 17.4: Körperliche Erkrankungen und Fehlbildungen Gesamtstichprobe HD 2019 (N = 505) und Gesamtbevölkerung in Prozent (Quelle: eigene Daten; HD 2019, S. 85; Statista, 2015; RKI, 2012, 2013, 2017, 2021; Scales et al., 2012)

Diagnose	Gesamtstichprobe (N = 505)	Gesamtbevölkerung altersentsprechend
Fehlbildung Schilddrüse mit Funktionsstörung (kein Adenom)	9,3 %	keine Referenzdaten
Funktionsstörung von Hormondrüsen:	2,6 %	keine Referenzdaten

Tab. 17.4: Körperliche Erkrankungen und Fehlbildungen Gesamtstichprobe HD 2019 (N = 505) und Gesamtbevölkerung in Prozent (Quelle: eigene Daten; HD 2019, S. 85; Statista, 2015; RKI, 2012, 2013, 2017, 2021; Scales et al., 2012) – Fortsetzung

Diagnose	Gesamtstichprobe (N = 505)	Gesamtbevölkerung altersentsprechend
• Aspermie • Hypophyseninsuffizienz • Hypothyreose		
Osteoporose	16,0 %	10,5 %
Chronische Bronchitis	8,3 %	5,2 %
Entleerungsstörung Blase/Darm	16,6 %	keine Referenzdaten
Krebserkrankung	5,1 %	4,5 %
Erkrankungen der Niere	8,1 %	keine Referenzdaten
Nierensteine	4,8 %	8,8 %
Fehlbildungen des Magen-Darmtrakts	13,5 %	keine Referenzdaten
Fehlbildung/Fehlen der Gallenblase	10,7 %	keine Referenzdaten
Weitere Angaben zu Fehlbildungen	23,7 %	keine Referenzdaten

Fehlbildungen von *Hormondrüsen*, die sich durch eine hormonale Dysfunktion bemerkbar machen, wurden von contergangeschädigten Menschen in Gesprächen erwähnt. Daher wurde in der Studie HD 2019 auch nach diesen Erkrankungen gefragt. 2,6 % der Stichprobe nannten eine Unterfunktion von Hoden, Hypophysenvorderlappen oder Schilddrüse. Fehlbildungen der *Schilddrüse*, die meist in Verbindung mit einer hormonellen Unterfunktion auftraten, wurden von 9,3 % der Befragten angegeben, für die Gesamtbevölkerung gibt es dazu keine Referenzwerte.

Das Ergebnis der Befragung ergab, dass ein Teil der Betroffenen schon seit der Kindheit an einer Unterfunktion der Schilddrüse litt, die seither durch Hormonersatz therapiert wurde, während ein weiterer Teil erst im mittleren Erwachsenenalter einen Hormonmangel entwickelte, der sie dann zum Arzt führte. Mittels Bildgebungsverfahren konnten schwere Fehlbildungen und Gewebeversprengungen der Schilddrüse dargestellt werden. Weitere Hormondrüsen, beispielsweise die Nebennierenrinde oder die Gonaden können ebenso betroffen sein. Diese schweren gesundheitlichen Störungen sollten bei der Untersuchung stets berücksichtigt werden und bei entsprechenden Ausfallserscheinungen gezielt abgeklärt und ggf. substituiert werden.

Aufgrund einer verminderten Belastung des Bewegungsapparats bei eingeschränkter Mobilität bei ausgeprägten Schädigungen sowie aufgrund der vorgeburtlichen Einwirkung von Contergan auf das sich entwickelnde Skelettsystem ist zu erwarten, dass *Osteoporose* häufiger bei contergangeschädigten Personen beobachtet werden kann als in der altersentsprechenden Gesamtbevölkerung. In der Gesamtstichprobe HD 2016 (S. 91) gaben 15,4 % der Befragten an, an Osteoporose zu leiden. Im Vergleich dazu findet sich in der Bone Evaluation Study (Hadji et al., 2013) für die altersentsprechende Gesamtbevölkerung ein Anteil von 10,5 %. Da contergangeschädigte Menschen zu über 90 % an Wirbelsäulenschäden leiden – pränatal conterganbedingt oder als Folgeschaden – ist ganz besonders auf osteoporotische Veränderungen im Skelettsystem zu achten, um Wirbelkörperbrüche, die zusätzlich zu schweren Schmerzen und Einschränkungen führen können, zu vermeiden.

In Interviews in HD 2016 konnte bei Interviewpartnern das Vorliegen von *Störungen der Blasen- und Darmfunktion* festgestellt werden. Auf Nachfrage bestätigten Betroffene das Vorliegen von Fehlbildungen im Bereich des Beckens bzw. des Kreuzbeins. Da die Beschwerden in der frühen Kindheit aufgetreten waren, konnte davon ausgegangen werden, dass es sich um den Folgezustand einer Becken- oder Kreuzbeinfehlbildung handelte mit Schädigung des vegetativen Nervensystems. Betroffene berichteten über Probleme beim Absetzen des Stuhls, das nur alle drei bis vier Tage stattfand und häufig in Verbindung mit Blasenentleerungsstörungen stand. Es handelte sich möglicherweise um eine partielle Dysfunktion der Darm- und der Blasenfunktion. Daher wurde in HD 2016 und HD 2019 das Vorliegen dieser Störungen thematisiert.

Entleerungsstörungen des Darms und der Blase traten in der Gesamtstichprobe HD 2016 bei 15 % der Betroffenen auf, in HD 2019 waren es 16,6 %. Tendenziell nahm diese partielle Dysfunktion mit Zunahme der Schwere der Schädigung zu. In den Schadenspunktegruppen ab 40 Schadenspunkten erhöhte sich der Anteil Betroffener auf 17 %, der höchste Anteil mit 21,3 % fand sich in der Gruppe mit 90–100 Schadenspunkten, den Schwerstbetroffenen.

Die Erhebung von Krebserkrankungen ergab in HD 2012 einen Anteil von 3,8 %, in HD 2019 lag dieser Anteil bei 5,1 %. Daten von Statista ergaben für das Jahr 2015 einen Anteil von 4,5 % Krebserkrankungen in der Gesamtbevölkerung der Altersgruppe 50 bis 59 Jahre. Der Anteil der an Krebs erkrankten contergangeschädigten Menschen liegt daher um ca. 11 % höher.

17.5 Literatur

Ars martialis. Masseverteilung im Körper. http://www.arsmartialis.com/index.html?name= http://www.arsmartialis.com/faq/m_anteil.html (Zugriff am 20.07.2024)
BMG Bewegungsempfehlungen.https://www.bundesgesundheitsministerium.de/service/be griffe-von-a-z/b/bewegungsempfehlungen (Zugriff am 20.07.2024)
Bundesministerium für Ernährung und Landwirtschaft (BMEL)(2016). *Deutschland, wie es isst.* Der BMEL-Ernährungsreport 2016.
Busch, M.A. et al. (2013). Prävalenz des Schlaganfalls bei Erwachsenen im Alter von 40 bis 79 Jahren in Deutschland. Ergebnisse der Studie zur Gesundheit Erwachsener in Deutschland (DEGS1). Bundesgesundheitsbl, 56,656–660.
Contergan Infoportal. https://contergan-infoportal.de/leistungen/projekte/gefaesstudie/ (Zugriff am 20.07.2024)

Gößwald, A. et al. (2013). Prävalenz von Herzinfarkt und koronarer Herzkrankheit bei Erwachsenen im Alter von 40 bis 79 Jahren in Deutschland. Ergebnisse der Studie zur Gesundheit Erwachsener in Deutschland (DEGS1). *Bundesgesundheitsbl, 56*,650–655.

Hadji, P. et al. (2013): The epidemiology of osteoporosis–Bone Evaluation Study (BEST): an analysis of routine health insurance data. *Dtsch Arztebl Int. Jan,110*(4),52–7

Institut für Gerontologie der Universität Heidelberg. (2012). *HD 2012.* Abrufbar im Kap. Zusatzmaterial zum Download.

Institut für Gerontologie der Universität Heidelberg. (2016). *HD 2016.* Abrufbar im Kap. Zusatzmaterial zum Download.

Institut für Gerontologie der Universität Heidelberg. (2019). *HD 2019.* Abrufbar im Kap. Zusatzmaterial zum Download.

Jungvogel, et al. (2016). Die lebensmittelbezogenen Ernährungsempfehlungen der DGE. Wissenschaftliche Ableitung und praktische Anwendung der Modelle. *Ernährungs Umschau 8/2016*

Leonard, S. et al. (2001). Smoking and mental illness. *Pharmacol Biochem Behav. Dec,70*(4), 561–70.

Lores, L. et al. (2018): Prevalence of smoking in a psychiatric hospital and dann relationship with respiratory symptoms and the prevalence of COPD. *International Journal of COPD. 13*, 2797–2804.

Newbronner E, Atkin K (2018): The changing health of Thalidomide survivors as they age: A scoping. Review. *Disability and Health Journal 11*, 184–191.

Niecke, A. et al. (2017): Mental Disorders in People Affected by Thalidomide – a cross-sectional study of prevalence and psychosocial needs. *Dtsch Ärztebl Int. 114*, 168–174.

Robert Koch-Institut (Hrsg) (2012). Daten und Fakten: *Ergebnisse der Studie »Gesundheit in Deutschland aktuell 2010«.* Beiträge zur Gesundheitsberichterstattung des Bundes.

Robert-Koch-Institut (Hrsg.) (2013). Erwachsenengesundheitssurvey DEGS. *Bundesgesundheitsblatt – Gesundheitsforschung – Gesundheitsschutz, 56* (5–6), 607–893. https://www.springermedizin.de/bundesgesundheitsblatt-gesundheitsforschung-gesundheitsschutz-5-/8012614 (Zugriff am 20.07.2024)

Robert Koch-Institut (Hrsg) (2015). *Gesundheit in Deutschland.* Gesundheitsberichterstattung des Bundes. Gemeinsam getragen von RKI und Destatis.

Robert-Koch-Institut (Hrsg.) (2017). Fact sheets zur Studie »Gesundheit in Deutschland aktuell 2014« (GEDA 2014/2015-EHIS) *Journal of Health Monitoring.* https://www.rki.de/DE/Content/Gesundheitsmonitoring/Studien/Geda/geda2014_einzelbeitraege_inhalt.html (Zugriff am 20.07.2024)

Robert-Koch-Institut (Hrsg.) (2021). Gesundheitsfördernde Verhaltensweisen bei Erwachsenen in Deutschland – Ergebnisse der Studie GEDA 2019/2020-EHIS. *Journal of Health Monitoring* 6(3), 28–48.

Robert-Koch-Institut (Hrsg.) (2023). *Krebs in Deutschland für 2019/2020.* Zentrum für Krebsregisterdaten.

Scales Jr., C.D. et al. (2012). Urologic Diseases in America Project. Prevalence of kidney stones in the United States. Eur Urol. 62(3),160–5.

Shiga, T. et al. (2015). Multicentre investigation of lifestyle-related diseases and visceral disorders in thalidomide embryopathy at around 50 years of age. *Birth Defects Res (Part A), 103*,787–793.

Statista. https://de.statista.com/statistik/daten/studie/718648/umfrage/verteilung-onkologischer-erkrankungen-unter-barmer-gek-versicherten-nach-alter/ (**Zugriff am 20.07.2024**)

Winterer, G. (2013). Rauchen und psychiatrische Erkrankungen: Ein Überblick. *J Neurol Neurochir Psychiatr. 14* (3). 119–25.

18 Kardiovaskuläre Manifestationen bei Thalidomid-Embryopathie

Peter Klein-Weigel

Der Arzneimittelskandal um Contergan® (Thalidomid), das zwischen 1957 und 1961 von der pharmazeutischen Firma Grünthal GmbH (Stolberg, Deutschland) vertrieben wurde, stellt eine beispiellose medizinische und menschliche Katastrophe dar, die bis heute tiefgreifende Auswirkungen auf die Betroffenen und ihre Familien, aber auch auf die pharmazeutische Industrie und Gesundheitspolitiker in aller Welt hat.

Die Zahl der von der Thalidomid-Embryopathie betroffenen Kinder wird weltweit auf über 10.000 geschätzt. Da jedoch viele Kinder mit schweren Fehlbildungen bereits intrauterin oder kurz nach der Geburt starben, bleibt die tatsächliche Zahl der Opfer unbekannt (Vargesson, 2015).

Im Gegensatz zu Schädigungen des Skelettsystems, des Ohrs, des Auges oder der Nieren wurden Untersuchungen über kardiovaskuläre Schädigungen selten publiziert. Die folgende Übersicht konzentriert sich daher auf die kardiovaskulären Aspekte der Thalidomid-Embryopathie und auf Merkmale, die für Gefäßmediziner und Kardiologen direkte Auswirkungen auf das Krankheitsmanagement haben.

18.1 Extremitäten und Organschäden durch Thalidomid und seine Metaboliten

Thalidomid und seine Metaboliten schädigen den Embryo hauptsächlich in einem kurzen Zeitfenster der Entwicklung, das auch als »kritische Periode« bezeichnet wird und vom 20. bis 36. Tag nach der Befruchtung bzw. vom 34. bis 50. Nach Ausbleiben der Regelblutung reicht (Lenz & Knapp, 1962; Smithells & Newman, 1992; Miller & Stromland, 1999).

Die Exposition gegenüber Thalidomid in der frühen Phase der »kritischen Periode« (Tag 20–24) führt insbesondere zu Schäden an den Ohren und Augen, gefolgt von Schäden der Entwicklung der oberen (Tag 24–31) und unteren Gliedmaßen (Tag 27–33) (Lenz & Knapp, 1962; Smithells & Newman, 1992; Miller & Stromland, 1999). Die Annahme, dass eine Thalidomidexposition nach dem kritischen Zeitfenster keinen Einfluss mehr auf die Entwicklung und Reifung des Embryos hat, wird durch neuere neuropathologische und neuropsychologische Befunde infrage gestellt, sodass es wahrscheinlich keinen definitiv sicheren Zeitraum für die Einnahme von Thalidomid während der Schwangerschaft gibt (Hallene et al., 2006; Miller et al., 2005).

Die klinisch auffälligsten und häufigsten Anomalien betreffen die oberen und unteren Extremitäten (Dysmelie, Phokomelie, Amelie), die Ohren und die Augen. In einem Bericht des Instituts für Gerontologie der Universität Heidelberg über 870 Conterganopfer wurden jedoch in 38,4% der Fälle auch Anomalien der inneren Organe, einschließlich Schädigungen des Herzens und der Blutgefäße, festgestellt (Kruse et al., 2012). ▶ Tab. 18.1 fasst das Spektrum der in der sogenannten Heidelberger Studie berichteten pränatalen Schäden zusammen.

Tab. 18.1: Häufigkeitsverteilung von Fehlbildungen und Organstörungen bei Thalidomid-Embryopathie in Prozent (Kruse et al., 2012)

Fehlbildung	Häufigkeit
obere Extremitäten	87,8%
untere Extremitäten	53,0%
Wirbelsäule und Becken	55,6%
Kopf	35,4%
Hörbeeinträchtigung und Taubheit	5,4%
Sehbehinderung und Blindheit	35,1%
Organschäden (Herz, Nieren, gastrointestinal)	38,4%

18.2 Ursachen des teratogenen und kardiovaskulären Schadenspotenzials von Thalidomid und seinen Metaboliten

Erst nach jahrzehntelanger intensiver Forschung gelang es Wissenschaftlern, die grundlegenden teratogenen Wirkmechanismen von Thalidomid und seinen Metaboliten und die molekulargenetischen Grundlagen seiner kardiovaskulären Teratogenität aufzudecken (Ito et al., 2010, 2020; Asatsuma-Okumura et al., 2019; Donovan et al., 2018; Khalil et al., 2017; Knobloch & Rüther, 2008).

Im Mittelpunkt steht die Bindung von Thalidomid an Cereblon, das mit dem beschädigten DNA-Bindungsprotein 1 (DDB1), Cullin-4 A (CUL4 A) und dem Regulator des Cullins 1 (ROC1) einen E3-Ubiquitin-Ligase-Komplex bildet (Ito et al., 2010). Die Bindung von Thalidomid an diesen Komplex bewirkt den Abbau mehrerer Neosubstrate, was zu verschiedenen Wirkungen führt, darunter auch zu einer Hemmung der Angiogenese (Gefäßneubildung), der Bildung von Gliedmaßen und Organen, immunmodulierenden Wirkungen, sedierenden und hypnotischen Wirkungen und anderen, die heute noch unbekannten Effekten (Ito et al., 2020). Mithilfe systembiologischer Ansätze wurden inzwischen weitere potenzielle Kandidatengene und -proteine identifiziert, die an der kardiovaskulären Schädigung beteiligt sein könnten (Rengel et al.,2024). Eine antiangiogene Wirkung von Thalidomid wurde erstmals 1994 im Tierversuch nachgewiesen und auf eine direkte Hemmung angiogenetischer Faktoren zurückgeführt (D'Amato et al., 1994). Die hemmende Wirkung von Thalidomid auf die Expression von vaskulären Wachstumsfaktoren wie VEGF und bFGF scheint dabei ebenfalls durch Cereblon und nachgeschaltete Transkriptionsfaktoren vermittelt zu werden (Huang et al., 2022). Die Hemmung der Expression von Gefäßwachstumsfaktoren blockiert die Entwicklung und den Umbau von frühen Gefäßen zu reifen Blutgefäßen sowohl in vitro als auch in vivo, während neu gebildete Gefäßnetze unter dem Einfluss von Thalidomid dem Zelltod unterliegen und zugrunde gehen (Therapontos et al., 2009).

Der gesamte Prozess der Teratogenität von Thalidomid ist jedoch noch nicht vollständig geklärt. Es bleibt deshalb auch unklar, warum in einigen Fällen sich das teratogene Potenzial von Thalidomid nicht realisierte, obwohl die Mütter nachweislich Thalidomid während der »kritischen Phase« eingenommen hatten, während in anderen Fällen die Einnahme einer einzigen Tablette ausgeprägte teratogene Effekte verursachte (Vargesson, 2015).

18.3 Klinische Aspekte und das Ausmaß des Problems

Heute leben im deutschsprachigen Raum noch etwa 2.500 Contergan®-Geschädigte, die sich nun in einem Alter befinden, in dem Herz-Kreislauf-Erkrankungen und -Ereignisse immer häufiger werden. Es verwundert deshalb nicht, wenn Herz-Kreislauf-Erkrankungen mittlerweile an dritter Stelle der Gründe genannt wurden, warum sie einen Arzt aufsuchen (Kruse et al. 2016).

18.3.1 Thalidomid-induzierte angeborene Herzdefekte

Herzfehler wurden schon früh im Rahmen des Thalidomid-Embryopathie-Syndroms festgestellt und später von verschiedenen Forschergruppen in verschiedenen Tiermodellen bestätigt (Ward 1962; Weicker 1967; Sawin et al. 1965; Vickers 1967).

Die Häufigkeit von angeborenen Herzfehlern beim Menschen liegt normalerweise unter 1 %. In einer Fallkontrollstudie aus Hamburg in den 1960er Jahren wurde in einer Gruppe von 180 Kindern mit Thalidomid-Embryopathie eine Häufigkeit von 18 % (N = 33) festgestellt. Die Sterblichkeit dieser Kinder war extrem hoch: 22 der 33 (67 %) Betroffenen starben (Keck et al. 1971).

Bei 13 der 33 Fälle (39 %) konnte die Anwendung von Thalidomid in der vulnerablen Periode als sicher angesehen werden, bei weiteren zwölf Kindern erfolgte die Einnahme durch die Mutter wahrscheinlich in diesem Zeitraum, bei sechs Kindern blieb die Anwendung oder der zeitliche Zusammenhang offen. Die Klassifizierung dieser Kinder erfolgte anhand der typischen klinischen Merkmale (Keck et al. 1971).

Es wurden sieben verschiedene kardiale Fehlbildungen beschrieben und in zwei Gruppen eingeteilt:

1. Cono-Truncus-Anomalien, wie Truncus arteriosus, Fallot'sche Tetralogie (mehrheitlich in ansonsten seltener Kombination mit einer Ductus-arteriosus-Agenesie), Double outlet RV mit Pulmonalstenose, Pulmonalklappenstenose mit infundibulärer Hypoplasie
2. persistierende Foramina bzw. Querverbindungen zwischen den beiden Kreisläufen: VSD, PDA (Ductus Botalli) und ASD vom Secundumtyp).

Bei einem vier Monate alten Kind, bei dem ein Herzgeräusch vorhanden war, blieb die Diagnose unklar (Keck et al. 1971).

Das gemeinsame Merkmal der ersten Gruppe war ein abnormaler Ausflusstrakt des rechten Ventrikels. Die Mehrzahl der Fälle mit Fallot-Tretralogie wies eine Besonderheit auf, die in diesem Zusammenhang sonst sehr selten beobachtet wird: Eine gleichzeitige Atresie oder Agenesie des Ductus arteriosus. Die Fehlbildungen in dieser Gruppe konnten auf eine Schädigung in der 6. bis 7. Schwangerschaftswoche zurückgeführt werden. Gruppe 2 enthält häufigere Herzfehler wie VSDs. Die Schäden in dieser Gruppe konnten auf die 3. bis 7. Fetale Schwangerschaftswoche datiert werden (Keck et al. 1971).

Ähnliche Befunde wurden auch von anderen Autoren veröffentlicht. Die Autoren zitieren die Ergebnisse von 13 Publikationen aus diesem Zeitraum, in denen über 504 Kinder mit Thalidomid-Embryopathie berichtet wurde, von denen 97 (19,2 %) kongenitale Herzfehler aufwiesen (Keck et al. 1971).

Auf der Grundlage ihrer Ergebnisse und ihrer Literaturrecherche betrachteten die Autoren die Kombination von

- Einnahme von Thalidomid zwischen der 4. Und 7. Schwangerschaftswoche,
- typischen Gliedmaßenfehlbildungen sowie
- Truncus arteriosus oder Fallot-Tetralogie in Kombination mit Atresie oder Agenesie des Ducus arteriosus Botalli

als spezifischer Hinweis auf das Vorliegen eines Thalidomid-induzierten angeborenen Herzfehlers (Keck et al. 1971).

Die hohe Sterblichkeitsrate der betroffenen Kinder war damals nicht spezifisch für das Hamburger Kollektiv, sondern es muss davon ausgegangen werden, dass mindestens 30 % der lebend geborenen Kinder mit Thalidomid-induzierten Herzfehlern in den ersten Lebensjahren starben und Anomalien des Herzens und der großen Gefäße die häufigste Ursache für intrauterine, postnatale und frühkindliche Todesfälle darstellten (Vargesson 2015).

18.3.2 Anomalien der Herzkranzgefäße und großen Gefäße

Bereits 1968 berichteten Vickers et al. über das Auftreten von Koronaranomalien, Aortenbogenanomalien und Anomalien der supraaortalen Arterien bei experimentell induzierter Thalidomid-Embryopathie im Kaninchenmodell (Vickers et al., 1968).

Überraschenderweise gibt es keine veröffentlichten klinischen oder pathologischen Studien zu diesem Thema aus den 1960er und 1970er Jahren. Ein Grund dafür könnte sein, dass es damals keine zuverlässigen nichtinvasiven Methoden zur Diagnose von Anomalien der Koronarien, des Aortenbogens oder der großen Gefäße gab.

In einer kleinen japanischen Studie, die 2016 mit 22 Teilnehmern veröffentlicht wurde, fanden die Autoren bei CT- und MRT-Untersuchungen, die aus verschiedenen klinischen Gründen an Patienten mit Contergan-Embryopathie durchgeführt wurden, in 89 % der Fälle Anomalien der inneren Organe und des Achsenskeletts (Tajima et al., 2016). Obwohl die verwendeten Untersuchungstechniken nur bedingt für die Erfassung von Gefäßbefunden geeignet waren, konnte bei 27,3 % der Teilnehmer Anomalien des Gefäßsystems aufgedeckt werden. Im Einzelnen handelte es sich dabei um eine doppelt angelegte Vena cava superior (13,6 %), deutliche Höhenunterschiede der Karotisbifurkation (9,1 %), eine Duplikation der mittleren Hirnarterie (A. cerebri media) (4,7 %), abnorme Ursprünge der mittleren Meningealarterie (A. meningea media) (4,5 %), ein Fehlen der rechten Arteria subclavia (4,5 %) und einen abnormen Verlauf der Vena azygos (4,5 %) (Tajima et al., 2016).

Die Magnetresonanzangiographie (MRA) mit Time-of-Flight-Technologie und Phasenkontrastverfahren kann arterielle und venöse Gefäße visualisieren, ohne dass intravenöses Kontrastmittel erforderlich ist. Eine Hamburger Arbeitsgruppe untersuchten mit dieser Technik 78 Probanden mit Thalidomid-Embryopathie (50 männlich; 28 weiblich; mittleres Alter 55 +/- 1,1 Jahre) mit unterschiedlichen klinischen Manifestationen und Schweregraden des Thalidomid-Embryopathiesyndroms (Weinrich et al., 2018). Bei 58 Probanden wurden insgesamt 99 vaskuläre Anomalien beobachtet, darunter 68 arterielle (69 %) und 31 venöse Auffälligkeiten (31 %); 15 Patienten hatten zudem insgesamt 16 abdominale Organfehlbildungen. Die Mehrzahl dieser Anomalien betrafen die Nieren und das Nierengefäßbett. Die zweithäufigste Lokalisation waren die supraaortalen Gefäße (N = 28, 28 %). Die ▶ Tab. 18.2 zeigt Einzelheiten.

Tab. 18.2: Gefäßanomalien bei Thalidomid-Embryopathie (Weinrich et al., 2018)

Gefäßbett	Nieren	supraaortale Gefäße	Sonstige
arteriell	38 (38 %)	28 (28 %)	2 (2 %)
venös	28 (28 %)	0	3 (3 %)
gesamt	66 (67 %)	28 (28 %)	5 (5 %)

Unter den arteriellen Anomalien wiesen 17 Personen einen bovinen Aortenbogen (Variante des Aortenbogens mit gemeinsamem Ursprung des Truncus brachiocephalicus und der linken Arteria carotis communis) auf, zwei Personen eine Arteria lusoriana (Ursprungsanomalie der rechten Arteria subclavia, die aus der absteigenden Aorta statt aus der Arteria carotis communis entspringt) und neun eine linke Vertebralarterie, die direkt aus dem Aortenbogen entsprang. Ein Truncus coeliacus-mesentericus (gemeinsamer Ursprung des Truncus coeliacus und der Arteria mesenterica superior) wurde bei zwei Personen gefunden. Doppelte und dreifache Nierenarterien wurden bei 29 bzw. 5 Personen festgestellt. Bei allen vier Patienten mit einer Beckenniere entspringt die versorgende Nierenarterie aus der A. iliaca communis (Weinrich et al., 2018).

Auf der venösen Seite wurde bei zwölf Personen eine retroaortale linke Nierenvene gefunden. Insgesamt elf Personen hatten doppelte Nierenvenen und eine Person wies sogar eine dreifache Nierenvene auf. Bei drei der vier Probanden mit einer Beckenniere mündete die Nierenvene in die Vena iliaca communis. Bei vier Personen mündete die rechte Nierenvene in die Vena cava inferior, während die Nierenvene der orthotopen linken Niere in die Vena iliaca communis mündete. Zwei Personen hatten eine doppelte Anlage der Vena cava inferior (Weinrich et al. 2018).

Die Autoren identifizierten auch Organanomalien, die am häufigsten die Nieren betrafen (Einzel-, Becken-, Doppelnieren und malrotierte Nieren). Die Nierenanomalien oder Anomalien ihrer Gefäßversorgung hatten allerdings keinen nachweisbaren Einfluss auf die Nierenfunktion oder die Proteinausscheidung (Weinrich et al., 2018).

18.3.3 Anomalien der die Extremitäten versorgenden Gefäße

Patienten mit fehlenden, verkürzten oder fehlgebildeten, hypofunktionellen Extremitäten weisen Hypoplasien der versorgenden Arterien auf, die im Allgemeinen umso ausgeprägter sind, je weniger Knochen und Weichgewebe versorgt werden müssen.

Hypoplastische Versorgungsarterien verursachen per se keine klinischen Symptome, da die Hypoplasie bedarfsadaptiert erfolgt. Eine Hypoplasie der Versorgungsarterien kann jedoch große Probleme verursachen, wenn sie als arterielle Zugangsgefäße oder für Dialysefisteln benötigt werden. Selbst bei Patienten, die nur Anomalien am Radius oder Daumen aufweisen, kann die Arteria radialis hypoplastisch sein oder fehlen (Inoue et al., 1991).

Mit Anomalien der Zugangs- oder Zielgefäße muss grundsätzlich gerechnet werden. Wenn eine Angiografie oder Koronarangiografie erforderlich ist, müssen deshalb die Zugangsgefäße immer zuerst nicht-invasiv untersucht werden (z. B. mit der Duplex-Sonografie), um die beste Auswahl bezogen auf den im individuellen Fall treffen zu können.

Obwohl aufgrund der weltweiten Häufigkeit der Thalidomid-Embryopathie und des heutigen Alters der Betroffenen vermehrte vaskuläre Eingriffe und Operationen zu erwarten wären, konnte in der Literatur nur ein einziger Bericht über eine offene chirurgische Gefäßrekonstruktion bei pAVK bei einem Patienten mit Thalidomid-Embryopathie gefunden werden (Mamopoulos et al., 2013).

18.3.4 Herz-Kreislauf-Erkrankungen und Thalidomid-Embryopathie

In einem Bericht aus dem Jahr 2014 stellte das japanische National Center for Global Health and Medicine fest, dass klassische kardiovaskuläre Risikofaktoren wie Diabetes mellitus, arterielle Hypertonie, Hyperlipidämie und Adipositas bei 201 thalidomidgeschädigten Patienten im Vergleich zu alters- und geschlechtsgleichen Kontrollen häufiger vorzukommen scheinen (Japan National Center for Global Health and Medicine, 2014). Derselbe Bericht beschreibt auch eine erhöhte Rate kardiovaskulärer Ereignisse wie Herzinfarkte bzw. Angina pectoris (3 % gegenüber 0,7 % in der zugeordneten Vergleichsgruppe der Allgemeinbevölkerung) und Schlaganfällen (3,5 % gegenüber 0,6 % in der Vergleichsgruppe), die auf die erhöhte Prävalenz kardiovaskulärer Risikofaktoren zurückgeführt wurden (Japan National Center for Global Health and Medicine, 2014). Die Autoren einer kleinen brasilianischen Studie wiesen ebenfalls darauf hin, dass Menschen mit Thalidomid-Embryopathie eine höhere Inzidenz von Herz-Kreislauf-Erkrankungen zu haben scheinen (Kowalski et al., 2015). In der Heidelberger Studie traten koronare Herzkrankheiten, Schlaganfälle, Diabetes mellitus und arterielle Hypertonie bei Betroffenen ebenfalls häufiger auf als in der Allgemeinbevölkerung (Kruse et al. 2012).

Daher wird häufig angenommen, dass Menschen mit Thalidomid-Embryopathie generell ein erhöhtes kardiovaskuläres Risiko haben. Aufgrund des breiten Spektrums klinischer Manifestationen der Thalidomid-Embryopathie ersetzt dies jedoch nicht die Notwendigkeit, das individuelle kardiovaskuläre Risiko der Betroffenen anhand validierter Risikoscores zu bestimmen und eine umfassende individuelle Risikofaktoranalyse und -kategorisierung durchzuführen. Es ist zu beachten, dass die Blutentnahme bei Patienten mit Thalidomid-Embryopathie und Dysmelie, Phokomelie oder Amelie zur Bestimmung des Blutzuckers, des HBA1c-Wertes oder des Lipidprofils extrem schwierig und traumatisierend sein können. Darüber hinaus sind armbezogene Methoden der Blutdruckmessung häufig nicht möglich und die Verwendung der Messgeräte an den unteren Extremitäten nicht validiert (Japanese Guide of the Management of Thalidomide Embryopathy, 2020; Beyer 2016). In erster Näherung kann unter Verwendung der Manschettengröße M der folgende Algorithmus zur Messung des systolischen arteriellen Blutdrucks an der unteren Extremität verwendet werden: RR sys (mmHg) = RR sys (mmHg) der unteren Extremität + 8 x 0,88 (Japanese Guide of the Management of Thalidomide Embryopathy, 2020; Beyer 2016).

Wissenschaftlich gesehen ist es noch nicht definitiv bewiesen, dass arteriosklerotische Manifestationen und Ereignisse bei Betroffenen mit Thalidomid-Embryopathie im Vergleich zur Normalbevölkerung häufiger auftreten, da die Publikationen zu diesem Thema klein sind oder auf Umfragen und nicht auf gesicherten medizinischen Daten beruhen.

Durch die Auswertung von pseudonymisierten Datensätzen verschiedener medizinischer Untersuchungen, die auf freiwilliger Basis bei der Conterganstiftung (Köln, Deutschland) eingereicht wurden, konnte der Autor dieses Artikels an 108 Frauen und Männern folgende Schlussfolgerungen ziehen

1. Offensichtlich besteht eine Korrelation zwischen Dysmelie und mangelnder Vaskularisation in den betroffenen Extremitäten, wobei die Arteria radialis am häufigsten hypoplastisch oder nicht vorhanden war.
2. Varianten des Ursprungs und des Verlaufs von Herzkranzgefäßen sowie von Brust- und Bauchgefäßen wurden gehäuft gefunden, manchmal in ungewöhnlicher individueller Häufung. Unmittelbar gefährliche Fehlbildungen oder Varianten wurden nicht entdeckt, aber die Befunde sollten den Ärzten bei koronaren und arteriellen Interventionen oder offenen chirurgischen Eingriffen bekannt sein, um individuelle Risiken zu minimieren.
3. Eine auffällige Häufung von arteriosklerotischen Gefäßläsionen oder kardiovaskulären Ereignissen über den Erwartungshorizont hinaus konnte nicht festgestellt werden.
4. Eine hohe Häufigkeit typischer hypertensiver Veränderungen am Augenhintergrund wurde deutlich, was auf eine hohe Prävalenz einer unzureichend behandelten arteriellen Hypertonie hinweist.

Auf der 100. Sitzung des Stiftungsrates der Conterganstiftung wurde beschlossen, in Deutschland eine Studie zur systematischen Erfassung möglicher vaskulärer Läsionen und Anomalien, einschließlich arteriosklerotischer Läsionen, durchzuführen. Nach langen internen Diskussionen wurde diese Studie im Frühjahr 2023 gestartet und wird an zwei Zentren (Universitätskliniken Köln und Ulm) in Deutschland MRT-basiert durchgeführt. Zwischenergebnisse liegen noch nicht vor.

18.4 Literatur

Asatsuma-Okumura, T. et al. (2019). p63 is a cereblon substrate involved in thalidomide teratogenicity. *Nat Chem Biol.15*, 1077–1084

Beyer, R. (2016). *Blutdruck und Folgeerkrankungen bei Menschen mit Thalidomid-Embryopathie und Dysmelien. Empfehlungen für Diagnostik, Prävention und Therapie*. Schön Klinik Stiftung für Gesundheit gGmbH.

D'Amato, R.J. Et al. (1994). Thalidomide is an inhibitor of angiogenesis. *Proceedings of the National Academy of Sciences of the United States of America. 91*, 4082–4085

Donovan, K.A. Et al. (2018). Thalidomide promotes degradation of SALL4, a transcription factor implicated in Duane Radial Ray syndrome. *Elife*, 7, e38430

Hallene, K.L. Et al. (2006). Prenatal exposure to thalidomide, altered vasculogenesis, and CNS malformations. *Neuroscience,142*, 267–83. Erratum in: (2009). Neuroscience, 164, 1387

Huang, H.N. Et al. (2022). Mechanism of the inhibitory effects of thalidomide on expressions of VEGF and bFGF. *Zhongguo Ying Yong Sheng Li Xue Za Zhi.* 38, 169–174

Ito, T. & Handa, H. (2020). Molecular mechanisms of thalidomide and its derivatives. *Proc Jpn Acad Ser B Phys Biol Sci.* 96, 189–203

Ito, T. et al. 2010). Identification of a primary target of thalidomide teratogenicity. *Science,* 327, 1345–50

Japanese Guide for the Management of Thalidomide Embryopathy.(2020). Chrome-extension://efaidnbmnnnibpcajpcglclefindmkaj/https://thalidomide-embryopathy.com/common/data/pdf/guide_2020_en.pdf

Keck, E.W., et al. (1971). Kardiovaskuläre Befunde bei Kindern mit Thalidomid-Dysmelie-Syndrom. *Verh Dtsch Ges Kreislaufforsch,* 37, 364–70

Khalil, A. et al. (2017). A HAND to TBX5 Explains the Link Between Thalidomide and Cardiac Diseases. *Sci Rep.* 7, 1416

Knobloch, J. & Rüther, U. (2008). Shedding light on an old mystery: thalidomide suppresses survival pathways to induce limb defects. *Cell Cycle,* 7, 1121–7

Kruse, A. et al. (2016). CONTERGAN. Expertise über die Leistungen an Leistungsberechtigte nach dem Conterganstiftungsgesetz. Bericht an die Conterganstiftung für behinderte Menschen, Institut für Gerontologie der Universität Heidelberg

Kruse, A. et al. (2012). Wiederholt durchzuführende Befragungen zu Problemen, speziellen Bedarfen und Versorgungsdefiziten von contergangeschädigten Menschen. Zusammenfassender Bericht über die ersten Untersuchungsergebnisse und Ableitung erster Handlungsempfehlungen. Institut für Gerontologie der Universität Heidelberg.

Lenz, W. & Knapp, K. (1962). Thalidomide embryopathy. *Archives of Environmental Health,* 5, 100–105.

Mamopoulos, A. et al. (2013). Peripheral arterial reconstruction in a patient with thalidomide embryopathy and chronic occlusion of the femoral artery. *Vasa,* 42, 304–7

Miller, M.T. & Stromland, K. (1999). Teratogen update: thalidomide: a review, with a focus on ocular findings and new potential uses. *Teratology,* 60, 306–321

Miller, M.T. Et al. (2005). Autism associated with conditions characterized by developmental errors in early embryogenesis: a mini review. *Int J Dev Neurosci.* 23, 201–19

Rengel, B.D. Et al. (2024). Possible New Candidates Involved to Thalidomide-Related Limbs and Cardiac Defects: A Systems Biology Approach. *Biochem Genet.* doi: 10.1007/s10528-024-10790-w. Online ahead of print.

Sawin, P.B. Et al. (1965). Thalidomide malformations and genetic background in the rabbit. *Experientia.* 21,672–7

Smithells, R.W.& Newman, C.G.H. (1992). Recognition of thalidomide defects. *Journal of Medical Genetics.* 29, 716–723

Tajima, T. et al. (2016). Internal anomalies in thalidomide embryopathy: results of imaging screening by CT and MRI. *Clin Radiol.* 71, 1199.e1–7

Therapontos, C. et al. 2009). Thalidomide induces limb defects by preventing angiogenic outgrowth during early limb formation. *Proc Natl Acad Sci U S A.* 106, 8573–8

Vargesson, N. (2015). Thalidomide-induced teratogenesis: history and mechanisms. *Birth Defects Res C Embryo Today.* 105, 140–56

Vickers, T.H. (1967). The thalidomide embryopathy in hybrid rabbits. *Br J Exp Pathol.* 48, 107–17

Ward, S.P. (1962). Thalidomide and congenital abnormalities. *Br Med J.* 2, 646–7

Weicker, H. (1967). Das sogenannte Dysmelie-Syndrom (Thalidomid-Embryopathie) und seine Differentialdiagnose. *Wien Med Wochenschr.* 117, 387–90

Weinrich, J.M. et al. (2018). Assessment of Congenital Vascular and Organ Anomalies in Subjects With Thalidomide Embryopathy Using Non-Contrast Magnetic Resonance Angiography. *Circ J.* 82, 2364–2371

19 Thalidomid bedingte Fehlbildungen der inneren Organe und des Urogenitalsystems

Rudolf Beyer

Inhalte des nachfolgenden Kapitels sind aufgrund mangelnder Studiendaten nicht evidenzbasiert. Empfehlungen basieren auf klinischen Erfahrungen der Contergansprechstunde Hamburg und erheben nicht den Anspruch auf Vollständigkeit.

19.1 Das Fehlbildungsspektrum der Thalidomid-Embryopathie

Extremitätenfehlbildungen gelten als ein Leitsymptom der Thalidomid-Embryopathie, jedoch wurde schon bei Aufdeckung von Contergan als ursächlich auslösende Substanz offenbar, dass Fehlbildungen der inneren Organe und des Nervensystems ebenso auftraten (Lenz & Knapp 1962; Weicker, 1962; McBride, 1961). So urteilte ein Gutachter (Nachtsheim, 1964) im sogenannten Conterganprozess vor dem Landgericht Aachen:

> »Das Krankheitsbild – im Folgenden als Thalidomid-Syndrom oder als Thalidomid-Embryopathie bezeichnet – ist sehr variabel. Zwischen leichten Anomalien an den Gliedmaßen und anderen äußeren und inneren Organen gibt es alle Übergänge zu schweren, das Leben bedrohenden und häufig zum Tode führenden Defekten.«

Nach Auswertung von 3.900 Fällen schätzte Lenz (1988) die thalidomidbedingte Kindersterblichkeit auf etwa 40 %. Obgleich Lenz Unsicherheiten hinsichtlich Fallzahlen annahm, kann die zweifellos sehr hohe Sterblichkeit auf schwerwiegende Fehlbildungen des Herz-Kreislaufsystems, des Magen-Darm-Traktes und der Nieren zurückgeführt werden (Niethard et al. 1994).

Da sich die Bemühungen der Ärzte in den 1960er Jahren vor allem auf die Linderung der durch Gliedmaßenfehlbildungen verursachten Funktionsstörungen konzentrierten (Niethard et al. 1994) und Schäden der inneren Organe bei den Überlebenden viel seltener gefunden wurden, gibt es hierzu vergleichsweise wenig verlässliche Studiendaten.

Eine von Marquardt (Niethard et al. 1994) veröffentlichte Tabelle (▶ Tab. 19.1) zeigt das Fehlbildungsspektrum der Thalidomid-Embryopathie. Obgleich der Tabelle nicht entnommen werden kann, wie häufig Kombinationen der einzelnen Fehlbildungen vorkamen, wird die hohe Variabilität von Art und Schwergrad der Fehlbildungen anhand einer großen Fallzahl deutlich.

Tab. 19.1: Verteilung von Fehlbildungen bei 2.540 Contergangeschädigten nach Marquardt (Niethard et al. 1994)

1. Gliedmaßenschäden		3. Sinnesorgane	
1.1 Obere Extremität		Blindheit	12
armlos	130	Sehschäden	85
Ektromelie vom Achsentyp, bds.	750	Augenmuskellähmung	1.000
Ektromelie, vorwiegend distal	750	unvollständiger Lidschluss	180
Ektromelie, distal, bds.	650	Ohrmuscheldefekte, einseitig	418
		Ohrmuscheldefekte, bds.	258
Begleitschäden		Taubheit	262
Hüftdysplasie gering, einseitig	107	Schwerhörigkeit	628
Hüftdysplasie, gering bds.	503	Gehörgangsenge einseitig	9
Hüftdysplasie, deutlich, einseitig	305	Gehörgangsenge bds.	24
Hüftdysplasie, deutlich bds.	446	Verschluss Nasenraum	1
Kniegelenksdysplasie, einseitig	27	Flachnase	43
Kniegelenksdysplasie, bds.	219	Facialislähmung, partiell	263
		Facialislähmung, total	225
1.2 Untere Extremität		Gaumensegellähmung	193
(immer zusammen mit oberer Extremität!)		Lippen-Kiefer-Gaumenspalte	9
beinlos	1	Gaumenspalte mit Sprachbehinderung	15
Femur varum, einseitig	119	Ohr- und Hörschäden ohne Extremitätenschäden	260
Femur varum, bds.	54		
Femurdefekt, partiell, einseitig	89	**4. Innere Organe**	
Femurdefekt, partiell, bds.	106	Verlegung oder Enge des Zwölffingerdarmes	43
Femurdefekt, total, einseitig	7	Magenpförtnerkrampf	48
Femurdefekt, total bds.	34	Fehlen der Gallenblase	21
Femurdefekt, partiell u. total	7	Herzfehler, inoperabel	15
Tibiadefekt, partiell, einseitig	89	Herzfehler, operabel	73
Tibiadefekt, partiell, bds.	36	Herzfehler, gering	105
Tibiadefekt, total, einseitig	39	Harnwege, Nieren	162
Tibiadefekt, total, bds.	95	Atresia ani, mit postop. Insuffizienz	46

Tab. 19.1: Verteilung von Fehlbildungen bei 2.540 Contergangeschädigten nach Marquardt (Niethard et al. 1994) – Fortsetzung

		Atresia ani, mit postop. Kontinenz	64
2. Wirbelsäule		Vagina-, Uterus-Aplasie	30
Entwicklungsstörungen, gering	736	Vaginaduplex, Uterusduplex	6
Entwicklungsstörungen, ausgeprägt	345	Kloakenbildung	32
Entwicklungsstörungen, schwer	95	Penis-, Skrotum-Spaltbildung	6
Skoliosen, gesamt	883	Hodenhochstand	298
Skoliose, gering	552	Leistenbruch	144
Skoliose, ausgeprägt	331	Kieferfehlbildung	383
Kreuzbeindysplasie ohne neurologisches Defizit	165	Kleinwuchs	80
Kreuzbeindysplasie mit neurologischem Defizit	6	Kleinwuchs, davon mit Wachstumshormonmangel	11
Spondylolyse, Spondylolisthese	110	Hirnschaden	126

19.2 Vorkommen einzelner Fehlbildungen der inneren Organe

Fast alle Studien zur Thalidomid-Embryopathie, bei denen größtenteils Fallserien untersucht wurden, stammen aus der Zeit der Kindheit oder Jugend thalidomidgeschädigter Menschen, also aus den 1960er und 1970er Jahren. Nach Terracini (2021) sind diese wissenschaftlichen Arbeiten zur Beschreibung der Thalidomid-Embryopathie jedoch nur begrenzt aussagekräftig. Dies liegt vor allem an damals bestehenden technischen Limitierungen bildgebender Diagnostik (Ultraschall, CT, MRT) und einem Mangel an repräsentativen Stichproben durch Selektionsverzerrung. Insbesondere Fälle mit gering ausgeprägten oder einseitigen Extremitätenfehlbildungen wurden wahrscheinlich öfter vernachlässigt (Lenz, 1988), obwohl sie tatsächlich vorkommen. Angaben zur Häufigkeit einzelner Fehlbildungen sind selbst für die zahlreich und systematisch erfassten Extremitätenfehlbildungen je nach Arbeitsgruppe und Land unterschiedlich. Zudem wurden die Beschreibungen einzelner Fehlbildungen zum Teil uneinheitlich abgefasst oder mittels unterschiedlicher Begrifflichkeiten dokumentiert.

19.3 Fehlbildungen des Herz-Kreislauf-Systems

19.3.1 Angeborene Herzfehler

Weicker (1967) schätzte, dass fast 40 % aller Neugeborenen mit Thalidomid-Embryopathie Fehlbildungen des Herzens oder der großen Gefäße hatten. Aufgrund der hohen Mortalität und der damals begrenzten operativen Therapiemöglichkeiten, waren Überlebende mit Herzfehlern vergleichsweise selten. Nach Lenz (Niethard et al., 1994) wurden bei 2.864 anerkannten Thalidomidfällen 188 Herzfehler (6,3 %) nachgewiesen, von denen 108 keine wesentlichen Leistungseinschränkungen hatten. Eine Auswertung britischer Thalidomidfälle von Quibell (1981) konnte bei 5,7 % der Thalidomidfälle einen Herzfehler nachweisen. Unabhängig von der Häufigkeit zeigen die Veröffentlichungen von Lenz (Niethard et al., 1994) und Kreipe (1967) vor allem die Fehlbildungsvariabilität im Bereich des Herz-Kreislauf-Systems:

Fehlbildungen des Herz-Kreislauf-Systems bei Thalidomid-Embryopathie:

- Vorhofseptumdefekt
- Ventrikelseptumdefekt
- offener Ductus arteriosus Botalli
- Agnesie des Ductus arteriosus Botalli
- Aortenisthmusstenose
- Aortenhypoplasie
- Pulmonalisstenose
- Atresie der Pulmonalarterie
- Fallotsche Tetralogie
- Transposition der großen Gefäße
- Truncus/Pseudotruncus arteriosus communis
- Cor biloculare
- Dextropositio cordis

19.3.2 Klinische Aspekte angeborener Herzfehler

Ganz allgemein sind Herzfehler mit etwa 9 pro 1.000 Geburten die häufigsten angeborenen Defekte. Dabei können angeborene strukturelle Herzerkrankungen und stattgehabte funktionsverbessernde Operationen aufgrund der veränderten Physiologie das Risiko für die Entwicklung von Herzrhythmusstörungen deutlich erhöhen (Kline & Costantini, 2019).

Prinzipiell können alle Patienten mit Thalidomid-Embryopathie operativ korrigierte oder einfache Herzfehler mit sehr geringen Einschränkungen der Leistungsfähigkeit haben.

In der Konsequenz müssen ein erhöhtes Endokarditis-Risiko (van Melle et al., 2023), Herzinsuffizienz (Kendsersky & Ward, 2020) und Arhythmien (Sathananthan et al., 2017; Kline & Costantini, 2019) als mögliche Auswirkung bedacht werden.

Das Erfassen der aktuellen Leistungsfähigkeit im Rahmen der Anamneseerhebung kann durch Extremitätenfehlbildungen und Gelenkverschleiß deutlich erschwert sein. Deshalb sollte neben konkret am Beispiel verifizierter Leistungsfähigkeit (Gehstrecke, Treppensteigen, Sport) und Risikofaktoren (Rauchen, Alkohol, Familienanamnese) auch nach Aktivitäten in der Kinder- und Jugendzeit gefragt werden. Bei der körperlichen Inspektion sollte gezielt nach Narben gesucht werden, da operative Wunden aus der frühen Kindheit mitunter nur sehr diskrete Narben zeigen.

Vor dem Hintergrund etwaig unbekannter Herzfehler und für sich genommen höherer kardialer Gesundheitsrisiken in dieser Altersgruppe ist auch bei unauffälliger Anamnese die Durchführung einer Echokardiografie und einer Duplexsonografie der hirnversorgenden Gefäße empfehlenswert.

19.3.3 Fehlbildungen der Gefäße

Frühere Studien (Kreipe, 1967; Ministry of Health, Godber, G. E., 1964; Haristos, 1983) dokumentierten zumeist nur Fehlbildungen der großen herznahen Gefäße. Eine MRT-Studie aus 2018 an 78 klinisch unauffälligen Probanden mit Thalidomid-Embryopathie (Weinrich et al., 2018) konnte hingegen zahlreiche, teils seltene Varianten oder Fehlbildungen arterieller und venöser Gefäße im gesamten Körperstamm nachweisen. Statistische Signifikanz konnte nicht ermittelt werden. Trotz methodischer Schwächen aufgrund kleiner Fallzahl, Verzerrung durch unbeabsichtigte Probandenselektion und mangels einer geeigneten Kontrollgruppe legen die Ergebnisse nahe, dass thalidomidbedingte Gefäßfehlbildungen im Vergleich zur allgemeinen Bevölkerung häufig sind. Arterielle und venöse Anomalien wurden bei 74 % der Probanden gefunden, wobei hauptsächlich die Gefäßversorgung der Nieren betroffen war (▶ Tab. 19.2).

Tab. 19.2: Übersicht Gefäßanomalien bei Thalidomid-Embryopathie (TE) nach Weinrich et al. (2018)

	TE – Probanden (N = 78)		Vorkommen allgemein	
	Anteil	Fallzahl	Anteil	Quelle
Anomalien der arteriellen Gefäße				
Boviner Aortenbogen	22 %	17	8–27,4 %	(Müller et al. 2011; Berko et al. 2009)
Arteria lusoria	3 %	2	1–1,2 %	(Müller et al. 2011; Berko et al. 2009)
linke Vertebralarterie aus Aortenbogen	12 %	9	4,1–6,6 %	(Müller et al. 2011; Berko et al. 2009)

Tab. 19.2: Übersicht Gefäßanomalien bei Thalidomid-Embryopathie (TE) nach Weinrich et al. (2018) – Fortsetzung

	TE – Probanden (N = 78)		Vorkommen allgemein	
	Anteil	Fallzahl	Anteil	Quelle
Coeliomesenteric trunk	3 %	2	< 1 %	(Winston et al. 2007)
doppelt angelegte A. renalis	37 %	29	23 %	(Türkvatan et al. 2009)
dreifach angelegte A. renalis	6 %	5	4 %	(Türkvatan et al. 2009)
A. renalis entspringt aus der A. iliaca	5 %	4	0,03–0,05 %	(Türkvatan et al. 2009; Berko et al. 2009)
Anomalien der venösen Gefäße				
retroaortale linke Nierenvene	15 %	12	0,8–3,6 %	(Karkos et al. 2001; Karaman et al. 2007)
doppelt angelegte Nierenvenen	14 %	11	15–30 %	(Türkvatan et al. 2009)
dreifach angelegte Nierenvenen	2 %	1	keine Angaben	
Nierenvene fließt in die V. iliaca communis	5 %	4	0,03–0,05 %	(Perlmutter AD, Retik AB, Bauer SB; Zafar und Lingeman 1996)
doppelt angelegte Vena cava inferior	3 %	2	0,2–3 %	(Bass et al. 2000)
Kompression der rechten V. iliaca communis	2 %	1	Keine Angaben	

Die Ergebnisse von Weinrich et al. legen nahe, dass Thalidomid im Hinblick auf Gefäßfehlbildungen häufig die Entwicklung der Nierenarterien beeinflusst. Embryologische Studien deuten auch darauf hin, dass eine unzureichende Vollendung der komplexen embryologischen Entwicklung des retroperitonealen venösen Systems zu Fehlbildungen der Nierenvenen und der Vena cava inferior (VCI) führen kann. In der Studie fanden sich zwei Fälle von VCI-Duplikationen, bei denen der anatomische Verlauf nicht den bekanntermaßen üblichen VCI-Duplikationen entsprach. Gemäß einer vorgeschlagenen Klassifikation mündet die doppelseitige VCI in die linke Nierenvene, die in die rechte VCI mündet. Beide vorliegenden Fälle von VCI-Duplikation hatten jedoch deutlich unterschiedliche Abflüsse. Bei einem Probanden mündete die linke Nierenvene in die duplizierte linke VCI, die horizontal mit der rechten VCI auf Höhe der unteren Lendenwirbelsäule verbunden war. Bei dem zweiten Probanden entsprang die linke VCI aus der linken gemeinsamen Beckenvene, vor der rechten gemeinsamen Beckenarterie gelegen, und mündete knapp unterhalb der linken Nierenvene in die rechte VCI. Diese beiden Fälle legen nahe, dass Thalidomid zu ungewöhnlichen, derzeit unbekannten VCI-Duplikationen führen kann.

In der klinischen Versorgung der Contergansprechstunde Hamburg fanden sich mehrfach, meist einseitig hypoplastische hirnversorgende Gefäße. Auch wurde bei anamnestisch seit Kindheit bestehenden Schluckstörungen eine sehr seltene Fehlbildung des Aortenbogens mit Einengung der Speiseröhre mittels MRT und Röntgendurchleuchtung (Breischluckaufnahmen) bei einer Patientin mit Thalidomid-Embryopathie aufgedeckt.

19.3.4 Klinische Aspekte von Gefäßfehlbildungen

Gefäßfehlbildungen und Hypoplasien können aufgrund von Kompensationsfähigkeit des Körpers anamnestisch und klinisch vollkommen unauffällig sein. Einseitige Hypoplasien, zum Beispiel der hirnversorgenden Gefäße, vermindern die Funktionsreserve im Falle von mit dem Alter sich entwickelnden Gefäßerkrankungen. Die Kenntnis von anatomisch varianten Gefäßen, insbesondere der großen Gefäße im Körperstamm, stellen eine wichtige Information für jeden chirurgischen Eingriff in dieser Region dar, weil eine zufällige Verletzung dieser Gefäße schwere Komplikationen bewirken kann.

Bei Patienten mit Thalidomid-Embryopathie sollten mögliche Gefäßkrankheiten und Gefäßfehlbildungen erhoben werden. Der Status der Bein- und hirnversorgenden Gefäße sollte mittels Duplexsonografie erhoben werden. Bei größeren Eingriffen im Bereich des Thorax oder der Bauchorgane sollte eine kontrastierte Bildgebung der Gefäße mittels CT oder MRT erfolgen. Neben der Aufdeckung möglicher Gefäßverlaufsvarianten kann so auch die Gefäßversorgung des operativ zu behandelnden Organs erfolgen. Bei der Planung operativer Eingriffe ist die interdisziplinäre Zusammenarbeit von Chirurgen, Internisten und Anästhesisten zentral, da nur so angemessene Sicherheit für diese Patienten gewährleistet werden kann.

19.4 Bluthochdruck

Contergangeschädigte Menschen sind mittlerweile in einer Altersgruppe, in der ganz allgemein mit einem deutlichen Anstieg von Herz-Kreislauf-Erkrankungen zu rechnen ist. Gleichzeitig ist die Teilnahme an gesundheitlicher Vorsorge, ein zentraler Bestandteil des Gesundheitssystems, durch verschiedene Barrieren erschwert. Als Beispiel sei hier die Blutdruckmessung mittels Oberarmmanschette und Manometer genannt. Bei Menschen mit kurzen Armen ist schon diese Basisdiagnostik nicht zuverlässig anwendbar. Es gibt in der Medizin wahrscheinlich keinen Messwert, der auf vergleichbar einfache Weise erhoben wird und zugleich einen so großen Einfluss auf Diagnostik und Therapiesteuerung hat. Dabei ist die arterielle Hypertonie einer der bedeutendsten Risikofaktoren für Mortalität und Morbidität.

Da gleichzeitig viele Contergangeschädigte degenerative Gelenkerkrankungen insbesondere auch der Hüftgelenke, aufweisen (Niethard et al., 1994; Peters et al., 2016), ist Bewegung als effektive präventive Maßnahme gegen Übergewicht, Diabetes und Herz-Kreislauf-Erkrankungen oft nur eingeschränkt möglich.

Nach einer japanischen Studie (Shiga et al., 2015) beträgt der Anteil an Bluthochdruck bei Thalidomidgeschädigten 46,7 %. Im Vergleich dazu beträgt die Prävalenz für Hypertonie in Deutschland in der Altersgruppe der 50- bis 59-Jährigen 31,8 % (Neuhauser et al., 2013). Auch wenn aufgrund der geringen Fallzahlen ein direkter Vergleich keine Beweiskraft hat, ist dies zumindest ein Hinweis auf ein deutlich höheres Vorkommen von Bluthochdruck bei Menschen mit Thalidomid-Embryopathie.

Eine brasilianische Studie (Kowalski et al., 2015) zeigte, dass ein frühzeitiges Auftreten kardiovaskulärer Erkrankungen bei Contergangeschädigten signifikant häufiger war als in der Allgemeinbevölkerung. Gründe für ein häufigeres Vorkommen von Bluthochdruck bei Thalidomidgeschädigten könnten eine vergleichsweise schlechtere gesundheitsbezogene Lebensqualität und die hohe Prävalenz psychischer Gesundheitsstörungen sein (Peters et al., 2016; Niecke et al., 2017).

Zusätzlich wird vermutet, dass ein Teil der Thalidomidgeschädigten aufgrund solider Barrieren, sozialem Rückzug oder Arztvermeidungsverhalten eine schlechtere Gesundheitsvorsorge betreiben. Dies ist besonders für die Betroffenen (Geburtsjahrgänge 1958 bis 1963) nachteilig, weil generell ab Mitte Fünfzig deutliche mehr Menschen an Bluthochdruck erkranken (Neuhauser et al., 2013).

Zusammengefasst müssen bei Contergangeschädigten folgende Aspekte berücksichtigt werden:

- Bei Menschen mit Thalidomid-Embryopathie und Dysmelie bestehen erhebliche Probleme, korrekte Blutdruckwerte zu ermitteln.
- Die üblichen Methoden der Gesundheitsvorsorge greifen nur ungenügend.
- Wahrscheinlich führen verschiedene Faktoren zu einem erhöhten Auftreten von nicht diagnostiziertem Bluthochdruck und Folgeerkrankungen.

19.4.1 Empfehlung für die Blutdruckdiagnostik und -behandlung

Bei Patienten mit Fehlbildungen der Oberarme sollte, wenn möglich, zunächst eine vergleichende Blutdruckmessung an allen vier Extremitäten durchgeführt werden. Wenn die Werte der Beine (Knöchel) deutlich über denen der Arme liegen (> 20 mmHg), sollten künftig die Messungen an den Beinen favorisiert werden. Zusätzlich sollte eine Duplex-Untersuchung der Becken-Bein-Arterien durchgeführt werden, um sicherzustellen, dass die Blutdruckwerte am Bein nicht durch Gefäßstenosen fälschlicherweise zu niedrig gemessen werden.

Im Rahmen geplanter chirurgischer Eingriffe könnte eine vergleichende Blutdruckmessung invasiv intraarteriell sowie konventionell zur Ermittlung eines individuellen Korrekturfaktors erwogen werden. Dabei muss immer eine Abwägung der Indikation, des Nutzens und der Risiken erfolgen.

Für die Blutdruckmessung am Bein ist die Messung direkt oberhalb des Knöchels am besten geeignet. Dabei ist es egal, ob am linken oder am rechten Bein gemessen wird. Es sollte immer da gemessen werden, wo der Blutdruckwert höher ist. Für die Messung kann im Regelfall eine ganz normale Armmanschette mit einem geeigneten Blutdruckmessgerät verwendet werden, die Schläuche der Manschette müssen auf der Knöchelinnenseite liegen. Die Messung muss im Liegen mit leicht erhöhtem Oberkörper erfolgen. Wichtig ist dabei, dass die Messung in Ruhe erfolgt. Das bedeutet, dass etwa zehn Min vor der Messung keine körperlichen Aktivitäten durchgeführt wird, der Patient während der Messung nicht spricht und möglichst psychisch entspannt ist.

Ganz allgemein gilt, dass der am Knöchel gemessene Blutdruck etwas höher ist als der am Oberarm. Bei Verwendung einer normalen Blutdruckmanschette kann für den systolischen Blutdruckwert folgende rechnerische Korrektur verwendet werden (Yoshizawa, 2014):

Blutdruck$_{syst}$ [mm Hg] = Blutdruck$_{syst}$ [mm Hg] der unteren Extremität + 8 [mm Hg] x 0,88

Der am Knöchel gemessene diastolische Blutdruckwert ist aufgrund komplexer physiologischer Einflussfaktoren ungenau und sollte nicht für die Bewertung eines Hochdrucks Ausschlag gebend verwendet werden.

Unabhängig von der Blutdruckmessung sollte bei allen Menschen mit Thalidomid-Embryopathie oder Dysmelie gezielt nach Endorganschäden (sekundäre Hypertonie-Zeichen) und Risikofaktoren gesucht werden. Dabei bieten sich folgende Untersuchungen an:

- Laboruntersuchung im Blut: Lipide, Cholesterin, Glucose
- Laboruntersuchung im Urin: Eiweiß
- Elektrokardiogramm
- Echokardiografie des Herzens
- Duplex-Sonografie der hirnversorgenden Arterien
- 24-h-Blutdruckmessung zum Erfassen der Tag-Nacht-Rhythmik (sog. Dipping)
- Messung der Pulswellengeschwindigkeit
- Spiegelung des Augenhintergrundes (Frage nach Fundus hypertonicus)
- Screening auf vaskuläre Demenz mittels des Mini-Mental-Status-Test

19.4.2 Hochdrucktherapie

Für die Hochdruckbehandlung bei contergangeschädigten Patienten gelten prinzipiell die gleichen Empfehlungen wie für alle anderen Patienten. Da relativ oft Vorbehalte der Patienten gegen die dauerhafte Einnahme von Medikamenten bestehen, ist das Vermitteln der Hintergründe und einer realistischen Risikobewertung besonders wichtig, um die notwendige Compliance erreichen zu können. Das gilt auch besonders für die medikamentöse Senkung des LDL-Cholesterins nach den aktuellen Empfehlungen der Deutschen Gesellschaft für Kardiologie.

19.4.3 Praktische Empfehlungen

Die wichtigsten Ressourcen für eine angemessene medizinische Versorgung sind Personal und Zeitaufwand. Ähnlich wie bei der Versorgung von Menschen mit seltenen Erkrankungen, wird die Einrichtung spezialisierter Versorgungszentren nur durch zusätzliche Finanzierung ermöglicht (Litzkendorf et al., 2022).

Bei der Versorgung von Contergangeschädigten müssen verschiedene Aspekte besonders berücksichtigt werden. Zu den zentralen Herausforderungen gehören die Einschränkung der Mobilität und die nachlassende körperliche Kraft, die den Alltag dieser Patienten erheblich beeinflussen können. Weitere wichtige Faktoren sind die durch den Lebensstil bedingten gesundheitlichen Risiken, die bei der medizinischen Betreuung ebenfalls beachtet werden müssen.

Folgende Aspekte müssen bei Contergangeschädigten besonders berücksichtigt werden:

- Einschränkung der Mobilität und nachlassende Kraft
- chronische Schmerzen
- lebensstilbedinge Risiken
- Schwierigkeiten bei der Inanspruchnahme von Gesundheitsdienstleistungen:
  - Barrierefreiheit der behandelnden Einrichtung
  - Behandlung gehörloser Patienten nur mit Gebärdensprachdolmetscher
  - mögliche traumatisierende Erfahrungen mit Ärzten und Behandlungseinrichtungen
- Ablehnung medikamentöser Therapie vor dem Hintergrund der Schädigungshistorie
- psychische Erschöpfung aufgrund lebenslanger Belastungen
- erheblicher Zeitbedarf bei Anamneseerhebung und Untersuchung
- erschwerte oder unmögliche Blutdruckmessung am Oberarm
- schwierige Gefäßpunktion (Blutentnahme)

Im Rahmen der medizinischen Behandlung sollte neben dem vollständigen Erfassen der vorgeburtlichen Fehlbildungen und der konkreten Auswirkungen im Alltag auch nach allgemeinen Gesundheitsrisiken und etwaig nicht diagnostizierten Krankheiten gesucht werden. Bei einer Vielzahl von Symptomen, Schmerzen und Untersuchungen in der Vergangenheit kann die Erhebung eines Selbstauskunftsbogens zu den Themen Gesundheit, Behinderung, Schmerzen und soziodemografische Daten eine sinnvolle Maßnahme darstellen. In diesem Kontext kann beispielsweise der »Deutsche Schmerzfragebogen« als Instrument zur Erhebung von Anamnesedaten und medizinischen Problemen aus Patientensicht dienen.

Die Anamneseerhebung und körperliche Untersuchung sollten nicht nur auf die jeweilige Fachrichtung beschränkt und symptomorientiert erfolgen, sondern auch allgemeine Gesundheitsrisiken und Leistungsminderungen erfassen. Dies beinhaltet auch die Frage nach Krebsvorsorge. Des Weiteren ist es erforderlich, Daten bezüglich körperlicher Aktivität, bewältigbarer Gehstrecken sowie Physiotherapie zu erheben.

Die vollständige körperliche Untersuchung des Bewegungsapparates sollte idealerweise durch einen Orthopäden erfolgen.

Da eine Blutentnahme für Untersucher und Patienten gleichermaßen eine Herausforderung darstellen kann, sollte bei einer Blutentnahme idealerweise eine umfassende Untersuchung der relevanten lebensstilbedingten Risiken erfolgen.

In der Gesamtschau lässt sich festhalten, dass die medizinische Versorgung von Contergangeschädigten eine spezialisierte und interdisziplinäre Herangehensweise erfordert, die über die rein symptomatische Behandlung hinausgeht. Die besonderen Bedürfnisse dieser Patientengruppe machen eine umfassende und ganzheitliche Betreuung unerlässlich. Der Aufbau und die Förderung vernetzter medizinischer Kompetenzzentren stellen dabei einen zentralen Baustein dar. Diese Zentren dienen nicht nur der unmittelbaren Versorgung, sondern auch als Knotenpunkte für den Wissenstransfer und die Weiterentwicklung von Versorgungsstrategien. Die Erhebung umfangreicher anamnestischer Daten, unter anderem durch spezifische Selbstauskunftsbögen, stellt ein wesentliches Instrument zur adäquaten Adressierung der komplexen gesundheitlichen und sozialen Herausforderungen dieser Patienten dar. In diesem Kontext erweist sich eine interdisziplinäre Zusammenarbeit als unerlässlich, um eine umfassende Gesundheitsversorgung sicherzustellen, die den speziellen Anforderungen dieser Patientengruppe gerecht wird.

19.5 Fehlbildungen des Respirationstraktes

Angaben zu Fehlbildungen des Respirationstraktes bei Thalidomid-Embryopathie sind vergleichsweise selten. Kreipe (1967) zeigte zwei Fälle mit fehlender oder anatomisch abweichender Lungenlappung sowie einen Fall mit Verschluss der hinteren Öffnung der Nasenhöhle (Choanalatresie). In der britischen Studie »Deformities caused by Thalidomide« von 1964 (Ministry of Health, Godber, G. E., 1964) konnten bei 349 als sicher oder wahrscheinlich eingestuften Thalidomidfällen lediglich drei Fälle mit Lungenfehlbildungen, als »hypoplastisch«, »abnormal« und »deformiert« beschrieben, nachgewiesen werden.

19.5.1 Klinische Aspekte angeborener Fehlbildungen des Respirationstraktes

Ergeben sich aus der Anamnese Hinweise auf Leistungseinschränkungen durch Luftnot, Lungenerkrankungen oder ungewöhnlich häufige Atemwegsinfekte, sollte eine Lungenfunktionsdiagnostik mit venöser Blutgasanalyse (Kapillarblut) und ein transthorakales Herzecho durchgeführt werden. Ein Verdacht auf eine atypische Lungenlappung kann mittels Computertomographie des Thorax geklärt werden.

19.6 Urogenitalsystem

19.6.1 Niere und ableitende Harnwege

Thalidomid bedingte Fehlbildungen der Nieren und der ableitenden Harnwege sind häufig. Lenz schätze, dass über 40 % aller Kinder mit Thalidomid-Embryopathie von einer Nierenfehlbildung betroffen waren. Im Einzelnen wurden folgende Fehlbildungen nachgewiesen (Kreipe, 1967; Niethard et al., 1994; Haristos, 1983):

Fehlbildungen der Nieren und ableitenden Harnwege:

- doppelt angelegte Nierenbecken
- hypoplastische Nieren
- Ein- oder beidseitige Nierenagnesie
- Zystennieren
- Becken- oder Hufeisennieren
- Megaureter
- Ureterhypoplasie
- Ureterabgangsstenose

19.6.2 Klinische Aspekte angeborener Fehlbildungen der Niere und ableitender Harnwege

Störungen der Nierenfunktionsfähigkeit durch eine verminderte Anzahl funktionsfähiger Nephrone können auf dem Boden einer Urinabflussstörung schon während der Embryonalentwicklung angelegt sein. Zu den Auswirkungen von Verschmelzungs- oder Lageanomalien (Malrotation) im Alter gibt es nur wenig Literatur. Es wird jedoch angenommen, dass bei diesen Fehlbildungen in der Regel keine Langzeitfolgen zu erwarten sind. Mehr als 50 % der Individuen mit einer Hufeisenniere werden ihr Leben lang keine durch die Nierenfusion bedingten Symptome haben. Die Inzidenz von Nierentumoren bei Hufeisennieren scheint nicht wesentlich erhöht, die chirurgische Therapie ist jedoch aufgrund der Anatomie deutlich anspruchsvoller.

Fehlbildungen mit Harnabflussbehinderung können Nierenfunktionsstörungen oder wiederkehrende Harnwegsinfektionen begünstigen. Flankenschmerzen, unspezifische Unterbauchbeschwerden, Mikro- oder Makrohämaturie sind oft bedingt durch die Harnabflussbehinderung und/oder Steinbildung mit und ohne Harnwegsinfektionen (Stein et al., 2023).

Im Falle von einseitig angelegter oder nur einseitig funktionsfähiger Niere, zum Beispiel bei multizystisch-dysplastischen Nieren, kann im Langzeitverlauf das Risiko für eine relevante chronische Nierenerkrankung erhöht sein. Deshalb sollten alle ein bis zwei Jahre beschwerdeunabhängig Kontrollen der Nierenfunktion erfolgen, um eine Proteinurie oder eine arterielle Hypertonie frühzeitig entdecken und behandeln zu können.

Zum Screening eignen sich einfache Teststreifen zur Urinuntersuchung, die unter anderem eine semiquantitative Aussage über Proteine erlauben. Bei Blutuntersuchung zur Bestimmung des Serum-Kreatinin muss berücksichtigt werden, dass die Formel zur Berechnung der glomerulären Filtrationsrate (GFR) von einer normalen Körperoberfläche ausgeht. Bei Patienten mit Fehlbildungen oder vollständigem Fehlen der Arme kann die Körperoberfläche bis zu 18 % verringert sein, was zu Verzerrung bei der Bestimmung der GFR führen kann. Es empfiehlt sich deshalb den Parameter Cystatin C zu bestimmen, der unabhängig von der Körperoberfläche ermittelt wird. In der Praxis zeigte sich allerdings für die meisten Patienten mit Thalidomid-Embryopathie, dass zwischen den GFR-Werten auf der Basis des Serum-Kreatinin und denen auf Basis des Cystatin C keine erheblichen Unterschiede bestanden.

19.7 Geschlechtsorgane

Die Auswirkungen von Thalidomid auf die Entwicklung der Geschlechtsorgane wurden von Lenz, Kreipe (1967), Quibell (1981) sowie ausführlich von Hamada und Matsumoto (1987) beschrieben. Nach Lenz (1994) wurden Fehlbildungen der weiblichen Geschlechtsorgane erst spät erkannt, weil man entsprechende Untersuchungen im Kindesalter nicht durchführte. Erst mit klinischen Symptomen in der Pubertät, also Ausbleiben der Regelblutung, wurden diese Fehlbildungen gezielter untersucht. Dies ist ein Grund, weshalb Erhebungen zu Fehlbildungen weiblicher Genitalorgane nicht zuverlässig sind. Bei den männlichen Geschlechtsorganen fanden sich gehäuft Fälle mit Kryptorchismus, von denen ein Fall einen malignen Hodentumor hatte. Lenz beschrieb, dass die weiblichen Gonaden sowie das endokrine System von Hypophysenvorderlappen und Ovar bei Thalidomid-Embryopathie nicht betroffen sei. Im Gegensatz dazu fanden Hamada und Matsumoto (1987) zwei Patientinnen mit Thalidomid-Embryopathie und Ovarialinsuffizienz (Hypoovaria).

Fehlbildungen der Geschlechtsorgane (Hamada & Matsumoto, 1987; Lenz, 1994; Kreipe, 1967):

- Vaginafehlbildungen, Agnesie der Vagina
- Uterusfehlbildungen, Uterus duplex, Uterus bicornis
- Utero-vaginale Aplasie
- Hypoovaria
- Hypogonadismus
- Hydrocele testis
- Leistenhernie
- Kryptorchismus
- Anorchie
- Eunuchoidismus

19.7.1 Klinische Aspekte von Fehlbildungen der Geschlechtsorgane

Das Vorkommen von Infertilität wurde bislang in keiner Studie untersucht. Eine Studie von Nippert et al. (2002) zeigte, dass durch Thalidomid geschädigte Frauen signifikant weniger Kinder geboren haben als nichtbetroffene Frauen. Ob dies an fehlbildungsbedingter Unfruchtbarkeit liegt oder an anderen Faktoren, bleibt offen. Allerdings zeigte sich auch, dass durch Thalidomid beeinträchtigt Frauen, die zum Zeitpunkt der Untersuchung etwa 38 Jahre alt waren, zufriedener mit ihren Lebensbedingungen und der Unterstützung durch Freunde waren.

Abgesehen von Auswirkungen durch einen Mangel an Geschlechtshormonen, stellen die variantenreichen Fehlbildungen der weiblichen Geschlechtsorgane wahrscheinlich eine besondere Herausforderung im Rahmen operativer Eingriffe in diesem Bereich dar.

Mögliche Folgen eines Hodenhochstands sind Unfruchtbarkeit, Leistenbruch und Hodenverdrehung. Männer mit einem Hodenhochstand in der Anamnese haben eine niedrigere Spermienzahl und insgesamt schlechterer Samenqualität als Männer mit einem normalen Hodendeszensus, was die Fertilitätswahrscheinlichkeit verringert (Mathers et al., 2009). Zudem haben Betroffene ein fünf- bis zehnfach erhöhtes Risiko, an Hodenkrebs zu erkranken (Mathers et al., 2009). Obgleich die meisten Fälle in der Altersgruppe zwischen 25 und 45 Jahren auftreten (RKI. Krebsregisterdaten), können auch über 60-Jährige von Hodenkrebs betroffen sein (RKI, Zentrum für Krebsregisterdaten, 2023).

19.8 Verdauungstrakt

19.8.1 Magen-Darm-Trakt

Fehlbildungen des Magen-Darm-Traktes durch vorgeburtliche Thalidomid-Einwirkung kommen ebenfalls vergleichsweise häufig vor. Kreipe (1967) konnte bei 28 von 41 Thalidomid-Fällen mindesten eine Fehlbildung der Verdauungsorgane nachweisen (▶ Tab. 19.3).

Tab. 19.3: Fehlbildungen des Verdauungstraktes nach Kreipe (1967)

Fehlbildungen	Nachweis bei 28 Fällen
spastisch-hypertrophische Pylorusstenose	15-mal
Duodenalstenose	4-mal
Duodenalatresie	4-mal
Analstenose	6-mal
Analatresie	4-mal
nicht angelegte Gallenblase	4-mal
Aplasie des großen Netzes	1-mal
Coecum mobile	2-mal
Kolon mobile	1-mal
Meckel-Divertikel	2-mal
Situs inversus abdominis	1-mal
Aplasie der Appendix	1-mal
Aplasie des Coecums	1-mal
Mesenterium commune	1-mal
abnorme Leberlappung	1-mal

19.8.2 Klinische Aspekte von Fehlbildungen des Verdauungstraktes

Das Spektrum gastrointestinaler Fehlbildungen durch Thalidomid ist sehr breit. Entsprechend unspezifisch können Symptome auftreten, wobei in manchen Fällen gastrointestinale Beschwerden seit der Kindheit bestehen, die jedoch als »normal« empfunden werden beziehungsweise nie abgeklärt wurden.

Fehlbildungen, die notwendigerweise schon früh operativ behandelt wurden, können im Erwachsenenalter entweder geringe Auswirkungen haben oder Gesundheit und soziales Leben nachhaltig beeinträchtigen. Danielson et al. (2022) konnten zeigen, dass die meisten Patienten, die im Säuglingsalter wegen einer Pylorusstenose operiert wurden, bis ins Erwachsenenalter keine negativen Auswirkungen erfahren haben und eine Nachsorge nicht erforderlich ist. Im Gegensatz dazu wird es für Patienten mit Analatresie, bei denen keine Rekonstruktion der Analöffnung möglich war, eine Herausforderung sein, lebenslang mit einem künstlichen Darmausgang zurechtzukommen.

Im Folgenden werden exemplarisch Aspekte ausgewählter Fehlbildungen vorgestellt.

19.8.3 Gallenblasenagenesie

Die Gallenblasenagenesie ist eine vorgeburtlich nicht angelegte Gallenblase. Das Beschwerdespektrum im Erwachsenenalter erstreckt sich von vollständiger Symptomlosigkeit bis hin zu Oberbauchkoliken und Gelbsucht. Ambe und Weber (2012) schilderten den Fall einer 51-jährigen Patientin mit Gallenblasenagenesie, die sich mit seit drei Wochen bestehenden milden rechtsseitigen Oberbauchbeschwerden vorstellte. Dabei waren laborchemische Untersuchungen unauffällig.

19.8.4 Meckel-Divertikel

Meckel-Divertikel, eine seltene Hemmungsmissbildung des Ductus omphaloentericus, sind in der Regel asymptomatisch. In etwa 4% der Fälle können jedoch Komplikationen wie Blutungen, Darmverschluss und Entzündungen auftreten (Al Dahouk & Karges, 2014). Während bei Kindern gastrointestinale Blutungen das häufigste Symptom des Meckel-Divertikels sind, kommen bei erwachsenen Patienten eher Darmobstruktionen vor (Kim et al., 2008; Postiglione et al., 1990). In der Literatur finden sich zudem Fallberichte, in denen neuroendokrine Tumore (Karzinoide) im Bereich von Meckel-Divertikel auftraten (Leinati et al., 1995).

19.8.5 Situs inversus abdominis

Situs inversus abdominis (SIA) ist eine sehr seltene Anomalie, bei der die inneren Organe im Bauchraum spiegelverkehrt angeordnet sind. Betroffene können lebenslang symptomfrei sein. Einige Patienten leiden jedoch unter chronischen Unterleibsbeschwerden oder episodisch auftretenden starken Bauchschmerzen durch Darmverschlüsse. Diese werden oft durch abnorme Peritonealbänder (Ladd'sche Bänder) oder einen Volvulus verursacht. Die Diagnose von SIA ist herausfordernd, da es keine eindeutigen Symptome gibt, die auf diese Anomalie hinweisen. Aufgrund der unspezifischen Symptome und der Seltenheit der Erkrankung bei Erwachsenen besteht die Möglichkeit, dass SIA mit anderen Erkrankungen verwechselt wird, beispielsweise mit dem Reizdarmsyndrom, Magengeschwüren, Gallen- und Bauchspeicheldrüsenerkrankungen sowie psychiatrischen Störungen.

19.9 Literatur

Al Dahouk, S. & Karges, W. (2014). Gastroenterologie. In: Karges (Hg.). *Innere Medizin… in 5 Tagen*. Berlin, Heidelberg: Springer Berlin Heidelberg (Springer-Lehrbuch), 197–275.

Ambe, P. & Weber, S. A. (2012). Gallenblasenagenesie – eine seltene kongenitale Fehlbildung. *Deutsche medizinische Wochenschrift*. 137 (18), 937–939.

Bass, J. E. et al. (2000). Spectrum of congenital anomalies of the inferior vena cava. Cross-sectional imaging findings. In: *Radiographics : a review publication of the Radiological Society of North America, Inc* 20 (3), 639–652.

Berko, N. S.et al. (2009). Variants and anomalies of thoracic vasculature on computed tomographic angiography in adults. *Journal of computer assisted tomography*. 33 (4), 523–528.

Danielson, J. et al. (2022). Controlled long term outcome of pyloromyotomy for pyloric stenosis. No long-term adverse effect. *Journal of pediatric surgery* 57 (11), 736–739.

Nachtsheim, H. (15.01.1964.). *Gutachten betreffend teratogene Schäden durch thalidomidhaltige Pharmaka*. Landesarchiv NRW. (Gutachten an den leitenden Oberstaatsanwalt bei dem Landgericht Aachen).

Weicker, H. & Hungeerland, H. (1962). *Thalidomid-Embryopathie. I. Vorkommen inner und außerhalb Deutschlands*. 87/19. Hg. v. Deutsche Medizinische Wochenschrift. Universitäts-Kinderklinik Bonn.

Hamada, Y. & Matsumoto, Y. (1987). Urogenital Examinations in Thalidomide Embryopathy. In: Mitsushiro Kida (Hg.): *Thalidomide Embryopathy in Japan*. Tokyo: Kodansha, 127–141.

Haristos, E. (1983). *Zur sensiblen Phase der Thalidomid-Embryopathie. Eine Analyse von 245 Fällen mit datierten Rezepten. Dissertation*. Medizinischen Fakultät der Westfälischen Wilhelms-Universität Münster, Münster. Institut für Humangenetik. (Zugriff am 26.11.2020)

Karaman, B. et al. (2007). Retroaortic left renal vein. Multidetector computed tomography angiography findings and its clinical importance. *Acta radiologica (Stockholm, Sweden : 1987)* 48 (3), 355–360.

Karkos, C. D. et al. (2001). Retroaortic left renal vein and its implications in abdominal aortic surgery. *Annals of vascular surgery*. 15 (6), 703–708.

Kendsersky, P. & Ward, C. (2020). Right Ventricular Failure and Congenital Heart Disease. *Cardiology clinics*. 38 (2), 239–242.

Kim, E. Y. et al. (2008). A case of recurrent intestinal obstruction caused by Meckel's diverticulum. *The Korean journal of gastroenterology = Taehan Sohwagi Hakhoe chi* 51 (6), S. 372–376.

Kline, J. & Costantini, O. (2019). Arrhythmias in Congenital Heart Disease. *The Medical clinics of North America*. 103 (5), 945–956.

Kowalski, T.W. et al. (2015). Thalidomide embryopathy. Follow-up of cases born between 1959 and 2010. In: *Birth defects research. Part A, Clinical and molecular teratology*. 103 (9), 794–803.

Kreipe, U. (1967). Missbildungen innerer Organe bei Thalidomidembryopathie. Ein Beitrag zur Bestimmung der sensiblen Phase bei Thalidomideinnahme in der Frühschwangerschaft. *Archiv für Kinderheilkunde*. 176 (1), 33–61.

Leinati, A. et al. (1995). Il carcinoide del diverticolo di Meckel. *Minerva chirurgica*. 50 (5), 501–504.

Lenz, W. (1988). A short history of thalidomide embryopathy. *Teratology*. 38 (3), 203–215.

Lenz, W. (1994). Thalidomidschäden an inneren Organen. In: Niethard, F.U. et al. (Hg.). *Contergan. 30 Jahre danach*. Stuttgart: Ferdinand Enke Verlag, S. 27–33.

Lenz, W. & Knapp, K. (1962). Die Thalidomid-Embryopathie. *Dtsch Med Wochenschr*. Jun 15, 87, 1232–42.

Litzkendorf, S. et al. (2022). Nachhaltige Vergütung der B-Zentren für Seltene Erkrankungen in Deutschland – Status quo und Lösungsansätze. In: *Bundesgesundheitsblatt, Gesundheitsforschung, Gesundheitsschutz*. 65 (9), 872–880.

Mathers, M. et al. (2009). Hodenhochstand. Diagnostik, Therapie und langfristige Konsequenzen. *Deutsches Ärzteblatt international*. 106 (33), 527–532.

McBride, W. G. (1961). Thalidomide and Congenital Abnormalities. Letters to the editor. *The Lancet.* 278, (7216), 1358. Online verfügbar unter https://www.thelancet.com/journals/lancet/article/PIIS0140-6736(61)90927-8/fulltext.
Ministry of Health, Godber, G. E. (1964): *Deformities caused by Thalidomide.* London (Reports on Public Health and Medical Subjects, No. 112).
Müller, M. et al. (2011). Variations of the aortic arch – a study on the most common branching patterns. *Acta radiologica (Stockholm, Sweden : 1987)* 52 (7), 738–742.
Neuhauser, H. et al. (2013). Blutdruck in Deutschland 2008–2011. *Bundesgesundheitsbl.* 56, 795–801.
Niecke, A. et al. (2017). Psychische Störungen bei Menschen mit Conterganschädigung. Eine Querschnittstudie zu Prävalenz und psychosozialem Versorgungsbedarf. *Deutsches Arzteblatt international.* 114 (10),168–174.
Niethard, F.U. et al. (Hg.) (1994). *Contergan. 30 Jahre danach.* Stuttgart: Ferdinand Enke Verlag.
Nippert, I. e al. (2002). 40 Years Later. The Health Related Quality of Life of Women Affected by Thalidomide. *Community Genetics* 5 (4), 209–216.
Perlmutter, A.D. et al. (1986). Anomalies of the upper urinary tract. In: Walsh, P.C. et al. (editors) (1986). *Campbell's urology.* 5th edn. Philadelphia: WB Saunders, 1665.
Peters, K. M. et al. (2016). *Gesundheitsschäden, psychosoziale Beeinträchtigungen und Versorgungsbedarf von contergangeschädigten Menschen aus Nordrhein-Westfalen in der Langzeitperspektive.* Gutachten im Auftrag des LZG.NRW. Hg. v. Landeszentrum Gesundheit Nordrhein-Westfalen. Bielefeld.
Postiglione, V. et al. (1990). Occlusione intestinale da volvolo su diverticolo di Meckel. Descrizione di un caso. *Minerva chirurgica* 45 (12), 911–913.
Quibell, E. P. (1981). The thalidomide embryopathy. An analysis from the UK. *The Practitioner.* 225 (1355), 721–726.
Robert Koch Institut, Zentrum für Krebsregisterdaten (2023): Hodenkrebs. Online verfügbar unter https://www.krebsdaten.de/Krebs/DE/Content/Krebsarten/Hodenkrebs/hodenkrebs_node.html#:~:text=Hodenkrebs%20(Hodenkarzinom)&text=Im%20Gegensatz%20zu%20fast%20allen,h%C3%A4u%EF%AC%81gste%20b%C3%B6sartige%20Tumor%20bei%20M%C3%A4nnern. (Zugriff am 07.12.2023).
Sathananthan, G. et al. (2017). Ventricular Arrhythmias in Adult Congenital Heart Disease. Mechanisms, Diagnosis, and Clinical Aspects. *Cardiac electrophysiology clinics.* 9 (2), 213–223.
Shiga, T. et al. (2015). Multicenter investigation of lifestyle-related diseases and visceral disorders in thalidomide embryopathy at around 50 years of age. *Birth defects research. Part A, Clinical and molecular teratology.* 103 (9), 787–793.
Stein, R. et al. (2023). *Die Kinder- und Jugendurologie.* Berlin, Heidelberg: Springer Berlin Heidelberg.
Terracini, B. (2021). Talidomide e difetti monolaterali degli arti. Il capitolo italiano di una storia infinita. *Epidemiologia e prevenzione.* 45 (4), 302–309.
Türkvatan, A. et al. (2009). Multidetector CT angiography of renal vasculature. Normal anatomy and variants. *European radiology.* 19 (1), 236–244.
van Melle, J.P. et al. (2023). Infective endocarditis in adult patients with congenital heart disease. *International journal of cardiology.* 370, 178–185.
Weicker, H. (1967). Das sogenannte Dysmelie-Syndrom (Thalidomid-Embryopathie) und seine Differentialdiagnose. *Wiener medizinische Wochenschrift.* 117 (15), 387–390.
Weinrich, J.M. et al. (2018). Assessment of Congenital Vascular and Organ Anomalies in Subjects With Thalidomide Embryopathy Using Non-Contrast Magnetic Resonance Angiography. *Circulation journal: official journal of the Japanese Circulation Society.* 82 (9), 2364–2371.
Winston, C.B. et al. (2007). CT angiography for delineation of celiac and superior mesenteric artery variants in patients undergoing hepatobiliary and pancreatic surgery. *AJR. American journal of roentgenology.* 189 (1), W13–9.
Yoshizawa, A. (2014). *Questions & Answers on Thalidomide-Impaired People.* National Center for Global Health and Medicine Toyama, Japan.

Zafar, F. S. & Lingeman, J. E. (1996). Value of laparoscopy in the management of calculi complicating renal malformations. *Journal of endourology. 10* (4), 379–383.

20 Conterganbedingte Schäden am Auge

Christina Ding-Greiner

20.1 Entstehung und Vorkommen vorgeburtlicher Schäden

Das Auge ist Teil des Gehirns. Die Entwicklung des Auges ist äußerst kompliziert und erfordert ein Zusammenspiel von Zellen aus verschiedenen Keimblättern: Neuroektoderm, Ektoderm der Körperoberfläche und Mesoderm. Das Augenbläschen stammt aus dem Neuroektoderm und durch Einstülpung entsteht der Augenbecher, der aus zwei Blättern besteht: Das äußere Blatt bildet das Stratum pigmentosum, das innere Blatt bildet die Retina, der Stiel des Augenbechers entwickelt sich zum N. opticus. Sowohl die Epithelien der Iris und des Ziliarkörpers als auch die glatte Muskulatur gehen ebenso aus dem Neuroektoderm hervor. Chorioidea, Sklera und Cornea entstehen aus dem umgebenden embryonalen Bindegewebe. Die Linse entwickelt sich aus dem Oberflächenektoderm, schnürt sich ab und wird in den Augenbecher verlagert. Die Blutgefäße entwickeln sich aus dem Mesoderm (Heavner & Pevny, 2012).

Die sensible Phase dauert vom 35. bis zum 46. Tag nach dem ersten Tag der letzten Regel, die funktionelle Reifung ist erst nach der Geburt abgeschlossen (Heavner & Pevny, 2012).

Entsprechend der komplexen Entwicklung des Auges sind die in der Literatur erfassten vorgeburtlichen Fehlbildungen vielfältig. Gilkes und Strode (1963) beschrieben die Augenfehlbildungen bei zehn contergangeschädigten Kindern: Mikrophthalmus, Kolobom der Iris, des Corpus ciliare, der Retina, der Chorioidea und des Nervus opticus. Cullen (1964) beschrieb drei Kasuistiken von schwer geschädigten Säuglingen. Im Bereich der Augen handelte es sich um einseitig ausgebildete Kolobome im Bereich der Iris, der Chorioidea, der Retina und des Nervus opticus als Folge des unvollständigen Verschlusses der Augenbecherspalte. Einer der drei Säuglinge verstarb kurz nach der Untersuchung an schweren inneren Fehlbildungen.

In der schwedischen Thalidomid-Studie 1987–1989 von Miller und Strömland (1999) wurden contergangeschädigte junge Erwachsene (N = 86) augenärztlich ausführlich untersucht. Es fanden sich folgende Schäden:

- Strabismus
  - Strabismus incomitans (Typ Duane, Einschränkung der Abduktion und Adduktion oder nur der Abduktion) (44%)

- Esotropie; horizontaler Strabismus concomitans (7%)
- Gustolakrimaler Reflex oder »Krokodilstränen« (20%)
- Kolobom der Uvea oder Sehnervenpapille
- Mikrophthalmus
- Glaukom
- Lipodermoid der Konjunktiva
- Hypertelorismus
- Myelinisierung von Nervenfasern
- Ptose

Ein Strabismus findet sich in der Gesamtbevölkerung bei 2% bis 5% (Miller & Strömland, 1999). Die häufigste Form des Strabismus ist der *Strabismus concomitans*, der auf Störungen in den übergeordneten Gehirnzentren zurückzuführen ist. Der *Strabismus incomitans* tritt in der Gesamtbevölkerung nur sehr selten auf. Er entsteht als Folge einer zentralen Schädigung des Hirnstamms und der Hirnnervenkerne. Aberrierenden Nervenverläufe und Fehlinnervationen sind als eine Folge von neuronalen Reparaturmechanismen nach Thalidomid-Exposition zu interpretieren. Die kombinierten Schäden von Augenmuskeln, Fehlbildungen der Ohren und des Gehörs, Facialisparesen und Krokodilstränen sind alle an einem frühen Zeitpunkt in der Embryonalperiode entstanden (siehe hierzu ▶ Kap. 4.3).

Bei contergangeschädigen Personen tritt bei nachgewiesener Facialisparese in 82% gleichzeitig ein horizontaler Strabismus incomitans Typ Duane auf; ein Hörschaden und Fehlbildungen des äußeren Ohres in jeweils 94% und Krokodilstränen in 71%. Bei Vorliegen von »Krokodilstränen« findet sich ein horizontaler Strabismus incomitans bei 100% der Betroffenen, Schwerhörigkeit bei 94%, eine Facialislähmung bei 71% und Fehlbildung des äußeren Ohres bei 59% (Miller & Strömland, 1999).

Schwere Augenschäden wie Mikrophthalmus oder Kolobome wurden in den frühen wissenschaftlichen Arbeiten der 1960er Jahre häufig als Schäden bei Contergan-Embryopathie beschrieben; in der schwedischen Thalidomid-Studie fanden sie sich jedoch nur bei 3 bzw. 4 Personen. Sie entstehen durch Intoxikation mit Thaldomid vom 24. bis 27. Tag nach Konzeption. Marquardt dokumentierte 1994 (S. 81) bei 1.000 Betroffenen (von insgesamt 2.540 contergangeschädigten Personen) das Vorliegen von Augenmuskellähmungen; er erwähnte jedoch weder Mikrophthalmus noch Kolobome. In der Medizinischen Punktetabelle werden lediglich »Augenmissbildungen« als Ursache für Sehbehinderungen erwähnt, was durchaus sinnvoll ist, denn im Vordergrund der Bepunktung der Augenschäden steht nicht die Art der Schädigung, sondern deren Folge, das Ausmaß der Einschränkung der Sehfähigkeit. Wir wissen daher nicht, wie viele Betroffene heute mit einem Mikrophthalmus oder mit Kolobomen leben.

Die Autorinnen der schwedischen Thalidomid-Studie gehen davon aus, dass die sensible Phase von schweren Augenfehlbildungen während der Embryogenese zeitgleich abläuft mit der sensiblen Phase von inneren Organen. Bei Intoxikation in dieser Phase können lebensbedrohliche Schäden entstehen (siehe hierzu ▶ Kap. 16.1, ▶ Tab. 16.1). In Schweden starben etwa die Hälfte der contergangeschädigten Kinder in ihrem ersten Lebensjahr infolge von schweren Schäden an

Herz, Niere, Darm oder anderen lebenswichtigen inneren Organen. Da sich die sensiblen Phasen der Augen, des Herzens und der Nieren überschneiden, ist anzunehmen, dass viele Neugeborene mit beispielsweise bestehender Mikrophthalmie an den zugleich bestehenden schweren inneren Schäden verstorben sind, daher, so nehmen die Autorinnen an, finden sich nur wenige lebende Betroffene mit dieser Augenschädigung.

> Störungen der Augenmotilität und Strabismus finden sich häufig gemeinsam mit Fehlbildungen des Ohres, von Hirnnerven, des Daumens und der oberen Extremitäten, deren gemeinsame sensible Phase in einen frühen Zeitraum der embryonalen Entwicklung fällt, vom 20. bis 24. Tag p. c. (nach der Konzeption). Diese Schäden sind nicht lebensbedrohlich, daher finden sie sich häufig in der heutigen Population contergangeschädigter Menschen.

20.2 Strabismus und Augenmuskellähmung: Schäden vom Typ Duane

In der schwedischen Thalidomid-Studie (Miller & Strömland, 1999) fanden sich überwiegend Betroffene mit einem horizontalen Strabismus incomitans, davon entsprachen die meisten Befunde der Symptomatik des Duane-Syndroms. Diese Form der Muskellähmung fand sich ausschließlich bei Betroffenen, deren Mütter an einem frühen Zeitpunkt der Schwangerschaft Thalidomid zu sich genommen hatten, am 20. bis 24. Tag p. c.

Das Duane-Syndrom ist eine kongenitale Störung der Augeninnervation, die dazu führt, dass sich das Auge nur eingeschränkt in der Horizontalen bewegen kann, hinzu kommen eine Retraktion des Bulbus und eine Verengung der Lidspalte bei versuchter Adduktion. Das Duane-Syndrom tritt in der Regel einseitig, häufiger links als rechts auf. In der Gesamtbevölkerung findet es sich geschätzt bei 1/1.000 bis 1/10.000 Personen; es macht 1% bis 5% aller Strabismusfälle aus, wobei Frauen häufiger betroffen sind als Männer. Es zeigt überwiegend einen autosomal-dominanten Erbgang (Orphanet) (siehe hierzu ▶ Kap. 6).

Eine durch Thalidomid gehemmte Entwicklung des Kerns des 6. Hirnnerven (N. abducens) und/oder die Aplasie des Nervs führen dazu, dass der M. rectus lateralis, der das Auge abduziert, nicht oder nur zum Teil innerviert wird. Im Rahmen von vorgeburtlichen neuralen Reparaturmechanismen übernimmt oder ergänzt der 3. Hirnnerv (N. oculomotorius) die fehlende Innervation des M. rectus lateralis (siehe hierzu ▶ Kap. 4.3.3).

Da der N. oculomotorius unter regelrechten Umständen den M. rectus medialis, M. rectus superior, M. rectus inferior und M. obliquus inferior innerviert und damit Adduktion, Elevation und Depression, sowie die Innenrotation des Auges übernimmt, kommt es beim Schaden vom Typ Duane durch die zusätzliche Innervation des M. rectus lateralis zu einem Ungleichgewicht der Muskulatur, da beide Antagonisten, der M. rectus lateralis und der M. rectus medialis, gleichzeitig vom selben Nerven simultan innerviert werden. Drei Faktoren spielen dabei eine Rolle:

- das Ausmaß der Fehlinnervation des M. rectus lateralis durch den N. oculomotorius,
- das Ausmaß der Parese des N. abducens (6. Hirnnerv) und
- das Ausmaß der Reduktion der Innervation des M. rectus medialis durch Umleiten von Nervenfasern des N. oculomotorius zum M. rectus lateralis (Miller & Strömland, 1999).

Das Ausmaß des muskulären Ungleichgewichts führt zu einer Einteilung des Duane-Syndroms in drei Typen:

Duane-Syndrom Typ I (M. rectus medialis überwiegt)

- leichtes Innenschielen bei Geradeaus-Blick
- leicht eingeschränkte Adduktion
- bei Adduktion leichte Lidspaltenverengung und Retraktion
- Abduktion nur bis zur Mittellinie möglich

Duane-Syndrom Typ II (M. rectus lateralis überwiegt)

- deutlich eingeschränkte Adduktion
- starke Lidspaltenverengung und Retraktion beim Versuch der Adduktion
- während Adduktion ist Hebung oder Senkung des Auges möglich
- Abduktion nur gering eingeschränkt und bis über die Mittellinie möglich

Duane-Syndrom Typ III (M. rectus medialis und lateralis sind beide gleich stark)

- Abduktion und Adduktion stark eingeschränkt
- Retraktion erfolgt bereits ohne Adduktion

In der Gesamtbevölkerung kommt Typ I mit Abstand am häufigsten vor. Bei contergangeschädigten Personen liegen andere Gegebenheiten vor.

Nach Arimoto (1987) traten in seiner Stichprobe von contergangeschädigten Menschen (N = 137) Symptome des Duane-Syndroms Typ III bei 21 von 31 Personen deutlich häufiger auf als Typ I mit 9 von 31 Personen. Außerdem war bei den untersuchten Betroffenen in der Regel nicht nur ein Auge betroffen, sondern beide (29 von 31 Personen). Es traten bei 27 Personen gleichzeitig mit Schäden vom Typ Duane Hörschäden auf, eine Facialisparese wurde bei 26 Betroffenen, Krokodilstränen bei 23 Betroffenen gleichzeitig festgestellt.

> Ergebnisse der schwedischen Thalidomid-Studie (N = 86) dokumentierten, dass Thalidomid strukturelle Schädigungen am Auge verursachen kann, bei den untersuchten jungen contergangeschädigten Erwachsenen jedoch überwogen die sekundären Folgeerscheinungen am Auge, die auf Schäden im Hirnstamm zurückzuführen waren (Miller & Strömland, 1991, 1992; Miller et al., 2009). Die Schäden betrafen den Hirnstamm und die kranialen Hirnnervenkerne, was zu Funktionsausfällen und zu aberrierenden neuronalen Verbindungen führte, die wiederum Störungen der Motilität der Augen und des Tränenflusses zur Folge hatten.

Die Häufigkeit der einzelnen Störungen wird im Folgenden aufgeführt:

- Horizontaler Strabismus *incomitans*   44%
  - Schäden vom Typ Duane   31%
  - Abduktion und Adduktion eingeschränkt ohne Lidspaltenverengung   8%
  - isolierte Einschränkung der Abduktion   5%
- horizontaler Strabismus *concomitans*   8%
- kein Strabismus   48%

Beim Strabismus kommt es zur Abweichung eines Auges von der normalen Sehachse, sodass die Bilder des rechten und linken Auges nicht miteinander fusioniert werden können. Dadurch können Doppelbilder entstehen, das dreidimensionale Sehen ist eingeschränkt und langfristig kann sich daraus eine Amblyopie entwickeln.

Das Lesen ist bei diesen Betroffenen erschwert, da die Augen nicht den Zeilen folgen können, sodass sie entweder den Text am Auge vorbeiführen oder sie bewegen den Kopf in der Horizontalen entlang der Zeilen. Die Daten der Conterganstiftung nennen in etwa einer knappen Hälfte der Leistungsempfänger das Vorliegen von Entwicklungsstörungen der Wirbelsäule unterschiedlicher Schweregrade, ohne die betroffenen Abschnitte zu spezifizieren. Bei Vorliegen von vorgeburtlichen Schäden oder der Entwicklung von Folgeschäden im Bereich der Halswirbelsäule wird der Prozess des Lesens zusätzlich durch Einschränkung der Beweglichkeit und durch muskuläre Verspannungen und Schmerzen im Bereich der Schultern und der HWS erschwert.

Bei den Leistungsempfängern der Conterganstiftung werden bei 24,7% Augenmuskellähmungen und bei 18,9% Schielen aufgeführt. Um welche Form des Strabismus es sich handelt und ob eine Schädigung vom Typ Duane auf einem oder auf beiden Augen vorliegt, geht aus den Unterlagen nicht hervor.

20.3 Inkompletter Lidschluss

Bei 7,3 % der Leistungsempfänger der Conterganstiftung liegt ein unvollständiger Lidschluss vor.

Der M. orbicularis oculi, der durch Kontraktion den Lidschluss bewirkt, wird vom N. facialis innerviert. Bei einer Schwäche oder Paralyse des Muskels ist der vollständige Lidschluss nicht mehr möglich, da dann das Unterlid etwas tiefer steht aufgrund der gestörten Innervation.

Die ungestörte Funktion des Ringmuskels sichert durch regelmäßiges Blinzeln die Verteilung der Tränenflüssigkeit und ihre Drainage. Bei Ausfall der Funktion kommt es zu einer Austrocknung der Cornea, erste Symptome sind Jucken und Brennen, ein Sandkorn- oder Fremdkörpergefühl im Auge. Es kann ohne adäquate Therapie zu Entzündungen kommen, zu Ulzerationen der Cornea, die bei Abheilung zu Vernarbungen und zu Sehstörungen führen können.

20.4 Gustolakrimaler Reflex oder »Krokodilstränen«

Der Begriff der Krokodilstränen leitet sich ab von verschiedenen Mythen, die zu erklären versuchen, warum Krokodile beim Verschlingen der Beute Tränen vergießen. Diese Besonderheit ist darauf zurückzuführen, dass bei Krokodilen beim weiten Aufreißen ihres Rachens, um die Beute aufzunehmen, Druck auf die Tränendrüsen entsteht, sodass es zur Absonderung von Tränenflüssigkeit kommt. Beim Menschen hat dies andere Hintergründe.

> Der gustolakrimale Reflex (Krokodilstränen) ist im englischsprachigen Raum allgemeiner gehalten mit »congenital aberrant tearing«. Diese Störung beschreibt einen Tränenfluss beim Essen, beim Kauen und beim Saugen; damit verbunden ist häufig die Abwesenheit von Tränenfluss aus psychischen Gründen und in emotional betonten Situationen, oder ein sehr später Beginn der Fähigkeit zu weinen. Patienten mit angeborenen Krokodilstränen scheinen jedoch eine ungestörte basale Tränensekretion zu haben, denn sie zeigen meist keinerlei Schäden an der Cornea als Hinweis auf eine Trockenheit des Auges (Miller & Strömland, 2011). Krokodilstränen sind in der Gesamtbevölkerung nur sehr selten zu beobachten, meist treten sie als sekundärer Schaden nach Verletzungen des N. facialis auf. Bei contergangeschädigten Menschen finden sie sich deutlich häufiger als Folge einer Fehlinnervation nach Schädigung des Hirnstamms.

Der gustolakrimale Reflex entsteht bei contergangeschädigten Menschen durch eine fehlgeleitete Vernetzung von Nervenfasern. Eine Schädigung im Bereich des

Stammhirns kann den Nucleus salivatorius, der ein Teil des Nucleus N. facialis bildet, betreffen. Der Nucleus salivatorius steuert einerseits die Sekretion der Speicheldrüsen über die Chorda typani und den N. lingualis, sowie die Sekretion der Tränendrüsen über den N. petrosus major und den N. lacrimalis. Bei einer Schädigung im Bereich des Nucleus N. Facialis kann es im Rahmen von neuralen Reparaturmechanismen zu einer Fehlinnervation in diesem Bereich kommen. Es wird eine fehlgeleitete Verbindung zu den Tränendrüsen hergestellt, sodass beide, Speicheldrüsen und Tränendrüsen, simultan innerviert werden.

Arimoto (1987) nannte einen hohen Anteil von Betroffenen mit Schäden vom Typ Duane, die gleichzeitig Krokodilstränen zeigten; in seiner Stichprobe wurden 23 von insgesamt 32 Personen dokumentiert.

In der schwedischen Thalidomidstudie (N = 86) zeigten 15 Teilnehmer Krokodilstränen, beide Störungen lagen vor, Tränenfluss beim Essen und Fehlen der Tränensekretion in emotional geprägten Situationen. Zwei Betroffene zeigten einen isolierten Ausfall psychisch bedingter Tränen. Bei nahezu allen Betroffenen mit Krokodilstränen lag gleichzeitig ein Schaden vom Typ Duane vor (Miller & Strömland, 1999; Miller et al., 2008).

Bei Betroffenen mit Krokodilstränen lagen zugleich folgende Fehlbildungen vor:

- horizontaler Strabismus incomitans 100%
- Hörschädigung 94%
- Facialislähmung 71%
- Fehlbildung des äußeren Ohres 59%
- Schädigung des äußeren Ohres und des Gehörs 53%
- Schädigung des Ohres und der Extremitäten 47%
- Schädigung der Extremitäten ohne Schäden des Ohres 0%

Bei contergangeschädigten Personen werden Krokodilstränen stets begleitet von Strabismus incomitans, sehr häufig auch von Fehlbildungen der Ohren und Fehlbildungen der Extremitäten, allerdings treten letztere ausschließlich in Verbindung mit Schädigungen des Ohres auf.

In den Daten der Conterganstiftung sind Krokodilstränen möglicherweise unterrepräsentiert mit 28 Personen bzw. 1 %.

20.5 Refraktionsanomalien

In der frühen sensiblen Phase entstehen durch Thalidomid Schäden am Auge, die in der Gesamtbevölkerung nur selten zu finden sind. Es handelt sich um Mikrophthalmie, um deutlich vergrößerte Augen, um hochgradige Refraktionsanomalien und um Astigmatismus. Es kann davon ausgegangen werden, dass Contergangaben in der Frühphase der Schwangerschaft das Auge in seiner Entwicklung entscheidend stören, sodass Wachstum und Differenzierung des Auges ungeregelt verlaufen und schwere Schäden entstehen.

Die Autorinnen untersuchten contergangeschädigte junge Erwachsene im Rahmen der schwedischen Thalidomid-Studie und bildeten vier Gruppen (Strömland & Miller, 1992):

- Gruppe 1: Betroffene mit sehr frühen Schäden, d.h. es bestanden Anotie und schwere Hörschäden, keine Schäden an Extremitäten, ohne Daumenschäden.
- Gruppe 2: Betroffene mit späten Schäden, d.h. sie zeigten nur Schäden an den Extremitäten ohne Daumenschäden, keine Schäden an Ohren oder Gehör.
- Gruppe 3: Betroffene mit frühen und späten Schäden, d.h. es fanden sich sowohl Anotie und schwere Hörschäden als auch Schäden an Extremitäten.
- Gruppe 4: Betroffene, die in Gruppe 1 bis 3 nicht eingeordnet werden konnten, beispielsweise mit isolierten Daumenschäden.

Die *Länge der Augenachse* zeigte große Unterschiede: von 19,95 mm bis 28,7 mm. Der Mittelwert für die Gesamtheit der untersuchten Betroffenen (N = 73) lag bei 23,68 mm.

Gruppe 1 (N = 24 Augen), die Betroffene mit sehr frühen Schäden einschließt, zeigte die größte Variationsbreite bei der Länge der Augenachsen mit Werten von 19,95 bis 26,62 mm, SD > 1 fand sich bei 16,7 %, SD < 1 bei 33,3 % der untersuchten Personen. In den drei weiteren Gruppen war die Standardabweichung geringer. In Gruppe 3 (N = 28 Augen), die Betroffene mit frühen als auch mit späten Schäden einschließt, fand sich eine Betroffene mit einer Mikrophthalmie an einem Auge, das andere Auge zeigte den längsten gemessenen Achsenwert mit 28,7 mm. Contergan hemmt offenbar nicht nur das Wachstum und die Differenzierung des Auges, sondern es kann auch zu einem ungeregelten Wachstum führen.

Refraktionsanomalien bewegten sich zwischen -8,5 dpt. bis +6,0 dpt., und es fanden sich keine signifikanten Unterschiede zwischen den vier Gruppen, allerdings waren die contergangeschädigten Personen von Gruppe 3 am stärksten betroffen. Von 82 untersuchten contergangeschädigten Personen zeigten 13 eine erhebliche Myopie über -2,56 dpt., bei drei weiteren fand sich eine Myopie von -6,75 dpt. bis -8,5 dpt.; insgesamt litten 19,5 % der Betroffenen an einer erheblichen bis hochgradigen Myopie. Eine Hyperopie zeigten elf Personen mit Werten über +2,35 dpt., vier weitere Personen zeigten Werte von +5,00 dpt. bis +6,00 dpt.; insgesamt zeigten 18,3 % Personen eine erhebliche bis schwere Hyperopie.

Contergangeschädigte Menschen sprachen in Interviews mehrfach Refraktionsanomalien mit sehr großen Unterschieden zwischen beiden Augen an. Sie berichteten über eine sehr ausgeprägte Ungleichsichtigkeit der Augen, dass auf dem einen Auge eine mehr oder weniger ausgeprägte Myopie bestand, während auf dem anderen Auge eine Hyperopie unterschiedlichen Ausmaßes vorlag. In der schwedischen Studie wurden diese Aussagen bestätigt, neun von 82 contergangeschädigten Personen (11 %) zeigen eine *Anisometropie* von über 2,00 dpt. Die Befunde sind in der folgenden Tabelle (▶ Tab. 20.1) dargestellt.

Tab. 20.1: Anisometropie bei Thalidomid-Embryopathie (Quelle: Strömland & Miller, 1992)

Gruppe	Sphärisches Äquivalent in dpt.	
	Rechtes Auge	Linkes Auge
4	+4,25	+2,00
3	-2,63	-7,25
1	-1,75	+0,50
3	-3,5	-1,00
1	-3,00	-6,75
3	+2,5	0,00
2	-1,00	-3,75
2	+1,00	-1,25
1	+3,38	+1,00

Alle vier Gruppen sind bei der Fehlentwicklung des Bulbus und von Refraktionsanomalien repräsentiert. Die Ergebnisse der schwedischen Thalidomid-Studie bestätigten, dass die Entwicklung und Wachstum des Auges vom 20. Tag p. c. bis etwa zum 27. Tag erfolgt.

Refraktionsanomalien wurden von Arimoto (1987) an jungen contergangeschädigten Erwachsenen (N = 137) untersucht. Es fanden sich folgende Ergebnisse:

- Emmetropie   32,0 %
- Myopie   36,5 %
  davon schwere Myopie (-5 dpt.)   11,6 %
- Hyperopie   31,6 %
  davon schwere Hyperopie (+5 dpt.)   0,02 %

Der Autor stellte fest, dass sich in seiner Stichprobe eine Weitsichtigkeit häufiger bei Betroffenen mit Hörschäden fand, während sich Kurzsichtigkeit häufiger bei Betroffenen mit Schäden der oberen Extremitäten zeigten. Eine schwere Ausprägung der Myopie kam in seiner Stichprobe sehr viel häufiger vor als eine schwer ausgeprägte Hyperopie.

20.6 Astigmatismus

In der schwedischen Thalidomid-Studie wurde auch der Astigmatismus bei 82 contergangeschädigten Personen geprüft (Strömland & Miller,1992). Die Variationsbreite lag zwischen 0 und 5 dpt. In den Gruppen 1 und 3 wurde bei signifikant mehr Personen ein Astigmatismus festgestellt, der Astigmatismus war außerdem stärker ausgeprägt. Auch in diesem Bereich fand sich eine Asymmetrie der Befunde, es wurden zwei Betroffene aus Gruppe 1 erwähnt: Bei einem von ihnen wurde ein Astigmatismus am rechten Auge von 5,00 dpt. gemessen, am linken waren es 0,50 dpt. Die zweithöchste gemessene Abweichung betrug 4,00 dpt. am linken Auge, am rechten 3,25 dpt.

Die Verteilung der Achsen ergab keine signifikanten Unterschiede zwischen den Gruppen. Bei einem Drittel der untersuchten Personen fand sich kein Astigmatismus. Bei Vorliegen eines regulären Astigmatismus lag bei 35,6 % die Achse bei 90° (Plus-Zylinder), bei 16 % bei 180°, bei 7,4 % bei 45° und ebenso oft bei 135°.

Die Ergebnisse der Keratometrie zeigten teilweise sehr ausgeprägte Veränderungen an der Cornea, sowohl mit einer geringeren als auch mit einer stärkeren Krümmung der Hornhaut. Dabei waren die contergangeschädigten Menschen der Gruppe 3 mit frühen Hörschäden und Anotie sowie mit Schäden an den Extremitäten am häufigsten betroffen. Die Autorinnen erläutern diese Ergebnisse an drei kurzen Befundbeschreibungen.

1. Die ausgeprägteste Krümmung der Cornea zeigte eine contergangeschädigte Frau aus Gruppe 3: rechtes Auge 46,20/47,40 dpt., linkes Auge 45,70/48,20 dpt. Sie zeigte außerdem am linken Auge einen Strabismus incomitans mit Abducensschwäche und am rechten Auge eine Amblyopie. Die Länge der Augenachsen war verkürzt mit rechts 22,43 mm und links 22,71 mm, es bestand des Weiteren nahezu Normalsichtigkeit mit rechts +0,13 dpt. und links -0,75 dpt.
2. Eine weitere Person in Gruppe 3 zeigte ebenso eine sehr ausgeprägte Krümmung der Cornea mit rechts 46,50/49,00 dpt. und links 47,00/48,50 dpt. Die Augenachsen waren im Normbereich, sodass die gemessene Myopie (rechts -3,13 dpt. und links -2,62 dpt.) auf den sehr ausgeprägten Keratoconus zurückzuführen war.
3. Bei einem männlichen Betroffenen aus Gruppe 3 wurde eine sehr flache Hornhaut mit verminderter Krümmung festgestellt mit rechts 39,00/39,50 dpt. und links 39,00/40,00 dpt. Er zeigte einen Strabismus incomitans und eine leichte Weitsichtigkeit.

In den vier Gruppen fanden sich nur bei Astigmatismus signifikante Unterschiede. Allerdings gaben die hohen Standardabweichungen bei den weiteren Diagnosen einen Hinweis auf schwere Störungen der vorgeburtlichen Entwicklung des Auges unter Contergan. Bei den untersuchten Betroffenen fällt nicht nur die große Variabilität der Refraktionsanomalien auf, sondern auch die ungewöhnliche Kombination von ausgeprägten Myopien oder Hyperopien mit Strabismus incomitans oder beidseitigem Schaden vom Typ Duane. Die Betroffenen der Gruppe 3, die frühe und auch späte Contergansschäden aufwiesen, zeigten sowohl eine hochgradige Ausprägung von Myopie und Hyperopie als auch eine Kombination mit den meisten genannten Fehlbildungen als eine Folge davon, dass sie wohl über einen längeren Zeitraum Contergan ausgesetzt gewesen waren.

20.7 Dokumentation vorgeburtlicher Augenschäden durch die Medizinische Kommission

Im Datensatz der Contergansstiftung sind zwölf contergangeschädigte Menschen mit einer beidseitigen Blindheit (0,4 %) und 43 Personen mit einer Blindheit auf jeweils einem Auge und einer schweren Einschränkung der Sehfähigkeit bis zur Normalsichtigkeit auf dem anderen Auge aufgeführt (1,6 %), allerdings ohne Nennung der zugrunde liegenden Art der Schädigung. Die Verteilung der Sehschädigungen zeigt ein asymmetrisches Muster, das bei Thalidomid-Embryopathie häufig anzutreffen ist: es sind beide Augen betroffen, aber in unterschiedlicher Ausprägung.

In der folgenden Tabelle (▶ Tab. 20.2) sind die vorgeburtlichen Augenschäden der Leistungsempfänger aufgeführt.

Tab. 20.2: Häufigkeit vorgeburtlicher Schäden am Auge. Gesamtstichprobe contergangeschädigter Menschen 2022 (N = 2671); Analyse (Quelle: Daten Contergansstiftung, 2023)

Art der vorgeburtlichen Schädigung am Auge	Art und Ausmaß der Fehlbildung	Anzahl Betroffener (N = 2.671)	Betroffene in Prozent
Augenmuskellähmung	Störung der Beweglichkeit und Koordination beider Augen	661	24,7 %
Schielen	entstellendes Schielen, Fehlen des beidäugigen Sehens	506	18,9 %
unvollständiger Lidschluss	Austrocknung der Augenoberfläche, häufige Infektionen mit Komplikationen z. B. Hornhautulcera	196	7,3 %
Krokodilstränen	Tränenbildung beim Essen	28	1,0 %
Blindheit beidseitig	vollständiger Verlust des Sehvermögens	12	0,4 %
Blindheit einseitig, Sehschädigung unterschiedlichen Ausmaßes am anderen Auge	Blindheit einseitig oder Sehschädigung bis 1/50, am anderen Auge	Gesamt 43	Gesamt 1,6 %
	hochgradige Sehschädigung bis 1/20	7	0,3 %
	Sehbehinderung 0,3 bis 1/15 auch durch Augenmissbildung oder Schielfolge	10	0,4 %
	Normalsichtigkeit	26	1,0 %

Tab. 20.2: Häufigkeit vorgeburtlicher Schäden am Auge. Gesamtstichprobe contergangeschädigter Menschen 2022 (N = 2671); Analyse (Quelle: Daten Conterganstiftung, 2023) – Fortsetzung

Art der vorgeburtlichen Schädigung am Auge	Art und Ausmaß der Fehlbildung	Anzahl Betroffener (N = 2.671)	Betroffene in Prozent
hochgradige Sehschädigung an einem Auge, Sehschädigung unterschiedlichen Ausmaßes am anderen Auge	hochgradige Sehschädigung bis 1/20 auf einem Auge, am anderen Auge	Gesamt 41	Gesamt 1,5 %
	Sehbehinderung 0,3 bis 1/15 auch durch Augenmissbildung oder Schielfolge beidseitig	4	0,1 %
	Normalsichtigkeit	37	1,4 %
Sehschädigung beidseitig	Sehbehinderung 0,3 bis 1/15 auch durch Augenmissbildung oder Schielfolge beidseitig	11	0,4 %

Im Bereich des Auges werden strukturelle Schädigungen von Motilitätsstörungen unterschieden. Eine beidseitige Sehschädigung unterschiedlicher Ausprägung wird in 1,6 % aufgeführt, eine einseitige Sehschädigung findet sich in 2,4 %. Symmetrische Sehschädigungen sind selten gegeben, beidseitige Blindheit oder beidseitige Sehschädigung durch Augenmissbildung oder als Folge von Schielen treten in jeweils 0,4 % der Fälle auf. Bei 1,6 % finden sich auf einem Auge Blindheit oder eine sehr ausgeprägte Sehschädigung, auf dem anderen Auge werden eine Sehbehinderung unterschiedlichen Ausmaßes oder Normalsichtigkeit diagnostiziert. Weitere 1,5 % zeigen eine hochgradige Sehschädigung auf einem Auge, auf dem anderen eine Sehbehinderung geringeren Ausmaßes oder Normalsichtigkeit.

Bei einem sehr viel größeren Anteil von contergangeschädigten Personen mit Augenschäden wird von der Medizinischen Kommission keine Sehbehinderung diagnostiziert, es werden keine strukturellen Schäden am Auge aufgeführt, sondern Motilitätsstörungen. Dabei wird unterschieden zwischen Augenmuskellähmungen und Strabismus, hinzu kommt der unvollständige Lidschluss und der gustolakrimale Reflex, die sog. »Krokodilstränen«. Die Anzahl der insgesamt davon betroffenen Personen kann aufgrund der Datenlage nicht bestimmt werden, da diese Schäden sehr häufig gemeinsam auftreten. 24,7 % der Betroffenen mit Augenschäden leiden unter einer Augenmuskellähmung, 18,9 % an Strabismus, 7,3 % zeigen einen unvollständigen Lidschluss, etwa 1 % sog. Krokodilstränen.

Insgesamt wurden von der Medizinischen Kommission in 22,5 % eine vorgeburtliche Schädigung der Augen mit Einschränkungen der Sehfähigkeit bis hin zur Blindheit diagnostiziert und als Conterganschaden anerkannt (siehe hierzu ▶ Kap. 7.4, ▶ Abb. 7.1).

20.8 Literatur

Arimoto, Y. (1987). Ophthalmology in thalidomide Embryopathy. In: Kida M (Hrsg.) (1987): *Thalidomide Embryopathy in Japan.* Kodansha, Tokyo.
Cullen, J.F. (1963). Ocular defects in thalidomide babies. *Brit. J. Ophthal. 48, 151.*
Gilkes, M.T. & Strode, M. (1963). Ocular anomalies in association with developmental limb abnormalities of drug origin. *Lancet 1,* 1026.
Heavner, W. & Pevny, L. (2012). Eye Development and Retinogenesis. *Cold Spring Harb Perspect Biol. 4,* a008391.
Marquardt, E. (1994). Begutachtung des Conterganschadens und seiner Folgezustände. In: Niethard, F.U. et al. (1994). *Contergan. 30 Jahre danach.* Ferdinand Enke Verlag, Stuttgart.
Miller, M. & Strömland, K. (1991). Ocular Motility in Thalidomide embryopathy. *J of pediatric ophthalmology and Strabismus. January/February,* 28 (1), 47–54.
Miller, M. & Strömland, K. (1992). The Study of Malformations »By the Company They Keep«. *Tr. Am. Ophth. Soc.* 90, 247–263.
Miller, M. et al. (2008). Congenital Aberrant Tearing: A Re-Look. *Trans Am Ophthalmol Soc. 106,* 100–116.
Miller, M. et al. (2009). Thalidomide and Misoprostol: Ophthalmologic Manifestations and Associations Both Expected and Unexpected. *Birth Defect Research (Part A), 85,* 667–676.
Miller, M.T. & Strömland, K. (2011). What can we learn from the thalidomide experience: an ophthalmologic perspective. *Curr Opin Ophthalmol. September,* 22(5), 356–64.
Miller, M. & Strömland, K. (1999). Teratogen Update: Thalidomide: A Review, With a Focus on Ocular Findings and New Potential Uses. *Teratology. 60,* 306–321.
Orphanet. Duane-Retraktionssyndrom. https://www.orpha.net/de/disease/detail/233 (Zugriff am 20.07.2024).
Strömland, K. & Miller, M. (1992). Refractive evaluation in thalidomide embryopathy. *Graefe's Arch Clin Exp Ophthalmol. 230,* 140–149.

21 Conterganbedingte Schäden im HNO-Bereich

Christina Ding-Greiner

21.1 Fehlbildungen des äußeren Ohres

Vorgeburtliche Schäden im Bereich der Extremitäten treten bei Betroffenen am häufigsten auf und wurden daher lange als Hauptmerkmal einer Conterganschädigung betrachtet. An zweiter Stelle standen nach Kleinsasser und Schlothane (1964) Fehlbildungen oder Fehlen des äußeren Ohres, die durch eine frühe Thalidomid-Exposition in der Schwangerschaft verursacht wurden. Mikrotie oder Anotie waren außerordentlich seltene kongenitale Fehlbildungen vor 1958, Lenz fand für die Jahre 1930 bis 1958 in Hamburg zehn Fälle auf 212.082 Geburten (zitiert nach Kleinsasser & Schlothane, 1964). Nach 1958 kam es zu einem raschen Anstieg sowohl von isolierten Fehlbildungen des äußeren Ohres als auch von einer Kombination von Fehlbildungen der Extremitäten und der Ohren. Lenz (1963) nannte in seiner Hamburger Statistik 5.900 Fehlbildungen der Extremitäten und 2.614 der Ohren, Weicker et al. berichteten über 4.500 Fehlbildungen der Extremitäten und 2.070 der Ohren; v. Massenbach (1962) nannte die Ergebnisse einer Rundfrage: 6.700 Extremitätenfehlbildungen und 3.082 Fehlbildungen der Ohren (zitiert nach Kleinsasser & Schlothane, 1964).

Nicht alle Fehlbildungen der Extremitäten und der äußeren Ohren traten in Kombination auf. Lenz und Knapp (1962) berichteten, dass etwa 10 % der Extremitätenfehlbildungen mit einer Mikrotie oder Anotie verbunden waren, in 12 von 118 Fällen. Nach Weicker et al. fanden sich nach 1958 im Bonner Raum 15 Kinder mit isolierten Ohrfehlbildungen, 92 Kinder zeigten beides, Extremitätenfehlbildungen sowie fehlgebildete Ohren. Im Kölner Raum fanden sich zehn Kinder mit isolierten Fehlbildungen der Ohren, 43 weitere Kinder zeigten sowohl Fehlbildungen der Ohren als auch der Extremitäten (zitiert nach Kleinsasser & Schlothane, 1964).

Im Patientengut von Kleinsasser und Schlothane (1964) fanden sich 70 contergangeschädigte Kinder mit fehlgebildeten Ohrmuscheln, dabei waren alle Grade vertreten, von einer Vergröberung der Struktur bis zum völligen Fehlen der Ohrmuschel. 51 Kinder zeigten eine isolierte Fehlbildung des äußeren Ohres mit entsprechender Beteiligung des Gehörgangs. Als häufigster Befund fand sich bei 48 Kindern ein fast vollständiges Fehlen der Ohrmuschel bis auf kleine Relikte in Verbindung mit einer Gehörgangsatresie, davon bei 20 Kindern auf beiden Seiten. Bei 15 Kindern konnte röntgenologisch eine Innenohrdysplasie festgestellt werden, in 14 Fällen beidseits. 49 Kinder konnten zumindest auf einem Ohr normal hören, sechs Kinder waren taub, ohne dass ein Innenohrschaden festgestellt werden konnte, zwei weitere Kinder zeigten eine isolierte Innenohrdysplasie bei normalem äußerem Ohr.

Bei 19 Kindern fand sich eine Kombination mit Schäden an den Extremitäten, wobei alle Schweregrade vertreten waren, in den meisten Fällen handelte es sich jedoch um leichtere Fehlbildungen von Fingern und Händen.

Partsch (1964) zitierte Zahlen zur Kombination von Ohrfehlbildungen und Schäden an den Extremitäten, die Daten stammen von Knapp und Lenz und werden in der folgenden Tabelle (▶ Tab. 21.1) aufgeführt.

Tab. 21.1: Kombination von Ohrfehlbildungen und Schäden an den Extremitäten, Anzahl Personen und Prozentangaben (Quelle: Partsch, 1964)

Betroffene Organe	eigene Fälle (N = 143)		postalisch mitgeteilte Fälle (N = 626)	
	Anzahl Fälle	In Prozent	Anzahl Fälle	In Prozent
Arme, Beine und Ohren	5	3,5 %	10	1,6 %
Arme und Ohren	10	7,0 %	34	5,6 %
nur Ohren	16	11,2 %	70	11,2 %

Diese Aufstellung zeigt den hohen Anteil, den die Fehlbildungen der Ohren bei Conterganschädigungen einnehmen, entweder als isolierte Fehlbildung oder in Kombination mit fehlgebildeten Extremitäten. Eine Kombination von unterschiedlichen Schäden und ihre Häufigkeit kann den Daten der Conterganstiftung nicht entnommen werden. Entstellende Fehlbildungen der Ohrmuscheln werden einseitig/doppelseitig mit 9,6 % angegeben, das Fehlen der Ohrmuschel wird einseitig/doppelseitig mit einer Häufigkeit von 16,5 % dokumentiert.

Vorgeburtliche Conterganschäden im Bereich des Schädels weisen auf eine sehr frühe Thalidomid-Exposition in der Schwangerschaft hin. Häufig treten Schäden an den Augen, den Ohren, am Kiefer und den Hirnnerven in Kombination auf. Deren sensible Phasen liegen etwas früher als jene der Extremitäten, die Daumenhypoplasie tritt als erstes auf, später folgen die Arme und drei Tage später die Beine. Die sensiblen Phasen p. c. werden von Miller und Strömland (1992) folgendermaßen dokumentiert:

- Hirnnerven: 20. bis 23. Tag nach Konzeption (p. c.)
- Anotie: 20. bis 22. Tag (p. c.)
- Facialislähmung: 20. bis 23. Tag (p. c.)
- Augenmuskellähmung, Strabismus: 20. bis 23. Tag (p. c.)
- Daumenhypoplasie: 21. bis 27. Tag (p. c.)
- Mikrotie, Mittel- und Innenohr: 24. bis 33. Tag (p. c.)
- Mikrophthalmus, Kolobom: 24. bis 28. Tag (p. c.)
- obere Extremität: 24. bis 31. Tag (p. c.)
- untere Extremität: 27. bis 33. Tag (p. c.)

Eine frühe Thalidomid-Exposition kann Schäden wie beispielsweise eine Mikrotie oder Anotie, eine Facialislähmung oder Augenmuskellähmung zur Folge haben und ist selten mit einer Schädigung der Arme kombiniert; eine Ausnahme bildet der hypoplastische Daumen. Bei mehrfacher Exposition ist eine entsprechende Kombination mit weiteren Schäden gegeben.

Kleinsasser und Schlothane (1964) fanden in ihrer Stichprobe von 70 Kindern mit Fehlbildungen der Ohrmuschel bei 41 Kindern eine Facialisparese, sieben davon komplett und auf beiden Seiten. Eine Abducensparese fanden sie bei 23 Kindern, sie war stets beidseits ausgeprägt.

Das äußere Ohr, der Gehörgang und das Mittelohr entwickeln sich aus den ersten beiden Kiemenbögen und der 1. Kiemenfurche. Das Innenohr hingegen entsteht aus dem embryonalen Oberflächenektoderm, aus ihm schnürt sich das Ohrbläschen ab und daraus entwickeln sich das Vestibularorgan, die Cochlea sowie der 8. Hirnnerv, der N. vestibulocochlearis. Aufgrund der unterschiedlichen embryologischen Herkunft finden sich bei Fehlbildungen, die nicht auf Contergan zurückzuführen sind, äußerst selten eine Kombination von Schäden, die das äußere, das Mittelohr und das Innenohr gleichzeitig betreffen. Eine Thalidomid-Exposition in der Schwangerschaft kann jedoch zu Schäden in allen drei Abschnitten führen, sodass von den Autoren ein neues Syndrom beschrieben wird, das bei 17 Kindern beobachtet wurde und charakterisiert ist durch eine Facialis- und eine Abducensparese in Verbindung mit einer Außen-Mittel-Innenohrfehlbildung. Sechs Kinder zeigten eine Kombination von Abducensparese ohne Facialisparese mit Außen-, Mittel- und Innenohrfehlbildung.

> Als ungewöhnlich im Vergleich zu ihren bisherigen Erfahrungen bezeichneten ebenso Miehlke und Partsch (1963) das gleichzeitige Auftreten von Schäden im Bereich der Ohrmuschel, des äußeren Gehörgangs, des Mittel- und des Innenohres bei contergangeschädigten Kindern. Schäden, die nicht auf Thalidomid zurückzuführen sind, betreffen in der Regel entweder nur das Innenohr, wobei das Mittelohr, der Gehörgang und die Ohrmuschel normal ausgebildet sind, alternativ können das Mittelohr, der Gehörgang und die Ohrmuschel fehlgebildet sein, bei normal ausgebildetem Innenohr.

Die ursprüngliche Annahme, dass Thalidomid nur das Mesoderm schädige, wurde u. a. auch durch diese Befunde schon früh widerlegt.

Es handelt sich bei der Fehlbildung der Ohrmuschel um eine reine Hemmungsmissbildung. Zwischen dem ersten und dem zweiten Kiemenbogen befindet sich die erste Kiemenspalte, aus der sich der äußere Gehörgang bildet. Die Ohrmuschel entsteht aus sechs Höckern, die vor und hinter dem sich entwickelnden Gehörgang liegen. Durch Wucherung von Mesoderm und Resorption von Ektoderm kommt es zu einer Verschmelzung der Ohrhöcker, aus der hinteren Reihe entstehen zwei Drittel der Ohrmuschel, aus der vorderen Reihe etwa ein Drittel, Tragus und Helix. Die Anlage entsteht ursprünglich auf Höhe des Mundspalts und näher der vorderen Mittellinie als dies im ausgereiften Stadium der Fall sein wird. Sie rückt in der Fötalperiode durch Wachstum des Gesichts und des Oberkiefers nach lateral und nach oben vor, bis etwa in Höhe der Orbita. Eine Schädigung durch Contergan unterbricht den Wachstumsprozess des Ohres, ein Aszensus bleibt aus, die erhaltenen Rudimente bleiben daher liegen (Rossberg, 1963).

Der äußere Gehörgang bildet sich zunächst als solider Epithelstrang, der am Cavum tympani endet. Im dritten Schwangerschaftsmonat bildet sich der knöcherne Abschnitt des Gehörgangs aus, später öffnet sich der Gehörgang durch Rückbildung und Resorption des Epithelstrangs.

In der Regel treten Fehlbildungen des äußeren Ohres überwiegend auf beiden Seiten auf, das Ausmaß der Schädigung ist jedoch meist unterschiedlich, da das Entwicklungstempo der beiden Ohrmuscheln häufig nicht übereinstimmt (Rossberg, 1963). Nach 1959 haben nicht nur die Anzahl, sondern auch der Schweregrad der Fehlbildungen der Ohrmuscheln deutlich zugenommen, ab 1959 treten mehr als zwei Drittel der Ohrfehlbildungen beidseits auf. Allerdings kann Thalidomid auch einseitige Dysotien verursachen. Kleinsasser und Schlothane (1964) beschrieben eine »gewisse Gesetzmäßigkeit der Entwicklungshemmung. [...] Die Missbildungen an der Ohrmuschel schreiten vielmehr von oben an der Helix ascendens beginnend nach unten und von außen nach innen voran, wobei der Tragus und die Mulde des Gehöreinganges am längsten erhalten bleiben«. Sie teilen daher die conterganbedingten Schädigungen an den Ohrmuscheln (N = 144) in vier Gruppen ein, die häufigste Fehlbildung findet sich in Grad III, »ein fast vollständiges Fehlen des Außenohres«.

Grad I (N = 33): ausgeprägte Heterogenität, umfasst leichte Verplumpung des Ohrmuschelreliefs bis zu deutlichen Entwicklungshemmungen der oberen Ohrmuschelhälfte – die am empfindlichsten zu sein scheint – bis zu deren fehlen. Meist sind Tragus und Concha gut erhalten.

Grad II (N = 27): Entwicklungshemmung der gesamten Ohrmuschel, Tragus und Gehöreingang sind frei, es bestehen jedoch häufig Gehörgangsatresien; eingerolltes Ohrmuschelrudiment und Verwachsung mit Tragus, oder Zerfall in warzenartige Höcker.

Grad III (N = 40): kleine Relikte der Ohrmuschel vorhanden, Tragus erhalten oder hypoplastisch als kleines Wärzchen. Tragus und Gehörgangseingang sind nach vorne und unten verlagert, Gehörgangsatresien sind überwiegend die Regel.

Grad IV (N = 14): Anotie, das Außenohr fehlt ganz, oder es findet sich eine flache Mulde oder ein Wärzchen an seiner Stelle.

Überschussfehlbildungen führen zu Auricularanhängen in unterschiedlicher Größe und Form, teilweise tief am Hals. Bei Gehörgangsatresie stellt sich der Gehörgang als flache Mulde mit geringer Tiefe dar. Bei sehr engen Gehörgängen gehen die Autoren von einer Verkleinerung des Trommelfells aus, eine Gehörgangsatresie bei normaler Ohrmuschel wurde nicht beobachtet. Es können sich auch Präauricularfisteln ausbilden.

21.2 Schäden im Mittel- und Innenohr

Das innere Ohr entwickelt sich Ende der vierten Embryonalwoche aus einer Verdichtung des Ektoderms, das sich durch Abschnüren zum Ohrbläschen entwickelt. Daraus formt sich über Wochen das häutige Labyrinth und die Cochlea, die häufiger Fehlbildungen aufweist. Es bildet sich dann die knorpelige Labyrinthkapsel aus, deren Verknöcherung in der 22. Woche abgeschlossen ist.

Das Mittelohr entsteht aus dem Entoderm und entwickelt sich aus der ersten Schlundtasche zwischen dem ersten und zweiten Kiemenbogen, aus denen sich Hammer und Amboss (erster Kiemenbogen) und Steigbügel (zweiter Kiemenbogen) ausbilden. Das Hörorgan ist bei der Geburt ausgewachsen, die Pneumatisation des Felsenbeins erfolgt im ersten Lebensjahr (Boenninghaus, 1974).

Terrahe (1965) untersuchte 37 contergangeschädigte Kinder mit fehlgebildeten Hörorganen. Die Schichtaufnahmen zeigten bei 55 von insgesamt 73 untersuchten Hörorganen eine mehr oder weniger ausgeprägte Dysplasie des Labyrinths, wobei Formen der Dysplasie zur Darstellung kamen, die bisher nicht beschrieben worden waren. Er kategorisierte die Befunde der Innenohrfehlbildungen in verschiedene Gruppen, die die Herstellung einer Beziehung zwischen morphologischen und funktionellen Befunden ermöglichen sollten.

Typ Ia: häufigste Variante; Dysplasie oder Aplasie des seitlichen Bogengangs. Er ist immer mitbeteiligt, wenn dysplastische Veränderungen am Innenohr auftreten. Er bildet zusammen mit dem Vestibulum eine plumpe Höhle.

Typ Ib: wie Typ Ia, hinzu kommt eine Fehlbildung der Schnecke, die allerdings nie isoliert auftritt. Sie zeigt sich als längliche Ausstülpung des Vestibulums, entweder ohne Windung oder nur mit einer oder eineinhalb Windungen.

Typ II: Aplasie oder kolbig aufgetriebener oberer Bogengang bei normalem geformtem hinterem Bogengang. Hochgradige Fehlbildung der Schnecke, sodass die einzelnen Anteile des Innenohres schwer zu erkennen sind.

Typ IIa: sehr seltene Variante; wie Typ II, doch die Schnecke zeigt normale Windungen.

Typ III: Fehlen auch des hinteren Bogenganges; es findet sich ein rundliches oder ovaläres Innenohrbläschen, umgeben von einer Verdichtungszone, die der Labyrinthkapsel entspricht. Das Felsenbein ist dysplastisch, der innere Gehörgang hochgradig verengt. Eine Einengung oder Aplasie des inneren Gehörgangs findet sich regelmäßig bei ausgeprägten Fehlbildungen des Innenohrs. Der bulbus venae jugularis ist hochgestellt, bei flachem Verlauf des Carotiskanals.

Es wurden folgende seltene Einzelbefunde bei Innenohrfehlbildung beschrieben:

- normal weiter äußerer Gehörgang mit Aurikularanhang als einzige Abnormität bei Innenohraplasie und schwerer Dysplasie des Mittelohres
- Dysplasie des seitlichen Bogengangs bei normalem äußerem und mittlerem Ohr
- doppelte Labyrinthanlage, als zwei unabhängige Innenohrrudimente umgeben von einer knöchernen Kapsel; ein ovaläres Bläschen fand sich an Stelle des Vestibulums.

Bei Innenohrfehlbildungen konnte Terrahe (1965) eine gewisse Systematik erkennen. Dies war bei Fehlbildungen des Mittelohres nicht der Fall, daher nannte er die »dysplastischen Veränderungen des Mittelohres ein buntes und regelloses Bild. […] Eine wechselnd große Zahl von meist in ihrer Entstehungsweise voneinander mehr oder weniger unabhängigen und einander nur gleichgeordneten Missbildungen, die in verschiedener Weise sich miteinander vergesellschaften«.

Ein seltener Befund war das vollständige Fehlen der Paukenhöhle bei hochgradig geschädigtem Innenohr. An seiner Stelle fand sich ein grobblasig pneumatisierter Warzenfortsatz. Weitere Varianten waren eine verschmälerte Paukenhöhle durch eine sich nach medial vorwölbende Atresieplatte, oder bei hypoplastischem Felsenbein. Die Paukenhöhle konnte aber auch sehr geräumig und atypisch gegliedert sein mit einem auffallend weiten hypotympanalen Abschnitt; diese Variante fand sich häufiger als eine Verschmälerung.

Es fand sich auch ein nach vorn unten verlagerter Warzenfortsatz als seitliche Abgrenzung der Paukenhöhle. Das Mastoid war kompakt oder grobblasig pneumatisiert und konnte bis zum Kiefergelenk reichen, ohne dass sich ein äußerer Gehörgang darstellte. Da in der Mehrheit der Fälle das Os tympanicum nicht angelegt war, deutete sich der äußere Gehörgang nur rudimentär an, war verkürzt oder verengt; meist fehlte er ganz. Nur sehr selten zeigte er eine normale Form. Sehr häufig wurde ein Bulbushochstand der Vena jugularis beobachtet, in Verbindung mit einer ausgeprägten Ausweitung des gesamten Foramen jugulare.

Terrahe (1965) fiel eine deutliche Ausweitung des Canalis nervi facialis im Felsenbein bei bestehender Fazialislähmung auf, welche die Vermutung widerlegte, dass die Gesichtslähmung auf eine »raumbedingte Entwicklungshemmung« des peripheren Nerven zurückgeführt werden konnte. Da dafür kein morphologisches Korrelat gefunden wurde, konnte davon ausgegangen werden, dass der Facialisparese eine Störung im Facialiskerngebiet zugrunde lag.

21.3 Facialisparese

Der mimische Gesichtsnerv, N. facialis, arbeitet willkürlich motorisch und steuert die Muskulatur von Augen, Stirn, Nase, Wangen und Mund. Zugleich beeinflusst er die Nasenschleimhaut-, Speichel- und Tränen-Sekretion sowie das Geschmacksempfinden.

> Es handelt sich bei dem gemeinsamen Auftreten von Facialislähmung, Abducensparese und Fehlbildungen der Ohren nach Ansicht von Miehlke und Partsch (1963) um eine zentrale Schädigung durch Thalidomid im Stammhirn, wo sich die Kerne der Hirnnerven befinden. Die betroffenen Hirnnerven liegen im Bereich der Brücke, in enger Nachbarschaft zueinander, sodass davon aus-

gegangen werden kann, dass eine Schädigung in diesem Bereich die Ursache für diese Art der Schädigung ist (siehe hierzu ▶ Kap. 23.4).

Die Lähmung des N. facialis zeigt eine große Variabilität, die Parese kann komplett und doppelseitig sein, manchmal sind nur einzelne Äste betroffen und diese in unterschiedlichem Ausmaß. Nach Miehlke und Partsch (1963) war bei sämtlichen von ihnen untersuchten Kindern mit Fazialislähmung der Stirnast elektrisch nicht reizbar, im EMG wurde kein Potenzial registriert. Die Autoren gingen davon aus, dass die Muskulatur der betroffenen Stirnseite in ihrer Anlage hypoplastisch war. Die Stirn erschien glatt, die Haut transparent mit deutlicher Gefäßzeichnung. Die größte Variabilität zeigte der Augenast: Er fiel teilweise völlig aus, oder es fanden sich Werte der elektrischen Erregbarkeit, die zwischen dem Normbereich und einer Teildenervation lagen. »Der Mundast war stets betroffen. Gerade am Munde war es am auffälligsten, dass zwischen einer ausgeglichenen Ruhelage und der affektiven Erregung ein erheblicher Unterschied im Grade der Parese entstand. Beim Schreien und Lachen kann der Mundwinkel wie bei einer Kontraktur verzogen sein« (siehe hierzu ▶ Kap. 20.1, ▶ Kap. 21.5).

Sjögreen und Kiliaridis (2012) untersuchten 31 contergangeschädigte Personen im Alter von 45 bis 47 Jahren, welche keinerlei sichtbaren Anzeichen einer Facialislähmung zeigten, und verglichen deren Ergebnisse mit den Werten einer Kontrollgruppe nicht contergangeschädigter, gesunder Probanden. Per Videoaufnahme wurden die Gesichtsmuskeln in Ruhe und bei willkürlichen Bewegungen dokumentiert. Die Probanden führten einen sanften Lidschluss, ein Lächeln mit offenem Mund, Zähnefletschen und Lippenkräuseln aus, und die Ergebnisse wurden danach mit einer fünfstelligen Skala ausgewertet. Ebenso wurden die Beweglichkeit der Lippen und die Lippenkraft gemessen.

Es stellte sich heraus, dass bei contergangeschädigten Personen, bei denen keine Facialisparese festgestellt werden konnte, und die keinerlei sichtbare Einschränkungen der Funktion der Gesichtsmuskulatur zeigten, trotzdem eine signifikant schwächere Kraft in den Lippen und eine eingeschränkte Beweglichkeit der Lippen gemessen wurden im Vergleich zur nicht geschädigten Kontrollgruppe.

21.4 Dokumentation vorgeburtlicher HNO-Schäden durch die Medizinische Kommission

In der Literatur der 1960er Jahre wurde die Fehlbildung des äußeren Ohres als zweithäufigste Fehlbildung nach den Extremitätendysplasien beschrieben. Die Daten der Conterganstiftung dokumentieren bei etwa einem Viertel der Leistungsempfänger eine »entstellende Fehlbildung« oder das »Fehlen der Ohrmuscheln«. Man muss bedenken, dass diese Daten nicht mit dem Ziel der wissenschaftlichen Aufarbeitung der Thalidomid-Embryopathie erarbeitet wurden, sondern zum Zweck der Einschätzung der Schwere des vorgeburtlichen Schadens als Grundlage für die Errechnung der Höhe der Zuwendungen. Daher werden die Schäden der Ohrmuschel in der Medizinischen Punktetabelle auf zwei Ausprägungen reduziert: »Fehlen der äußeren Ohren oder Rudimente, die keine zusammenhängende Muschel bilden, doppelseitig oder einseitig« – bepunktet mit zehn bzw. fünf Schadenspunkten, und »entstellende Deformierung der Ohrmuschel bei Größe unter 2/3 der Norm doppelseitig oder einseitig« – mit fünf bzw. zwei Schadenspunkten bewertet. Bei dieser groben Einteilung wurden möglicherweise viele Personen, die leichtere oder weniger auffällige Schäden an den Ohrmuscheln aufwiesen, nicht berücksichtigt.

In der Literatur finden sich Beiträge, die sich mit der wissenschaftlichen Beschreibung und Aufarbeitung von fachspezifischen Schäden befassen. Es handelt sich jedoch stets um kleinere Personengruppen, welche im Einzugsgebiet einer Klinik lagen, die sich für die Ergebnisse interessierte und sie analysierte. Die genaue Anzahl, Art und Ausmaß der vorgeburtlichen Schäden wurden in der BRD nie systematisch und im Detail wissenschaftlich und fachübergreifend bei der Gesamtheit der Betroffenen aufgearbeitet, daher liegen keine präzisen Daten zum Vorkommen vorgeburtlicher Schäden und deren Kombination für die Gesamtheit der contergangeschädigten Menschen vor.

In der folgenden Tabelle (▶ Tab. 21.2) sind die Häufigkeiten vorgeburtlicher Schäden im HNO-Bereich aufgeführt.

Tab. 21.2: Häufigkeit vorgeburtlicher Schäden im HNO-Bereich. Gesamtstichprobe contergangeschädigter Menschen 2022 (N = 2.671); Analyse (Quelle: Daten Conterganstiftung, 2023)

Ort der vorgeburtlichen Schädigung	Fehlbildung/Fehlfunktion	Anzahl Betroffener (N = 2.671)	Betroffene in Prozent
Facialisparese	schwere entstellende Lähmung der Gesichtsnerven (einseitig oder beidseitig)	230	8,6 %
	Teillähmung der Gesichtsnerven	275	10,3 %
Ohrmuscheln	entstellende Fehlbildung der Ohrmuscheln	gesamt: 257	gesamt: 9,6 %
	einseitig	203	7,6 %
	beidseitig	54	2,0 %
	Fehlen von Ohrmuscheln	gesamt: 442	gesamt: 16,5 %
	einseitig	233	8,7 %
	beidseitig	209	7,8 %
Gehörgang	Gehörgangenge	gesamt: 250	gesamt: 9,3 %
	einseitig	73	2,7 %
	beidseitig	177	6,6 %
Nasenrachenraum	Verschluss des Nasenraumes nach hinten	11	0,4 %

Tab. 21.2: Häufigkeit vorgeburtlicher Schäden im HNO-Bereich. Gesamtstichprobe contergangeschädigter Menschen 2022 (N = 2.671); Analyse (Quelle: Daten Conterganstiftung, 2023) – Fortsetzung

Ort der vorgeburtlichen Schädigung	Fehlbildung/Fehlfunktion	Anzahl Betroffener (N = 2.671)	Betroffene in Prozent
	Lippen-Kiefer-Gaumenspalte	9	0,33 %
	Gaumenspalte mit Sprachbehinderung	18	0,67 %
	Gaumensegellähmung	206	7,7 %
	Flachnase	229	8,6 %
Kiefer	schwere Kieferfehlbildung mit Beeinträchtigung der Kaufähigkeit und/oder entstellender Wirkung	427	16,0 %
Labyrinth	fehlende Anlage oder Fehlbildung des Gleichgewichtsorgans	gesamt: 105	gesamt: 3,9 %
	einseitig	33	1,2 %
	beidseitig	72	2,7 %

Während Gehörlosigkeit und Schwerhörigkeit unter funktionellen Aspekten berücksichtigt wurden, kommen die morphologischen Korrelate mit »Gehörgangenge« zu kurz, die »fehlende Anlage oder Fehlbildung des Gleichgewichtsorgans – einseitig/zweiseitig« wurde mit 3,9 % sicher zu selten diagnostiziert, denn in der Literatur werden Fehlbildungen der Schnecke bei contergangeschädigten Menschen stets in Verbindung mit Fehlbildungen des Labyrinths beschrieben. In der Medizinischen Punktetabelle werden in diesem speziellen Bereich ausnahmsweise keine Funktionsausfälle beschrieben, sondern nur die vorgeburtlichen Schäden. Die weitere Beurteilung vorgeburtlicher Schäden durch die Medizinische Kommission basiert im Bereich HNO und Augen auf der funktionellen Einschränkung. Trotzdem wurden Fehlbildungen des Gleichgewichtsorgans bei Revisionsanträgen häufig abgelehnt, wenn nicht eine entsprechende Symptomatik vorlag. Dabei ist bekannt, dass der beidseitige angeborene Ausfall des Organs u. a. zu Gang- und Standunsicherheit führen kann, die langfristig kompensiert werden können. Allerdings können im höheren Alter bei abnehmenden Ressourcen und verminderter Kompensationsfähigkeit wieder Unsicherheiten und Probleme bei der Fortbewegung auftreten.

Die folgende Tabelle (▶ Tab. 21.3) zeigt die Daten der Conterganstiftung mit Bezug auf die Hörfähigkeit der Leistungsempfänger.

Tab. 21.3: Häufigkeit vorgeburtlicher Schäden am Gehör. Gesamtstichprobe contergangeschädigter Menschen 2022 (N = 2.671); Analyse (Quelle: Daten Conterganstiftung, 2023)

Ort der vorgeburtlichen Schädigung	Art und Ausmaß der Schädigung	Anzahl Betroffener (N = 2.671)	Betroffene in Prozent
Gehör	Taubheit oder praktisch der Taubheit gleichkommende Schwerhörigkeit doppelseitig	260	9,7 %
	Taubheit oder praktisch der Taubheit gleichkommende Schwerhörigkeit auf der einen Seite und auf der anderen Seite	gesamt: 142	gesamt: 5,3 %
	starke Schwerhörigkeit	48	1,8 %
	mittlere Schwerhörigkeit	31	1,2 %
	leichte Schwerhörigkeit	22	0,8 %
	normales Hören	41	1,5 %
	starke Schwerhörigkeit doppelseitig	99	3,7 %
	starke Schwerhörigkeit auf der einen Seite und auf der anderen Seite	gesamt: 158	gesamt: 5,9 %
	mittlere Schwerhörigkeit	95	3,5 %
	leichte Schwerhörigkeit	30	1,1 %
	normales Hören	33	1,2 %
	mittlere Schwerhörigkeit doppelseitig	93	3,5 %
	mittlere Schwerhörigkeit auf der einen Seite und auf der anderen Seite	gesamt: 97	gesamt: 3,6 %
	leichte Schwerhörigkeit	70	2,6 %
	normales Hören	27	1,0 %
	leichte Schwerhörigkeit doppelseitig	121	4,5 %
	Total	970	36,2 %

Taubheit oder Hörverlust über 90 dB oder mehr als 60 dB bei 125–250 Hz doppelseitig wird mit 60 Schadenspunkten vergütet. Einseitige Taubheit und starke – mittlere – leichte Schwerhörigkeit auf der anderen Seite werden resp. mit 50–30–20 Schadenspunkten vergütet. Bei beidseitiger unterschiedlicher Ausprägung der Schwerhörigkeit treten geringere Unterschiede im Schweregrad häufiger auf: Bei starker Schwerhörigkeit auf einer Seite wird die mittlere Schwerhörigkeit auf der anderen Seite dreimal häufiger festgestellt als leichte Schwerhörigkeit oder normales Hören.

Ab einer mittleren Hörbehinderung von 40 bis 70 db führen bei allen Menschen die dadurch bedingten Einschränkungen der Kommunikation über Lautsprache zu einer Verzögerung ihrer sprachlichen Entwicklung, denn die Betroffenen haben Probleme sich selbst zu hören. Die Kontrolle der eigenen Lautgebung ist eine wichtige Voraussetzung für den Erwerb der Sprache der Hörenden.

21.5 Gehörlose, schwerhörige und contergangeschädigte Menschen ohne Gehörschädigung im Vergleich

Gehörlose Personen sind nicht in der Lage, akustisch die gesprochene Sprache beim Gesprächspartner und auch bei sich selbst wahrzunehmen; beides sind die Voraussetzung für eine normale Sprachentwicklung in der Sprache der Hörenden. Eine gemeinsame Grundlage für eine ungestörte Kommunikation zwischen Gehörlosen und Hörenden ist damit nicht vorhanden. Eine Verständigung von Gehörlosen mit Hörenden kann lückenhaft erfolgen über »Lippenlesen«, doch nur ein Bruchteil der Wörter kann von den Lippen abgelesen werden, was häufig zu Missverständnissen führt und für alle Beteiligten anstrengend ist.

Schwerhörige Menschen hingegen sind in der Lage, die Sprache der Hörenden zu erlernen, da bei ihnen die Fähigkeit zu hören erhalten ist, wenn auch in eingeschränktem Ausmaß. Durch moderne Technik kann die Hörfähigkeit deutlich verbessert werden, sodass Kommunikation möglich wird.

Gehörlose Personen verständigen sich untereinander über Gebärdensprache, ein visuelles Sprachsystem mit eigener Grammatik, das auch die Grundlage einer Sprachgemeinschaft von gehörlosen Personen und von Hörenden, die die Gebärdensprache beherrschen, bildet. Allerdings haben contergangeschädigte Personen mit fehlgebildeten Extremitäten und mit ausgeprägten Facialisparesen Probleme bei der Verständigung mittels Gebärdensprache und erfahren dadurch zusätzliche Einschränkungen in der gegenseitigen Verständigung.

Die Daten der Conterganstiftung wurden mit Blick auf anerkannte Gehörschäden analysiert. Von insgesamt 2.671 Leistungsempfängern leiden 307 Personen (11,5 %) an einer beidseitigen Gehörlosigkeit. 142 contergangeschädigte Personen (5,3 %) sind einseitig gehörlos, auf dem anderen Ohr besteht eine starke, mittlere oder leichte Schwerhörigkeit oder normales Hören. Weitere 568 Betroffene (21,3 %) leiden an einer Schwerhörigkeit unterschiedlichen Schweregrades – stark, mittel oder leicht – einseitig oder beidseitig in unterschiedlicher Kombination. Daraus ergibt sich, dass 1.017 Betroffene – 38,1 % – eine Gehörschädigung unterschiedlichen Ausmaßes erlitten haben, 1.654 Personen sind frei von Gehörschäden.

In der folgenden Abbildung (▶ Abb. 21.1) wird die Anzahl an Personen mit Gehörlosigkeit auf einer oder auf beiden Seiten sowie Schwerhörigkeit, aufgeteilt nach Schadenspunktegruppen, aufgeführt.

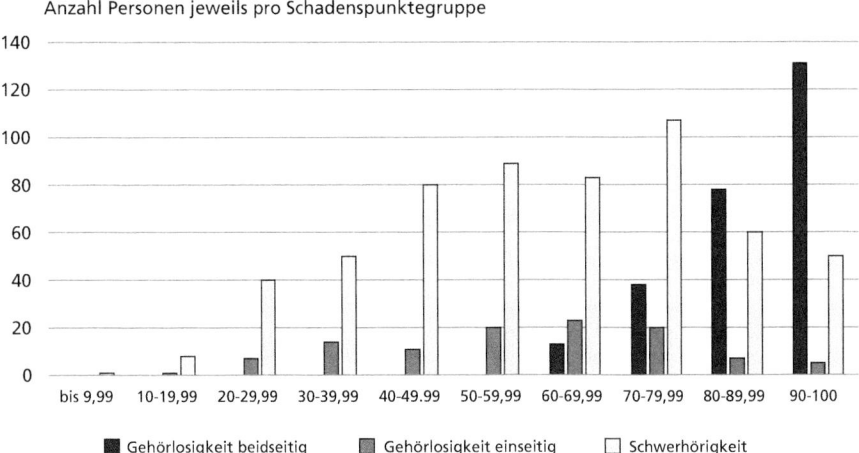

Abb. 21.1: Hörschäden nach Schadenspunkten bei contergangeschädigten Menschen; Analyse (Quelle: Daten Conterganstiftung, 2023)

Entsprechend der Anzahl Schadenspunkte finden sich die schweren Schäden in den höheren Schadenspunktegruppen, doch Gehörschäden sind in allen Gruppen zu finden.

21.5.1 Vorgeburtliche Schäden

47 gehörlose contergangeschädigte Menschen und weitere 305 Personen mit Hörminderung haben den Fragebogen HD 2012 beantwortet. Diese beiden Gruppen werden untereinander und mit jenen contergangeschädigten Personen, die keinen Gehörschaden haben (N = 518), verglichen. Wie sich vorgeburtliche Schädigungen in verschiedenen Körperregionen bei den drei Stichproben verteilen, wird in der folgenden Abbildung (▶ Abb. 21.2) dargestellt.

Vorgeburtliche Schädigungen im Bereich des Bewegungsapparats traten in der Stichprobe HD 2012 bei contergangeschädigten Menschen ohne Gehörschaden am häufigsten auf, die Arme waren bei ihnen in 98 % betroffen; bei schwerhörigen Personen waren es 78,7 % und bei gehörlosen Betroffenen 47 %. Schäden der Wirbelsäule zeigten bei Personen ohne Gehörschaden und Personen mit Schwerhörigkeit fast gleich hohe Werte, 93,5 % bzw. 92,5 %, gehörlose contergangeschädigte Menschen lagen mit 63 % deutlich darunter. Im Bereich der inneren Organe jedoch fanden sich bei 75,5 % der gehörlosen Personen Schäden der inneren Organe, bei hörgeminderten Betroffenen waren es 67,9 % und bei contergangeschädigten Menschen ohne Gehörschaden 55 %.

Diese Ergebnisse stimmen mit den im vorigen Abschnitt erwähnten Daten von Lenz und Knapp (1962) überein, sie dokumentierten bei den untersuchten hörgeschädigten Kindern einen deutlich höheren Anteil von Kindern mit Gehörschäden ohne Fehlbildungen der oberen Extremitäten (siehe hierzu ▶ Kap. 21.1).

Art und Ausmaß von Schäden in verschiedenen Organsystemen – Klinische Aspekte

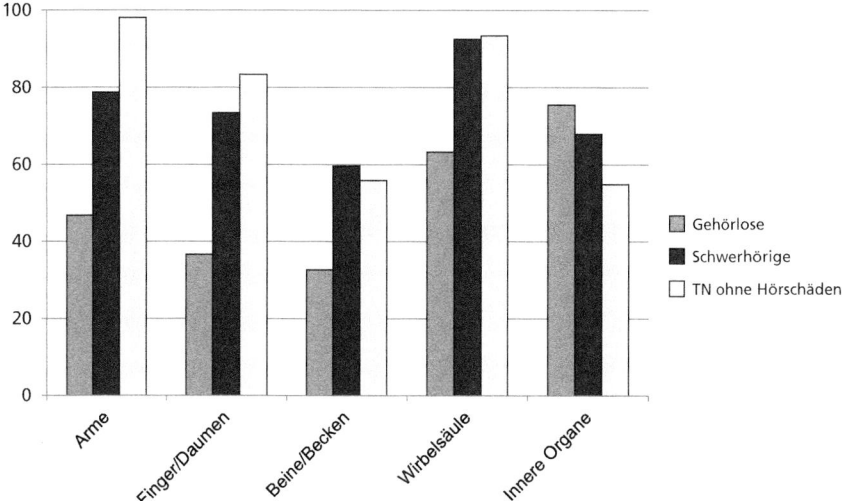

Abb. 21.2: Vorgeburtliche Fehlbildungen verschiedener Organsysteme bei gehörlosen (N = 47), hörgeminderten (N = 305) und contergangeschädigten Menschen ohne Hörschädigung (N = 518) in Prozent (Quelle: eigene Daten; HD 2012, S. 182)

Die vorgeburtlichen Schädigungen im Bereich des Kopfes werden in der folgenden Tabelle (► Tab. 21.4) für die drei Stichproben differenziert.

Tab. 21.4: Relative Häufigkeit vorgeburtlicher Schädigungen im Bereich des Kopfes bei gehörlosen, schwerhörigen und contergangeschädigten Menschen ohne Gehörschädigung in Prozent (Quelle: eigene Daten; HD 2012, S. 183)

Art der Schädigung		Gehörlosigkeit (N = 47)	Schwerhörigkeit (N = 305)	Kein Gehörschaden (N = 518)
Facialisähmung	nur rechts	25,0 %	15,2 %	0,7 %
	nur links	12,5 %	11,0 %	-
	beidseits	27,1 %	9,3 %	0,7 %
Sehbehinderung	nur rechts	12,2 %	7,9 %	7,5 %
	nur links	2,0 %	5,8 %	6,8 %
	beidseits	55,1 %	37,1 %	29,5 %
Blindheit	beidseits	8,7 %	0,4 %	1,4 %
Fehlbildung Kiefer	-	39,6 %	31,0 %	22,6 %
Fehlbildung Zähne	-	36,2 %	28,0 %	15,0 %
Gaumenspalte mit Sprachbehinderung	-	18,8 %	5,2 %	1,3 %

Facialisparesen unterschiedlicher Ausprägung traten bei gehörlosen contergangeschädigten Menschen insgesamt bei 64,6 % auf, etwa zweieinhalb Mal häufiger als bei schwerhörigen Menschen; bei Betroffenen ohne Hörschaden fanden sie sich nur in 1,4 %. Das ist allerdings deutlich häufiger als in der Gesamtbevölkerung, dort tritt die hereditäre isolierte kongenitale Facialisparese außerordentlich selten auf, bei < 1/1.000.000 Personen (Orphanet).

Bei gehörlosen Betroffenen trat erschwerend hinzu, dass die Facialisparese bei mehr als einem Viertel beidseits ausgeprägt war. Durch die Lähmung der Gesichtsmuskeln war die Mimik, die in der zwischenmenschlichen Kommunikation eine sehr bedeutende Rolle spielt, aufgehoben oder verzerrt. Das traf ebenso auf die einseitige Facialisparese zu, sodass die Betroffenen es beispielsweise nicht wagten, in der Öffentlichkeit zu lachen, weil beim Lachen ihr Gesicht »zur Fratze« wurde. Durch den Ausfall der Mimik und durch die häufig erschwerte verbale Ausdrucksweise wurden Gespräche wegen einer verminderten Verstehbarkeit für beide Gesprächspartner anstrengend und zeitaufwändig, und führten häufig zu Missverständnissen. Auch eine Kommunikation in Gebärdensprache wurde dadurch deutlich eingeschränkt.

Betroffene nannten in Interviews unterschiedliche Sehbehinderungen wie beispielsweise Augenfehlbildungen, Refraktionsanomalien, sehr häufig waren es Lähmungen der Augenmuskeln, Strabismus oder ein unvollständiger Lidschluss. Sehschädigungen konnten in allen drei Personengruppen dokumentiert werden, der höchste Anteil fand sich bei gehörlosen Menschen mit insgesamt 78 %. Eine Sehbehinderung beidseits war bei 55,1 % der gehörlosen contergangeschädigten Personen vorhanden, was zu weiteren deutlichen Einschränkungen der Kommunikation und Bewältigung des Alltags führte. Blindheit trat in dieser Gruppe ebenfalls am häufigsten auf, der relative Anteil lag bei 8,7 %. Bei etwa der Hälfte der schwerhörigen Betroffenen und bei 43,8 % der nicht gehörgeschädigten Personen fanden sich ebenfalls Sehbehinderungen. Blindheit wurde bei beiden Personengruppen insgesamt bei 1,8 % dokumentiert.

Gehörlose Menschen berichteten von Schwankungen der Sehleistung im Laufe des Tages, bei schwerer Belastung von einer Minderung der Sehfähigkeit bis zu 20 %. Augenmuskellähmungen und Strabismus führten dazu, dass räumliches Sehen nicht möglich war. Dadurch entstand eine Vielfalt von Problemen im Alltag, beispielsweise war es für die Betroffenen schwierig, Wasser in ein Glas einzuschenken, die Entfernung eines Objekts zu bestimmen oder die Geschwindigkeit von bewegten Objekten präzise einzuschätzen. Auch konnte Schwindel entstehen, wenn ein Gegenstand fixiert wurde. Der unvollständige Lidschluss führte zu Schmerzen wegen Austrocknung des Auges, und da der Tränenabflusskanal häufig mitbetroffen war, konnte dies zu schmerzhaften Entzündungen führen.

Fehlbildungen des Kiefers und der Zähne traten bei mehr als einem Drittel der gehörlosen Betroffenen auf, Gaumenspalte mit Sprachbehinderung fanden sich bei 18,8 %; in den beiden Vergleichsgruppen lag dieser Wert im einstelligen Bereich.

Spätschäden der Gefäße nannten in HD 2019 17,4 % der gehörlosen Betroffenen, in der Teilstichprobe ohne gehörlose Menschen sind es 18,5 %. Nervenschäden wurden mit 21,7 % deutlich häufiger von gehörlosen Menschen genannt als in der Teilstichprobe ohne gehörlose Menschen mit 9,6 %.

21.5.2 Schmerzen

In der Befragung HD 2012 gaben 45,8% der gehörlosen contergangeschädigten Menschen Schmerzen an; im Vergleich zu schwerhörigen und contergangeschädigten Personen ohne Gehörschäden entspricht das etwa der Hälfte. Die Schmerzen gingen meist zurück auf Arthrosen, Muskelverspannungen, verengte Nervendurchtrittspforten oder Durchblutungsstörungen. Da bei gehörlosen contergangeschädigten Personen seltener anatomische Abweichungen bestehen, treten Abnutzungserscheinungen und Überlastung des Bewegungsapparates später auf. Die folgende Tabelle (▶ Tab. 21.5) gibt Auskunft über die Ausprägung von Schmerzen bei gehörlosen, hörgeschädigten und contergangeschädigten Menschen ohne Hörschaden.

Tab. 21.5: Ausprägung von Schmerzen bei gehörlosen, schwerhörigen und contergangeschädigten Menschen ohne Gehörschaden (Quelle: eigene Daten; HD 2012, S. 185)

	Gehörlosigkeit (N = 47)	Schwerhörigkeit (N = 305)	keine Gehörschäden (N = 518)
Schmerzen vorhanden	45,8%	84,3%	88,4%
Ausprägung von Schmerzen			
mäßig	35,0%	27,3%	21,4%
mittelstark	35,0%	30,5%	30,6%
stark	20,0%	32,5%	39,8%
stärkster vorstellbarer Schmerz	10,0%	6,4%	5,9%

Die Ausprägung von Schmerzen war bei gehörlosen Betroffenen geringer als in den anderen zwei Vergleichsgruppen, mäßige und mittelstarke Schmerzen waren bei ihnen stärker vertreten als starke Schmerzen, allerdings lagen die Angaben zu »stärksten vorstellbaren Schmerzen« mit 10% deutlich höher als in den beiden Vergleichsstichproben. Sie klagten über unerträgliche Kopfschmerzen, die in unregelmäßigen Abständen auftraten.

Gehörlose Menschen zeigten im Vergleich zu schwerhörigen oder contergangeschädigten Menschen ohne Gehörschädigung einen sehr hohen Anteil an schweren Schädigungen im Bereich des Kopfes und der inneren Organe. Folgeschäden, die mit schweren Schmerzen und Einschränkungen der Beweglichkeit und Mobilität einher gehen, waren daher bei gehörlosen Betroffenen mit 45,8% zum Zeitpunkt der Erhebung 2012 (S. 185) weniger ausgeprägt als bei schwerhörigen (84,3%) und nicht gehörgeschädigten Betroffenen (88,4%). Das änderte sich in der Befragung HD 2019 (S. 157); hier gaben 74% der gehörlosen contergangeschädigten Menschen Schmerzen an. Es handelt sich zwar um zwei unterschiedliche kleine Stichproben der Jahre 2012 und 2019, doch der Zuwachs an Schmerzpatienten bei gehörlosen Betroffenen ist deutlich größer als zu erwarten wäre, und im Verhältnis größer als in der Teilstichprobe ohne gehörlose Menschen.

Die Lokalisation von Schmerzen zeigte bei gehörlosen Betroffenen meist eine eher geringere Ausprägung im Bereich der oberen Extremitäten, dafür wurden die Wirbelsäule und der Kopf häufiger genannt. Die folgende Tabelle (▶ Tab. 21.6) vergleicht die Lokalisation von Schmerzen bei gehörlosen Betroffenen und der Teilstichprobe ohne gehörlose Menschen.

Tab. 21.6: Lokalisation von Schmerzen bei gehörlosen contergangeschädigten Menschen (N = 46) und Teilstichprobe ohne gehörlose Menschen (N = 459) in Prozent (Quelle: eigene Daten; HD 2019, S. 157)

Lokalisation der Schmerzen	Teilstichprobe ohne Gehörlose (N = 234)	gehörlose Menschen (N = 46)
Kopf	22,6 %	47,1 %
Nacken	79,6 %	70,6 %
Schultern	84,9 %	73,5 %
Arme	59,9 %	44,1 %
Hände	61,1 %	47,1 %
Wirbelsäule	81,3 %	88,2 %
Hüfte	64,0 %	58,8 %
Knie	57,4 %	61,8 %
Füße	36,7 %	38,2 %

Schmerzen in der Wirbelsäule wurden von 88,2 % der gehörlosen contergangeschädigten Menschen genannt, Schmerzen im Bereich des Kopfes doppelt so häufig wie von der Teilstichprobe ohne Gehörlosigkeit. Dieses Ergebnis konnte auf die multiplen Schäden im Kopfbereich und auf eine starke Belastung der Wirbelsäule im Hals- und Brustbereich zurückgeführt werden. Gehörlose Betroffene nannten in 69 % eine Sehbehinderung, einseitig oder beidseitig. Dabei wurden überwiegend Augenmuskellähmungen als deren Ursache genannt. Diese führten zu Belastungen der Wirbelsäule beim Lesen, da das Schriftstück entweder am Auge vorbei bewegt wird oder die paretischen Augen folgen dem Text, indem der Kopf hin und her bewegt wird.

Bei gehörlosen Betroffenen wurden genauso wie in der Gesamtstichprobe die durchschnittlichen und die stärksten Schmerzen in ihrem zeitlichen Verlauf erhoben und analysiert. In der folgenden Abbildung (▶ Abb. 21.3) wird die Entwicklung der als durchschnittlich empfundenen Schmerzen auf einer Skala von 0 bis 10 über einen Zeitraum von zehn Jahren an drei Zeitpunkten dargestellt.

Das Maximum der Schmerzkurven verschiebt sich über die Zeit von niedrigeren zu höheren Werten. Zehn Jahre vor dem Zeitpunkt der Erhebung lag das Maxi-

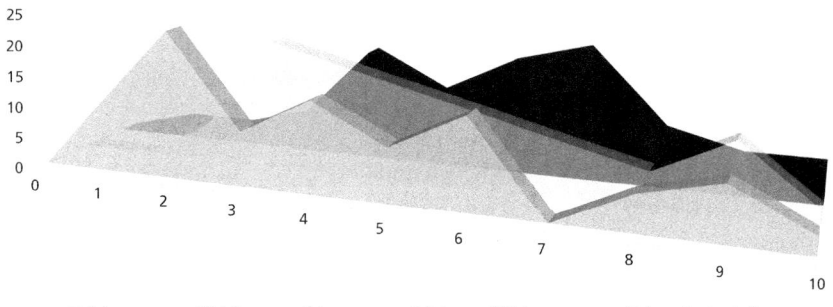

Abb. 21.3: Durchschnittliche Schmerzen zum Zeitpunkt der Befragung, vor drei und vor zehn Jahren bei gehörlosen contergangeschädigten Menschen auf einer Skala 0 bis 10 in Prozent (Quelle: eigene Daten; HD 2019, S. 158)

mum auf der Schmerzskala von 0 bis 10 bei einem Wert von 2 und wurde von 23,5 % genannt. Sieben Jahre später, drei Jahre vor dem Zeitpunkt der Erhebung, hatte sich der maximale Wert auf 3 verschoben und wurde von 20,6 % angegeben. Zum Zeitpunkt der Befragung lag das Maximum bei 7, der Wert wurde von 20,6 % der gehörlosen Menschen genannt. Es zeigte sich eine deutliche Beschleunigung eines Prozesses, der bei allen contergangeschädigten Menschen beobachtet werden konnte, so auch bei gehörlosen Menschen, der zu vermehrten Schmerzen und damit auch zu Einschränkungen der Mobilität führt.

Zum Vergleich: In der der Gesamtstichprobe HD 2019 (S. 100) nannten 14,4 % der Studienteilnehmer den Wert 2 auf einer Skala von 0 bis 10 als maximalen Wert zur Einschätzung von durchschnittlichen Schmerzen für den Zeitpunkt zehn Jahre vor der Befragung. Zum Zeitpunkt der Befragung nannten 22,6 % der Gesamtstichprobe einen Wert von 7.

Eine ähnliche Entwicklung ist bei der Darstellung der stärksten Schmerzen in der folgenden Abbildung (▶ Abb. 21.4) zu sehen.

Die stärksten Schmerzen zehn Jahre vor dem Zeitpunkt der Befragung wurden von 25 % der gehörlosen Betroffenen auf der Schmerzskala von 0 bis 10 mit einem Wert von 2 angegeben. Drei Jahre vor dem Zeitpunkt der Befragung nannten 17,6 % Werte von 6 bis 7 für stärkste Schmerzen. Zum Zeitpunkt der Befragung gaben 30 % der gehörlosen contergangeschädigten Menschen ihre stärksten Schmerzen mit einem Wert von 7 an. Bereits drei Jahre zuvor hatte eine deutliche Zunahme der Schmerzen stattgefunden, in den letzten drei Jahren hatte sich die Anzahl der Betroffenen, die ihre stärksten Schmerzen auf der Skala mit einem Wert von 7 angaben, fast verdoppelt.

Die Hälfte der gehörlosen Menschen der Stichprobe HD 2019 gab Werte auf der Schmerzskala von 0 bis 5 an, die andere Hälfte lag bei Werten zwischen 6 und 10. Bei Schmerzen in diesem Ausmaß muss davon ausgegangen werden, dass Einschränkungen im Alltag durch die Schmerzsymptomatik auftreten und dass Behandlungsbedarf entsteht.

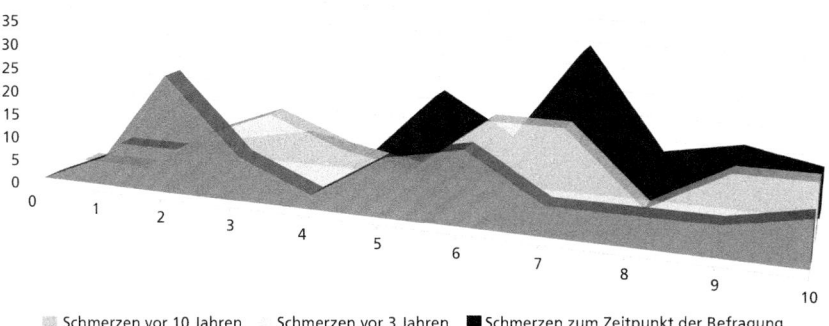

Abb. 21.4: Stärkste Schmerzen zum Zeitpunkt der Befragung, vor drei und vor zehn Jahren bei gehörlosen contergangeschädigten Menschen auf einer Skala 0 bis 10, in Prozent (Quelle: eigene Daten; HD 2019, S. 158)

21.5.3 Funktionalität und spezifische Bedarfe

Das Funktionalitätsprofil gehörloser contergangeschädigter Menschen unterscheidet sich deutlich von jenem der Gesamtstichprobe, denn vorgeburtliche Schäden des Bewegungsapparats, die zu körperlichen Einschränkungen führen könnten, treten bei ihnen seltener auf, Probleme im Alltag entstehen eher durch Schwierigkeiten in der Kommunikation. ▶ Abb. 21.5 stellt diese Unterschiede dar.

Gehörlose contergangeschädigte Menschen nannten seltener Probleme bei der Ausführung von Tätigkeiten, in denen Kommunikation eine untergeordnete Rolle spielt. Dazu gehörten beispielsweise die Fortbewegung im Haus und außer Haus, die Selbstpflege, das Zubereiten von Mahlzeiten, die Pflege der Wohnung und der Wäsche. Die körpernahen Aktivitäten sind nur für etwa ein Fünftel der gehörlosen Menschen ein Problem. Probleme entstehen dort, wo sprachliche Verständigung notwendig wird, beispielsweise beim Arzt, in einer Behörde oder bei kleinen Besorgungen. Ihre Problematik liegt daher weniger im Bereich der ADLs als im Bereich der Kommunikation mit Hörenden, und erfordert entweder Unterstützung im technischen Bereich oder durch Gebärdensprachdolmetscher.

Die unterschiedlichen Bedarfe der beiden Stichproben zeigen sich in den Angaben zu benötigten Hilfsmitteln, die in HD 2019 erhoben wurden. Sie werden in der folgenden Tabelle (▶ Tab. 21.7) dargestellt

Art und Ausmaß von Schäden in verschiedenen Organsystemen – Klinische Aspekte

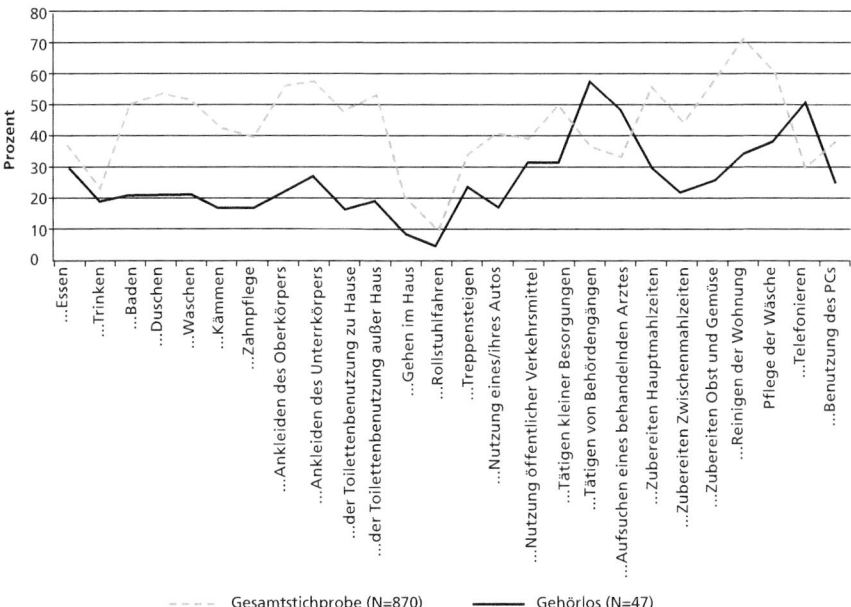

Abb. 21.5: »Es bestehen Probleme bei ...« Funktonalitätsprofil aller ADL- und IADL-Fähigkeiten in der Gesamtstichprobe und bei gehörlosen contergangeschädigten Menschen (Quelle: eigene Daten; HD 2012, S. 187)

Tab. 21.7: Häufigkeiten spezifischer Bedarfe bei Hilfsmitteln für das Jahr 2018; Teilstichprobe ohne gehörlose Menschen (N = 234) und gehörlose Menschen (N = 46); Angaben in Prozent (Quelle: eigene Daten; HD 2019, S. 168)

spezifische Bedarfe (Hilfsmittel)	Teilstichprobe ohne Gehörlose Menschen (N = 234)	gehörlose Menschen (N = 46)
Sehhilfen, Lupen	24,0 %	42,9 %
Punktschriftdrucker (Braille)	-	3,6 %
Zeitmesssysteme für Sehbehinderte	-	-
Lesegeräte, Vorlesesysteme	1,0 %	3,6 %
Hörgeräte	9,5 %	34,5 %
Spracherkennungsprogramm	9,0 %	14,3 %
Hilfsmittel zum Anziehen von Kleidern und Schuhen	33,0 %	17,9 %
Hilfsmittel zur Zubereitung und Einnahme von Mahlzeiten	19,5 %	7,1 %
PC-Sonderausstattung	16,0 %	17,9 %
Handy-Sonderausstattung	12,5 %	25,0 %

Tab. 21.7: Häufigkeiten spezifischer Bedarfe bei Hilfsmitteln für das Jahr 2018; Teilstichprobe ohne gehörlose Menschen (N = 234) und gehörlose Menschen (N = 46); Angaben in Prozent (Quelle: eigene Daten; HD 2019, S. 168) – Fortsetzung

spezifische Bedarfe (Hilfsmittel)	Teilstichprobe ohne Gehörlose Menschen (N = 234)	gehörlose Menschen (N = 46)
optische Zeitmesssysteme und Signalgeber für Gehörgeschädigte	0,5 %	17,9 %
Gehhilfen	4,5 %	10,7 %
Pflegebett	1,0 %	3,6 %

Der Verlust oder das Fehlen des Gehörs ist für Menschen eine außerordentliche Einschränkung in der Interaktion mit anderen Menschen, zumal häufig Gehörlosigkeit mit einer Lähmung der Gesichtsmuskulatur und mit einer Schädigung der Augen einhergehen kann. Die Bedarfe unterscheiden sich daher deutlich zwischen den hörenden und den gehörlosen contergangeschädigten Menschen.

Der allmähliche Verlust der körperlichen Leistungsfähigkeit und die Zunahme der Schmerzen werden auch bei gehörlosen contergangeschädigten Menschen beobachtet. Neben den für ihre Schädigung typischen Bedarfen zur Kommunikation sind bei der Erhebung der spezifischen Bedarfe vereinzelt Hilfsmittel genannt worden, die auf eine Verschlechterung der gesundheitlichen Situation hinweisen, wie Gehhilfen oder Hilfsmittel zum Anziehen oder für die Zubereitung von Mahlzeiten. Diese Gruppe ist gefährdet; sie sollte ganz besonders unterstützt werden, wegen der vielfachen Risiken im körperlichen, psychischen und sozialen Bereich.

21.5.4 Schule, Beruf und Ruhestand

Die individuelle Begabung und erlernte Fertigkeiten zur Kommunikation mit den Hörenden entscheiden über den schulischen und beruflichen Werdegang der gehörlosen und schwerhörigen contergangeschädigten Menschen. Ein höherer Bildungsabschluss findet sich bei hörgeschädigten Personen seltener als in der Vergleichsgruppe, nur unter sehr hohem finanziellem und persönlichem Aufwand der Betroffenen und deren Familien kann beispielsweise ein Studium mit Erfolg absolviert werden.

Die Ergebnisse der Befragung zum schulischen Abschluss zum Vergleich bei gehörlosen oder schwerhörigen contergangeschädigten Menschen und Betroffenen ohne Hörminderung sind in der folgenden Abbildung (▶ Abb. 21.6) dargestellt.

13 % der gehörlosen contergangeschädigten Personen hatten keinen Schulabschluss, fast die Hälfte der Stichprobe nannte einen Hauptschulabschluss. In der Realschule sind alle drei Gruppen mit etwa 25 % vertreten. Ein Drittel der nicht hörgeschädigten Personen machte Abitur, ebenso ein Viertel der schwerhörigen Betroffenen, von den gehörlosen Betroffenen sind es nur 2,2 %. Das Erwerben einer

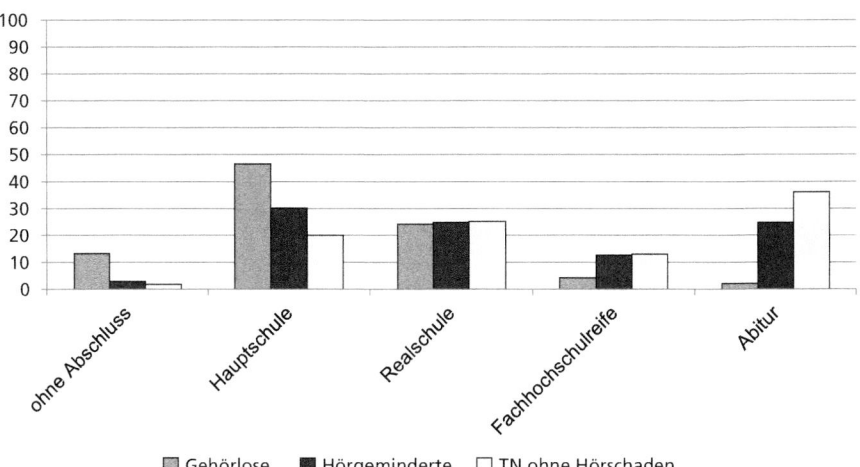

Abb. 21.6: Allgemeinbildender schulischer Abschluss anteilmäßig bei gehörlosen, schwerhörigen und contergangeschädigten Personen ohne Gehörschaden in Prozent. TN: Teilnehmer an der Studie (Quelle: eigene Daten; HD 2012, S. 190)

höheren Bildung ist sehr anstrengend und aufwändig für gehörlose Menschen und erfordert eine intensive schulische Unterstützung.

Diese Entwicklung setzte sich in der beruflichen Ausbildung fort. Die folgende Abbildung (▶ Abb. 21.7) zeigt die Ausbildungsabschlüsse der contergangeschädigten Menschen. Es wird differenziert zwischen schwerhörigen und gehörlosen Personen im Vergleich zu Betroffenen ohne Hörschädigung.

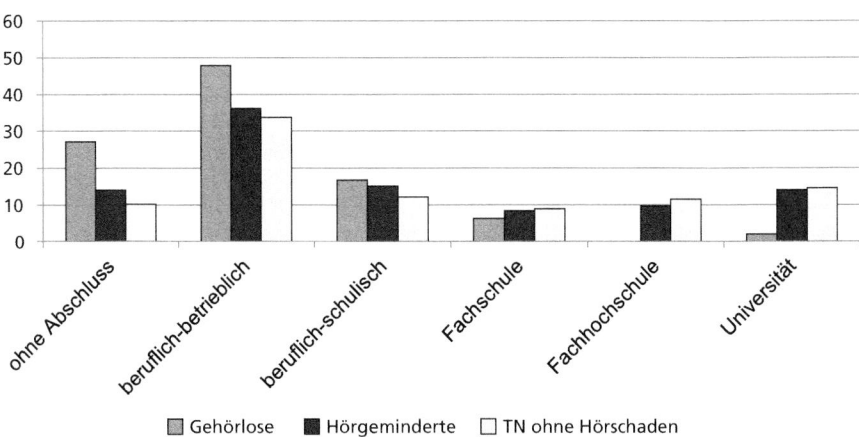

Abb. 21.7: Relative Häufigkeit der beruflichen Ausbildung bei gehörlosen, schwerhörigen und contergangeschädigten Personen ohne Gehörschäden in Prozent (Quelle: eigene Daten; HD 2012, S. 191)

Gehörlose contergangeschädigte Menschen hatten in 27% keinen, in fast 50% einen beruflich-betrieblichen Abschluss und waren kaum unter den Akademikern vertreten, im Gegensatz zu den beiden Vergleichsgruppen. Schwerhörige contergangeschädigte Personen hatten zwar ebenfalls Probleme mit der gesprochenen Sprache aufgrund der Hörminderung, doch die Sprache der Hörenden war ihnen geläufig. Sie hatten genauso wie die contergangeschädigten Menschen ohne Hörschäden in 14% einen universitären Abschluss erworben. Damit lagen sie über dem Durchschnitt der Gesamtstichprobe, die zu 12,3% einen universitären Abschluss aufwies. In der Gesamtbevölkerung haben in der Altersgruppe der 50- bis 59-Jährigen 8,2% ein abgeschlossenes Universitätsstudium (siehe hierzu ▶ Kap. 9.5 und ▶ Kap. 9.6).

Die Schwierigkeiten mit der Sprache der Hörenden, die bei gehörlosen Menschen einer höheren Schulbildung und einer späteren anspruchsvollen beruflichen Qualifikation im Wege standen, setzten sich im Berufsleben fort und führten zu einem hohen Anteil an gehörlosen Betroffenen mit Vollerwerbsminderung. In der folgenden Abbildung (▶ Abb. 21.8) werden die Ergebnisse der Befragung zu Voll- und Teilerwerbsminderung für die drei Gruppen dargestellt.

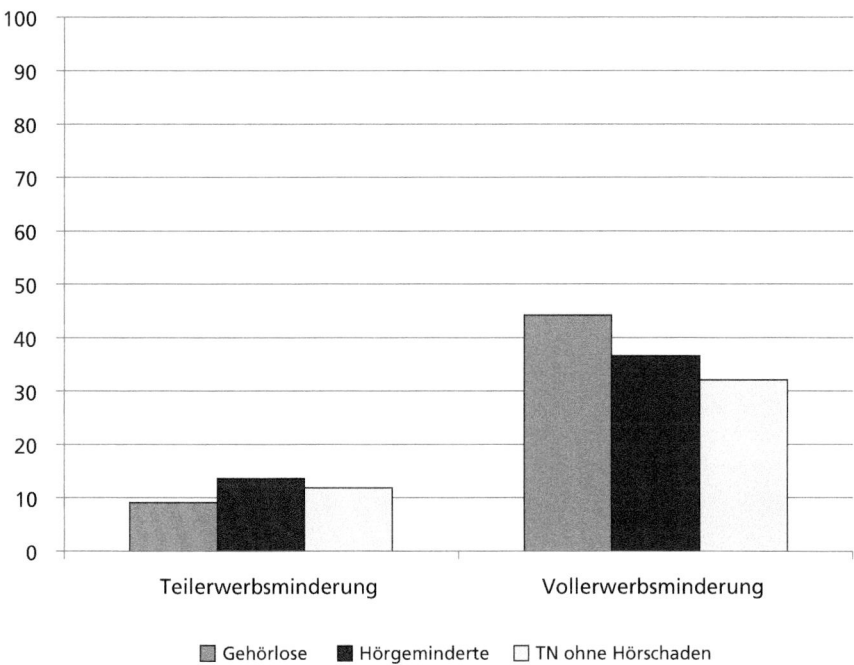

Abb. 21.8: Relative Häufigkeit für Voll- und Teilzeiterwerbsminderung bei gehörlosen, schwerhörigen und contergangeschädigten Menschen ohne Gehörschaden in Prozent (Quelle: eigene Daten; HD 2012, S. 192)

Gehörlose Betroffene waren zu 44,2% vollerwerbsgemindert, schwerhörige Personen zu 36,6%; beide lagen damit deutlich über dem Durchschnitt der contergangeschädigten Personen ohne Gehörschaden, die eine Vollerwerbsminderung in 32,8% angaben. Bei der Teilerwerbsminderung lagen die Daten dichter beieinander, Nicht hörgeschädigte contergangeschädigte Menschen lagen bei 11%, gehörlose bei 9,1% und schwerhörige Betroffene bei 13,6%. Nach Aussagen der Betroffenen in Fokusgruppen und in Interviews waren es nicht nur Schmerzen und Beschwerden, die zur Aufgabe der beruflichen Tätigkeit führten, sondern es war der Mangel an Kommunikation am Arbeitsplatz, der dafür sorgte, dass wichtige Informationen den Betroffenen nicht erreichten, und er an seinem Arbeitsplatz zunehmend isoliert wurde und keine zwischenmenschlichen Kontakte gepflegt werden konnten. Die Betroffenen betrachteten allerdings das Problem der fehlenden Kommunikation als ein gesellschaftliches Problem, nicht als ein technisches.

Der Eintritt in den Ruhestand erfolgte in der Stichprobe der gehörlosen contergangeschädigten Menschen sehr viel später als in der Vergleichsgruppe. 2006 ging der erste gehörlose Betroffene in den Ruhestand; 2013, nach der Rentenerhöhung und in den folgenden Jahren, ging eine größere Gruppe von gehörlosen Menschen in den Ruhestand (HD 2019). Daten hierzu werden in der folgenden Abbildung (▶ Abb. 21.9) dargestellt.

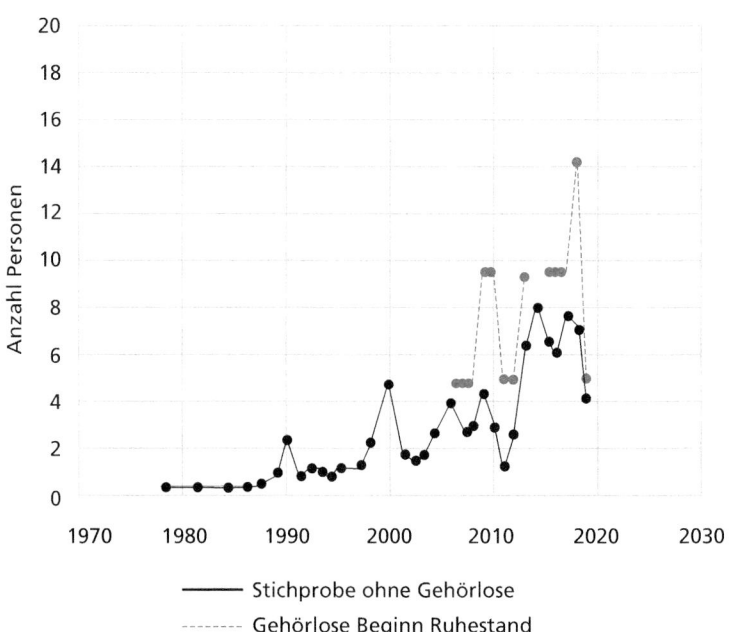

Abb. 21.9: Eintritt in den Ruhestand nach Jahr. Anzahl gehörlose Menschen (N = 46) und Teilstichprobe ohne gehörlose Menschen (N = 734) (Quelle: eigenen Daten; HD 2019, S. 155)

Die Hälfte der gehörlosen Personen gab als Grund für das Ausscheiden aus dem Erwerbsleben eine verminderte Belastbarkeit an und nannten insbesondere eine zunehmende muskuläre Schwäche mit Muskelzittern und Verspannungen auch bei nicht sichtbar fehlgebildeten Extremitäten. Schmerzen spielten bei nur einem

Drittel der gehörlosen Personen eine Rolle, drei Viertel nannten conterganbedingte Einschränkungen der körperlichen Leistungsfähigkeit.

Die folgende Tabelle (▶ Tab. 21.8) zeigt Gründe für das Ausscheiden aus dem Erwerbsleben von gehörlosen und nicht gehörlosen contergangeschädigten Menschen im Vergleich.

Tab. 21.8: Gründe für Ausscheiden aus dem Erwerbsleben. Gehörlose und Teilstichprobe ohne gehörlose contergangeschädigte Menschen im Vergleich in Prozent (Quelle: eigenen Daten; HD 2019, S. 155)

Gründe für Ausscheiden aus dem Erwerbsleben	gehörlose Menschen (N = 46)	Stichprobe ohne gehörlose Menschen (N = 234)
gesundheitliche Gründe, nicht conterganbedingt	18,2 %	11,8 %
Schmerzen	31,8 %	56,1 %
conterganbedingte Einschränkungen der körperlichen Leistungsfähigkeit	77,3 %	87,1 %
verminderte Belastbarkeit	50,0 %	50,2 %
kein Stellenangebot	4,5 %	7,1 %

Ihre Freizeit verbringen gehörlose Betroffene untereinander, um ohne Einschränkung zu kommunizieren und ihren Gedanken und Gefühlen Ausdruck geben zu können. Es werden naturgemäß häufig Ehen zwischen gehörlosen Menschen oder mit schwerhörigen Partnern geschlossen, da zwischen ihnen eine gute Kommunikation möglich ist, und beide Partner durch eine ähnliche Problematik verbunden sind.

Die Situation der gehörlosen und der schwerhörigen contergangeschädigten Menschen ist insgesamt aufgrund der vielfachen und schweren Schädigungen und Probleme schwierig und dies schlägt sich in der Zufriedenheit mit der Gesundheit nieder. In der folgenden Tabelle (▶ Tab. 21.9) sind die Ergebnisse der Befragung HD 2012 aufgeführt.

Tab. 21.9: Zufriedenheit mit der Gesundheit bei gehörlosen, schwerhörigen und contergangeschädigten Menschen ohne Gehörschäden in Prozent (Quelle: eigene Daten; HD 2012, S. 193)

Zufriedenheit mit der Gesundheit	Gehörlosigkeit (N = 47)	Schwerhörigkeit (N = 305)	Keine Gehörschäden (N = 518)
sehr unzufrieden/ unzufrieden	38,3 %	47,0 %	47,3 %
weder zufrieden noch unzufrieden	23,4 %	28,1 %	22,5 %

Tab. 21.9: Zufriedenheit mit der Gesundheit bei gehörlosen, schwerhörigen und contergangeschädigten Menschen ohne Gehörschäden in Prozent (Quelle: eigene Daten; HD 2012, S. 193) – Fortsetzung

Zufriedenheit mit der Gesundheit	Gehörlosigkeit (N = 47)	Schwerhörigkeit (N = 305)	Keine Gehörschäden (N = 518)
zufrieden/ sehr zufrieden	37,3 %	24,8 %	30,2 %

Fast die Hälfte der schwerhörigen contergangeschädigten Menschen bezeichnete sich als sehr unzufrieden oder unzufrieden mit ihrer Gesundheit, bei den gehörlosen Personen waren es 38,3 %. Zufrieden oder sehr zufrieden waren etwa ein Viertel der schwerhörigen Betroffenen, 30 % der contergangeschädigten Menschen ohne Gehörschäden und 37,3 % der gehörlosen Menschen. Die hohe Unzufriedenheit der schwerhörigen Betroffenen war möglicherweise auch auf die Entwicklung der Folgeschäden im Bereich des Bewegungsapparats und/oder der inneren Organe zurückzuführen.

Die Problematik schwerhöriger Menschen unterschied sich deutlich von jener gehörloser Personen. Das Defizit der Hörminderung empfanden die Betroffenen mit dem Alter zunehmend als Verlust. Zwar verminderte sich die Hörleistung nicht bei allen, doch die akustische Auffassungsgabe nahm ab. Hörgeräte boten keine Hilfe bei einseitiger Hörminderung, da sie dann mit einem Ohr über Luftleitung, mit dem anderen über Knochenleitung hören sollten. Dies war nach Aussagen Betroffener unerträglich, so versuchten sie über ein Ohr zu hören, auch wenn es für sie anstrengend war.

Die Zunahme der Beschwerden bei gehörlosen Betroffenen drängte die Bedeutung der Hörschädigung zunehmend in den Hintergrund. »Das Körperliche, das nach und nach rauskommt, das ist schlimmer«, sagte ein Betroffener. Schmerzen traten im Lauf der Jahre immer mehr in den Vordergrund, Fehlbildungen oder Aplasien von Nerven, die zu Beschwerden im Bereich des Kiefers oder zu Schluckstörungen führen konnten, eine zunehmende Muskelschwäche und schmerzhafte Muskelverspannungen, eine rasche Verminderung der Belastbarkeit. Diese unsichere Situation ließ zunehmend Ängste aufkommen. »[...] es sind die Organe, die im Alter eher Probleme machen, und ich frage mich, wie lange kann ich damit leben?«

Durch diese schweren Belastungen traten vermehrt depressive Störungen auf. In der folgenden Tabelle (▶ Tab. 21.10) wird die Häufigkeit negativer Gedanken wie Traurigkeit, Verzweiflung, Angst, Depression und ihr Vorkommen in den drei Gruppen dargestellt.

Tab. 21.10: Relative Häufigkeit negativer Gedanken bei gehörlosen, schwerhörigen und contergangeschädigten Menschen ohne Gehörschäden in Prozent (Quelle: eigene Daten; HD 2012, S. 193)

negative Gefühle	Gehörlosigkeit (N = 47)	Schwerhörigkeit (N = 305)	Keine Gehörschäden (N = 526)
niemals	11,1 %	12,8 %	19,9 %
nicht oft/zeitweilig	73,4 %	57,1 %	59,7 %
oftmals	11,1 %	26,2 %	18,7 %
immer	4,4 %	4,0 %	1,8 %

Schwerhörige contergangeschädigte Menschen zeigten auch in diesem Bereich eine höhere Belastung aus den oben genannten Gründen, 26,2 % hatten oft negative Gefühle, 57,1 % zeitweilig. Das Bestreben, immer mehr zu geben, die eigene Situation zu erklären, sich zu rechtfertigen, nachzuweisen, »dass wir im Gehirn komplett« sind, der Wunsch, voll anerkannt zu werden, ist groß und unerfüllt bei vielen. Diese zusätzliche Belastung, das fehlende Selbstwertgefühl, veranlasste die Betroffenen dazu, professionelle Hilfe in Anspruch zu nehmen.

Die beiden Gruppen der sensorisch schwer Betroffenen zeigten ein hohes Ausmaß an Verletzlichkeit, daher sind sie auch besonders gefährdet. Im Verlauf der letzten Jahre sind die körperlichen Beschwerden, Folgeschäden und Schädigungen der inneren Organe zunehmend in den Vordergrund getreten aufgrund von Alternsprozessen und einer Zunahme an degenerativen und entzündlichen Veränderungen durch eine Fehl- und Überlastung über Jahrzehnte. Hinzu kommt bei vielen die soziale Isolierung innerhalb der Familie, am Arbeitsplatz und in der Nachbarschaft. Das Ausmaß an psychischen und körperlichen Belastungen hat in den letzten Jahren deutlich zugenommen, während die Belastbarkeit, wie dies bei anderen Betroffen ebenso der Fall ist, abnimmt.

Gehörlose contergangeschädigte Menschen hatten sich in ihrer Jugend eher den Gehörloseverbänden angeschlossen als den Verbänden der Contergangeschädigten, da sie sich eher als gehörlose und weniger als contergangeschädigte Menschen verstanden wegen der häufig nur geringen sichtbaren Fehlbildungen. Sie berichteten, dass sie von contergangeschädigten Betroffenen oft abgelehnt wurden, da sie »keine Schäden« hätten. Im Verband der Gehörlosen wurden sie ebenso diskriminiert, weil sie »anders aussahen«. Mit den Hörenden war eine differenzierte Kommunikation kaum möglich. So saßen sie zwischen sämtlichen Stühlen.

Ein gehörloser Betroffener meinte, gehörlose Menschen gebärdeten und hätten ihren eigenen Kulturkreis. Schwerhörige Menschen jedoch sitzen zwischen zwei Stühlen, sie kennen die Welt der Gehörlosen nicht, und meiden sie eher, sie wachsen mit der Lautsprache auf, aber haben trotzdem Probleme mit der Kommunikation mit Hörenden.

Mit besonderer Sorgfalt sollten daher die Bedarfe von hörgeschädigten Personen berücksichtigt werden, um eine bessere Integration in die Gesellschaft zu ermöglichen.

21.6 Kommunikation und Integration von gehörlosen contergangeschädigten Menschen

Erst in den 1980er Jahren wurde die Gebärdensprache wieder zugelassen, die Kommunikation sowohl mit den Eltern als auch mit den Geschwistern und den Angehörigen war jedoch nach wie vor schwierig. In einem Einzelgespräch sind die Betroffenen in der Lage von den Lippen abzulesen, sofern der Gesprächspartner ihnen sein Gesicht zuwendet und die Lippen ausreichend bewegt. Gehörlose Menschen sind teilweise sehr geschickt darin, aber auch schwerhörige Menschen nutzen diese Form der Verständigung, um das Defizit ihrer Hörfähigkeit auszugleichen. In einer größeren Gruppe jedoch versagt diese Fertigkeit, da das Lippenlesen unter diesen Umständen nicht möglich ist. Hinzukommt, dass bei schwerhörigen Betroffenen die Vielfalt an Nebengeräuschen eine große Belastung darstellt.

In drei Fokusgruppengesprächen (N = 22) und in drei Interviews mit gehörlosen contergangeschädigten Menschen, sowie in zwei Interviews mit deren Eltern wurde das Problem der Verständigung mit den Hörenden thematisiert (HD 2012, S. 187; HD 2019, S. 169; Expertise 2021, S. 145).

Um den Gesprächspartner zu verstehen, müsse dieser langsam sprechen, es dauerte seine Zeit, »bis die Information ins Gehirn kommt«. Ein Betroffener formulierte es so: »Die Barriere ist der Zeitaufwand, der notwendig wäre für eine gute Kommunikation, denn keiner hat Zeit« (HD 2012, S. 187).

Die gehörlosen Betroffenen hatten gelernt zu gebärden, die Eltern waren damals in ihren Fünfzigern und häufig zu alt, um diese Form der visuellen Kommunikation mit Erfolg zu lernen. Man hatte sich mit einer Art rudimentärer privater Zeichensprache verständigt, kompliziertere Sachverhalte wurden schriftlich mitgeteilt. Auf dieser Grundlage war die Kommunikation von differenzierten und emotional betonten Inhalten schwierig, die Teilhabe war eingeschränkt. Sie schlossen sich daher mit anderen gehörlosen Personen zusammen, denn mit ihnen konnten sie ungehindert ihre Gedanken und Gefühle austauschen. Eine ausführliche Darstellung der Problematik aus Sicht eines Betroffenen und seiner Familie findet sich in Texten der Familie Schara (Ding-Greiner, 2022, Seite 221).

Die Sprache der Hörenden war vielen gehörlosen contergangeschädigten Menschen nach wie vor fremd und daher anstrengend, sie nannten Probleme mit der Grammatik, mit dem deutschen Satzbau. In der folgenden Abbildung (▶ Abb. 21.10) werden die Problembereiche dargestellt.

Die sprachliche Kommunikation erwies sich als das größte Hindernis im Alltag. Gespräche führen, sprechen können und das gesprochene Wort verstehen, dazu waren zwischen 73 % und 82 % der gehörlosen Betroffenen entweder gar nicht oder nur unter großen Schwierigkeiten in der Lage. Lesen und schreiben boten weniger Probleme, nur 30 % konnten einen Brief nicht oder nur mit Schwierigkeiten lesen, schreiben war für 43 % der gehörlosen Betroffenen unmöglich oder sehr schwierig. Den Betroffenen wurde daher – so ihre Aussage – häufig nicht viel zugetraut, es bestanden wenige Kontakte zu den Kollegen oder Nachbarn.

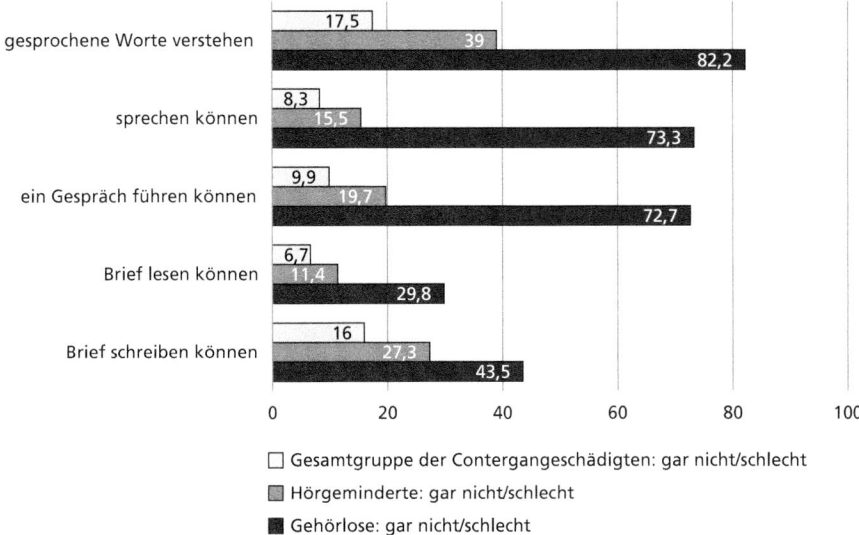

Abb. 21.10: Bereiche der Kommunikation, die Probleme verursachen bei gehörlosen Menschen im Vergleich zu hörgeschädigten oder nicht eingeschränkten contergangeschädigten Menschen in Prozent (Quelle: eigene Daten; HD 2012, S. 188)

> Eine adäquate gesundheitliche Versorgung von gehörlosen oder schwerhörigen contergangeschädigten Menschen ist durch das Fehlen einer gemeinsamen Form der Kommunikation sehr schwierig, denn es können unter diesen Umständen Informationen zur Anamnese, Beschwerden, zur Therapie und zum weiteren Vorgehen nur bruchstückhaft ausgetauscht werden. Daher sind Gebärdensprachdolmetscher zur Bewältigung des Alltags unverzichtbar, um sprachliche Hürden zu überwinden.

Leider bestand – und besteht noch heute – ein großer Mangel an Gebärdensprachdolmetschern, sodass sich derzeit der Bedarf gehörloser Menschen gar nicht decken lässt. Ihre Vergütung liegt bei 75 Euro bis 80 Euro mit Anfahrt pro Stunde, sodass auch in diesem Bereich den Betroffenen Grenzen gesetzt sind. Die Ausbildung von Dolmetschern ist weder organisiert, noch wird sie staatlich unterstützt, es wären Ausbildungsgänge notwendig mit klarer Struktur, in denen Gebärdensprachdolmetscher mehr vermittelt bekommen als nur das Übersetzen von Worten. Auch das Thema Sonderpädagogik für gehörlose Menschen sollte neu bedacht werden, um sie ihren Fähigkeiten entsprechend auf ein Leben in der Welt der Hörenden angemessen vorzubereiten. Dazu sind Lehrkräfte notwendig, die sich als Vermittler beider Sprachen und Kulturen verstehen und die notwendigen Kenntnisse mitbringen, um eine Unterstützungsinfrastruktur für gehörlose Menschen aufzubauen.

21.7 Literatur

Boenninghaus, H.G. (1974). *Hals-Nasen-Ohrenheilkunde für Medizinstudenten.* Heidelberger Taschenbücher, vol 76. Verlag Springer, Berlin, Heidelberg.

Buder, K., Frank, J., Ding-Greiner, C. et al. (2021). *Expertise 2021.* Abrufbar im Kap. Zusatzmaterial zum Download.

Ding-Greiner, C. (Hrsg.). (2022). Die Familie von Christian Schara, in: *Leben mit Contergan. Geschädigte, Angehörige und Freunde berichten über die Auswirkungen des Arzneimittels.* Kohlhammer.

Institut für Gerontologie der Universität Heidelberg. (2012). *HD 2012.* Abrufbar im Kap. Zusatzmaterial zum Download.

Institut für Gerontologie der Universität Heidelberg. (2019). *HD 2019.* Abrufbar im Kap. Zusatzmaterial zum Download.

Kleinsasser, O. & Schlothane, R. (1964). Die Ohrmissbildungen im Rahmen der Thalidomid-Embryopathie. *Z für Laryngologie, Rhinologie, Otologie und ihre Grenzgebiete.43.* 344–376.

Lenz, W. & Knapp, K. (1962). Die Thalidomid-Embryopathie. *Dtsch. Med. Wschr.* 87, 1232

Miehlke, A. & Partsch, C.J. (1963). Ohrmissbildung, Facialis- und Abducenslähmung als Syndrom der Thalidomidschädigung. *Archiv Ohren Nasen Kehlkopfheilkd.* 181, 154–174

Miller, M. & Strömland, K. (1992). The Study of Malformations »By the Company They Keep«. *Tr. Am. Ophth. Soc.* 90, 247–263.

Orphanet. Fazialisparese, hereditäre isolierte kongenitale. https://www.orpha.net/de/disease/detail/306527 (Zugriff am 22.07.2024)

Partsch, C.J. (1964). Ohrmissbildungen bei der Thalidomid-Embryopathie. *MMW* 7, 290–295.

Rossberg, G. (1963). Ohrmissbildungen und Contergan. *Z für Laryngologie, Rhinologie, Otologie und ihre Grenzgebiete. Juli,* 42(7), 473–498.

Sjögreen, L. & Kiliaridis, S. (2012). Facial palsy in individuals with thalidomide embryopathy: frequency and characteristics. *The Journal of Laryngology & Otology.* 126, 902–906.

Terrahe, K. (1965). Mißbildungen des Innen- und Mittelohres als Folge der Thalidomidembryopathie – Ergebnisse von Röntgenschichtuntersuchungen des Ohres. *Fortschr Geb Rontgenstr Nuklearmed. Jan,* 102, 14–29.

22   CODA – die etwas andere Kindheit

Dirk Bamberger

Wir Kinder der Gehörlosen haben eine Identität. Eine Identität, die wir in unserer Kindheit noch nicht hatten. Eine Identität, die für ein Anderssein, für ein anderes Leben, für eine andere Kindheit steht als die eines »normalen« Kindes.

CODA nennt man uns – Child of Deaf Adult. Ein Merkmal für eine Lebenssituation, die eben eine besondere ist. Besonders – nicht zwangsläufig besser oder schlechter. Einfach nur anders.

Wann genau sich dieser Begriff, der in den USA geprägt wurde, in Deutschland etabliert hat, kann ich gar nicht sagen. Ich war nie auf der Suche nach dieser Identität. Ich war mir lange Zeit auch gar nicht darüber im Klaren, was mir diese besondere Identität, die ich zweifellos habe, in meinem Leben geschenkt und genommen hat. Ich war vielleicht auch gar nicht bereit, mich rückblickend damit auseinanderzusetzen. Möglicherweise auch deswegen, weil die ein oder andere Erkenntnis schmerzen könnte.

Die Tatsache, dass wir heute sehr bewusst, zumindest in der Community der Gehörlosen und deren Kinder, mit dieser besonderen Identität umgehen, ist ein riesiger Fortschritt. Denn es ist wichtig zu wissen, was das KODA-Sein (Kids of Deaf Adult) im Leben nehmen und geben kann.

Und wenn ich nun diese Zeilen verfasse, dann sortiere ich erstmals in meinem Leben genau diese Situation in einer strukturierten Form. Und das ist es, wovor ich mich lange gescheut habe. Obwohl ich in so manchem Vortrag die Situation der CODA und meine persönlichen Erlebnisse immer und immer wieder, zumindest in Teilen, reflektiert habe. Und immer, wenn ich dies tat, spürte ich einen leichten Schmerz. Ein Schmerz, dem mitunter auch traumatische Erfahrungen zugrunde liegen. Ein Schmerz, den ich nicht immer und immer wieder neu erfahren möchte. Ein Schmerz, für den sich meine Eltern nicht verantwortlich fühlen sollen. Ein Schmerz, der nie eine Aufarbeitung erfahren hat.

Dass ich mich nun doch daran mache aufzuarbeiten, reift in mir seit einem Gespräch in meinem Wahlkreisbüro mit Gehörlosen, unter Begleitung eines Dolmetschers und des kleinen Sohnes eines Beteiligten. Dieser gehörlose Vater sagte, sein Sohn ist sein Sohn, kein Dolmetscher, kein Sozialarbeiter, kein Kind mit Verantwortung für einen Erwachsenen. Deswegen führe er alle Gespräche nur mit Dolmetscher oder versuche, mit den Menschen direkt zu kommunizieren, ohne die Einbeziehung seines Kindes; und dies absolut konsequent. Das hat mich zutiefst beeindruckt und mir wurde das erste Mal, mit 50 Jahren bewusst, dass dieser Junge eine andere CODA-Erfahrung machen darf als es meinem Bruder oder mir jemals vergönnt war. Ein Leben als CODA, das allen Kindern gehörloser Eltern möglich sein sollte.

Mir wurde klar, es geht auch anders. Es hat in erster Linie mit dieser Identität zu tun und dem Bewusstsein darüber, was mit dieser Identität verbunden ist. Es hat damit zu tun, dass diese gehörlosen Eltern über die Situation von Kindern gehörloser Eltern aufgeklärt sind. Sie wissen, dass ihr Kind Gefahr läuft einen Teil seiner Kindheit aufzugeben, wenn sie es nicht aktiv verhindern. Es hat damit zu tun, dass die Eltern es eben nicht als Selbstverständlichkeit ansehen, dass ihnen ihr Kind hilft, die Dinge des Alltags zu regeln. Es ist das Bewusstsein darüber, dass die Gesellschaft die Verantwortung dafür trägt, gehörlosen Menschen den Zugang zu Kommunikation und Unterstützung zu ermöglichen. Nicht das Kind trägt diese Verantwortung, sondern die Gesellschaft.

Wir Kinder gehörloser Eltern wachsen in drei unterschiedlichen Kulturen und mit zwei unterschiedlichen Sprachen auf. Wir verwenden die Gebärdensprache – die deutsche Gebärdensprache (DGS) oder die so genannten Hausgebärden. Wir erlernen die Lautsprache und müssen hierbei mitunter von außen unterstützt werden. Denn Vater und Mutter stehen als Vorbilder und »Lehrer« nicht zur Verfügung. Die Gebärdensprache bringt eigene soziale und kulturelle Normen mit sich, die sich von der Welt der Hörenden massiv unterscheidet.

David Pollock hat in seinem Aufsatz »Third Culture Kids: Aufwachsen in mehreren Kulturen« die CODA als »Drittkulturkinder« bezeichnet. Kinder, die in ihrer Kindheit viele interkulturelle Erfahrung sammeln und kulturübergreifende Fähigkeiten entwickeln, die sie zu einem Bindeglied zwischen den Kulturen machen können.

Mangels bewusster Auseinandersetzung mit meiner persönlichen Situation und damit der Situation der CODA an sich, habe ich mir auch zu diesem Punkt bis vor kurzem keinerlei Gedanken gemacht. Daher wende ich mich nun ganz konkret meiner Kindheit zu. Und damit vielleicht nicht nur meiner Kindheit, sondern auch mit meinem Leben bis hierhin, denn Kindheit prägt. Und so manche Kindheit prägt in besonderer Weise.

Ich wurde 1972 als Kind gehörloser Eltern geboren, deren Zusammenkommen – in den Zeiten des Kalten Krieges über die undurchlässigen Grenzen des Ostblocks hinweg – für sich ein eigenes Kapitel wert ist. Die Aufarbeitung der Kindheit meiner Eltern, geprägt von Krieg, Trennung und der Gefahr der Tötung durch die Hand der Verbrecher des Nazi-Regimes, könnte ebenfalls ein weiteres wichtiges Kapitel sein. Mit Blick auf diese beiden ungeschriebenen Kapitel beginne ich heute eine autobiografische Erzählung mit ihrem dritten Kapitel und ohne zu wissen, wie viele und welche Kapitel möglicherweise noch folgen werden.

Mit dem Besuch des Kindergartens verbinde ich meine ersten Erinnerungen daran, mit dem ersten Kindergartentag nicht nur ein wohl behütetes familiäres Umfeld verlassen zu haben, sondern eine neue Kultur kennenzulernen. Eine fremde Kultur. Viele hörende Kinder und hörende Erwachsene, die alle so anders miteinander sprachen und umgingen. Ich erinnere mich, wie ich weinend an der Glastür meines Gruppenraumes stand und ich meinen Bruder an der Glastür des anderen Gruppenraum stehend mit meinen Augen nicht mehr loslassen wollte. Eine Erinnerung, die noch so frisch ist, dass sie mir die traumatische Dimension des seinerzeit Erlebten heute erst offenbart. Denn ich war nicht nur erstmals außerhalb meiner Familie, sondern ich befand mich in einer fremden Kultur. Eine Kultur, die mir Angst bereitete. Eine Kultur, die mich zu überfordern schien, weil ich mich unterlegen fühlte. Schmerz macht sich in mir breit bei dieser Erinnerung.

Möglicherweise sind meine Erinnerungen und Gefühle mit über 45 Jahren Abstand mittlerweile eingetrübt. Aber genau dieses Erleben ist mir noch so frisch in Erinnerung, weil diese Bilder und Gedanken mich noch immer begleiten. Mit dem Kindergarten verbinde ich auch ein zweites Erlebnis, bei dem mir heute klar ist, dass es ein einschneidendes Erlebnis war. Als banal betrachtet man das Geschehene heute. Dabei war es doch so eindrücklich und ganz sicher auch prägend.

Ich schnitt mir mit einer Bastelschere selbst die Haare, scheinbar unbemerkt von den Erzieherinnen. Meine Mutter holte mich ab, wie immer. Im Flur des Kindergartens erkannte sie das Malheur. Sie war furchtbar aufgebracht und wütend. Meine Schutzbehauptung, dass ein anderes Kind mir die Haare geschnitten habe, wollte sie umgehend klären. So ging sie mit mir in die Gruppe, schrie mich an und fragte mich, welches Kind mir das angetan habe. Ich konnte kein anderes Kind benennen, und selbst wenn es so gewesen wäre, hätte ich es nicht benannt. Die Blöße, dass meine Mutter ein anderes Kind beschimpft, wollte ich mir nicht geben. Denn das hätte sie mit Sicherheit getan. Peinlich wäre das geworden. Die sehr impulsive Reaktion meiner Mutter war mir peinlich genug. Aber niemand verstand sie. Denn am nächsten Tag fragten mich die Kinder, was denn los gewesen sei. Noch immer peinlich berührt antwortete ich sinngemäß: »Ach nichts!«.

Meine Mutter wusste nicht, dass ihre Stimme laut ist. Sie wusste nicht, wie sie auf mich wirkt, wie sie auf andere wirkt. Ich war zu dieser Zeit aber auch noch nicht in der Lage, ihr mitzuteilen, dass sie sehr laut ist. Ich fühlte mich hilflos.

Meine erste bewusste Erfahrung, andere Eltern zu haben als die anderen Kinder, ist also mit dem Gefühl der Peinlichkeit verbunden. Das ist ein tiefer Schmerz. Ist er doch so ungerecht gegenüber meinen Eltern. Und dieses Gefühl, sich für die Eltern zu schämen, weil sie so anders sind, weil sie so laut sind, ist eines der weiteren Traumata meiner Kindheit. Ich habe es nur selten zugegeben und mir selbst nie wirklich eingestanden, dass mein Bewusstsein für meine besondere Situation vor allem verbunden war mit einer gewissen Scham für meine Eltern.

Mir hat damals niemand gesagt, dass ich mich nicht schämen muss. Dass es vollkommen okay ist, wie meine Eltern sind. Dass ich selbstbewusst zu meinen Eltern stehen kann.

Gehörlose wurden seinerzeit noch als taubstumm bezeichnet, obwohl sie ja alles andere als stumm sind. Ganz im Gegenteil! Sie haben eine Stimme und sie setzen ihre Stimme häufig auch ein. So haben sie es gelernt in der Zeit des so genannten Oralismus; in der Zeit, in der sie gezwungen wurden, laut zu sprechen, und es ihnen verboten war, Gebärdensprache zu verwenden.

Und nicht wenige Mitmenschen hielten gehörlose Menschen vor allem für geistig behindert oder sonst irgendwie »gestört«. Nein, damals gingen wir Kinder nicht selbstbewusst mit der Situation unserer Eltern um. Wir fügten uns gesellschaftlichen Konventionen und Ansichten. Wir waren ja Kinder. Und unsere Eltern? Die hatten ihren Kampf, den Alltag mit uns zu bewältigen. Sie mussten sich im Arbeitsleben behaupten. Sie mussten sich gegen zahlreiche Versuche Hörender erwehren, die in den Gehörlosen Dumme sahen, die man leicht über den Tisch ziehen konnte. Sogar innerhalb der Verwandtschaft war das so.

Wie sollten sie uns noch beibringen, selbstbewusst mit einer besonderen Situation wie dieser umzugehen? Meine Eltern sahen nur ihre Situation und kannten nur ihre Situation. Ich denke, alle gehörlosen Eltern sahen damals nur ihre Situation. Eine Situation, in der sie sich manchmal auch selbst bedauerten. Dass wir Kinder von dieser Situation auch betroffen sind, dass uns diese Situation vor ganz eigene Probleme und Herausforderungen stellte, sahen sie nicht. Das sah keiner. Ein weiterer Schmerz, den unsere Eltern nie erkannten, nie erkennen konnten: Wir waren auch betroffen. Wir hatten auch eine Last, über die aber keiner sprach. Wir nicht. Andere nicht.

Wir wuchsen unter dem gleichen Dach mit unserer Oma und der Familie unserer Tante auf: Drei hörende Erwachsene, drei hörende Cousinen und Cousins und unsere Familie sowie einige Studenten lebten im Haus. So erlernten mein Bruder und ich die Lautsprache und die Gebärdensprache gleichzeitig in unserem direkten sozialen Umfeld. Mein älterer Bruder musste dabei logopädisch unterstützt werden, was mir dann erspart blieb.

In Erinnerung geblieben sind mir leider auch zahlreiche Konflikte. Teils harsche Auseinandersetzungen mit dem hörenden Teil der Familie, mit Studentinnen und Studenten, die in unserem Haus wohnten, mit Kolleginnen und Kollegen unserer Eltern. Auseinandersetzungen, die allesamt auf Missverständnissen, Misstrauen gegenüber Hörenden und kulturellen Unterschieden beruhten. Konflikte, die wir Jungs, teils noch im Kindergartenalter, schlichten mussten. Schlichten zwischen Erwachsenen, die sich streiten. Ein weiterer Schmerz.

In der Grundschule merkte ich, dass mir mit der Gebärdensprache und der multikulturellen Erfahrung etwas Besonderes gegeben ist. Ich konnte etwas, das sonst keiner konnte. Ich kannte etwas, das sonst keiner kannte. Ich hatte Erfahrungen, die viele meiner Mitschüler erst viele Jahre später machten. Ich übernahm Verantwortung, die andere nie übernahmen, weil sie es nicht mussten.

Das machte mich stolz. Das Anderssein, das andere Leben war plötzlich nicht mehr peinlich. Und trotzdem: gerade, wenn meine Eltern in der Öffentlichkeit ihre Gebärdensprache mit Lautsprache versuchten zu unterstützen, was sie uns Kindern gegenüber immer taten, war mir die damit verbundene Aufmerksamkeit anderer immer unangenehm. Und auch heute ist es mir immer wieder unangenehm. Wieder ein Schmerz, dies einzugestehen. Einzugestehen, dass es mir unangenehm ist, wenn meine Eltern in der Öffentlichkeit laut mit mir reden.

Und doch überwog und überwiegt ein gewisser Stolz über die besonderen Fähigkeiten. Und ein noch größerer Stolz auf meine Eltern, die ihr Leben trotz aller Widrigkeiten so gut gemeistert haben und nun zufrieden sein dürfen, mit dem, was sie in ihrem Leben geschafft und aufgebaut haben.

Ich war Dolmetscher für unsere Eltern in allen Lebenssituationen. Ich rief am Arbeitsplatz an, wenn mein Vater oder meine Mutter krank war. Ich übersetzte die schwierigen Gespräche mit der Bank. Mein Bruder und ich füllten die Steuererklärung aus. Ich fragte den Chef meiner Mutter, ob er ihren Teilzeitanteil nicht ausweiten könne, weil es uns materiell nicht gut ging. Ich schlichtete und übersetzte die Erb- und Schenkungsauseinandersetzungen mit den Geschwistern meines Vaters. Ich kümmerte mich um die Korrespondenz, damit die Oma aus Oberschlesien uns doch nun endlich besuchen konnte. Das erledigte nicht der hörende

Teil der Verwandtschaft im Haus. Das erledigten mein Bruder und ich. Wir waren Kinder. Kinder im Alter von sechs und acht Jahren, als wir die Krebserkrankung unserer Mutter dolmetschten. Schmerz.

Wie ertrugen wir es damals? Ich weiß es nicht. Ich erinnere mich nicht. Vielleicht verstanden wir Kinder auch gar nicht, dass die geliebte Mama sterben könnte. Ich übersetzte es aber damals. Ich war noch im Kindergarten.

Es gab keine Hörenden, die unsere Aufgabe hätten übernehmen können, wollen oder dürfen. Die Hörenden in der Familie waren kaum in der Lage, mit unseren Eltern ohne Missverständnisse zu kommunizieren. Dieser Herausforderung wollten sie sich vielleicht auch gar nicht stellen. Das Misstrauen meiner Eltern, das Misstrauen der Gehörlosen gegenüber den Hörenden, vor allen Dingen aus der eigenen Familie, war groß.

Da der Gebärdensprache eine eigene Grammatik zugrunde liegt und sie gänzlich ohne Betonungen beziehungsweise »Melodien« auskommen muss, erwerben gehörlose Menschen ihre Sprachkompetenz nicht über die alltägliche Kommunikation, sondern sie müssen sich das Sprach-/Schriftverständnis hart erarbeiten. Viele Gehörlose der älteren Generation hatten nie die Chance dieses Verständnis aufzubauen. Jungen Gehörlosen, die in den Genuss einer moderneren Gehörlosenpädagogik kommen, ist dies schon eher vergönnt.

Den meisten Gehörlosen fehlt die Fähigkeit, Texte richtig zu verstehen. Auch beim geschriebenen Wort ist die Gefahr des Missverständnisses sehr hoch. Deswegen scheitert der schriftliche Austausch schon häufig bei den einfachsten Dingen des Alltags. Einfache Sprache kann manchmal nicht einfach genug sein. Sie müsste, um von Gehörlosen gut verstanden zu werden, eigentlich grammatikalisch dem Satzaufbau Subjekt (S), Objekt (O) und Verb (V) angepasst werden und gänzlich auf Gender-Sonderzeichen verzichten. Diese Erkenntnis ist wichtig, um zu verstehen, warum auch der schriftliche Austausch mit Gehörlosen schnell an seine Grenzen stößt und der Einsatz von Dolmetschern daher so unglaublich wichtig ist.

In meiner Kindheit gab es keine Dolmetscher für Gehörlose in der Region. In Frankfurt beim Gehörlosenverband gab es den Sohn des Präsidenten des Deutschen Gehörlosenbund Wolfgang Czempin. Den sahen wir sehr oft im Fernsehen, wenn er Nachrichtensendungen als erster in Deutschland überhaupt in Gebärdensprache übersetzte. Es gab also keine Infrastruktur, auf die man hätte zurückgreifen können, um außerhalb der Welt der Gehörlosen eine gleichwertige Kommunikation zu gewährleisten.

Und so waren wir zwei Jungs der Familie Bamberger die einzigen KODA der ganzen Region, die in der Lage waren, die Aufgabe von Dolmetschern und Sozialarbeitern zu übernehmen. In unserer Küche stand das »Schreib-Telefon« – eine besondere Errungenschaft dieser Zeit, genauso wie die Blitzlicht-Klingel. Wir nannten unsere Küche den »Taubenschlag«. Taubenschlag deshalb, weil es zuging, wie in einem Taubenschlag. Und weil es die Tauben, die Nichthörenden waren, die zu uns kamen.

In unserer Küche stand das Radio meines Bruders. Ein einfaches Radio, für das mein Bruder eine Zeit lang sparen musste. Es gab uns aber so etwas wie Freiheit, in unserem Taubenschlag. Das Radio lief fast rund um die Uhr und wir erlebten so die

Anfänge von Michael Jackson und vielen anderen musikalischen Größen dieser Zeit. Dieses kleine einfache Radio spielte eine große Rolle für uns.

Oft hatten wir in unserem Taubenschlag Dinge für die Gehörlosen telefonisch zu klären. Terminvereinbarungen, Kontakt mit der weiter weg wohnenden Verwandtschaft, Bestellungen beim Versandhandel und einiges mehr. Aber wir begleiteten auch und gingen mit zu Ärzten, Banken, Behörden. Eine normale Kindheit war das nicht.

In dieser Zeit haben wir viel gelernt. Wir waren in vielen Dingen unseren jeweiligen Altersgenossen weit voraus. Wir machten Erfahrungen, die andere in unserem Alter noch nicht machten. Diese frühen Erfahrungen haben uns sehr geprägt und auch selbstständig werden lassen. Wir haben früh Verantwortung übernommen, Verantwortung übernehmen müssen. Verantwortung für unsere Eltern. So wie unsere Eltern für uns Verantwortung getragen haben.

Für unsere Freunde, die uns häufig besuchten, war die Situation bei uns zuhause total spannend. Sie waren gerne bei uns, genossen die Herzlichkeit meiner Mutter, die Fröhlichkeit meines Vaters und seine große Spur-Null-Modelleisenbahn. Und sie brauchten uns überhaupt nicht als Dolmetscher. Ohne jede Kenntnis über Gebärdensprache verstanden sie sich mit unseren Eltern. Meine engsten Freunde von damals empfinden heute noch eine sehr große Zuneigung zu meinen Eltern. Und sie verstehen sich heute noch mit ihnen, wie damals. Ich lernte, dass nicht das Beherrschen der Gebärdensprache entscheidend ist, um sich mit Gehörlosen zu verstehen. Entscheidend ist, sich auf ihre Mentalität und Kultur einlassen zu können. Das kann man nicht lernen. Diese Gabe hat man oder man hat sie nicht. Zu sehen, dass meine Freunde diese andere Kultur zu schätzen wissen, empfinde ich als große Bereicherung.

Auch wenn es damals manchmal etwas anstrengend für uns Jungs war, so erinnere ich mich gerne daran zurück, wie wir unter dem Fernseher oder neben den Eltern auf dem Sofa saßen und die Nachrichten und manchmal auch Filme in Gebärdensprache übersetzten. Denn damals gab es noch keine Untertitel. Das Videotext-Format kam erst Mitte der 1980er so richtig auf.

Einmal im Monat fand der Gehörlosen-Gottesdienst statt. Mein Vater war hier als Kirchenhelfer und Gemeindevorsteher sehr engagiert. Meine Mutter kümmerte sich mit anderen Frauen um das anschließende Kaffeetrinken. Mein Bruder und ich saßen bei unseren Eltern im Gottesdienst. Und wenn dann der Pfarrer, der sich die Gebärdensprache angeeignet hatte, in der Predigt mit seinen Gebärden oder auch im Gebet nicht weiterkam, so halfen mein Bruder und ich aus.

Ein gehörloser Freund meines Vaters besuchte regelmäßig die Gottesdienste in der Marburger Lutherischen Pfarrkirche, und zwar »nur«, um die Orgel zu spüren. Er legte seine Hände auf die Rückenlehne der Bank vor seiner Reihe und spürte die Musik. Das war ihm wichtig und er wirkte so unglaublich beseelt von dieser Erfahrung. Ich lernte, dass Gehörlose so viel feinfühliger und sensibler sind als hörende Menschen. Selbst in der Musik.

Im Freundeskreis meiner Eltern gab es mehrere Familien, in denen sowohl Eltern als auch Kinder gehörlos waren. Mit diesen Kindern wuchsen wir auf. Wir besuchten uns gegenseitig, feierten die Familienfeste zusammen, gingen zusammen ins Schwimmbad. Wir waren wie eine große Familie. Sie sind heute noch meine

Freunde. Freunde, auf die ich mich mehr verlassen kann als auf viele andere. Freunde, die sich auf mich verlassen können, mehr als auf andere. Dieses Vertrauensverhältnis von Gehörlosen zu Hörenden kommt nicht oft vor. Denn zu oft haben Gehörlose negative Erfahrungen machen müssen mit Hörenden, die die Gehörlosen als leichte Opfer ansehen.

Die Gehörlosen in Marburg hatten und haben ein reges Vereinsleben. Neben sportlichen Aktivitäten, ich erinnere mich noch gut an den sehr aktiven Gehörlosen-Kegelclub, trafen und treffen sie sich zu geselligen Gelegenheiten. Ich war oft und gerne dabei. Mit dem Wirt der Kegelkneipe und mit den anderen Keglern kamen die Gehörlosen problemlos zurecht. Man kannte sich ja und lernte sich zu verständigen. Und doch blieben und bleiben die Gehörlosen unter sich. Sie bleiben gerne in ihrer Community. Hier fühlen sie sich sicher. Hier war ich, der hörende Sohn gehörloser Eltern, ein Teil dieser Community.

Mit zehn Jahren interessierte ich mich dafür, Musik zu machen. Im Spielmannszug der Freiwilligen Feuerwehr Marburg fand ich einen Ort, an dem ich eine Ausbildung kostenlos genießen durfte. Denn wirtschaftlich gesehen ging es meinen Eltern nie gut. Kostenpflichtiger Musikunterricht war aus rein finanziellen Gründen undenkbar für uns. Sie freuten sich riesig darüber, dass ich mit der Musik eine neue Kultur für mich erschloss, an die sie mich nie hätten heranführen können. Viele Auftritte mit meinem Spielmannszug begleiteten sie und waren stolz darauf, mich in Feuerwehruniform und musizierend sehen zu können. Es kam dann aber der Zeitpunkt, als die musikalischen Leiter der festen Überzeugung waren, dass ich unbedingt professionellen Musikunterricht erhalten und mit der Trompete ein neues Instrument erlernen sollte. Weder für Unterricht und schon gar nicht für ein Instrument war Geld da. Meinen Eltern zu vermitteln, dass ich das brauche, war mir nicht möglich. So sehr sie sich über meine Begeisterung für die Musik freuten, so limitiert waren ihre Möglichkeiten, mich zu fördern. Dies übernahmen dann Förderer, die für mich eine Patenschaft übernahmen.

Ich hatte meine eigene Welt, die Welt der Musik gefunden. Eine Welt, in die mich meine Eltern nicht begleiten konnten, was mich nicht selten traurig machte. Oft bekamen meine Eltern von hörenden Kolleginnen und Kollegen oder Bekannten erzählt, dass sie mich gehört hätten und es sei wunderbar gewesen. Darauf waren sie stolz. Darauf waren sie sehr stolz. Auch wenn sie nie in der Lage waren, zu erfassen, was Musik eigentlich bedeutet. Bis dahin hatte ich nie den Wunsch verspürt, dass meine Eltern hören sollten. Warum auch? Für mich war dieser Zustand ja normal. Dass ein Wunder geschehen würde und alles so sei wie bei anderen sein sollte, wünschte ich mir nie. Doch mit der Musik änderte sich das und ich wünschte mir schon so manches Mal insgeheim: »Könnten sie es doch nur hören!« Ich wünsche es mir bis heute.

Meine schulische Laufbahn wäre vermutlich etwas anders verlaufen, wären meine Eltern hörend gewesen. Da alle meine Freunde von der Grundschule in die Hauptschule übergingen, wollte ich auch dorthin. Und meinen Eltern war das Recht. Obwohl bei meinem Bruder und mir das Potenzial für das Gymnasium gegeben war, genoss diese Entscheidung bei meinen Eltern keine hohe Priorität. Meine Lehrer empfanden diesen Weg als falsch, waren aber nicht in der Lage dies auch so zu kommunizieren.

Meine Eltern selbst waren aufgrund ihrer Behinderung auf die Schulabschlüsse ihrer Gehörlosen-Schulen reduziert. Es gab gar keinen Anlass, von den eigenen Kindern mehr zu erwarten. Es gab aber auch niemanden, der meinen Eltern erfolgreich vermitteln konnte, dass es doch besser für die Kinder sei, einen anderen Schulzweig zu besuchen. Und so entwickelte sich bei mir das Streben nach einem höheren Schulabschluss erst im Laufe der Zeit in der Hauptschule. Möglicherweise wäre mein Weg bei einer anderen Entscheidung zuvor ein anderer gewesen. Und doch kann ich auch heute noch selbstbewusst darauf zurückblicken, dass ich Hauptschüler war und dass mir diese Zeit nicht geschadet hat. Meine Eltern haben anders gehandelt als Eltern, die aufgeklärt und beraten worden sind. Aber sie haben nicht falsch gehandelt. Ihnen fehlte einfach, aufgrund mangelnder Kommunikation, die Erkenntnis über die Tragweite dieser Entscheidung.

Da meine gleichaltrige Cousine mit mir in die gleiche Klasse ging, übernahm meine Tante die Elternabende mit. Was hätten meine Eltern auch dort gewollt? Sie hätten nichts verstanden. Ihnen hätte keiner einen Dolmetscher finanziert. Und es gab auch keine Dolmetscher.

In dieser Zeit waren wir natürlich schon längst daran gewöhnt, in unterschiedlichen Kulturen und Sprachen zu leben. Häufig begegnete uns Neugierde und auch Bewunderung für unsere Fähigkeit, die Gebärdensprache zu sprechen. Die wohl häufigste gestellte Frage war die: »Wie habt ihr denn sprechen gelernt?« Diese Frage löste bei mir immer wieder Verwunderung aus. Ich empfand es auch irgendwann als nervig, weil sie so häufig gestellt wurde. Denn ich habe ja sprechen gelernt. Und zwar Gebärdensprache und dann zusätzlich auch die Lautsprache! So wie andere Kinder eben auch sprechen lernen in zweisprachigen Familien. Ist doch klar!

Mir wurde aber auch deutlich, dass ein Außenstehender unsere Situation ja überhaupt nicht kennt und daher auch nicht wissen kann, wie es in Familien mit gehörlosen Eltern abläuft.

Die Kommunikation zwischen uns und unseren Eltern war leider auch nicht frei von Missverständnissen und alles andere als unkompliziert. Abgesehen davon, dass wir sogenannte Hausgebärden sprachen, hatten meine Eltern einen hohen lautsprachlichen Anteil. Der Versuch der Lautsprache ging zu Lasten der Anwendung von Gebärden. Damit lernten wir die bei unseren Eltern üblichen Gebärden, die sie in einer Zeit erworben hatten, als Gebärdensprache verboten war oder, wie bei meiner Mutter in Polen, eine andere Gebärdensprache zur Anwendung kam. Beides war fernab von der normierten deutschen Gebärdensprache.

Unsere Gespräche beschränkten sich häufig auf den Austausch von Informationen. Gespräche, so richtige Gespräche wie sie hoffentlich viele Eltern mit ihren Kindern über alle möglichen Dinge des Lebens führen, hatten wir nicht. Wir haben auch nie unsere Probleme, Sorgen und Nöte mit unseren Eltern besprochen. Allerdings auch nie miteinander. Denn wir lernten ja früh, mit den Dingen des Lebens und des Alltags selbst zurechtkommen zu müssen. Kummer gab es nicht. Zumindest teilten wir unseren Kummer nicht. Wir behielten ihn für uns. Ich behielt ihn für mich. Mein Bruder behielt ihn für sich. Wie hätten unsere Eltern den Kummer auch lösen können? Schmerz.

Ja, wir hatten keine normale Kindheit. Ja, ein großes Stück der Unbeschwertheit und Freiheit des Kindseins war uns genommen. Die mangelnde Freiheit zieht sich dem Grunde nach bis heute durch unsere beiden Leben. Weder mein Bruder noch ich könnten uns vorstellen unsere Eltern allein in Marburg zurückzulassen, obwohl sie heute von uns – Dank der Dolmetscher – unabhängiger sind als früher.

Und auch sie zu enttäuschen oder ihren Konventionen nicht zu entsprechen hätte ich als zusätzliche Belastung für ihre Situation empfunden. Dabei weiß ich genau, dass sie uns vielmehr Abweichung und Freiheit gegönnt hätten, als wir es ihnen unterstellt haben.

Die CODA meiner Zeit waren und sind die Dolmetscher ihrer Eltern. Und viel mehr noch: Sie sind Bewacher und Beschützer. Wir beschützen sie vor Missverständnissen und achten darauf, dass sie nicht missverständlich handeln. Im Gegensatz zu professionellen Dolmetschern liegt unsere Aufgabe darin, Missverständnisse zu kompensieren und einfache Sachverhalte zu erklären, die einem Hörenden selbstverständlich erscheinen.

Die Probleme der Community der Gehörlosen sind sehr vielfältig. Es gibt immer noch viel zu wenige Dolmetscher. Die Gebärdensprache ist immer noch alles andere als selbstverständlich. Gehörlose müssen immer noch für die Durchsetzung ihrer Rechte kämpfen. Noch immer mangelt es an den Schulen für Gehörlose an ausreichenden pädagogischen Fachkräften mit Gebärdensprachkenntnissen. Die Etablierung der Gebärdensprache in so vielen Bereichen ist ebenso ein immer noch so großes Vorhaben, wie die Herstellung von gesellschaftlicher Teilhabe von Menschen mit schweren Hörbehinderungen.

Alle meine Erfahrungen als CODA, als Kind gehörloser Eltern, als Kind ohne Kindheit, treiben mich dazu an, es besser zu machen für die Gehörlosen und deren hörende Kinder. Die Einführung des Gehörlosengeldes in Hessen ist ein wichtiger Baustein. Die Gründung des Netzwerks »Gebärdensprache in Hessen« ist hierbei für mich ebenso relevant wie die jährliche Durchführung des Tages der Gebärdensprache in Marburg.

Viele weitere Bausteine werden und müssen noch folgen, um die Welt, vor allen Dingen für die CODA besser zu machen. Denn ich möchte nicht, dass in der heutigen Zeit noch ein Kind die Krebserkrankung der eigenen Mutter übersetzen muss, so wie ich es einst tun musste.

23 Conterganbedingte Schäden am zentralen und peripheren Nervensystem

Christina Ding-Greiner

> »Building the human CNS requires the precise orchestration and coordination of myriad molecular and cellular processes across a staggering array of cell types and over a long period of time.« (Silbereis et al., 2016)

Die Entwicklung des Gehirns beginnt im frühen Embryonalstadium und endet im jungen Erwachsenenalter, Mitte bis Ende der Zwanzigerjahre. Das Gehirn ist das komplexeste Organ des Organismus, es zeigt ein rasantes Wachstum ab der vierten postkonzeptionellen Woche, sodass sich bis zur Geburt sein Gewicht um das 40-fache vermehrt hat. Nach der Geburt beschleunigen sich die Entwicklung von Dendriten, das Wachstum von Axonen und deren Myelinisierung, die Proliferation der Glia; Synapsen bilden sich aus, vermehren und verknüpfen sich in Anpassung an die Interaktion mit der Umwelt, an sensorische Reize, an die zunehmende Mobilisation bis zum aufrechten Gang, an Sprache und emotionale Erfahrungen. Nach der Geburt bis zum Ende des dritten Lebensjahres setzt sich das rasche Wachstum fort, sodass bis dahin das Gehirn etwa 80 % bis 90 % des maximal zu erwartenden Gehirngewichts erreicht.

Aus diesem Grund ist der Bedarf an Sauerstoff außerordentlich groß, größer als nach Abschluss der Entwicklung im Erwachsenenalter. Der Sauerstoffbedarf des Gehirns liegt beim Erwachsenen bei 18 % des Gesamtbedarfs des Organismus in Ruhe, wobei das Gewicht nur 2,5 % des Gesamtkörpergewichts beträgt.

Bis zum Abschluss der Entwicklungsphase finden sich Veränderungen der Gehirnstruktur, eine Restrukturierung der neuralen Schaltkreise als Ausdruck der Anpassung des Gehirns an die gegebene Situation, der Entwicklung höherer kognitiver Prozesse und eines vielschichtigen Verhaltens (Silbereis et al., 2016).

23.1 Embryonale Entwicklung von ZNS und PNS

Während der Gastrulation, in der dritten Woche p. c., entwickelt sich der Embryo aus einer einschichtigen epithelialen Keimscheibe zu einer mehrschichtigen und multidimensionalen Struktur. Ende der dritten Woche richten sich im Bereich der Neuralplatte entlang der Längsachse die Neuralfalten auf, zwischen denen die Neuralrinne liegt. Durch Verschmelzen der beiden Falten in kranialer und kaudaler Richtung entsteht das Neuralrohr, die Vorstufe von Gehirn und Rückenmark. Der

Verschluss des Neuralrohrs erfolgt erst rostral, dann kaudal und ist um den 30. bis 32. Tag abgeschlossen. Am kranialen Ende bilden sich drei Hirnbläschen: Prosencephalon (Vorderhirn), Mesencephalon (Mittelhirn) und Rhombencephalon (Rautenhirn). Diese drei Gehirnbläschen bleiben erhalten und bilden das Ventrikelsystem im Gehirn in Verbindung mit dem Zentralkanal des Rückenmarks. In der vierten Woche entsteht das Augenbläschen als Ausstülpung des Prosenencephalon und aus dem darüberliegenden Ektoderm schnürt sich die Linse ab. In der fünften Woche bilden sich die Großhirnhemisphären aus Teilen der Vorderwand des Prosencephalon, das zum Zwischenhirn wird, und bilden zusammen mit den Augenbläschen die Anlage des Endhirns (Sadler, 2008, S. 384).

Lateral des Neuralrohres erfolgt etwa ab dem 25. Tag p. c. die Ausbildung von paarig angelegten rundlichen Somiten; sie bilden auf beiden Seiten entlang des Neuralrohrs von kranial nach kaudal jeweils einen Strang, der zur Ausbildung von etwa 40 Segmenten führt. Aus ihnen entsteht das Achsenskelett, die Muskulatur des Rückens und der Extremitäten, sowie Dermis und subkutanes Gewebe (Sadler, 2008, S. 102; embryology.ch) (siehe hierzu ▶ Kap. 12.1).

Wie in der folgenden Abbildung (▶ Abb. 23.1) dargestellt, liegen die Zellen, die die Neuralleiste bilden, zwischen Oberflächenektoderm und dem Epithel der Neuralplatte entlang des gesamten Neuralrohrs. Nach Verschluss des Neuralrohrs wandern die Neuralleistenzellen in das seitlich liegende Mesoderm aus und erfahren dort eine Umwandlung ihrer epithelialen in eine mesenchymale Struktur, die als Epithel-Mesenchym-Transformation (EMT) beschrieben wird.

Die Zellen der Neuralleiste sind pluripotente Zellen mit stammzellähnlichen Eigenschaften, aus ihnen entstehen das periphere und das autonome Nervensystem durch Auflösung der Neuralleiste und Migration der Zellen. Aus den verschiedenen Abschnitten der Neuralleiste stammen unterschiedliche Organe und Abschnitte des PNS (Vega-Lopez et al., 2018).

- *kranial:* Bildung von Ganglien der Hirnnerven, Meningen, glatte Muskulatur der Gefäße, Bindegewebe und Pigmentzellen, Adenohypophyse, Auge und Ohr
- *kardial:* Thymus und Schilddrüse, Entwicklung des Herzens
- *Stamm:* Neurone und Glia des peripheren Nervensystems, sekretorische Zellen des endokrinen Systems, Nebennierenmark, Knochenmark
- *sakral/vagal:* Ganglien des enterischen Nervensystems, Innervation der Urogenitalorgane

Die segmentierten Spinalnerven bilden sich in der vierten Woche, motorische Fasern wachsen aus den Nervenzellen des Vorderhorns des Rückenmarks aus und vereinigen sich mit den sensiblen Fasern, die aus den Spinalganglien zum Hinterhorn des Rückenmarks ziehen. Die dorsalen Äste innervieren die Rückenmuskulatur, die Wirbelgelenke und die darüber liegende Haut. Die ventralen Äste innervieren die Extremitäten und die Abdominalwand und bilden die Plexus cervicalis, brachialis und lumbosacralis.

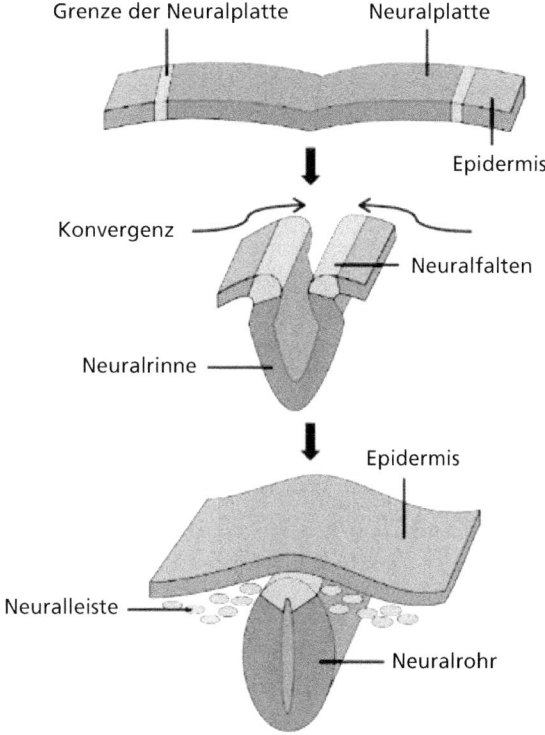

Abb. 23.1: Entstehung von Neuralrohr und Neuralleiste aus der Neuralplatte (Autor: NikNaks, https://de.wikipedia.org/wiki/Datei:Neural_crest.svg#file)

23.2 Neurovaskularisation und Organogenese

Während der ersten acht Wochen der Schwangerschaft entwickeln sich Aufbau und Struktur des Nervensystems, Interaktionen auf zellulärer Ebene stehen im Vordergrund. Daher sind in dieser Phase genetische, epigenetische und äußere Einflüsse wie Intoxikationen oder Infektionen von besonderer Bedeutung. Die meisten vorgeburtlichen Fehlbildungen entstehen in diesem Zeitraum. In der Fetalperiode erfolgen Wachstum und Differenzierung, Organisation und Verknüpfung der verschiedenen Gehirnregionen, die Komplexität der vaskulären Versorgung nimmt zu. Die beiden Hemisphären bilden sich aus, die Oberflächenvergrößerung durch Sulci und Gyri werden in der Mitte der Schwangerschaft sichtbar. Wegen dieser rasanten Entwicklung, der außerordentlichen Zellvermehrung – 3,86 Mio Neurone pro Stunde während der vorgeburtlichen kortikalen Neurogenese – besteht beim Gehirn über die ganze Schwangerschaft und darüber hinaus eine größere Vulnerabilität als bei anderen Organen. Entscheidend für eine ungestörte Entwicklung des Gehirns ist die Verfügbarkeit der in jeder Phase notwendigen Energie, von Sauerstoff und von Nährstoffen, sowie der zum Zeitpunkt erforderlichen molekularen Bauelemente, um den Entwicklungsprozess ungestört aufrechtzuerhalten (Silbereis et al., 2016; Stiles & Jernigan, 2010).

Gefäße und Nerven nehmen später, eingehüllt in eine Bindegewebsscheide, einen gemeinsamen Verlauf im Organismus. Die Nervenzellen benötigen das kapillare Netzwerk, um die Versorgung mit Sauerstoff und Nährstoffen sicherzustellen. Die Gefäße wiederum, insbesondere die Arterien, benötigen die vegetative Innervation ihrer Muskulatur, um den Tonus des Gefäßsystems, Vasodilatation oder Vasokonstriktion bei Bedarf zu regeln.

Beide Systeme tragen entscheidend zur Organogenese bei, sie bilden gewebe- und organ-spezifische funktionelle Netzwerke durch Interaktion miteinander und mit Gewebezellen. Hinzu kommt ihre wichtige Rolle bei der Reparatur von Geweben nach Verletzungen. In der Frühphase der Angiogenese und der Sprossung von Axonen finden sich erste reziproke neurovaskuläre Interaktionen, die dazu führen, dass sich beide Systeme einen gemeinsamen Weg in das noch avaskuläre Gewebe bahnen. An der Spitze der jeweiligen Sprossen befinden sich spezialisierte bewegliche sensible Zellen, die in ihrer Struktur und in ihrem Aufbau ähnlich sind, und die bei der Nervenzelle als Wachstumskegel, bei den Gefäßen als Endothelspitzenzelle bezeichnet werden. Positive – anziehende – und negative – abstoßende – Signale aus der Umgebung werden von den Wachstumskegeln bzw. von den Endothelspitzenzellen wahrgenommen, und auf diese Weise werden die wachsenden Sprosse gelenkt. Signale aus der Umgebung werden von beiden Systemen gleichermaßen wahrgenommen und dieser Mechanismus bestimmt daher ihren gemeinsamen Verlauf (Larrivée et al., 2009; Takara et al., 2023).

Vaskularisation erfolgt durch Einwachsen von Gefäßsprossen in avaskuläres Gewebe, um sich dort zu verästeln und auszubreiten und um Wachstum zu ermöglichen und zu steuern. Die embryonale Entstehung und Entwicklung des Gehirns ist an die frühzeitige Ausbildung eines perineuralen vaskulären Plexus gebunden, der das Neuralrohr mit einem dichten Netzwerk umgibt; von dort wachsen weitere Gefäße in das Nervengewebe ein. Es bilden sich feine Netzwerke, bestehend aus Endothelspitzenzellen, Pericyten, Gliazellen und Neuronen, die eng miteinander verbunden sind. Sie bilden die Grundlage für den Aufbau der Blut-Hirn-Schranke, die den Austausch zwischen den Nervenzellen und dem Blutstrom regulieren, um das Gehirn vor Toxinen zu schützen und die Aufnahme von Glukose zu sichern. Die enge reziproke Kommunikation von Gefäßen und Nervengewebe ermöglicht sowohl den strukturellen Aufbau des Zentralnervensystems sowie dessen Erhalt als auch die Modulation der Entwicklung des Gefäßsystems. Die Moleküle, die den Axonen als Leitsystem dienen (Netrine, Slits, Semaphorine und Ephrine) werden genauso von den Gefäßknospen erkannt wie die vaskulären endothelialen Wachstumsfaktoren (VEGF-A, -B, -C, und -D) von den Wachstumskegeln. Die Entwicklung beider Systeme wird von diesen Signalmolekülen gemeinsam reguliert. Im Verlauf beeinflussen sich beide Systeme gegenseitig und nur die enge Verbundenheit und gemeinsame »Sprache« ermöglicht den kontrollierten Aufbau des Nervensystems (Eichmann & Thomas, 2013; Paredes et al., 2018).

23.3 Tierversuche

Schwangeren Kaninchen wurden von Heine et al. (1964) vom 7. bis 12. Tag der Trächtigkeit 150 mg/kg Thalidomid verabreicht. Die Föten wurden am 29. Tag in Narkose entnommen. Neben Radiusstrahldefekten mit Dysplasie und Aplasie des Radius fand sich eine Verkürzung der Ulna sowie Klumphandbildung. Des Weiteren fanden sich bei den Föten Encephalocelen mit oder ohne Hämangiom im Stirnbereich, vollständige Exencephalien und hydrocephale Schädelkonfigurationen. Hinzu kamen Lippenspalten, Lippen-Kiefer-Spalten und Lippen-Kiefer-Gaumenspalten. Die Schädigungen traten einzeln oder kombiniert auf.

1965 wurden von Erfurth Röntgenaufnahmen der oben erwähnten Föten angefertigt. Bei den beschriebenen Dysmelien der oberen Extremitäten fiel auf, dass sie häufiger links als rechts auftraten, und wenn beide Seiten betroffen waren, dann war die Schädigung auf der linken Seite stärker ausgeprägt als rechts. Dieser Befund wurde ebenso beim Menschen beschrieben (siehe hierzu ▶ Kap. 7.7).

Die Schädigungen am Schädel traten entweder isoliert oder in Kombination mit einer Hakenhand wegen Dysplasie des Radius auf. Bei den Schädigungen am Hirnschädel handelte es sich um median gelegene Encephalocelen verschiedener Größe über dem parietalen Hirnschädel oder um breite mediane Schädelspalten, die mit Mikroencephalie und Exencephalie einhergingen.

Beim Menschen fanden sich nach vorgeburtlicher Thalidomid-Exposition teilweise ähnliche Schädigungen, Radiusstrahldefekte mit und ohne Klumphandbildung, das Überwiegen der Schädigungen der oberen Extremitäten und das Überwiegen oder das höhere Ausmaß der Ausprägung der linken gegenüber der rechten Körperseite. Hämangiome im Bereich der Stirn oder des Gesichts traten auch beim Menschen häufig auf. Schwere Encephalocelen oder Schädelspalten mit Exencephalien dagegen wurden nicht beschrieben, allerdings war bei totgeborenen oder kurz nach der Geburt verstorbenen contergangeschädigten Kindern ein Hydrocephalus beschrieben worden (Leck & Millar, 1962). Zu Beginn der 1960er Jahre wurden Aborte oder Totgeburten nicht systematisch erfasst und untersucht, und diese nicht lebensfähigen contergangeschädigten Früh- oder Neugeborenen zeigten mit Sicherheit schwere Fehlbildungen.

Hallene et al. (2006) belasteten schwangere Ratten zum Zeitpunkt E15 mit zwei Dosen von jeweils 30 mg/kg Thalidomid im Abstand von zwölf Stunden und untersuchten das Gehirn der belasteten Tiere an verschiedenen Zeitpunkten. Die Ergebnisse zeigten ausgeprägte Störungen der Entwicklung der Hirnrinde infolge einer Inhibition der Angiogenese durch Thalidomid, die wiederum zu Gefäßfehlbildungen und zu einer defekten Blut-Hirn-Schranke führten. Auf der Grundlage dieser Schädigungen, so vermuteten die Autoren, sei die Entstehung von verschiedenen schweren neurologischen Defiziten und Erkrankungen wie beispielsweise geistige Behinderung, Autismus oder Epilepsie möglich.

Folgende Entwicklungsstörungen fanden sich bei den mit Thalidomid behandelten jungen Ratten:

a) Mikrozephalie
b) ausgeprägte Verdickung der Hirnrinde durch ein interstitielles Ödem, veränderter und teilweise unscharfer Schichtaufbau der Hirnrinde, vergrößerter Durchmesser der arteriellen Gefäße, verminderte Kapillardichte, teilweise undichte Gefäße
c) Eindringen großer Gefäße aus der Pia mater tief in die Hirnrinde, teilweise bis in die weiße Substanz
d) Abfall des vaskulären endothelialen Wachstumsfaktors (VEGF) 48 Stunden nach Gabe von Thalidomid und damit fehlende Stimulation für ein differenziertes Gefäßwachstum
e) Einlagerung von abnormen Zellnestern in der Hirnrinde, dem Hippocampus und der weißen Substanz in Verbindung mit dem Auftreten von großkalibrigen und/oder undichten Gefäßen, Austreten von Serum Albumin in den Extrazellulärraum
f) Schädigung der Blut-Hirn-Schranke
g) epileptiforme gesteigerte elektrophysiologische Zellaktivität im Bereich von Extravasaten
h) in vitro: gesteigerte Erregbarkeit und Übererregbarkeit von Nervenzellen in unmittelbarer Nähe von pathologisch veränderten Gefäßen oder im Bereich von Extravasaten, die auf umliegende Bereiche übergreifen können; diese Veränderungen könnten, so die Autoren, die Grundlage bilden für das vermehrte Vorkommen von Autismus und Epilepsie bei contergangeschädigten Menschen.

Die enge Verbindung und gegenseitige Beeinflussung von Gefäß- und Nervensystem bilden die Grundlage für einen regelrechten Aufbau des Nervensystems. Thalidomid führt zu einer vorgeburtlichen Inhibition der Angiogenese und Vaskulogenese und damit nicht nur zu Schäden an Gefäßen mit verminderter Kapillardichte und großkalibrigen Gefäßen mit atypischem Verlauf und undichter Blut-Hirn-Schranke, sondern auch zu einem fehlerhaften Aufbau der Hirnrinde, zu einer fehlgeleiteten Migration und zu gesteigerter Erregbarkeit von Nervenzellen. Hinzu kommen der Sauerstoff- sowie Nähr- und Baustoffmangel. Die Hemmung der aktiven Überwachung und Steuerung der strukturellen Entwicklung des Nervensystems auf der Grundlage einer gehemmten Gefäßentwicklung stört die reziproke Kommunikation beider Systeme und lässt den regelrechten Aufbau des Nervensystems nicht gelingen.

23.4 Hirnstammschäden

In der wissenschaftlichen Literatur finden sich nur wenige Untersuchungen des Gehirns und seiner Funktionen bei contergangeschädigten Menschen; histologische Untersuchung von Gehirngewebe bei Sektionen sind leider nicht ausgeführt worden. Daher können keine klaren Aussagen über Veränderungen im Gehirn bei

Betroffenen gemacht werden. Es gibt derzeit weder Publikationen zu systematischen Untersuchungen der Hirngefäße noch zu Darstellungen von Struktur und Aufbau des Gehirns bei Conterganschädigung.

An der Universität Freiburg wurden nach Horstmann (1966) in den Jahren 1960–1962 Sektionen an contergangeschädigten Kindern dokumentiert. Bei fünf von insgesamt sieben Sektionen wurde das Gehirn makroskopisch untersucht; leider wurden keine feingeweblichen Untersuchungen ausgeführt. Fünf der untersuchten Kinder zeigten makroskopisch keine Veränderungen im Gehirn, zwei weitere jedoch zeigten schwere pathologische Veränderungen, die in der Folge wörtlich wiedergegeben werden.

Fall 1: weiblich, sechs Tage nach Geburt verstorben

»Anamnese: Contergan-Tabletten wegen Schlafstörungen im Beginn der Schwangerschaft.

Pathologische Anatomie: Fehlen des Daumens links, Hypoplasie des I. Strahles und Vierfingerfurche rechts. Anotie. Mikrophthalmie rechts. Analstenose. Transposition der großen Gefäße. Offener Ductus art. Botalli. Fehlen der rechten Niere. Vagina duplex. Aplasie der Gallenblase.

Missgebildetes Gehirn mit Kleinhirnaplasie, Verbildung des III. Ventrikels (für eine Stricknadel kaum durchgängig), Cavum septi pellucidi.«

Fall 2: männlich, zwölf Tage nach Geburt verstorben

»Anamnese: eine Flasche Contergansaft etwa ab 30. Tag der Schwangerschaft.

Pathologische Anatomie: Dysmelie der oberen und unteren Extremitäten. Tiefer Ohransatz beiderseits. Duodenal- und Analatresie.

Leichte sulzige Verdickung der Leptomeningen, kleinere Verfettungen am Occipitalhirn und im Marklager oberhalb des Ventrikelwinkels (Ausdruck einer perinatalen cerebralen Hypoxydose). Cavum septi pellucidi.«

Beide Fälle zeigten zusätzlich zu den schweren Schäden im Gehirn Schäden im Bereich des Bewegungsapparats, der inneren Organe und der Ohren, eine Folge von mehrfachen Contergangaben. Der tiefe Ohransatz entsprach der Unterbrechung der Entwicklung des Ohres im zweiten Monat der Schwangerschaft mit fehlendem Ascensus. Thalidomid verhinderte möglicherweise das in der Entwicklung physiologische Höherrücken des Ohres nach diesem Zeitpunkt (Miehlke & Partsch, 1963).

Miehlke und Partsch (1963) untersuchten 13 contergangeschädigte Kinder, die zwischen 1960 und 1962 geboren wurden. Deren Eltern hatten sie wegen einer kongenitalen Facialisparese aufgesucht, und die Autoren beschrieben ausführlich deren Kasuistiken. In der folgenden Tabelle (▶ Tab. 23.1) findet sich eine Übersicht der dokumentierten Schädigungen im Bereich des ZNS.

Tab. 23.1: Gemeinsames Auftreten von Schädigungen am Ohr und an den Hirnnerven (Quelle: Miehlke & Partsch, 1963)

Ort der kongenitalen Schädigung	Störung vorhanden bei Anzahl Personen (N = 13)
äußeres Ohr/Gehörgang	13
Tiefstand Ohranlage	3
Auge	-
III: N. oculomotorius	1
IV: N. trochlearis	-
V: N. Trigeminus	-
VI: N. abducens	9
VII: N. facialis	13
VIII: N. vestibulocochlearis:	
N. vestibularis	8
N. cochlearis	4

Facialisparesen traten in der Stichprobe von Miehlke und Partsch gemeinsam auf mit Schäden der Ohrmuschel und des äußeren Gehörgangs, des Mittel- und Innenohres sowie des N. abducens. Bei diesen Kindern waren der 6., der 7. und der 8. Hirnnerv gemeinsam vorgeburtlich geschädigt. D'Avignon und Barr (1964) sowie Horstmann (1966) berichteten über ähnliche Beobachtungen (siehe hierzu ▶ Kap. 20, ▶ Kap. 21).

Die höchste Vulnerabilität während der embryonalen Entwicklung des Ohres besteht von Ende des ersten bis zum zweiten Schwangerschaftsmonat. Laut Fehlbildungszeitplan entstehen bei Thalidomidgabe am 34. bis 37. Tag nach der letzten Regel Augenmuskel- und Hirnnervenlähmungen, am 34. bis 39. Tag Fehlbildungen der Ohrmuschel bis zu ihrem Fehlen (Anotie), am 39. und 44. Tag Innen- und Mittelohrfehlbildungen (siehe hierzu ▶ Kap. 7.3, ▶ Kap. 16.1).

Als ungewöhnlich im Vergleich zu ihren bisherigen Erfahrungen bezeichneten Miehlke und Partsch (1963) das gleichzeitige Auftreten von Schäden im Bereich der Ohrmuschel, des äußeren Gehörgangs, des Mittel- und des Innenohres bei contergangeschädigten Personen. Schäden, die nicht auf Thalidomid zurückzuführen sind, betreffen in der Regel entweder nur das Innenohr, wobei das Mittelohr, der Gehörgang und die Ohrmuschel normal ausgebildet sind; alternativ können das Mittelohr, der Gehörgang und die Ohrmuschel fehlgebildet sein, bei normal ausgebildetem Innenohr (siehe hierzu ▶ Kap. 21.1, ▶ Kap. 21.2).

Der N. facialis enthält motorische, sensorische, sensible und parasympathische Anteile. Bei einer Schädigung kann es daher zu sehr unterschiedlichen Ausfällen kommen, die Patienten können beispielsweise eine vermehrte Tränensekretion beim Essen zeigen (siehe hierzu ▶ Kap. 20.4). Die beiden Speicheldrüsen Gl. submandibularis und Gl. sublingualis können bei Schädigung des N. facialis in ihrer

Funktion beeinträchtigt sein, ein gewisser Ausgleich ist jedoch dadurch gegeben, dass die Gl. parotis zusätzlich vom N. glossopharyngeus innerviert wird. Ein teilweiser Verlust des Geruchs und Geschmacks sowie Schluckstörungen können bei einer Schädigung des N. glossopharyngeus (9. Hirnnerv) auftreten. Über den M. stapedius wird die Feinregulation des Gehörs geregelt.

Die größte Einschränkung entsteht jedoch durch die Lähmung der motorischen Anteile des 7. Hirnnerven, durch den totalen oder teilweisen Ausfall der mimischen Muskulatur, der Facialisparese, welche den Betroffenen ein maskenhaftes Gesicht verleiht, und mit dem Verlust der Mimik und damit der nonverbalen Kommunikation einher geht.

> Es handelt sich bei diesem Symptomenkomplex nach Ansicht von Miehlke und Partsch (1963) um eine zentrale Schädigung durch Thalidomid im Stammhirn, wo sich die Kerne der Hirnnerven befinden. Die hier betroffenen Hirnnerven liegen im Bereich der Brücke, in enger Nachbarschaft zueinander, sodass davon ausgegangen werden kann, dass eine Schädigung in diesem Bereich Ursache für das gemeinsame Auftreten von Facialislähmung, Abducensparese und Fehlbildungen der Ohren ist (siehe hierzu ► Kap. 21.3).

Eine weitere Möglichkeit, Schädigungen im Bereich des Gehirns festzustellen, ist das EEG. Horstmann (1966) hatte daher 17 contergangeschädigte Kinder untersucht. Bei acht Kindern war das EEG unauffällig, eines der Kinder zeigte eine Facialisparese und eine Anotie, sowie weitere schwere Fehlbildungen, ein zweites Kind war leicht retardiert, es bestand eine Phokomelie und ein angeborenes Vitium cordis. Bei neun Kindern fanden sich pathologische Veränderungen im EEG. Die Schädigungen werden in der folgenden Tabelle (► Tab. 23.2) aufgeführt:

Tab. 23.2: Schädigungen am Ohr und an den Hirnnerven bei pathologischem EEG (Quelle: Horstmann, 1966)

Ort der Schädigung	Störung vorhanden bei Personen (N = 9) mit patholog. EEG
äußeres Ohr/Gehörgang	6
Tiefstand Ohranlage	1
Auge: Microphthalmus	1
I: N. olfactorius	-
II: N. opticus	-
III: N. oculomotorius	2
IV: N. trochlearis	-
V: N. trigeminus	-
VI: N. abducens	4

Tab. 23.2: Schädigungen am Ohr und an den Hirnnerven bei pathologischem EEG (Quelle: Horstmann, 1966) – Fortsetzung

Ort der Schädigung	Störung vorhanden bei Personen (N = 9) mit patholog. EEG
VII: N. facialis	4
VIII: N. vestibulocochlearis N. vestibularis N. cochlearis	 3 schwerhörig 2 gehörlos
IX: N. glossopharyngeus	1
X: N. vagus	-
XI: N. accessorius	-
XII: N. hypoglossus	1

Zwei der Kinder (Nr. 1 und 2) zeigten unspezifische Allgemeinveränderungen im EEG mit Herdbefund. Bei Kind Nr. 1 fand sich eine Facialisparese, eine Aplasie der Ohrmuschel, geringe orthopädische Schäden sowie eine Hufeisenniere, bei Kind Nr. 2 eine Facialis- und Abducensparese, Ohrmissbildung, Schwerhörigkeit und eine partielle Oculomotoriusparese.

Die verbleibenden sieben Kinder zeigten krampfspezifische Veränderungen mit sehr uneinheitlichen Bildern, keines zeigte Hinweise auf ein Anfallsleiden, daher konnte von einer Hirnfunktionsstörung, einer latent erhöhten Krampfbereitschaft, ausgegangen werden. Der Autor sah einen Zusammenhang zwischen den Fehlbildungen im Bereich von Ohren und Augen sowie einer »cerebralen, irgendwie gearteten Störung«.

Kanno (1987) beschrieb das Ergebnis von EEG-Untersuchungen bei 137 in Japan anerkannten contergangeschädigten Menschen. 60% der Stichprobe zeigten pathologische Befunde sowohl beim Schlafen als auch im Wachzustand. Der prozentuale Anteil pathologischer Befunde erhöhte sich bei jenen Betroffenen, die eine Intelligenzminderung zeigten. Am höchsten war er bei contergangeschädigten Menschen mit einer geistigen Behinderung; es waren sieben von neun Personen betroffen. Bei 7,3% der Stichprobe wurde eine Epilepsie diagnostiziert. In der Gesamtpopulation von Japan wurde eine Epilepsie dagegen in der Altersgruppe der 5- bis 29-Jährigen nur bei 0,3 bis 0,8% beobachtet.

Als häufigste Form einer EEG-Veränderung fand sich eine Verlangsamung der Basisaktivität bei jenen Probanden, die Symptome einer Schädigung der Hirnnerven zeigten wie eine Fazialisparese, Schäden vom Typ Duane, Krokodilstränen, Störung der Augenbewegungen oder der Hörfähigkeit. Dieses Ergebnis ließ den Autor vermuten, dass die Ursache der beobachteten Veränderungen im EEG in einer Läsion oder Dysfunktion subkortikaler Strukturen lag. Der Autor ging davon aus, dass Thalidomid nicht nur Schäden im Bereich des Bewegungsapparats und der inneren Organe verursacht, sondern auch im ZNS, denn die Ergebnisse gaben Hinweise auf Läsionen im Bereich des Stammhirns.

Stephenson (1976) befragte telefonisch 408 contergangeschädigte Jugendliche und deren Eltern, um ein mögliches Anfallsleiden zu dokumentieren. Alle Befragten waren von Distillers Company (Biochemicals) Ltd. als contergangeschädigt anerkannt worden. Die Diagnose einer Epilepsie wurde anhand der anamnestisch erhobenen Daten erstellt. Es konnten neun Fälle von Epilepsie ermittelt werden. Die ausführliche Darstellung der Kasuistiken zeigt, dass Kinder mit oder ohne Schädigung der Ohren und des Gehörs eine unterschiedliche Symptomatik bei Krampfanfällen zeigten, was wiederum einen Hinweis auf den Ort ihrer Entstehung gibt.

Vier Kinder mit normal geformten Ohren und unbeeinträchtigter Hörfähigkeit zeigten die Symptomatik einer Temporallappenepilepsie, welche der Autor als Zeichen einer fokalen Störung mit Hinweis auf strukturelle Schädigungen im Bereich der fötalen Hirnrinde interpretierte. Die Prävalenz dieser Schäden berechnete er auf 5 pro 1000 bei contergangeschädigten Kindern, in der Gesamtbevölkerung findet sie sich bei 0,5 pro 1000.

Drei contergangeschädigte Kinder mit Schädigung der Ohren zeigen generalisierte Anfälle, teilweise Bewusstseinsverluste. Als eine mögliche Erklärung nannte der Autor eine vorgeburtliche Schädigung des Hirnstamms, wie sie auch von anderen Autoren beschrieben wurde.

23.5 Dokumentation vorgeburtlicher Hirnnervenschäden durch die Medizinische Kommission

Die Diagnose Epilepsie hat inzwischen eine eigene Diagnoseziffer als eine von der Conterganstiftung anerkannte Schädigung erhalten, sie wird mit 30 Schadenspunkten bewertet. In der Stichprobe contergangeschädigter Menschen von 2023 ist nur eine Person mit Epilepsie verzeichnet. Fehlbildungen, die möglicherweise im Zusammenhang mit einer vorgeburtlichen Schädigung der Hirnnerven stehen könnten, sowie die Häufigkeit ihres Vorkommens sind in der folgenden Tabelle (▶ Tab. 23.3) zusammengestellt.

Tab. 23.3: Häufigkeit vorgeburtlicher Schäden im Bereich der Ohren und der Hirnnerven. Gesamtstichprobe contergangeschädigter Menschen 2022 (N = 2.671); Analyse (Quelle: Daten Conterganstiftung, 2023)

Ort der vorgeburtlichen Schädigung	Fehlbildung/Fehlfunktion jeweils einseitig oder beidseitig	Anteil Betroffener (N = 2.671)	Betroffene in Prozent
Gesicht N. facialis	schwere entstellende Lähmung der Gesichtsnerven	230	8,6 %
	Teillähmung der Gesichtsnerven	275	10,3 %
Labyrinth N. vestibularis	fehlende Anlage oder Fehlbildung des Gleichgewichtsorgans	105	3,9 %
Hörorgan N. cochlearis	Taubheit beiderseits	260	9,7 %
	Schwerhörigkeit schwer bis leicht	710	26,6 %
Augenmuskeln N. oculomotorius N. abducens N. trochlearis	Augenmuskellähmung, Störung der Beweglichkeit und Koordination	661	24,7 %
	Augenmuskellähmung, entstellendes Schielen, Fehlen des beidäugigen Sehens	506	18,9 %
Augenlid N. facialis	Unvollst. Lidschluss, Austrocknung der Augenoberfläche, häufige Infektionen mit Komplikationen z. B. Hornhautulcera	196	7,3 %
Tränendrüsen N. facialis	Krokodilstränen, Tränenbildung beim Essen	28	1,04 %

Die Symptomatik, die auf eine Schädigung von Hirnnervenkernen hinweist, und damit auf einen Stammhirnschaden, findet sich bei einer großen Anzahl contergangeschädigter Menschen. Bei 27,2 % der Betroffenen ist der N. facialis geschädigt, was Facialisparesen, unvollständigen Lidschluss und Krokodilstränen zur Folge haben kann. Eine Beteiligung des N. cochlearis findet sich bei knapp 10 % mit einer beidseitigen Taubheit, bei 26,6 % mit einer Schwerhörigkeit unterschiedlichen Ausmaßes. Die Nn. abducens, oculomotorius und trochlearis innervieren die äußeren Augenmuskeln und führen aufgrund einer Schädigung bei etwa einem Viertel der Stichprobe zu Einschränkung der horizontalen Beweglichkeit der Augen. Weitere knapp 20 % zeigen einen schweren Strabismus, der beidäugiges Sehen beeinträchtigt. Da bei den Betroffenen häufig nicht nur ein Hirnnerv, sondern eine Kombination von mehreren Hirnnerven geschädigt sein kann, ist die Anzahl der contergangeschädigten Menschen mit einer Stammhirnschädigung aus diesen Daten nicht zu ermitteln.

23.6 Schäden des peripheren Nervensystems

Contergangeschädigte Menschen wurden nach Symptomen von Spätschäden im Bereich des Nervensystems befragt. Sie schilderten die Symptome einer Polyneuritis, die ähnlich wie bei Diabetes mellitus sich strumpf- oder handschuhförmig ausbereitete. Auch wurden immer wieder Klagen vorgebracht, dass plötzlich stechende sehr starke Schmerzen ganz kurzer Dauer – »bienenstichartig« – in verschiedenen Körperbereichen ohne äußere Ursache auftraten (siehe hierzu ▶ Kap. 10.4.2).

Jankelowitz (2013) hat sich mit Patienten befasst, die Zeichen einer durch Thalidomid bedingten Polyneuropathie zeigten. Er kam zum Ergebnis, dass es sich nicht um die Spätfolgen einer vorgeburtlichen Intoxikation mit Thalidomid handelte, wie in Analogie zur Polyneuropathie des Erwachsenen angenommen werden könnte. Die Beschwerden ließen sich auf die Folgen einer Kompression von Nerven beim Durchtritt durch arthrotisch veränderte Engstellen im Skelettsystem zurückführen, die langfristig eine Schädigung der Nerven verursachen kann. Es handelte sich um Folgeschäden und um die Entwicklung von Arthrosen im Bereich der vorgeburtlichen Schäden durch langfristige Fehlbelastung und Überlastung im Alltag.

Dieses Ergebnis konnte in Teilen bestätigt werden durch Untersuchungen von Nicotra et al. (2016), allerdings postulierten die Autoren, dass Thalidomid in utero möglicherweise Schäden am Nervensystem hinterlassen hatte, die nach Jahrzehnten eventuell zu einer peripheren Polyneuropathie geführt haben könnten, ohne dass ein erneuter Kontakt mit Contergan in der Zwischenzeit stattgefunden hatte. In der Arbeit wurden 17 contergangeschädigte Menschen und 17 Kontrollpersonen untersucht. Die Betroffenen zeigten im Bereich der oberen Extremitäten Fehlbildungen unterschiedlichen Ausmaßes, an deren Beine waren jedoch keinerlei anatomische Veränderungen festzustellen. Die Betroffenen klagten über Beschwerden in den Armen, über Taubheitsgefühl, stechende chronische Schmerzen und Muskelschwäche. Das Ergebnis der neurologischen Untersuchung von 15 der 17 Betroffenen zeigte klinische Symptome eines Kompressionssyndroms der peripheren Nerven der oberen Extremitäten. Elektrophysiologisch jedoch fanden sich nur bei fünf Personen Zeichen eines Karpaltunnelsyndroms, das auf die komplexe Anatomie der Fehlbildungen zurückzuführen war. Bei drei Personen fand sich im MRT eine cervikale Radikulopathie, welche klinisch nicht sicher nachzuweisen war wegen atypischer Dermatome und Myotome, festgestellt wurde jedoch eine Funktionsstörung der langen Fasern der motorischen Nervenzellen.

Im Bereich der unteren Extremitäten zeigte sich trotz fehlender klinischer Symptomatik und regelrechter anatomischer Verhältnisse eine reduzierte Amplitude des Aktionspotenzials der sensiblen Nerven und eine verminderte Wärmeempfindung. Die Autoren interpretierten die Ergebnisse als eine Dysfunktion der axonalen Fasern.

Diese pathologischen elektrophysiologischen Befunde der unteren Extremitäten hatten keine Entsprechung in einer klinischen Symptomatik, ebenso fanden sich keine anatomischen Fehlbildungen in den untersuchten Gliedmaßen. Es war nicht bekannt, wie lange die Veränderungen schon bestanden, ob sie progredient waren und ob sie irgendwann klinisch relevant werden könnten. Möglicherweise gingen sie zurück auf einen intrauterinen toxischen Einfluss von Thalidomid auf das Gewebe, der sich über die Zeit weiterentwickelt. »Vielfach wird angenommen, dass mit der Erfassung der sichtbaren Abweichungen das meiste erkannt sei. Der Thalidomid-Schaden reicht aber in Wirklichkeit weit in die Intimstruktur des Organismus, ist somit größtenteils äußerlich unsichtbar. […] im Großen und Ganzen ist der Schaden, den wir sehen, nicht abgeschlossen, sondern er läuft weiter« (Goerttler, 1965). Es besteht ein dringender Bedarf an weiteren Untersuchungen.

Es gibt keine systematischen wissenschaftlichen Untersuchungen zu Veränderungen über die Zeit im ZNS und PNS bei contergangeschädigten Menschen. Drei contergangeschädigte Patientinnen mit schweren neurologischen Störungen haben ihr Einverständnis dazu gegeben, dass ihre Krankengeschichte hier dargestellt wird. Die Kasuistiken sollen aufzeigen, in welcher Weise sich die Symptomatik über die Jahre entwickelt hat, welche Probleme dabei auftraten, wie sich die behandelnden Ärzte über die Jahre einer Diagnose genähert haben, ohne dass mit Sicherheit heute festgestellt werden kann, welcher Schaden jeweils der schweren Erkrankung zugrunde liegt. Die Anamnesen der Betroffenen zeigen ebenso, mit wieviel Mut und Tapferkeit sie ihr Leben meistern.

23.7 Kasuistik Nr. 1

Geschlecht: weiblich
Jahrgang: 1961
Schadenspunkte: 46
Vorgeburtliche anerkannte Schädigungen:

- Daumenschaden zweigliedrig einseitig
- Fehlen bzw. Funktionslosigkeit des Daumens einseitig
- leichter Unterarmschaden einseitig
- mittelschwerer Unterarm- mit Ellbogenschaden einseitig
- Schulterschaden einseitig
- leichte Formvariante des Hüftgelenks zweiseitig
- leichte Entwicklungsstörung der Wirbelsäule
- leichte statische Skoliose
- Herzfehler ohne auffallende Einschränkung der Leistungsbreite
- Nichtanlage von Gebärmutter und/oder Scheide
- Karpaltunnelsyndrom
- nach Aktenlage keine Augenschäden
- nach Aktenlage keine HNO-Schäden

23.7.1 Bericht über ihre neurologischen Beschwerden (verfasst von der Betroffenen)

»Ein schleichender Prozess über Jahre, beginnend in den Zehen, dann das Gefühl von zu engen Socken, dann das Gefühl von zu engen Kniestrümpfen. Waden, taub und trotzdem schmerzhaft bei Berührung.

Unterschenkel, Oberschenkel, Innenseite der Oberschenkel, ganze Beine bis zum Po taub und schmerzhaft. Leichte Berührungen sind sehr unangenehm.

Das Gefühl von kleinen platzenden Bläschen, immer an anderen Stellen des Körpers. Auch Unterleib, Intimbereich, Bauch, Rücken. Gefühl von Nadeln, die in die Weichteile gerammt werden, kurz und heftig.

Ein Gefühl von Stromstößen, immer mal an anderer Stelle. Meistens nachts brennen von den Füßen bis unter die Brust. Schmerzen in den Fingerspitzen, immer nur im ersten Glied und fast immer nur drei Finger, ein bis drei Tage dann wieder Pause.

Krämpfe, dann wieder das Gefühl von kleinen Schnittwunden, meistens über den Zehen.

Auf dem linken Handrücken manchmal ein scharfer Schmerz, als wenn ein Nerv über dem Knochen frei liegt. Sehr unangenehm!

Schultern, Hals bis in den Kopf starke Verspannungen, Schultern rund rum taub und steif. Wenn es ganz schlimm ist, habe ich das Gefühl, dass die Drüsen im Hals angeschwollen sind.

Gleichgewichtsstörungen, Gangunsicherheit, stolpere oft. Manchmal kann ich die Treppe nicht hoch, weil der Muskel so weh tut.

Seit ca. fünf Jahren Rauschen in der rechten Kopfseite. Erst nur nachts zu hören, seit längerem so laut, dass ich denke, man müsste es hören. Immer derselbe Ton.«

23.7.2 Verlauf und Befunde

Im Folgenden handelt es sich um wörtliche Zitate aus Krankenakten. Der Übersichtlichkeit halber werden Befunde im Normbereich größtenteils nicht aufgeführt.

1964   *Vorgeburtliche Fehlbildung kardiologisch:* Vorhofseptumdefekt. Operiert.
2008   *Beschwerden neurologisch:* rezidivierende Schmerzen im LWS-Bereich, Parästhesien und Druckgefühl in beiden Unterschenkeln. Cervikobrachialgie re mit Schmerzen in Schulter und Oberarm. Parästhesien Dig I-III re.
Befund Neurografie: NLG: peronäus, suralis, ulnaris re: unauffällig.
2012   *Beschwerden neurologisch:* Missempfindung im Bereich des N. medianus re.
Befund Neurografie sensibel: NLG medianus re Dig II: kein Potenzial, bei erhaltenem Ulnarispotenzial.
Befund Ultraschall re Unterarm und Carpaltunnelregion: Der N. medianus ist am Unterarm gut darstellbar mit einem Querschnitt von 2 mm^2. Versucht man ihn in Richtung Karpaltunnel zu verfolgen, löst sich die Struktur des Nervens auf, und der Nerv scheint sich zu verbreitern und aufzufasern und ist im Bereich des Carpaltunnels nicht mehr als abgrenzbare Struktur sichtbar. Der N. ulnaris ist am Handgelenk neben der A. ulnaris zu sehen und zum Unterarm hin zu verfolgen. Auf der li Seite lässt sich der N. medianus am Handgelenk und auch am Unterarm nicht sicher darstellen.

Beurteilung: klinische Zeichen einer sensiblen Medianusschädigung rechts. Passend hierzu fehlendes sensibles Medianuspotenzial bei erhaltenem Ulnarispotenzial. Vom Ultraschallbild her morphologische Veränderung des N. medianus im Bereich des distalen Unterarms und des Karpaltunnels. Der Nerv ist hier nicht gut abgrenzbar. Vermutlich liegt eine durch die Conterganschädigung bedingte Anlagestörung des Nervens vor. Von einer operativen Behandlung im Bereich des Karpaltunnels verspreche ich mir keine Linderung, da der Nerv im Bereich des Karpaltunnels offenbar nicht als anatomisch fassbare Struktur auffindbar ist.

2014 *Beschwerden neurologisch:* Missempfindungen und Brennen in der linken Handinnenseite und Finger II bis IV.
Befund Neurologie: eine Sensibilitätsstörung im Sinne einer Hypästhesie oder Hypalgesie wird in Ruhe nicht angegeben.
Befund Sensible Neurographie: Medianus links: NLG nicht messbar. Amplitude (mV) 5,59. Latenz (ms) 0,80.
Befund Ultraschall medianus links: oberhalb des Handgelenkes stellt sich der Nerv echoarm mit einem Querschnitt von 0,11 cm^2 dar, weiter distal wird er rasch dünner und lässt sich im Bereich unmittelbar distal des Karpaltunnels nicht mehr sicher darstellen.
Beurteilung: Irritationssyndrom des N. medianus am linken Handgelenk im Sinne eines Karpaltunnelsyndroms, analog zur Gegenseite.

2017 *Beschwerden neurologisch:* distale Missempfindungen in den Füßen.
Befund Neurologie: keine Paresen. PSR und ASR erloschen. Distale Sensibilitätsstörung der Füße. Keine cerebellären Funktionsstörungen, keine Pyramidenbahnzeichen. Übriger Befund unauffällig.
Befund Elektroneurographie: NLG: N. suralis re nicht ableitbar. N peronaeus re: motorisch leicht vermindert.
Beurteilung: Die Befunde sprechen für eine distal symmetrische Polyneuropathie.
Beschwerden kardiologisch: stationäre Aufnahme wegen paroxysmalen Vorhofflimmerns.
Klinischer Verlauf: Erstdiagnose eines tachykard übergeleiteten Vorhofflimmerns. Elektrische Kardioversion mit Konversion in einen stabilen Sinusrhythmus.
Befund TEE: Dilatierter re Vorhof und relativ großer re Ventrikel. Mittelgradige Trikuspidalklappen Insuffizienz. Kein Hinweis auf akute Rechtsherzdekompensation.

2018 *Beschwerden neurologisch:* Dysästhesie vor allem im med. linken Unterschenkel; Missempfindungen Dig. 2–4 Fingerkuppe rechts. Generalisierte Neuropathie, die vom Fuß bis zum Rippenbogen zugenommen hat. Brenn- und Schmerzdysästhesie.
Befund Neurologie: Motorik: keine Paresen, MER stgl. mittellebhaft, ASR bds. abgeschwächt, Pyramidenbahnzeichen bds. neg. Muskeltonus unauffällig, kein Tremor.
Sensibilität: distal-symmetrische Kribbelparästhesien der Vorfüße aufsteigend bis zu den Knien. Spannungsgefühl bds. Taubheitsgefühl unter den

Fußsohlen bds. In den Händen Kribbeln Dig. 2–4 rechts. Sensibles Niveau ca. Höhe Th 4/5 angegeben. Pallhypästhesie bimalleolär 6/8tel.
Befunde Elektroneurografie: Zusammenfassung der Befunde.
N. medianus motorisch rechts: DML, Amplitude oB. NLG vermindert
N. medianus motorisch links: unauffällig
N. medianus sensibel links: Amplitude vermindert, NLG unauffällig
N. medianus sensibel rechts: nicht ableitbar
N. suralis links und rechts: nicht ableitbar
N. peroneus links Amplitude vermindert, DML, NLG unauffällig
N. peroneus rechts: unauffällig
N tibialis links: DML, Amplitude unauffällig, NLG vermindert
N. tibialis rechts: DML, Amplitude, NLG unauffällig
N. ulnaris motorisch links und rechts unauffällig
N. ulnaris sensibel links und rechts: Amplitude vermindert
Befunde Elektrophysiologie: evozierte Potenziale MEP: N. peroneus und N. ulnaris: Normalbefund
Evozierte Potenziale SEP: N. Tibialis: bds. Keine Potenziale ableitbar. N. medianus Normalbefund
Beurteilung: Der Befund für den N. medianus rechts ist mit einem Karpaltunnelsyndrom vereinbar. Darüber hinaus gibt es Hinweise für eine axonale Polyneuropathie.
Beschwerden kardiologisch: rezidivierendes Herzrasen. Vorhofflimmern. Belastungsdyspnoe.
Klinischer Verlauf: erfolgreiche elektrische Kardioversion bei kardialer Dekompensation. Hochgradige Trikuspidalklappeninsuffizienz, Vorhof und Ventrikel sind rechts dilatiert. Angiografisch unauffällige Koronararterien.

2019 *Beschwerden neurologisch:* Hypästhesie am gesamten Körper mit Aussparung des Kopfbereichs. Verlauf langsam progredient. Brennendes Gefühl und blitzartig einschießend Schmerzen im Bereich des N. saphenus links. Verstärkt taubes Gefühl lateral links am Oberschenkel. Die Beschwerden sind nachts und unter Belastung stärker. Zudem bestehen Obstipation und Schmerzen am ganzen Körper.
Befund Neurologie: Allodynie. Sensomotorische Tetraparese, motorisch symmetrisch, sensorisch linksbetont.
Hypästhesie für alle Qualitäten verstärkt ab Th6 und im Bereich N. saphenus links, N. cutaenus femoris lateralis links, N. medianus, N. ulnaris, N. radialis rechts.
Kraftgrade UE: schmerzbedingt eingeschränkt beurteilbar. Fußheberparese 4/5 bds. Fußsenkerparese 4/5 bds. Atrophien Fußmuskulatur.
Kraftgrade OE: Atrophien der kleinen Handmuskulatur. Faustschluss rechts reduziert, links nicht beurteilbar.
Sensibel-ataktisches Gangbild. Romberg positiv. MER abgeschwächt.

2021 *Beschwerden kardiologisch:* Herzrasen, Palpitationen, Schwindel, Neigung zu Synkopen.

Diagnose und Verlauf: Atypisches Vorhofflattern. Erfolgreiche Re-RF-Ablation des kavotrikuspidalen Isthmus bei Vorhofflattern. EKG-Kontrollen zeigen stabilen Sinusrhythmus.
Nebendiagnosen/Risikofaktoren: typisches Vorhofflattern. Erfolgreiche elektrische Konversion 08/2019. Erfolgreiche RF-Ablation des kavotrikuspidalen Isthmus 09/2019. Rezidiv rechtsatriale Tachykardie: erfolgreiche RF-Ablation einer sog. »upper-loop« Reentry Tachykardie im rechten Vorhof 12/2019. Persistierendes Vorhofflimmern: primär erfolgreiche RF-Pulmonalvenenisolation 09/2018. Erfolgreiche elektrische Kardioversion 01/2019. Re-Isolation des gemeinsamen linken Ostiums 02/2019. Erfolgreiche elektrische Kardioversion 05/2019. Nachweis einer permanenten Isolation aller Pulmonalvenen. RF-Ablation am anterioren Antrum der septalen Pulmonalvenen bei lokaler Fragmentierung 09/2019.

2022 *Beschwerden kardiologisch:* stabiler kardialer Zustand. Keine Dekompensation.
Diagnose und Verlauf: elektives Clipping der Trikuspidalklappe bei Trikuspidalinsuffizienz III mit Rechtsherzinsuffizienz.
Beschwerden neurologisch: Kribbelparäthesien linke Schulter bis in die Finger, Taubheit ganzer Schultergürtel.
Befund röntgenologisch: vermehrte Kyphose BWS. Funktionelle Blockwirbelbildung BWK 7/8. Spondylosis deformans anterior BWK 5–7 und BWK 8–10. Normal weit angelegter Spinalkanal. Geringe Spondylarthrose BWK 8/9.
Thorakales Myelon unauffällig. Unverändert Akzentuierung des Zentralkanals Höhe Grundplatte HWK 5 bis Mitte HWK 7.

Diese Kasuistik führt deutlich vor Augen, wie wenig bekannt ist über mögliche vorgeburtliche Schädigungen am peripheren Nervensystem und deren langfristige Folgen. Ebenso ist nicht bekannt, ob die kardiologische Symptomatik möglicherweise im Zusammenhang mit der Thalidomid-Embryopathie steht. Die Kasuistik zeigt aber auch, wie sehr sich über die Jahre der Ist-Zustand von der ursprünglich diagnostizierten vorgeburtlichen Schädigung entfernt hat.

2008, die Patientin war 47 Jahre alt, traten erstmals Schmerzen in der LWS auf sowie Parästhesien und Druckgefühl in beiden Unterschenkeln, Schmerzen in Schulter und Oberarm rechts, Parästhesien in den Fingern der rechten Hand. Die NLG war damals unauffällig.

2019, elf Jahre später, fand sich eine Allodynie, eine sensomotorische Tetraparese, motorisch symmetrisch, sensorisch linksbetont. Hypästhesie für alle Qualitäten verstärkt ab Th6. Dabei sehr ausgeprägte Schmerzen, die abwechselnd an verschiedenen Stellen über den ganzen Körper verteilt auftraten, und die sich über die Jahre gesteigert haben: Kribbeln, Parästhesien, Brennen, Gefühl von Stromstößen, blitzartig einschießende scharfe Schmerzen, das Gefühl von kleinen platzenden Bläschen oder von kleinen Schnittwunden, Gefühl von Nadeln, die in die Weichteile gerammt werden, kurz und heftig.

Die Diagnose lautete: axonale Polyneuropathie unbekannter Genese. Karpaltunnelsyndrom bds.

2017, die Patientin war 56 Jahre alt, trat erstmals ein paroxysmales Vorhofflimmern auf. Es fand sich ein dilatierter rechter Vorhof und ein dilatierter rechter Ventrikel. Hinzu kam eine mittelgradige Trikuspidalklappeninsuffizienz. Bis Ende 2022 wurden vier elektrische Kardioversionen ausgeführt, eine RF-Pulmonalvenenisolation mit Re-Isolation fünf Monate später und drei RF-Ablationen. Schließlich erfolgte die Implantation von drei Clips an der schwer insuffizienten Trikuspidalklappe.

Die Diagnose lautete: Kardiomyopathie mit atrialer und ventrikulärer Dilatation rechts. Trikuspidalinsuffizienz. Persistierendes Vorhofflimmern. Rechtsschenkelblock.

Die Betroffene schreibt: »Wenn ich das alles lese, frage ich mich gerade selber, wie hält man das alles aus? Es scheint, dass man sich an alles gewöhnen kann. Wenn es ganz schlimm ist, wird mal ein bisschen geheult und dann geht es weiter! Bin für jeden Tag dankbar, den ich noch selber gestalten kann«.

23.8 Schäden des Zentralnervensystems

Schäden im Bereich des Stammhirns führen früh zu deutlichen neurologischen Ausfällen der Hirnnerven, sodass sie teilweise schon im Säuglings- und Kleinkindalter erkannt und im Schadenspunktekatalog berücksichtigt wurden. Beschwerden, Schmerzen und Symptome, die auf vorgeburtliche Schäden im ZNS ohne genaue Lokalisation hinweisen, treten später auf, oder werden erst später erkannt. Neurologische Beschwerden unklarer Genese, die nicht mit Sicherheit auf eine periphere Polyneuropathie zurückgeführt werden konnten, wurden als mögliche Folge von vorgeburtlichen zentralen Schädigungen bei den Befragungen und in Gesprächen von contergangeschädigten Menschen geschildert. Es wurden auch klinische Befunde vorgelegt oder mitgeteilt. Folgende Befunde sind mehrfach genannt worden:

- motorischen Störungen wie beispielsweise Gangstörungen, plötzlich auftretende muskuläre Schwäche, Stürze ohne Bewusstseinsverlust »als wenn die Beine weggezogen werden«
- Taubheitsgefühl in den Extremitäten
- Kribbeln in den Armen und Füßen, die zu Schlafstörungen führen, da die Patienten aufstehen und herumgehen müssen, um sich Linderung zu verschaffen
- plötzlich auftretende stechende punktförmige Schmerzepisoden in verschiedenen Körperbereichen ohne äußeren Anlass
- ausgeprägte psychische Erschöpfbarkeit, besonders bei Stress, reduzierte Konzentrationsfähigkeit

Als in den 1980er Jahren das MRT in Deutschland zur Anwendung kam, wurden auch bei contergangeschädigten Menschen mit entsprechender Symptomatik

Aufnahmen des Gehirns gemacht. Es wurden beispielsweise folgende Diagnosen von den behandelnden Ärzten gestellt und von Betroffenen mitgeteilt:

- chronisch-entzündliche Prozesse des ZNS
- periventrikuläre Marklagerläsionen unklarer Genese
- Verdacht auf MS, ohne dass die Kriterien erfüllt sind
- multiple fleckige Gliosen
- Mikroangiopathie
- narbige Residuen kleiner embolischer Infarkte
- lokal reduzierter Glukosemetabolismus
- im EEG umschriebene Herdbefunde ohne Hinweis auf epileptische Potenziale

23.9 Kasuisik Nr. 2

Geschlecht: weiblich
Jahrgang: 1961
Schadenspunkte: 20,5
Vorgeburtliche anerkannte Schädigungen:

- Langfingerschaden zweiseitig
- leichter Unterarmschaden einseitig
- Skoliose
- Karpaltunnelsyndrom zweiseitig

Anamnestische Angaben der Betroffenen:

> Die Betroffene hat nur wenige sichtbare vorgeburtliche Schäden. Der linke Arm ist schwächer als der rechte. Die rechte Hand hat nur vier Finger, der Daumen fehlt, die linke Hand hat fünf Finger. Trotzdem macht sie alles mit rechts, schreibt auch rechts.
> Etwa seit dem 49. Lebensjahr bestehen links halbseitige Schmerzen im Gesicht. Der Muskeltonus im Gesicht ist unterschiedlich. Die Betroffene hat den Eindruck die Schädelnähte stehen unter Druck. Sie schreibt 2012:
> »Gegenwärtig habe ich keine akuten Schmerzen, doch mein Kopf ist nach wie vor in sich latent zweigeteilt und nicht in sich ausgewogen. Leider weiß ich nicht recht mein Empfinden im Kopf besser in Worte zu fassen. Ich kann nach wie vor meiner Arbeit als […] nachgehen, fühle mich indes nicht mehr so leistungsfähig wie vor der Erkrankung«.
> Zu den Schmerzen kommen etwa seit derselben Zeit Stürze hinzu – ohne äußeren Anlass – oder es entgleiten ihr Gegenstände aus den Händen. Beim Stürzen »bricht das linke Bein ein«, es besteht kein Bewusstseinsverlust, es entstehen keine ernsthaften Verletzungen durch das Sturzereignis außer Hämatomen und Schmerzen im linken Knie und Hüfte. Wenn sie auf dem Boden liegt, ist sie kraftlos, hat keine Kontrolle über sich. Sie braucht Hilfe zum Aufstehen oder sie zieht sich an dazu geeigneten Gegenständen hoch, wenn sie zuhause ist.

23.9.1 Verlauf und Befunde

Im Folgenden finden sich wörtliche Zitate aus Krankenakten. Der Übersichtlichkeit halber werden Befunde im Normbereich nicht aufgeführt.

2010 OKTOBER: *Beschwerden neurologisch:* Seit ca. zwei Wochen Gesichtsschmerz links, initial beginnend an der linken Nasenwurzel mit Ausstrahlung retroaurikulär links.
Befunde neurologisch und internistisch: kein pathologischer Befund.
Befund VEP: Beidseits gut reproduzierbare Potenzialkomplexe mit absoluten P100-Latenzen im Normbereich; im Seitenvergleich fällt eine signifikante Verlängerung rechts auf, sodass eine Afferenzstörung hier nicht sicher auszuschließen ist.
Befund Trigeminus- SEP: Befund vereinbar mit Trigeminusneuralgie.
Befund Schädel-MRT mit KM: enge Lagebeziehung des N. Trigeminus zu Ästen der A. cerebelli sup. Ausgedehnte, unspezifische supratentorielle Marklagergliosen, die in erster Linie mikroangiopathisch-arteriosklerotischen Veränderungen entsprechen. Keine juxtakortikalen oder subependymalen Läsionen.
Befund MRA der intra- und extrakraniellen hirnversorgenden Arterien: unspezifische, am ehesten vaskuläre (mikroangiopathische) Marklagergliosen im supratentoriellen Parenchym. Kein Nachweis frischer Infarkte, keine älteren Territorialinsulte. Unauffällige MR-Angiografie der basalen intrakraniellen und extrakraniellen hirnversorgenden Arterien.
Befund MRT des Spinalkanals mit KM: Gefügestörungen Osteochondrose HWK 4/5 und HWK 5/6 mit spondylarthrotischen degenerativen knöchernen Anbauten mit hochgradigen Foramenstenose für den Wurzeldurchtritt C5 beidseits und C6 beidseits. Kein Nachweis einer Spinalkanalstenose und keine Myelonkompression. Unauffälliger intraduraler Befund, insbesondere kein Hinweis auf eine chronisch-entzündliche ZNS-Erkrankung.
Beurteilung: In Zusammenschau der Befunde gehen wir a. e. von einer Trigeminusneuralgie aus.
OKTOBER. *Beschwerden:* Ohrenschmerzen li, Vd. Otitis.
Beurteilung: kein Anhalt für Otitis.
NOVEMBER. *Beschwerden:* Hat sich heute zum ersten Mal ohne wesentliche äußere Einflüsse unwohl gefühlt, sie habe ein Klopfen im Kopf verspürt und das Herz habe schnell geschlagen. Sie habe sich unwohl gefühlt, und das Gefühl gehabt sich bewegen zu müssen, damit die Beschwerden verschwinden. Kein Bewusstseinsverlust, keine Synkope. Sie habe auch Angst verspürt, weil sie die Situation nicht unter Kontrolle habe bringen können. Eine ähnliche Situation habe sie heute auch noch mal gehabt und am Abend vor dem Fernseher. Dabei habe sie auch das Gefühl gehabt, der Hals schnüre sich zusammen und sei pelzig.
Beurteilung: Eine somatische Ursache der Beschwerden war hier nicht eruierbar. Möglicherweise sind die Beschwerden als Panikreaktion zu werten. Es wird Tavor verordnet.

2011 JANUAR. *Beschwerden neurologisch:* stationäre Aufnahme wegen bekanntem atypischem Gesichtsschmerz links. Es besteht hochparietaler Kopfschmerz links, Missempfindung und Schmerzen im linken Ohr sowie ein Druck- und Hitzegefühl im Bereich der linken Gesichtshälfte.
Befund Neurologie: Hirnnerven unauffällig. Schmerzen im linken Oberkiefer und Vesorgungsgebiet V2, dumpfer Charakter, intermittierend »spitzer« Schmerz über mehrere Sekunden. Motorisch: oB. Reflexe: oB. Koordination: oB. Stand und Gang: oB. Vegetativum: oB.
Befund Schädel MRT mit KM, MRA der hirnversorgenden Arterien: unveränderte spezifische, am ehesten mikroangiopathische Marklagerveränderungen im supratentoriellen Parenchym, welche McDonald/Barkhof-Kriterien bezüglich der räumlichen und zeitlichen Dissemination nicht erfüllen. Kein bildgebender Hinweis auf eine Schädigung des N. trigeminus links. Keine Hinweise auf eine komprimierende Raumforderung oder entzündliche Läsion, auch kein Nachweis eines neurovaskulären Konflikts links. Kein Nachweis von Stenosen der basisnahen Hirnarterien und unauffällige MR-Angiographie der extrakraniellen hirnversorgenden Arterien.
Befund Trigeminus-SEP: kein pathologischer Befund.
Befund EEG: unauffälliges alpha-EEG, kein Herdbefund, keine ETPs.
Beurteilung: unveränderter Befund.
2012 APRIL. *Beschwerden:* seit zwei Wochen zunehmende Schmerzen der LWS mit Ausstrahlung in die linke Gesäßhälfte, sodass der Patientin das Treppen-Absteigen aufgrund der Schmerzen sehr schwerfällt. Ferner Schmerzen der HWS ausstrahlend in den linken Arm.
Befund Neurologie: kein sensomotorisches Defizit.
Befund MRT Spinalkanal nativ: Befund siehe 2010.
Befund CT Becken: kein Nachweis herdförmig destruierender Prozesse.
Beurteilung: Ausschluss einer Spinalkanalstenose oder Bandscheibenvorfall. Degenerative Veränderungen im Cervikal- und Lumbalbereich.
MAI. *Beschwerden:* Abklärung einer positiven Blutungsanamnese.
Beurteilung: Diagnose v-Willebrand-Syndrom Typ I.
2012 DEZEMBER. *Beschwerden:* einschießende sehr starke reißende Schmerzen in den linken Arm. Die Motorik war schmerzbedingt eingeschränkt. Übliche Schmerzmittel ohne Wirkung.
Befund Neurologie: kein pathologischer Befund.
Befund MRT Wirbelsäule: gegenüber VU progrediente links mediolateral und intraforaminal verteilte BS Protrusion und beginnendem präforaminale Extrusion LWK 4/5 mit beginnender foraminaler Einengung der linken Wurzel L4 und möglichem Kontakt zum linken Wurzelabgang L5. Sonst unveränderter Befund.
Befund MRT des Kopfes: Befundkonstanz im Verlauf.
Befund CT Thorax mit KM: Altersentsprechend unauffälliges CT.
Befund Schädel-MRT mit KM, intra- und extrakranielle MRA der hirnversorgenden Arterien: Plaques ohne hämodynamisch relevante Stenosierung links laterodorsal am Carotisbulbus. Weit nach cranial reichende PICA rechts, welche medial des N. trigeminus in Höhe der Root-Entry-Zone nach kaudal

umbiegt. Keine Änderung der mikroangiopathisch anmutenden unspezifischen Marklagergliosen.
Befund Lumbalpunktion und Serum AK und AAK: kein pathologischer Befund.
Beurteilung: schmerzbedingte Kraftminderung der oberen Extremitäten. Ein akut pathologisches Korrelat ließ sich in den Untersuchungen nicht darstellen.

2014 DEZEMBER. *Beschwerden:* Seit etwa drei bis vier Jahren nicht mehr schmerzfrei, zunehmende Schmerzen im Bereich Kopf, Nacken, Schulter, Oberarme, Brust- und Lendenwirbelsäule, Gluteal links, Oberschenkel außen links, linke Ferse und rechte Fußsohle /Ballen. Diese Schmerzen werden als dumpf, drückend, pochend, stechend und ziehend empfunden und sind dauerhaft mit starken Schwankungen vorhanden. Es kommt täglich zu Schmerzattacken, die Stunden anhalten können. Auf einer Skala von 0 (kein Schmerz) bis 10 (maximal vorstellbare Schmerzen) wird die durchschnittliche Schmerzstärke mit 6–7 angegeben. Aufgrund der Schmerzen kommt es etwa an zehn Tagen pro Monat zu Beeinträchtigungen, die eine regelhafte Ausübung der alltäglichen Aktivitäten verhindert. Die Schmerzen nehmen regelmäßig in der kalten Jahreszeit zu und sind im Sommer gelindert. Hinzu kommt ein atypischer Gesichtsschmerz seit 2010. Zudem häufiger Harndrang, Miktion ca. 20-mal/Tag.

Befund orthopädische Untersuchung: HWS: ausgeprägte Druckempfindlichkeit der gesamten HWS mit axialem Stauchungsschmerz, Druckschmerz und muskulärer Hartspann paravertebral bds, deutliche Asymmetrie mit linksseitiger Bewegungseinschränkung. *BWS/LWS:* leichte linkskonvexe thorakaler Skoliose mit Rippenbuckel, hier auch starke Myalgien paravertebral. Schmerzen bei Seitwärtsneigung und Verwringung nach links. Kraftgrade der gesamten unteren Extremität links im Vergleich zu rechts eingeschränkt 4/5 nach Janda. *Schulter:* Es zeigt sich insgesamt eine ausgeprägte Einschränkung der Innenrotation und Abduktion der linken Schulter, bei eingeschränkter Verschieblichkeit im Bereich des scapulothorakalen Gelenkabschnittes.

Beurteilung: linksseitig fortgeschrittene funktionelle Bewegungseinschränkung der gesamten linken oberen Extremität insbesondere mit Überbelastung der Unter- und Oberarmmuskulatur bei eingeschränkte Pro- und Supinationsfähigkeit der linken Hand.

Auffällig ist, dass trotz größtenteils fehlender LWS-Beschwerden eine im Seitenvergleich deutliche Kraftminderung der linken unteren Extremität besteht. Hierdurch ist der Zehen-, aber vor allem der Hackengang links deutlich unsicher, was in der Vergangenheit laut der Patientin des Öfteren zu Treppenstürzen geführt habe. Auch die übrige Kennmuskulatur ist im Seitenvergleich kraftgemindert.

Befund psychologische Untersuchung: Im psychologischen Anamnesegespräch berichtet die Patientin über seit vielen Jahren bestehende multiple Schmerzen in verschiedenen Körperregionen – primär auf der linken Körperseite (Gesichtsschmerzen, Kopfschmerzen, Schmerzen im gesamten

Rücken, Schulter) verstärkt seit ca. fünf Jahren. Der Schmerz wird als »Wanderschmerz« erlebt und beschrieben. Eine Schmerzmodulation hinsichtlich psychologischer Faktoren wird geschildert in Bezug auf Schmerzzunahme bei Ängsten, Sorgen, Anspannung und Ärger sowie Schmerzlinderung bei Ablenkung, Erleben von Sicherheit und Geborgenheit, Konzentration auf Arbeitsinhalte, positiven zwischenmenschlichen Kontakten und Entspannung. Als weitere schmerzverstärkende Faktoren werden körperliche Anstrengungen, Drehbewegungen, Kälte und Feuchtigkeit beschrieben. […] Aufgrund der Schmerzen fühle Sie sich in allen Alltagsaktivitäten deutlich eingeschränkt. Sie habe längere Wegstrecken einschränken müssen. Die Stimmung sei wechselhaft, grundsätzlich optimistisch, kämpferisch und positiv, phasenweise aber auch sorgenvoll, ängstlich, verunsichert und gedrückt. Im Vordergrund der Belastungen durch die Schmerzen stehe die eingeschränkte Belastbarkeit und Lebensqualität. Insbesondere die Sorge über einen möglichen Verlust von Autonomie, Arbeitsfähigkeit und die Verminderung des Aktionsradius belasten Sie. Weiter Ängste vor Schmerzen, Angst vor Ängsten, Kontrollverlust und Hilflosigkeit. […] An weiteren psychosozialen Belastungen benennt die Patientin die Sorge um den Erhalt ihrer beruflichen Leistungsfähigkeit sowie einem Verlust von Autonomie und Möglichkeiten im privaten Alltag.

Beurteilung: Die Patientin ist bewusstseinsklar, voll und allseits orientiert bei uneingeschränkter Konzentration und Merkfähigkeit. Die Stimmung erscheint im Kontakt optimistisch und positiv, wird im Alltag als wechselhaft beschrieben. Der Antrieb erscheint regelgerecht, die Psychomotorik, angespannt, dynamisch und lebendig. Die vegetativen Funktionen sind durch ein erhöhtes Anspannungs- und Erregungsniveau mit schmerzbedingten Schlafstörungen beeinträchtigt. Keine Reaktionsbildungen. Keine Hinweise auf Sinnestäuschungen oder Wahnbildungen. Suizidalität wird glaubhaft verneint. Kein Konsum von Drogen. Alkoholkonsum regelmäßig in geringeren Mengen.

2016 DEZEMBER. *Beschwerden:* Die neuerliche stationäre Aufnahme der hier bekannten Patientin erfolgte aufgrund nun progredienter Beschwerden des Schulter-Nacken-Bereich seit mehreren Wochen. Die Schmerzen treten besonders nachts auf, die linke Seite ist betont, wobei durch die Schonhaltung zuletzt auch die rechte Schulter schmerzen würde. Außerdem ist die freie Beweglichkeit der Schultern zunehmend im Alltag eingeschränkt.

Befund MRT der HWS: geringe Spinalkanalstenose Grad Kang 1 bei HWK 4/5. Mäßige Neuroforamenstenose für C5 links, geringe Neuroforamenstenose für C5 rechts. Geringer frischer intraspongiöser Prolaps in der Grundplatte HWK 4. Rechts mediolaterale bis foraminale Extrusion bei HWK 5/6 mit mäßiger Neuroforamenstenose für C6 rechts.

Befund MRT Schultergürtel links: degenerative Veränderung des linken Schultergelenks mit stattgehabter Ruptur der langen Bizepssehne und Tendinopathie der Sehne des M. supraspinatus. Geringe AC-Gelenkarthrose.

Befund MRT Schultergürtel rechts: subakromiale Enge bei lateral deszendierendem Acromion. Bursitis subacromialis. Geringe degenerative Veränderungen der Supraspinatussehne. Hochgradige Hypoplasie der langen Bizepssehne. In erster Linie degenerative Veränderungen im anterioren Labrum. Mäßige AC-Arthrose.

2018 MAI. *Beschwerden und Verlauf:* Die Aufnahme erfolgte zur Abklärung von Schluckbeschwerden und Schmerz im rechten Fuß. Wegen Engegefühl in Thorax und Hals sowie Schluckbeschwerden führten wir eine umfangreiche Diagnostik (Herz, Halsgefäße, Schilddrüse, Magenspiegelung) durch. Die Beschwerden im rechten Fuß untersuchten wir mittels Röntgen und MRT. Da wir weder an der Schilddrüse noch am Herz-Kreislauf-System pathologische Befunde fanden, die die vorliegenden Beschwerden hinreichend erklären, führten wir eine Oesophago-Gastro-Duodenoskopie durch. Wir fanden eine versprengte Magenschleimhaut in der Speiseröhre sowie Hinweis auf eine Magenschleimhautentzündung (Antrumgastritis). Histologisch fand sich kein Hinweis auf eine Dysplasie. Die Beschwerden im rechten Fuß führen wir auf eine aktivierte Großzehengrundgelenksarthrose zurück.

2019 AUGUST. *Beschwerden:* Vorstellung der Patientin mit seit dem Sommer nach einer Frankreich-Reise bestehenden und zunehmenden Beschwerden im Bereich des linken Kiefergelenkes sowie periaurikulär mit Ausstrahlung in den Nacken und die Halswirbelsäule. Dabei keine radikuläre Schmerzausstrahlung in die Arme. Die Beschwerden bestehen bei längerer Belastung, aber auch in Ruhe.
Der klinische Untersuchungsbefund ist nahezu unverändert zu den Voruntersuchungen.
Befund Neurologie: Sensibilität: Pallhypästhesie bipatellar und bimalleolär 5/8tel. Koordination: Seiltänzer unsicher, Blindseilgang nicht demonstrierbar. cMRT: supratentorielle Leukoaraiose z. B. Ausdruck mikroangiopathischer oder, aufgrund des linksbetonten Verteilungsmusters, eher postentzündlicher Genese.
Beurteilung Neurologie: Diagnose: Holocephales, linksbetontes Druckgefühl unklarer Ätiologie. *Empfehlung:* neurologisch derzeit keine Ursache fassbar.
Befund Konsil Spinale Chirurgie: MRT, CT und Röntgen der HWS: kein Anhalt für zentrale Einengung des Spinalkanals oder Bedrängung des Myelons. Neuroforamina frei. Kein Anhalt für unilateralen Facettenarthrose. In geringgradige Hyperkyphose in Höhe HWK 3–5. Keine Zeichen einer segmentalen Instabilität.
Beurteilung: Diagnose: rezidivierende linksseitige Nackenschmerzen bei überwiegenden myofaszialen Schmerzsyndrom bei Dysfunktion der Bewegungskontrolle und koordinativen Störung. *Empfehlung:* In der bildgebenden Diagnostik zeigt sich kein pathologisches Korrelat, das die beschriebene Beschwerdesymptomatik ausreichend erklärt. Klinisch und radiologisch zeigt sich kein Anhalt für eine Myelopathie. Die Beschwerdesymptomatik ist überwiegend auf eine Dysfunktion der Bewegungskontrolle und der Koordination insbesondere der linken Seite mit sekundärem myofaszialen Schmerzsyndrom zu erklären.

Befund CT, HWS: kein Nachweis einer Neuroforamenstenose in der Untersuchungsregion.
Allenfalls geringe degenerative Veränderungen der atlantookzipitalen Gelenke und der Facettengelenke HWK 2/3.
Befund MRT HWS: unauffällige Darstellung und Signalgebung des mitabgebildeten Myelons. Multisegmentale intraspongiöse Bandscheibenvorfälle und teils aktivierte Osteochondrosen an der HWS.
Befund MRT Schädel: mittelständiger Interhemisphärenspalt. Altersentsprechende Weite der äußeren und mittelständigen, weitgehend symmetrisch dargestellten inneren Liquorräume. In der T2/FLAIR zahlreiche punktuelle bis fleckförmige, links peri- bis supraventrikulär gering flächenhaft- konfluierende bis bandförmige Hyperintensitäten des beidseitigen para- bis subkortikalen Marklagers. Kein Nachweis einer pathologischen Diffusionsrestriktion oder blutungsäquivalenter Suszeptibilitäten in der SWI.
Beurteilung: supratentorielle Leukoaraiose, z. B. Ausdruck mikroangiopathischer oder, aufgrund des linksbetonten Verteilungsmusters, eher postentzündlicher Genese. Nativ kein Anhalt für eine intrakranielle Raumforderung.

2020 SEPTEMBER. *Beschwerden:* Die Patientin berichtet, sie sei im Juni 2020 gestürzt und zwischen Bahnsteig und Bahn eingeklemmt gewesen. Dabei habe sie sich den linken Oberarm und den linken Oberschenkel geprellt. Es bestehen Schmerzen im rechten glutealen Bereich mit Ausstrahlung in den ventrolateralen Oberschenkel. Die Schmerzen wurden gestern so stark, dass die Patientin das Bein nicht mehr anheben konnte. Schmerzen rückläufig und begrenzt im rechten Gesäß, die Patientin kann das rechte Bein nicht frei anheben, da ihr die Kraft fehlt. Zusätzlich bestehe eine Kraftlosigkeit und Schwellung der Finger mit Kribbelgefühl rechts mehr als links. Die plötzliche Beinparese erklärt sich weder radiologisch noch durch die erhobenen klinischen Befunde.
Befund: Hüftbeuger-Parese rechts von 2/5 im Liegen sowie 4/5 im Sitzen. Gehen allein aktuell nicht möglich.
Zunehmende Harninkontinenz und Harndrang mit bis zu 20 Miktionen am Tag bestehe schon seit Jahren. Wegen des Verdachtes auf eine Dranginkontinenz wurde die Patientin konsiliarisch in der Blasensprechstunde der Universitätsklinik und Poliklinik für Urologie vorgestellt. Daraus erging eine Empfehlung zur Anbindung an die wohnortnahe Blasensprechstunde der Charité.
Befund Konsil Neurologie: SUS links und leichte axonale sensomotorische PNP. 1) chronisch und mehrjährig Entwicklung einer zunehmenden Schwäche der rechten Hand, zuletzt insbesondere morgens Beugedefizit und Fremdkörpergefühl, nach passiver Beugung der Finger Besserung der Beweglichkeit im Verlauf des Vormittags. 2) Parästhesien der Dig. V-III rechts > links, Dig. IV rechts z. T. »stromartiges Gefühl«.
September 2020 letzte cerebrale Bildgebung. Mehrfach Lumbalpunktionen bis vor ca. zehn Jahren aufgrund cerebraler Herde zu Prüfung der Entwicklung einer MS. Lt. Pat. wurde Letztere nie diagnostiziert, mittlerweile

sei bekannt, dass diese Art cerebraler Veränderungen auch durch eine Conterganschädigung verursacht sein können.

Bezügl. Gehen: Pat. berichtet von Stolpern mit dem rechten Fuß in der Vorgeschichte, vor einigen Wochen sei sie zwischen Bahnsteigkante und U-Bahn geraten mit dem linken Bein. Fahrradfahren aufgrund einer Gleichgewichtsstörung seit zehn Jahren nicht möglich. Keine Hörstörung i. S. einer Hörminderung, Pat. gibt intermittierendes dumpfes Gefühl auf dem linken Ohr an.

Befund Sensibilität: Pallästhesie radial bds. 6/8, mall. rechts 4/8, links 6/8. *Koordination:* FNV bds. unsicher, links > rechts KHV bds. unsicher, hier re > links. Eu-Diadochokinese bds. Stand breitbasig, etwas ängstlich wirkend, Romberg unsicher, ungerichtet, Gangbild rechts hinkend, kleinschrittig, vorsichtig. Einbeinstand mit festhalten bds. möglich, Zehen- und Fersenstand bds. leicht eingeschränkt. Pat. hat weniger Vertrauen ins linke Bein. Hoffmann-Tinel-Zeichen über Sulcus ulnaris bds. positiv.

Befund Ultraschall, Nerven: bds. führende Versorgung der Hand über die A. ulnaris. Bds. früh durch A. mediana geteilter Nerv. Ausgeprägte Schwellung des N. ulnaris rechts im Bereich des sulcus.

Beurteilung: Diagnose: supratentorielle Leukoaraiose. V. a. Affektion N. ulnaris bds. rechts betont. Klinisch korrelierend zum externen Vorbefund mögliche Zeichen einer diskreten sensomotorischen Neuropathie.

2022 DEZEMBER. *Beschwerden:* anhaltendes, schmerzhaftes Druckgefühl im Bereich des linksseitigen Hinterkopfs, welches bis in die linke Halsseite und Schulter zieht. Zudem besteht eine Ausstrahlung in die linke Ohr- und Kieferregion. Die Ausstrahlung in die Schulter sei am Rücken im Bereich des Schulterblattes und ziehe bis in die Vorderseite des Oberarmes. Die Kopfschmerzen stören beim Liegen auf dem Kopfkissen und beim Einschlafen. Zusätzlich sei sie in letzter Zeit mehrfach gestürzt, ohne bewusstlos gewesen zu sein. Das linke Bein setzte irgendwie aus oder »sacke weg« und sie können dann nicht mehr alleine aufstehen. Sie falle immer auf das linke Knie, das zudem medialseitig beim Gehen schmerze.

Befund Konsil Neurologie: Beschwerden: starker Kopfdruck, in der Untersuchungssituation 7/10 auf Analogskala, eher Druck als Schmerz, insgesamt fluktuierend ausgeprägt, Schwerpunkt nuchal-occipital links und Ausstrahlung bis in den linken Arm. Der Kopfdruck schränke sie in der beruflichen Tätigkeit ein führe zu Konzentrationsstörungen.

Befund C-MRT aktuell: keine Änderung zu Vorbefund aus 2019, unverändert vorbekannte, mehrfach mittels LP als nicht entzündlich zu erklärende residuelle Läsionen (lt. Pat. häufig in der Form bei Pat. mit Conterganschädigung).

Befund MRT Schädel, Schwindel: Weite der liquorführenden Räume im Bereich der Altersnorm. In den T2-gewichteten Sequenzen multiple fleckförmige Signalsteigerungen im Marklager bds., idem zur Voruntersuchung von 2019. Kein Nachweis zwischenzeitlich neu aufgetretener Läsionen. In der DWI kein Nachweis einer Diffusionsstörung. In der hochauflösenden CISS-Sequenz des Kleinhirnbrückenwinkels kein Anhalt für ein Akustikusneu-

rinom. Kein Nachweis eines relevanten Gefäßnervenkontaktes. In der TOF-Angiografie unauffällige Darstellung der intrakraniellen hirnversorgenden Arterien im Untersuchungsvolumen.
Beurteilung: kein Nachweis einer intrakraniellen Raumforderung, insbesondere kein Anhalt für ein Akustikusneurinom/Vestibularisschwannom. Leukoaraiose unverändert zur Voruntersuchung vom 22.08.2019, z.B. postentzündlich DD mikroangiopathisch, ohne Nachweis neuer Läsionen. Kein Anhalt für eine frische Ischämie.
Befund MRT, HWS: Vorbestehende degenerative Veränderungen der HWS wie beschrieben mit mäßiggradigen neuroforaminalen Stenosen der Nervenwurzeln C5 rechts und C6 bds.

2023 JULI. *Beschwerden:* Nach etwa zwei- bis dreimonatiger infektbedingter (mehrere Infekte, verschiedene Antibiotika) Immobilisation von Anfang Januar bis in den März dieses Jahres sei das Gehen deutlich schlechter geworden. In der Zeit habe sie auch keine Physiotherapie machen können. Die Gehstrecke, die bis dahin uneingeschränkt gewesen sei, werde nun insbesondere durch Schmerzen der Innenseite des linken Kniegelenkes auf maximal etwa 300 m begrenzt. Die Schmerzen würden bisweilen vollkommen unkontrolliert einschießen und könnten bis in den Fuß ausstrahlen. Dies käme überwiegend beim Aufstehen, beim Treppabgehen und beim Gehen. Wegen plötzlicher Schwäche im Kniegelenk sei sie schon zweimal gestürzt, was anamnestisch auch schon 2022 vorgekommen sei.
Befund Orthopädie: starker Anlaufschmerz, aber im Bereich des linken Knies. Nach ein paar Minuten kann sie mit weniger Schmerzen laufen, aber dabei dezentes Schonhinken links – fast wie ein Trendelenburg-Gang. Trendelburg-Zeichen links nicht stark pathologisch- kompensiert mit Kippung der Schulter links zur ipsilateralen Seite und Einbeinstand ohne Unterstützung kaum möglich.
Befund MRT Kniegelenk, links und Beurteilung: fortgeschrittene retropatellare Chondromalazie (Grad III–IV) betont an der medialen Patellafacette und am Patellafirst sowie an der korrespondierenden medialen Femurkondyle. 2. KG-Begleiterguss.

2024 APRIL. *Beschwerden:* Sturzattacken aus dem Gehen heraus bestehen seit der Kindheit. Dabei komme es ohne Vorwarnung und ohne erkennbare Ursache zu einem plötzlichen Einknicken der Beine mit Sturz nach vorne. Meist gelingt es ihr noch sich mit den Armen abzufangen. Dabei sei es wiederholt zu Knieverletzungen gekommen. Dabei besteht kein Schwindel. Das Bewusstsein sei währenddessen erhalten. Sie brauche dann einige Minuten, um wieder auf die Beine zu kommen. Drei- bis vier Mal sei sie auf der Treppe gestützt. Nach anfänglich größeren Abständen ereignen sich die Stürze nun etwa zweimal pro Monat.
Neurologischer Untersuchungsbefund: keine pathologischen Befunde außer einer vollständigen Suppression des vestibulo-okulären Reflexes.
Diagnostik und Befunde: Vestibulär evozierte myogene Potenziale (VEMP): beidseits normale Latenzen P1 und N1. Beidseits verminderte Amplituden P1-N1, rechts 63 µV, links 45,9 µV. Keine signifikanten Seitendifferenzen.

Video-okulografie Befund: kein Spontannystagmus. Kalorik: kein Anhalt für eine peripher-vestibuläre Störung.
Befund CT der Felsenbeine: keine knöcherne Anlagestörung des Innenohrs.
Beurteilung: Trotz des unauffälligen Felsenbein-CTs ist eine Thalidomid-induzierte Vestibulopathie für die wahrscheinlichste Ursache der Sturzattacken. Im Felsenbein-CT lassen sich nur makroskopische Anlageanomalien nachweisen, während andere pränatale Schädigungen des Innenohrs, beispielsweise durch Virusinfekte, oft keine sichtbaren Strukturabweichungen hinterlassen. Für eine kongenitale Schädigung spricht der frühe Beginn der Sturzattacken in der Kindheit. Eine zugrunde liegende Schädigung des Sakkulus bds. ließ sich in der VEMP nachweisen, die erheblich reduzierte Amplituden aufwiesen: rechts 63 µV, links 45,9 µV (Norm 100–440 µV). Diese Untersuchungsbefunde sind als robust zu bewerten. Sturzattacken beginnen nur sehr selten im Kindesalter. Die differenzialdiagnostisch zu erwägenden Ursachen von Sturzattacken (vertebrobasiläre Durchblutungsstörungen, Morbus Menière) weisen ein späteres Manifestationsalter und andere wegweisende Symptome auf, die hier nicht vorliegen.

In dieser zweiten Kasuistik wird uns ebenfalls vor Augen geführt, wie wenig wir über Schädigungen des ZNS durch Contergan wissen. Die ersten Beschwerden traten 2010 auf, die Patientin war damals 49 Jahre alt. Es handelte sich um progrediente schwere Schmerzen in der linken Gesichtshälfte, die später in das linke Ohr, zwei Jahre später über den Hals in den linken Arm einschießen. Im MRT des Schädels fanden sich »unspezifische, am ehesten vaskuläre (mikroangiopathische) Marklagergliosen im supratentoriellen Parenchym«, im Bereich der HWS fanden sich degenerative Veränderungen, die den Befund allerdings nicht erklären konnten.

2012 traten erstmals auch Schmerzen in der LWS auf, ausstrahlend in die linke Gesäßhälfte. Es fand sich auch hier kein adäquates pathologisches Korrelat für die schwere Schmerzsymptomatik. Die dumpfen, drückenden Schmerzen breiteten sich vom Kopf weiter aus in die HWS, BWS, LWS und bis in die Füße. Auch die Schmerzen im linken Schulter-Nacken-Bereich waren progredient. 2018 traten zusätzlich Schluckbeschwerden auf, ein Engegefühl im Thorax und im Hals sowie Schmerzen in rechten Fuß. Als Ursache wurden eine versprengte Magenschleimhaut im Ösophagus angenommen mit Antrumgastritis sowie eine aktivierte Großzehengrundgelenksarthrose. Es fand sich jedoch kein pathologisches Korrelat, das die Symptomatik ausreichend erklären konnte. Ein Jahr darauf traten eine Dysfunktion der Bewegungskontrolle und koordinative Störungen auf, wieder ohne fassbare Ursache. Der Befund im MRT des Schädels war unverändert. Ab 2020 traten Stürze häufiger auf, das linke Bein »sackt weg«, Gegenstände glitten ungewollt aus den Händen. Parästhesien und Schmerzen traten auch auf der rechten Körperseite im rechten Glutaealbereich auf, das rechte Bein, die rechte Hand wurden leicht paretisch. Das führte zur Annahme eines »möglichen Zeichens einer diskreten sensomotorischen Neuropathie«. Im selben Jahr traten Blasenprobleme auf.

Über Jahre waren wegen cerebraler Herde Lumbalpunktionen ausgeführt worden zur Überprüfung einer möglichen Entwicklung einer MS, die allerdings nie diagnostiziert wurde. 2019 fand sich folgender Befund im MRT Schädel: »[…] In der T2/FLAIR zahlreiche punktuelle bis fleckförmige, links peri- bis supraventrikulär gering flächenhaft-konfluierende bis bandförmige Hyperintensitäten des beidseitigen para- bis subkortikalen Marklagers«. Diese Art cerebraler Veränderungen entsprechen einer Leukoaraiose, sie wurde inzwischen bei vielen contergangeschädigten Menschen beobachtet.

23.10 Leukoaraiose und Contergan

Der Begriff der Leukoaraiose beschreibt unspezifische Veränderungen der periventrikulären und subkortikalen weißen Substanz, die durch bildgebende Verfahren zur Darstellung kommen. Im CT findet sich bei Leukoaraiose eine Dichteminderung, im MRT erscheinen diese Bereiche in der T2-Wichtung hyperintens. Der Schweregrad der Veränderungen im Marklager wird in der Fazekas-Skala bewertet, wobei zwischen periventrikulären Läsionen und solchen in der Tiefe der weißen Substanz unterschieden wird (Fazekas et al., 1987).

Fazekas-Skala periventrikuläre Läsionen:

- Grad 0: keine Schädigung vorhanden
- Grad 1: »Kappen« oder stiftdünne Linien
- Grad 2: glatter »Halo«
- Grad 3: irreguläres periventrikuläres Signal mit Ausbreitung bis in die tiefe weiße Substanz

Fazekas-Skala Tiefes Marklager:

- Grad 0: keine Schädigung vorhanden
- Grad 1: punktförmige Herde
- Grad 2: beginnende Konfluenz von Herden
- Grad 3: großflächige konfluierende Areale

Die Leukoaraiose ist ein deskriptives Konzept, sie ist daher nicht mit einer bestimmten einheitlichen klinischen Symptomatik verbunden. Die klinischen Symptome entwickeln sich in Abhängigkeit vom Schweregrad und von der Lokalisation der Läsionen.

Die Pathogenese ist noch nicht vollständig abgeklärt, in der wissenschaftlichen Literatur werden Gefäßveränderungen der kleinen cerebralen Gefäße – Arteriolen, Venolen und Kapillaren – im Sinne eines Cerebral Small Vessel Disease (CSVD) als Ursache angenommen, welche auf eine Arteriolosklerose, auf Gendefekte, auf entzündliche, immunologische oder strahlenbedingte oder toxische pathologische Prozesse an Arteriolen oder Kapillaren zurückgeführt werden können. Die Autoren gehen davon aus, dass diese Prozesse zu einer verminderten Durchblutung des Gehirns führen, zu einer Einschränkung der Autoregulation des Gehirns, zu einer Zunahme der Permeabilität der Blut-Hirn-Schranke. Die Minderdurchblutung führt zur Hypoxie im Nervengewebe, wodurch eine Schädigung des Parenchyms entsteht. Als deren Folgen finden sich neuronale Apoptosen, diffuse axonale Schäden, Demyelinisierung, ein Verlust von Oligodendrocyten und eine Aktivierung von Gliazellen.

Die weiße Substanz wird über ein komplexes Gefäßsystem versorgt, das aus kleinen, penetrierenden Arteriolen besteht, die rechtwinklig aus den großen Hirnarterien entspringen. Es handelt sich um lange Endarterien mit geringem Durchmesser. Die periventrikuläre weiße Substanz wird dadurch zu einer vaskulären Randzone, die bei einer Minderdurchblutung besonders gefährdet ist. Die Schädigung der Arteriolen führt zu einem verengten Lumen, dadurch zu einer verminderten Blutversorgung des Gewebes durch die Kapillaren, in deren Folge und bei chronischem Verlauf in diesem Bereich Parenchymschäden entstehen können, die sich in bildgebenden Verfahren als Leukoaraiose darstellen. Dazu gehören frische subkortikale Läsionen, lakunäre Infarkte mit typischer Lokalisation in den Basalganglien, der Capsula interna, Thalamus und Stammhirn (Li et al., 2018).

Die anatomische Lokalisation lakunärer Schäden führt zu entsprechenden dazugehörigen Ausfallserscheinungen. Fünf klassische lakunäre Syndrome konnten durch Autospien gesichert werden (Cannistaro et al., 2019).

- Hemiparese und halbseitiger Sensibilitätsverlust bei Schäden im Thalamus und Capsula interna
- Halbseitiger Sensibilitätsverlust bei Schäden im Thalamus
- Motorische Hemiparese bei Schäden in der inneren Kapsel, Corona radiata oder Pars basilaris Pontis
- Dysarthria-clumsy-hand-Syndrom bei Schäden im Knie der inneren Kapsel und in der Pars basilaris Pontis
- Ataktische Hemiparese bei Schäden in der Brücke, im Mittelhirn, in der inneren Kapsel und im parietalen Marklager

Die durch CSVD entstehenden Schäden sind progredient, ebenso die klinische Symptomatik. Betroffen sind überwiegend ältere Personen, 20% davon sind jedoch symptomfrei bei positivem MRT-Befund. Das Risiko eine Demenz oder einen Schlaganfall zu erleiden ist bei vorhandenen Lakunen um mehr als das Doppelte erhöht. Im Vordergrund der Erkrankung steht der Abbau der kognitiven Funktionen und Stimmungsschwankungen. Depressive Symptome korrelieren laut LADIS-Studie (2011) mit dem Schweregrad der Veränderungen im Marklager, sodass die Autoren einen kausalen Zusammenhang annehmen. Dabei besteht eine schwächere Korrelation von Depression mit periventrikulären Läsionen, eine stärkere mit tiefen frontalen und parietalen Läsionen.

Man geht davon aus, dass 45 % der demenziellen Erkrankungen auf CSVD zurückzuführen sind, die pathoanatomische Grundlage sind sog. stille lakunäre Infarkte, mit weitgehend asymptomatischem Verlauf. Es kommt zu einem Abbau der exekutiven Funktionen, von Aufmerksamkeit und Gedächtnis, von Sprachkompetenz und Erinnerungsvermögen; es können zudem Schlafstörungen, Schwindel, Tinnitus und Schwerhörigkeit auftreten.

Ein ungestörtes flüssiges Gangbild beruht auf einem intakten Zusammenspiel von Basalganglien, Hirnstamm und frontalem Kortex. Bei Läsionen in den subkortikalen Regionen im Bereich der inneren Kapsel, des Centrum semiovale, der weißen periventrikulären Substanz im Frontalhirn und im Knie des Corpus Callosum, kommt es zu Gangstörungen. Das Gangbild der Patienten ist breitbasig, verlangsamt und kleinschrittig, ist aber nicht gleichzusetzen mit dem Trippelschritt der Parkinsonpatienten. Auf der Grundlage einer posturalen Instabilität durch eingeschränkte Mobilität, Störungen des Gleichgewichts und des Bewegungsablaufs kann es vermehrt zu Stürzen kommen.

Schließlich treten Blasenstörungen bei Marklagerläsionen durch CSVD auf. Dazu gehören Nykturie, Inkontinenz, vermehrte Häufigkeit der Blasenentleerung, vermehrter Harndrang. Laut LADIS-Studie sind 70 % der Stichprobe (N = 639) mindestens von einem dieser Symptome betroffen, 60 % klagten über Nykturie, weitere 20 % berichteten über vermehrte Blasenentleerungen, Inkontinenz und vermehrten Harndrang (Cannistaro et al., 2019; Li et al., 2018).

Marklagerschäden entstehen in der Gesamtbevölkerung auf der Grundlage einer CSVD mit Minderdurchblutung und Hypoxie dieses sehr empfindlichen Gehirngewebes überwiegend im höheren Alter. Bei der vorgeburtlichen Schädigung durch Contergan kommt es durch die Wachstumshemmung der Gefäße zu einer Hypoxie im wachsenden Organismus, der zu Fehlbildungen im Sinn einer Reduktion der betroffenen Organanlagen durch Störung der Wachstumsprozesse führt. Eine Schädigung des Gehirns durch Contergan ist während der gesamten Schwangerschaft und darüber hinaus möglich, da die Entwicklung erst im jungen Erwachsenenalter abgeschlossen ist.

Beim Lesen der o. a. Kasuistik fällt auf, dass bei der vorliegenden Marklagerläsion die Kognition nicht oder nur geringgradig eingeschränkt ist, die sensorische und motorische Halbseitensymptomatik findet sich jedoch bei dieser Betroffenen, ebenso die Gangstörung, Stürze und die Blasenprobleme. Bei contergangeschädigten Menschen kommt eine sehr schwere Schmerzsymptomatik hinzu, die mit hoher Wahrscheinlichkeit zentral bedingt ist, die bei Patienten der Gesamtbevölkerung mit Marklagerläsionen nicht dokumentiert ist. Es drängt sich die Vermutung auf, dass Marklagerschäden vorgeburtlich durch Einwirken von Contergan entstanden sind und dass eine Kompensation über einen längeren Lebensabschnitt möglich ist, dann aber die Auswirkungen der Schäden zunehmend in den Vordergrund treten.

23.11 Kasuistik Nr. 3

Geschlecht: weiblich
Jahrgang: 1961
Schadenspunkte: 70 bis 74,99

Die Betroffene berichtet im Jahr 2012:

> »Im Jahr 2010 befand ich mich in stationärer Behandlung – Diagnostik wegen 1. Bewusstlosigkeit unklarer Genese, 2. Marklagerläsion unklarer Genese, 3. anamnestisch Conterganschädigung und 4. Hypakusis. Hier wurde auch eine Kernspintomografie des Schädels gemacht, wobei periventrikuläre Marklagerläsionen festgestellt wurden. Hiernach wurde bei mir dann eine Lumbalpunktion durchgeführt, die unauffällig war. Seit 2010 werde ich ‚auf Verdacht' einer MS behandelt. Seit Juni dieses Jahres kann ich nicht mehr richtig laufen bzw. gehen. Der Gang ist schwer. Nach Cortisonstoß von drei Tagen im Juni 2012 – ging es mit dem Laufen wieder. Allerdings hielt dieses nicht lange an. Das Gehen ist – schwerfällig – verlangsamt, seit ein paar Tagen habe ich einen Rollator, der mir nur als Sicherheit dient. Der Allgemeinzustand ist für mich niederschmetternd. Auch begab ich mich zum Neurologen zur Untersuchung. Dieser hat nur die Messungen an meinen Beinen vorgenommen, nicht an Armen und Handgelenken, obwohl ich hier auch Taubheitsgefühle, rechts ständiges Kribbeln im ganzen Arm und Finger habe. Nachts schlafe ich nicht durch, seit längerem schon, wegen Kribbeln auch in den Beinen. Am schlimmsten sind der rechte Arm, Hand und Finger. Dann muss ich aufstehen und langsam etwas laufen. Ein Zustand, den ich keinem Menschen wünsche.«

23.11.1 Verlauf und Befunde

Im Folgenden finden sich wörtliche Zitate aus Krankenakten. Der Übersichtlichkeit halber werden Befunde im Normbereich nicht aufgeführt.

2010 Stationärer Aufenthalt wegen unklarer Bewusstlosigkeit und Marklagerläsionen, Liquor unauffällig.

2012 JUNI. Stationär wegen möglicher Encephalomyelitis disseminata. Stationäre Aufnahme wegen seit einer Woche bestehender Gangstörung. Die Patientin fühle sich schwankend und schummrig in den Beinen. Wir sahen deutlich verlangsamtes Gangbild, jedoch keine objektivierbaren Paresen, auch nicht bei Einzelkraftprüfung. Eine Ataxie zeigte sich nicht. Es bestand jedoch eine Hypästhesie der linken Gesichtshälfte und des linken Armes. Im weiteren Verlauf bestand bei der Patientin ein wanderndes Kribbelgefühl in der rechten Wade, im linken Arm sowie im Nacken, das ins Gesicht linksseitig ziehen würde, ebenso in die Zunge.
Wir führten ein MRT des Kopfes durch, wo sich im Vergleich zur Voruntersuchung von 2010 keine richtungsweisende Befundänderung zeigte. Es bestand nach wie vor ein Verdacht auf eine ED. Befundprogression oder Hinweise auf eine Aktivität der Herde lagen nicht vor.
Elektrophysiologisch war zum rechten Arm eine grenzwertig verzögerte zentralmotorische Leitzeit festzustellen. Das MEP zu den Beinen ergab keinen sicher pathologischen Befund. Tibialis- und Medianus-SSEP waren

im Normbereich. Bei negativen Vaskulitis-Antikörper und zum sicheren Ausschluss einer multiplen Sklerose war eine Liquordiagnostikuntersuchung notwendig. Im Jahr 2010 war der Liquor unauffällig. Einer erneuten Liquorpunktion wollte sich die Patientin nicht unterziehen. Bei verzögerten zentralmotorischen Leitzeiten der MEPs verabreichten wir eine Cortisonstoßtherapie über drei Tage. Am Tag der Entlassung konnte die Patientin deutlich flotter gehen, sodass wir sie mit Empfehlung zum Abwarten des weiteren Verlaufs in weitere ambulante Behandlung entließen.
AUGUST. *Beschwerden:* Schwindelbeschwerden, hauptsächlich morgens.
Befund HNO: Vestibularprüfung zeigte keine Erregbarkeit der Labyrinthe. Innenohrschwerhörigkeit links (H90.5+LG).
AUGUST. *Beschwerden:* Nach Corticoid-Stoßtherapie Gehen unter Corticoiden zunächst gebessert, dann Gefühl unter Belastung, als ob die Beine wegsacken, Kribbeln der rechten Hand bis zum Ellenbogen morgens. Allgemeine muskuläre Schwäche bei geringen bis durchschnittlichen Belastungen. Kraftminderung wird auf Befragen verneint.
Befund neurologisch: Gangbild kleinschrittig schleppend, ohne Hinweis auf eine zentralnervöse Symptomatik. Proximale Schwäche beider Beine bei wechselnder Innervation. PSR re < li, ASR nicht erhältlich.
Elektroneurografie: motorische Neurografie:
N. tibialis li: DML 4,5 ms, NLG Unterschenkel 47,7 m/s 370 mm, Amplitude MAP 9,6 mV.
N. peronaeus re: DML 4,1 ms, NLG Unterschenkel 49,4 m/s 260 mm. NLG Fibulaköpfchen 47,4 m/s 110 mm.
Beurteilung: keine Zuordnung möglich.
Diagnose: Encephalomyelitis disseminata (G35.9,V), Polyneuropathie (G62.9,V).

2014 *Beschwerden:* Zunehmende Gangstörung. Füße schlafen ein, sehr unsicher beim Laufen. Störungen haben im Verlauf zugenommen.
Befund neurologisch: Abducensparese bds., ansonsten regelrechter Hirnnervenstatus. Proximale Paraparese der Beine KG 4/5, ansonsten keine Paresen. Normotoner Muskeltonus. Insgesamt mittellebhaft bis lebhaft auslösbare Muskeleigenreflexe, keine verbreiterten Reflexzonen, keine Kloni, keine Pyramidenbahnzeichen. Bimalleoläre Pallhypästhesie ansonsten Sensibilität intakt. Koordination regelrecht. Sitz und Stand sicher, Gang breitbasig, leicht kleinschrittig unsicher, keine gerichtete Fallneigung. Seiltänzergang bei Aufhebung der optischen Kontrolle nicht möglich.
EMG/NLG: N. medianus bds. sensibel und motorisch unauffällig. N. peronaeus bds. sensibel und motorisch unauffällig. N. suralis bds. NLG und SNAP unauffällig.
Evozierte Potenziale: SEP N. tibialis: kein Hinweis auf afferente Leitungsstörung bzw. spinale Läsion. VEP: kein Hinweis auf Schädigung der Sehbahn.
MRT HWS/BWS: ausgeprägte Spondylosis deformans, multisegmentale Bandscheibenvorfälle im Bereich der HWS. Keine MS typische Myelonherde.

Befund: V. a. Encephalomyelitis disseminata als Ursache der Gangstörung. Eine afferente Läsion (PNP, Hinterstrangschädigung) konnte im Rahmen der elektrophysiologischen Diagnostik ausgeschlossen werden. Das MRT der HWS/BWS blieb bis auf den Nachweis degenerativer Veränderungen ohne richtungsweisenden Befund, MS-typische Läsionen konnten jedoch ausgeschlossen werden. Im Hinblick auf die anamnestisch vorliegende Conterganexposition bleibt ggf. auch hier die Möglichkeit eines kausalen Zusammenhangs.

2016 *Befund Spiral CT Abdomen nativ:* kein Nachweis eines Gallenblasenäquivalents.

2022 MÄRZ. Leistenherniotomie bds.

Es handelt sich bei den dargestellten Krankheitsverläufen mit hoher Wahrscheinlichkeit um Spätschäden des ZNS und PNS bei vorgeburtlicher Contergan-Exposition. Das Nervensystem entwickelt sich über die gesamte Schwangerschaft, daher darf davon ausgegangen werden, dass die sensible Phase nicht auf ein paar Tage reduziert ist, sondern dass das sich entwickelnde Organ über den gesamten Zeitraum der Gravidität geschädigt werden kann. Die Entwicklung kommt erst um das 25. Lebensjahr zum Abschluss – so lange ist von einer erhöhten Vulnerabilität auszugehen.

Erste Symptome treten bei den drei Betroffenen um das Jahr 2010 auf, etwa im 50. Lebensjahr. Ein deutlicher Anstieg der Mortalität kann bei contergangeschädigten Menschen zu diesem Zeitpunkt beobachtet werden. In der Allgemeinbevölkerung erfolgt ein solcher vergleichbarer Anstieg der Mortalität erst im 75. bis 80. Lebensjahr (siehe hierzu ▶ Kap. 9.9). Diese Beobachtung könnte als ein Hinweis auf eine erhöhte Vulnerabilität bei contergangeschädigten Menschen interpretiert werden, die sich zu einem früheren Zeitpunkt bemerkbar macht als in der Allgemeinbevölkerung, und zu einer frühzeitigen Erhöhung von Morbidität und Mortalität führt.

> Eine systematische wissenschaftliche Untersuchung von Marklagerläsionen bei contergangeschädigten Menschen oder von Polyneuropathien ungeklärter Genese bei vorgeburtlicher Conterganschädigung gibt es leider nicht. Eine Sammlung und Zusammenführung aller bisher erhobener Befunde bundesweit könnte Hinweise auf Häufigkeit, Ausmaß der Schäden, deren Symptomatik und Progredienz geben. Das Wissen um die Ursache ihres Leidens wäre für viele Betroffene eine Hilfe. Eine adäquate Versorgung und Beratung dieser schwerkranken Patienten sollte über Kompetenzzentren in Zusammenarbeit mit den niedergelassenen behandelnden Ärzten koordiniert erfolgen.

23.12 Literatur

Cannistraro, R.J. et al. (2019). CNS small vessel disease. *A clinical review. Neurology. 92*, 1146–1156.
D'Avignon, M. & Barr, B. (1964). Ear Abnormalities and Cranial Nerve Palsies in Thalidomide Children. *Arch Otolaryngol. Aug, 80*, 136–40.
Eichmann, A. & Thomas, J.L. (2013). Molecular Parallels between Neural and Vascular Development. *Cold Spring Harb Perspect Med. 3*, a006551.
embryology.ch. https://embryology.ch/de/embryogenese/ (abgerufen am 28.06.2024)
Erfurth, F. (1965). Röntgenologische Veränderungen bei der Thalidomidembryopathie des Kaninchens. *Zeitschrift für Kinderheilkunde 92*, 90–97
Fazekas, F. et al. (1987). MR signal abnormalities at 1.5 T in Alzheimers dementia and normal aging. *American journal of roentgenology. 149*,2, 351–356.
Goerttler, K. (1965). 2. Monographie über die Rehabilitation der Dysmelie-Kinder. Beitrag von Goerttler K. Dysmelie-Arbeitstagung am 5. Und 6. November 1965 in der Orthopädischen Anstalt der Univ. Heidelberg. Bartmann Verlag GmbH Frechen/Köln 1966. Seite 191–196.
Hallene, K.L. et al. (2006). Prenatal Exposure To Thalidomide, Altered Vasculogenesis, and CNS Malformations. Neuroscience. *September 29, 142*(1), 267–283
Heine, W. et al. (1964). Thalidomid-Embryopathie im Tierversuch. Reproduktion der Thalidomid-Embryopathie im teratologischen Versuch bei Kaninchen mit passagerer Leberschädigung. *Zeitschrift für Kinderheilkunde 91*,213–221.
Horstmann, W. (1966). Hinweise auf zentralnervöse Schäden im Rahmen der Thalidomid-Embryopathie. Pathologisch-anatomische, elektroencephalographische und neurologische Befunde. *Zeitschrift für Kinderheilkunde 96*, 291–307.
Jankelowitz, S.K. et al. (2013). Late-onset neurological symptoms in thalidomide-exposed subjects: a study of an Australasian cohort. *European Journal of Neurology. 20*, 509–514.
Kanno, O. (1987). Electroencephalographic Study of 137 Patients with Thalidomide Embryopathy. *The Japanese journal of Psychiatry and Neurology. 41*(2), 197–206.
Larrivée, B. et al. (2009). Guidance of Vascular Development. *Circulation Research. 104*(4), 27 February, 428–441.
Leck, I.M. & Millar, E.L. (1962). Incidence of Malformations since the Introduction of Thalidomide. *Br Med J. Jul 7,2*(5296), 16–20.
Li, Q. et al. (2018). Cerebral Small Vessel Disease. *Cell Transplantation.27*(12), 1711–1722.
Miehlke, A. & Partsch, C.J. (1963). Ohrmissbildung, Facialis- und Abducenslähmung als Syndrom der Thalidomidschädigung. *Arch Ohren Nasen Kehlkopfheilkd. 181*,154–74.
Nicotra, A. et al. (2016). Peripheral Nerve Dysfunction in Middle-Aged Subjects Born with Thalidomide Embryopathy. *PLoS ONE 11*(4), e0152902.
Paredes, I. et al. (2018). Neurovascular Communication during CNS Development. *Developmental Cell. 45*, April 9, 10–32.
Sadler, T.W. (2008). *Medizinische Embryologie.* Thieme, Stuttgart
Silbereis, J.C. et al. (2016): The Cellular and Molecular Landscapes of the Developing Human Central Nervous System. *Neuron 89, January 20*, 248–268.
Stephenson, J.B.P. (1976). Epilepsy: a Neurological Complication of Thalidomide Embryopathy. *Develop. Med. Child Neurol. 18*,189–197.
Stiles, J. & Jernigan, T.J. (2010). The Basics of Brain Development. *Neuropsychol Rev. 20*,327–348.
Takara, K. et al. (2023). Neurovascular Interactions in the Development of the Vasculature. *Life, 13*, 42–54.
The LADIS Study Group (2011). 2001–2011. A Decade of the LADIS (Leukoaraiosis And Disability) Study: What Have We Learned about White Matter Changes and Small-Vessel Disease? *Cerebrovasc Dis.32*,577–588.
Vega-Lopez, G.A. et al. (2018). Neurocristopathies: New insights 150 years after the neural crest discovery. *Developmental Biology. 444*, S110–S143.

Schmerzen und psychische Störungen

24 Schmerzen bei contergangeschädigten Menschen

Christina Ding-Greiner

24.1 Auftreten erster Schmerzen

In Einzelgesprächen berichteten contergangeschädigte Menschen über das Auftreten erster Beschwerden und Schmerzen im Lebenslauf (Expertise 2021, S. 123). Schmerzen traten in der untersuchten Stichprobe überwiegend im Zusammenhang mit ersten Einschränkungen der Funktionalität auf, nach einer Phase der optimalen, für sie möglichen Beweglichkeit und körperlichen Leistungsfähigkeit. Durch die Mehrbelastungen im Rahmen privater Aktivitäten, der Ausbildung und der beruflichen Tätigkeit wurden erste Grenzen erfahren. Der Beginn des physiologischen Abbaus der Muskulatur machte sich früh bemerkbar, da die Muskelmasse häufig reduziert und möglicherweise durch den vorgeburtlichen Kontakt mit Contergan zusätzlich geschädigt worden ist. Es kam zunehmend zu schmerzhaften Muskelverspannungen als Zeichen einer Überlastung der Muskulatur, es zeigten sich erste arthrotische Veränderungen in den Gelenken. Eine Umstellung in ihrem Tagesablauf mit vermehrten Ruhepausen war zu jenem Zeitpunkt für die Betroffenen kaum möglich, da sie beruflich und familiär gefordert waren.

Marquardt (1994, S. 82) erwähnte in seinem Gutachten zur Schwerpflegebedürftigkeit contergangeschädigter Menschen erste Folgeschäden durch Fehlbelastung an Hüften und Kniegelenken; die Betroffenen waren damals etwa 30 Jahre alt: »Es handelt sich um die ersten Anzeichen gelenkverbildender Veränderungen an präarthrotisch veränderten oder überbeanspruchten Hüften, Kniegelenken, sowie um Abnutzungen, insbesondere unter- und oberhalb von conterganbedingt versteiften oder und verkrümmten Wirbelsäulenabschnitten«.

Bei etwa einem Drittel der Studienteilnehmer der Expertise 2021 waren erstmals Schmerzen zwischen 1970 und 1990 aufgetreten, damals waren sie 10 bis 30 Jahre alt. Etwa die Hälfte der Interviewpartner gaben an, dass Schmerzen erstmals zwischen dem 30. bis 40. Lebensjahr aufgetreten waren, das entsprach etwa dem Zeitraum von 1990 bis 2000. Drei Interviewpartner gaben an, erst seit ca. zehn Jahren an Schmerzen zu leiden. Muskelermüdung und Muskelverspannungen bei Über- oder Fehlbelastung machten sich bemerkbar: Längeres Gehen oder langes Sitzen beim Studium oder längeres Schreiben bei fehlgebildeten Händen konnten zu Schmerzen führen, ebenso körperliche Aktivitäten auf der Grundlage der Entwicklung erster Abnutzungserscheinungen der Gelenke und Fehlbelastung der Muskulatur.

Eine britische Betroffene beschreibt ihr erstes Schmerzerlebnis:

> »Working as a secretary, I held the telephone with my shoulder and I craned my neck back and shoulders forward to use my keyboard. Ergonomics weren't routinely considered. At the age of 30, I experienced my first episode of acute pain caused as a result of my way of working. It came in the form of a spasm in the trapezius muscle in my neck. Disabling spasms made me cry out with pain, and I felt physically sick.« (Illger, 2015)

Die Betroffenen differenzierten zwischen akuten Schmerzzuständen bei Belastung und einem Dauerschmerz, der sie auch in Ruhe begleitete. Bei Belastung traten teilweise schwere Schmerzzustände auf mit Werten von 6 bis 8 auf einer Skala von 0 bis 10. Akute Schmerzen traten meist bei Problemen mit der Wirbelsäule, bei Bandscheibenvorfällen oder bei Belastung von arthrotisch veränderten Gelenken auf. Schmerzen schränkten die körperliche und geistige Leistungsfähigkeit im Alltag deutlich ein. Der Umgang mit Schmerzen begleitete die meisten contergangeschädigten Menschen seit vielen Jahren, wie in den bisherigen Studien dokumentiert wurde.

Bei contergangeschädigten Menschen fanden Niecke et al. (2021) eine Schmerzprävalenz von 94%, davon weisen 54% eine fortgeschrittene Chronifizierung der Schmerzen auf, ein Teil der Studienteilnehmer zeigte neuropathische Schmerzkomponenten. Die Schmerzintensität war signifikant höher bei einer aktuell bestehenden psychischen Störung, insbesondere Betroffene mit einer depressiven, einer somatoformen oder einer substanzbezogenen Störung zeigten eine signifikant höhere Schmerzchronifizierung. Es wurde eine spezialisierte, individualisierte und multimodale Schmerzbehandlung empfohlen, bei der vor allen Dingen nicht medikamentöse Ansätze im Vordergrund stehen sollten, da contergangeschädigte Menschen stets sehr zurückhaltend mit der Einnahme von Medikamenten sind.

Die Autoren dokumentierten das Bestehen einer eigenständigen Schmerzkrankheit bei contergangeschädigten Menschen und ordneten diese als mögliche Thalidomid-induzierte Folgeschädigung ein.

24.2 Zusammenhang von Schmerzen mit Funktionsverlusten

Der beschriebene Prozess einer schleichenden oder schubweisen Verminderung der körperlichen Leistungsfähigkeit durch Muskelschwäche und Muskelabbau sowie die Entwicklung von Arthrosen setzt sich über Jahre fort. Es handelt sich sowohl um Folgen im Bereich vorgeburtlicher Schädigungen durch Überlastung und Fehlbelastung als auch um die Entwicklung von Folgeschäden in ursprünglich gesunden Körperregionen durch kompensatorische Bewegungsmuster (siehe hierzu ▶ Kap. 10.2, ▶ Kap. 11.3).

Aussagen von Betroffenen, die 2010 bis 2012 befragt wurden, bestätigten diesen Trend. Ihren Aussagen zufolge nahmen Muskelverspannungen aufgrund von Muskelschwäche sowie die Entwicklung von Arthrosen seit zehn Jahren langsam zu; in den letzten zwei bis fünf Jahren hatte sich die Entwicklung jedoch deutlich beschleunigt.

Die folgende Abbildung (▶ Abb. 24.1) zeigt die Entwicklung von Schmerzen im Bereich von vorgeburtlichen Schädigungen und Folgeschäden an den oberen Extremitäten. Die Mittelwerte der Angaben zu Schmerzen und zur Entwicklung von deren Ursachen – Arthrosen, Muskelschwäche, Verspannungen – wurden auf einer Skala von 1 bis 4 eingetragen.

- Stufe 1: leicht
- Stufe 2: mäßig
- Stufe 3: erheblich
- Stufe 4: stark

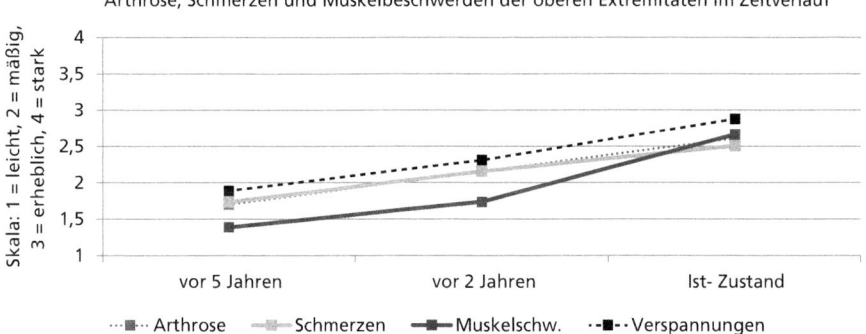

Abb. 24.1: Entwicklung und Verlauf von vorgeburtlichen Schäden und Folgeschäden im Bereich der oberen Extremitäten über fünf Jahre. Dargestellt sind Mittelwerte der Angaben zu Arthrose (N = 319), Schmerzen (N = 529), Muskelschwäche (N = 368) und Verspannungen (N = 378) (Quelle: eigene Daten; HD 2012, S. 76)

Die Mittelwerte der durch vorgeburtliche Schäden und Folgeschäden entstandenen Beschwerden lagen fünf Jahre vor dem Zeitpunkt der Befragung noch auf der Skala unterhalb von 2 Punkten, d. h. sie wurden als »leicht bis mäßig« eingestuft. Drei Jahre später wurde nur noch die Muskelschwäche als »leicht bis mäßig« eingestuft, Arthrosen, Verspannungen und Schmerzen lagen auf der Skala im Bereich zwischen 2 und 2,5, zwischen »mäßig« und »erheblich«. Zum Zeitpunkt der Erhebung hatten die Beschwerden weiter zugenommen, sie lagen auf der Skala zwischen 2,5 und 3. Die Muskelschwäche hatte sich deutlich verstärkt und etwa um einen Punkt zugenommen. Muskelverspannungen im Bereich der Arme nannten 43 % der Gesamtstichprobe von HD 2012.

Ein ähnlicher Verlauf fand sich an den unteren Extremitäten. Fünf Jahre vor dem Zeitpunkt der Erhebung lagen im Bereich der unteren Extremitäten die Entwicklung von Arthrosen, Muskelschwäche und Muskelverspannungen sowie Schmerzen nach Angaben der Betroffenen bei einem Mittelwert von 2 Punkten (mäßig) auf der zugrunde gelegten Skala von 1 bis 4 Punkten. Sie lagen damit etwas höher als die Ausprägung der Beschwerden der oberen Extremitäten. Über einen Zeitraum von fünf Jahren nahmen die Beschwerden zu und erreichen zum Zeitpunkt der Erhebung einen mittleren Skalenwert von 2,5 Punkten und darüber, d. h. sie lagen zwischen »mäßig« und »erheblich«. Muskelverspannungen im Bereich der unteren Extremitäten nannten 19,5 % der Gesamtstichprobe.

Im Bereich der Wirbelsäule und des Beckens fand sich ebenso ein Zuwachs an Beschwerden. Die Ausgangswerte befanden sich fünf Jahre vor dem Zeitpunkt der Befragung bei einem Skalenwert zwischen 2 und 2,5 bereits auf einem hohen Niveau; im Vordergrund der Beschwerden standen muskuläre Verspannungen, die als »mäßig« eingestuft wurden. Zum Zeitpunkt der Befragung lagen die Mittelwerte bei »erheblich«. Die Wirbelsäule war bei den Betroffenen aufgrund der fehlgebildeten, häufig unterschiedlich langen Extremitäten besonders beansprucht, über sie erfolgten Ausgleichs- und Anpassungsbewegungen bei nicht physiologischen Bewegungsabläufen im Rahmen der Kompensation. Muskelverspannungen im Bereich der Wirbelsäule nannten 78,6 % der Gesamtstichprobe.

Schmerzen, die in den Extremitäten und in der Wirbelsäule zum Zeitpunkt der Erhebung angegeben wurden, lagen in allen drei Bereichen im Mittel bei einem Skalenwert von 2,5 Punkten. Muskelverspannungen zeigten eine mittlere Ausprägung in den Armen und in der Wirbelsäule von knapp 3 Punkten.

24.3 Schmerzen und Folgeschäden

In der Studie HD 2013 wurden Betroffene gebeten, Schmerzen in Körperregionen mit vorgeburtlicher Schädigung oder mit Folgeschäden zu differenzieren. Mehrfachnennungen waren möglich. 29 Betroffene machten Angaben zu Dauerschmerzen und zu akuten Schmerzen bei Belastung auf einer Skala von 0 bis 10. Die folgende Abbildung (▶ Abb. 24.2) zeigt die Ergebnisse der Befragung.

Dauerschmerzen wurden von 22 Personen angegeben. Die Schmerzsymptomatik war nicht in allen Körperregionen einheitlich, häufig waren mehrere Körperbereiche gleichzeitig betroffen und dies jeweils in unterschiedlichem Ausmaß. In der Abbildung (▶ Abb. 24.2) wurde jeweils der höchste angegebene Wert eingetragen. Ein sehr stark ausgeprägter Dauerschmerz mit Skalenwert 10 kann nicht mehr gesteigert werden, daher wurden von diesen Betroffenen keine zusätzlichen Angaben zu Schmerzen bei Belastung oder Bewegung gemacht. In der Stichprobe traten Angaben zu Dauerschmerzen bei vorgeburtlichen Schädigungen zweimal

24 Schmerzen bei contergangeschädigten Menschen

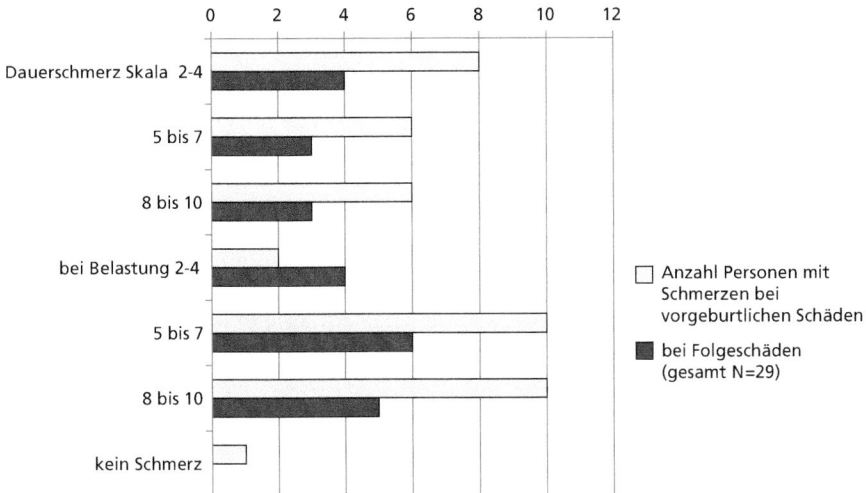

Abb. 24.2: Schmerzen bei vorgeburtlichen und Folgeschäden (N = 29). Anzahl Personen. Skala 0 bis 10 (Quelle: eigene Daten; HD 2013, S. 14)

häufiger auf im Vergleich zu Dauerschmerzen bei Folgeschäden. Schmerzen bei Belastung oder Bewegung waren sowohl bei vorgeburtlichen als auch bei Folgeschäden bei dieser Stichprobe in den meisten Fällen stärker ausgeprägt als Dauerschmerzen.

> Durch Fehlbelastung werden schon früh zusätzliche Schäden an den vorgeburtlich geschädigten Körperregionen gesetzt. Folgeschäden entstehen mit einer gewissen zeitlichen Latenz, bis das ursprünglich nicht geschädigte Gewebe durch die unphysiologischen Bewegungsabläufe ebenfalls geschädigt wird und sich auf dieser Grundlage Schmerzen entwickeln.

In einer Fokusgruppe mit zehn contergangeschädigten Personen (Expertise 2021) wurden Schmerzen thematisiert, ein Teil der Teilnehmenden nannte stärkere Schmerzen im Bereich der vorgeburtlichen Schädigungen, andere lokalisieren stärkere Schmerzen in den Bereich der Folgeschäden. Alle bestätigten jedoch, dass aus ihrer Sicht ein Zusammenhang bestand zwischen dem ersten Auftreten von Einschränkungen der Funktionalität und dem Beginn der Schmerzsymptomatik.

Eine teilnehmende Person stellte fest: »An den vorgeburtlichen Zustand ist man gewöhnt und man empfindet ihn als Normalität, vielleicht nimmt man die Schmerzen nicht wahr. Dann kommen die Folgeschäden dazu mit einer Zunahme der Einschränkungen und man empfindet den zusätzlichen Schmerz« (Expertise 2021, S. 137).

Bei vielen contergangeschädigten Menschen bestehen eine hohe Schmerztoleranz und eine hohe tolerierte Schmerzgrenze. Schmerzen lassen sich ihren Aussagen zufolge durch zeitweise Ablenkung besser tolerieren.

24.4 Mögliche Ursachen für die Entwicklung von Schmerzen

Die individuelle Lebenssituation der Betroffenen spielt eine große Rolle in der Entwicklung von Schmerzen. Vierfachgeschädigte Menschen mit einer ausgeprägten Verkürzung der Extremitäten, die ihr Leben überwiegend im Rollstuhl verbracht haben, zeigen häufig eine mildere Schmerzsymptomatik, wenn sie Gelegenheit hatten, sich lebenslang körperlich zu schonen, als contergangeschädigte Menschen mit einer geringen Anzahl von Schadenspunkten, die sich häufig sehr gut in ihrer Umwelt integriert hatten und lebten, als wären sie nicht geschädigt. Dies hat zu einer über Jahrzehnte andauernden Überlastung des gesamten Organismus geführt und in deren Folge zu einer schweren Schmerzsymptomatik.

Schmerzen, die von den Betroffenen beschrieben wurden, können verschiedene Ursachen haben.

1. Schmerzen können auf der Grundlage einer Mehrbeanspruchung der Gelenke durch eine kompensatorische Fehlbelastung und/oder chronische Überlastung entstehen. Die Knorpelschicht wird durch die Dauerbelastung geschädigt und abgetragen, die umgebende Muskulatur, der Sehnenapparat und die angrenzenden Knochenschichten zeigen Zeichen der Entzündung; es treten Schmerzen und Einschränkungen der Beweglichkeit auf. Möglicherweise ist der Knorpel infolge von Gefäßschäden, die durch Contergan in der Wachstumsphase des Organismus entstanden, nicht voll ausgebildet oder geschädigt und ist daher wenig belastbar. Auf dieser Grundlage erfolgt möglicherweise der Verschleiß rascher und zu einem früheren Zeitpunkt (siehe hierzu ▶ Kap. 7.5).
2. Schmerzen entstehen bei Über- und Fehlbelastung der Muskulatur. Bandapparat und Muskulatur können durch Fehlinsertionen und Muskelschwäche bei fehlgebildeten Gelenken eine Fehlfunktion verstärken. Es bilden sich schmerzhafte Muskelverspannungen aus, die Kraft und Beweglichkeit zusätzlich einschränken. Hinzu kommt der physiologische altersbedingte Verlust von Muskelmasse, der früh bei contergangeschädigten Menschen zu Muskelschwäche und bei Belastung wiederum zu Muskelverspannungen führt. Schonung und angemessene Ruhepausen, Physiotherapie zur Kräftigung der Muskulatur können diesem Prozess entgegenwirken, ihn verlangsamen und dadurch Schmerzen lindern.
3. Schmerzen können durch Kompression von Nerven an physiologischen Engstellen entstehen, die beispielsweise durch Fehlbildungen, Arthrosen oder Bandscheibenvorfälle zusätzlich eingeengt werden. Durch Kompression entstehen Schmerzen, langfristig können Druckschäden am Nerven entstehen, die mit einem Funktionsverlust einhergehen. Es werden Missempfindungen wie Kribbeln, Taubheitsgefühl, Kälte- oder Wärmegefühl, Sensibilitätsverluste oder Nervenschmerzen beschrieben.
4. Schmerzen können durch eine Minderdurchblutung einer Körperregion aufgrund von gefäßbedingten Spätschäden entstehen. Contergangeschädigte

Menschen klagen häufig über kalte Hände und Füße; diese Kälteempfindlichkeit kann sich durch äußere Kälteeinwirkung steigern und in einen starken Schmerz münden als Ausdruck eines Sauerstoffmangels im Gewebe. Ursache kann möglicherweise eine Minderversorgung durch dünnkalibrige Gefäße sein oder eine zu geringe Gefäßdichte. Auf der Grundlage einer Minderdurchblutung können auch Gelenknekrosen im Sinne eines M. Perthes entstehen, die mit einer Zerstörung der Gelenkstruktur und sehr starken chronischen Schmerzen einhergehen (Stainsby & Quibell, 1967) (siehe hierzu ▶ Kap. 10.4).

5. Schmerzen können auf der Grundlage von conterganbedingten Schädigungen des zentralen oder peripheren Nervensystems entstehen (siehe hierzu ▶ Kap. 23).

> Schmerzen sind ein multifaktorielles Geschehen. Erhebungen in Fokusgruppengesprächen und in Interviews haben ergeben, dass das Ausmaß an Belastung bzw. der Mangel an Ruhephasen im Beruf und zu Hause eine bedeutende Rolle gespielt haben. Wer bei Auftreten von Beschwerden die Möglichkeit hatte, rechtzeitig zu bestimmen, wie intensiv und wie ausgedehnt die tägliche Belastung sein durfte, wer die erforderlichen Therapien anwenden konnte und im Alltag den Erfordernissen entsprechend unterstützt wurde, hatte gute Chancen, im Lebenslauf weniger Schmerzen und Beschwerden zu entwickeln und zugleich die körperliche Leistungsfähigkeit zu erhalten (HD 2012, S. 91).

24.5 Entwicklung von Schmerzen über die Zeit

Conterganbedingte Schmerzen gehören zum Alltag der meisten contergangeschädigten Menschen. In der Erhebung 2012 hatten 84,4 % der Betroffenen Schmerzen genannt, davon litten 50 % täglich unter intermittierenden Schmerzen und 39 % unter Dauerschmerzen. 82,1 % der Stichprobe gingen davon aus, dass Schmerzen in Zukunft zunehmen werden.

Die folgende Abbildung (▶ Abb. 24.3) zeigt das Vorkommen unterschiedlicher Ausprägungen von Schmerzen in HD 2012 differenziert nach Geschlecht.

Frauen gaben häufiger starke und stärkste Schmerzen an, Männer dagegen häufiger mäßige und mittelstarke Schmerzen. Etwa zwei Drittel der Gesamtstichprobe nannten mittelstark bis stark ausgeprägte Schmerzen.

In der Befragung HD 2019 (S. 96) wurden durchschnittliche und stärkste Schmerzen an drei verschiedenen Zeitpunkten erhoben: zum Zeitpunkt der Befragung – in den letzten vier Wochen –, drei Jahre und zehn Jahre zuvor. Auf diese Weise konnte die Entwicklung des Schmerzgeschehens dargestellt werden.

In der folgenden Abbildung (▶ Abb. 24.4) werden die durchschnittlichen Schmerzen auf einer Skala von 0 bis 10 an drei Messzeitpunkten aufgezeigt.

Die drei Flächen zeigen jeweils die Ergebnisse der Befragung zu durchschnittlichen Schmerzen an drei Messzeitpunkten (MZP). Der jeweils höchste Punkt der

Schmerzen und psychische Störungen

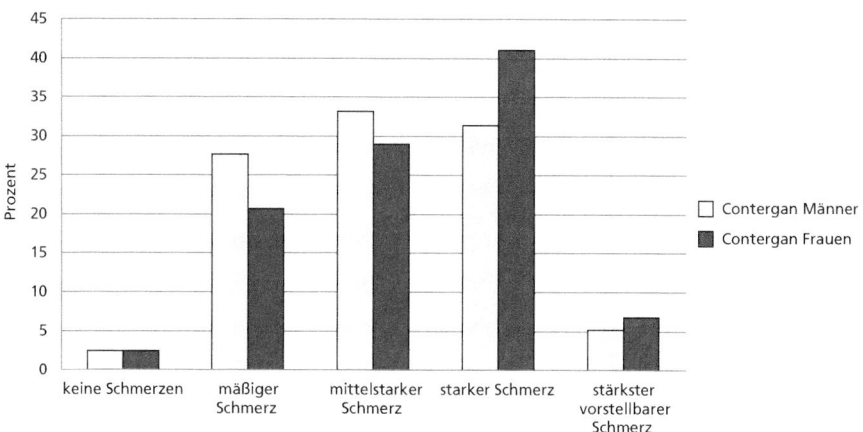

Abb. 24.3: Ausprägung von Schmerzen bei contergangeschädigten Frauen und Männern in Prozent (N = 780) (Quelle: eigene Daten; HD 2012, S. 92)

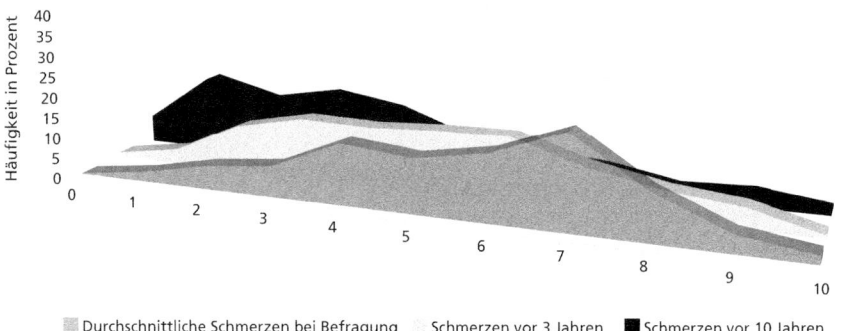

Abb. 24.4: Durchschnittliche Schmerzen zum Zeitpunkt der Befragung (letzte vier Wochen), vor drei und vor zehn Jahren auf einer Skala von 0 bis 10. Gesamtstichprobe (N = 505) in Prozent (Quelle: eigene Daten; HD 2019, S. 100)

Fläche, der dem am häufigsten genannten Wert auf der Schmerzskala entspricht, rückt im Laufe der Jahre nach rechts. Das bedeutet:

> Mit Ablauf der Zeit leidet ein immer größerer Anteil von contergangeschädigten Menschen an immer stärker ausgeprägten durchschnittlichen Schmerzen, die sich zunehmend im Bereich von starken bis sehr starken Schmerzen befinden.

Die höchste Anzahl Nennungen lag zehn Jahre vor dem Zeitpunkt der Befragung beim Skalenwert 3 mit 17,4 % der Gesamtstichprobe, drei Jahre vor dem Zeitpunkt der Befragung beim Skalenwert 6 mit 15,8 % und zum Zeitpunkt der Befragung nannten 22,6 % der Gesamtstichprobe den Skalenwert 7.

Die Zunahme der Ausprägung von durchschnittlichen Schmerzen wird anhand der Abbildung (▶ Abb. 24.4) an zwei Skalenwerten erläutert:

Nennungen Skalenwert 1:

- zehn Jahre vor dem Zeitpunkt der Befragung: 18,6 % der Gesamtstichprobe
- drei Jahre vor dem Zeitpunkt der Befragung: 3,7 % der Gesamtstichprobe
- zum Zeitpunkt der Befragung 2,3 % der Gesamtstichprobe

Nennungen Skalenwert 7:

- zehn Jahre vor dem Zeitpunkt der Befragung: 5,5 % der Gesamtstichprobe
- drei Jahre vor dem Zeitpunkt der Befragung: 10,3 % der Gesamtstichprobe
- zum Zeitpunkt der Befragung 22,6 % der Gesamtstichprobe

Diese Ergebnisse sind alle statistisch signifikant.

In face-to-face-Interviews wurde von Betroffenen berichtet, dass dieser Trend scheinbar zum Stillstand gekommen sei oder sich deutlich verlangsamt habe aufgrund der verminderten körperlichen und psychischen Belastung durch Aufgabe des Berufs, der vermehrte und längere Ruhepausen bei Bedarf und vor allen Dingen Bewegung in Form von Physiotherapie und/oder als Sport ermöglichte. Diese Entwicklung darf als sehr positiv gewertet werden und unterstreicht die Bedeutung individualisierter Therapieansätze. Es muss jedoch damit gerechnet werden, dass sich dieser Trend früher oder später wieder umkehrt.

Die folgende Abbildung (▶ Abb. 24.5) zeigt eine ähnliche Entwicklung der stärksten Schmerzen zum Zeitpunkt der Befragung, sowie drei und zehn Jahre zuvor.

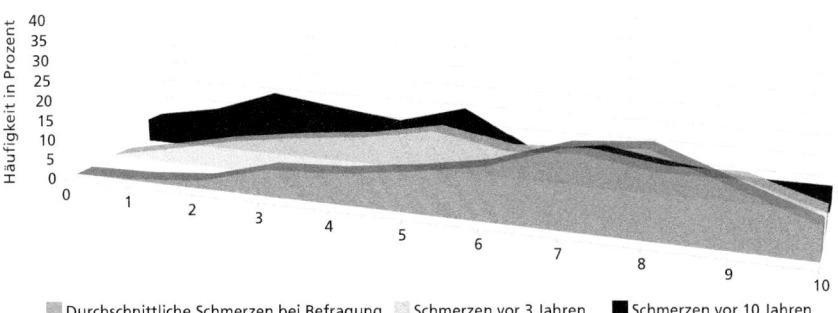

Abb. 24.5: Stärkste Schmerzen zum Zeitpunkt der Befragung (letzte vier Wochen), vor drei und vor zehn Jahren auf einer Skala von 0 bis 10. Gesamtstichprobe (N = 505) in Prozent (Quelle: eigene Daten; HD 2019, S. 101)

Die höchste Anzahl Nennungen lag zehn Jahre vor dem Zeitpunkt der Befragung beim Skalenwert 5 mit 15,5 % der Gesamtstichprobe, drei Jahre vor dem Zeitpunkt der Befragung ebenso beim Skalenwert 5 mit 15,3%. Bis zum Zeitpunkt der Befragung erfolgte eine rasche Zunahme der Prävalenz stärkster Schmerzen, 20,4% der Gesamtstichprobe nannten den Skalenwert 8.

Die Zunahme der Ausprägung der stärksten Schmerzen kann anhand der Abbildung (▶ Abb. 24.5) an zwei Skalenwerten erläutert werden:

Nennungen Skalenwert 2:

- zehn Jahre vor dem Zeitpunkt der Befragung: 15% der Gesamtstichprobe
- drei Jahre vor dem Zeitpunkt der Befragung: 7,5% der Gesamtstichprobe
- zum Zeitpunkt der Befragung 2% der Gesamtstichprobe

Nennungen Skalenwert 8:

- zehn Jahre vor dem Zeitpunkt der Befragung: 6,3% der Gesamtstichprobe,
- drei Jahre vor dem Zeitpunkt der Befragung: 10,3% der Gesamtstichprobe
- zum Zeitpunkt der Befragung 20,4% der Gesamtstichprobe

Die Entwicklung der Schmerzsymptomatik betrifft auch contergangeschädigte Menschen mit einer niedrigen Anzahl von Schadenspunkten. In der Gruppe der Betroffenen mit bis 24,99 Schadenspunkten konnte ebenso eine signifikante Steigerung der Schmerzsymptomatik über zehn Jahre beobachtet werden. Der Verlauf wird in der folgenden Abbildung (▶ Abb. 24.6) dargestellt.

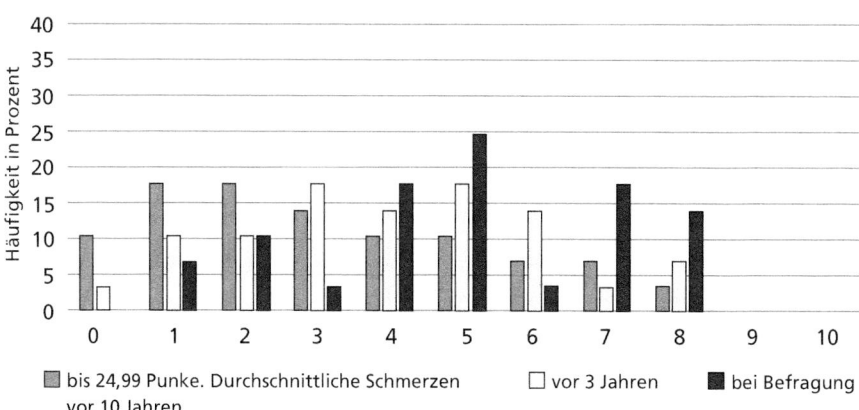

Abb. 24.6: Durchschnittliche Schmerzen zum Zeitpunkt der Befragung, drei und zehn Jahre zuvor. Personen mit bis 24,99 Schadenspunkten (N = 31). Anteil in Prozent. Skala 0 bis 10 (Quelle: eigene Daten; HD 2019, S. 102).

In dieser Stichprobe (bis 24,99 Schadenspunkte) waren zehn Jahre vor dem Zeitpunkt der Befragung etwa 10% schmerzfrei; zum Zeitpunkt der Befragung war niemand mehr schmerzfrei. Als durchschnittlich empfundene Schmerzen wurde zum Zeitpunkt der Befragung auf einer Skala von 0 bis 10 am häufigsten der Wert 5 von 25 % der Stichprobe angegeben.

Die Zunahme der Ausprägung von durchschnittlichen Schmerzen kann anhand der Abbildung (▶ Abb. 24.6) an zwei Skalenwerten erläutert werden:

Nennungen Skalenwerte von 0 bis 5:

- zehn Jahre vor dem Zeitpunkt der Befragung: 82 % der Stichprobe
- drei Jahre vor dem Zeitpunkt der Befragung: 75 % der Stichprobe
- zum Zeitpunkt der Befragung: 64 % der Stichprobe

Nennungen Skalenwert von 6 bis 10:

- zehn Jahre vor dem Zeitpunkt der Befragung: 18 % der Stichprobe
- drei Jahre vor dem Zeitpunkt der Befragung: 25 % der Stichprobe
- Zum Zeitpunkt der Befragung sind es mit 36 % bereits mehr als ein Drittel der Stichprobe, die unter behandlungsbedürftigen sehr starken Schmerzen leidet.

Nicht nur die durchschnittlichen Schmerzen, die die Betroffenen über den Tag begleiten, sondern auch die einzelnen Schmerzspitzen, beispielsweise bei Belastung, haben an Intensität signifikant zugenommen und führen zusammen mit den Funktionsverlusten zu weiteren Einschränkungen im Alltag und erfordern eine individuell angepasste Therapie.

24.6 Lokalisation von Schmerzen

> Die Lokalisation von Schmerzen lässt sich auf das Schadensbild zurückführen sowie auf Art und Ausmaß der im Alltag benötigten kompensatorischen Bewegungsmuster. Schmerzen im Nacken treten beispielsweise häufig bei Augenmuskellähmungen auf, da die Betroffenen beim Lesen nicht mit den Augen der Zeile folgen können. Durch die Verkürzung der Arme, die meist nicht dieselbe Länge haben, werden über die Jahre kompensatorische Bewegungen unter Mithilfe der Schultern und des Nackens ausgeführt, sodass es zu schweren Fehlbelastungen kommt, die zu degenerativen Veränderungen der Gelenke, zu Verspannungen der Muskulatur, zu Folgeschäden und damit zu Schmerzen führen.

In der Expertise 2021 wurden zwei Stichproben jeweils mit und ohne Unterstützungsbedarf miteinander verglichen. In der folgenden Abbildung (▶ Abb. 24.7) werden die Unterschiede dargestellt.

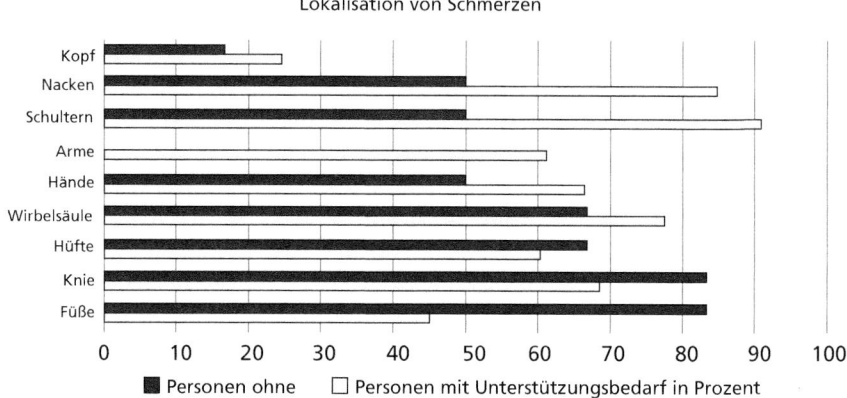

Abb. 24.7: Lokalisation von Schmerzen. Contergangeschädigte Menschen mit (N = 98) und ohne (N = 6) Unterstützungsbedarf in Prozent (Quelle: eigene Daten; Expertise 2021, S. 25)

Die Lokalisation der Schmerzen ist in beiden Gruppen unterschiedlich. Die Stichprobe ohne Unterstützungsbedarf, die in einem geringeren Ausmaß ausgeprägte Fehlbildungen im Bereich der Extremitäten und der Wirbelsäule aufweist, zeigt häufiger Schmerzen im Bereich der Füße, Knie und Hüften, wohl aufgrund der größeren Belastung im Lebenslauf durch eine der Normalität angeglichenen Lebensweise. Schmerzen werden in der Stichprobe der contergangeschädigten Menschen mit Unterstützungsbedarf am häufigsten in den Schultern und im Nacken genannt, dann folgen die Wirbelsäule und die Arme.

Die Veränderung der Schmerzsymptomatik in den großen Gelenken und in der Wirbelsäule über fünf Jahre wurden in HD 2012 erhoben. Die errechneten paarweisen Mittelwerte (▶ Tab. 24.1) zeigen alle signifikante Unterschiede in der Ausprägung der Schmerzen.

Tab. 24.1: Anzahl contergangeschädigter Personen mit Schmerzen und deren mittlerer Ausprägungsgrad in verschiedenen Lokalisationen 2012 und fünf Jahre zuvor (Quelle: eigene Daten; HD 2012, S. 59)

Schmerzen Lokalisation	Gesamtstichprobe (N = 870) Anzahl Personen Zeitpunkt der Befragung	MA* Schmerzen Zeitpunkt der Befragung	Gesamtstichprobe (N = 870) Anzahl Personen fünf Jahre vor dem Zeitpunkt der Befragung	MA* Schmerzen vor fünf Jahren
Schultergelenke	524	2,74	392	1,71
Ellenbogengelenke	242	2,26	157	1,44
Handgelenke	461	2,51	315	1,48

Tab. 24.1: Anzahl contergangeschädigter Personen mit Schmerzen und deren mittlerer Ausprägungsgrad in verschiedenen Lokalisationen 2012 und fünf Jahre zuvor (Quelle: eigene Daten; HD 2012, S. 59) – Fortsetzung

Schmerzen Lokalisation	Gesamtstichprobe (N = 870) Anzahl Personen Zeitpunkt der Befragung	MA* Schmerzen Zeitpunkt der Befragung	Gesamtstichprobe (N = 870) Anzahl Personen fünf Jahre vor dem Zeitpunkt der Befragung	MA* Schmerzen vor fünf Jahren
Hüftgelenke	369	2,64	272	1,81
Kniegelenke	346	2,45	241	1,63
Fuß- und Sprunggelenke	192	2,35	135	1,56
Halswirbelsäule	609	2,75	497	2,10
Brustwirbelsäule	338	2,5	272	1,97
Lendenwirbelsäule	630	2,70	515	2,08

* Mittlerer Ausprägungsgrad auf einer Skala: 0 = keine, 1 = leicht, 2 = mäßig, 3 = erheblich, 4 = stark

Alternsprozesse führen zu einem Verlust an Kraft und Beweglichkeit; die unphysiologischen kompensatorischen Bewegungsabläufe stellen zusätzliche Belastungen des Bewegungsapparats dar, die zu Schmerzen und auch zu Fatigue führen können: »It just snowballs, because you think you can manage this and that but when you are completely honest with yourself you realise »no, I can't manage that anymore« (Morrison, 2015).

> Wie schwierig es sein kann zur Ruhe zu kommen, beschreibt ein Betroffener sehr anschaulich: »It's like I do everything with my legs and so it's not like you can sit down, have a rest and read a book and do everything with your hands. If I want to read a book I have to use my leg so they never get a break« (Morrison, 2015).

24.7 Pain Disability Index

Eine Balance zwischen Entlastung der Gelenke, Kräftigung der Muskulatur und Förderung der Beweglichkeit erlaubt es, Selbstständigkeit im Alltag zu erhalten, denn es besteht ein enger Zusammenhang zwischen Schmerzen und Funktionalität.

Mit dem Pain Disability Index (PDI) wird gemessen, in welchem Ausmaß Schmerzen die Probanden daran hindern können, ein normales Leben zu führen.

Auf einer Skala von 0 (keine Beeinträchtigung) bis 10 (völlige Beeinträchtigung) werden Einschränkungen in sieben Lebensbereichen erhoben (HD 2019, S. 103):

1. *Familiäre und häusliche Verpflichtungen:* Dieser Bereich bezieht sich auf Tätigkeiten, die das Zuhause oder die Familie betreffen. Er umfasst Hausarbeit und Tätigkeiten rund um das Haus bzw. die Wohnung, auch Gartenarbeiten.
2. *Erholung:* Dieser Bereich umfasst Hobbies, Sport und Freizeitaktivitäten.
3. *Soziale Aktivitäten:* Dieser Bereich bezieht sich auf das Zusammensein mit Freunden und Bekannten, wie z. B. Feste, Theater- und Konzertbesuche, Essen gehen und andere soziale Aktivitäten.
4. *Beruf:* Dieser Bereich bezieht sich auf Aktivitäten, die ein Teil des Berufs sind oder unmittelbar mit dem Beruf zu tun haben; gemeint sind auch Hausfrauen(männer)tätigkeit.
5. *Sexualleben:* Dieser Bereich bezieht sich auf die Häufigkeit und die Qualität sexueller Aktivitäten.
6. *Selbstversorgung:* Dieser Bereich umfasst Aktivitäten, die Selbständigkeit und Unabhängigkeit im Alltag ermöglichen, wie z. B. sich waschen und anziehen oder Autofahren, ohne dabei auf fremde Hilfe angewiesen zu sein.
7. *Lebensnotwendige Tätigkeiten:* Dieser Bereich bezieht sich auf lebensnotwendige Tätigkeiten wie Essen, Schlafen und Atmen.

Die folgende Abbildung (▶ Abb. 24.8) zeigt die Ergebnisse für die einzelnen Lebensbereiche, jeweils zum Zeitpunkt der Erhebung und drei Jahre davor; es wurden die Mittelwerte ermittelt. Mit zunehmendem Skalenwert nehmen Beeinträchtigungen zu.

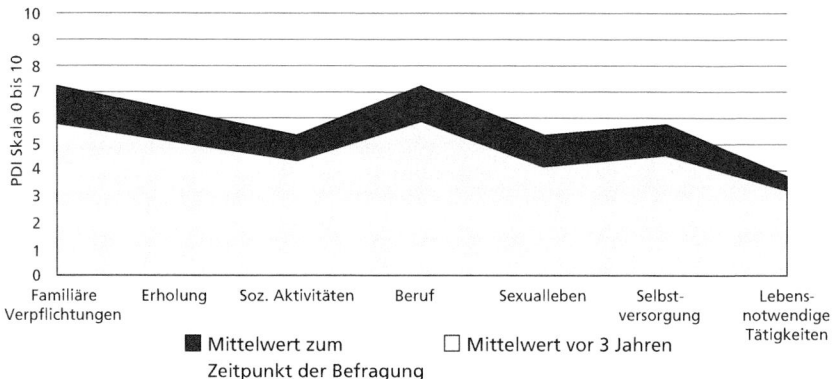

Abb. 24.8: PDI. Mittelwerte zum Zeitpunkt der Erhebung und drei Jahre davor. Ausmaß der Einschränkungen auf Skala 0 bis 10. Gesamtstichprobe (N = 505) (Quelle: eigene Daten; HD 2019, S. 103)

Der Grad der Beeinträchtigung hat in allen Lebensbereichen über die letzten drei Jahre um etwa 1,1 Punkte signifikant zugenommen. Die familiären und häuslichen Verpflichtungen zeigten die höchsten Mittelwerte, d. h. hier fanden sich quantitativ die meisten Beeinträchtigungen. Schwierigkeiten in diesem Bereich waren auf einen zunehmenden Verlust der groben Kraft, der Handkraft und der Feinmotorik zurückzuführen, wie in den face-to-face-Interviews ermittelt werden konnte. Es war der Lebensbereich, der die Betroffenen am schwersten körperlich beanspruchte, und der mit zunehmendem Verlust von Kraft und Funktionalität und mit zunehmendem Schmerzerleben die Betroffenen überforderte. Die berufliche Tätigkeit wurde ebenso als sehr belastend wahrgenommen. Als Gründe den Beruf aufzugeben, wurden von der Hälfte der Studienteilnehmer Schmerzen und eine verminderte Belastbarkeit genannt, fast 90 % der Stichprobe nannten contherganbedingte Einschränkungen der körperlichen Leistungsfähigkeit.

In HD 2019 wurde ebenso danach gefragt, wer zu keinem der beiden Zeitpunkte eine Beeinträchtigung durch Schmerzen empfunden hatte. In der Gesamtstichprobe gaben zum Zeitpunkt der Erhebung im Bereich »Soziale Aktivitäten« 13,4 % keine Beeinträchtigung durch Schmerzen an. Im Umkehrschluss waren 86,6 % der Studienteilnehmer aufgrund von Schmerzen in unterschiedlichem Ausmaß beeinträchtigt. Ein knappes Viertel der Studienteilnehmer nannten zum Zeitpunkt der Erhebung im Bereich »Sexualleben« keine Beeinträchtigung durch Schmerzen, drei Viertel der Stichprobe war daher beeinträchtigt. Ein Drittel der Betroffenen nannte zum Zeitpunkt der Erhebung keine Beeinträchtigungen durch Schmerzen im Bereich »Lebensnotwendige Tätigkeiten«. Zwei Drittel waren beeinträchtigt.

Die Personengruppe, die keine Beeinträchtigung durch Schmerzen in den verschiedenen Lebensbereichen nannte, hat über den Erhebungszeitraum von drei Jahren in allen Bereichen signifikant um 2,4 % bis 5,4 % abgenommen. Die ausgeprägtesten Verluste fanden sich im Bereich des Sexuallebens mit 5,4 %, der »lebensnotwendigen Tätigkeiten« mit fast 5 %, gefolgt von »Selbstversorgung« mit 4,6 %. Verluste in diesen Lebensbereichen führten zu einer Abnahme an Autonomie im Alltag und zu einem Verlust an Lebensqualität auf der Grundlage der engen Verquickung von Schmerzen und Funktionalität, dies wurde in den face-to-face-Interviews intensiv von den Interviewpartnern thematisiert. Ein Verlust von Selbstständigkeit in den Bereichen »Selbstversorgung« und »lebensnotwendige Tätigkeiten« bedeutete einen Verlust an Normalität und einen erhöhten Bedarf an Unterstützung bzw. Assistenz. Mehr Assistenz war nicht nur verbunden mit einer höheren Abhängigkeit von Partnern, Angehörigen oder Assistenten, sondern führte auch zu einer höheren finanziellen Belastung.

24.8 Literatur

Buder, K., Frank, J., Ding-Greiner, C. et al. (2021). *Expertise 2021*. Abrufbar im Kap. Zusatzmaterial zum Download.
Illger, S. (2015). Living with the effects of Thalidomide and pain management. *Pain News*. 13(2), 92–93.
Institut für Gerontologie der Universität Heidelberg. (2012). *HD 2012*. Abrufbar im Kap. Zusatzmaterial zum Download.

Institut für Gerontologie der Universität Heidelberg. (2013). *HD 2013.* Abrufbar im Kap. Zusatzmaterial zum Download.

Institut für Gerontologie der Universität Heidelberg. (2019). *HD 2019.* Abrufbar im Kap. Zusatzmaterial zum Download.

Stainsby, G.D. and Quibell, E.P. (1967). Perthes-like changes in the hips of chidren with thalidomide deformities. *The Lancet, 290 (7509), 29 July, 242–243*

Morrison, D. (2015). Thalidomide embryopathy – an example of how tailoring information for pain in rare diseases can help. *Pain News. 13*(2), 89–91.

Niecke, A. et al. (2021). Chronische Schmerzen bei Menschen mit Thalidomid-Embryopathie Eine explorative Analyse zu Prävalenz, schmerzbezogenen Merkmalen und biopsychosozialen Faktoren. *Psychother Psychosom Med Psychol. 71*(09/10), 370–380.

Marquardt, E. (1994). Begutachtung des Conterganschadens und seiner Folgezustände. In: Niethard, F.U. et al. (1994). *Contergan. 30 Jahre danach.* Ferdinand Enke Verlag, Stuttgart.

25 Mobilitätserhalt und Schmerzkontrolle

Rudolf Beyer

Uralt und lebensnotwendig – das schmerzverarbeitende System ist ein hochkomplexes Warnsystem unseres Körpers, ohne das wir nicht überlebensfähig wären. Schon von Geburt an lernen wir, was Schmerzen sind und wie wir unser Verhalten anpassen müssen, um diese Erfahrung nicht öfter als nötig zu machen. Das schmerzverarbeitende System ist auf langfristige Erinnerung und den Aufbau von Erfahrung programmiert. Die Mechanismen neurobiologischer Schmerzverarbeitung, mit Sensibilisierung, Chronifizierung und Ausbildung eines sogenannten Schmerzgedächtnisses, wurden in den letzten Jahrzehnten von Sandkühler, Mense, Baron (Sandkühler, 2001; Mense, 2004; Baron, 2006) und weiteren Wissenschaftlern sehr gut aufgeklärt. Insbesondere chronische Schmerzen, die den Sinn des Frühwarnsystems für Verletzungen verloren haben, führen zu sich wechselseitig beeinflussenden Störungen auf biologischer, psychologischer und sozialer Ebene (Cohen et al., 2021).

25.1 Schmerzentstehung im Bewegungsapparat

Die einzelnen Komponenten des Bewegungsapparates, also Gelenke, Muskeln, Sehnen, Bändern und Faszien, sind mit einer Vielzahl von Schmerzrezeptoren, den Nozizeptoren durchsetzt. Viele dieser spezialisierten Nervenzellen sind Sensoren, die auf verschiedene Reize (polymodale Rezeptoren) reagieren und bei Überschreitung einer bestimmen Schwelle einen Schmerzreiz erzeugen.

25.2 Rolle der Faszien bei der Schmerzentstehung

Neuere Forschungsergebnisse haben gezeigt, dass Faszien eine zentrale Bedeutung sowohl bei der Bewegung als auch bei der Entstehung von Schmerzen haben (Schleip, 2014; Wilke et al., 2017). Faszien kommen im ganzen Körper vor und bilden insgesamt eine größere Oberfläche als die Haut. Anatomische Untersuchungen konnten in der großen Rückenfaszie (Fascia thoracolumbalis) eine Vielzahl sensorischer Nervenfasern nachweisen (Benjamin, 2009; Yahia et al., 1992). Ein Teil dieser Nervenfasern konnte dem schmerzverarbeitenden System zugeordnet werden (Willard et al., 2012). Dabei können Fehlbelastungen und Bewegungsmangel gleichermaßen zu einer Veränderung der faszialen Strukturen führen, die sich wiederum schmerzfördernd auswirken. Umgekehrt verbessern gesunde Faszien die aktive Beweglichkeit, koordinative Fähigkeiten sowie die Körperwahrnehmung und können das Schmerzempfinden positiv beeinflussen.

25.3 Schmerz und Bewegung

Schmerzen sind ein wesentlicher Faktor für die Einschränkung von individueller Mobilität. Dabei können Bewegungsabläufe einzelner Extremitäten schmerzbedingt eingeschränkt sein und damit die Leistungsfähigkeit und Aktivitäten des täglichen Lebens zusätzlich zu bestehenden Behinderungen erheblich verringern. Das wiederum ist von zentraler Bedeutung für die Selbstbestimmung (Maslow, 2018) oder den Erhalt des persönlichen Handlungsspielraums und trifft im besonderen Maß auf Menschen mit Conterganschädigung zu (Peters et al., 2016).

Andererseits konnte in verschiedenen Studien gezeigt werden, dass körperliche Schonung nicht zu einer Schmerzlinderung bei chronischen Schmerzen führt. Zum Beispiel gilt für unspezifische Kreuzschmerzen, dass Bettruhe keinen heilenden Effekt hat und die Wiederaufnahme täglicher Aktivitäten verzögert (Chenot et al., 2017).

Eine Übersichtsarbeit des Cochrane Instituts kam zu dem Schluss, dass physische Aktivität und sportliche Übungen bei nur geringen unerwünschten Wirkungen einen positiven Einfluss auf Schmerzstärke und physische Funktion haben und somit die Lebensqualität verbessern können (Geneen et al., 2017). Schmerzen und Bewegung beeinflussen sich gegenseitig. Deshalb sollten Therapiekonzepte beide Aspekte gleichermaßen berücksichtigen.

25.4 Psyche und Schmerz

Die Psyche, als Raum des inneren Erlebens, umfasst Empfinden, Denken, Bewerten und Stimmung. Sie stellt die Summe aller geistigen Eigenschaften und Persönlichkeitsmerkmale eines Menschen dar. Lange Zeit war die Wissenschaft der Ansicht, dass Psyche (Geist) und Körper getrennt voneinander betrachtet werden sollten. Heutzutage ist jedoch unstritten, dass sich Psyche und Körper wechselseitig beeinflussen.

Insgesamt erleben Contergangeschädigte eine mit dem Älter werden einhergehende deutliche Zunahme von Krankheit. Auf körperlicher Ebene prägen inzwischen Folgeschäden das Beschwerdebild, insbesondere chronische Schmerzen und Einschränkungen der Mobilität. Zusätzlich kommen zunehmend altersassoziierte Krankheiten dazu. Bislang anfallender Assistenz- und Pflegebedarf wurde nahezu vollständig vom »Laienhelfersystem« übernommen. Durch das Ausscheiden der Elterngeneration und einen relativen Mangel an Partnerschaften und Nachkommen wird dieser Bedarf jetzt oftmals nicht mehr gedeckt. Auf psychischer Ebene gibt fast jeder zweite Betroffene mittlerweile krankheitswertige psychische Belastungen an, meist Depressionen, wobei gleichzeitig Behandlungsbarrieren im psychotherapeutischen Versorgungssystem bestehen (Niecke et al., 2017).

Neben körperlichen schmerzbegünstigenden Faktoren, wie Verschleiß des Bewegungsapparates, nachlassende Elastizität der Gewebe, andauernde Verspannungen der Muskeln und gleichförmige mechanische Belastungen, wird die Schmerzempfindung maßgeblich von der eigenen Bewertung beeinflusst. Das Ausmaß und die Lage der Schädigung, die Einschätzung der Bedrohung, die Stimmungslage, frühere Erfahrungen, besonders aus der Kindheit, sowie Stress spielen eine wesentliche Rolle bei der Schmerzempfindung (Nobis, 2019).

Die Stressreaktion dient als Alarmanlage des Körpers und belastende Ereignisse in frühen Lebensjahren können die individuelle Alarmschwelle deutlich senken. Die Stressreaktion beschränkt die Wahrnehmung körperlicher Bedürfnisse, sodass die Folgen oft erst im Nachhinein spürbar werden (»Nach dem Stress kommt die Krankheit«). Maßnahmen zur Stressbewältigung umfassen Zeitplanung und Delegation von Aufgaben, Entspannungstechniken und Fantasiereisen, Sport und Fitness, Zufriedenheit und positive Einstellungen sowie soziale Unterstützung.

Aufmerksamkeit, Gedanken und Gefühle können das Schmerzempfinden bei akuten Schmerzen verstärken oder abschwächen. Bei chronischen Schmerzen sind psychische und soziale Einflüsse noch bedeutender. Erwartungen spielen eine zentrale Rolle bei der Wahrnehmung von Schmerzen. Jepma konnte zeigen, dass der Schmerz oft dem entspricht, was erwartet wird. Je mehr Schmerzen man erwartet, desto intensiver werden sie empfunden, und umgekehrt (Jepma et al., 2018). Dieser Lernprozess, bei dem Erwartungen an das Schmerzempfinden angepasst werden, kann zu einer selbsterfüllenden Prophezeiung führen.

Ungünstige Faktoren für das Schmerzerleben sind psychosoziale Stressoren wie anhaltende Konflikte, körperliche Stressoren wie gleichförmige Körperhaltungen und häufige Wiederholung bestimmter Bewegungsabläufe sowie ungünstige Einstellungen und Überzeugungen wie Durchhaltestrategien, ängstliches Vermeidungsverhalten und Katastrophisieren.

Kognitive Verhaltenstherapie (KVT) wird häufig ergänzend zu medizinischen Maßnahmen bei Patienten mit chronischem Schmerz eingesetzt. Sie basiert auf der Annahme, dass unsere Reaktionen auf Stress durch Gedanken, Gefühle und Verhalten körperliche Schmerzen aufrechterhalten oder verstärken können. Schmerz ist dabei oft selbst ein Stressfaktor. Die komplexen Wechselwirkungen zwischen psychischen Prozessen und körperlichen Faktoren erfordern eine enge Zusammenarbeit zwischen Arzt und spezialisierten Psychotherapeuten. Schmerzzustände, die allein durch psychischen Stress verursacht werden, sind selten (Hasenbring, 2024).

25.5 Vorkommen von Schmerzen bei Contergangeschädigten

Studien legen nahe, dass chronische Schmerzen bei contergangeschädigten Menschen häufiger vorkommen als in der nicht betroffenen Allgemeinbevölkerung dieser Altersgruppe. Nach Kruse und Ding-Greiner (Kruse et al., 2012) traten Schmerzen bei 84,3% von 870 befragten Contergangeschädigten auf. In dieser Untersuchung gaben 50% der Befragten tägliche Schmerzen und 39% Dauerschmerzen an. Dabei zeigte sich die erhobene Schmerzintensität, unterteilt in fünf Abstufungen (keine Schmerzen, mäßige Schmerzen, mittelstarke Schmerzen, starke Schmerzen und stärkste vorstellbare Schmerzen) proportional zu der Schwere der Schädigung, unterteilt in vier sogenannte Schädigungsschwergruppen.

Zusätzlich konnte gezeigt werden, dass die Schmerzen vor allem in Form von muskulären Verspannungen im Bereich des Rückens (78,6%), der Arme (43%) und der Beine (19,5%) auftreten. Als Ursachen werden Fehlhaltungen und Fehlbelastungen der Wirbelsäule genannt. Dies wird anhand eines Beispiels sehr gut verdeutlicht: »Bei Betroffenen mit einer Augenmuskellähmung, die beim Lesen oder bei der Arbeit am PC den Kopf bewegen und so mit den Augen den Zeilen folgen«(Kruse et al., 2012, S. 95, 96).

Die Autoren betonen, dass Schmerzen ein multifaktorielles Geschehen sind. Dies kam in verschiedenen Interviews mit Betroffen klar zum Ausdruck. So berichteten Contergangeschädigte, »dass das Ausmaß an Belastung bzw. der Mangel an Ruhephasen und Schonung der betroffenen Schädigungsbereiche im Beruf und zu Hause eine bedeutende Rolle spielt: Wer die Möglichkeit hat, selbst zu bestimmen, wie intensiv und wie ausgedehnt die tägliche Belastung ist, wer adäquate Therapien ausreichend anwenden kann und im Alltag unterstützt wird, hat gute Chancen, langfristig weniger Schmerzen und Beschwerden zu entwickeln und zugleich die körperliche Leistungsfähigkeit zu erhalten«.

Anhand einer Auswertung des Deutschen Schmerzfragebogens (DSF) mit insgesamt 952 Angaben von 142 Patienten der Contergansprechstunde Hamburg (2014–2016) soll im Folgenden das Problem chronischer Schmerzen und deren Auswirkungen dargestellt werden (▶ Abb. 25.1).

Verschleißbedingte Folgeschäden sind eine Hauptursache für die Entstehung von Schmerzen des Bewegungsapparates. Die Lokalisationen von Schmerzen bei der Thalidomid-Embryopathie entsprechen wesentlich den Fehlbildungen und dadurch resultierenden lebenslangen Überlastungen des Bewegungsapparates.

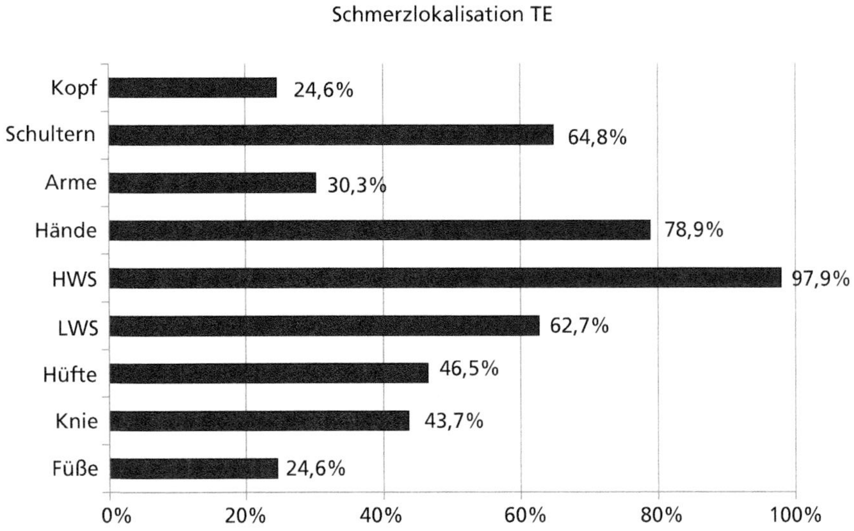

Schmerzlokalisation TE

- Kopf: 24,6%
- Schultern: 64,8%
- Arme: 30,3%
- Hände: 78,9%
- HWS: 97,9%
- LWS: 62,7%
- Hüfte: 46,5%
- Knie: 43,7%
- Füße: 24,6%

Abb. 25.1: Verteilung der Schmerzlokalisationen. Angaben von 142 Patienten mit Conterganschaden (Quelle: Klinische Routinedaten vom Deutschen Schmerzfragebogen aus der Contergansprechstunde Hamburg)

Die durchschnittliche Schmerzstärke der letzten drei Monate gaben die contergangeschädigten Patienten auf einer numerischen Rangskala (NRS) von 0 (keine Schmerzen) bis 10 (maximal vorstellbare Schmerzen) im Mittel mit 5,6 (starke Schmerzen) an.

Die von der Deutschen Schmerzgesellschaft im Rahmen einer Validierungsstudie (Nagel et al. 2012) erhobenen Daten etwa gleichaltriger Menschen (54 Jahre) ohne Conterganschädigung zeigte eine durchschnittliche Schmerzstärke von 6,6. Ein direkter Vergleich zwischen den beiden Gruppen ist mangels valider Daten nicht möglich, jedoch muss für eine Bewertung berücksichtigt werden, dass die Validierungsstudie an Schmerzpatienten erhoben wurde, die krankheitsführend bei chronischen Schmerzen sind (▶ Abb. 25.2).

Die folgenden Diagramme zeigen Gegenüberstellungen Contergangeschädigter (TE) der Contergansprechstunde Hamburg mit chronischen Schmerzpatienten (Non TE) der Validierungsstudie.

Bei der Frage, seit wann regelhaft Schmerzen bestehen (biografische Schmerzdauer), gaben 68,3 % der Conterganpatienten »länger als 5 Jahre« an, was vor dem Hintergrund angeborener Fehlbildungen nicht verwundert. Viele Betroffene gaben an, dass chronische Schmerzen des Bewegungsapparates etwa ab dem vierzigsten Lebensjahr immer mehr in den Vordergrund traten. Im Vergleich dazu lag dieser Anteil bei chronischen Schmerzpatienten der Validierungsstudie bei 43,4 %. Dies macht deutlich, dass chronische Schmerzen bei Contergangeschädigten ein relevantes Problem darstellen (▶ Abb. 25.3).

Das Erleben von schmerzbedingter Beeinträchtigung hinsichtlich der eigenen Funktionsfähigkeit, ist ein zentraler Punkt bei der Erfassung von chronischen Schmerzen. Die Schmerzchronifizierung, also die Auswirkungen von andauernden

Schmerzen und psychische Störungen

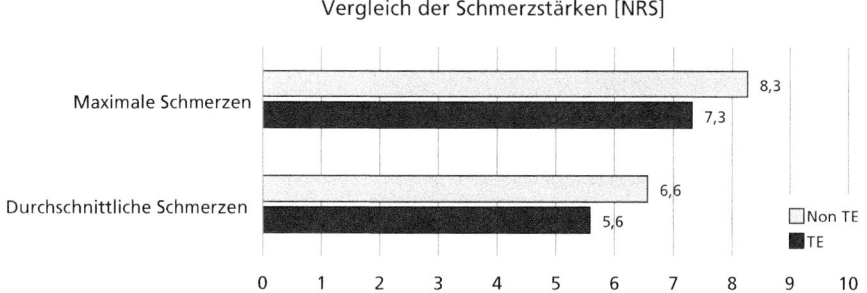

Abb. 25.2: Durchschnittliche Schmerzstärke (NRS) der letzten drei Monate. 142 Patienten mit Conterganschaden (TE) vs. 1.086 Patienten schmerztherapeutischen Einrichtungen der Validierungsstudie 2005–2006 zum Deutschen Schmerzfragebogen (Nagel et al., 2012) (Non TE)

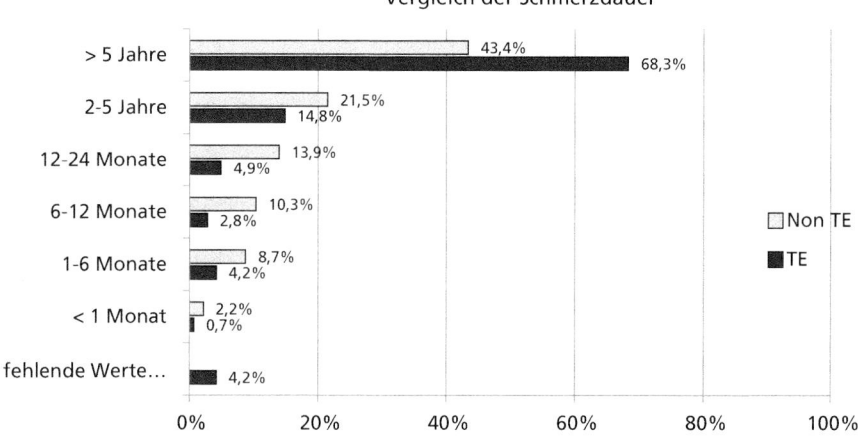

Abb. 25.3: Biografische Schmerzdauer. 142 Patienten mit Conterganschaden (TE) vs. 1.086 Patienten schmerztherapeutischen Einrichtungen der Validierungsstudie 2005–2006 zum Deutschen Schmerzfragebogen (Nagel et al., 2012) (Non TE)

Schmerzen auf die wechselseitigen Beziehungen somatischer, psychischer und sozialer Faktoren, wird im Deutschen Schmerzfragebogen mittels der v. Korff-Graduierung (Korff et al., 1992) erfasst. Auch hier zeigte die Gegenüberstellung der 142 Conterganpatienten mit chronischen Schmerzpatienten der Validierungsstudie eine vergleichsweise hohe Beeinträchtigung Contergangeschädigter (▶ Abb. 25.4).

Darüber hinaus schätze ein hoher Anteil der Conterganpatienten die Schmerzen als nicht beeinflussbar ein (▶ Abb. 25.5).

Die hier dargestellten Daten sind rein deskriptiv und lassen nur eingeschränkte Schlussfolgerungen zu, da es sich um eine Auswertung klinischer Routinedaten und nicht um eine Studie handelt. Diese Daten stehen jedoch im Einklang mit den Schlussfolgerungen anderer Autoren (Kruse et al., 2012; Peters et al., 2016; New-

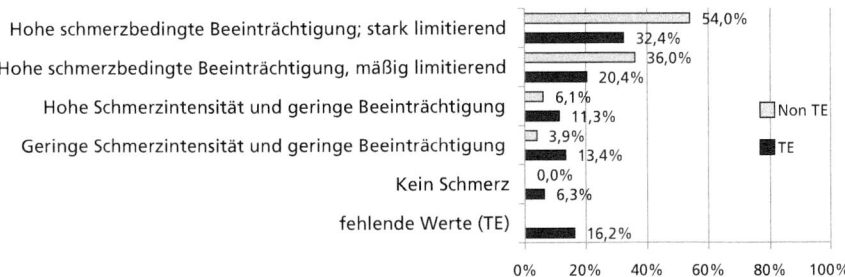

Abb. 25.4: Schmerzchronifizierung. 142 Patienten mit Conterganschaden (TE) vs. 1086 Patienten schmerztherapeutischen Einrichtungen der Validierungsstudie 2005–2006 zum Deutschen Schmerzfragebogen (Nagel et al., 2012) (Non TE)

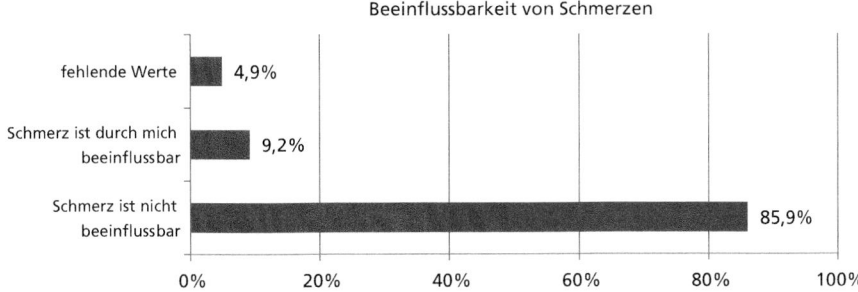

Abb. 25.5: Beeinflussbarkeit von Schmerzen. Angaben von 142 Patienten mit Conterganschaden (Quelle: Klinische Routinedaten vom Deutschen Schmerzfragebogen aus der Contergansprechstunde Hamburg)

bronner et al., 2019,), die Schmerzen bei Contergangeschädigten mit statistischen Methoden untersucht haben.

Newbronner, die erstmals auch den Aspekt der Alterung thematisiert hat, kam zu dem Schluss, dass mittlerweile mehr als drei Viertel der Contergangeschädigten unter Verschlechterung der Gelenkfunktionen und unter Schmerzen des Bewegungsapparates leiden. Demnach standen die Muskel-Skelett-Probleme bei vielen contergangeschädigten Studienteilnehmern im Zusammenhang mit der Überbeanspruchung der »guten« Gliedmaßen oder der Art und Weise, wie sie ihren Körper einsetzen mussten, um ihre Beeinträchtigungen zu kompensieren (Newbronner et al., 2019).

Schon 2014 wies Peters darauf hin, dass in einer Befragungsgruppe von 202 Contergangeschädigten bereits 62,4 % eine deutliche Schmerzchronifizierung zeigten (Peters et al., 2016).

25.6 Praktische Empfehlungen für Mobilitätserhalt und Schmerzkontrolle

Verringerung von Schmerzen und Erhalt der Mobilität sind die wesentlichen Ziele der Schmerztherapie. Im Vordergrund sollten, wenn immer möglich, die physiotherapeutische Behandlung und die Förderung von Aktivität stehen. Dabei ist es sinnvoll neben aktiven Übungen auch Detonisierung der Muskulatur und Entspannungsverfahren regelhaft anzuwenden. Bei der Behandlungsplanung müssen die individuellen Möglichkeiten vor dem Hintergrund der Fehlbildungen berücksichtigt werden. Die dauerhafte Anwendung von Physiotherapie ist die Basis der Schmerzbehandlung.

Die Schmerzbehandlung oder besser Schmerzkontrolle sollte immer multimodal und interprofessionell erfolgen, denn eine Pille oder eine Therapieform ist in der Regel nicht ausreichend erfolgreich zur Behandlung chronischer Schmerzen. Dabei ist auch eine realistische Bestimmung der Möglichkeiten und Therapieziele wesentlich.

Neu aufgetretene Schmerzen oder Änderungen von Schmerzstärke, Schmerzqualität und Lokalisation bekannter Schmerzen müssen immer diagnostisch geklärt werden. Hier stehen konventionelle Röntgenaufnahmen und MRT an erster Stelle.

Wenn im Verlauf Gelenkschmerzen nicht ausreichend kontrolliert werden und dies die Lebensqualität nachvollziehbar beeinträchtigt, müssen auch operative Maßnahmen für Gelenkerhalt und Gelenkersatz in Erwägung gezogen werden. Hierfür sollten Betroffene aufgrund zumeist komplexer Gelenkanatomie und eingeschränkten Funktionen aller Extremitäten Erst- und Zweitmeinungen in spezialisierten Zentren einholen werden. Dies sollte im Falle einer erfolgversprechenden Operation auch die Planung einer anschließenden Rehabilitation berücksichtigen.

Schmerzkontrolle sollte durch eine individuell zusammengestellte Kombination aus folgenden Therapieformen angestrebt werden:

- Physiotherapie und körperliche Aktivität,
- Entspannungsverfahren,
- Medikamente und
- Psychotherapie.

25.6.1 Hände

Für Schmerzbehandlung und Funktionserhalt der Hände sollten in erster Linie ergotherapeutische Maßnahmen angewendet werden. Soweit dies für Betroffene wohnortnahe möglich ist, sollten ergotherapeutische Praxen mit Spezialisierung für Handtherapie bevorzugt werden. Diese können in der Regel auch Empfehlungen für Hilfsmittel und Einsatz der Handfunktion bei alltäglichen Verrichtungen geben. Kontaktdaten spezialisierter Ergotherapeuten können auf der Webseite der Deutschen Arbeitsgemeinschaft für Handtherapie e.V. abgerufen werden. Zudem sollte bei nachlassender Funktion oder Schmerzzunahme der Hände ein Karpaltunnelsyndrom ausgeschlossen werden. Bei der Diagnostik mittels Elektroneurografie kann es durch anatomische Abweichungen zu erheblichen Fehlinterpretationen kommen, sodass neben der Anamnese auch eine Nervensonografie durchgeführt werden muss. Wenn bei Schmerzen und Neuropathie der Hände keine wegweisenden Befunde im Bereich des Karpaltunnels gefunden werden können, sollte zusätzlich eine MRT der Halswirbelsäule durchgeführt werden.

25.6.2 Schultergelenke

Arthrose im Schultergelenk ist ein häufiges Problem, das zu erheblichen Beschwerden führen kann. Bei Contergangeschädigten findet sich hier oft eine abweichende Anatomie. Innerhalb der Gruppe gibt es große Unterschiede, wobei einige Betroffene von Geburt an eine Fehlstellung des Oberarmkopfes zum Schulterblatt (Luxation oder Subluxation) aufweisen. Diese anatomischen Abweichungen können bei Arztbesuchen, insbesondere wenn keine akuten Verletzungen vorliegen, zu Fehldiagnosen führen. Versuche, die Schulter anhand von Röntgenaufnahmen in die vermeintlich richtige Stellung zu bringen, können zu vermehrten Beschwerden und Verletzungen führen.

Bei Schmerzen im Bereich der Schultern sollten mittels Röntgen und MRT eine initiale Bewertung der Fehlbildungen, des Gelenkverschleiß und etwaiger Veränderungen des Kapselbandapparates durchgeführt werden.

Grundsätzlich sollte die konservative Therapie bevorzugt werden, außer bei Verletzungen und Knochenbrüchen. Die konservative Therapie zielt darauf ab, Schmerzen zu verringern, die Beweglichkeit zu verbessern, die Selbstständigkeit zu erhalten und eine Operation zu vermeiden oder hinauszuzögern. Beispiele für Übungen zur Stabilisierung des Schulterblattes sind folgende:

- Training der Außenrotation, passiv und gegen die Schwerkraft,
- aktives Training der Außenrotation gegen Widerstand,
- aktives Training der Innenrotation gegen Widerstand,
- Training der Abduktion sowie
- aktives Training der Schulterabduktion.

Diese aktiven Übungen sind in eingeschränkter Form auch bei Menschen mit kurzen Armen möglich.

Bei akuten Schulterschmerzen oder nicht behandelbarer Schmerzzunahme kann durch eine einmalige intraartikuläre Injektion mit Lokalanästhetika und Kortikosteroiden eine Schmerzreduktion versucht werden, was in der Regel zeitlich begrenzt wirksam ist.

25.6.3 Wirbelsäule

Rückenschmerzen, insbesondere im unteren Rücken, gehören zu den weltweit häufigsten Beschwerden, wobei in den meisten Fällen keine spezifischen Ursachen gefunden werden können. Spezifische Ursachen können Bandscheibenvorfälle, Spinalkanaleinengungen, Frakturen, Tumorerkrankungen sowie Infektionen oder Entzündungen sein. Unspezifische Rückenschmerzen resultieren oft aus segmentalen Dysfunktionen, gestörten Muskelfunktionen, Faszienproblemen oder systemischen Problemen wie Koordinationsstörungen und muskulärer Instabilität. Eine häufige Ursache ist die Hyperkyphose der Brustwirbelsäule, die zu Überlastungen und Muskelverkürzungen führt. Eine Schmerzedukation, die den Patienten die neurologischen Grundlagen von Nacken- und Rückenschmerzen erklärt, hat sich als wirksam erwiesen. Das Verständnis, dass Schmerz nicht gleichbedeutend mit Gewebsschädigung ist, spielt dabei eine wichtige Rolle.

Empfohlen werden Physiotherapie, Krankengymnastik an Geräten, medizinische Trainingstherapie, sensomotorisches Training, Krafttraining unter Berücksichtigung muskulärer Dysbalancen, segmentale Stabilisierung und fasziale Behandlung. Wichtig ist auch das Erlernen und Üben natürlicher Bewegungsmuster. Invasive Verfahren wie Facettengelenkinfiltrationen, Iliosacralgelenkinfiltrationen, Radiofrequenzablation und periradikuläre Therapie können bei anhaltenden Schmerzen eingesetzt werden, wenn konservative Maßnahmen nicht ausreichen. Diese Verfahren sollten nur bei klarer Indikation angewendet werden, wobei wiederholte (serielle) Injektionen nicht zu einer anhaltenden Reduktion von Schmerzen führen (Carette et al., 1991; Niemier, 2012; Staal et al., 2009).

25.6.4 Analgetika

Eine rein medikamentöse Schmerzbehandlung mit Analgetika und Co-Analgetika ist keine gute Alternative zur physiotherapeutischen Behandlung. Der rationale Einsatz und die Kombination verschiedener Analgetika, Co-Analgetika und Adjuvantien ist gut erforscht und Informationen hierzu sind leicht zugänglich. Grundsätzlich unterscheiden sich Menschen mit Conterganschädigung im Hinblick auf Wirkungen und Nebenwirkungen nicht von der Allgemeinbevölkerung, sodass bei der Verordnung nur die Hinweise der Fachinformationen berücksichtigt werden müssen. Contergangeschädigte können jedoch aufgrund der Schädigungshistorie ganz allgemein Vorbehalte gegen Medikamente haben, was nachvollziehbar ist. Insbesondere beim Auftreten von Nebenwirkungen kann dies zu einem generellen Therapieabbruch führen. Zudem sind die wirksamsten Substanzen für Behandlung von Schmerzen des Bewegungsapparates, also NSAR und Coxibe, nur eingeschränkt für die Daueranwendung geeignet. Bei Contergangeschädigten mit eingeschränkter Möglichkeit Labor- und Blutdruckkontrollen durchzuführen müssen etwaige Nebenwirkungen wie gastrointestinale Beschwerden, Bluthochdruck und Nierenschäden bei der Verordnung von NSAR und Coxiben besonders kritisch überprüft werden.

Für die Anwendung von Cannabinoiden zur Schmerztherapie ist die wissenschaftliche Datenlage uneinheitlich und eine Wirksamkeit nicht belegt. »Bei chronischen Schmerzen konnte zwar ein Nutzen gefunden werden, er bezieht sich jedoch überwiegend auf eine leichte Schmerzreduktion. Ebenfalls nicht ausreichend objektivierbare Belege finden sich im Bereich Spastizität, die bisher vor allem bei MS oder Paraplegie untersucht wurde« (Glaeske, 2018). Die Anwendung von Cannabinoiden zur Schmerztherapie erfordert eine besondere Kontrolle durch den verordnenden Arzt. Es müssen mit dem Patienten verbindliche Absprachen zu Einnahme und Dosierungsverhalten getroffen und dokumentiert werden. In der Phase der Dosisfindung müssen engmaschig Wirkungen und etwaige Nebenwirkungen erfasst werden. Bei nicht erfolgreicher Wirkung oder Überwiegen von Nebenwirkungen trotz therapeutischem Dosisbereich muss die Therapie ausschleichend beendet werden. Bei contergangeschädigten Menschen mit Extremitätenfehlbildungen kann die muskelentspannende Wirkung von Cannabinoiden vorteilhaft sein, insofern ist die Behandlung mit Cannabinoiden als individueller Heilversuch (Probebehandlung) eine Therapieoption. Eigene Erfahrungen aus der Contergansprechstunde haben gezeigt, dass einige Patienten unter der Therapie mit Dronabinol in einem stabil niedrigen Dosisbereich weniger muskuläre Verspannung und eine Schmerzreduktion angeben. Eine kleinere Anzahl von Patienten haben die Therapie aufgrund von Nebenwirkungen (Verwirrung, Benommenheit) und Wirkungslosigkeit beendet.

25.7 Literatur

Baron, R. (2006). Diagnostik und Therapie neuropathischer Schmerzen. *Deutsches Arzteblatt international. 103* (41), 2720–2730.

Benjamin, M. (2009). The fascia of the limbs and back–a review. *Journal of anatomy. 214* (1), 1–18.

Carette, S. et al. (1991). A controlled trial of corticosteroid injections into facet joints for chronic low back pain. *The New England journal of medicine 325* (14), 1002–1007.

Chenot, J.-F. et al. (2017). Non-Specific Low Back Pain. *Deutsches Arzteblatt international 114* (51–52), 883–890.

Geneen, L.J. et al. (2017). Physical activity and exercise for chronic pain in adults. An overview of Cochrane Reviews. *The Cochrane database of systematic reviews* 4, CD011279.

Glaeske, G. & Sauer, K (2018). *Cannabis-Report*. Universität Bremen. Link: https://www.tk.de/resource/blob/2043668/c8107883c0a99a0648f663f49f04526a/stud%20ien%20band-cannabis-report-2018-data.pdf (Zugriff am 29.07.2024)

Hasenbring, M. (2024). *Schmerzpsychotherapie aus (kognitiv-) verhaltenstherapeutischer Sicht*. Deutsche Gesellschaft für psychologische Schmerztherapie und -forschung e. V.

Jepma, M. et al. (2018). Behavioural and neural evidence for self-reinforcing expectancy effects on pain. *Nature human behaviour. 2* (11), 838–855.

Korff, M. von et al. (1992). Grading the severity of chronic pain. *Pain 50* (2), 133–149.

Kruse, A. et al. (2012). *Contergan – Endbericht an die Conterganstiftung für behinderte Menschen. Wiederholt durchzuführende Befragungen zu Problemen, speziellen Bedarfen und Versorgungsdefiziten von contergangeschädigten Menschen*. Institut für Gerontologie der Universität Heidelberg, S. 1–297.

Maslow, A.H. (2018):. *Motivation und Persönlichkeit.* Unter Mitarbeit von Paul Kruntorad. 15. Auflage. Reinbek bei Hamburg: Rowohlt (rororo rororo-Sachbuch, 17395).

Mense, S. (2004). Mechanismen der Chronifizierung von Muskelschmerz. *Der Orthopäde. 33* (5), 525–532.

Nagel, B. et al. (2012). *Deutscher Schmerz-Fragebogen.* Sektion der International Association for the Study of Pain (IASP), S. 1–43.

Newbronner, E. et al. (2019). The health and quality of life of Thalidomide survivors as they age – Evidence from a UK survey. *PLoS ONE 14* (1), e0210222.

Niecke, A. et al. (2017). Psychische Störungen bei Menschen mit Conterganschädigung. Eine Querschnittstudie zu Prävalenz und psychosozialem Versorgungsbedarf. *Deutsches Ärzteblatt international. 114* (10),168–174.

Niemier, K. (2012). Langzeiteffekte interventioneller Behandlungen von chronischen Schmerzen des Bewegungssystems. Retrospektive Verlaufsstudie wiederholter stationärer Behandlungen. *Schmerz (Berlin, Germany) 26* (2), 185–191.

Nobis, H.-G. (2019): *Schmerz und Psyche.* Deutsche Schmerzgesellschaft e.V. Online verfügbar unter https://www.schmerzgesellschaft.de/patienteninformationen/herausforderung-schmerz/schmerz-und-psyche. (Zugriff am 29.07.2024)

Peters, K. M. et al. (2016). *Gesundheitsschäden, psychosoziale Beeinträchtigungen und Versorgungsbedarf von contergangeschädigten Menschen aus Nordrhein-Westfalen in der Langzeitperspektive.* Gutachten im Auftrag des LZG.NRW. Hg. v. Landeszentrum Gesundheit Nordrhein-Westfalen. Bielefeld.

Sandkühler, J. (2001). Schmerzgedächtnis. Entstehung, Vermeidung und Löschung. *Deutsches Ärzteblatt 98* (42), A-2725 / B-2340 / C-2172

Schleip, R. et al. (Hrsg.) (2014). *Lehrbuch Faszien. Grundlagen, Forschung, Behandlung.* Urban & Fischer Verlag/Elsevier GmbH; 1. Edition. ISBN-13 : 978-3437553066.

Staal, J. B. et al. (2009). Injection therapy for subacute and chronic low back pain. An updated Cochrane review. *Spine. 34* (1), 49–59.

Wilke, J. et al. (2017). The Lumbodorsal Fascia as a Potential Source of Low Back Pain. A Narrative Review. *BioMed research international.* 2017, 5349620.

Yahia, L. et al. (1992). Sensory innervation of human thoracolumbar fascia. An immunohistochemical study. *Acta Orthopaedica Scandinavica. 63* (2), 195–197.

26 Lebensqualität und Conterganschädigung

Christina Ding-Greiner

26.1 Subjektive Gesundheit

Die Bewertung der eigenen Gesundheit wird mitbestimmt von Schmerzen, der körperlichen Leistungsfähigkeit und der Belastbarkeit. In der folgenden Tabelle (▶ Tab. 26.1) werden die Ergebnisse für die gesamte Stichprobe und drei Schwerpunktgruppen dargestellt.

Tab. 26.1: Subjektive Gesundheit bei contergangeschädigten Menschen. Schwerpunktgruppen (Quelle: eigene Daten; HD 2012, S. 104).

Bewertung der eigenen Gesundheit	gesamte Stichprobe (N = 870)	Vierfach Geschädigte (N = 163)	Zweifach Geschädigte (Kurzarmer) (N = 303)	Gehörlose (N = 47)
sehr gut/gut	27,1 %	22,1 %	25,1 %	31,9 %
mittelmäßig	47,2 %	50,3 %	50,5 %	44,7 %
schlecht/sehr schlecht	20,4 %	25,1 %	20,2 %	12,8 %

Etwa die Hälfte der Gesamtstichprobe HD 2012 bewertete ihre Gesundheit als mittelmäßig, 27 % als sehr gut/gut und etwa ein Fünftel als schlecht/sehr schlecht. Vierfach und zweifach geschädigte Menschen schätzten zu 50 % ihre Gesundheit als mittelmäßig ein, eine schlechte bis sehr schlechte Gesundheit wurde um 5 % häufiger von vierfach geschädigten Menschen angegeben, eine sehr gute bis gute Gesundheit etwas häufiger von zweifach geschädigten Menschen.

Eine Sonderposition nahmen gehörlose contergangeschädigte Menschen ein. Im Vergleich zur Gruppe der Vierfachgeschädigten, die zu 25 % ihre Gesundheit als »schlecht oder sehr schlecht« einschätzten, waren es nur 13 % bei gehörlosen contergangeschädigten Menschen. Letztere bewerteten ihre Gesundheit in 32 % mit »gut oder sehr gut«, und lagen damit deutlich über dem Durchschnitt der anderen Schwerpunktgruppen. Gehörlose Betroffene nehmen eine Sonderstellung im Vergleich zur Gesamtheit der contergangeschädigten Menschen ein. Sie haben schwere vorgeburtliche Schädigungen im Bereich des Kopfes und der Sinnesorgane, die inneren Organe sind häufiger betroffen, orthopädische Schäden jedoch treten seltener auf als in der Gesamtstichprobe; damit sind sie in ihrer Mobilität weniger eingeschränkt. Schmerzen treten seltener auf als in der Gesamtstichprobe, überwiegend im Bereich des Kopfes und der Wirbelsäule, doch das Ausmaß und die Intensität der Schmerzen haben in den letzten zehn Jahren auch in dieser Gruppe zugenommen (siehe hierzu ▶ Kap. 21.5, ▶ Kap. 24, ▶ Kap. 25).

Eine weitere Befragung zur subjektiven Gesundheit erfolgte in HD 2019, sieben Jahre später. ▶ Tab. 26.2 fasst die Ergebnisse zusammen.

Tab. 26.2: Bewertung des Gesundheitszustands der Gesamtstichprobe 2019 (N = 505) in Prozent (Quelle: eigene Daten; HD 2019, S. 87)

Beurteilung des gegenwärtigen Gesundheitszustands 2019	Gesamtstichprobe (N = 505)
sehr gut	2,0 %
gut	18,8 %
mittelmäßig	51,1 %
schlecht	25,1 %
sehr schlecht	3,0 %

Die Kategorie »mittelmäßig« wurde von etwa der Hälfte der Betroffenen gewählt, 2012 waren es 47,2 %. Ein Viertel der Befragten beurteilten 2019 ihren Gesundheitszustand als »schlecht oder sehr schlecht«, 2012 waren es 20 %. In der Stichprobe 2012 beurteilten 27 % ihren Gesundheitszustand als »gut bis sehr gut«, 2019 sind es nur noch 20,8 %.

> Die Befragten wurden 2019 in Schadenspunktegruppen eingeteilt, um ein differenzierteres Bild der Einschätzung der Gesundheit zu erhalten. Es zeigte sich, dass die Betroffenen mit 25 bis 75 Schadenspunkten im Vergleich zu den Betroffenen mit mehr oder mit weniger Schadenspunkten ihre Gesundheit schlechter einschätzten. Ihren Aussagen in face-to-face-Interviews zufolge befanden sie sich in einer Umbruchphase, sie spürten, dass sich ihre Situation veränderte, dass die Feinmotorik, Handkraft und Funktionalität ab- und die Schmerzen zunahmen. Eine Verschlechterung der körperlichen Leistungsfähigkeit war weder zeitlich noch in ihrem Ausmaß im Voraus abzuschätzen. Die Betroffenen wussten nicht, ob sie die Verluste werden kompensieren können, oder ob sie zusätzliche Unterstützung brauchten, die häufig nur zum Teil durch Angehörige und Freunde geleistet werden konnte. Dies führte zu finanzieller Unsicherheit und zu Zukunftsängsten. Die Rentenerhöhungen und die pauschalen Leistungen als konstantes Einkommen bildeten daher einen wichtigen Beitrag zu finanzieller Stabilität und Altersvorsorge.

Die Betroffenen äußerten sich in HD 2019 in Interviews folgendermaßen dazu:

»Schleichender Verlauf, plötzlich geht etwas nicht mehr. Die Beweglichkeit und die Kraft nehmen ab. Viele Dinge gehen nicht mehr wie früher, alles geht schwerer: Körperpflege, Anziehen, Schuhe binden, Hose zumachen, Motorradfahren, schweres Gewicht tragen. Handkraft nimmt ab. Vieles geht gar nicht mehr, wie Socken anziehen.«

»Erholungsphasen sind wichtig, sie integriert dieses Thema bewusst in ihr Leben. Es reicht nicht einmal im Jahr, alle 6 Wo. braucht sie eine Woche Pause zur Erholung, wo sie sich nicht um alles kümmern muss. Alles kostet mehr Kraft. Abends ist sie müde. Sie arbeitet 4–6 Std. täglich, als Freiberufliche häufig auch mehr. Sie braucht länger zur Regeneration, Pausen dauern eine Stunde oder mehr.«

26.2 Allgemeine Lebenssituation

2017 wurde das vierte Änderungsgesetz des Conterganstiftungsgesetzes in Kraft gesetzt (siehe hierzu ▶ Kap. 2.6). Die Studie HD 2019 hatte die Aufgabe, die Auswirkungen dieses Gesetzes auf den Alltag der Betroffenen festzustellen. In der folgenden Tabelle (▶ Tab. 26.3) sind die Ergebnisse der Befragung nach der Veränderung der Lebenssituation aufgeführt.

Tab. 26.3: Veränderung in spezifischen Lebensbereichen durch das vierte Änderungsgesetz 2019. Telefoninterviews (N = 125) (Quelle: eigene Daten; HD 2019, S. 109)

Die Situation hat sich…	Finanziell	Gesundheitlich	Lebensqualität
…verbessert.	77,1 %	28,1 %	48,3 %
…verschlechtert.	12,7 %	52,9 %	25,4 %
…nicht verändert.	10,2 %	19,0 %	26,3 %

Die finanzielle Situation hatte sich nach 2017 für 77 % der Befragten verbessert. Im Bereich Gesundheit nannten etwa die Hälfte eine Verschlechterung der Gesundheit, was zu erwarten war aufgrund der fortschreitenden Verluste der körperlichen Leistungsfähigkeit und Belastbarkeit sowie der Zunahme von Schmerzen über die vergangenen Jahre. Unter diesen Aspekten bedeutet ein Stillstand in dieser Entwicklung einen gesundheitlichen Gewinn, den etwa ein Fünftel der Stichprobe feststellte, 28 % sprachen sogar von einer Verbesserung des Zustands. Aufgrund der deutlich verbesserten finanziellen Situation nach einer erheblichen Erhöhung der Renten 2013 und der jährlichen pauschalen Leistung zur Deckung von spezifischen Bedarfen von 2017 hatten viele Betroffene die Erwerbstätigkeit aufgegeben. Etwa die Hälfte der contergangeschädigten Personen, die nach 1978 in den Ruhestand eingetreten waren, hatten diese Entscheidung nach 2013 getroffen. Nun hatten sie mehr Zeit sich ihrer Gesundheit zu widmen und die Möglichkeit, Ruhephasen über den Tag zu verteilen. Sie nahmen vermehrt Physiotherapie und weitere Heilverfahren wahr – mit sehr positivem Ergebnis: Etwa die Hälfte der Stichprobe gab an, die Lebensqualität habe sich verbessert, bei je einem Viertel war sie gleichgeblieben oder hatte sich verschlechtert.

Die Betroffenen äußerten sich wie folgt dazu (HD 2019, S. 20, 21):

»Er hat jetzt Zeit auf die Gesundheit zu schauen, im Beruf ging das nicht, da hat er viel versäumt. Er verwendet einen Großteil der Entschädigung für den Lebensbedarf. Er hat früher so viel verdient, wie er jetzt Entschädigung bekommt, daher konnte er in den Ruhestand gehen. Er ist jetzt wirklich gut versorgt. Er hatte viele Schmerzen, jetzt macht er viele Anwendungen, und hat kaum noch Schmerzen. Er meint, er hat heute noch Chancen, die Folgeschäden in den Griff zu kriegen.«

»Durch physiotherapeutische Maßnahmen und viel Bewegung kann er Verspannungen vermindern, er kann das Leistungsniveau halten trotz Schmerzen und Beschwerden, kann Muskelkraft vermehren, auch die Handkraft. Man muss aber dranbleiben.«

Die pauschalen Leistungen, die ab 2017 den Betroffenen gewährt wurden, ermöglichten es ihnen, sich beispielsweise durch Finanzierung einer Haushaltshilfe zu entlasten, sie hatten die Möglichkeit, sich zu leisten, was sie brauchten, was ihnen guttat. Die Schulden wurden rascher abbezahlt, und es konnte für die Zukunft vorgesorgt werden. Eine deutliche Verbesserung der Lebenssituation und der Lebensqualität durch die pauschalen Leistungen wurde von 66,4 % bzw. von 68,1 % der Gesamtstichprobe 2019 (N = 505) bestätigt; die gehörlosen contergangeschädigten Personen stimmten zu mit 63,1 % bzw. mit 66,7 % (HD 2019, S. 21).

Die Gruppe mit der geringsten Anzahl von Schadenspunkten (bis 24,99 Schadenspunkte, N = 31 Personen) zeigte mit 80,6 % die anteilig höchste Zufriedenheit mit der Verbesserung ihrer Lebenssituation (HD 2019, S. 22):

»Die Interviewpartnerin nutzt die Pauschale für Miete und Lebensunterhalt. Sie arbeitet weniger, hat daher weniger Stress. Eine gute Versorgung zögert den Abbau heraus. Die pauschale Leistung entlastet sie. Solange sie nicht durch die Schäden weiter ›abbaut‹, geht dies gut. Wenn sie ihre Arbeitszeit und damit das Einkommen noch mehr reduzieren müsste, wird es knapp. Sie braucht die pauschale Leistung für den Lebensunterhalt, nicht für spezifische Bedarfe.«

26.3 Problembereiche

In HD 2019 konnten drei zentrale Problembereiche aufgezeigt werden:

1. Zunahme der Ausprägung der Schmerzen
   Schmerzpatienten – dazu gehören auch jene aus der Gesamtbevölkerung – gaben häufig an, dass Schmerzen bis zu einem Skalenwert von 4 bis 5 (Skala 0 bis 10) für sie erträglich seien und ohne besondere Maßnahmen in den Ablauf des Alltags integriert werden könnten. Ab einem Schmerzskalenwert von 6 und mehr war dies vielen Menschen nicht mehr möglich, bei hoher Schmerzintensität war Teilhabe gefährdet.
2. Vermehrt benötigte Assistenz aufgrund des Verlustes von Funktionalität, von Körperkraft und als eine Folge von zunehmenden Schmerzen

Eine Interviewpartnerin äußerte sich wie folgt dazu: »Sie hatte vor 3–4 Jahren einen deutlich geringeren Assistenzbedarf. Seither haben jedoch die Schmerzen stark zugenommen, aus diesem Grund ebenso die körperlichen Einschränkungen und damit ist der Assistenzbedarf gestiegen. Er wird voraussichtlich weiterhin zunehmen in den kommenden Jahren. Im Moment kann sie die Assistenz finanzieren. Sie hat Pflegegrad 3, und vom Pflegegeld bezahlt sie teilweise die Assistenz. Wenn der Bedarf weiterhin steigt, wird sie die Assistenz in naher Zukunft nicht mehr bezahlen können«.

3. Fehlen einer qualifizierten Versorgung durch Ärzte und Therapeuten, auch auf dem Gebiet der Psychosomatik und Psychotherapie.
Probleme ergaben sich zunehmend bei der operativen Versorgung von orthopädischen Schäden, Versorgung nach Knochenbrüchen, von Gelenkdeformitäten. Betroffene äußerten sich folgendermaßen dazu (HD 2019, S. 29):

»Probleme in der Versorgung entstehen wegen der Spezifität der Schädigungen. Die Interviewpartnerin braucht neue Hüften und Knie, da ist es schwer einen Chirurgen zu finden. Eine Standardoperation reicht nicht aus, da komplizierte Verhältnisse wegen Contergan bestehen. Finanziell übernimmt die Krankenkasse die Leistung, aber es ist schwer, einen Operateur zu finden, der zu einer solchen OP in der Lage und willens ist.«

Erkrankungen im psychosomatischen oder psychiatrischen Bereich sind teilweise auch auf psychische Belastungen zurückzuführen, die im weitesten Sinne durch das Erleben mangelnder Akzeptanz und Zuwendung, Traumatisierung, Verlust der Selbstständigkeit, zunehmende Schmerzen, Verlust des Berufes, Ohnmachtserleben und das Gefühl, nicht mehr mithalten zu können, mitverursacht werden. Hinzu kommen gesellschaftliche Probleme (HD 2019, S. 30):

»Ein schweres Problem stellt die mangelnde Akzeptanz der Contergangeschädigten in der Gesellschaft dar, die sich auch im psychotherapeutischen Bereich bemerkbar macht.
Es besteht ein Engpass bei der Behandlung von psychosomatischen Erkrankungen. Es gibt Probleme bei stationärer psychosomatischer Reha, weil die Mitpatienten den Anblick von contergangeschädigten Menschen nicht ertragen haben. Es besteht eine große Ablehnung, auch teilweise in der Familie. Das ist eine große Belastung bis heute. Viele Menschen sind nicht in der Lage, ihr die Hand zu geben. Es besteht keine Akzeptanz. Oder man spricht über ihren Kopf hinweg.«

26.4 Lebensqualität

In HD 2012 und HD 2019 wurde die Lebensqualität mit dem WHOQOL-BREF bestimmt, der die gesundheitsbezogene Lebensqualität in vier Domänen einteilt: einen physischen und einen psychischen Bereich mit jeweils sieben bzw. sechs Fragen, soziale Beziehungen mit drei Fragen und die Domäne Umwelt mit acht Fragen. Ein weiterer Kennwert beschreibt die globale Lebensqualität mit zwei Fragen, die vor allem von somatischen und psychischen Befindlichkeiten beeinflusst wird. Die Werte können in einem Bereich von 0 bis 100 liegen, hohe Werte weisen auf eine gute Lebensqualität hin. Es liegen WHOQOL-BREF-Werte für die deutsche Allgemeinbevölkerung vor, geschlechtsdifferenziert und in Altersgruppen, hinzu kommen umfangreiche Vergleichsdaten zu bestimmten Krankheitsbildern, die eine Einordnung der Ergebnisse dieser Studie ermöglichen (Conrad et al., 2016).

Mit allen Zielvariablen, der globalen Lebensqualität wie auch den vier spezifischen Bereichen der Lebensqualität, wurden hoch signifikante Zusammenhänge erreicht, die jedoch in den einzelnen Bereichen unterschiedlich ausgeprägt waren. Lebensqualität in der physischen Domäne war am engsten mit der Schmerzintensität korreliert, in der psychischen Domäne mit dem Vorliegen einer depressiven Störung, Lebensqualität im Bereich der sozialen Beziehungen war sehr hoch mit dem sozialen Netz korreliert. Deutliche Zusammenhänge zwischen der umweltbezogenen Lebensqualität mit dem Grad der funktionalen Gesundheit konnten aufgezeigt werden. Dies ist darauf zurückzuführen, dass bei contergangeschädigten Menschen – je nach Ausmaß der Schädigung – die Ausübung alltäglicher Aktivitäten sowie die Teilhabe durch eine mangelhafte Eignung oder Anpassung der häuslichen bzw. infrastrukturellen Umgebung erschwert oder unmöglich ist. Mit schlechten Werten in dieser Domäne ist erwartungsgemäß oft ein Bedarf an Umbaumaßnahmen verbunden, die Lebensqualität in diesem Bereich hängt zudem stark von der Einkommenssituation ab.

Eine betroffene Person drückte ihre Situation folgendermaßen aus (HD 2019, Interviewprotokoll):

»Hauptproblembereiche: Wegbrechen der eigenen Leistungsfähigkeit. Ein Querschnittgelähmter hat seine konstante Situation. Bei uns ist es so, dass alle paar Monate ein Stückchen wegbröckelt. Das ist sehr belastend, man kann sich auf keine Situation mittelfristig einstellen, denn es kommt gleich wieder eine neue. Tagesform ist auch sehr wichtig. Langfristige Termine kann man oft nicht einhalten. Lebensplanung, Freizeit, Dinge, die Freude machen, muss man häufig absagen, das ist deprimierend für alle. Man bekommt Hilfe, doch es ist schwer um Hilfe zu bitten. Auch fremde Menschen sind oft hilfsbereit, doch sie anzusprechen fällt schwer.«

Die folgende Abbildung (▶ Abb. 26.1) zeigt die Lebensqualität contergangeschädigter Menschen und der Allgemeinbevölkerung im Vergleich.

> Die Ergebnisse zur Lebensqualität der Stichprobe contergangeschädigter Menschen von HD 2012 wurden zunächst mit den Werten der ihnen entsprechenden Altersgruppe (50 Jahre) in der Allgemeinbevölkerung verglichen. Hier zeigten sich signifikante Unterschiede: Contergangeschädigte Menschen zeigten deutlich schlechtere Werte bei der subjektiven Einschätzung der Lebensqualität – sie entsprachen eher der Lebensqualität von ca. 80-jährigen Personen der Allgemeinbevölkerung.

Schmerzen und Muskelverspannungen schränkten die Betroffenen in ihren Alltagsaktivitäten ein, dadurch wurde die Lebensqualität der davon betroffenen Personen deutlich verringert, wie in der folgenden Abbildung (▶ Abb. 26.2) zu sehen ist.

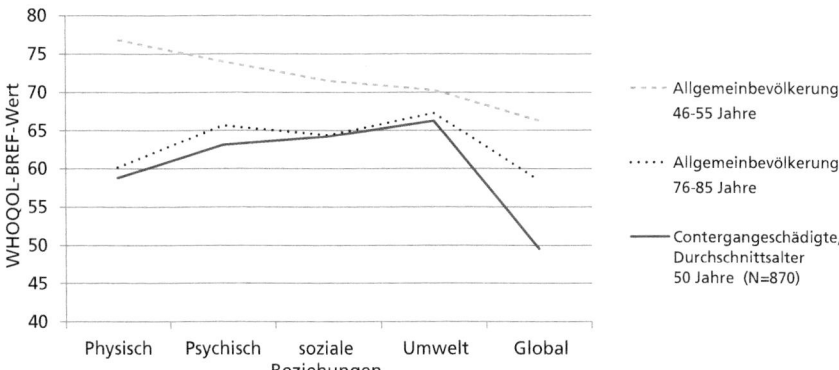

Abb. 26.1: WHOQUOL-BREF-Mittelwerte in vier Domänen und in der globalen Lebensqualität bei contergangeschädigten Menschen 2012 und in der Allgemeinbevölkerung, Altersgruppe der 46- bis 55-Jährigen (Quelle: eigene Daten; HD 2012, S. 158; Conrad et al., 2016)

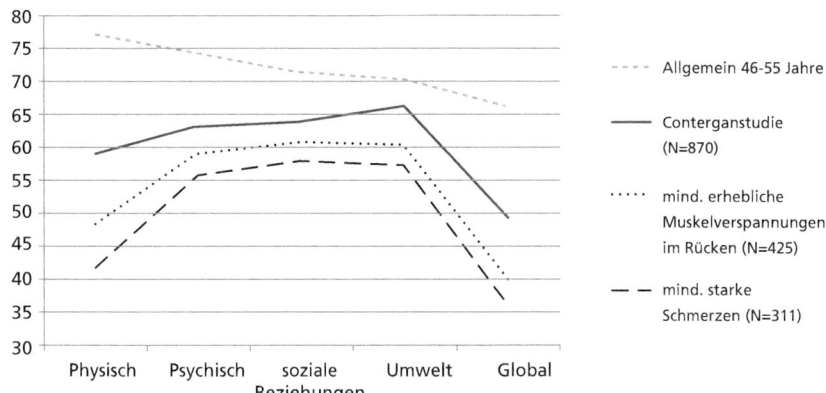

Abb. 26.2: Mittelwerte in vier Domänen des WHOQOL-BREF und in der globalen Lebensqualität bei contergangeschädigten Personen mit erheblichen Muskelverspannungen und Schmerzen (Quelle: eigene Daten; HD 2012, S. 159; Conrad et al., 2016)

In der Studie HD 2012 klagten 84,6 % der befragten Personen über Schmerzen, 35,8 % gaben starke bis stärkste Schmerzen an (S. 91). Schmerzen in diesem Ausmaß führten zu Einschränkungen der Alltagsaktivitäten und der sozialen Beziehungen. Ebenso führten schwere Muskelverspannungen als Ausdruck einer Überlastung der Muskulatur zu Schmerzen; davon waren in der Stichprobe HD 2012 76,7 % betroffen, erhebliche bis starke Verspannungen gaben etwa die Hälfte der Befragten an. Da es sich um chronische Schmerzen bzw. Muskelverspannungen handelte, kam es zu einer Einschränkung der Leistungs- und Arbeitsfähigkeit. Den hohen therapeutischen Aufwand, der diesen Prozess hätte abfangen können, konnten sich die meisten davon Betroffenen damals finanziell nicht leisten. Daraus ergab sich eine deutlich schlechtere Lebensqualität dieser Personengruppe im Vergleich zu den ermittelten durchschnittlichen Werten der Gesamtgruppe contergangeschädigter Personen.

80 % der Befragten in HD 2012 nannten eine Verminderung der körperlichen Belastbarkeit, etwa zwei Drittel beobachteten damals seit mehr als fünf Jahren diesen Prozess. Sie ermüdeten schneller als früher und benötigten längere Erholungsphasen nach körperlichen Aktivitäten. Dadurch ergaben sich Einschränkungen im Beruf, in den sozialen Beziehungen, in der Selbstversorgung und in der Teilhabe. Etwas über 40 % der Betroffenen erlebten eine erhebliche oder stark ausgeprägte Beeinträchtigung der körperlichen Belastbarkeit. Im engen Zusammenhang damit steht die Muskelschwäche, die bei knapp zwei Dritteln der Betroffenen im Bereich der Arme, bei einem Drittel auch im Bereich der Rückenmuskulatur beobachtet wird. Die niedrigste Lebensqualität findet sich bei jenen Betroffenen, die an einer erheblichen bis starken Muskelschwäche der Rückenmuskulatur leiden.

In HD 2019 wurde ein Vergleich der ermittelten Lebensqualität contergangeschädigter Menschen von HD 2012 und HD 2019 vorgenommen, das Ergebnis wird in der folgenden Abbildung (▶ Abb. 26.3) dargestellt.

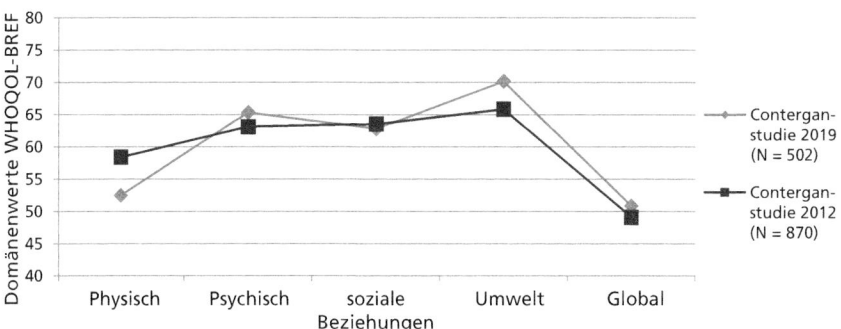

Abb. 26.3: Mittelwerte in vier Domänen des WHOQOL-BREF und in der globalen Lebensqualität bei contergangeschädigten Menschen 2012 und 2019 (Quelle: eigene Daten; HD 2019, S. 110)

In allen Bereichen war bei einem zeitlichen Abstand der Erhebungen von sieben Jahren wegen des gestiegenen Alters der Befragten eine Verschlechterung der Lebensqualität zu erwarten. Eine Verschlechterung der WHOQOL-BREF-Werte fand sich jedoch nur im Bereich der physischen Domäne: Der Anteil an Personen, die stark auf medizinische Behandlung angewiesen waren, war deutlich gestiegen, von 10,6 % auf 35,5 %. Probleme mit dem Schlafen und die Ausprägung von Schmerzen hatten in den sieben Jahren zugenommen. Mobilität und Arbeitsfähigkeit ließen nach, damit war auch die Zufriedenheit mit der eigenen Fähigkeit, alltägliche Dinge zu erledigen von 51,7 % auf 36,1 % gesunken. Diese Veränderungen spiegelten sich in der verminderten Lebensqualität in dieser Domäne wider.

Auffällig war die Entwicklung in der psychischen Domäne; hier zeigte sich eine bessere Einschätzung als 2012, noch deutlicher wurde dies bei der umweltbezogenen Lebensqualität. Mit Blick auf die sozialen Beziehungen war der WHOQOL-BREF-Wert gleichgeblieben.

Zur Interpretation der positiven Entwicklung bei den Werten der psychischen Domäne des WHOQOL-BREF wurden die Ergebnisse der beiden Studien hinsichtlich der einzelnen Facetten in diesem Bereich verglichen. Gefragt wurde nach Konzentrationsfähigkeit, Selbstachtung, Körperbild sowie negativen und positiven Gefühlen. Verbesserungen fanden sich bei positiv empfundenen Aspekten der Lebensqualität wie z. B. »das Leben als sinnvoll betrachten«. In der folgenden Abbildung (▶ Abb. 26.4) findet sich der Vergleich der Ergebnisse von HD 2012 und HD 2019.

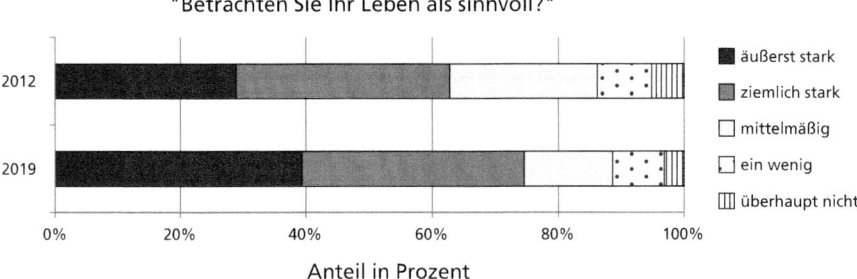

Abb. 26.4: Veränderung in der Facette des WHOQOL-BREF »das Leben als sinnvoll betrachten« in den beiden Conterganstudien HD 2012 (N = 870) und HD 2019 (N = 505) (Quelle: eigene Daten; HD 2019, S. 111)

Der Anteil der Betroffenen, die dieser Frage mit »äußerst stark« zustimmten, ist 2019 deutlich größer geworden, ebenso war der Anteil jener Personen, die »überhaupt nicht oder nur mittelmäßig« zustimmten, kleiner geworden, möglicherweise als Ausdruck der verbesserten Lebenssituation.

Die Einschätzung der umweltbezogenen Lebensqualität hatte sich ebenso deutlich im Zeitraum von 2012 bis 2019 verbessert. Zwei Facetten, in denen sich die Werte erhöht hatten, gingen auf die Fragen zurück, ob genug Geld zur Verfügung stand, um die eigenen Bedürfnisse erfüllen zu können und ob ausreichend Möglichkeiten für Freizeitaktivitäten bestanden. Der Anteil an Personen, die »völlig oder überwiegend« eigene Bedürfnisse finanzieren konnten, stieg um 13,4 % auf 57,7 %. Möglichkeiten »völlig oder überwiegend« Freizeitaktivitäten auszuführen nannten 2019 insgesamt 53,7 % der contergangeschädigten Menschen, 2012 war dies nur bei 45,4 % der Fall. Außerdem wurden ein besserer Zugang zu Informationen, die man für das tägliche Leben braucht, und eine größere Sicherheit im täglichen Leben genannt.

Die deutliche Verbesserung der finanziellen Situation, die 2013 angestoßen wurde, veranlasste viele contergangeschädigte Menschen in den Ruhestand zu gehen, dadurch konnten die notwendigen Ruhephasen eingehalten und die erforderlichen Therapien, um Schmerzen zu lindern und dem Muskelabbau entgegenzuwirken, in Anspruch genommen werden. Durch die Einführung des ICD-10-Codes Q86.8 für Contergan und die Anerkennung als seltene Krankheit sind viele Informationen über dieses Syndrom bekannt geworden; hinzukommt, dass zusätzliche Leistungen mit den Krankenkassen abgerechnet werden können. Eine Verbesserung der gesundheitlichen Versorgung ist ebenso durch die Einrichtung von Kompetenzzentren gegeben.

26.5 Literatur

Conrad, I. et al. (2016): WHOQOL-OLD und WHOQOL-BREF. Handbuch für die deutschsprachigen Versionen der WHO-Instrumente zur Erfassung der Lebensqualität im Alter. Göttingen: Hogrefe

Institut für Gerontologie der Universität Heidelberg. (2012). *HD 2012*. Abrufbar im Kap. Zusatzmaterial zum Download.

Institut für Gerontologie der Universität Heidelberg. (2019). *HD 2019*. Abrufbar im Kap. Zusatzmaterial zum Download.

27 Depressive Erkrankungen und ihre Auswirkungen sowie Autismus-Spektrum-Syndrom bei Conterganschädigung

Christina Ding-Greiner

In HD 2012 wurde der Major Depression Inventory (MDI) verwendet, um das Vorliegen einer depressiven Episode in drei Ausprägungen – leicht, mittelschwer und schwer – festzustellen. Zusätzlich wurde die Stufe der »depressiven Verstimmung« mitberücksichtigt, um diese Risikogruppe für die Entwicklung einer Depression zu erfassen. Die Ergebnisse wurden mit den Daten der altersentsprechenden Allgemeinbevölkerung verglichen und zeigten, dass contergangeschädigte Menschen mit einem Anteil von 11,7 % deutlich häufiger an einer depressiven Störung litten als Personen in der vergleichbaren Kohorte der 50- bis 65-Jährigen der Allgemeinbevölkerung mit 8,1 %.

In der Allgemeinbevölkerung war die Prävalenz einer depressiven Erkrankung in der entsprechenden Altersgruppe bei Frauen mit 11,3 % mehr als doppelt so hoch wie bei Männern mit 4,8 % (RKI, 2010). Der geschlechtsspezifische Unterschied in der Stichprobe contergangeschädigter Menschen war im Gegensatz dazu deutlich geringer, er lag bei Frauen bei 14,1 %, bei Männern bei 10,8 %.

Eine erneute Befragung unter Anwendung des MDI erfolgte in HD 2019. Die Ergebnisse zeigten, dass 2,8 % der Stichprobe eine milde Depression, 7,8 % eine mittlere Depression und 5 % eine schwere Depression entwickelt hatten. Insgesamt litten 15,6 % der Stichprobe HD 2019 an einer depressiven Erkrankung (S. 90). In HD 2012 (S. 150) – sieben Jahre zuvor – lag dieser Wert noch bei 11,7 %. Für weitere 13,7 % wurde eine depressive Verstimmung festgestellt. Peters et al. (2016) stellten eine depressive Störung bei 22,8 % ihrer Stichprobe fest.

Die Entwicklung des Gehirns findet bis zum frühen Erwachsenenalter statt. Eine biologische Schädigung durch Contergan kann daher intrauterin jederzeit stattfinden, über Zeitpunkt, Art und Ausmaß möglicher und stattgehabter Schädigungen ist jedoch nichts Konkretes bekannt.

Inwiefern der Embryo durch die elementare Erfahrung der Ausweglosigkeit »im Sinne eines leiblichen Gefühls von Unbehagen« nach Aufnahme von Contergan durch die Mutter geprägt werden kann, ist nach Niecke (2021) naturwissenschaftlich nicht nachzuweisen, er postuliert jedoch:

> »Ein ätiologischer Zusammenhang zwischen der intrauterinen Aufnahme der embryotoxischen Substanz Thalidomid und der Entwicklung von psychischen Störungen ist durch nichts bewiesen, dennoch ist ein Zusammenhang aber denkbar. Sowohl eine direkte neurovaskuläre oder neurotoxische Schädigung als auch negative affektive Leibeserfahrungen oder intrauterine Interaktionsstörungen können einen psychotraumatischen Kern einer vorpsychischen Matrix ausgebildet haben, was zu einer bei der Geburt angelegten Disposition für psychische Störungen beigetragen hat.«

27.1 Geschlechtsbezogene Aspekte

Die epidemiologische Datenlage zur Depressivität verändert sich in der Allgemeinbevölkerung. Die Prävalenz einer depressiven Symptomatik betrug 2010 in der altersentsprechenden Kohorte der 50- bis 65-Jährigen der Allgemeinbevölkerung 8,1 % (RKI, 2010).

Daten der gesetzlichen Krankenversicherungen, die 87 % der Bevölkerung der BRD erfassen, dokumentierten einen deutlichen Zuwachs der Diagnose Depression im ambulanten Bereich über den Zeitraum von 2009 bis 2017 von 12,5 % auf 15,7 %, was einem Zuwachs von 26 % in der Gesamtbevölkerung ≥ 15 Jahren entsprach. Den stärksten Zuwachs in der Gesamtbevölkerung zeigte die Prävalenz von mittelschweren depressiven Episoden (+ 128 %), gefolgt von milden Verläufen mit einer Zunahme von 98 %, die Prävalenz von schweren Verläufen nahm um 41 % zu. Dabei fällt auf, dass der Zuwachs beim männlichen Geschlecht deutlich höher war als beim weiblichen, trotzdem war die Prävalenz bei Frauen höher als bei Männern, wenngleich sich der Abstand zwischen den Geschlechtern verkleinert hatte (Steffen et al., 2020).

> In der Stichprobe HD 2019 fällt auf, dass die Prävalenz von depressiven Störungen bei contergangeschädigten Männern inzwischen höher ist als bei Frauen. Ähnliche Befunde für contergangeschädigte Menschen finden sich ebenso bei Peters et al. (2016): Ihren Ergebnissen zufolge war der Anteil an Depressionen bei männlichen und weiblichen Betroffenen mit 22,6 % bzw. 22,9 % fast identisch.

Der Vergleich beider Studien HD 2012 und HD 2019 (▶ Abb. 27.1) zeigte einen Anstieg depressiver Erkrankungen unterschiedlicher Ausprägung (milde, mittlere und schwere depressive Störung) bei contergangeschädigten Frauen von 12,2 % auf 13 %, bei contergangeschädigten Männern von 10,4 % auf 17,9 %. Der Anteil der Risikogruppe mit einer depressiven Verstimmung stieg von 9,9 % auf 15,4 % bei Frauen, und von 9,3 % auf 12 % bei Männern.

27.2 Bedeutung der bestehenden Schädigungen und deren Auswirkungen

Je mehr conterganbedingte vorgeburtliche und Folgeschäden in verschiedenen Körperbereichen vorliegen, desto höher ist das Risiko für contergangeschädigte Menschen, an einer Depression unterschiedlichen Schweregrades zu erkranken, dies ergab die Befragung von HD 2012 (S. 156).

27 Depressive Erkrankungen und ihre Auswirkungen

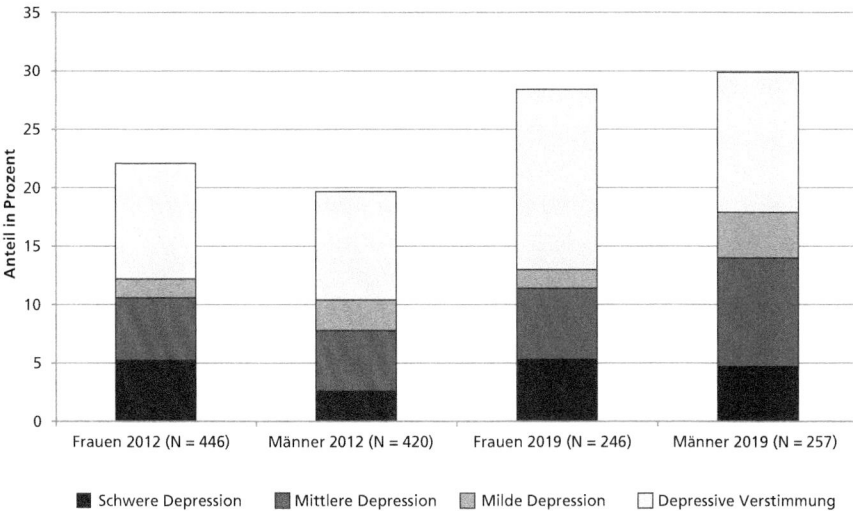

Abb. 27.1: Geschlechtsspezifische Unterschiede verschiedener Ausprägungen von Depressionen im Vergleich der beiden Studien HD 2012 und HD 2019 (Quelle: eigene Daten; HD 2019, S. 91).

Diese Ergebnisse wurden weiter aufgeschlüsselt. Es wurde untersucht, wie hoch der Anteil depressiver Erkrankungen bei contergangeschädigten Menschen ist, die verschiedenen medizinischen oder sozialen Problembereichen zugeordnet werden konnten. Zum Vergleich wurden die Ergebnisse der Gesamtstichprobe (N = 870) eingefügt. Die folgende Abbildung (▶ Abb. 27.2) zeigt die unterschiedliche Ausprägung depressiver Störungen in verschiedenen Schwerpunktgruppen. Mehrfachnennungen waren möglich, da Betroffene oft mehreren Problembereichen zugeordnet werden konnten, beispielsweise Gehörlosigkeit plus Schädigung im Kopfbereich plus geringes Einkommen

Besonders gefährdet waren Personen der Problembereiche »funktionelle Einschränkungen«, »Vollerwerbsminderung« und »Schädigung im Kopfbereich«. Zu den Schädigungen im Kopfbereich gehörten vor allen Dingen Facialislähmungen und Hörbeeinträchtigungen, die zu Problemen in der Kommunikation und bei sozialen Kontakten führen konnten. Vorurteile und mangelnde Akzeptanz durch Mitmenschen und Angehörige, konnten bei diesen Personengruppen eine deutlichen Reduktion der beruflichen Chancen im Erwerbsleben und somit ein geringeres Einkommen oder Erwerbslosigkeit zur Folge haben.

Am häufigsten waren depressive Erkrankungen in der Gruppe der contergangeschädigten Menschen mit schweren funktionellen Einschränkungen zu finden. Bei dieser Personengruppe kamen mehrere Risikofaktoren für die Entstehung einer Depression gleichzeitig vor, dazu gehörten multiple conterganbedingte Schäden, Verlust der Selbständigkeit und Abhängigkeit von anderen Menschen durch einen hohen Pflege- und Assistenzbedarf, starke Schmerzen, verminderte Belastbarkeit und eingeschränkte Erwerbsfähigkeit bzw. Erwerbslosigkeit.

Schmerzen und psychische Störungen

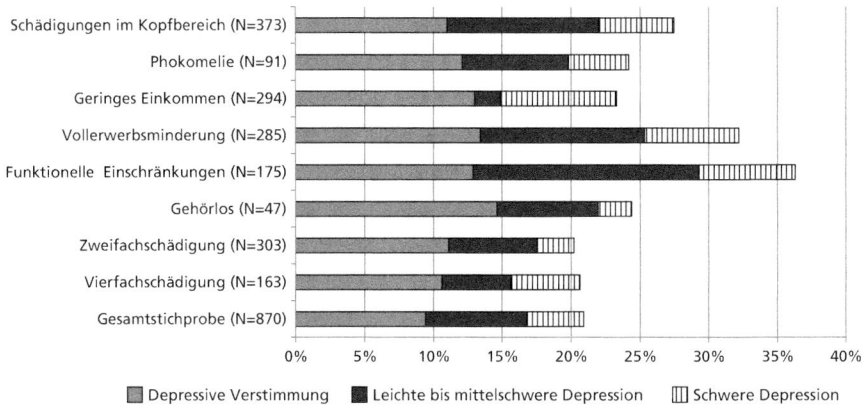

Abb. 27.2: Ausmaß depressiver Störungen in der Gesamtstichprobe (N = 870) und in einzelnen Schwerpunktgruppen. Mehrfachnennung war möglich (Quelle: eigene Daten; HD 2012, S. 157).

27.3 Bedeutung sozialer Netzwerke

Contergangeschädigte Menschen sind häufig auf die Unterstützung durch ihr soziales Netzwerk angewiesen, die erforderlichen Leistungen reichen dabei von Hilfestellung bei alltäglichen Bedarfen oder Aktivitäten bis hin zur Bewältigung von Krisensituationen. Wenn jedoch eine depressive Erkrankung vorliegt, so können Antriebslosigkeit und Niedergeschlagenheit dazu führen, dass ein solches lebenswichtiges Netzwerk weder erhalten noch weiter ausgebaut werden kann.

Bei Betroffenen, die im MDI unauffällige Werte zeigten (78,6% der Stichprobe HD 2012), traf für 98% zu, dass sie jemanden hatten, »mit dem sie gerne etwas unternehmen«. Ein schwaches soziales Netzwerk könnte jedoch die Entstehung einer depressiven Störung fördern. Jene Probanden, die auf die Frage, ob sie jemanden hätten, »der sich die Mühe macht, bei Schwierigkeiten zu helfen«, mit der Ausprägung »Trifft gar nicht/eher nicht zu« antworteten, waren signifikant häufiger von einer depressiven Verstimmung oder einer Major Depression betroffen als Probanden mit der Angabe »Trifft voll und ganz/eher zu«. Auch diejenigen Personen, die die Frage nach »Jemandem, der jederzeit helfen könnte« als nicht zutreffend beurteilten, zeigten signifikant häufiger Symptome einer depressiven Episode.

Auffallende Unterschiede traten bei hochgradig funktionell eingeschränkten Betroffenen auf, im Vergleich zu jenen mit geringeren funktionellen Einschränkungen. Die Aussage »Ich vermeide Konflikte, weil ich mich abhängig von Dritten fühle« wurde von Personen mit hoher funktioneller Einschränkung deutlich häufiger positiv beantwortet, da sie aus einer vermeintlich geschwächten Position heraus Konflikte scheuten. Es bestand in dieser Gruppe zudem häufiger die Sorge, für andere Menschen eine Belastung zu sein. Die Zufriedenheit mit bestehenden Kontakten war geringer, sie hatten seltener Menschen, mit denen sie gerne etwas unternehmen konnten, familiäre Beziehungen waren eher belastet, sie fühlten sich weniger geachtet und respektiert von ihren Mitmenschen. Lediglich das Item »Jemand könnte zu jeder Zeit helfen« wies keinen signifikanten Unterschied zwischen funktionell hochgradig eingeschränkten Betroffenen und Betroffenen mit geringeren Einschränkungen auf.

Bei vollerwerbsgeminderten oder contergangeschädigten Menschen mit niedrigem Einkommen konnten 2012 im Vergleich zu Betroffenen, für die diese Situation nicht zutrifft, ähnliche Unterschiede in ihren sozialen Netzwerken entsprechend ihrer Problematik ermittelt werden. Auch sie zeigten ein deutlich erhöhtes Risiko depressive Symptome zu entwickeln.

27.4 Bedeutung von Schmerzen

Schmerzen erwiesen sich als ein weiterer Risikofaktor für das Auftreten depressiver Störungen. Schmerzen wurden in verschiedenen Ausprägungen bei 84 % der Gesamtstichprobe in HD 2012 dokumentiert. Den Ergebnissen zufolge zeigten 18,4 % der Betroffenen, die »Starker bis stärkster Schmerz in den letzten 2 Wochen« angegeben hatten, Zeichen einer Major Depression, bei weiteren 19,3 % fand sich eine depressive Verstimmung. Waren die Schmerzen in den letzten zwei Wochen von geringerer Ausprägung, höchstens mittelstark, gaben nur 5 % der Befragten Symptome einer Major Depression an, bei 7,6 % fanden sich Hinweise auf eine depressive Verstimmung. Das Risiko, eine depressive Störung zu entwickeln, war für alle Ausprägungen nahezu verdreifacht, wenn starke Schmerzen vorlagen.

88,3 % der Betroffenen der Stichprobe HD 2019 gaben an, unter Schmerzen zu leiden. Davon hatten 16,1 % Angaben gemacht, die auf eine depressive Episode unterschiedlichen Schweregrades hinwiesen. Weitere 14 % zeigten eine depressive Verstimmung. Sie waren deutlich schwerer betroffen als contergangeschädigte Personen, die keine Schmerzen angegeben hatten (▶ Abb. 27.3).

Diese Ergebnisse heben die zentrale Bedeutung einer adäquaten Schmerztherapie für den Erhalt der psychischen Gesundheit hervor.

27.5 Bedeutung von Erwerbstätigkeit

Die Befragung der Studienteilnehmer (HD 2019) zeigte einen engen Zusammenhang zwischen depressiven Symptomen verschiedener Schweregrade und dem Erwerbsstatus auf. Es wurde unterschieden zwischen verschiedenen Graden der

Schmerzen und psychische Störungen

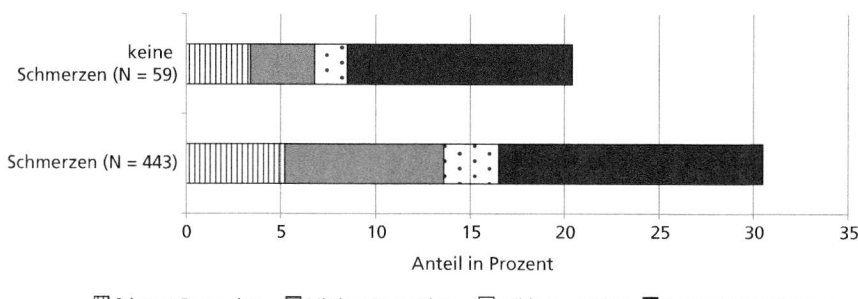

Abb. 27.3: Häufigkeit depressiver Episoden und depressiver Verstimmung im Zusammenhang mit dem Vorliegen von Schmerzen bei contergangeschädigten Menschen. Gesamtstichprobe (N = 503) (Quelle: eigene Daten; HD 2019, S. 93).

Beschäftigung: Vollerwerbstätigkeit, Teilzeit, gelegentlich bzw. geringfügige Erwerbstätigkeit und keine Erwerbstätigkeit. Vollerwerbstätige contergangeschädigte Menschen zeigten den geringsten Anteil an Symptomen einer depressiven Episode unterschiedlichen Ausmaßes, nicht erwerbstätige Betroffene waren mit 27 % doppelt so häufig betroffen im Vergleich.

Nicht erwerbstätige contergangeschädigte Menschen zeigten im Vergleich zu teil- oder vollerwerbstätigen Personen häufiger eine eingeschränkte funktionale Kompetenz, 73 % davon waren vollerwerbsgemindert und zeigten zugleich den höchsten Anteil an depressiven Störungen unterschiedlicher Ausprägung. Personen mit Symptomen einer Major Depression waren bei Vollerwerbsminderung mit 12,9 % fast dreimal so häufig betroffen im Vergleich zu vollerwerbstätigen Personen mit 3,7 %.

Die folgende Abbildung (▶ Abb. 27.4) zeigt die Bedeutung der Erwerbstätigkeit bei Männern und Frauen mit Bezug auf das Auftreten einer depressiven Störung.

Die Angaben der nicht erwerbstätigen Männer gaben bei 23,4 % Hinweise auf das Vorliegen einer depressiven Episode unterschiedlichen Ausmaßes, bei den erwerbstätigen Männern betrug deren Anteil lediglich 11,2 %. Bei Frauen zeigten sich geringere Unterschiede, ein Verlust der Erwerbstätigkeit führte bei 14,2 % der Frauen zu Anzeichen einer depressiven Episode, im Vergleich zu erwerbstätigen Frauen mit 11,0 %. Die Beobachtung, dass in den letzten Jahren insbesondere Männer aus der Erwerbstätigkeit ausgeschieden sind, könnte zumindest teilweise die Zunahme depressiver Störungen gerade bei contergangeschädigten Männern erklären.

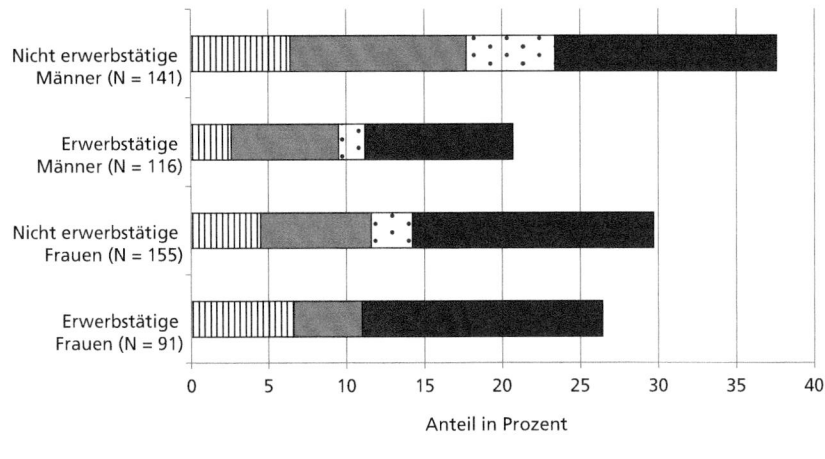

Abb. 27.4: Geschlechtsspezifische Unterschiede in der Ausprägung von depressiven Störungen im Zusammenhang mit Nichterwerbstätigkeit bei contergangeschädigten Menschen. Gesamtstichprobe HD 2019 (N = 503) (Quelle: eigene Daten; HD 2019, S. 92).

27.6 Autismus-Spektrum-Syndrom bei Conterganschädigung

Das Autismus-Spektrum-Syndrom (ASS) umfasst nach ICD-10 verschiedene Diagnosen tiefgreifender neuronaler Entwicklungsstörungen. Dazu gehören Störungen mit unterschiedlichen Symptomen, Ausprägungen und Schweregraden: der frühkindliche Autismus (F84.0), das Asperger-Syndrom (F84.5) und die überaktive Störung mit Intelligenzminderung und Bewegungsstereotypien (F84.4).

Die ICD-11 wurde 2019 erstmals veröffentlicht, und ist seit dem 1. Januar 2022 offiziell gültig. Sie enthält nur noch eine übergreifende Diagnose »Autismus-Spektrum-Syndrom«; Störungen der Intelligenzentwicklung und der Beeinträchtigung der funktionellen Sprache werden in jeweils verschiedener Ausprägung (6 A02.0–5) berücksichtigt. Zur Diagnosestellung müssen zusätzlich Einschränkungen in den beiden zentralen Bereichen der sozialen Interaktion und Kommunikation sowie restriktive, repetitive und unflexible Verhaltensmuster und Interessen vorhanden sein. ADHS (6 A05 »Attention deficit hyperactivity disorder«) wurde als neuronale Entwicklungsstörung in die ICD-11 aufgenommen.

Die Prävalenz von ASS wird in den wissenschaftlichen Arbeiten in sehr unterschiedlicher Höhe festgesetzt. Die Centers for Disease Control and Prevention (CDC) haben Daten der Prävalenz von ASS über einen längeren Zeitraum veröffentlicht. Die folgende Abbildung (▶ Abb. 27.5) zeigt den Anstieg über die Jahre.

Schmerzen und psychische Störungen

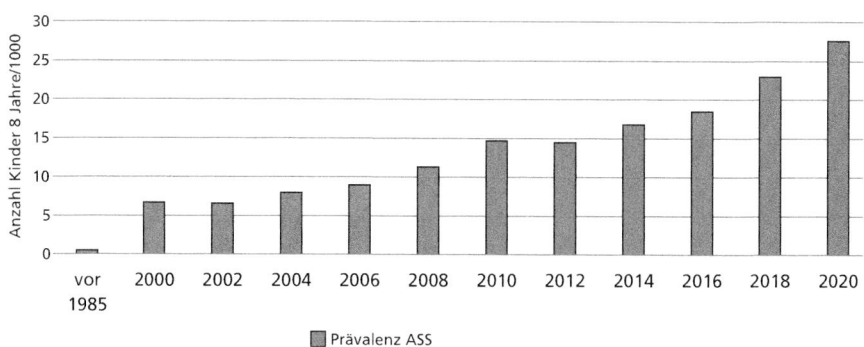

Abb. 27.5: Prävalenz von ASS bei Kindern im Alter von acht Jahren. Anzahl Kinder/1.000 (Quelle: MMWR, 2007, Daten von CDC. Autism Spectrum Disorder)

Die Daten des MMWR (2007) nennen eine Prävalenz für Autismus bei 8-jährigen Kindern für die Jahre vor 1985 von 0,4 bis 0,5/1.000. 2010 waren es 14,7/1000, bis 2022 war die Prävalenz auf 32,2/1000 angestiegen (CDC).

Ornoy et al. (2016) nennen eine Prävalenz von vier bis fünf Fällen pro 10.000 für das Jahr 1966. Sie weisen ebenso darauf hin, dass die Prävalenz seither stark angestiegen sei, und nehmen dafür folgende Gründe an: In der Zwischenzeit hat eine Sensibilisierung für ASS in der Bevölkerung stattgefunden, die Standards und Kriterien der Diagnostik haben sich verändert, die Diagnose wird früher gestellt; zudem sind Therapien entwickelt worden. Hinzu kommt, dass bei vielen Kindern und Erwachsenen ursprünglich eine geistige Behinderung diagnostiziert wurde, später konnte jedoch festgestellt werden, dass es sich um eine Fehldiagnose handelte, da die Kriterien für eine ASS erfüllt waren.

Bei 75 % der autistischen Kinder liegt gleichzeitig eine geistige Behinderung vor. Bei geistig behinderten Kindern steigt der Anteil von Kindern mit typischen sozialen Beeinträchtigungen bei niedrigem IQ deutlich an, bei einem IQ von 0 bis 19 sind es beispielsweise 86 % (Stichling et al., 2006, S. 212). Beim frühkindlichen Autismus findet sich bei ca. 60 % der Patienten eine geistige Behinderung, ca. 20 % sind lernbehindert, bei 17 % liegt der IQ im Grenzbereich, bei ca. 3 % liegt der IQ im durchschnittlichen oder überdurchschnittlichen Bereich vor, d. h. bei einem IQ > 85 spricht man von einem sog. high-functioning-Autismus (Wingenfeld, o. D.).

Es werden folgende vorgeburtlichen Ursachen für die Entstehung von neuronalen Entwicklungsstörungen und bei ASS angenommen (Ornoy et al., 2016):

- genetische Prädisposition
- chemische Substanzen: Valproinsäure, Misoprostol, Thalidomid, Alkohol
- Folsäuremangel
- Entzündungen der Mutter und des Fötus
- Erkrankungen der Mutter: Diabetes mellitus, autoimmune oder allergische Erkrankungen
- Präeklampsie
- perinataler Sauerstoffmangel

Eine regelrechte Entwicklung und ein ungestörtes Wachstum der Gefäße bilden die Grundlage für eine normale Ausbildung des Gehirns. Thalidomid schädigt das Wachstum der Gefäße, es entstehen Gefäßfehlbildungen und die Durchlässigkeit der Blut-Hirn-Schranke wird erhöht. Im Tierversuch finden sich neuronale Entwicklungsstörungen bei vorgeburtlichen Thalidomidgaben. Es findet sich in der frühen Embryonalentwicklung eine gestörte Migration der Nervenzellen, die zu einer abnormen Positionierung der Nervenzellen führt und zu deren gestörter Reifung. Eine frühe vorgeburtliche Abweichung von der vorgegebenen Entwicklung durch Noxen wie Thalidomid kann daher möglicherweise auch beim Menschen zu Erkrankungen des ZNS führen, wie beispielsweise geistige Behinderung, Epilepsie oder Autismus (Hallene et al., 2006) (siehe hierzu ▶ Kap. 23.4).

In der schwedischen Thalidomid-Studie 1987–1989 (N = 86) fanden sich fünf schwer geistig behinderte Betroffene, vier von ihnen erfüllten die Kriterien der Diagnose Autismus. Die Autorinnen stellten bei ihnen zusätzliche Fehlbildungen fest, die auf eine frühe vorgeburtliche Schädigung zwischen dem 20. und 24. Tag nach der Befruchtung hinwiesen: Bei allen fanden sich schwere Fehlbildungen des äußeren Ohres, bei drei von vier Betroffenen eine Facialislähmung, bei der Häfle ein atypischer Tränenfluss, bei drei von vier ein horizontaler Strabismus incomitans und bei allen ein Hörschaden (Miller & Strömland, 1999) (siehe hierzu ▶ Kap. 20).

Das gemeinsame Auftreten dieser Störungen veranlasste die Autorinnen dazu, nach weiteren Erkrankungen zu suchen, die diese Kombination von Schädigungen zeigten, und sie fanden in der Literatur Hinweise auf das Möbius Syndrom.

»Das Moebius-Syndrom ist eine kongenitale Form von okulo-fazialer Paralyse. Bisher wurden in der Literatur etwa 300 Fälle beschrieben. [...] Etwa ein Drittel der Patienten hat Anomalien der Gliedmaßen, u. a. Klumpfuß, fehlende Finger, häutige Syndaktylien oder Poland-Anomalie. Die meisten Kinder leiden unter einer Muskelhypotonie, besonders in der oberen Körperhälfte, die die Ursache verspäteten Laufenlernens ist. Etwa 10% der Fälle sind geistig leicht retardiert. Ursache des Moebius-Syndroms ist eine Entwicklungsstörung des VII. Hirnnerven (N. facialis) bei allen Patienten und dazu des VI. Hirnnerven (N. abducens) bei 75% der Fälle. Auch andere Hirnnerven (III, IV, V, IX, X und XII) können gelegentlich beteiligt sein.« (Orphanet, 2006)

Gillberg und Steffenburg (1989) untersuchten Kinder mit Möbius-Syndrom und fanden bei 41% typische Anzeichen von Autismus. Das Verhältnis männlich : weiblich lag bei 3,2 : 1 (zitiert nach Miller & Strömland, 1992).

25 Patienten mit Möbius-Syndrom wurden in eine weitere prospektive Studie aufgenommen, die von 1995 bis 1998 stattfand. Sie zeigten eine angeborene Facialisparese/-paralyse sowie kongenitale Einschränkung der Augenmotilität in der Horizontalen, die vertikale Bewegung der Augen war nicht eingeschränkt. Es fanden sich sieben Teilnehmer, die die Kriterien des ASS erfüllten. In beiden Studien zeigte sich ein Zusammenhang zwischen Autismus und einer Schädigung der Hirnnerven, insbesondere waren der VI. und VII. Hirnnerv betroffen. Daraus zogen die Autorinnen folgenden Schluss: »The common group of anomalies noted in both cases of thalidomide embryopathy and Mobius sequence suggests that brain-stem damage probably early in embryogenesis can sometimes be associated with autism« (Miller et al., 1998) (siehe hierzu ▶ Kap. 6).

> Sowohl in der Thalidomid-Studie als auch in der Studie zum Möbius-Syndrom war die Prävalenz von ASS um ein Vielfaches erhöht im Vergleich zur Allgemeinbevölkerung. Der Zeitpunkt der Entstehung von mit ASS zeitgleich auftretenden Schäden im internistischen, sensorischen oder orthopädischen Bereich sowie von Schäden im Bereich der Hirnnerven kann im Zeitplan der Thalidomidschädigungen genau ermittelt werden. Dieses Zeitfenster stimmte mit der Ausbildung von Strukturen im Hirnstamm überein, sodass angenommen werden durfte, dass aufgrund einer Störung der neuronalen Entwicklung zwischen 20. und 24. Tag p. c. Schäden im Hirnstamm entstehen können, die zu Augenmotilitätsstörungen, zu einer Facialisparese und möglicherweise auch teilweise zu Autismus-Spektrum-Syndrom führen können (Miller & Strömland, 1998).

In den Unterlagen der Contergansstiftung sind 120 contergangeschädigte Personen aufgeführt, bei denen ein »Hirnschaden, keine Schulfähigkeit« von der Medizinischen Kommission diagnostiziert wurde. Es handelt sich um contergangeschädigte Menschen mit einer schweren geistigen Behinderung. Bezogen auf die Gesamtzahl der Leistungsempfänger sind dies 4,5 %. Ob sich in dieser Gruppe auch Betroffene mit ASS befinden, ist nicht bekannt.

27.7 Zugang zu psychotherapeutischer Behandlung

Fragen zu Bedarfen im Bereich Psychotherapie beantworteten insgesamt 478 Personen, das entspricht 95 % der Gesamtstichprobe des Online-Fragebogens HD 2019 (S. 95, 131). Nach Auskunft der Betroffenen bestand bei 74 Personen (15,5 %) zum Zeitpunkt der Befragung eine psychische Erkrankung, davon waren 40 Personen in psychotherapeutischer Behandlung, jede Zweite davon seit sechs Jahren oder länger. Über die Art der Behandlung gaben 33 Personen Auskunft: 15 erhielten eine regelmäßige Psychotherapie, vier eine medikamentöse Therapie und 14 weitere Personen eine Kombination aus beiden. Die Finanzierung der psychotherapeutischen Behandlung wurde bei 45 % nach Antragstellung ganz von der Krankenkasse übernommen, bei 20 % war noch ein Restbetrag selbst zu finanzieren und 25 % der Betroffenen bezahlte die Therapie aus eigenen Mitteln.

Von den 34 psychisch erkrankten Personen, die zum Zeitpunkt der Befragung keine psychotherapeutische Behandlung erhielten, hatten 35 % keinen geeigneten Therapeuten gefunden, 18 % standen auf Wartelisten seit bis zu 19 Monaten. Weitere 41 % lehnten eine Therapie ab. 15 % der Personen ohne psychotherapeutische Behandlung konnten diese zum Zeitpunkt der Befragung nicht aus eigenen Mitteln finanzieren.

> Der körperliche Leistungsabfall, der häufig zum Ausscheiden aus dem Berufsleben führte, die zunehmenden Schmerzen und die conterganbedingten Einschränkungen führten zu schweren zusätzlichen psychischen Belastungen bei den Betroffenen. Bei vielen lagen zudem Traumatisierungen vor, die auf längere Aufenthalte in Kliniken und Heimen in der Kindheit zurückzuführen waren. Daher sollte Beratung und Therapie für alle zugänglich gemacht werden. Auch sollten medizinische Kompetenzzentren eine solche Beratung anbieten oder vermitteln.

27.8 Ablehnung der Anerkennung von psychischen Erkrankungen als Folge einer Thalidomid-Embryopathie

Im Folgenden wird ein Auszug aus dem Protokoll der Sitzung der Medizinischen Kommission der Conterganstiftung für behinderte Menschen am 29. und 30. Januar 2016 in Bonn zitiert.

> »Psychische Erkrankungen:
> Die Mitglieder der Medizinischen Kommission stimmen überein, dass es nach dem Stand der Wissenschaft keine Anhaltspunkte dafür gibt, dass das Vorliegen einer Thalidomidembryopathie prädispositiv für eine psychische Erkrankung Betroffener ist. Es gibt auch keine belastbaren Anhaltspunkte dafür, dass die thalidomidbedingten Behinderungen Betroffener häufiger Anlass für psychische Erkrankungen, insbesondere Depressionen sind, als bei nicht geschädigten Menschen deren jeweilige individuelle Lebenssituation; im Gegenteil sind Contergangeschädigte nach dem Erleben einzelner Kommissionsmitglieder tendenziell überdurchschnittlich psychisch gefestigt und stabil.
> Die Anerkennung psychischer Erkrankungen als primäre oder sekundäre Folge einer Thalidomidembryopathie wird von den Kommissionsmitgliedern deshalb einmütig abgelehnt.«

In der medizinischen Kommission der Conterganstiftung ist das Fachgebiet Psychiatrie nicht vertreten, psychische Erkrankungen sind nicht in der Medizinischen Punktetabelle aufgeführt. Die psychischen Folgen der Conterganschädigung sollten in gleicher Weise wie die körperlichen Schäden in der Bemessung der Schadenspunkte berücksichtigt werden.

27.9 Literatur

Bech, P. et al. (2015). Psychometric evaluation of the Major Depression Inventory (MDI) as depression severity scale using the LEAD (Longitudinal Expert Assessment of All Data) as index of validity. *BMC Psychiatry. 15*, 190

Center of Disease Control and Prevention (CDC). https://www.cdc.gov/autism/data-research/autism-data-visualization-tool.html (Zugriff am 27.03.2025)

Cuijpers, P. et al. (2007): Sensitivity and specificity of the Major Depression Inventory in outpatients. *BMC Psychiatry.* 7:39.

Gillberg, C. & Steffenberg, S. (1989). Autistic behavior in Moebius syndrome. *Acta Paediatr Scand. 79*, 314–316. (zitiert nach Miller & Strömland, 1992)

Hallene, K.L.et al. (2006). Prenatal exposure to Thalidomide, altered vasculogenesis and CNS malformations. *Neuroscience. September 29, 142*(1), 267–283.

Institut für Gerontologie der Universität Heidelberg. (2012). *HD 2012.* Abrufbar im Kap. Zusatzmaterial zum Download.

Institut für Gerontologie der Universität Heidelberg. (2019). *HD 2019.* Abrufbar im Kap. Zusatzmaterial zum Download.

MDI. https://www.psykiatri-regionh.dk/CCMH/Rating-scales-og-spoergeskemaer/Documents/MDI_German.pdf (Zugriff am 27.07.2024)

Miller, M. & Strömland, K. (1992). The Study of malformations »by the company they keep«. *Trans Am Ophthalmol Soc. 90*, 247–60.

Miller, M. & Strömland, K. (1999). Teratogen Update: Thalidomide: A Review, With a Focus on Ocular Findings and New Potential Uses. *Teratology. 60*, 306–321.

Miller, M. et al. (1998). The puzzle of autism: An ophthalmologic contribution. *Trans Am Ophthalmol Soc. 46*, 369–387.

MMWR (2007). *Morbidity and Mortality Weekly Report, Surveillance Summaries.* February 9, 56 (SS-1). Department of health and human services. CDC und Data & Statistics on Autism Spectrum Disorder. Prevalence. CDC. https://www.cdc.gov/mmwr/pdf/ss/ss5601.pdf (Zugriff am 27.07.2024)

Niecke, A. (2021). Psychische Gesundheit von Contergan-geschädigten Menschen. Der traumatische Schatten pränataler Thalidomidexposition. *Psychotherapeut. 66*, 518–523.

Ornoy, A. et al. (2016). Genetic Syndromes, Maternal Diseases and Antenatal Factors Associated with Autism Spectrum Disorders (ASD). Review. *Frontiers in Neuroscience, 1 July, 10*, 316.

Orphanet. Seltene Krankheiten. Link: https://www.orpha.net/de/disease/detail/570 (Zugriff am 27.07.2024).

Peters, K.M. et al. (2016). *Gesundheitsschäden, psychosoziale Beeinträchtigungen und Versorgungsbedarf von contergangeschädigten Menschen aus Nordrhein-Westfalen in der Langzeitperspektive.* Gutachten im Auftrag des Landeszentrums Gesundheit, Nordrhein-Westfalen.

Robert-Koch-Institut (Hrsg.) (2010). *Gesundheitsberichterstattung des Bundes, Themenheft 51. Depressive Erkrankungen.* In Zusammenarbeit mit dem Statistischen Bundesamt. Berlin.

Rodier, P.M. (1997). Minor malformations and physical measurements in autism: Data from Nova Scotia. *Teratology. 55*, 319–325.

Rodier, P.M. et al. (1996). Embryological origin for autism: Developmental anomalies of the cranial nerve motor nuclei. *J Comp Neurol. 370*, 247–261. (Zitiert nach Miller & Strömland, 1998).

Steffen, A. et al. (2020). Trends in prevalence of depression in Germany between 2009 and 2017 based on nationwide ambulatory claims data. *Journal of Affective Disorders 271*, 239–247.

Stichling, M. et al. (2006). Geistige Behinderung und Autismus. In: Wüllenweber, E. et al. (Hrsg.) (2006): *Pädagogik bei geistigen Behinderungen: Ein Lehrbuch für Studium und Praxis.* Kohlhammer Verlag, Stuttgart.

Wingenfeld, K. (ohne Datum). Autismuspektrum Störung. Charité Universitätsmedizin Berlin. Link: https://psychiatrie.charite.de/fileadmin/user_upload/microsites/m_cc15/psychi

atrie/lehre_psychologie/SoSe-Autismusspektrumst%C3%B6rung-Wingenfeld.pdf (**Zugriff am** 27.07.2024).

28 Psychische Störungen und Psychotherapie bei Menschen mit Conterganschädigungen

Alexander Niecke und Celina von Tiele-Winckler

28.1 Grundlagen

28.1.1 Psychische Gesundheit

Die Weltgesundheitsorganisation definiert psychische Gesundheit als einen »Zustand des Wohlbefindens, in dem eine Person ihre Fähigkeiten ausschöpfen, die normalen Lebensbelastungen bewältigen, produktiv arbeiten und einen Beitrag zur sozialen Gemeinschaft beitragen kann. […] Psychische Gesundheit und Wohlbefinden werden nicht nur durch individuelle Merkmale beeinflusst, sondern auch durch die sozialen Umstände, in denen sich Menschen befinden und die Umgebung, in der sie leben« (RKI, 2021, zitiert nach WHO, 2019).

Es ist bekannt, dass Conterganbetroffene in Deutschland einen überdurchschnittlich hohen Bildungsgrad, einen hohen Anteil an Berufstätigkeit sowie langjährige Berufstätigkeit erreicht haben (Kruse et al., 2012). Die Betroffenen haben auf diese Weise einen produktiven Beitrag für die soziale Gemeinschaft geleistet. Wir wissen auch, dass viele Betroffene Lebenspartnerschaften eingegangen sind und oftmals Kinder großgezogen haben. Oder, dass große individuelle und kollektive Lebensleistungen erreicht wurden – z. B. in der Musik, der Kunst, im Sport oder auch der Politik. Die Betroffenen haben somit in bemerkenswerter Art und Weise ihre Fähigkeiten ausgedrückt und ausgeschöpft. Dennoch liegt es nahe, dass es auf der Seite belastender Lebensereignisse nicht nur um normale Lebensbelastungen, sondern auch regelmäßig um eine Konfrontation mit außerordentlichen Lebensbelastungen ging und noch immer geht.

Psychische Gesundheit kann vereinfacht als die Abwesenheit psychischer Krankheit definiert werden. Genaugenommen wird in den internationalen Klassifikationssystemen der Begriff der psychischen Krankheit durch den der psychischen Störung ersetzt. Psychische Störung meint eine Zeitspanne, in der die psychische Gesundheit einer Person »gestört« ist, eine Zeit, in der sich kein Gefühl des Wohlbefindens einstellt. Eine psychische Störung ist aufgrund definierter Kriterien diagnostizierbar und somit messbar – dies ist die Ebene, wie psychische Gesundheit in Studien untersucht wird. Aber psychische Gesundheit ist mehr als die Abwesenheit psychischer Störungen. So definiert Andreas Heinz psychische Gesundheit in einem erweiterten Sinn: Ein Individuum ist dann psychisch gesund, wenn es erstens über vielfältige Verhaltensweisen verfügt und diese flexibel einsetzen kann, zweitens ein gutes Maß an Selbstvertrauen besitzt und drittens durch Reflexionsvermögen zu Einsicht gelangen kann (Heinz, 2016).

28.1.2 Vulnerabilitäts-Stress-Bewältigungs-Modell

Bei der Entwicklung psychischer Störungen interagieren biologische, psychologische und soziale Komponenten. Personen mit psychischen Störungen sind oftmals durch eine genetisch bedingte und/oder sozial erlernte Belastungsdisposition, die sogenannte Vulnerabilität, vorgeprägt. Der Begriff Vulnerabilität bezeichnet eine Verletzlichkeit, die beim Hinzutreten von Belastungen das Risiko für die Entwicklung einer psychischen Störung erhöht. Entscheidend ist, dass die Vulnerabilität meist erst in dynamischer Wechselwirkung mit dem Eintreten anderer risikoerhöhender Faktoren (z. B. kritisches Lebensereignis/Stress) sowie gleichzeitiger Abwesenheit risikosenkender Schutzfaktoren (z. B. soziale Unterstützung/Bewältigung) zur Entwicklung einer psychischen Störung führt.

Der Begriff der Resilienz beschreibt in diesem Zusammenhang die Fähigkeit, bei Vorliegen von Vulnerabilitäten und Risikofaktoren, in Krisen oder Härtesituationen eine erfolgreiche Bewältigung zu erreichen. Resilienz meint also nicht die Abwesenheit von Risikofaktoren, sondern äußert sich vielmehr als Widerstandsfähigkeit, welche auf risikohemmenden Schutzfaktoren basiert. Resilienz steigernde Faktoren sind z. B. vertrauensvolle Beziehungen, eine hohe soziale Unterstützung sowie ein breites Spektrum an Bewältigungsmechanismen (z. B. Selbstwirksamkeit, Antizipation, positive Erwartungshaltungen, kreative Konfliktlösungsstrategien) (RKI, 2021).

28.1.3 Behinderungsmodelle

Eine intellektuell-theoretische Annäherung an die Frage, was Behinderung eigentlich bedeutet, findet sich in den unterschiedlichen Modellen der Behinderung, welche historisch sowie politisch geprägt sind und unter kritischer Überprüfung stetig weiterentwickelt wurden und weiterhin werden. Dies ist auch ein wichtiger Gegenstand der *Disability Studies* als wissenschaftliches Feld. Die Modelle bieten verschiedene Perspektiven auf das Erleben von Behinderung und beeinflussen wechselseitig Selbstbild, Gesellschaft und Politik. Hierzu gehören unter anderem die folgenden Modelle (APA, 2022; Egen & Waldhoff, 2023, Waldschmidt, 2022).

Medizinisches Modell: Behinderung wird als individuelles Problem betrachtet, das medizinisch zu behandeln ist, um Funktionseinschränkungen zu verbessern und folglich die Beeinträchtigung innerhalb der Person zu minimieren. Soziale oder umweltbedingte Faktoren, darunter auch Kultur und Gesellschaft, werden hier nicht berücksichtigt. Behinderung wird unterschieden von einer Durchschnittsnorm, die als Referenz für Funktionalität herangezogen wird.

Biopsychosoziales Modell: Die Internationale Klassifikation der Funktionsfähigkeit, Behinderung und Gesundheit (ICF) der WHO (2001) ordnet Behinderung und Funktionsfähigkeit nicht mehr als Eigenschaft einer Person zu, sondern dem Ergebnis der Wechselwirkung eines Menschen mit einem »Gesundheitsproblem« und seiner Umwelt. Behinderung wird somit zu einer Erfahrung eines Individuums innerhalb einer Umgebung.

Soziales Modell: Behinderung ist ein Ergebnis sozialer Fehlorganisation aufgrund ableistischer Einstellung und fehlender Barrierefreiheit. Behinderung hat seine Ursache also nicht in einer gesundheitlichen Schädigung, sondern in einer Beeinträchtigung durch soziale, physische und/oder psychische Barrieren.

Menschenrechtsmodell: Menschen mit Behinderung sind Träger von Rechten, d. h. sie haben Anspruch auf die Achtung ihrer Grundfreiheiten und Menschenrechte. Dies wurde von den Vereinten Nationen in einem Übereinkommen beschlossen und zielt auf die Teilhabe in der Gesellschaft sowie Selbstbestimmung und Inklusion ab (CRPD, 2006).

Kulturelles Modell: Behinderung ist ein Teil der menschlichen Vielfalt und nicht ein Problem, das es zu lösen gilt. Als integraler Bestandteil der Gesellschaft im Sinne der Diversität eröffnet es die Perspektive von Behinderung als Teil der eigenen Identität mit der Betonung des subjektiven Erlebens jedes Einzelnen.

28.2 Psychische Störungen – diagnostische Aspekte

28.2.1 Epidemiologie

Die Ergebnisse aus fünf internationalen Studien weisen auf ein hohes Vorkommen an psychischen Belastungen respektive psychischen Störungen bei Menschen mit Contergangeschädigungen hin (▶ Tab. 28.1). Bei fast der Hälfte der Geschädigten kommen nach fünf bis sechs Jahrzehnten klinisch relevante psychische Störungen vor. Psychischen Störungen bei Menschen mit Contergangeschädigungen sind im Vergleich mit der altersgleichen Allgemeinbevölkerung somit fast doppelt so häufig. Es wurden Punktprävalenzen für das Vorliegen mindestens einer psychischen Störung von 41 bis 47 % ermittelt und eine Lebenszeitprävalenz um 60 % beschrieben (Imai et al., 2014; Niecke et al., 2017).

Tab. 28.1: Studienlage zur psychischen Gesundheit

Studie	Population	N	Alter	Ergebnis
Strömland et al. (1994)*,**	Schweden	100	31	4–5 % Prävalenz für frühkindlichen Autismus (Typ Kanner, mit Intelligenzminderung) 50-fach höher als in Allgemeinbevölkerung
Imai et al. (2014)*	Japan	22	49	41 % Punktprävalenz für irgendeine psychische Störung
Kruse et al. (2012)**	Deutschland	870	50	Depressivität höher als in der Allgemeinbevölkerung

Tab. 28.1: Studienlage zur psychischen Gesundheit – Fortsetzung

Studie	Population	N	Alter	Ergebnis
Niecke et al. (2017)*	Deutschland	193	51	47 % Punktprävalenz für irgendeine psychische Störung (darunter: depressive (23 %), somatoforme (14 %), angstbezogene (13 %) bzw. substanzbezogene Störung (8 %), Persönlichkeitsstörung (8 %) PTBS (3 %), Essstörung (3 %), Intelligenzminderung (2 %), Schizophrenie (1 %), Demenz (1 %); 45 % der Betroffenen mit Mehrfachdiagnosen) Männer = Frauen insgesamt 1,8-fach höher als in der Allgemeinbevölkerung niedrige Inanspruchnahme
Kruse et al. (2019)**	Deutschland	478	57	Anstieg der Depressivität (33 % häufiger als vor sieben Jahren) Männer > Frauen
Newbronner et al. (2021)**	UK	182	58	56 % Depressivität, 48 % Angst Männer > Frauen höher als in der Allgemeinbevölkerung

* methodischer Goldstandard für psychische Diagnosen (vs. mangelnde diagnostische Sicherheit)
** keine statistischen Differenzierungen

28.2.1.1 Einflussfaktor Geschlecht

Männer sind mindestens ebenso häufig psychisch belastet wie Frauen, vermutlich sogar etwas häufiger. Auch geben Männer gegenüber Frauen eine deutlich reduzierte mentale Lebensqualität an. Diese geschlechtsbezogenen Befunde unter Conterganbetroffenen sind auffällig, insbesondere vor dem Hintergrund, dass in westlichen Industrienationen psychische Störungen gemäß ICD-10 bei Frauen in der Regel deutlich häufiger diagnostiziert werden als bei Männern – in Deutschland im Verhältnis 3:2 (Jacobi et al., 2014).

28.2.1.2 Einflussfaktor Alter

Psychische Störungen bei Menschen mit Thalidomid-Embryopathie wurden über einige Jahrzehnte wenig untersucht und deshalb über viele Jahre nicht in der Öffentlichkeit wahrgenommen (Niecke 2021). Im Vergleich der beiden Heidelberger Studienerhebungen zur Häufigkeit depressiver Syndrome in den Jahren 2012 und 2019 bestehen Hinweise für eine Zunahme der Häufigkeit depressiver Störungen im Altersverlauf (Kruse et al., 2012; Kruse et al., 2019).

28.2.1.3 Einflussfaktor Schädigungsmuster

Der Einfluss des Schweregrads der Ursprungsschädigungen oder des Schädigungsmusters auf die psychische Gesundheit ist bislang unzureichend erforscht. Es existieren jedoch Hinweise, die dafür sprechen, dass Hörgeschädigte nicht nur eine sehr niedrige mentale Lebensqualität angeben (Saito, 2015; Niecke et al., 2021), sondern auch als vulnerable Gruppe hinsichtlich psychischer Störungen gelten sollten.

28.2.1.4 Ätiopathogenese

Eine psychische Störung kann verstanden werden als eine »physiologische« Reaktion auf sich anhäufende lebensgeschichtliche Stressbelastungen einerseits und nachlassende kompensierende Bewältigungsmechanismen andererseits. Wird dabei eine kritische Schwelle überschritten, kommt es zu Symptomen (siehe ► Kap. 28.1). Conterganbetroffene verfügen über ein besonders bewältigungsorientiertes Selbstverständnis, welches zu einer hohen Resilienz beitragen kann – eine Betroffene drückte dies mit folgendem Satz aus: »Wir Contis sind besonders stark«.

Dennoch scheint es im höheren Lebensalter zu einem Kipppunkt gekommen zu sein. Das hohe Vorkommen psychischer Störungen bei Menschen mit Conterganschädigung kann durch kumulierende biologische (z. B. Neurotoxizität durch pränatale Thalidomid-Exposition), psychologische (z. B. Autonomie- und/oder Teilhabeverlust) und soziale Belastungsfaktoren (z. B. Stigmatisierung, Diskriminierung), vor dem Hintergrund frühkindlicher Lebensbelastungen (► Fallbeispiel 1 und 2) und nachlassender Bewältigungsressourcen besser verstanden werden (► Abb. 28.1).

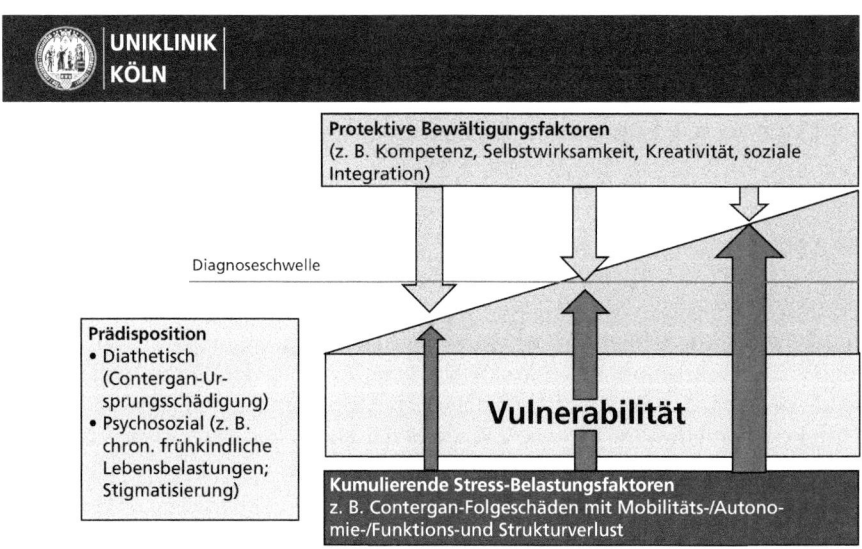

Abb. 28.1: Vulnerabilitäts-Stress-Bewältigungs-Modell

Fallbeispiel 1: Die gekränkte Mutter

Eine 58-jährige Frau schildert, dass sie von ihrer Mutter verachtet worden sei und sich nicht geliebt gefühlt habe. Ihre Mutter habe sich immer für die Conterganschädigung ihrer Tochter geschämt (»Ich schäme mich für dich«) und sie dies spüren lassen. Sie erinnere sich, dass sie als fünfjähriges Kind mit viel Freude ein buntes Umrissbild ihrer dysmelen Hände gemalt habe. Als sie dieses Bild voller Stolz ihrer Mutter gezeigt habe, habe diese das Bild sofort weggeschmissen. Überhaupt habe sich durch ihr ganzes Leben ein »Gefühl der Ablehnung« gezogen.

Fallbeispiel 2: Strenge Erziehungsmethoden

Eine 62-jährige Frau mit Phokomelien der oberen Gliedmaßen berichtet – bitterlich weinend – vom streng-progressiv ausgerichteten Erziehungsstil der Eltern. So habe sie in ihrer Kindheit nach der Schule mit ihren Freundinnen erst spielen dürfen, wenn sie es geschafft habe, sich selbstständig die Strümpfe und Schuhe anzuziehen – meist habe dies so lange gedauert, dass die Freundinnen schon wieder weg gewesen seien.

Der Hintergrund für den Risikofaktor »Lebensalter« ist in erster Linie der Verlust der körperlichen Autonomie, der sozialen Teilhabe und der sozialen Integration (Isolation) im höheren Lebensalter. Der Hintergrund für den Risikofaktor »Mann« ist demgegenüber noch unzureichend erforscht. Es bestehen jedoch Hinweise für eine stärkere soziale Isolation von Männern – sie sind seltener Partnerschaften eingegangen und haben seltener Kinder bekommen (Kruse et al., 2012). Außerdem haben ältere alleinstehende depressive Männer eine deutlich erhöhte Suizidrate, weshalb diese Konstellation als Warnzeichen angesehen wird. Außerdem könnte es sein, dass die Behinderung mit klassischen Geschlechterbildern bzw. Rollenerwartungen interferiert – so berichtete eine Conterganbetroffene: »Frauen mit kurzen Armen können sich von einem Mann über die Schwelle tragen lassen, aber Männer mit kurzen Armen können keine Frau über die Schwelle tragen – das ist ein Problem für viele Männer«.

28.2.2 Klinisches Bild

Auch wenn eine gewisse Evidenz dafür besteht, dass die Verteilung psychischer Störungen bei Menschen mit Thalidomid-Embryopathie in fortgeschrittenem Lebensalter auf der Ebene einzelner Krankheitsbilder im Wesentlichen vergleichbar ist mit der Verteilung innerhalb der altersgleichen Allgemeinbevölkerung, zeigen sich doch einige Abweichungen. Die häufigsten psychischen Störungen sind (▶ Tab. 28.2):

- depressive Störungen,
- somatoforme Störungen, v.a. der schmerzdominante Typ,

- Angststörungen,
- substanzbezogene Störungen, v. a. Alkoholabhängigkeit bei Männern,
- Störungen der Persönlichkeitsentwicklung sowie
- frühkindlicher Autismus mit Intelligenzminderung.

Im Vergleich mit der Allgemeinbevölkerung sind depressive und somatoforme Störungen besonders häufig. Angststörungen zeigen sich oft als Phobien mit Bezug zum Gesundheitssystem, beispielsweise als Arzt- oder Spritzenphobie. Das Vollbild einer Posttraumatischen Belastungsstörung kommt regelmäßig und insbesondere bei Frauen vor, jedoch nicht häufiger als in der Allgemeinbevölkerung. Der frühkindliche Autismus (Typ Kanner, mit intellektueller Behinderung) ist überhäufig mit der Thalidomid-Embryopathie vom Hörschädigungstyp vergesellschaftet (Stromland et al., 1994). Hochgradige neurokognitive Störungen, insbesondere demenzielle Entwicklungen, werden sicherlich in Zukunft mit weiter fortschreitendem Lebensalter eine zunehmende Relevanz bekommen.

28.2.3 Psychometrie

Mit dem 2023 initiierten *Patientenregister Thalidomid-Embryopathie* werden in den nationalen medizinischen Kompetenzzentren standardisiert Daten erhoben, die zukünftige Fragestellungen beantworten sollen. Rund ein Drittel der Gesamtfragen beziehen sich auf die Diagnostik psychischer Syndrome bzw. psychosoziale Fragestellungen. Folgende Selbstbeurteilungsinstrumente werden eingesetzt:

Tab. 28.2: Diagnostik psychischer Dimensionen (Registerstudie)

Fragebogen (Version 12/2023)	Dimension	Fragen
PHQ-9	Depressivität	9
PHQ-7	Angst	7
Childhood Trauma Screener	Traumatisierende Kindheitserfahrungen	5
PTSD-7	Trauma-assoziierte Symptome	9
Schlaf-FB	Schlafgewohnheiten und Qualität	15
Nikotin-FB	Nikotinkonsum bzw. -abhängigkeit	8
Alkohol-FB	Alkoholkonsum bzw. -abhängigkeit	3
SF-12-SOEP	Gesundheitsbezogene Lebensqualität	13
ASKU	Selbstwirksamkeit	3
FB-Soziale Unterstützung	Soziale Unterstützung	19
Gesamt	Psychosoziale Dimension	91/290

28.3 Psychotherapeutische Aspekte

28.3.1 Barrieren

In Deutschland nimmt nur jeder sechste Contergangeschädigte mit psychischen Störungen eine professionelle Behandlung in Anspruch – weitaus seltener als dies bei Menschen mit psychischen Störungen in der Allgemeinbevölkerung der Fall ist. Diese niedrige Inanspruchnahme weist auf bestehende Barrieren im Zugang zum Gesundheitssystem (Krankenhaus, Praxis) hin sowie kontrastierend zum hohen Vorkommen psychischer Störungen unter den Betroffenen auf einen erheblichen ungedeckten Bedarf (Niecke et al., 2017). Es lassen sich verschiedenen Arten von Barrieren differenzieren, z. B. »äußere Barrieren«, die mit dem gesellschaftspolitischen Auftrag von Barrierefreiheit im Gesundheitswesen korrespondieren:

- Barrieren in der Erreichbarkeit, z. B. keine wohnortnahe Versorgung, Schwierigkeiten in der Terminvereinbarung, keine reservierten Behindertenparkplätze (▶ Fallbeispiel 3); ein Abbau von Barrieren in der Erreichbarkeit ist eingeschränkt durch telekommunikative bzw. digitale Angebote möglich.
- bauliche Barrieren für Menschen mit Bewegungseinschränkungen, z. B. Stufen bei rollstuhlpflichtigen Personen, angemessene sanitäre Einrichtungen
- visuelle Barrieren für Menschen mit Sehbehinderungen, z. B. schlechte Beleuchtung, kleine kontrastarme Beschriftungen
- akustische Barrieren für Menschen mit Hörbehinderungen, z. B. leise Sprache, fehlende Gebärdensprachkompetenz bzw. Verfügbarkeit eines Gebärdendolmetschers vor Ort. Bei Hörgeschädigten (ca. 15 % der Betroffenen; Kruse et al., 2012; Peters et al., 2015), insbesondere den vorgeburtlich Gehörlosen, liegen oftmals ein mangelhafter Spracherwerb bzw. Beeinträchtigungen des Wort- und Satzverständnisses vor, sodass Kommunikation oftmals nur mit Gebärdensprache möglich ist. Barrieren in der Kommunikation (»Sprachbarriere«), wie sie bei Menschen mit hochgradiger Hörschädigung, aber auch bei intellektuellen Behinderungen oder neurokognitiven Störungen, stellen in der sogenannten sprechenden Medizin eine besondere Herausforderung dar (▶ Fallbeispiel 4). Hinsichtlich einer qualifizierten Behandlung sind hier oftmals hochspezialisierte Zentren unverzichtbar.

Fallbeispiel 3: Das Parkhütchen

Ein 60-jähriger Patient mit Gehbeeinträchtigung kommt mit dem Auto zu wöchentlichen psychotherapeutischen Sitzungen. Die zwei ausgeschriebenen Behindertenparkplätze vor dem Klinikgelände sind regelmäßig belegt, woraufhin jedes Mal erneut die Unsicherheit aufkommt, ob der Patient einen nahen Parkplatz findet und rechtzeitig zur Stunde erscheinen kann. In der Folge stellt die Therapeutin vor den entsprechenden Terminen ein Reservierungsschild auf dem Parkplatz auf. Die Situation verbessert sich, jedoch nicht vollständig zuverlässig.

Fallbeispiel 4: Stille Post

An einem Beratungsgespräch nehmen vier Personen teil, die der Reihe nach hin und her kommunizieren: Ein vorgeburtlich gehörloser Patient ohne Gebärdensprachkompetenz kann in seinem gestisch-mimischem Ausdruck lediglich von einer gehörlosen, aber gebärdensprachkompetenten Frau verstanden werden. Diese gebärdet in längeren Sequenzen (für den Patienten), was letztlich von einem professionellen Gebärdendolmetscher für den untersuchenden Arzt in gesprochene Sprache übersetzt wird. Anschließend fließt die Kommunikation in die umgekehrte Richtung.

Von äußeren Barrieren sind innere Barrieren (»Barrieren in den Köpfen«) zu unterscheiden. Innere Barrieren können auf der Seite der Behandelnden oder/und der Seite der Betroffenen vorkommen. Barrieren bei Behandelnden sind:

- fehlendes Fachwissen (Komplexität des Themas Contergan),
- fehlende Erfahrung im Umgang mit Menschen mit Behinderungen sowie
- eine negativ gefärbte Haltung zu Behinderung, die durch (unbewusste) Ängste, Aversionen oder Hilflosigkeitsgefühle geprägt ist (▶ Fallbeispiel 5 und 6).

Fallbeispiel 5: Die schwangere Therapeutin

Eine schwangere Therapeutin träumt in einer Zeit, in der sie Menschen mit Thalidomid-Embryopathie untersucht und berät, von der Geburt eines eigenen behinderten Kindes, worauf sie vorübergehend ihren Arbeitsbereich wechseln möchte.

Fallbeispiel 6: Professionelle Ausgrenzung

Eine 63-jährige Frau berichtet, dass ihr auf der Suche nach einem Therapieplatz vom Psychotherapeuten gesagt wurde, dass er sie nicht behandeln könne und sie zu einem behinderten Therapeuten gehen solle. Außerdem sei sie in einer für sie gut erreichbaren Tagesklinik mit der Begründung abgelehnt worden, dass sie dort nicht behandelt werden könne, da sie sich nicht am gemeinsamen Tischdecken beteiligen könne.

Zu den inneren Barrieren auf der Seite der Betroffenen gehören:

- generelle Vermeidung des Gesundheitssystems: Es gibt einige Betroffene, die kein Vertrauen in das Gesundheitswesen haben. So gaben Betroffene z. B. in einer wissenschaftlichen Befragung an: »Ich habe es aufgegeben, Ärzten zu vertrauen« und »Ärzte meide ich wie die Pest« (Niecke, 2021b, S. 181–186).
- Vermeidung der »Diagnose« einer psychischen Krankheit: Es gibt vermutlich nicht wenige Betroffene, denen die Anforderung, mit dem Stigma einer äußerlich sichtbaren Körperbehinderung zu leben, groß genug ist und es vermieden

wird, zusätzlich mit dem Stigma einer psychischen Erkrankung – im Sinne einer »doppelten Stigmatisierung« – in Berührung zu kommen (Niecke 2021a).
- Angst vor bzw. Vermeidung von Veränderung im Sinne eines psychodynamisch wirksamen Widerstands
- Vermeidung einer psychogenetischen Betrachtungsweise durch spezifische innerseelische Abwehrprozesse, z. B. Somatisierung als Ausdruck einer selektiven Wahrnehmung des Körperlichen
- kritische Haltung gegenüber Psychopharmaka (Sonderfall): Bei Vorliegen einer psychischen Störung mit Indikation zu einer Pharmakotherapie sollte grundsätzlich eine leitlinienorientierte Empfehlung erfolgen. Allerdings ist dabei zu beachten, dass die Thalidomid-Embryopathie eine (psycho-)pharmakogene Schädigung ist. Vor dem Hintergrund, dass Contergan als fortschrittliches und sicheres Sedativum vermarktet wurde, welches sich aber als nicht so harmlos erwies wie angenommen, haben nicht wenige Betroffene aus nachvollziehbaren Gründen kritische Einstellungen gegenüber Psychopharmaka oder lehnen diese vollständig ab. Bei einer bestehenden Indikation benötigt es deshalb eine offene Kommunikation, Verständnis für die Hintergründe und die Bereitschaft alternative Behandlungsmöglichkeiten zu finden.

Hinsichtlich barrierefreier Versorgungsstrukturen von älterwerdenden contergangeschädigten Menschen mit reduzierter psychischer Gesundheit in Deutschland ist abschließend Folgendes anzumerken: Es ist anzunehmen, dass ein Großteil der Betroffenen seelische Belastungen vor allem innerhalb der somatischen Medizin bzw. in den primär somatisch ausgerichteten medizinischen Kompetenzzentren präsentiert, entweder offen kommuniziert oder somatoform verborgen hinter körperlichen Beschwerden. Dies erfordert psychosomatische Basiskompetenzen bei den primär somatisch orientierten Behandelnden, die durch Kommunikationsschulungen und Supervision gefördert werden können. Zusätzlich braucht es in den Zentren obligatorisch Psychotherapeuten mit Qualifikation in der Behandlung komplexer Traumata und körperfokussierter Schmerztherapie, die auch innovative Behandlungskonzepte wie aufsuchende, begleitende, virtuelle, außerklinische und kommunikationsstörungsadaptierte Behandlungsangebote durchführen können. Damit längerfristige ambulante psychotherapeutische Prozesse auch dezentral durchgeführt werden können, sollten die Kompetenzzentren zusätzlich ein flächendeckendes Netzwerk von niedergelassenen Psychotherapeuten bilden, koordinieren und pflegen (Beyer et al., 2022).

28.3.2 Allgemeine Handlungsempfehlungen für TherapeutInnen

In der psychotherapeutischen Behandlung von Menschen mit Behinderungen gilt es, die Behinderung als einen integralen und bedeutsamen Anteil zu berücksichtigen. Für ein angemessenes und ethisches Handeln sowie für die Förderung der Gesundheit und des Wohlbefindens von Menschen mit Behinderung sind sowohl ein Bewusstsein für die Behinderung als auch spezifisches Fachwissen und spezifische Fähigkeiten bedeutsam.

Die *American Psychological Association* hat als eine der weltgrößten Fachverbände für PsychotherapeutInnen diesbezüglich eine im Jahr 2022 aktualisierte Leitlinie herausgegeben (APA, 2022). Die Formulierung und Aussprache konkreter Handlungsempfehlungen hat das ethische Ziel, die Lebensrealität von Menschen mit Behinderung, welche im Rahmen jahrzehntelanger Bemühungen versuchen Diskriminierung zu überwinden, weiterhin zu verbessern. Trotz gesellschaftspolitischer Fortschritte (z. B. Deutschlands Unterzeichnung der UN-Behindertenrechtskonvention 2009) sind Menschen mit Behinderung weiter mit Barrieren in unterschiedlichen Bereichen wie Gesundheitsversorgung, Bildung und Arbeit konfrontiert. Die Leitlinien beruhen auf der Grundannahme, dass Behinderung ein Teil der Diversität und der reichen Vielfalt unserer Gesellschaft ist. In der besonderen Position als aktives Bindeglied innerhalb eines Hilfssystems können PsychotherapeutInnen die Integration in unsere Gesellschaft unterstützen. Durch die Verbesserung ihrer professionellen beruflichen Fähigkeiten durch spezifische Weiterbildung und das Abbauen möglicher Vorurteile und Stereotype gegenüber Behinderung kann die Gültigkeit, Gerechtigkeit und Angemessenheit von Untersuchungen und Interventionen gewährleistet werden. Erfahrung von Behinderung ist vielschichtig und von soziokulturellen Kontexten abhängig. Das Wissen über unterschiedliche Modelle der Behinderung sowie ihre Reflexion ist notwendig, um relevante Faktoren im Umgang mit Behinderung zu berücksichtigen. Hierbei ist auch wichtig zu bemerken, dass medizinische Dienstleistungen nicht immer aufgrund der Behinderung in Anspruch genommen werden. Ein gleichberechtigter Zugang zu Versorgungseinrichtungen sowie die Chancengleichheit in Bezug auf gesellschaftliche Teilhabe für Menschen mit Behinderungen muss gewährleistet werden. PsychotherapeutInnen haben durch ihre Profession die Möglichkeit und folglich auch die Aufgabe auf individueller Ebene den Einzelnen in seiner Resilienz so zu unterstützen, dass Herausforderungen des Lebens bewältigt werden können. Zudem kommt ihnen auch auf gesellschaftlicher Ebene die Rolle zu, sich für eine Verbesserung der Integration einzusetzen, in dem sie ihr Fachwissen in der Arbeit mit Menschen mit Behinderung weitergeben und dazu beitragen individuelle und systemische Barrieren abzubauen (APA, 2022).

28.3.2.1 Handlungsempfehlungen für TherapeutInnen (übersetzt, gekürzt und modifiziert nach APA, 2022):

PsychotherapeutInnen sollen …

… ihre Überzeugungen und emotionalen Reaktionen auf verschiedene Behinderungen reflektieren, insbesondere wie diese sich auf ihre Arbeit auswirken können, um ableistisches Denken und Verhalten zu verhindern.

… ihre Kenntnisse und Fähigkeiten in der Arbeit mit Menschen mit Behinderungen durch Schulungen, Supervision, Weiterbildung und fachliche Beratung erweitern.

… eine barrierefreie physische und kommunikative Umgebung schaffen, um KlientInnen mit Behinderung Zugang zu psychotherapeutischen Dienstleistungen zu ermöglichen.

… ein Verständnis für die verschiedenen Faktoren entwickeln, welche die Entwicklung von Menschen mit Behinderung sowie das Erleben der eigenen Behinderung beeinflussen. Dazu gehören z. B. die familiäre Prägung, das soziale Umfeld, schulische Förderung oder die sexuelle Entwicklung.

… ein Verständnis für die Herausforderungen und individuellen Stärken der Familien von Menschen mit Behinderung entwickeln.

… Bereitschaft dafür zeigen auf die behinderungsbedingten Probleme ihrer KlientInnen einzugehen.

… innerhalb der therapeutischen Beziehung die individuelle Erfahrung der Behinderung ihrer KlientInnen anerkennen.

… systemübergreifend mit anderen Fachleuten und Interessenvertretenden zusammenarbeiten, um Selbstbestimmung, gemeinsame Entscheidungen und soziale Inklusion der KlientInnen zu fördern.

28.3.3 Behinderungssensible Psychotherapie

Intuitiv betrachtet ist die psychotherapeutische Behandlung von Menschen mit Behinderung grundsätzlich keine andere als bei Nichtbehinderten. Es geht in der Psychotherapie generell darum, sich selbst besser zu verstehen, um dadurch seine Beziehungen besser regulieren und seine Symptome auflösen oder manchmal auch akzeptieren zu können – das gilt für alle Menschen. Insofern orientiert sich die Psychotherapie auch bei Menschen mit körperlichen Schwerstbehinderungen an den gängigen Fachstandards bzw. an Leitlinien der vorliegenden Störungen (z. B. Depression, Alkoholabhängigkeit). Bei näherer Betrachtung erscheint es uns jedoch wichtig der Behinderung in der Exploration Raum zu geben. Eine behinderungsspezifische Exploration sollte Folgendes beinhalten:

- Gefühle in Bezug auf die Behinderung
- Rolle der Behinderung in der Symptomatik (mehrdimensional)
- subjektives Konzept von Schmerzen und Funktionseinschränkungen
- biografisch: Entdeckung der eigenen Behinderung (Identitätsentwicklung)
- biografisch: Erfahrungen von Diskriminierung/Entwertung/Ausgrenzung

Auf der Seite der PatientInnen spielen folgende Variablen eine bedeutsame Rolle:

- Natur der Behinderung, insbesondere angeboren vs. erworben, sichtbar vs. nicht sichtbar
- individuelle Psychodynamik (▶ Fallbeispiel 7)
- Modifizierung bekannter Risikofaktoren, z. B. Hilfen zur sozialen Reintegration zur Vermeidung von Einsamkeit
- Akzeptanz der eigenen körperlichen Grenzen (▶ Fallbeispiel 8) (Horton, 2015)
- Aspekt der Aussöhnung (Niecke, 2021a)

Auf Seite der TherapeutInnen sind folgende Variablen bedeutsam:

- eigene Haltung zu »Behinderung« (Reflexion der Gegenübertragung in der Supervision)
- spezifisches Fachwissen, z. B. zum Verständnis spezifischer behinderungsassoziierter Problemkonstellationen, Kenntnisse in Schmerz- und Trauma-sensibler Psychotherapie etc.
- Berücksichtigung der körperlichen Behinderung, z. B. Schaffung von Barrierefreiheit
- das Einplanen von mehr Zeit

Die Qualität der therapeutischen Beziehung gilt als wirksamster Bestandteil der Behandlung (Wampold, 2015). Empathie und die Haltung den anderen in seinem Erleben verstehen zu wollen, setzt Selbstreflexion und die Auseinandersetzung mit Übertragungs- und Gegenübertragungsempfindungen voraus. In dem Fall, dass ein Mensch mit Behinderung von einer/einem TherapeutIn ohne Behinderung behandelt wird, gibt es einen wesentlichen Unterschied innerhalb des persönlichen Erfahrungsschatzes – nämlich, dass ein Mensch ohne Behinderung nicht weiß, wie es sich anfühlt mit einer Behinderung zu leben. Ein ethischer und professioneller Umgang erfordert die Fähigkeit das eigene Nichtwissen und die Grenzen der eigenen Kompetenz anzuerkennen und damit umzugehen. Diese Fähigkeit bildet sich als Kompetenzlosigkeitskompetenz ab (Mecheril, 2013, S. 15–35).

Fallbeispiel 7: Die hinreichend gute Mutter

Eine 61-jährige Frau fällt erstmals nach dem Tod ihrer Mutter in eine schmerzhafte seelische Krise – im Sinne einer komplizierten Trauer. Es wird im therapeutischen Prozess bewusst, welche eine beschützende, fördernde und haltgebende Funktion die innig geliebte Mutter viele Jahrzehnte innegehabt hatte. Die Krise wird nach einem Jahr durch eine Hochzeit überwunden – jemand anderes tritt an die freigewordene Bindungsstelle.

Fallbeispiel 8: Eigene Grenzen respektieren

Eine Patientin mit Deformation der Mittel- und Innenohren berichtet von starker Geräuschempfindlichkeit sowie wiederkehrenden Mittelohrentzündungen über ihr gesamtes Leben hinweg. Sie ist frustriert darüber, dadurch in ihrem Alltag oft ausgebremst zu werden. Durch die körperlichen Einschränkungen kommt es zu einem Ringen um die Lebenslust. Allmählich wird ihr bewusst, dass sie sich selbst oft Überforderungen aussetzt. Daraufhin fasst sie den Entschluss ihre Alltagsbelastung besser auf sich selbst abzustimmen und wechselt den Arbeitgeber.

Ein aktuelles systematisches Literaturreview zur Psychotherapie bei Menschen mit angeborenen bzw. erworbenen Behinderungen des Stütz- und Bewegungsapparates, bei dem 15 Studien eingeschlossen wurden, konnte eine Wirksamkeit hinsichtlich einer Reduktion von Angst und Depressivität belegen. Insbesondere erschienen akzeptanzbasierte Strategien bei psychisch belasteten Menschen mit Behinderung sogar noch wirksamer zu sein als bei psychisch belasteten Menschen ohne Behinderung (Hillebrand et al., 2024). In Anbetracht der kleinen Studienzahl zum Thema Psychotherapie und Behinderung besteht großer Bedarf an zukünftigen Forschungsarbeiten, um die Versorgungslage Betroffener weiter zu verbessern.

28.3.4 Behandlungsfoki (Auswahl)

Abschließend werden an dieser Stelle einige spezifische Behandlungsfoki etwas differenzierter beschrieben, die u. E. häufiger vorkommen. Diese Auswahl ist nicht vollständig, sondern exemplarisch gemeint.

28.3.4.1 Fokus der Behandlung: Behinderung und Identität

Zu einer Auseinandersetzung mit der eigenen Behinderung innerhalb des psychotherapeutischen Prozesses kann es auf unterschiedlichen Wegen kommen. Sie kann von PatientInnen als unmittelbares Anliegen mit dem Wunsch der Bearbeitung in die Therapie eingebracht werden oder die Behinderung spielt im Gespräch zunächst keine übergeordnete oder auch scheinbar keine Rolle, sondern Verflechtungen des eigenen Lebens mit der Behinderung werden stellenweise ersichtlich. Die Entscheidung, ob oder wie sich jemand als behinderte Person fühlt, wird maßgeblich dadurch geprägt, dass Behinderung individuell erlebt und in die eigene Identität integriert wird. Das Selbstbild, die eigene Identität, erwächst aus biografischen Prägungen und Erfahrungen, vor allem aus Beziehungserfahrungen und der subjektiven Körpererfahrungen; dazu gehören Funktionseinschränkungen, aber auch das eigene Aussehen (»Wie sehe ich mich, wie sehe ich die anderen und wie werde ich in den Augen der anderen gesehen?«). Fast immer existiert in der Biografie ein Moment, in dem die eigene Behinderung erstmals bewusst wird (▶ Fallbeispiel 9) und kontextabhängig unterschiedlich erlebt werden kann (▶ Fallbeispiel 10).

Fallbeispiel 9: Entdecken der eigenen Behinderung

Eine Patientin berichtet, dass sie in ihrem siebten Lebensjahr ihre Behinderung (sie hat beidseitige Ohrmuscheldeformitäten) erkannt habe, als sie sich mit ihrer Freundin gemeinsam vor dem Spiegel ihre Haare zu Zöpfen geflochten hatten. In diesem Moment habe sie entdeckt, dass ihre Ohren anders aussehen als die der Freundin und dabei habe sie ein sehr starkes Schamgefühl erlebt. Danach habe sie immer mit den Haaren ihre Ohren verdeckt. Im Gymnasium sei sie von einem Lehrer zum Hals-Nasen-Ohren-Arzt geschickt worden, woraufhin ihre Eltern mit ihr erstmals über ihre Behinderung gesprochen hätten.

Fallbeispiel 10: Scham vs. Freiheitsgefühl

Eine 61-jährige Patientin kommt zu einem diagnostisch-beratendem Erstgespräch. Sie klammert sich an ihrem Schal fest, den sie auch während des Gesprächs nicht aus den Händen legt. Sie erzählt, dass sie sich schäme, wenn andere ihre dysmelen Hände sehen. Erst im Alter von 60 Jahren habe sie innerhalb einer Gruppe Contergangeschädigter erstmals bemerkt, dass sie sich vor anderen Betroffenen nicht erklären müsse und wie frei sie sich dort gefühlt habe. Da könne sie einfach so sein, wie sie ist.

Wenn Barrieren und Beeinträchtigungen zu einem Zurückbleiben hinter den eigenen Möglichkeiten führen, kommt es zu einer Störung der Individuation und Entfaltung des eigenen Potenzials. An dieser Stelle offenbart sich ein Konflikt zwischen sich nicht als beeinträchtigt durch die Behinderung zu identifizieren und Behinderung eben doch durch äußere Beeinträchtigung zu erleben. Dies ist ein Beispiel dafür, dass das Erleben von Behinderung vielschichtig ist, nicht nur interindividuell, sondern auch innerhalb einer Person. Hiermit ist gemeint, dass jemand im Sinne der Diversität gleichzeitig ein Mensch mit Behinderung sowie ein Mensch wie jeder andere auch ist. Diese Ambiguität, sprich Doppeldeutigkeit, kann als verwirrendes oder spannungsgeladenes Gefühl innerhalb der eigenen Person empfunden werden. Sie zu erkennen und in die Beziehung zu sich selbst wie auch im Miteinander zu integrieren, ist ein wichtiges Thema innerhalb der Psychotherapie und beeinflusst maßgeblich das Beziehungserleben. Die Fähigkeit der Ambiguitätstoleranz ist ein wesentlicher Bestandteil psychotherapeutischer Kompetenz, wenn es gelingt sich auf beide Aspekte der Identität der PatientInnen beziehen zu können – als Mensch wie jeder andere auch und als Mensch mit Behinderung. Die afroamerikanische Dichterin Pat Parker macht dies in einem ihrer Gedichte mit folgenden Zeilen aus der Perspektive unterschiedlicher Hautfarben im Rahmen der anti-rassischen Bewegung besonders deutlich: »The first thing you do is to forget that I'm black. Second, you must never forget that I'm black« (Parker, 1978).

28.3.4.2 Fokus der Behandlung: Gesundheitssystem und Vertrauen

In der Historie des Falls Contergan kam es zu Fehlverhalten, Fehleinschätzungen und Versäumnissen durch Personen des medizinischen Systems (Monser, 1993). ÄrztInnen waren am Einsatz der schädigenden Substanz beteiligt, die tausendfach vorgeburtliche Schäden verursachte. Sie behandelten Contergankinder, wobei es zu vielfachen Übergriffen in Form von Zur-Schau-Stellung (z. B. in Hörsälen) sowie teilweise fragwürdigen Amputationen kam (▶ Fallbeispiel 11). Oft gab es frühbiografisch monatelange Krankenhausaufenthalte mit Trennung der Kinder von ihren primären familiären Bezugspersonen. Die Beziehung zum Gesundheitssystem ist in Berichten von Betroffenen regelmäßig von negativ erlebten bis traumatisierenden Erfahrungen geprägt. Dies führt nicht selten zu Misstrauen gegenüber ÄrztInnen bzw. modernen Therapieverfahren und daraus resultierender Vermeidung medizinischer – und psychotherapeutischer – Versorgung. Gleichzeitig ist es das medizinische System, welches bei gesundheitlichem Leid potenziell helfen kann. Der Prozess des Alterns führt dazu, dass Behandlungen indessen häufiger notwendig werden und ihr Unterlassen ein Faktor einer reduzierten Lebensqualität bis hin zu einer verkürzten Lebenserwartung darstellt. Angst vor erneuter Schädigung sowie Wut und Verzweiflung über das Geschehene können durch Kontakt zum Medizinsystem erneut oder verstärkt aufkommen. Auch Themen wie Schuld und Gerechtigkeit gehören dazu, bei denen es auch um Entschädigung oder Wiedergutmachung geht. Hilfebedürftig und abhängig von einer Instanz zu sein, gegenüber welcher Groll und Enttäuschung empfunden wird, bewirkt ein Gefühl der Ambivalenz. Der Versuch diese innere Konfliktspannung zu lösen kann auf unterschiedliche Weise geschehen, beispielsweise in depressivem Rückzug oder auch in einer progressiven Bewältigungsbewegung mit Fokus auf Resilienz und Autonomie (»Ich muss da allein durch«). Der Aufbau einer vertrauensvollen Beziehung kann deshalb nur unter Berücksichtigung dieser Erfahrungen der Betroffenen erfolgen. Für das Schaffen einer vertrauensvollen therapeutischen Beziehung ist Transparenz und umfangreicher Informationsaustausch sowie eine gemeinsame Entscheidungsfindung, in der beide eine aktive Rolle spielen, erforderlich. Beschrieben wird dies auch in dem Konzept des *Shared Decision Making*, welches die Autonomie der PatientInnen hervorhebt und als Goldstandard in der Gesundheitsversorgung gilt (Härter et al., 2017).

Fallbeispiel 11: Traumatisierende Amputation

Ein 60-jähriger Mann berichtet, dass beide Eltern gegen seinen Willen in seinem 13. Lebensjahr die Amputation seines am Oberschenkel gewachsenen Fußes veranlasst hätten. Er vermute, dass bei ihnen vor allem ästhetische Gründe eine Rolle gespielt hatten. Erst durch die Amputation habe er sich behindert gefühlt, da er seinen Fuß bis dahin im Alltag als Bestandteil seines Körpers selbstverständlich genutzt habe. An dieser Stelle sei in der Beziehung zu den Eltern ein nachhaltiger Bruch entstanden.

28.3.4.3 Fokus der Behandlung: Stigmatisierung und Diskriminierung

Behinderung gilt als eine soziokulturelle Konstruktion. In der Alltagsrealität werden Menschen mit Behinderung häufig einer binären Kategorisierung unterworfen (Haubl, 2005, S. 103–115). Diese Unterscheidung in behindert und nicht behindert führt schnell zu einer Reduzierung Betroffener auf ihre Behinderung mit der Folge von Vorurteilen, normativen Erwartungen, Stigmatisierung und diskriminierendem Verhalten. Es ist jedoch eine Tatsache, dass Menschen mit Behinderung genauso verschieden sind wie Menschen ohne Behinderung. Stigmatisierung kann sowohl durch unzureichendes Wissen und mangelnde Erfahrung entstehen als auch durch subtilen Ableismus. Dieser äußert sich häufig in Form von Mitleid (Bieri, 2013) und bekommt einen Ausdruck von Herabsetzung. Dabei kann Mitleid andererseits auch als Ausdruck einer Abwehr von Ohnmacht gegenüber eigener Verletzlichkeit oder der Angst vor dem Fremden verstanden werden (Haubl, 2005).

Das Erleben von Diskriminierung findet sich in annähernd jeder Biografie von Menschen mit Behinderung, haben eine traumatisierende Potenz und werden regelmäßig zum Gegenstand psychotherapeutischer Behandlung (▶ Fallbeispiel 12).

Fallbeispiel 12: Diskriminierungserleben

Ein 62-jähriger Mann mit einer depressiven Episode erinnert sich in einer gruppentherapeutischen Sitzung daran, dass ihm als etwa acht- bis zehnjähriges Kind wiederholt von fremden Menschen im öffentlichen Raum Geld zugesteckt worden sei. Das Wiedererleben, dass er für seine Behinderung damals »bezahlt worden« sei, ist unerträglich – wobei die damals erlebte Entwertung mit einer psychodynamisch noch heute wirksamen Selbstwertproblematik mit Selbstentwertung korrespondiert. Durch das Aussprechen der Diskriminierungserfahrung erfährt er im weiteren Verlauf der Gruppensitzung viel Beistand der Gruppenmitglieder.

28.4 Literatur

American Psychological Association, APA Task Force on Guidelines for Assessment and Intervention with Persons with Disabilities. Guidelines for Assessment and Intervention with Persons with Disabilities; 2022. Online: https://www.apa.org/about/policy/guidelines-assessment-intervention-disabilities.pdf

Antonovsky, A. (1997). *Salutogenese – Zur Entmystifizierung der Gesundheit*. Tübingen: dgvt

Beyer, R. et al. (2022). Nationales Kompetenznetzwerk Contergan. Sicherstellung der medizinischen Versorgung von Menschen mit Thalidomid-Embryopathie. *Dtsch Med Wochenschr. 147*, 1281–1285

Bieri, P. (2013). *Eine Art zu leben. Über die Vielfältigkeit menschlicher Würde*. München: Hanser.

Egen, C & Waldhoff, H.P. (2023). Modelle von Behinderung und historische Entwicklungslinien von Behinderungsprozessen: Ein prozesssoziologischer Versuch. *Zeitschrift für Soziologie. 52*(2), 191–212.

Härter, M. et al. (2017). Shared Decision Making. In: Härter, M. et al. (Hrsg.). *Evidenzbasierte Gesundheitskommunikation*. Bern: Hogrefe.

Haubl, R. (2015). Behindertenfeindlichkeit – narzisstische Abwehr der eigenen Verletzlichkeit. In I. Schnell (Hrsg.), *Herausforderung Inklusion: Theoriebildung und Praxis*. Verlag Julius Klinghardt.

Heinz, A. (2016). *Psychische Gesundheit. Begriff und Konzepte*. Stuttgart: Kohlhammer, 1. Auflage.

Hillebrand, V.P. Psychotherapy with individuals with physical disabilities: a systematic review (in Submission)

Horton A. (2015). The Thalidomide Trust's approach to supporting thalidomide individuals in pain – a personal perspective. *Pain News. 13*, 94–95

Imai, K. et al. (2014). Psychological and mental health problems in patients with thalidomide embryopathy in Japan. *Psychiatr Clin Neurosci. 68*(6), 479–486

Jacobi, F. et al. (2014). Psychische Störungen in der Allgemeinbevölkerung. *Nervenarzt. 85*, 77–87

Kruse, A. et al. (2012). *Contergan – Wiederholt durchzuführende Befragungen zu Problemen, speziellen Bedarfen und Versorgungsdefiziten von contergangeschädigten Menschen.* Endbericht an die Conterganstiftung für behinderte Menschen, Heidelberg.
Kruse, A. et al. (2019). *Contergan – Gutachten über die Auswirkungen der Pauschalierung der Leistungen für spezifische Bedarfe und des Beratungs- und Behandlungsangebotes für die Leistungsberechtigten nach dem Conterganstiftungsgesetz durch das Vierte Änderungsgesetz des Conterganstiftungsgesetzes.* Heidelberg.
Mecheril, P. (2013). Kompetenzlosigkeitskompetenz. Pädagogisches Handeln unter Einwanderungsbedingungen. In G. Auernheimer (Hrsg.), *Interkulturelle Kompetenz und pädagogische Professionalität.* Wiesbaden: VS Verlag für Sozialwissenschaften.
Monser, C. (1993). *Contergan, Thalidomid. Ein Unglück kommt selten allein.* Düsseldorf: Eggcup
Newbronner, E. & Wadman, R. (2021). Depression and anxiety symptoms in UK thalidomide survivors: a brief survey. *Disabilities. 1*(1). 23–29
Niecke, A. (2021a). Psychische Gesundheit von contergangeschädigten Menschen. Der traumatische Schatten pränataler Thalidomid-Exposition. *Psychotherapeut. 66*, 518–523
Niecke, A. (2021b). Psychosoziale Langzeitfolgen bei conterganbetroffenen Menschen. In: Ding-Greiner, C. (Hrsg.) *Leben mit Contergan.* Stuttgart: Kohlhammer.
Niecke, A. et al. (2022). Health-related quality of life after 50 years in individuals with thalidomide embryopathy – evidence from a German cross sectional survey. *Birth Defects Res. 114*(13), 714–724
Niecke, A. et al. (2021). Chronische Schmerzen bei Menschen mit Thalidomid-Embryopathie. *Psychother Psychosom Med Psychol. 71*, 370–380
Niecke, A. et al. (2017). Mental disorders in individuals with thalidomide embryopathy. A cross-sectional study on prevalence and psychosocial healthcare needs. *Dtsch Arztebl Int. 114*(10), 168–74
Parker, P. (1990). *Movement in Black: The Collected Poetry of Pat Parker, 1961–1978.* Firebrand Books.
Peters, K.M. et al. (2016). *Gesundheitsschäden, psychosoziale Beeinträchtigungen und Versorgungsbedarf von contergangeschädigten Menschen aus Nordrhein-Westfalen in der Langzeitperspektive Gutachten im Auftrag des LZG.NRW,* Bielefeld.
Robert Koch-Institut (Hrsg) (2021). *Psychische Gesundheit in Deutschland. Erkennen – Bewerten – Handeln Schwerpunktbericht Teil 1* – Erwachsene Gesundheitsberichterstattung des Bundes. Gemeinsam getragen von RKI und Destatis. RKI, Berlin
Saito, T. (2005). *Grants-in-aid for scientific research: a clinical psychological study of middle aged patients with thalidomide embryopathy.*
Sagoe, K. et al. (2024). The impact of ageing on the health and wellbeing of people with thalidomide embryopathy: a comparison of the health impact with the general population. *Disabil Rehabil. Feb, 6*, 1–9
Stromland, K. et al. (1994). Autism in Thalidomide Embryopathy – a population study. *Developmental Med Child Neurolog. 36*(4), 351–356.
United Nations (2006) Convention on the Rights of Persons with Disabilities. Internet: https://social.desa.un.org/issues/disability/crpd/convention-on-the-rights-of-persons-with-disabilities-crpd; (Zugriff am 15.04.2024)
Waldschmidt, A. (2020). *Disability Studies.* Junius Verlag. Hamburg
Waldschmidt, A. (Hrsg.) (2022). *Handbuch Disability Studies.* Wiesbaden: Springer VS.
Wampold, B.E. (2015). How important are the common factors in psychotherapy? *World Psychiatry. 14*(3), 270–277.
WHO (2005) *ICF – Internationale Klassifikation der Funktionsfähigkeit, Behinderung und Gesundheit,* Stand Oktober 2005, Genf: Weltgesundheitsorganisation.

Pflege, Assistenz und Rehabilitation

29 Pflege und Assistenz bei contergangeschädigten Menschen

Christina Ding-Greiner

29.1 Begriffsbestimmung: Pflegebedürftigkeit, Pflege und Assistenz

29.1.1 Pflegebedürftigkeit

Die Bewertung von vorgeburtlichen Schäden auf orthopädischem Fachgebiet richtete sich 1972, als die Schadenspunkte bei contergangeschädigten Kindern festgelegt wurden, um den jeweiligen finanziellen Leistungsanspruch zu bestimmen, nach der Terminologie von Willert und Henkel (1969). Die Punktevergabe erfolgte außerdem unter Berücksichtigung der besonderen Schwere der Schädigung, beispielsweise bei gleichzeitigem Auftreten von Bein- und Armschäden. Die Richtlinien wurden am 28. September 1973 erlassen (siehe hierzu ▶ Kap. 7.8).

Für die zusätzliche Ermittlung des Grades der Behinderung wurden zwei Bewertungssysteme verwendet: eine Dysmelie-Punktebewertung, die die vorgeburtlichen Schädigungen dokumentierte, und eine Bewertung des Grades der Behinderung durch die Versorgungsämter, die den körperlichen Zustand zum Zeitpunkt der Untersuchung berücksichtigte. Damit ging man davon aus, auch die Folgeschäden zu erfassen. In den »Richtlinien für die Schwerpflegebedürftigkeit Contergangeschädigter« von 1991 erstellte Marquardt (1994, S. 81) ein Gutachten, da nach §§ 53 ff. SGB V der Medizinische Dienst der jeweiligen Krankenkasse Anträge zu überprüfen hatte gemäß der »Begutachtungsanleitung Schwerpflegebedürftigkeit«. In diesem Gutachten wurden unter dem Gesichtspunkt der Anerkennung der Schwerpflegebedürftigkeit die verschiedenen Schädigungsmuster dargestellt und in drei Gruppen eingeteilt: in eine Gruppe, die die Kriterien der Anerkennung nicht erfüllte, in eine weitere, die die Kriterien erfüllte, und in eine dritte, die einer weiteren Untersuchung und Beurteilung bedurfte.

Die unterschiedlichen Wege zur Selbstständigkeit, teilweise durch »Entwicklung der Füße als Hände« oder durch technische Hilfen, wurden gewürdigt, ebenso der dazu notwendige Aufwand an Kraft und Zeit, und der Einsatz von Angehörigen und Partnern, diese Selbstständigkeit zu entwickeln und zu erhalten. Es wurden damals schon – die Betroffenen waren etwa 30 Jahre alt – Folgeschäden durch Fehlbelastung der Hüften und von Kniegelenken aufgeführt: »Es handelt sich um die ersten Anzeichen gelenkverbildender Veränderungen an präarthrotisch veränderten oder überbeanspruchten Hüften, Kniegelenken, sowie um Abnutzungen, insbesondere unter- und oberhalb von contergangedingt versteiften oder und verkrümmten Wirbelsäulenabschnitten« (Marquardt, 1994). Er empfahl daher, dass auch contergangeschädigte Menschen mit verkürzten oberen Extremitäten und einer guten erworbenen Alltagskompetenz ohne erneute Prüfung als schwer pflegebedürftig anerkannt werden sollten. Als Vergleichsgruppe zog Marquardt (1994) die Unfall- und Kriegsverletzten heran, »bei Unfall- und Kriegsverletzten würde niemand auf die Idee kommen, ihnen den Status eines Ohnarmers bei doppelseitiger Unterarmamputation oder Schulterexartikulation oder des Ohnhänders bei doppelseitiger Unterarmamputation abzuerkennen«. Offenbar gab es damals schon Probleme damit, dass contergangeschädigte Menschen mit verkürzten Extremitäten ein »erstaunliches Maß an Selbstständigkeit demonstrieren können«.

Das zweite Pflegestärkungsgesetz führte 2016 einen neuen Pflegebedürftigkeitsbegriff ein, der die Gleichbehandlung körperlich, kognitiv und psychisch beeinträchtigter Menschen zum Ziel hatte und deren Fähigkeiten und das Ausmaß der Selbstständigkeit im Alltag differenziert bewertete.

> »Pflegebedürftig im Sinne dieses Buches sind Personen, die gesundheitlich bedingte Beeinträchtigungen der Selbständigkeit oder der Fähigkeiten aufweisen und deshalb der Hilfe durch andere bedürfen. Es muss sich um Personen handeln, die körperliche, kognitive oder psychische Beeinträchtigungen oder gesundheitlich bedingte Belastungen oder Anforderungen nicht selbständig kompensieren oder bewältigen können. Die Pflegebedürftigkeit muss auf Dauer, voraussichtlich für mindestens sechs Monate, und mit mindestens der in § 15 festgelegten Schwere bestehen«. (SGB XI, §14, Abs. 1)

Pflegebedürftigkeit wird nun anhand festgelegter Kriterien bestimmt und im zweiten Pflegestärkungsgesetz werden die drei Pflegestufen durch fünf Pflegegrade ersetzt. Es soll im Fall der Pflegebedürftigkeit nicht nur die Lebensqualität erhalten werden, sondern die erforderliche Unterstützung sollte den Pflegebedürftigen ein möglichst selbstbestimmtes Leben ermöglichen. Der Blick wurde nicht mehr nur auf Defizite gerichtet, sondern auf die verbleibenden Fähigkeiten und deren Förderung (Sozialgesetzbuch [SGB XI], 2023).

Pflege und Assistenz sind zwei unterschiedliche Formen der Unterstützung von Menschen, die mit Einschränkungen leben. Sie ergänzen sich gegenseitig und ermöglichen optimalerweise ein Maximum an Selbstbestimmung und Selbstständigkeit im Alltag bei Gewährleistung der notwendigen gesundheitlichen Pflege und Unterstützung.

29.1.2 Pflege

Pflege beinhaltet die eigenverantwortliche Versorgung und Betreuung von kranken und/oder behinderten Personen. Pflege wird vom ICN (International Council of Nurses) folgendermaßen definiert:

> »Professionelle Pflege umfasst die eigenverantwortliche Versorgung und Betreuung, allein oder in Kooperation mit anderen Berufsangehörigen, von Menschen aller Altersgruppen, von Familien oder Lebensgemeinschaften sowie Gruppen und sozialen Gemeinschaften, ob krank oder gesund, in allen Lebenssituationen (Settings). Pflege umfasst die Förderung der Gesundheit, die Verhütung von Krankheiten und die Versorgung und Betreuung kranker, behinderter und sterbender Menschen. Weitere Schlüsselaufgaben der Pflege sind die Wahrnehmung der Interessen und Bedürfnisse (Advocacy), die Förderung einer sicheren Umgebung, die Forschung, die Mitwirkung in der Gestaltung der Gesundheitspolitik sowie im Management des Gesundheitswesens und in der Bildung.« (SBK-ASI.ch; offizielle, von Berufsverbänden Deutschlands, Österreichs und der Schweiz konzertierte Übersetzung)

Pflege orientiert sich an der medizinischen und pflegerischen Diagnostik mit dem Ziel des bestmöglichen Erhalts der Gesundheit bei gesundheitlichen Einschränkungen oder Behinderung und deren Folgen. Ausmaß und Art der Pflegehandlungen unterliegen daher dem Urteil von Ärzten und Pflegepersonen, die die erforderlichen Maßnahmen festlegen und selbstverantwortlich ausführen.

Es werden zwei Aspekte der Pflege differenziert: die Grundpflege und die medizinische Pflege.

Zur *Grundpflege* gehören folgende Maßnahmen:

- Körperpflege
- Hilfe bei Blasen- und Darmentleerung
- Ernährung
- Mobilität
- Prophylaxen

Es handelt sich um tägliche Routinen, die nicht dem medizinischen Bereich zugeordnet werden. Diese Leistungen können durch pflegende Angehörige, Freunde oder Nachbarn oder Mitarbeiter eines ambulanten Pflegedienstes erbracht werden.

Zur *medizinischen Pflege* gehören folgende Maßnahmen:

- Blutdruck- und Blutzuckermessung
- Richten und Gabe von Medikamenten
- Inhalationen
- Einlauf-, Klistier- oder Klysmaverabreichung
- Katheterversorgung
- Infusionen, Wechseln und Zubereitung, Injektionen
- PEG-Sondenversorgung und Stomabehandlung
- Verbände und Wundversorgung

Die medizinische Behandlungspflege darf ausschließlich von einer entsprechend ausgebildeten und qualifizierten Pflegefachkraft ausgeführt werden. Die Pflegeleistungen werden von einem Arzt verordnet und sind Teil der vorgesehenen medizinischen Behandlung.

Die Ausbildung wird vom Staat überwacht, seit 2020 ist die Ausbildung auf Grundlage des Pflegeberufegesetzes neu geregelt und schließt mit einer staatlichen Prüfung zur Erlangung der Erlaubnis zum Führen der Berufsbezeichnung »Pflegefachmann« oder »Pflegefachfrau« nach drei Jahren Ausbildung in Vollzeit ab. Für den Pflegebereich sind erstmals bestimmte berufliche Tätigkeiten vorgesehen, die dem Pflegeberuf nach diesem Gesetz vorbehalten sind, also nur von entsprechend ausgebildeten Personen ausgeführt werden dürfen. Es wird erwartet, dass die zu Pflegenden den vorgeschlagenen und notwendigen Pflegehandlungen zustimmen und die Pflegepersonen in ihrer Tätigkeit unterstützen.

29.1.3 Assistenz

Assistenz hat eine andere Zielsetzung, hier entscheidet die betroffene Person darüber, welche Art und welches Ausmaß an Unterstützung sie zu welchem Zeitpunkt zur Aufrechterhaltung der Selbstständigkeit im Alltag benötigt.

Leistungen aus der Grundpflege und Assistenz überschneiden sich. Bei Erhebungen sind Leistungen der Pflege und der Assistenz nicht immer scharf zu trennen, da die Grundpflege nicht von ausgebildeten Pflegepersonen ausgeführt werden muss, und die Leistungen daher auch von Assistenten erbracht werden können.

Der Assistenzbedarf ist nicht operationalisiert wie der Pflegebedarf, daher ist der Bedarf bei Erhebungen nicht so präzise umschrieben wie in der Pflege. Häufig werden von den Betroffenen Handreichungen wie Schuhe schnüren, Hilfestellungen beim Anziehen, Kämmen oder Schminken nicht mehr als geleistete Assistenz wahrgenommen, sondern sie gehören zur Normalität des Tagesablaufs. Eine betroffene contergangeschädigte Person umschrieb die Leistung der Assistenzperson folgendermaßen: »Der Assistent ersetzt mir meine Beine und meine Arme«. Eine solche Aussage stellt die optimale Form und Integration von Assistenz dar.

Assistenz entwickelte sich aus der »Independent-living-Bewegung«, die sich in den 1960er Jahren in den USA etablierte und zu einem zunehmenden Empowerment von Patienten und von Menschen mit Behinderung führte. Die Bewegung griff auch auf Europa über, und 1986 wurde das erste »Zentrum für Selbstbestimmtes Leben« (ZSL) in Bremen gegründet.

In SGB IX § 78 (2016) werden Assistenzleistungen folgendermaßen definiert:

> »Zur selbstbestimmten und eigenständigen Bewältigung des Alltages einschließlich der Tagesstrukturierung werden Leistungen für Assistenz erbracht. Sie umfassen insbesondere Leistungen für die allgemeinen Erledigungen des Alltags wie die Haushaltsführung, die Gestaltung sozialer Beziehungen, die persönliche Lebensplanung, die Teilhabe am gemeinschaftlichen und kulturellen Leben, die Freizeitgestaltung einschließlich sportlicher Aktivitäten sowie die Sicherstellung der Wirksamkeit der ärztlichen und ärztlich verordneten Leistungen. Sie beinhalten die Verständigung mit der Umwelt in diesen Bereichen.

> Die Leistungsberechtigten entscheiden auf der Grundlage des Teilhabeplans nach § 19 über die konkrete Gestaltung der Leistungen hinsichtlich von Ablauf, Ort und Zeitpunkt der Inanspruchnahme.«

Häufig haben Assistenten keine besondere Ausbildung, es sind Personen aller Berufsgruppen, die entweder einen Zuverdienst brauchen, oder sich in Vollzeit engagieren möchten. Einige bringen Erfahrung aus der Pflege mit. Es gibt keine vorgeschriebene Ausbildung oder vorausgesetzten Kenntnisse, die Assistenten zu ihrem Einsatz mitbringen sollen. Die Betroffenen wählen ihre Assistenten selbst aus und arbeiten diese auch selbst ein, so wird individuelle Assistenz gemeinsam erlernt und entwickelt. Wichtige Voraussetzungen für das Gelingen einer Assistenz sind der Umgang auf Augenhöhe mit dem Betroffenen, die Respektierung seiner Wünsche zur Strukturierung des Tagesablaufs oder bestimmter Aktivitäten unter Hintanstellung eigener Vorstellungen und Präferenzen.

29.2 Risiken für Unterstützungsbedarf: vorgeburtliche Schäden, Schmerzen, Multimorbidität

29.2.1 Vorgeburtliche Schäden

In der Studie Expertise 2021 wurden Daten zur Gesundheit von contergangeschädigten Menschen mit und ohne Unterstützungsbedarf ermittelt. Personen mit Unterstützungsbedarf (N = 99) wurden mit Betroffenen ohne Unterstützungsbedarf (N = 15) verglichen mit Bezug auf ihre vorgeburtlichen Schädigungen, ihre gesundheitliche Situation, Schmerzen und ihre Erkrankungen. Die Stichprobe der Expertise 2021 ist klein, die ermittelten Daten sind daher nicht auf die Gesamtheit der contergangeschädigten Menschen übertagbar, doch sie zeigen wesentliche Unterschiede zwischen den beiden Personengruppen auf, die Hinweise auf Risiken für die Entwicklung eines Pflege- und Assistenzbedarfs geben können.

In der folgenden Abbildung (▶ Abb. 29.1) findet sich die Verteilung von vorgeburtlichen Schädigungen bei contergangeschädigten Menschen mit und ohne Unterstützungsbedarf in Prozent.

Fehlbildungen im Bereich der Extremitäten, von Wirbelsäule und Becken waren häufiger in der Gruppe der Betroffenen mit Unterstützungsbedarf anzutreffen, ebenso Personen mit Rollstuhl. Ein Verlust der Arme, Fehlbildungen der Arme und/oder Hände, erforderten Assistenz in unterschiedlichem Ausmaß im Bereich der ADLs, wie beispielsweise Körperpflege, An- und Ausziehen, Nahrungszubereitung und hauswirtschaftliche Tätigkeiten. Fehlbildungen im Bereich der Wirbelsäule, der Hüften und der Beine schränken die Mobilität ein, ebenso Bücken,

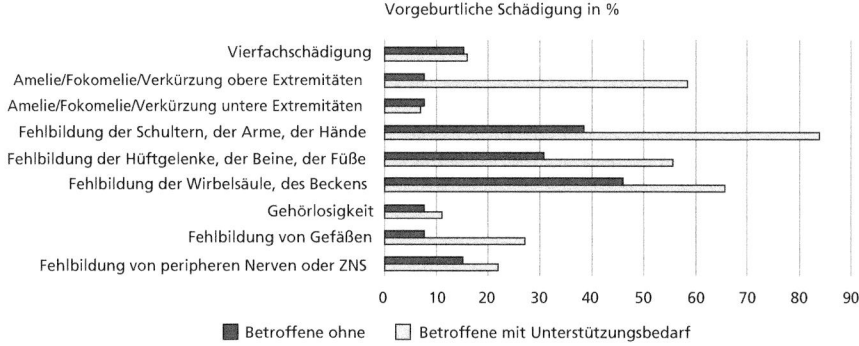

Abb. 29.1: Vorgeburtliche Schädigung bei contergangeschädigten Menschen mit (N = 99) und ohne (N = 13) Unterstützungsbedarf in Prozent (Quelle: eigene Daten; Expertise 2021, S. 21)

Tragen und Heben (siehe hierzu ▶ Kap. 11.2, ▶ Kap. 13). Die Ausgangssituation war bei der Stichprobe mit Unterstützungsbedarf aufgrund von schweren vorgeburtlichen Schäden schwieriger; durch die Entwicklung von zusätzlichen Funktionsverlusten und Schmerzen im Lebenslauf war zu erwarten, dass der Bedarf an Pflege und Assistenz früher auftrat und ausgeprägter war.

> Allerdings sind Art und Ausmaß der vorgeburtlichen Schädigungen nicht das alleinige Kriterium für das Ausmaß an erforderlicher Assistenz. Der Allgemeinzustand des Betroffenen, nicht conterganbedingte Erkrankungen, die psychische Gesundheit, Resilienz, die Fähigkeit zur Kompensation von Funktionsverlusten, die Barrierefreiheit der Umgebung, das soziale Netzwerk sind u. a. mitbestimmend (siehe hierzu Ding-Greiner, 2022).

29.2.2 Schmerzen

Im Onlinefragebogen der Expertise 2021 gaben Betroffene mit Unterstützungsbedarf in 98,99 % Schmerzen unterschiedlicher Intensität an, davon nannten knapp 40 % Schmerzen (auf einer Schmerzskala von 0 bis 10) mit Werten von 2 bis 5, etwa 60 % gaben Schmerzen im Bereich von 6 bis 10 an. Der Wert, der am häufigsten genannt wurde, war 8 – rund 20 % der Betroffenen nannten ihn. Nach Aussagen der befragten Personen ließen sich Schmerzen bis zu einem Skalenwert von 5 im Alltag integrieren, eine höhere Schmerzintensität führte meist zu einer deutlichen Reduktion der Leistungsfähigkeit und erforderte Therapie. Die kleine Stichprobe der contergangeschädigten Personen ohne Unterstützungsbedarf nannte in einem viel geringeren Ausmaß Schmerzen (40 %), allerdings mit gleich hoher Schmerzintensität.

Die Schmerzen, die in beiden Stichproben – mit oder ohne Unterstützungsbedarf – erhoben wurden, unterschieden sich weniger in ihrer Ausprägung als viel mehr in ihrer Lokalisation. In der folgenden Abbildung (▶ Abb. 29.2) wird die Lokalisation von Schmerzen bei beiden Personengruppen dargestellt.

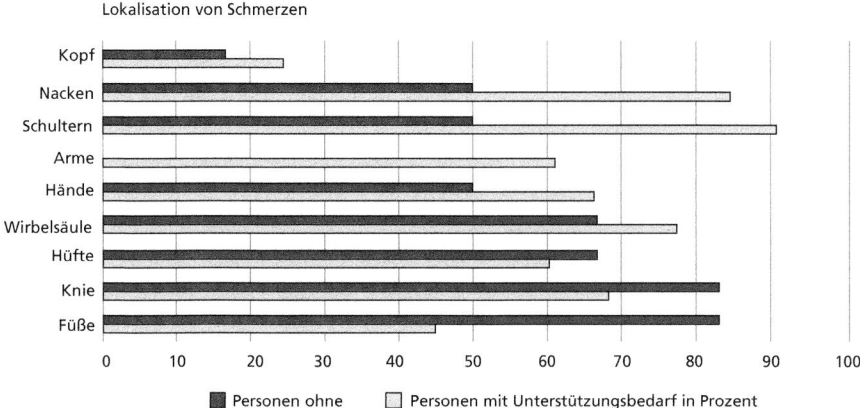

Abb. 29.2: Lokalisation von Schmerzen bei contergangeschädigten Menschen mit (N = 98) und ohne (N = 6) Unterstützungsbedarf in Prozent (Quelle: eigene Daten; Expertise 2021, S. 25)

Betroffene ohne Unterstützungsbedarf, bei denen sich im Bereich der Extremitäten und der Wirbelsäule seltener oder weniger ausgeprägte Fehlbildungen fanden, zeigten häufiger Schmerzen im Bereich der Füße, Knie und Hüften, wohl aufgrund der größeren Belastung im Lebenslauf durch eine der Normalität angepassten Lebensweise. In der Stichprobe mit Unterstützungsbedarf wurden Schmerzen am häufigsten in den Schultern und im Nacken genannt, gefolgt von der Wirbelsäule und den Armen.

Zwei Drittel der contergangeschädigten Personen mit Unterstützungsbedarf waren in Behandlung wegen bestehender Schmerzen, sie nannten auch Schmerzen als Grund für die Aufgabe des Berufs. Zwei Drittel von ihnen nutzten regelmäßig Physiotherapie, etwa die Hälfte machte regelmäßig Sport, ein Fünftel ging regelmäßig in stationäre Reha. Die Hälfte der Stichprobe war allerdings zusätzlich auf Schmerzmedikamente angewiesen.

Es handelte sich bei dieser Stichprobe um eine besonders vulnerable Stichprobe mit reduziertem Gesundheitszustand und einer hohen Erwerbstätigkeit von 33 %, davon zwei Drittel in Vollzeit. Zum Vergleich: die Erwerbstätigkeit lag in HD 2019 bei Männern um 21 %, bei Frauen um 17,7 %. Aus der Notwendigkeit heraus, ihre berufliche Tätigkeit zu erhalten, investierten die Betroffenen mit Unterstützungsbedarf bewusst viel Zeit und Energie in den Erhalt ihrer Gesundheit.

29.2.3 Multimorbidität

Betroffene mit Unterstützungsbedarf nannten im Vergleich deutlich häufiger begleitende nicht conterganbedingte Erkrankungen und Folgen von Schäden an inneren Organen als Teilnehmende ohne Unterstützungsbedarf. Die Ergebnisse sind in der folgenden Abbildung (▶ Abb. 29.3) dargestellt.

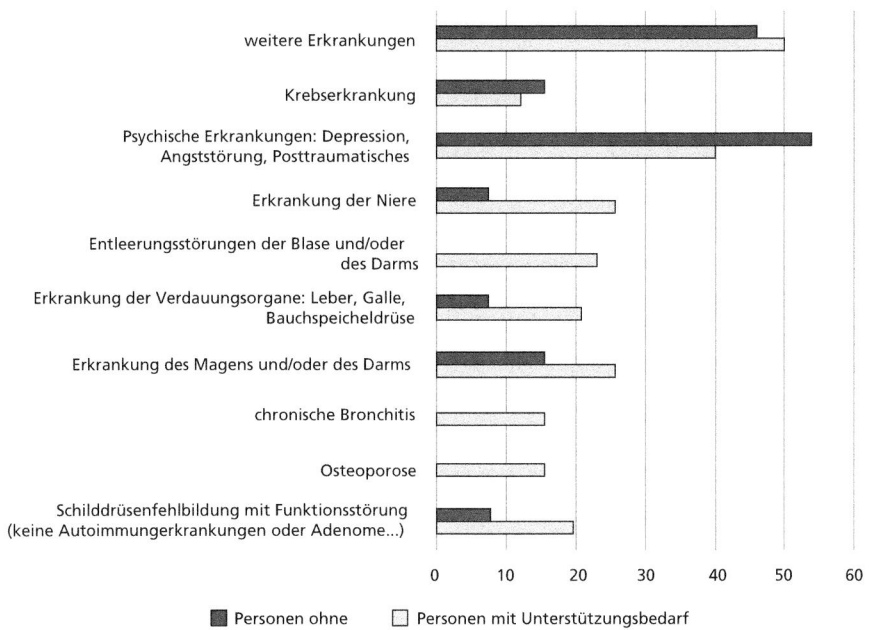

Abb. 29.3: Erkrankungen bei contergangeschädigten Menschen mit (N = 82) und ohne (N = 13) Unterstützungsbedarf in Prozent (Quelle: eigene Daten; Expertise 2021, S. 29)

Etwa ein Viertel der Betroffenen mit Unterstützungsbedarf nannten Erkrankung der Niere, Erkrankungen des Magens und/oder des Darms, Entleerungsstörungen der Blase und/oder des Darms, Osteoporose. Etwa ein Fünftel nannte Schilddrüsenfehlbildungen mit Funktionsstörung und 15 % eine chronische Bronchitis. In der Vergleichsgruppe wurden tendenziell weniger Erkrankungen genannt, allerdings traten Krebserkrankungen und psychische Erkrankungen häufiger auf (siehe hierzu ▶ Kap. 17.4, ▶ Kap. 19).

Psychische Erkrankungen – gefragt wurde nach Depression, Angststörung, Posttraumatischem Belastungssyndrom und somatoformer Störung – wurden von contergangeschädigten Menschen mit Unterstützungsbedarf in 40,2 % angegeben. Mehrfachnennungen waren möglich. 7 von 13 Personen ohne Unterstützungsbedarf, die die Frage beantwortet hatten, gaben psychische Erkrankungen an. Niecke et al. (2017) nannten eine Punktprävalenz von 47 % für irgendeine psychische Störung, damit lagen contergangeschädigte Personen um das 1,8-Fache höher als die Allgemeinbevölkerung (siehe hierzu ▶ Kap. 27, ▶ Kap. 28).

Herz-Kreislauf-Erkrankungen und deren Risikofaktoren wurden gesondert erhoben. In der folgenden Tabelle (▶ Tab. 29.1) sind die Angaben der Befragten mit oder ohne Unterstützungsbedarf aufgeführt.

Tab. 29.1: Herz-Kreislauf-Erkrankungen bei contergangeschädigten Menschen mit (N = 48) und ohne Unterstützungsbedarf (N = 15); Anzahl Personen (Quelle: eigene Daten; Expertise 2021, S. 30)

Diagnose	Anzahl Personen (N = 48) Unterstützungsbedarf	Anzahl Personen (N = 15) kein Unterstützungsbedarf
koronare Herzkrankheit	15	-
Bluthochdruck	39	9
Diabetes mellitus	14	5
Herzinfarkt, einmal	4	-
Herzinfarkt, mehrere	2	
Schlaganfall, einmal	6	-
Schlaganfall, mehrere	2	

In der Stichprobe ohne Unterstützungsbedarf fanden sich neun Personen mit Bluthochdruck und fünf mit Diabetes mellitus. Es fanden sich keine Angaben zu Herzinfarkt oder Schlaganfall; in der Vergleichsgruppe wurde Herzinfarkt von sechs Personen genannt, Schlaganfall von acht (siehe hierzu ▶ Kap. 17.3, ▶ Kap. 18, ▶ Kap. 19).

Bei contergangeschädigten Menschen nehmen mit dem Älterwerden nicht nur die Folgeerscheinungen der Thalidomid-bedingten Schädigungen zu, sondern es treten wie in der Allgemeinbevölkerung vermehrt chronische Erkrankungen der inneren Organe auf, und führen zusätzlich zu Multimorbidität. Der vermehrte Bedarf an Pflege und Assistenz tritt aufgrund der vorzeitigen Alterung der Betroffenen 10 bis 20 Jahre früher auf als in der Allgemeinbevölkerung (siehe hierzu ▶ Kap. 9.8).

29.3 Entwicklung des Unterstützungsbedarfs über den Lebenslauf

Funktionalität und die Ausprägung von Schmerzen sind mitbestimmend für die körperliche Leistungsfähigkeit und damit für den Bedarf an Assistenz und Pflege. Sie verändern sich über den Lebenslauf, da zu den conterganbedingten vorgeburtlichen Schädigungen degenerative Veränderungen, Alternsprozesse sowie weitere – meist chronische – Krankheitsprozesse hinzukommen. Bei gehörlosen oder schwer hörgeschädigten contergangeschädigten Menschen stehen orthopädische Schäden häufig nicht im Vordergrund, dafür haben sie einen großen Bedarf an

Assistenz im Bereich der Kommunikation mit Hörenden (siehe hierzu ▶ Kap. 21.5 und ▶ Kap. 21.6).

> Als ein erstes Zeichen einer verminderten Funktionalität und Vorstufe zum Unterstützungsbedarf kann ein deutlich erhöhter Zeitaufwand für die Ausführung von Aktivitäten und Tätigkeiten betrachtet werden. Er ist oft verbunden mit einer verminderten Muskelkraft, Einschränkungen der Beweglichkeit der Gelenke und mit Schmerzen bei Belastung sowie Verlust der Feinmotorik und ist zugleich ein Hinweis auf Funktionsverlust und Überforderung. Wenn der Zeitaufwand in keinem Verhältnis mehr zur eigentlichen Tätigkeit steht, wird als erstes der Gebrauch von Hilfsmitteln in Betracht gezogen, und wenn diese den Funktionsverlust nicht ausgleichen können, erfolgt der Übergang zur personenbezogenen Unterstützung, den verschiedenen Formen von Assistenz und Pflege.

Erstmals persönliche Unterstützung anzunehmen ist eine schwierige Umstellung, ein erstes Eingeständnis, dass die in der Kindheit hart erarbeitete Selbstständigkeit dem Betroffenen entgleitet. Unterstützung durch die Anwendung von Hilfsmitteln oder durch Personen kann den Verlust der Selbstständigkeit in Teilen ausgleichen.

Eine Handreichung zu erhalten, ohne betteln gehen zu müssen, ist zu gegebenem Zeitpunkt genauso wichtig wie später bei Aktivitäten in größerem Ausmaß unterstützt zu werden. Handreichungen erhalten gleichermaßen die Selbstständigkeit des betroffenen Menschen zu einem frühen Zeitpunkt. Eine contergangeschädigte Person formulierte es so: »Ohne dass ihm jemand die Hose zumacht, kann niemand außer Haus. Man braucht beides, das Kleine und das Große« (Mündliche Mitteilung).

Der Übergang ist fließend, der Zeitpunkt, an dem erstmals Assistenz benötigt wird, variiert je nach Art und Ausmaß der vorgeburtlichen Schädigung und der Belastung im Alltag. Bei schweren Einschränkungen ist Assistenz von Geburt an in unterschiedlichem Ausmaß über den gesamten Lebenslauf notwendig.

Das Maximum an Funktionalität und körperlicher Leistungsfähigkeit wird nach Aussagen von contergangeschädigten Menschen und auch in der Gesamtbevölkerung zwischen dem 20. und 30. Lebensjahr erreicht. Danach setzen Alternsprozesse ein, die zu einer Abnahme des Parenchyms und damit der Leistungsfähigkeit von Organsystemen von durchschnittlich 1 % bis etwa 3 % pro Jahr führen. Der Verlauf betrifft alle Lebewesen und ist als physiologisch einzustufen. Der Verlauf hängt beispielsweise auch davon ab, wieviel Muskulatur bis zum 30. Lebensjahr aufgebaut werden konnte, ob eine gute Mineralisierung des Skelettsystems erfolgt ist, ob der Organismus durch ungesunde Lebensweise, Rauchen oder Drogen bereits vorgeschädigt wurde, ob weitere nicht contergabedingte Erkrankungen vorliegen. Bei den Betroffenen trifft dieser physiologische Abbau auf einen vorgeburtlich vorgeschädigten Organismus mit eingeschränkten biologischen Reserven, sodass Alternsprozesse rascher verlaufen und die Betroffenen in einem höheren Ausmaß schwächen, sodass sich erste Einschränkungen sehr viel früher als in der Gesamtbevölkerung bemerkbar machen (siehe hierzu ▶ Kap. 9.8).

In der Stichprobe der Expertise 2021 mit Unterstützungsbedarf (N=99) wurde Assistenz bei etwa 30 % der Betroffenen von Geburt an benötigt. Dies ist ein weiterer Hinweis darauf, dass es sich bei dieser Stichprobe um schwer geschädigte Menschen handelt. Bei weiteren 27 % bestand ein Assistenzbedarf seit 20 bis 40 Jahren, d. h. seit ihrem 20. bis 40. Lebensjahr. In den letzten 20 Jahren vor dem Zeitpunkt der Befragung, etwa ab dem 40. Lebensjahr, entwickelten 43 % Assistenzbedarf.

> Die Vorstellung, dass ein hoher Anteil an Schadenspunkten mit einem hohen Assistenzbedarf einhergeht, bietet sich an, da die Schadenspunktezahl mit einer Zunahme an Fehlbildungen steigt. Man darf jedoch nicht außer Acht lassen, dass Fehlbildungen oder Dysplasien der Sinnesorgane zu einer hohen Schadenspunktezahl führen, genauso wie Fehlbildungen des Bewegungsapparats oder der inneren Organe.

Gehörlosigkeit führt zwar zu einem erhöhten Bedarf an Assistenz im Bereich der Kommunikation, ein erhöhter Bedarf an Assistenz im körperlichen Bereich ist jedoch gebunden an funktionelle Einschränkungen, d. h. Fehlbildungen des Bewegungsapparats oder schwere Funktionsstörungen der inneren Organe.

> Eine Korrelation des Unterstützungsbedarfs mit einer steigenden Schadenspunktezahl konnte jedoch in keiner unserer Untersuchungen festgestellt werden. Das Ausmaß der Selbstständigkeit ist multifaktoriell und hängt ab von der Kombination orthopädischer Schäden, und der Ausbildung der Muskulatur, von gleichzeitig bestehenden Erkrankungen der inneren Organe, der Gefäße, des PNS und ZNS, der psychischen Belastbarkeit, von den Lebensumständen und dem Ausmaß an Barrierefreiheit der Umwelt.

Eine bedeutende Rolle spielen die Menschen, die den Betroffenen geliebt oder abgelehnt, herausgefordert, geschont oder verwöhnt und zum Aufbau seiner Resilienz beigetragen haben. Das Leben contergangeschädigter Menschen ist nicht anders als das aller Menschen, nur leben sie ihr Leben von Anfang an unter viel härteren Voraussetzungen, mit viel Gegenwind, und aufgrund ihrer Fehlbildungen ist der Aufwand an Kraft und Kreativität zur Erlangung der maximal möglichen Selbstständigkeit sehr viel höher als für jeden nicht behinderten Menschen.

Der individuell an die Funktionalität angepasste Wohnbereich steht lebenslang im Vordergrund und ist die Grundlage für den Erhalt der Selbstständigkeit zu Hause. Dabei verändert sich mit zunehmendem Verlust der Funktionalität auch Art und Ausmaß der erforderlichen Barrierefreiheit. Bei gut erhaltener Funktionalität können sich contergangeschädigte Personen mit schweren Schäden der oberen Extremitäten beispielsweise in der Küche auf die Arbeitsplatte setzen und mit den Füßen Gemüse zubereiten und Teller aus dem Regal holen; sie benutzen ihre Beine und Füße, als wären es ihre Arme und Hände.

Siehe hierzu folgende Videos bei YouTube:

- Übersicht: https://www.youtube.com/@masuyama-yukari/videos
- Beispiele:
  - https://www.youtube.com/watch?v=2xEN-vVu9-w
  - https://www.youtube.com/shorts/KOfvszxqCgE
  - https://www.youtube.com/watch?v=ddqtSRBMJSg (**Zugriff am 14. 10. 2024**)

Diese körperliche Leistung ist später bei fortgeschrittener Arthrose und Muskelverspannungen nicht mehr möglich. Die Küchenschränke und die Arbeitsplatten müssen den körperlichen Veränderungen angepasst werden, es kann nicht mehr in die Höhe gebaut, sondern Schränke sollten in individueller Reichweite, beispielsweise in Bodenhöhe und mit geringer Tiefe, eingerichtet werden. Ebenso sollte mit zunehmendem Alter und wachsenden Einschränkungen die Einrichtung der Nasszellen der vorhandenen Funktionalität angepasst werden.

Siehe hierzu folgendes Video bei YouTube:

- Der mühsame Alltag – Leben mit Contergan-Schäden: https://www.youtube.com/watch?v=VhSU1fEtJMY

Die Schadenspunkte sind ein Maß für die allgemeine Schwere der Conterganschädigung, sie sind nicht ein Maß für den Bedarf an Unterstützung im körperlichen Bereich.

29.3.1 Geschätzter zukünftiger Unterstützungsbedarf

Eine Stichprobe von 15 Personen ohne derzeitigen Unterstützungsbedarf hatte sich an der Studie Expertise 2021 beteiligt. Acht davon hatten ausführlich Auskunft darüber gegeben, in welchen Bereichen sie in Zukunft vermutlich Unterstützung brauchen werden. Die folgende Abbildung (▶ Abb. 29.4) zeigt die einzelnen Bereiche.

Überwiegend wurden hauswirtschaftliche Hilfen genannt, d. h. es waren jene Tätigkeiten, die Kraftaufwand erforderten, wie Gartenarbeit, Putzen, Wäschepflege, Einkaufen, sowie Kochen und Spülen, die ebenso eine gut erhaltene Feinmotorik voraussetzen.

An zweiter Stelle standen Mobilitätshilfen, die Bewegung außer Haus und die Erledigung von Geschäften ermöglichen. Dabei ging es um selbstständige Fortbewegung im Freien oder im privaten (umgebauten) PKW, oder mit öffentlichen Verkehrsmitteln. Angestrebt wurde Teilhabe an Veranstaltungen und Sport. Schließlich wurden jeweils einmal körpernahe Unterstützung und allgemeine persönliche Hilfen genannt.

Diesen Ergebnissen kann entnommen werden, dass die Befragten in nächster Zukunft Entwicklungen auf sich zukommen sahen, die mit einer Verminderung von Kraft und Feinmotorik sowie verminderter Mobilität verbunden waren und zu einem weiteren Verlust der Selbstständigkeit führten. In Teilen können sie durch technische Hilfen, wie umgebaute und der Funktion angepasste Haushaltshilfen und Geräte, ebenso Fahrzeuge, Fahrdienste, Aufzüge kompensiert werden.

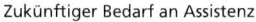

Zukünftiger Bedarf an Assistenz

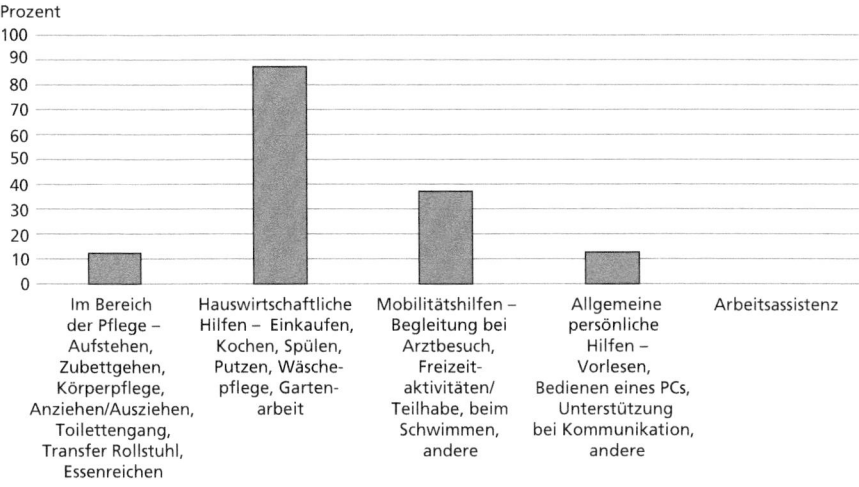

Personen ohne Unterstützungsbedarf in Prozent

Abb. 29.4: Zukünftiger Pflegebedarf bei contergangeschädigten Menschen ohne Unterstützungsbedarf (N = 8) in Prozent (Quelle: eigene Daten; Expertise 2021, S. 37)

Die Teilnahme an öffentlichen Veranstaltungen und an sportlichen Aktivitäten waren jedoch nur möglich mit persönlicher Unterstützung, die die Überwindung von Hindernissen in einer nicht barrierefreien Umgebung erlaubten. Der Bedarf an Unterstützung bei körpernaher Versorgung wies auf Verluste der Feinmotorik und Beweglichkeit hin, der Bedarf von Unterstützung bei Kommunikation mit der Umwelt – dazu gehörten auch Vorlesen und das Bedienen eines PC – gaben einen Hinweis auf Einschränkungen der Sensorik.

29.4 Pflegebedarf

In der Expertise 2021 wurden von 80 Personen Maßnahmen der Grundpflege in Anspruch genommen; das sind etwa vier Fünftel der Stichprobe mit Unterstützungsbedarf. Der Bedarf an medizinischer Grundpflege wird in der folgenden Abbildung (▶ Abb. 29.5) dargestellt.

Am häufigsten wurde von den Betroffenen mit 97,5 % die Unterstützung bei der Körperpflege genannt, dazu gehörte die Unterstützung beim Aufstehen, Zubettgehen, bei der Körperpflege, beim Anziehen/Ausziehen, Toilettengang und Transfer zum Rollstuhl. An zweiter Stelle stand Ernährung einschließlich Essenreichen und Zubereiten von Mahlzeiten mit 82,5 % der Nennungen, dicht gefolgt

Pflege, Assistenz und Rehabilitation

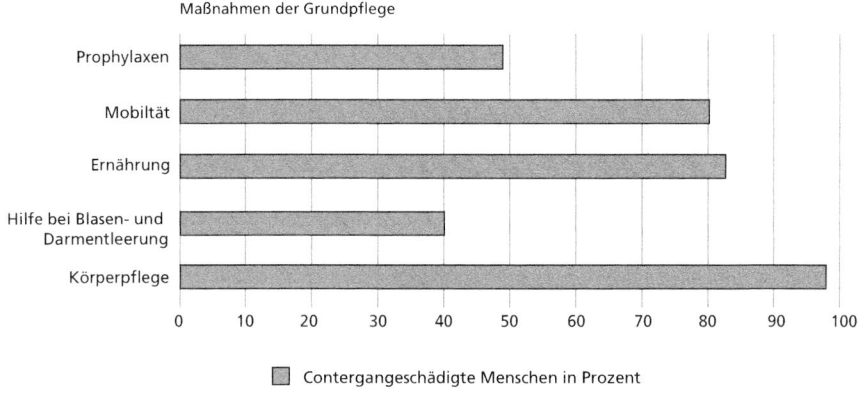

Abb. 29.5: Maßnahmen der Grundpflege. Contergangeschädigte Menschen mit Unterstützungsbedarf (N = 80) in Prozent (Quelle: eigene Daten; Expertise 2021, S. 52)

von Mobilitätshilfen mit 80 %; diese beinhalteten die Begleitung bei Arztbesuchen, Freizeitaktivitäten/Teilhabe oder beim Schwimmen. Prophylaxen schlossen u. a. Sturz-, Dekubitus-, Kontrakturen- und Thromboseprophylaxe ein, und wurden von knapp der Hälfte der Betroffenen in Anspruch genommen. Unterstützung bei Blasen- und Darmentleerung benötigten 40 % der Teilnehmenden.

Die Frage nach der Beanspruchung medizinischer Pflege wurde von 46 Personen positiv beantwortet, das entsprach etwa der Hälfte der Stichprobe. Der Bedarf an medizinischen Pflegeleistungen wird in ▸ Abb. 29.6 dargestellt.

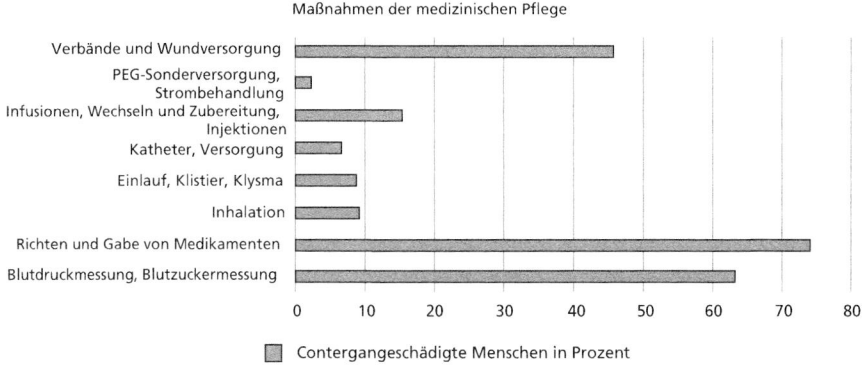

Abb. 29.6: Maßnahmen der medizinischen Pflege bei contergangeschädigten Menschen mit Unterstützungsbedarf (N = 46) in Prozent (Quelle: eigene Daten; Expertise 2021, S. 53)

Mit 74 % wurde das Richten und die Gabe von Medikamenten am häufigsten genannt, was auf den Verlust der Feinmotorik und Beweglichkeit der Hände sowie auf Schmerzen im Bereich von fehlgebildeten Händen und Armen hinweist. 63 % nannten Blutdruck- oder Blutzuckermessungen. Blutdruckmessungen sind häufig erschwert durch fehlgebildete und verkürzte Arme, auch an fehlgebildeten unteren Extremitäten ist eine präzise Messung nicht immer möglich (siehe hierzu ► Kap. 19.4). Die Blutzuckermessung ist heute deutlich erleichtert durch die Anwendung von Blutzuckermessgeräten mit und ohne Blutentnahme. Für beide Verfahren ist jedoch der Patient grundsätzlich auf zwei funktionsfähige Hände angewiesen. Die Blutentnahme ist häufig erschwert wegen einer verminderten Kapillarisierung der Finger oder Fehlbildung von Gefäßen. Das Bestimmen des Blutzuckerwertes mittels Sensoren ermöglicht das Ablesen der Werte trotz Fehlbildungen an den oberen Extremitäten. Wenn sich keine praktikable Lösung finden lässt, ist der Patient auf persongebundene Unterstützung angewiesen. An dritter Stelle standen Wundversorgung sowie Anlegen und Wechseln von Verbänden mit 45,6%. Die Haut von contergangeschädigten Menschen ist häufig besonders vulnerabel aufgrund einer schlechteren Durchblutung, die im Zusammenhang zu sehen ist mit Spätschäden der Gefäße, sodass auch Wunden schlechter heilen. Es besteht ebenso ein höheres Risiko für die Entwicklung eines Dekubitus bei Rollstuhlfahrern oder bei Bettlägerigkeit, da sich die Betroffenen aufgrund ihrer Fehlbildungen häufig nicht anheben oder selbstständig umlagern können (siehe hierzu ► Kap. 10.4.1).

Contergangeschädigte Menschen gaben bei der Befragung HD 2012 einen Pflegebedarf von 49,9% der Gesamtstichprobe an, der abhängig war vom Schweregrad der Schädigung, sowohl im orthopädischen als auch im Bereich der inneren Organe. Die folgende Tabelle (► Tab. 29.2) zeigt den Pflegebedarf in unterschiedlichen Schwerpunktgruppen zum Vergleich.

Tab. 29.2: Angaben zu Pflegebedarf, zu Bedarf an stationärer Pflege und zu Leistungen der Pflegeversicherung bei contergangeschädigten Menschen (N = 870) in Prozent (Quelle: eigene Daten; HD 2012, S. 122)

	gesamt (N = 870)	4-fach (N = 163)	2-fach (N = 303)	gehörlos (N = 47)	Phokomelie (N = 74)
Pflegebedarf vorhanden	49,9%	61,7%	54,8%	29,8%	97,8%
Bedarf stationäre Pflege	1,0%	1,2%	0,3%	4,3%	2,2%
erhält Leistungen von der Pflegeversicherung	37,6%	52,8%	47,5%	17,0%	94,2%

Den höchsten Anteil von Personen mit Pflegebedarf fand sich in der Gruppe der contergangeschädigten Menschen mit Phokomelie mit 97,8%; den geringsten Anteil an Pflegebedarf hatten gehörlose Betroffene mit 29,8%. Sie sind zugleich die Gruppe mit dem höchsten Bedarf an stationärer Versorgung.

37,6% der Gesamtstichprobe HD 2012 erhielten Leistungen der Pflegeversicherung. In der altersentsprechenden Gesamtbevölkerung der 50- bis unter 55-

Jährigen waren laut Destatis (2023) 0,77% Pflegegeldempfänger. In der Altersgruppe der 85- bis unter 90-Jährigen der Gesamtbevölkerung erhielten 38,76% Pflegegeld.

Die folgende Tabelle (▶ Tab. 29.3) zeigt, dass je nach Art und Ausmaß der Schädigung die Pflegestufen in HD 2012 in unterschiedlicher Häufigkeit auch im Vergleich zur Gesamtbevölkerung in Anspruch genommen wurden.

Tab. 29.3: Pflegeleistung und Pflegestufe 0 bis 3 bei contergangeschädigten Menschen (N = 340) in Prozent (Quelle: eigene Daten; HD 2012, S. 123; BMG, 2011)

	Ges. Bev. 50 bis < 55 Jahre	Gesamt Contergan (N = 340)	4-fach (N = 88)	2-fach (N = 148)	Gehörlos (N = 10)	Phokomelie (N = 83)
Pflegestufe 0	-	3,8%	2,3%	2,7%	10,0%	1,2%
Pflegestufe 1	59,5%	33,5%	22,7%	45,3%	40,0%	19,3%
Pflegestufe 2	28,3%	52,9%	52,3%	50,7%	30,0%	61,4%
Pflegestufe 3	12,0%	9,7%	22,7%	1,4%	20,0%	18,1%

In der Gesamtstichprobe contergangeschädigter Menschen in HD 2012 wurde die Pflegestufe 2 mit 52,9% am häufigsten genannt, bei Betroffenen mit Phokomelie waren es 61%. Den höchsten Anteil an zweifach- und vierfach geschädigten Betroffenen fand sich ebenso in Pflegestufe 2. Bei gehörlosen contergangeschädigten Menschen befanden sich mit 40% die meisten in Pflegestufe 1.

Leistungsbezieher in der Allgemeinbevölkerung im Alter von 50 bis < 55 Jahren bezogen in 59% Leistungen der Pflegestufe 1, in 28% der Pflegestufe 2 (BMG, 2011). Bei contergangeschädigten Leistungsberechtigten bezogen mehr als die Hälfte Leistungen der Pflegestufe 2 und etwa ein Drittel der Pflegestufe 1.

Dieses Zahlenverhältnis fand sich in der Erhebung HD 2019 wieder. Eine Stichprobe von N = 460 Personen machte Aussagen über ihren Pflegebedarf. Er lag in der Gesamtstichprobe bei 50,9%. Die Pflegegrade von contergangeschädigten Menschen und der Allgemeinbevölkerung sind in der folgenden Tabelle (▶ Tab. 29.4) dargestellt.

Tab. 29.4: Pflegeleistung und Pflegegrade 1 bis 5 bei contergangeschädigten Menschen (N = 232) und in der Gesamtbevölkerung in Prozent (Quelle: eigene Daten; HD 2019, S. 144; BMG, 2019)

	Gesamt Contergan (N = 232)	Ges. Bev. 60 bis < 65 Jahre	Ges. Bev. 85 bis < 90 Jahre
Pflegegrad 1	8,2%	13,7%	13,3%
Pflegegrad 2	30,2%	44,5%	43,2%
Pflegegrad 3	47,4%	26,4%	26,5%

Tab. 29.4: Pflegeleistung und Pflegegrade 1 bis 5 bei contergangeschädigten Menschen (N = 232) und in der Gesamtbevölkerung in Prozent (Quelle: eigene Daten; HD 2019, S. 144; BMG, 2019) – Fortsetzung

	Gesamt Contergan (N = 232)	Ges. Bev. 60 bis < 65 Jahre	Ges. Bev. 85 bis < 90 Jahre
Pflegegrad 4	12,5 %	10,6 %	12,0 %
Pflegegrad 5	1,7 %	4,6 %	4,8 %

Pflegegrad 2 erhielten 30 % der Betroffenen, bei Pflegegrad 3 waren es 47,4 %. Schwerste Beeinträchtigungen zeigten 14,2 % der Stichprobe; sie erhielten die Pflegegrade 4 oder 5. In der Gesamtbevölkerung fanden sich bei den Gleichaltrigen und ebenso bei den Personen, die 25 Jahre älter waren, Pflegegrad 2 jeweils in knapp 45 %, Pflegegrad 3 jeweils bei 26 % der Pflegebedürftigen. Wie in HD 2012 zeigte sich, dass bei contergangeschädigten Personen anteilmäßig Pflegegrad 3 dem Pflegegrad 2 in der Gesamtbevölkerung entsprach.

Im Laufe der Jahre nahm das Ausmaß der benötigten Unterstützung in der Pflege pro Tag zu. Die Wochenstundenzahl benötigter Pflegeleistungen wurde in fünf Bereiche eingeteilt, bis maximal 168 Stunden pro Woche, was einer Pflegeleistung von 24 Std. pro Tag an sieben Tagen in der Woche entspricht. Des Weiteren wurden vier Zeiträume abgefragt: der Bedarf vor fünf Jahren, vor drei Jahren, zum Zeitpunkt der Befragung und in der Zukunft (in drei Jahren). Die Ergebnisse sind in der folgenden Tabelle (▶ Tab. 29.5) dargestellt.

Tab. 29.5: Entwicklung des Pflegebedarfs bei contergangeschädigten Menschen (N = 81); Anzahl Personen (Quelle: eigene Daten; Expertise 2021, S. 54)

	bis 10 Wochenstd.	11–25 Wochenstd.	26–100 Wochenstd.	101–150 Wochenstd.	168 Wochenstd.
vor 5 Jahren	14	21	29	2	8
vor 3 Jahren	7	24	30	6	8
zum Zeitpunkt der Befragung	4	19	40	4	12
in 3 Jahren	3	11	40	7	14

Den Ergebnissen konnte entnommen werden, dass über die Jahre erwartungsgemäß der Pflegebedarf anstieg. Ein Vergleich des Bedarfs vor fünf Jahren und zum Zeitpunkt der Befragung zeigte, dass die Anzahl contergangeschädigter Personen mit einem Pflegebedarf von bis zu zehn Stunden abgenommen hatte, von 14 auf 4 Nennungen. Der Pflegebedarf von 26 bis 100 Stunden hatte jedoch zugenommen von 29 auf 40 Nennungen. Ebenso hatten fünf Jahre vor dem Zeitpunkt der Befragung 8 Personen einen Pflegebedarf von 168 Wochenstunden genannt, zum Zeitpunkt der Befragung waren es bereits 12. Der Pflegebedarf bezogen auf die wöchentliche Stundenzahl wird nach Ansicht der Befragten in Zukunft weiter zunehmen.

29.5 Die Pflegepersonen

Die Pflege wurde genauso wie Assistenz überwiegend von Angehörigen/Partnern sowie von Freunden und Bekannten übernommen. Die folgende Tabelle (▶ Tab. 29.6) stellt die daran beteiligten Personengruppen dar.

Tab. 29.6: Übernahme der Pflege mit und ohne Vergütung (N = 77) in Prozent, Mehrfachnennungen sind möglich (Quelle: eigene Daten; Expertise 2021, S. 45)

Übernahme der Pflege 2018 (N = 77)	Anteil in %
Pflege durch Partner/Angehörige mit Vergütung	29,9 %
Pflege durch Partner/Angehörige ohne Vergütung	58,4 %
Pflege durch Freundeskreis/Bekannte mit Vergütung	41,6 %
Pflege durch Freundeskreis/Bekannte ohne Vergütung	24,7 %
Pflege durch ambulante Dienste	18,2 %
weitere	5,2 %

Überwiegend erfolgten die Pflegeleistungen ohne Vergütung nach Aussagen der Betroffenen durch Partner und/oder Angehörige in 58,4 % und durch Freunde und Bekannte in 24,7 %. Ohne ihren Einsatz wäre wohl für die meisten Betroffenen insbesondere vor der Rentenerhöhung 2013 eine adäquate Versorgung nicht finanzierbar gewesen. Die Beteiligung von ambulanten professionellen Diensten war in der Pflege mit 18,2 % hoch wegen des hohen Bedarfs an medizinischer Pflege.

Der längste Zeitraum, der für Unterstützung bei bestehendem Pflegebedarf in der Expertise 2021 angegeben wurde, waren 62 Jahre. Ein Drittel der Stichprobe erhielt Unterstützung in der Pflege seit mehr als 50 Jahren. Ein weiteres knappes Drittel erhielt Unterstützung in der Pflege seit 20 bis 50 Jahren. Ein letztes gutes Drittel nahm Pflege seit 3 bis 20 Jahren in Anspruch.

Die Dauer des Pflegebedarfs ist bei contergangeschädigten Menschen aufgrund der großen Variabilität vorgeburtlicher Schädigungen sehr unterschiedlich. Seit Geburt und früher Kindheit waren 32,5 % aufgrund schwerer Schädigungen auf Pflege angewiesen. Diese Pflege wurde erst von Eltern und Angehörigen geleistet, später waren es Ehe- oder Lebenspartner, Freunde oder Dienste, die die Unterstützung übernommen hatten.

Etwa 30 % der Betroffenen hatten im frühen Erwachsenenalter zunehmend Schmerzen und Einschränkungen der körperlichen Leistungsfähigkeit entwickelt und damit einen wachsenden Assistenz- und Pflegebedarf. Bei einem weiteren Drittel (32,5 %) bestand Pflegebedarf seit den letzten 20 Jahren – seit dem mittleren Erwachsenenalter – aufgrund einer Zunahme von Arthrosen, Muskelverspannungen und Schmerzen im Bereich der vorgeburtlichen Schädigungen sowie von Folgeschäden.

16 % der Pflegepersonen, die sich an der Expertise 2021 beteiligt hatten, waren seit 40 bis 60 Jahren in der Pflege engagiert, dabei handelte es sich überwiegend um die Eltern, die die Pflege seit Geburt und früher Kindheit bis zum Zeitpunkt der Befragung übernommen hatten. 42,6 % waren seit 20 bis 40 Jahren in der Pflege tätig, 41,3 % waren in den letzten 20 Jahren dazugekommen.

Infolge des hohen Anteils contergangeschädigter Menschen, die mit ihrer Pflege- oder Assistenzperson verheiratet waren, durfte davon ausgegangen werden, dass es sich bei der überwiegenden Mehrzahl der Pflegepersonen, die ab dem frühen und mittleren Erwachsenenalter unterstützend tätig waren, um (Ehe-)Partner handelte: 75 % waren es in der kleinen Stichprobe aus der Expertise 2021; in HD 2012 waren es je nach Pflegestufe zwischen 55 % und 60 %.

Die Lebensleistung dieser Menschen kann nicht hoch genug eingeschätzt werden, ebenso das Ausmaß an Solidarität mit den Betroffenen.

29.6 Formen der Assistenz

In HD 2012 bestätigten 59,4 % der Stichprobe (N = 870), dass sie bei instrumentellen Alltagsaktivitäten persongebundene Unterstützung benötigten; dazu gehören Telefonieren, Einkaufen, Kochen, Haushalt, Wäsche, Verkehrsmittel nutzen, Medikamente einnehmen, Geldgeschäfte erledigen. Dies entspricht ihrem Grundbedarf für Assistenz.

Zu Assistenz gehört allerdings zusätzlich zur Erfüllung der alltäglichen grundlegenden Bedürfnisse auch die Unterstützung zur Teilhabe am öffentlichen Leben und die Wahrnehmung von Bildungsangeboten, sowie von persönlich wichtigen Aktivitäten. In HD 2012 wurden die Betroffenen gefragt, wie wichtig ihnen die Aktivitäten der Teilhabe waren, und wie sie diese verwirklichten.

Verschiedene Aktivitäten der Teilhabe werden in der folgenden Tabelle (▶ Tab. 29.7) aufgeführt. Sie werden durch Angaben dazu ergänzt, welchen Stellenwert sie für die Betroffenen hatten, und mit welcher Form der Unterstützung sie verwirklicht werden konnten.

Tab. 29.7: Interessen und bedeutsame Lebensbereiche und der dazu erforderliche Bedarf an Assistenz bei contergangeschädigten Menschen (N = 870) (Quelle: eigene Daten; HD 2012, S. 120)

Teilhabeaktivität (N = 870)	wichtig für	Selbstständig möglich	nur mit Hilfsmitteln möglich	nur mit Assistenz möglich	nicht möglich
Tagesablauf selbst bestimmen	99,1 %	68,6 %	8,4 %	20,3 %	2,7 %
eigenverantwortlich gesund leben	97,3 %	68,6 %	6,1 %	22,8 %	2,5 %
Hobbies	96,1 %	65,1 %	10,9 %	20,9 %	3,1 %
Reisen	91,3 %	48,7 %	7,6 %	40,5 %	3,2 %
Teilnahme am kulturellen Leben	80,9 %	58,9 %	7,6 %	27,7 %	5,8 %
Weiterbildung	80,8 %	67,2 %	9,9 %	16,9 %	6,0 %
Teilnahme an (religiösen) Veranstaltungen	76,9 %	66,8 %	7,5 %	23,7 %	2,0 %
Sport treiben	73,5 %	58,9 %	7,6 %	27,7 %	5,8 %
berufliche Angebote annehmen	71,9 %	51,9 %	13,8 %	11,5 %	22,8 %
Ehrenamt	54,1 %	61,8 %	8,7 %	17,2 %	12,3 %
aktiv am politischen Leben teilnehmen	39,6 %	67,0 %	6,4 %	17,0 %	9,6 %

Den »Tagesablauf selbst bestimmen«, »Eigenverantwortlich gesund leben« und »Hobbies« waren den Betroffenen am wichtigsten, aber nur etwa zwei Drittel konnten diese Aktivitäten selbstständig verwirklichen, ein Fünftel nur mit Unterstützung durch Assistenz.

Die Bedeutung der Anwendung von Hilfsmitteln zur Verwirklichung von Teilhabeaktivitäten ist gering, sie liegt zwischen 6 % und 14 %. Hilfsmittel stehen im Vordergrund bei der Bewältigung des Alltags, bei der Körperpflege, beim An- und Ausziehen und im Haushalt. Der mit Abstand höchste Aufwand an Assistenz ist bei Reisen gegeben, nur knapp die Hälfte der Befragten ist in der Lage, selbstständig zu reisen. Auch sportliche Aktivitäten und die Teilnahme am kulturellen Leben sind nur mit einem hohen Aufwand an Assistenz zu realisieren. Wenn allerdings Assistenz ausreichend zur Verfügung steht und sich organisieren lässt, können auch größere Unternehmungen von fast allen Betroffenen verwirklicht werden, in nur etwa 3 % bis 6 % sind diese Tätigkeiten nicht umsetzbar.

Das ist ein deutlicher Hinweis auf die Bedeutung und den hohen Stellenwert, den Assistenz im Alltag von contergangeschädigten Menschen einnimmt, um Selbstständigkeit und Normalität in ihrem Leben weitgehend zu erhalten. Diese

Daten stammen allerdings von 2012, durch die fortschreitende Verminderung der körperlichen Leistungsfähigkeit darf davon ausgegangen werden, dass der Anteil an selbstständig ausgeführten Tätigkeiten geringer und der Aufwand an Assistenz größer geworden ist.

Es gab jedoch auch unüberwindliche Hindernisse: Es bestanden Probleme trotz möglicher Assistenz bei der Ausübung des Berufs bei einem knappen Viertel der Stichprobe. Ein Ehrenamt auszuüben war für 13 % nicht mehr möglich. Bei diesen Tätigkeiten war ein Einsatz über einen längeren Zeitraum erforderlich, Ruhephasen konnten nicht immer nach Bedarf eingelegt werden, die Belastung war für viele Betroffene zu groß, die körperliche Leistungsfähigkeit war nicht mehr gegeben; das konnte auch Assistenz nicht ausgleichen.

Assistenz stellt sich in vier Stufen dar:

1. *Handreichungen:* Der Bedarf an Unterstützung ist gering, er umfasst nur Teilbereiche einer Aktivität. Die contergangeschädigten Personen sind weitgehend selbstständig, sofern die räumlichen Voraussetzungen für selbstständige Bewegungsabläufe geschaffen werden.
   Beispiele: Wäschekorb aus dem Keller hochtragen, damit die contergangeschädigte Person die Wäsche aufhängen kann; beim Einkaufen Unterstützung dabei, Ware aus hohen Regalen zu holen oder z. B. Getränke oder schwere Einkäufe aufs Band zu heben; beim Anziehen Knöpfe und Reißverschlüsse schließen. Die Umwelt sollte barrierefrei gestaltet werden, um die Erreichbarkeit der Gegenstände zu erleichtern und in Bad oder Küche so weit wie möglich Selbstständigkeit zu gewährleisten.
2. *Teilweise Übernahme von Aktivitäten* durch Assistenzpersonen: Der Bedarf an Unterstützung wächst, Handreichungen genügen nicht mehr, Aktivitäten werden teilweise übernommen, um Normalität bzw. Selbstständigkeit zu ermöglichen.
   Beispiele: Körperpflege wird nicht ganz übernommen, sondern nur in jenen Teilbereichen, die die contergangeschädigte Person selbst nicht mehr leisten kann, wie beispielsweise Haare waschen oder Nägel schneiden. In der Küche könnte es sich um das Vorbereiten, das Schälen und Kleinschneiden von Obst oder Gemüse handeln, oft können contergangeschädigte Personen auch bei kurzen Armen durchaus noch im Bereich der vorderen Herdplatten kochen.
3. *Ganze Handlungsabläufe* werden schließlich immer häufiger von Assistenzpersonen übernommen: Die Übergänge sind fließend. Es zeigen sich bei den Betroffenen über die Jahre Folgeschäden, Schmerzen, Arthrosen, Muskelverspannungen und Lähmungen, die Unterstützung zunehmend erforderlich machen. Da sich auch die Feinmotorik vermindert, treten Probleme zunehmend auch in der Selbstversorgung auf, beim Anziehen, es wird schwierig Knöpfe und Reißverschlüsse schließen, Socken und Strümpfe anzuziehen, oder bei der Zubereitung von Mahlzeiten.
4. *Vollständige Übernahme aller Aktivitäten* bei schwersten Schädigungen an 24 Stunden pro Tag und an sieben Tagen in der Woche (168 Wochenstunden):

> Häufig kommen im Lebenslauf weitere Erkrankungen zu den conterganbedingten Schäden hinzu wie beispielsweise Diabetes mellitus, Schlaganfälle, Herzinfarkte, Erkrankungen des zentralen Nervensystems wie MS, Parkinson, Krebserkrankungen, Erkrankungen der inneren Organe oder Unfälle. Diese führen zu einer zusätzlich verminderten Belastbarkeit und zu funktionellen Einschränkungen, die nicht immer mit Schmerzen verbunden sind, aber sie schwächen den Patienten und schränken die Selbstständigkeit ebenso ein. Bei schweren Verläufen ist auch Assistenz nachts notwendig, um die Kranken zu lagern oder bei Schmerzen zu massieren, um Zuspruch zu geben.

Bei geringem Assistenzbedarf ist die angegebene Wochenstundenzahl niedrig, er schließt überwiegend Handreichungen ein. Diese Leistung ist aber nicht zu unterschätzen, der Assistenzbedarf ist in dieser frühen Phase genauso wichtig wie der spätere höhere Einsatz, denn ohne ihn ist Normalität auch in der Phase des beginnenden Funktionsverlusts nicht gegeben.

In der folgenden Tabelle (▶ Tab. 29.8) sind Ergebnisse von semistrukturierten Interviews in der Expertise 2021 (N = 17) mit Bezug auf den zeitlichen Aufwand von Assistenz und die erforderlichen Leistungen zusammengestellt, hinzu kommen körperliche Leistungsfähigkeit, Schmerzen und Schadenspunkte.

Tab. 29.8: Zeitlicher Aufwand an Assistenz bei contergangeschädigten Menschen mit Bezug auf Schadenspunkte, Funktionalität und Leistungen (N = 17) (Quelle: eigene Daten; Expertise 2021, S. 173)

	Schadenspunkte von ... bis	Anzahl Std. Assistenz pro Woche	Schmerzen (Skala 0 bis 10)	Verlust an Funktionalität	erforderliche Leistungen an Assistenz
1	10 bis 70 (N = 4)	bis 10 Std.	2 bis 5	Verminderung von Muskelkraft, Feinmotorik und Beweglichkeit; Probleme mit WS und Hüftgelenken	Handreichungen im Haushalt, bei Körperpflege, Anziehen und Essenszubereitung; schwere Gegenstände heben und tragen
2	40 bis 100 (N = 6)	11 bis 25 Std.	2 bis 8	Beweglichkeit vermindert, Gehen und Bücken eingeschränkt; Einschränkungen der oberen Extremitäten, verminderte Handkraft, verminderte körperliche Belastbarkeit; Probleme WS und Hüften	Hauswirtschaftliche Hilfe: Bett beziehen, putzen von Bädern, Türen, Lampen, in Ecken, aufräumen in tiefen Schränken, Wäsche waschen, Kochen. Einkaufen: Waren aus den Regalen holen und aufs Band legen. Körperpflege: Duschen, Haare waschen, Pflege, Fußnägel

Tab. 29.8: Zeitlicher Aufwand an Assistenz bei contergangeschädigten Menschen mit Bezug auf Schadenspunkte, Funktionalität und Leistungen (N = 17) (Quelle: eigene Daten; Expertise 2021, S. 173) – Fortsetzung

Schadens-punkte von ... bis	Anzahl Std. Assistenz pro Woche	Schmerzen (Skala 0 bis 10)	Verlust an Funktionalität	erforderliche Leistungen an Assistenz
				schneiden. Anziehen: Knöpfe, BH, enge Strümpfe, Reißverschlüsse
3 30 bis 60 (N = 3)	26 bis 100	3 bis 6	Funktionsverluste, keine Kompensation mehr möglich; verminderte Beweglichkeit und Leistungsfähigkeit; verkürzte Gehstrecke	Unterstützung bei Körperpflege, Ankleiden, Auskleiden, Mahlzeiten zubereiten, Haushalt, Toilettengang, Einkaufen, Wäschepflege und Lasten tragen
4 30 bis 80 (N = 4)	168 24 Std. an 7 Tagen/Woche	keine bis 9	Abnahme der Kraft und Beweglichkeit der Beine und Arme; zunehmende Schmerzen; Verlust der Mobilität. Es kommen weitere schwere neurologische oder internistische Erkrankungen hinzu.	Übernahme der Körperpflege, Ankleiden, Haushalt, Wäsche, Einkaufen, Mahlzeiten zubereiten, kein Gehen oder Treppensteigen möglich, allumfassende Unterstützung auch nachts

Assistenzleistungen bis zu 25 Stunden liegen in dieser Stichprobe bei Betroffenen vor, die ihren Aussagen zufolge an einer Progredienz ihrer Schädigungsfolgen leiden, die jedoch teilweise kompensiert werden können. Wenn der schubweise Verlauf der Leistungseinbußen nicht mehr kompensiert werden kann, erhöht sich der Assistenzbedarf deutlich, und wenn weitere meist chronische Erkrankungen hinzukommen, besteht das Risiko, dass Assistenz rund um die Uhr notwendig wird.

29.7 Assistenzbedarf im Lebenslauf

Eine Differenzierung des Zeitbedarfs bei Assistenz wurde in HD 2012 in drei Schwerpunktgruppen ermittelt. Für die Personen, die Assistenz benötigten, wurde der zeitliche Assistenzbedarf in Zehn-Stunden-Schritten dargestellt und findet sich in der folgenden Tabelle (▶ Tab. 29.9).

Tab. 29.9: Verteilung des zeitlichen Assistenzbedarfs in Zehn-Stunden-Schritten bei contergangeschädigten Menschen in Schwerpunktgruppen in Prozent (Quelle: eigene Daten; HD 2012, S. 118)

Assistenzbedarf pro Woche	Vierfach-Geschädigte (N = 163)	Zweifach-Geschädigte (N = 303)	Gehörlose (N = 47)
kein Assistenzbedarf	33,2 %	50,8 %	48,9 %
unter 11 Stunden	22,7 %	18,1 %	12,8 %
11 bis unter 21 Stunden	12,9 %	9,9 %	6,4 %
21 bis unter 31 Stunden	8,0 %	6,0 %	2,1 %
31 bis unter 41 Stunden	4,3 %	4,9 %	2,1 %
41 Stunden und mehr	8,0 %	3,6 %	6,4 %
keine Angaben	10,9 %	6,7 %	21,3 %

Es besteht kein Assistenzbedarf bei etwa der Hälfte der gehörlosen contergangeschädigten Menschen, dicht gefolgt von zweifach geschädigten Personen, die ein hohes Ausmaß an Selbstständigkeit zeigen. Nur ein Drittel der vierfach geschädigten Betroffenen sind in der Lage, auf Assistenz zum Zeitpunkt der Befragung zu verzichten. Contergangeschädigte Menschen mit ausgeprägten Schädigungsmustern oder mit hohen funktionellen Einbußen haben den jeweils höchsten zeitlichen Bedarf.

> Bei gehörlosen contergangeschädigten Menschen findet sich ein nur geringer Assistenzbedarf. Das ist darauf zurückzuführen, dass Assistenz mehrheitlich als Unterstützung bei körperlichen Einschränkungen verstanden wird. Dabei ist der Assistenzbedarf für Kommunikation mit den Hörenden in allen Alltagsbereichen und bei allen Betroffenen hoch, wird jedoch im Konzept der Assistenz nicht berücksichtigt (siehe hierzu ▶ Kap. 21.6).

Der Bedarf an Gebärdensprachdolmetschern ist meist nicht gedeckt, da nicht genügend zur Verfügung stehen, und vor der Rentenerhöhung 2013 waren diese Dienste für die meisten nicht finanzierbar.

Der Bedarf an Assistenz ist wie in der Pflege sehr unterschiedlich, weist jedoch Parallelen auf aufgrund der vorgeburtlichen Beeinträchtigungen und einer allgemein nachlassenden körperlichen Leistungsfähigkeit der contergangeschädigten Menschen, die meist alle Bereiche betrifft.

Es handelt sich bei der Stichprobe der Expertise 2021 um Personen mit schweren gesundheitlichen Belastungen. Seit ihrer Geburt oder seit ihrer frühen Kindheit benötigten etwa 30% Assistenz aufgrund schwerer vorgeburtlicher Fehlbildungen. Etwa 45% der Stichprobe gab an, in den vergangenen 20 Jahren einen Bedarf an Assistenz entwickelt zu haben, bei den übrigen Betroffenen entstand zwischen dem 20. und dem 40. Lebensjahr persongebundener Unterstützungsbedarf. Mit den körperlichen Veränderungen veränderte sich auch der Assistenzbedarf, er nahm über die Jahre zu. Die Entwicklung über die Jahre wird in der folgenden Abbildung (▶ Abb. 29.7) dargestellt.

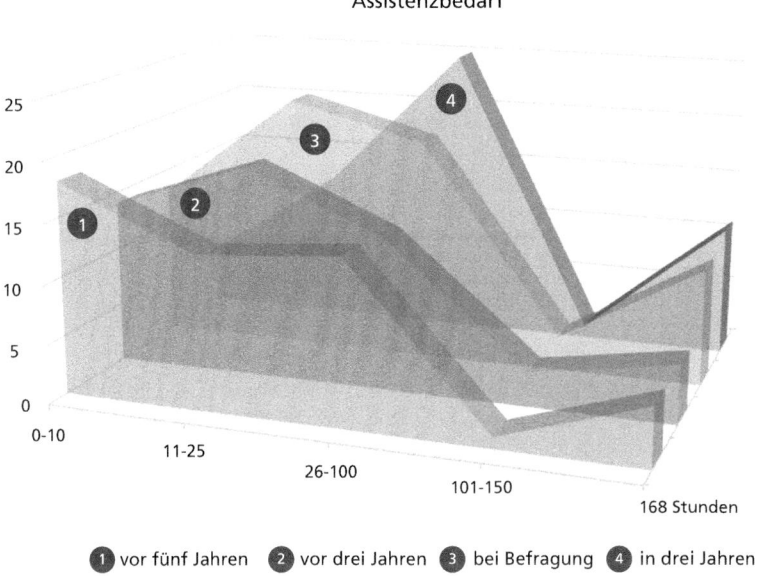

Abb. 29.7: Entwicklung des Assistenzbedarfs bei contergangeschädigten Menschen über die Jahre (N = 69); Anzahl Stunden pro Woche und Anzahl Personen (Quelle: eigene Daten; Expertise 2021, S. 67)

Die meisten Angaben fünf Jahre vor dem Zeitpunkt der Befragung zeigen einen Bedarf von bis zu 10 Wochenstunden. Zwei Jahre später nannten die meisten Teilnehmenden einen Bedarf von 11 bis 25 Wochenstunden, zum Zeitpunkt der Befragung nannte die Mehrzahl der Betroffenen ebenso einen Bedarf von 11 bis 25 Wochenstunden. Eine deutliche Mehrheit nahm an, in drei Jahren einen Bedarf an Assistenz von 26 bis 100 Stunden zu benötigen. Genauso wie in der Pflege, ist der Bedarf über die Jahre angestiegen und wird aller Voraussicht nach auch in Zukunft steigen.

29.8 Die Assistenten

In der Studie HD 2012 beantworteten 384 contergangeschädigte Menschen die Fragen nach dem Personenkreis, der Assistenz leistete. Dabei nannten 27,2 % der Betroffenen ihre Eltern. 29,8 % der Gesamtstichprobe nannten ihre Kinder und 62 % ihre Ehepartner oder Lebensgefährten als zentrale Personen, die gemeinsam und ohne Vergütung Assistenz leisteten.

Bei gehörlosen Betroffenen nannten 35,3 % die Eltern; in dieser Personengruppe spielte die Familie eine besondere Rolle, da es weniger Eheschließungen gab, und die Kommunikation mit Hörenden eingeschränkt ist. Nur 29,4 % der gehörlosen contergangeschädigten Menschen nannten Ehepartner oder Lebensgefährten, professionelle Dienste hingegen wurden von ihnen in 35,3 % genannt, in der Gesamtstichprobe waren es nur 13 %.

In HD 2019 wurden erneut Daten zur Assistenz erhoben. 143 Personen haben detaillierte Aussagen zu den an ihrer Assistenz beteiligten Personen gemacht. Dabei bestanden deutliche Unterschiede in der Zusammensetzung des Teams für eine 24-Stunden-Assistenz oder für eine stundenweise Assistenz.

> Die Betroffenen wurden überwiegend nach wie vor von Angehörigen ohne Vergütung unterstützt, doch die Eltern und die Kinder wurden in dieser Stichprobe nicht mehr erwähnt. Die Eltern waren inzwischen über 80 Jahre alt und aus gesundheitlichen oder Altersgründen meist ausgeschieden, oder sie waren verstorben. Die Kinder hatten das Haus verlassen, machten eine Ausbildung oder studierten und/oder hatten bereits ihre eigene Familie.

In der folgenden Tabelle (▶ Tab. 29.10) sind die Daten für eine stundenweise Assistenz dargestellt.

Tab. 29.10: Assistenzleistende Personen bei stundenweisem Bedarf an Assistenz in der Gesamtstichprobe für 2018 in Prozent (Quelle: eigene Daten; HD 2019, S. 140)

Ausführende bei stundenweiser Assistenz (N = 143)	2018
Assistenz stundenweise durch Festangestellte	15,5 %
Assistenz stundenweise durch ambulante Dienste	9,2 %
Assistenz stundenweise durch Hilfskräfte bei Bedarf	28,9 %
Assistenz stundenweise durch Partner/Angehörige mit Vergütung	20,4 %
Assistenz stundenweise durch Partner/Angehörige ohne Vergütung	45,8 %
Assistenz stundenweise durch Freundeskreis/Bekannte mit Vergütung	28,2 %
Assistenz stundenweise durch Freundeskreis/Bekannte ohne Vergütung	33,1 %
Arbeitsassistenz	9,9 %

29 Pflege und Assistenz bei contergangeschädigten Menschen

Tab. 29.10: Assistenzleistende Personen bei stundenweisem Bedarf an Assistenz in der Gesamtstichprobe für 2018 in Prozent (Quelle: eigene Daten; HD 2019, S. 140) – Fortsetzung

Ausführende bei stundenweiser Assistenz (N = 143)	2018
Assistenzhund	3,5 %
Gebärdensprachdolmetscher, Schriftdolmetscher	2,8 %
Urlaubsassistenz	3,5 %

Bei stundenweiser Assistenz wurde die Hauptlast von Partnern und Angehörigen getragen, 66 % der Befragten nannten sie, zwei Drittel davon erbrachten ihre Leistungen ohne Vergütung. Freunde und Bekannte übernahmen ebenfalls einen großen Anteil an Assistenz; sie wurden von 61,3 % genannt und dies in mehr als der Hälfte der Einsätze ohne Vergütung. Diese Assistenz im familiären Bereich wurde ergänzt durch professionelle Dienste. Etwa die Hälfte der Befragten nannten festangestellte Assistenten, ambulante Dienste und bei Bedarf Hilfskräfte, die die Versorgung der Betroffenen ergänzen sollten, wenn die Angehörigen den zunehmenden Bedarf und die damit einher gehende Belastung nicht mehr bewältigen konnten.

In der folgenden Tabelle (▶ Tab. 29.11) finden sich die Daten zur Assistenz über 24 Stunden.

Tab. 29.11: Assistenzleistende Personen bei Bedarf an Assistenz von 24 Stunden täglich in der Gesamtstichprobe für das Jahr 2018 in Prozent (Quelle: eigene Daten; HD 2019, S. 140)

Ausführende bei 24-Stunden-Assistenz (N = 143)	2018
24-Std.-Assistenz durch Festangestellte	9,9 %
24-Std.-Assistenz Festangestellte und Hilfskräfte	2,8 %
24-Std.-Assistenz durch Partner/Angehörige mit Vergütung	9,9 %
24-Std.-Assistenz durch Partner/Angehörige ohne Vergütung	21,1 %
24-Std.-Assistenz durch Freundeskreis/Bekannte mit Vergütung	4,9 %
24-Std.-Assistenz durch Freundeskreis/Bekannte ohne Vergütung	9,9 %

Selbst in der 24-Stunden-Assistenz, die sehr belastend ist, waren Partner oder Angehörige mit 31 % am häufigsten vertreten. Davon leisteten zwei Drittel Assistenz ohne Vergütung, was langfristig zu schweren finanziellen Problemen wegen mangelnder Absicherung bei Ableben des Partners führen kann. Festangestellte professionelle Kräfte waren mit nur 12,7 % dabei; finanzielle Gründe spielen möglicherweise eine Rolle, da es sich bei einer Pflege rund um die Uhr um größere Beträge handelt. Nach einer jahrelangen Pflege und Betreuung durch Angehörige und vertraute Personen fällt es allerdings meist sehr schwer, fremde Pflegekräfte und Assistenten im häuslichen Bereich aufzunehmen.

Drei Viertel der Pflege- und Assistenzpersonen gaben in der Expertise 2021 an, wegen Übernahme der Unterstützung ihres (Ehe-)Partners, der contergangeschädigten Person, ihre berufliche Tätigkeit teilweise oder ganz aufgegeben zu haben. Den Zeitpunkt der Aufgabe ihrer Erwerbstätigkeit haben 28 Assistenzpersonen angegeben.

- vor 5 Jahren: 29,63 %
- vor 6 bis 10 Jahren: 40,74 %
- vor 11 bis 15 Jahren: 14,81 %
- vor 16 bis 20 Jahren: 7,41 %
- vor 21 bis 25 Jahren: 3,7 %

Mit der Aufgabe der Erwerbstätigkeit ging ein bewusster Verzicht auf den Erwerb einer eigenen Altersversorgung einher, denn die zu erwartende Witwen- oder Witwerrente des contergangeschädigten Partners fällt häufig gering aus wegen einer verkürzten Arbeitsbiografie (Expertise 2021, S. 82).

> Mit zunehmendem Alter der Betroffenen stieg der Bedarf an Pflege und Assistenz und damit die Belastung der sie unterstützenden Personen, die selbst zunehmend älter und vulnerabler wurden. Etwa die Hälfte der Assistenz- und Pflegepersonen nannten das Auftreten körperlicher und/oder psychischer Beschwerden. Davon lagen 82,7 % der Beschwerden im körperlichen Bereich und hatten im Lauf der vergangenen Jahre bei fast allen deutlich zugenommen. Eine psychische Belastung, die in Verbindung mit ihrer unterstützenden Tätigkeit stand, nannten 79,3 %, davon gaben 72 % an, dass ihre psychischen Beschwerden im Laufe der vergangenen Jahre deutlich zugenommen hatten (Expertise 2021, S. 86).

Um Assistenz zu finanzieren, wurden zunehmend auch Leistungen der Sozialhilfe in Anspruch genommen, da der finanzielle Aufwand bei hoher Stundenzahl sehr hoch war. 5,8 % der Befragten in HD 2019 (S. 141) hatten über die Jahre Leistungen der Sozialhilfe zur Finanzierung von Assistenz in Anspruch genommen. In dieser Gruppe bestand die Inanspruchnahme zum Teil schon lange, überwiegend waren es allerdings Anträge aus den letzten zehn Jahren, da der Bedarf größer geworden war, und die Partner die Leistungen nicht mehr erbringen konnten.

Von 1972 bis 2019 wurden Anträge für Leistungen der Sozialhilfe gestellt. Diese verteilten sich über die Jahre wie folgt:

- 1972 bis 1979: 4,2 %
- 1980 bis 1989: 16,6 %
- 1990 bis 1999: 8,4 %
- 2000 bis 2009: 16,6 %
- 2010 bis 2019: 54,2 %

44,4% der Antragsteller hatten dabei 140 und mehr Stunden pro Monat anerkannt bekommen. Viele contergangeschädigte Menschen jedoch beantragten keine Sozialleistungen und verzichteten auf Assistenzleistungen, damit die Erben nicht in Regress genommen werden konnten.

Auf der Grundlage von ausgeklügelten Pflege- und Assistenzmodellen, der Rentenerhöhung und Dank der kostenlosen Assistenzleistungen von Partnern, Angehörigen und Freunden waren zum Zeitpunkt der Befragung HD 2019 die Kosten für Unterstützung im Alltag für die Mehrheit der befragten contergangeschädigten Menschen (noch) zu finanzieren.

29.9 Gedeckte und ungedeckte Bedarfe in der Assistenz und ihre Auswirkungen

Nicht alle Betroffenen konnten sich Assistenz in dem Ausmaß leisten, wie sie es sich vielleicht wünschten oder auch benötigten. In der Expertise 2021 wurden zwei Fragen dazu gestellt:

1. Welche Leistungen benötigten die Teilnehmer, um ein selbstbestimmtes Leben führen zu können? Damit wurde eine optimale Unterstützung angesprochen. Mehrfachnennungen waren möglich.
2. Sind die Leistungen an Assistenz zum Zeitpunkt der Befragung gedeckt? Mit dieser Frage sollten die Bereiche ermittelt werden, bei denen aus finanziellen oder organisatorischen Gründen Einsparungen vorgenommen wurden, sodass keine optimale Deckung der Bedarfe bestand und somit Einschränkungen der Selbstständigkeit und Selbstbestimmung im Alltag hingenommen wurden. Mehrfachnennungen waren möglich.

In der folgenden Tabelle (▶ Tab. 29.12) werden der optimale und gewünschte Bedarf dem tatsächlichen Ausmaß an Unterstützung zur Zeit der Befragung gegenübergestellt.

Pflege, Assistenz und Rehabilitation

Tab. 29.12: Optimale Assistenz bei contergangeschädigten Menschen (N = 83) und erhaltene Assistenz zum Zeitpunkt der Erhebung (N = 76) in Prozent (Quelle: eigene Daten; Expertise 2021, S. 69)

Leistungen der Assistenz	gewünschte optimale Unterstützung in diesem Bereich	erhaltene optimale Unterstützung zum Zeitpunkt der Befragung	Differenz
im Bereich der Grundversorgung – z.B. Aufstehen, Zubettgehen, Körperpflege, Ankleiden, Toilettengänge, Essenreichen	84,3 %	76,3 %	-8,0 %
hauswirtschaftliche Hilfen – z.B. Einkaufen, Kochen, Spülen, Putzen, Wäschepflege, Gartenarbeit	98,8 %	93,4 %	-5,4 %
Mobilitätshilfen – z.B. Begleitung beim Arztbesuch, Freizeitaktivitäten, Schwimmen	72,3 %	55,3 %	-17,0 %
allgemeine persönliche Hilfen – z.B. Vorlesen, Bedienen eines PCs, Unterstützung bei der Kommunikation	20,5 %	18,4 %	-2,1 %
Arbeitsassistenz	21,7 %	7,9 %	-13,8 %
Teilhabe – Begleitung zu kulturellen Veranstaltungen, Begleitung auf Reisen und im Urlaub	84,3 %	53,9 %	-30,4 %

84,3 % der Befragten wünschten sich eine optimale Unterstützung im Bereich der Grundversorgung, nur 76,3 % gaben an, eine solche zum Zeitpunkt der Befragung zu erhalten. Das bedeutet, dass 8 % der Betroffenen aus finanziellen oder personellen Gründen nicht optimal versorgt wurden.

Eine geringe Differenz zwischen gewünschter optimaler und aktueller optimaler Unterstützung fand sich bei den hauswirtschaftlichen Hilfen mit -5,4 %. Im Bereich der Grundversorgung waren es -8 %, bei allgemeinen persönlichen Hilfen und Kommunikation -2,1 %. Das sind die zentralen Lebensbereiche – die Grundbedarfe im Haushalt, in der Ernährung und in der Selbstpflege –, in denen die Unterstützung kaum reduziert werden konnte, ohne dass es zu Einbrüchen der Versorgung im Alltag kommt.

Größere Einsparungen fanden sich mit -13,8 % bei Arbeitsassistenz, mit -17 % bei Mobilitätshilfen sowie mit -30,4 % bei Teilhabe. Contergangeschädigte Menschen gewichten die einzelnen Bereiche sehr genau und bilden Präferenzen, um ihre finanziellen Mittel sinnvoll einzuteilen.

Trotz dieser Einschränkungen waren 60 Betroffene der Meinung, dass ihr Unterstützungsbedarf an Assistenz ausreichend gedeckt sei. 25 Personen gaben an, den Assistenzbedarf nicht decken zu können wegen Mangel an Assistenzpersonen in der Region, mangelnden Finanzierungsmöglichkeiten, oder weil keine Angehörigen vor Ort waren, die Assistenz ohne Vergütung übernehmen konnten.

29.9.1 Assistenzbedarf und Lebensqualität

Ein deutlicher Zusammenhang zwischen Lebensqualität und Assistenzbedarf konnte in der Studie HD 2012 gezeigt werden. Mit zunehmenden funktionellen Einschränkungen nahm der Assistenzbedarf zu, was dazu führte, dass die Lebensqualität schlechter eingeschätzt wurde. Dies galt ganz besonders für die Domänen »Physische Gesundheit« und »Umwelt«, und – wenn auch in geringerem Umfang – für soziale Beziehungen. Problemstellungen, die sich bei hohem Assistenzbedarf ergaben wie Finanzierung und Organisation von Assistenz, ungedeckte Bedarfe, erschwerter Zugang zur medizinischen Versorgung oder zum öffentlichen Leben trugen zu einer schlechteren Einschätzung der umweltbezogenen Lebensqualität bei.

2019 wurde die Lebensqualität bei contergangeschädigten Menschen unter Berücksichtigung der Anzahl benötigter Stunden Assistenz ermittelt. Es zeigte sich in den Domänen »physische Gesundheit« und »Umwelt«, dass sich mit zunehmendem Assistenzbedarf die Lebensqualität verschlechterte. Auch die »sozialen Beziehungen« waren betroffen, wenn auch in geringerem Ausmaß. Ein hoher Assistenzbedarf war auf funktionelle Einschränkungen und Schmerzen zurückzuführen, die auch das Pflegen von Freundschaften und die Teilhabe an sozialen Beziehungen erschweren.

209 Befragte bzw. 24,5 % der Stichprobe gaben in HD 2012 an, dass ihr Assistenzbedarf gedeckt sei, 156 Personen gaben einen ungedeckten Assistenzbedarf an. Die Lebensqualität zeigte einen deutlichen Zusammenhang mit dem Vorhandensein von Assistenzbedarf und mit dessen Deckung. Personen ohne Assistenzbedarf waren die Referenzgruppe, sie hatten in allen Domänen der Lebensqualität gute Werte erzielt. Die folgende Abbildung zeigt die unterschiedliche Ausprägung der Lebensqualität bei den drei Personengruppen (▶ Abb. 29.8).

Die Lebensqualität war in allen Bereichen signifikant besser bei gedecktem Assistenzbedarf als bei ungedecktem; das kam bei der Zufriedenheit mit den Umweltbedingungen gut zur Geltung. Die Überwindung von Barrieren war häufig aus eigener Kraft nicht möglich, doch mit Unterstützung durch Assistenz konnte dies gelingen, und führte zu einer positiven Einschätzung der Umwelt. Der positive Einfluss von Assistenz auf die sozialen Beziehungen schlug sich auch in der Lebensqualität nieder, denn im Assistenten hatten die Betroffenen einen Ansprechpartner oder Freund, der wiederum durch seine Unterstützung Kommunikation und soziale Teilhabe ermöglichte.

Die Einschätzung der gesundheitsbezogenen Lebensqualität bei contergangeschädigten Menschen wurde wesentlich vom Ausmaß des aktuellen Assistenzbedarfs beeinflusst. Ein sehr hoher Bedarf ging einher mit schweren Einschränkungen und verminderte die Lebensqualität. Ein ungedeckter Bedarf bedeutete verminderte Leistungen und damit einen Verlust von Selbstständigkeit. Ein zukünftig zu erwartender ungedeckter Assistenzbedarf verminderte die Lebensqualität deutlich, denn er bedeutete Unsicherheit und mangelnde Kontrolle über den Ablauf des Alltags, mögliche finanzielle Einschränkungen und ein möglicher unfreiwilliger Verzicht auf Teilhabe.

Der Pflegebedarf zeigte in gleicher Weise deutliche Zusammenhänge mit der Lebensqualität.

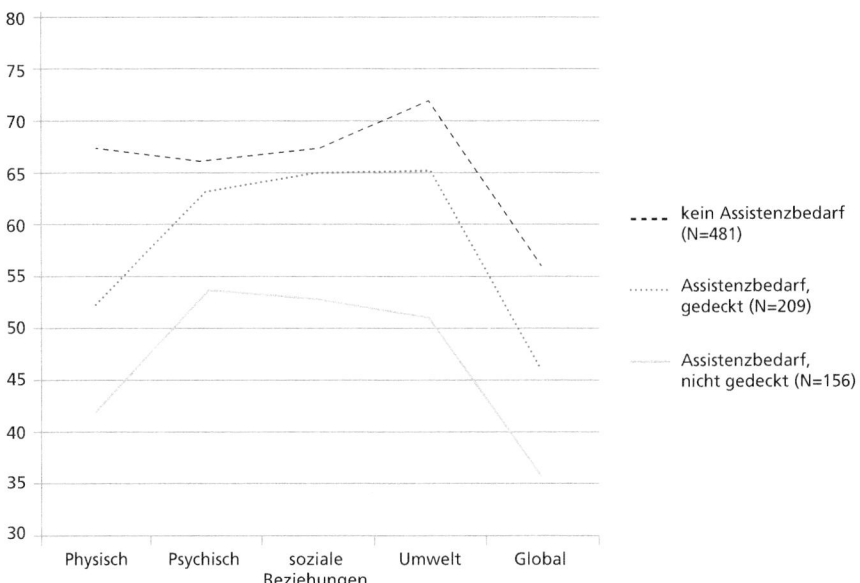

Abb. 29.8: Mittelwerte in 4 Domänen des WHOQOL-BREF und in der globalen Lebensqualität bei contergangeschädigten Menschen ohne Assistenzbedarf, mit gedecktem und mit ungedecktem Assistenzbedarf (N = 846) (Quelle: eigene Daten; HD 2012, S. 165)

29.9.2 Assistenzbedarf und depressive Störungen

Eine effektive, einfühlsame und bedarfsdeckende Assistenz ermöglichte weitgehend Normalität im Alltag. Wenn davon ausgegangen werden könnte, dass sich der Assistenzbedarf in Zukunft nicht oder nur geringfügig veränderte, wäre dies für contergangeschädigte Menschen eine deutliche Entlastung. Der meist schubweise und unvorhersehbare Verlust der körperlichen Leistungsfähigkeit, die Progredienz der vorgeburtlichen Schäden und die Entwicklung von Folgeschäden verunsicherten die Betroffenen, da sie in keiner Weise abschätzen konnten, ob sie den nächsten Schub würden abfangen und kompensieren können, und wenn nicht, ob ihre Versorgung weiterhin gewährleistet war. Wenn eine Kompensation nicht gelang, war eine Aufstockung und Reorganisation der Assistenzleistungen erforderlich und führte zu einer höheren personellen und finanziellen Belastung. Wenn eine Erhöhung der Ausgaben für Assistenz wegen des erhöhten Bedarfs nicht mehr möglich war, entsprach dies einer Kürzung der Leistungen und führte zu weiteren Einschränkungen von Selbstbestimmung und Selbstständigkeit und wurde als Kontrollverlust erlebt. Durch Antizipation einer ungewissen Zukunft wurden Ängste geweckt, denn möglicherweise konnten nur noch die Grundbedürfnisse bedient werden, Teilhabe und Mobilität außer Haus wurden zurückgefahren aus Kostengründen (siehe hierzu ▶ Kap. 29.9, ▶ Tab 29.12). Wenn die Angehörigen den zusätzlichen Aufwand nicht mehr leisten konnten, wurde professionelle Assistenz notwendig. Fremde Helfer oder Assistenten wurden in das bisherige Team eingegliedert, sie mussten eingearbeitet werden; das war anstrengend und bedeutete einen Verlust an Intimität.

Das Ausmaß dieser schweren Belastungen und ihre mögliche Bedeutung für die Entwicklung von depressiven Störungen wird in der folgenden Abbildung (▶ Abb. 29.9) gezeigt.

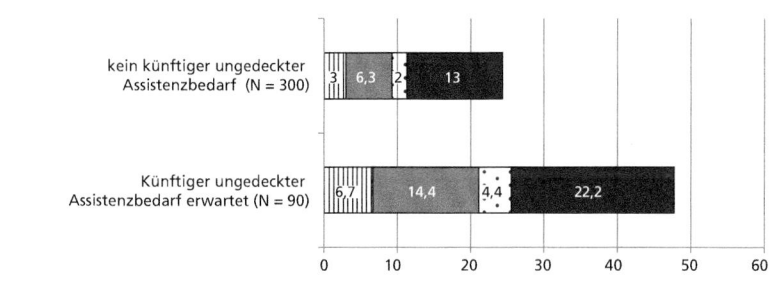

Abb. 29.9: Künftiger gedeckter oder ungedeckter Assistenzbedarf und Ausprägung depressiver Störungen bei contergangeschädigten Menschen (N = 390) in Prozent (Quelle: eigene Daten; HD 2019, S. 83)

Bei gesichert gedecktem zukünftigem Assistenzbedarf gaben 24,3 % der Betroffenen das Vorliegen einer depressiven Störung unterschiedlichen Ausmaßes an, bei ungedecktem Assistenzbedarf waren es 47,7 %.

Diese Ergebnisse sind signifikant. Sie zeigen die hohe Bedeutung, die Assistenz – und damit Normalität im Alltag und Teilhabe – für die betroffenen Personen hat.

29.10 Literatur

BMG (2011). *Soziale Pflegeversicherung Leistungsempfänger nach Altersgruppen und Pflegestufen am 31. 12. 2011 – insgesamt* – https://www.bundesgesundheitsministerium.de/fileadmin/Dateien/3_Downloads/Statistiken/Pflegeversicherung/Leistungsempfaenger/2011.pdf (Zugriff am 24. 09. 2024)

BMG (2019). *Soziale Pflegeversicherung Leistungsempfänger nach Altersgruppen und Pflegestufen am 31.12.2021 – insgesamt* –https://www.bundesgesundheitsministerium.de/fileadmin/Dateien/3_Downloads/Statistiken/Pflegeversicherung/Leistungsempfaenger/2019_Leistungsempfaenger-nach-Altersgruppen-und-Pflegegraden-insgesamt.pdf (**Zugriff am 24.09.2024**)

Buder, K., Frank, J., Ding-Greiner, C. et al. (2021). *Expertise 2021.* Abrufbar im Kap. Zusatzmaterial zum Download.

Destatis (2023). *Statistik über die Empfänger von Pflegegeldleistungen. Deutschland. Pflegequote, Prozent.* Stand 14.10.2024.

Ding-Greiner, C. (Hrsg.) (2022): Leben mit Contergan. Geschädigte, Angehörige und Freunde berichten über die Auswirkungen des Arzneimittels. Kohlhammer Verlag. Stuttgart.

Institut für Gerontologie der Universität Heidelberg. (2012). *HD 2012.* Abrufbar im Kap. Zusatzmaterial zum Download.

Institut für Gerontologie der Universität Heidelberg. (2019). *HD 2019.* Abrufbar im Kap. Zusatzmaterial zum Download.

Henkel, L. & Willert, H.G. (1969). DYSMELIA. A Classification and a Pattern of Malformation in a Group of Congenital Defects of the Limbs. *J Bone Joint Surg. Aug. 51* (3), 399–414.

Marquardt, E. (1994). Begutachtung des Conterganschadens und seiner Folgezustände. In: Niethard, F.U. et al. (1994). *Contergan. 30 Jahre danach.* Ferdinand Enke Verlag. Stuttgart.

Niecke, A. et al. (2017). Mental disorders in individuals with thalidomide embryopathy. A cross-sectional study on prevalence and psychosocial healthcare needs. *Dtsch Arztebl Int. 114*(10), 168–74

SBK-ASI.ch. https://www.sbk.ch/pflegethemen/definition-der-pflege (**Zugriff am 27.07.2024**)

Sozialgesetzbuch (SGB IX) (2016) § 78. *Assistenzleistungen.* https://www.sozialgesetzbuch-sgb.de/sgbix/78.html (**Zugriff am 24.09.2024**)

Sozialgesetzbuch (SGB XI) (2023). § 14. *Begriff der Pflegebedürftigkeit.* https://www.sozialgesetzbuch-sgb.de/sgbxi/14.html (**Zugriff am 24.09.2024**)

Zweites Pflegestärkungsgesetz (2016). https://www.bgbl.de/xaver/bgbl/start.xav#/switch/tocPane?_ts=1749052770727 (**Zugriff am 24.09.2024**)

30 Gesundheitliche Versorgung von contergangeschädigten Menschen

30.1 Pilates bei Contergan-Schädigung

Natascha Eyber

Mein Name ist Natascha Eyber, ich bin ehemalige Balletttänzerin, Tanzpädagogin und seit 2003 Pilatestrainerin. Seit 2006 bilde ich Pilatestrainerinnen und -trainer international für BASI Pilates aus, habe hierfür 2010 die Lizenz für Deutschland und Österreich, später für die Schweiz und Skandinavien übernommen und führe seit 2009 das BASI Pilates Studio Munich, ehemals Pilates House, in München Pasing.

Pilates ist eine Bewegungsmethode nach dem Gründer und Erfinder Joseph Pilates und zielt mittels Übungen auf der Matte und an den speziell konzipierten Pilates-Geräten auf die Kräftigung der Tiefenmuskulatur, den Ausgleich von Kraft, Stabilität und Beweglichkeit sowie auf die Verbesserung des allgemeinen Wohlbefindens ab. Im Unterschied zur Therapie geht es beim Pilatestraining immer um den gesamten Körper. Außerdem spielt die mentale Komponente, die Verbindung von Körper und Geist, eine wichtige Rolle. Pilates ist für jeden geeignet, von jungen Menschen bis ins hohe Alter, Männer und Frauen, Leistungssportler und »Schreibtischhengste«. BASI® Pilates steht für »Body Arts and Science International« und wurde 1989 von Rael Isacowitz gegründet. Rael Isacowitz hat der Pilates-Methode einen zeitgenössischeren Ansatz verliehen nach modernen medizinischen und wissenschaftlichen Erkenntnissen, ist gleichzeitig aber dem Werk von Joseph Pilates treu geblieben. Ein wesentlicher Ansatz von BASI Pilates ist, jeden Menschen als Individuum zu betrachten und als Lehrende unser Training an die unterschiedlichen Bedürfnisse eines jeden anzupassen.

Mit dem Thema Contergan bin ich erstmals als kleines Kind in Berührung gekommen. Mein Großcousin Klaus ist vierfach geschädigt, hinzu kommen andere Schädigungen wie die klassische Augenlähmung. Klaus ist sieben Jahre älter als ich und meine Mutter sagt, ich habe als kleines Mädchen seine Behinderung gar nicht wirklich wahrgenommen. Wir haben im Sandkasten gesessen und gespielt, ich war damals zwei Jahre alt und bei mir hat sich noch gar nicht die Frage gestellt: »Was ist normal?«. Klaus war Klaus. Dann sind wir weggezogen und ich habe Klaus später nur ab und an gesehen, wenn wir zu Besuch waren, und erst da erfahren, was eine Conterganschädigung ist. Viele Jahre danach vergingen, ohne dass ich persönlichen Kontakt zu Contergangeschädigten hatte.

Im Sommer 2014 stand auf einmal Georg Löwenhauser vor meinem Studio und fragte, ob er Pilates ausprobieren könne. Ich wusste durch Klaus sofort, was Georg die kurzen Arme bereitet hatte, und in Sekunden flog in meinem Hirn das gesamte Pilates-Repertoire an mir vorbei. Ich entschied schnell: »Ja klar!« und als er weg war, dachte ich an das, was ich immer meinen Auszubildenden erzähle: »Man lernt nie aus!«. Und »Pilates ist für jeden und alle!« (Rael Isacowitz). Vor Georgs erster Pilatesstunde im November 2014 entschied ich mich dann in der Vorbereitung, zunächst eine halbe Stunde Training auf der Matte und eine halbe Stunde an den Pilates-Geräten anzubieten. Die gängigen Pilates-Geräte Reformer, Cadillac und Wunda Chair sind mit Feder- und Seilzügen ausgestattet. Diese erfordern, dass sich der Körper bei der Übungsausführung selbst stabilisieren muss. Dadurch wird die Tiefenmuskulatur gefordert und trainiert. Spine Corrector und Ladder Barrel weisen jeweils eine gebogene Form auf und öffnen unter anderem in Rückenlage den gesamten Brust- und Schulterbereich. Auch ähneln viele Übungen Bewegungen aus dem Alltag, weshalb wir Pilates auch als funktionales Training bezeichnen.

Vor meiner ersten Trainingseinheit mit Georg habe ich das Repertoire vorab geübt, und zwar ohne meine Arme zu benutzen. Ich habe an mir selbst erfahren, was dies an der Ausführung der Übungen verändert, wo ggf. externe Hilfsmittel wie Rollen, Elastikbänder oder Bälle nötig sind, wie sich der Masseschwerpunkt des Körpers verschiebt etc. Mittlerweile mache ich Übungen ohne die Verwendung der Arme auch ab und an als Herausforderung in meinen regulären Stunden.

Georg war von Anfang an sehr gut, nicht nur in Bezug auf sein Fitnesslevel, sondern auch in der Aufnahme und Umsetzung. Im Vergleich zu anderen Klienten hat er dieses besondere Maß an Rotation, Außenrotation der Beine in Abduktion (die Beine seitlich abgespreizt, abgewinkelt und nach außen gedreht), eine große Wirbelsäulen- und Hüftbeweglichkeit, aber auch viel große Muskulatur, wohingegen die tiefe Muskulatur zum Stabilisieren seiner Beweglichkeit anfangs nicht so ausgeprägt war. Deshalb klagte er u. a. über Schmerzen in der Lendengegend und über Hüftschmerzen. Neben den möglicherweise nicht so gut trainierten Stabilisatoren darf man auch nicht vergessen, dass viele Probleme durch die veränderte Statik zustande kommen (die Arme als Balance-Stange fehlen und die Belastung auf die Wirbelsäule ist durch den langen Hebel vergleichbar hoch).

Georg war von der ersten Stunde an sehr offen und bereit zu experimentieren und hat mir Feedback dazu gegeben, was weniger gut funktioniert und warum was für ihn gut ist. Besonders der Schulterbereich stellte sich als Herausforderung dar. Die Kräftigung in dem Bereich war aufgrund der veränderten Anatomie nicht möglich, die Frage stellte sich, ob Mobilisation oder gar Dehnung in dem Bereich sinnvoll und vor allem auch nachhaltig ist. Ich wollte mehr wissen und habe Georg nach Büchern gefragt, in denen ich etwas über die Schulteranatomie bei Contergangeschädigten erfahren konnte, weil ich im Internet nichts gefunden hatte, und er sagte: »Gibt es nicht! Denn jede Schädigung ist anders!«. Und dann erfuhr ich nach und nach, wie vielfältig die Schädigungen bei Contergan sind, nicht nur anatomisch, sondern auch hinsichtlich der Organe, Blutgefäße etc.

Nach ca. einem Jahr und guten Trainingserfolgen sprach Georg mich auf die Contergan-Therapietage im Allgäu an und ob ich mir vorstellen könnte, da mitzumachen. Ich habe natürlich »ja« gesagt und reiste im Oktober 2016 mit drei

Pilates-Geräten (einem Reformer, einem Wunda Chair und einem Spine Corrector), einer Matte, einer Pilatesrolle, Bällen, Elastikbändern und anderen Kleingeräten wie Yogablöcken, dem Pilatesring und Gurten nach Ottobeuren im Allgäu. Erwartet haben mich 16 Einzelstunden; ca. 12 Teilnehmer waren Contergangeschädigte, die anderen waren die Partner der Geschädigten. Manche hatten Bedenken, einige hatten schon Pilates probiert, waren aber bisher nicht überzeugt. Niemand kannte aber die Pilates-Geräte. Meine Einzelstunden wurden zu einem großen Erfolg. Viele hatten genau wie Georg ein hohes allgemeines Fitnesslevel, waren sehr beweglich bis hypermobil. Neu für die meisten war das Erspüren der Tiefenmuskulatur; viele sind mithilfe der Pilates-Geräte und den daran befestigten Seilzügen zum ersten Mal über Kopf gerollt oder konnten Arme und Schultern trainieren. Beim gemeinsamen Mittag- und Abendessen beobachtete ich die Alltagsbewegungen und mir war sofort klar, dass der hohe Gelenksradius essenziell für die Bewältigung des täglichen Lebens ist, etwas, was mithilfe der Tiefenmuskulatur stabilisiert, aber gleichzeitig unbedingt erhalten werden muss.

Bei den Therapietagen habe ich andere Contergangeschädigte kennengelernt, die aus dem Raum München kommen und im Anschluss an die Therapietage in meinem Studio ein- bis zweimal wöchentlich weitertrainiert haben. Wie bei Georg waren auch hier die Ergebnisse bemerkenswert.

Wiederum wurde klar: Jeder ist anders und verkürzte Arme sind nicht gleich verkürzte Arme. Was braucht der Einzelne? Was ist das Trainingsziel? Was heißt bei Contergan-Geschädigten optimale muskuläre Funktionalität und ideale Körperhaltung? Hier ist Umdenken gefragt, weg von der Norm und den Lehrbüchern, hin zu Flexibilität und Kreativität. Aufpassen muss man natürlich beim Unterrichten in dem Sinne, dass eine beispielsweise im Training zugezogene Knieverletzung im Alltagsleben für einen Nichtgeschädigten zwar durchaus einschränkend, aber weitaus weniger essenziell ist wie für einen Contergangeschädigten, der sich dann ggf. weder die Haare waschen noch essen kann. Die Gewichtigkeit einer einfachen Verletzung kann erhebliche Ausmaße haben.

Allerdings kann man sich als Trainer auch viel mehr auf die Aussagen und die Selbsteinschätzung der Contergangeschädigten verlassen, denn im Gegensatz zu vielen anderen Kunden hatten diese Zeit ihres Lebens eine intensive Auseinandersetzung mit ihrem Körper und dessen Einschränkungen, sie kennen in der Regel ihre Grenzen, waren bei mehr Ärzten als viele von uns, haben mehr Modifikationen parat und vor allem: mehr Kondition! Man darf nicht vergessen: Das Leben eines Contergangeschädigten ist physisch mindestens dreimal so anstrengend (wenn das reicht). Haare waschen, anziehen, kochen, essen … alles bedeutet einen erhöhten Kraft- und Zeitaufwand.

Die Ergebnisse des Pilatestrainings (Stand 2019) bei den fünf Teilnehmern sind folgende:

- erhöhte Beweglichkeit
- keine Verschlechterung von bereits vorliegenden Pathologien wie z. B. Arthrose
- verbesserter physischer Allgemeinzustand
- Öffnung im Brust- und Schultergürtelbereich
- Verbesserung von Stabilität

- Verbesserung der Kraft
- Verbesserung des Gangzyklus
- weniger Schmerzen im Bewegungsapparat

Mit Ausbruch der Pandemie gab es leider einen Einschnitt. Aufgrund des Lockdowns, der Infektionsgefahr und der teils allgemeinen Veränderung der Lebensumstände sind derzeit nur noch Veronika Walther und Georg Löwenhauser regelmäßig ein- bis zweimal wöchentlich im Pilatesunterricht. Bei beiden sind nach wie vor kontinuierliche Verbesserungen spürbar und sichtbar, trotz zunehmenden Alters.

Neben der physischen ist auch die psychische Komponente gleichermaßen wichtig. Pilates ist besonders mithilfe der Geräte unglaublich anpassbar. Die Seile können verkürzt oder verlängert, die Federn höher oder tiefer gehängt werden. Dadurch muss man beim Training nicht Dinge weglassen, was unweigerlich die Schwächen eines Einzelnen in den Vordergrund rückt. Wir können uns auf das Potenzial anstatt auf die Einschränkung konzentrieren und auch beim Gruppentraining entsprechende Modifikationen anbieten, sodass alle inkludiert sind, jeder an seinen Schwächen arbeitet, aber gleichzeitig auch seine Stärken wahrnimmt. Das fördert die positive Einstellung dem eigenen Körper gegenüber und führt zu erhöhter Akzeptanz bei sich selbst und bei anderen. Die übrigen Teilnehmer bewundern den hohen Bewegungsradius von Veronika und Georg, die verkürzten Arme sind nicht der Fokus.

Am Schluss möchte ich noch berichten, was ich, meine Trainer und Klienten im Studio von den Contergangeschädigten lernen konnten (und können): Ich habe von Anfang an deren Offenheit bewundert, die Freude am Ausprobieren, keine Angst zu haben und vor allem der Spaß an Bewegung und am Training.

Meine anderen Klienten, die mit den Geschädigten gemeinsam oder davor oder danach trainieren, haben auch aufgehört sich zu beklagen und wägen ihre Probleme besser ab. Wie schlimm ist das Zwicken in der rechten Seite eigentlich, wenn ich dabei Veronika zuschaue, wie sie sich die Jacke anzieht?

Manche waren anfangs irritiert, wenn Georg Witze gemacht hat (»Der Vorteil bei mir ist, dass niemand auf meine immer weniger werdenden Haare schaut!«). Sie wussten nicht, ob sie lachen durften oder nicht. Mittlerweile ist das kein Thema mehr. Meine Lehrer haben die Angst verloren, etwas falsch machen bzw. verschlimmern zu können und meine Auszubildenden lernen von Anfang an: »Every Body is Different, NO Body is Perfect!«.

30.2 Typisch Contergan? Zwei unterschiedliche Fallbeispiele

Ulrike Storp

Schon während meiner Ausbildung als Physiotherapeutin Ende der 1980er Jahre im Oskar-Helene-Heim in Berlin gab es immer wieder Unterrichtseinheiten zum Thema Contergan, so etwa in der Kinderheilkunde. Die Einrichtung einer Dysmelie-Station für Contergan-Kinder im Oskar-Helene-Heim erfolgte im Jahr 1966.

Aber auch in meiner Schulzeit war das Thema präsent: Ich bin Jahrgang 1967, in meiner Schule gab es einen contergangeschädigten Mitschüler und auch im Alltag waren Kinder mit Conterganschädigungen sichtbar.

In den 1960er Jahren lag der Schwerpunkt in der Therapie darin, den contergangeschädigten Kindern Anleitungen für ein möglichst selbstständiges Leben im Alltag zu vermitteln. Heute im fortgeschrittenen Alter kehrt sich der Prozess um: Conterganpatienten verlieren ihre Selbstständigkeit. Ziel der physiotherapeutischen Behandlung ist es daher die Autonomie der Patienten möglichst lange zu gewährleisten, um so ein weitgehend selbstständiges Leben zu ermöglichen.

Die Schadensbilder von contergangeschädigten Menschen sind sehr individuell und auch die Kombination von Fehlbildungen ist sehr unterschiedlich. Daher gibt es keine einheitlichen Empfehlungen für die Therapie. Sie richtet sich vielmehr individuell nach den vorgeburtlichen Schäden und den Folgeschäden, die sich im Verlauf des Lebens entwickelt haben. Ferner unterstützt die Therapie den Patienten darin, abgesprochene Ziele zu erreichen.

An zwei Patientinnen, die sich deutlich in Art und Ausmaß ihrer Conterganschädigung unterscheiden, wird die individuelle Umsetzung physiotherapeutischer Anwendungen und Methoden exemplarisch dargestellt. Ziel der Therapie für beide Patienten ist der Erhalt der Autonomie sowie die Vorbeugung von Arthrose und Schmerzen durch Überlastung.

30.2.1 Fallbeispiel 1

Die Patientin, die ich seit 24 Jahren behandle, hat keine Arme – Ober- und Unterarme fehlen – sowie fehlende Finger an beiden Händen. Daher ist sie es gewohnt viele Tätigkeiten mit den Füßen und dem Mund auszuführen. Sie ist Mutter von zwei Söhnen und mittlerweile auch Großmutter.

Von Geburt an ist sie bei vielen Tätigkeiten auf Unterstützung angewiesen. Bei ihr steht die Selbstständigkeit im Vordergrund. Seit Beginn der Therapie sind Probleme in beiden Knien, Sprunggelenken, Finger und in der Halswirbelsäule aufgetreten. Während sich die Beschwerden in den Beinen, unter anderem Schmerzen, Muskelverhärtung und -verkürzung, verschlechtert haben, sind der Rücken und die Lendenwirbelsäule weiterhin stabil.

Die Patientin möchte unabhängig und selbstbestimmt den Alltag bewältigen und ihre Assistentin so wenig wie möglich beanspruchen. Daher ist es wichtig, dass sie die antrainierte Beweglichkeit in den Beinen, der Füße und des Rückens nicht verliert. Sie kommt einmal wöchentlich für eineinhalb Stunden zu mir in die Praxis. Zu Beginn bekommt sie eine Wärmeanwendung, dann folgen Lockerung und Massage für Waden, Oberschenkel, Rücken und Nacken.

Ein Schwerpunkt liegt in der kräftigen Mobilisation der Gelenke im Schultergürtel und Nackenbereich, sowie Dehnung der verkürzten Muskulatur durch Manuelle Therapie. Da sie keine Arme hat, muss sie ihre Hände sehr weit nach vorne nehmen, um mit den Fingern nah an Mund und Gesicht zu kommen. Die kurze Entfernung zwischen Finger und Gesicht sowie die fehlende Kraft überlasten den Nacken, der in Beugehaltung gehalten wird. Dadurch entstehen Verkürzungen im vorderen Bereich der Muskeln, die immer wieder aufgedehnt werden müssen. Das kann sie selbst nur sehr eingeschränkt machen, da sie durch die fehlenden Arme keinen Hebel ansetzen kann. Bei anderen Patienten mit langen Armen kann ich Dehnungen mit Armhebeln zeigen, die dann eigenständig gut durchgeführt werden können.

Durch die Alltagsaktivitäten mit den Füßen, wie Zeichnen, Malen, Haare kämmen etc., entstehen zusätzlich lange Hebelbelastungen in Nacken, Rücken- und Hüftmuskeln. Daher machen wir ein Dehn-Programm für die Waden- und Hüftmuskulatur, welches sie teilweise auch selbstständig durchführen kann. Zusätzlich führen wir Gerätetraining oder Übungen mit dem Theraband durch. Dabei müssen wir experimentieren, was mit ihren Einschränkungen geht.

Bedingt durch fehlende Ober- und Unterarme muss die Patientin einen großen Teil der Tätigkeiten mit den Zähnen und Unterkiefer ausführen, z. B. beim Anziehen von Kleidung, Packen von Taschen oder auch beim Schreiben. Dabei entwickelte sie im Lauf des Lebens Beweglichkeit und Kraft, aber auch schwere Belastungen mit Schäden und Fehlstellungen an der Kiefer- und Nackenmuskulatur und an den Zähnen. Die physiotherapeutischen Verordnungen kommen somit von ihrem Zahnarzt und Orthopäden.

Die Schmerzphasen der Patientin, bedingt durch den hohen Muskeltonus in der rückwärtigen Extensorenkette, waren in der Vergangenheit angesichts der alltäglichen Belastungen mit zwei bis drei Wochen noch relativ kurz. Sie war sehr gut in der Lage die Fehlhaltungen zu kompensieren. Diese Fähigkeit ist in der jüngsten Zeit allerdings geschwunden. Das heißt, die Schmerzen und Reduktion der Beweglichkeit nimmt zu.

Fähigkeiten, wie das Bewegen der Füße über den Kopf, z. B. beim Waschen und Kämmen der Haare, gehen, wenn sie lange nicht durchgeführt werden, schnell verloren. Ist die Bewegung erst einmal eingeschränkt, weiß man nicht, ob sie wieder zu mobilisieren ist.

Das ist etwas sehr Contergantypisches: Rücken-, Nacken- und Kopfschmerzen, die durch kompensatorische Bewegungsmuster entstehen, welche nicht zu ändern sind. Dadurch entsteht ein tägliches Workout, mit deutlich mehr Bewegung, als in ihrer Altersgruppe üblich ist.

Meine Patientin hat glücklicherweise eine gute Muskel- und Bindegewebephysiognomie, welche es ihr über die Jahre ermöglicht hat, eine kräftige Bein-, Hüft- und Rückenmuskulatur aufzubauen. Das Laufen und die Kraft in den Beinen tun dem Knochen und dem Knorpel gut.

Ich erlebe meine Patientin als einen Menschen mit sehr starkem Willen und Zielen (im September plant sie mit ihrem Sohn den Jakobsweg in Teilen zu laufen). So ist sie häufig mit ihrem Hund unterwegs in der Natur oder besucht oft Konzerte, und Theateraufführungen und geht häufig auf Reisen. Nach dem Motto: Alles noch mitnehmen, solange es der Körper noch kann. Viele Freizeitmöglichkeiten und Unterstützungen im Alltag kann sie sich durch die zusätzliche Conterganrente leisten. Der Patientin fällt es aber schwer sich ausreichend Ruhephasen zu gönnen und den Körper auch mal eine längere Zeit zu schonen.

Ziel der Therapie bei Fallbeispiel 1: Verbesserung und Erhalt der Beweglichkeit, Lockerung, Dehnung und Entspannung als Ausgleich.

30.2.2 Fallbeispiel 2

Die Patientin kam vor sechs Jahren wegen Schmerzen im Gesicht, am Kopf, am Kiefer und an den Schultern in unsere Praxis. Es gab keine konkrete Diagnose, die Therapie lief unter »Atypischer Gesichtsschmerz« mit unbekannter Ursache. Die Patientin hat lange Arme, aber eine Fehlbildung der rechten Hand mit fehlendem Finger. Sie lebt allein und ist noch berufstätig. Es werden Nervenfehlentwicklungen als Ursache für die Schmerzen und die Schwäche im Gesicht und Körper vermutet.

Die rechte Hand war immer kraftlos, daher kann sie die Hände nicht gut im Alltag einsetzen. Sie ist seit ihrer Kindheit gezwungen viel mit den Zähnen zu hantieren: Sie öffnet Dosen, die Zahnpastatube, dreht Verschlüsse mit den Zähnen auf. Die Zähne sind daher stark beansprucht.

Sie hat sehr weiches Bindegewebe und eine schwache Muskelphysiognomie. Die Patientin ist lange ohne Probleme durchs Leben gekommen, mit Beginn des 49. Lebensjahres traten sie dann schlagfertig auf. Viele Dinge hat sie vorher vielleicht nicht bemerkt. Als sie zu mir in die Praxis kam, war sie hoch schmerzhaft in der rechten Schulter eingeschränkt. Die Schulter ließ sich gut behandeln und wurde bald wieder schmerzfrei. Aber muskulär ist sie nicht stabil. Sie hat muskuläre Schwächen in Armen, Händen, Rücken und in den Beinen. Allgemein ist die Muskulatur schlecht belastbar, dadurch sind die Kniegelenke oft schmerzhaft.

Die Muskulatur auf der linken Seite von Kopf und Kiefer ist dauerhaft verkrampft und schmerzhaft. Darüber hinaus hat sie Koordinationsstörungen im gesamten Körper, die ich sonst auch bei meinen Kieferpatienten beobachte. Bei Bewegung im Raum und auf der Straße sieht sie vieles nicht und stürzt. Sie ist stark kurzsichtig und trägt Kontaktlinsen, doch vieles wird nicht wahrgenommen. Die Koordination ist wahrscheinlich durch eine Funktionsstörung der Hirnnerven gestört. Das Befinden wechselt rasch von Tag zu Tag oder von Beginn der Behandlung bis zu deren Abschluss.

Diese extremen Schwankungen im Befinden konnte sie lange gut kompensieren. Jetzt hat die Kompensationsfähigkeit deutlich abgenommen.

Sie ist berufstätig, geht auf Reisen, obwohl es ihr zunehmend schlecht geht. Aktiv zu sein tut ihr seelisch zwar sehr gut, aber häufig geht es ihr hinterher körperlich sehr schlecht. Sie ist dann sehr müde, taumelig, muss sich festhalten. Sie bricht schnell ein, kann nicht richtig laufen. Gleichgewichtsübungen, wie z. B. der Einbeinstand, können dann nicht ausgeführt werden. Selbst das Umdrehen auf der Bank im Liegen fällt ihr dann schwer.

Eine Woche später kann das ganz anders sein, gute Phasen halten allerdings nicht lange an. Die Wohnung zu pflegen und Arbeiten im Haushalt schafft sie nicht mehr. Sie bekommt zu Hause Unterstützung von der Pflegestation.

An schlechten Tagen ist es schwierig, etwas Aktives mit ihr zu machen. Zum Training gehören Hüftübungen, Rumpfübungen, Kniebeugen sowie Gleichgewichts-, Stabilisations- und Bauchmuskelübungen. Während guter Phasen kann sie diese Übungen ausführen, wobei es allerdings Probleme mit der Koordination gibt. Aufgrund von häufigen Stürzen ist sie sehr motiviert ein Gleichgewichtstraining durchzuführen. Leider klappt das nicht gut, aufgrund von Schwankungen in der Befindlichkeit und wiederholten Infektionskrankheiten.

Die Patientin hat einen starken Willen und nimmt sich oft zu viel vor für den Tag. Sie macht erst Pausen, wenn es nicht mehr geht, sie hat kein Gefühl für ihre Belastbarkeit und haushaltet nicht gut mit ihren Energien. Ihr Alltag wird geprägt durch ihre Berufstätigkeit.

Sie kommt zweimal wöchentlich zur Therapie. Die Hüftmuskeln verkrampfen schnell durch die Fehlansteuerung der Muskulatur. Dadurch ermüdet sie schnell und wird instabil. Die schmerzhaften Triggerpunkte zu behandeln tut ihr gut. Kopf und Kiefer werden ebenfalls behandelt. Die Schädelnähte der linken Kopfhälfte sind schmerzhaft und fest. Es besteht ein Fehlbiss, weshalb eine einseitige Muskelfehlbelastung vorliegt. Die Manuelle Therapie entlastet und reduziert den Schmerz. Aktiv sind Gleichgewichtsübungen wie Einbeinstand, Eng- und Weitstand mit offenen und geschlossenen Augen vorgesehen. Die Kräftigung ist eine Gratwanderung. Sie ist zurzeit nicht stabil genug, um eine längere Behandlungseinheit auszuführen. Die Patientin muss je nach Tagesform behandelt werden, die Einheiten können nicht im Voraus geplant werden, oft muss dann improvisiert werden.

Aufgrund der häufigen Stürze und der Gleichgewichtsstörungen ist vom HNO-Arzt eine weiterführende MRT-Diagnostik bezüglich eventueller Conterganfehlbildungen im Bereich der Felsenbeine angewiesen worden. Die Patientin plant eine Ernährungsumstellung zur Stabilisierung des Immunsystems und Reduzierung der Erschöpfungsphasen.

Ziel der Therapie bei Fallbeispiel 2: Verbesserung der Stabilität, Kraft und Koordination, Entlastung bei Schmerzen.

30.2.3 Fazit

Wenn sich ein contergangeschädigter Patient bei mir vorstellt, habe ich folgende Fragestellungen:

- Welche Beschwerden bzw. Belastungen treten im Alltag auf?
- Welche Zielsetzungen hat der Patient?

Diese beiden Fragestellungen sind die Grundlage für meine Therapie.
Zu Beginn untersuche ich den Patienten eingehend:

1. Anamnese: Welche Fehlbildungen sind vorhanden?
2. Testen der allgemeinen Beweglichkeit der großen Gelenke und der Wirbelsäule: Bestehen Einschränkungen durch Fehlbildungen oder durch Arthrosen?
3. Testen der Muskelkraft und Muskeltonus: Bestehen Muskelverkürzungen? Wie viel Kraft ist in den Händen, den Beinen und Rumpf? In welchen Bereichen ist Training möglich und sinnvoll?
4. Untersuchung der Kiefer- und Gesichtsmuskulatur: Die Nutzung der Zähne als Hilfsmittel wird häufig nicht genannt, da dies für die Betroffenen selbstverständlich ist, wenn die Arme verkürzt und Hände fehlgebildet oder schwach sind.
5. Beurteilung von Bewegungsabläufen und Gangbild
6. Testen von Koordination und Gleichgewicht
7. Dokumentation von Schmerzen

Ich stelle den Patienten Fragen zur Bewältigung des Alltags, da aufgrund der Fehlbildungen die Bewegungsmuster und -abläufe ganz anders sind als bei nichtbehinderten Menschen. Man sollte sich die Bewegungsabläufe im Alltag zeigen lassen. Bei verkürzten Armen unterscheiden sie sich je nach Armlänge oft deutlich. Es können sich Unterschiede zwischen 10 bis 20 cm ergeben. Es entstehen ganz andere Belastungen, wenn an Stelle der Hände die Füße genutzt werden, um bspw. die Haare zu waschen, zu kämmen oder bei der Nutzung von Computer oder Smartphone.

Jeder contergangeschädigte Mensch hat eine individuelle Kombination von Schäden in verschiedenen Bereichen und hat im Lauf der Jahre seine eigenen Fähigkeiten ausgebaut, um den Alltag zu bewältigen. Man kann sich ihren Alltag als nichtbehinderter Mensch oft nicht vorstellen, er ist immer mit einem viel größeren Aufwand an Kraft und Fantasie zur Bewältigung von Hindernissen verbunden. Auch müssen ausreichende Erholungs- und Regenerationszeiten berücksichtigt und abgefragt werden, da der Alltag viel Kraft erfordert.

Die wichtigste Zielsetzung bei allen Patienten ist es, die Autonomie zu wahren, um den Alltag möglichst lang mit möglichst wenig Schmerzen selbstständig bewältigen zu können.

30.3 Pflegebericht bei einer Contergan-Patientin

Ana Bulnes de Köver

Meine Patientin, die ich seit zehn Jahren pflegerisch betreue, ist die einzige Quelle meiner hier niedergeschriebenen Erfahrungen. Ich nenne sie Anni.

Sie ist 62 Jahre alt, blind, gehörlos, ohne Sprache, aufgrund fehlender Zähne kann sie nicht kauen, hat eine Contergan-Nase, ihre Arme sind normal gewachsen. Ihre Beine sind verkümmert und nicht funktionsfähig. Ihre inneren Organe (Herz, Leber, Niere, Darm, Bauchspeicheldrüse, Schilddrüse etc.) benötigen medikamentöse Unterstützung, um zu funktionieren. Oftmals macht ihr ein Blähbauch zu schaffen, weil die Verdauung nicht funktioniert.

Mein Tagesablauf bei Anni

Um 7:00 Uhr komme ich in Annis Zimmer und begrüße sie mit sanftem Streicheln ihrer Haare. Oftmals ist sie dann schon wach. Ich prüfe die Lippen, um zu erkennen, ob der Mund trocken ist. Anschließend gebe ich ihr Fenchel- Kümmel-Tee in einem 200 ml-Becher und das Omeprazol (nüchtern). Dann bereite ich sie für die Dusche vor; dabei spreche ich mit ihr und sage meine Handlungen vorher an. Im speziellen Duschstuhl dusche ich sie sehr vorsichtig und mit viel Liebe und warmem Wasser, weil Anni sehr schnell friert und zu zittern beginnt. Haare und der gesamte Körper werden von mir gewaschen, und anschließend ziehe ich ihr einen Bademantel an, und das Zähneputzen findet statt. Während der gesamten Handlungen spreche ich mit ihr. Dann trage ich sie ins Bett und trockne sie vollständig ab, trage Deo auf und creme ihre Haut mit den entsprechenden Cremes ein; dabei massiere ich ihren Körper. Ich achte auch darauf, dass ihr Körper sich bewegt und in verschiedene Positionen kommt, sodass auch Luft aus ihrem Bauchraum/Darm entweichen kann. Dabei versucht sie mit ihren Armen sich selbst abzustützen. Sie wird aktiv.

Beim Ankleiden wird als Erstes die Windel angelegt. Dann folgen Unterhemd, Strümpfe, Pullover und Jogginganzug. Mithilfe des Lifters setze ich sie in ihren Rollstuhl. Dann kämme ich Anni und gebe ihr ihre Augensalbe. Als Letztes parfümiere ich sie, und so ist sie fertig fürs Frühstück, das ich ihr im Esszimmer gebe. Das Frühstück besteht aus einer Scheibe Vollkornbrot mit Butter und Wurst. Das Brot wird von mir kleingeschnitten und mit heißem Wasser breiig gemacht, damit sie es ohne Kauen runterschlucken kann. Einmal in der Woche isst sie ein gekochtes Ei, das auch mit heißem Wasser püriert wird, damit sie es schlucken kann. Außerdem gehört zum Frühstück eine Portion Quark mit Marmelade und etwas Leinsamen und Haferflocken, die am Vortrag in heißes Wasser eingelegt wurden und mit einem Obst (Kiwi) ergänzt werden. Zum Trinken nimmt sie Fenchel-Kümmel-Tee und kann damit auch ihre Tabletten einnehmen. Gelegentlich trinkt sie auch Buttermilch.

Wenn sie nach dem Frühstück wieder müde ist, setze ich sie in ihren Relax-Stuhl, der sie leicht schaukeln kann und mit Musik umhüllt, das gefällt ihr, das kann ich an ihrer Mimik erkennen.

Bei gutem Wetter folgt ein Spaziergang zur Fußgängerzone im Rollstuhl. Die frische Luft und die Sonne tun ihr gut und ihr Vitamin-D-Mangel kann ausgeglichen werden. Um 11:30 Uhr sind wir wieder im Haus.

Die Windel wird gewechselt und der Unterleib wird gewaschen und wieder mit Creme versorgt. Anschließend kommt das Mittagessen.

Als Erstes gebe ich ihr Tropfen gegen Blähungen, dann gebe ich eine Gemüsesuppe und das Hauptgericht: Fleisch, Kartoffel und Gemüse, das von mir püriert wird. Es gibt auch immer einen Nachtisch. Als Getränk erhält sie ein Wasser-Saft-Gemisch. Anschließend putze ich ihr die Zähne.

Alle zwei Tage hat sie Stuhlgang, dann lege ich sie ins Bett, wechsle die Windel und creme die Haut wieder ein. Da ihre Haut sehr empfindlich ist, verwende ich nur Feuchttücher ohne Alkohol und Parfüm.

Wenn sie keinen Stuhlgang hat und einen dicken Bauch entwickelt, massiere ich ihren Bauch im Uhrzeigersinn und lege sie auf die Seite, dabei wird die angestaute Luft in Bewegung gesetzt (das ist auch hörbar) und die angespannte Bauchdecke wird entlastet.

Alle zwei Wochen bemühe ich mich um Annis Handpflege mit Nagelpflege, die Füße werden alle drei Wochen von mir gepflegt.

Einmal in der Woche wird Anni von zwei Kolleginnen ins Schwimmbad begleitet. Das warme Wasser gefällt ihr, sie legt ihre Arme hinter ihren Kopf und genießt das Bad. Gelegentlich wird im Schwimmbad auch eine kleine Party mit Musik (Kinderdisco) gefeiert. Dann können wir bei Anni ein Lächeln im Gesicht erkennen. Die laute Musik und die verschiedenen Stimmen aus dem Hintergrund erreichen sie, und sie fühlt sich wohl dabei.

Manchmal gehen wir mit Anni ins Café; sie trinkt sehr gerne einen Latte Macchiato und isst ein Stück Erdbeertorte mit Schlagsahne (der Kuchen darf nicht trocken sein) oder ein kaltes Eis.

Einmal im Monat unternehmen wir (immer zwei Kolleginnen) mit ihrem Fahrzeug eine kurze Reise zu einem nahegelegenen Ausflugziel. Das Autofahren ist für sie kein Problem, sie schläft, spielt mit ihren Händen oder lacht auch manchmal. Sie besucht gerne einen Tierpark. Die andere Atmosphäre im Tierpark nimmt sie auf und sie erkennt, dass sie sich in einem anderen Umfeld befindet, sie kann den Ausflug genießen.

In Köln konnte ich ihre Vorliebe für Kölsch und Kartoffelbrei mit Blutwurst erleben.

Im China-Restaurant mag sie den asiatischen Geschmack (süß-sauer).

Sie nimmt ihre Umwelt wahr: Bei einem mehrtägigen Besuch in einem Hamburger Krankenhaus äußerte sich das in einer inneren Unruhe, die sie nicht zum Schlafen kommen ließ.

Nach dem Abendbrot erfolgt die Vorbereitung zur Nachtruhe: Zähne putzen und waschen, Windel wechseln und eincremen. Ich gebe ihr noch etwas zum Trinken, gebe ihr einen Kuss und spreche zu ihr und verabschiede mich bis zum nächsten Morgen.

Mein Fazit über Anni: Sie kann ihre Umgebung und ihr Umfeld sicherlich wahrnehmen und ihre Gefühle auch sichtbar zeigen. Zudem berichteten meine Kollegen, dass Anni auch bemerkt, wenn ich im Urlaub bin und sie nicht täglich betreue.

30.4 Das Konzept eines gesetzlichen Betreuers

Christina Ding-Greiner

Der gesetzliche Betreuer, Herr Klaus Eichler, betreut Anni seit zwanzig Jahren und hat in dieser Zeit für sie ein Betreuungskonzept für die Unterbringung von geistig behinderten und schwer geschädigten älter werdenden (contergangeschädigten) Menschen entwickelt. Sein Bericht wird in der Folge zusammengefasst:

Anni ist sehr schwer contergangeschädigt. Es bestehen bei ihr als vorgeburtliche Schäden eine Dysmelie der unteren Extremitäten, Minderwuchs, Chilaiditi-Syndrom, neurogene Darmentleerungsstörung bei Megakolon, Barrett-Ösophagus, Blindheit, Gehörlosigkeit und schwere geistige Behinderung. Sie lebt seit ihrem zehnten Lebensjahr in einer Einrichtung der Behindertenhilfe (HPZ). Die Familie hat zu ihr keinen Kontakt gepflegt, es wurden keine Besuche vermerkt, die Rentenzahlungen wurden jedoch einbehalten.

Bei Übernahme der Betreuung hatte Herr Eichler die Angehörigen erfolgreich auf Schadenersatz wegen sittenwidriger Zueignung der Conterganrente verklagt. Die nicht verausgabten Mittel wurden von ihm verzinslicht und mündelsicher angelegt. Die zuständige überörtliche Sozialverwaltung wurde als bezugsberechtigt im Todesfall eingesetzt, deren Aufwendungen lagen für die letzten 40 Jahre bei etwa 1.600.000 Euro.

Alle Leistungen der Conterganstiftung sind nur zu Lebzeiten als sog. Schonvermögen geschützt, nach dem Ableben der Betroffenen fallen alle noch vorhandenen Beträge, die aus Leistungen der Conterganstiftung stammen, in den Nachlass.

Der Betreuer hatte als nächste Maßnahme für Anni eine zusätzliche Unterstützung in der Pflege, Versorgung und Sozialbetreuung im HPZ eingerichtet. Sie bestand aus einem festen Team von drei Sozialbetreuerinnen, die monatlich mit 100 bis 120 Stunden Anni zusätzlich zur stationären Versorgung unterstützten und Teilhabe ermöglichten.

Vor drei Jahren stand ein Wohnungswechsel an; Anni musste das HPZ verlassen, da kein inklusives Wohn- und Betreuungskonzept vorhanden war. Die alt gewordenen Bewohner wurden meist in Seniorenheime, in die Abteilung für Demenzpatienten, verlegt, wo häufig Personalmangel herrschte und die Finanzierung für die notwendigen Leistungen der Teilhabe im Alter nicht vorhanden waren. Die personelle und finanzielle Ausstattung der Heimpflege wurde von Herrn Eichler mit Blick auf Anni und ihre schwere Behinderung als völlig unzureichend eingeschätzt, das vorgesehene Stundenvolumen der Pflegekräfte konnte eine bedarfsgerechte und an den individuellen Bedürfnissen der Betroffenen ausgerichtete Pflege nicht erfüllen.

Dieser Umzug war für Herrn Eichler Anlass, sich mit der grundsätzlichen Problematik von Betreuung und Pflege von Menschen mit geistiger Behinderung, die bereits viele Jahrzehnte in Einrichtungen der Eingliederungshilfe lebten, zu befassen: Wo und wie werden sie im Alter gepflegt und betreut?

Er meldete Anni in einer Pflegeeinrichtung für ältere und hilfebedürftige Senioren an, die allerdings andere Qualitätsstandards als das HPZ aufwiesen, und deren Kernaufgabe nicht die Betreuung von geistig behinderten schwer körperlich eingeschränkten älteren Menschen war. Es gelang ihm, mit der Leitung der Einrichtung eine Vereinbarung zu treffen: Die drei Sozialbetreuerinnen von Anni wurden vom ambulanten Pflegedienst der Pflegeeinrichtung übernommen, wodurch die nahtlose Weiterbetreuung durch diese Personen, die Anni vertraut waren, gesichert werden konnte. Die Stundenzahl der Pflege- und Teilhabeleistungen wurde auf 130 bis 150 Stunden pro Monat festgelegt.

Frau Ana Bulnes de Köver arbeitet 80 Stunden monatlich im Team im ambulanten Bereich, weitere 40 Stunden pro Monat arbeitet sie im Bereich der stationären Pflege. Ihr Einsatz wird pflegeinhaltlich und zeitlich mit der stationären Pflege abgestimmt, in der Pflegedokumentation der Station erfasst und über die Abrechnungspauschale der Pflegekasse abgerechnet. Diese zusätzlichen Leistungen zur Teilhabe betragen insgesamt monatlich ca. 6.000 bis 8.000 Euro, die Rechnungsstellung erfolgt an den gesetzlichen Betreuer. Dieser hat einen Antrag an den Landschaftsverband Westfalen-Lippe (LWL) gestellt zur Kostenübernahme der »Assistenz-Leistungen«.

Die erforderlichen Hilfsmittel sind als Eigentum von Anni vorhanden. Wenn weitere Hilfsmittel benötigt oder für die Gemeinschaft angeschafft werden sollten, wie beispielsweise ein Snoezelen-Raum, werden sich Anni, bzw. Herr Eichler, gerne daran beteiligen.

Die Verträge zwischen der Pflegeeinrichtung und Anni wurden unabhängig von der Person des gesetzlichen Betreuers geschlossen mit Kenntnisnahme des Betreuungsgerichts.

In Abstimmung mit der Pflegedienstleitung des ambulanten Pflegedienstes der Einrichtung werden regelmäßig Teamsitzungen (einmal im Monat) gemeinsam mit den Sozialbetreuerinnen abgehalten. Dabei werden folgende Themen besprochen: Gesundheitszustand von Anni, Anforderungen an Sozialbetreuung und Pflege, Dokumentationspflichten und Abrechnungen, Hilfsmittel sowie Wünsche der Sozialbetreuung und Pflege. Diese Sitzungen werden protokolliert.

Beispiele aus Protokollnotizen der Teamsitzung:

- Gesundheitszustand: akute Gewichtsabnahme: regelmäßiges Wiegen, Ermittlung von möglichen Gründen, Unruhezustände wegen Abwesenheit von Ana? Überprüfung der Ernährung. Arztbesuch vorgesehen.
- Diagnostik: Abklärung eines unklaren Brustbefundes mit Biopsie. Abklärung der Schilddrüsenfunktion.
- Verordnung von Physiotherapie.
- Hilfsmittel: Klärung der Kostenübernahme für Inkontinenzbadeanzug.

- Schwimmen: Festlegung regelmäßiger Termine.
- Vorbereitung und Organisation der Untersuchung in der Contergansprechstunde Hamburg. Begleitung von zwei Sozialbetreuerinnen.
- Persönlicher Bedarf: Anschaffung von Kleidung.
- Planung des Urlaubs von Anni und der Mitarbeiterinnen, ggf. Urlaubsvertretung, Planung der Arbeitszeiten.

Heute lebt Anni in einer Pflegeeinrichtung für Senioren, es stehen ihr zwei Zimmer mit Terrasse zur Verfügung, um die Gestaltung der Sozialbetreuung und der Teilhabeleistungen zu ermöglichen. Für den zusätzlichen Raum wird ein Mietzuschuss bezahlt. Anni ist hervorragend gepflegt und wird gesundheitlich sehr gut versorgt. Sie genießt regelmäßige Ausflüge, kleine Reisen und Erdbeertorte mit Sahne, sie geht jede Woche ins Schwimmbad, und genießt das warme Wasser und die laute Musik bei Kinderdisco, wie ihre Sozialbetreuerin berichtet.

Herr Eichler hofft, dass seine Erfahrungen nutzbar sind für die Zukunft der Pflege von schwer eingeschränkten pflegebedürftigen contergangeschädigten Menschen im Seniorenheim. Wichtig ist die Feststellung des individuellen Betreuungsbedarfs und der Wünsche der Betroffenen, deren inhaltliche Umsetzung durch Erweiterung der stationären Pflege durch ambulante Leistungen, die Abgrenzung und Finanzierung von Pflege und Assistenz zur Verwirklichung von Teilhabe.

30.5 Multidisziplinäre medizinische Kompetenzzentren

Christina Ding-Greiner

Im fünften Gesetz zur Änderung des ContStifG (2020) wurde die gesetzliche Grundlage für die Förderung von multidisziplinären medizinischen Kompetenzzentren durch die Conterganstiftung geschaffen.

> Die Notwendigkeit zur Erstellung eines Netzwerks, das sich die adäquate Versorgung der Betroffenen zur Aufgabe macht, ergibt sich jedoch nicht nur aus einer altersentsprechenden vermehrten Inanspruchnahme von gesundheitlichen Leistungen dieser Personengruppe, die auch in der Allgemeinbevölkerung beobachtet wird. Die abweichenden anatomischen Gegebenheiten und multiplen Schädigungen, die schweren Schmerzzustände erfordern im Bereich des Bewegungsapparats, der Gefäße, des Nervensystems, der Sinnes- und der inneren Organe spezielle Kenntnisse, um eine angemessene Behandlung sicherzustellen. Dabei handelt es sich beispielsweise um erschwerte Blutentnahmen oder Blutdruckmessungen an fehlgebildeten Extremitäten, häufig an fehlenden Zu-

gangswegen für den Herzkatheter; hinzu kommen Herz-Kreislauf-Erkrankungen, die auf der Grundlage von Gefäßschäden auftreten oder Schädigungsfolgen im Bereich des ZNS und PNS (Beyer et al., 2022).

Die Conterganstiftung hat es sich 2021 zur Aufgabe gemacht, zehn multidisziplinäre medizinische Kompetenzzentren zur Versorgung von contergangeschädigen Menschen zu fördern. Es ist von zentraler Bedeutung für die Betroffenen, dass auch in Zukunft die gesundheitliche Versorgung in den Kompetenzzentren auf hohem Niveau stattfinden kann und rechtzeitig für qualifizierten Nachwuchs gesorgt wird, wenn erfahrene Ärzte oder Therapeuten die Klinik verlassen oder in Ruhestand treten. Die Einarbeitung eines Nachfolgers nimmt einen größeren Zeitraum in Anspruch, da es sich bei der Beurteilung von thalidomidbedingten Schäden um ein komplexes Gebiet handelt. Es erfordert bei Bedarf die zusätzliche und zeitlich begrenzte finanzielle Förderung einer Zweitstelle, um den Übergang nahtlos zu gestalten.

Eine Betroffene hat ihren schwierigen Weg als contergangeschädigte schwer erkrankte Patientin durch die Institutionen des Gesundheitssystems geschildert; der folgende Bericht wurde gestrafft und anonymisiert.

»Die contergangeschädigte Betroffene erkrankte Ende November 2022 kurz vor einem geplanten Umzug an mehreren Herzinfarkten. Danach litt sie auch an einer Sprachstörung, die auf eine möglicherweise nicht beachtete cerebrale Beteiligung hinweisen könnte, dadurch war die Kommunikation deutlich gestört. Im Herzzentrum, wo mehrere Bypässe gelegt wurden, wurde auf die Besonderheiten, die bei der Behandlung von contergangeschädigten Menschen zu berücksichtigen sind, sorgfältig geachtet.

Danach wurde sie mehrmals in ein anderes Krankenhaus, teilweise gegen ihren Willen, verlegt. Die in der Patientenverfügung hierfür hinterlegten Informationen (z. B. Schreiben der Universität Heidelberg, Bundesgesundheitsministerium) wurden nicht berücksichtigt. Vielmehr wurde gegen diese Informationen und Anweisungen verstoßen, oder sie wurden abgelehnt. Beispiel: Aufgrund der Conterganschädigung kann die A. radialis fehlen, Venen und Arterien können einen aberrierenden Verlauf haben. Daher dürfen Injektionen in die Arme nur bedingt gesetzt werden. Dies wurde mehrfach ignoriert. Begründet wurde dies damit, dass es für die Beschäftigten zu umständlich sei, vom bekannten Prozedere abzuweichen. Dies führte dazu, dass heute die linke Hand nicht mehr voll nutzbar ist.

In den Krankenhäusern erfolgte teilweise – wohl aufgrund der Sprachstörung – ohne weiteren ersichtlichen Grund die Einstufung als demente Patientin. Hinzu kam im Februar 2023 ein Schlaganfall. Bei der Behandlung im Krankenhaus wurden weder die Vorgaben aus der Patientenverfügung noch die Hinweise und Informationen für eine adäquate Behandlung als contergangeschädigte Person beachtet. Sämtliche Hilfsmittel wurden ihr vorenthalten. Das Krankenhaus sah sich auch nicht in der Lage sie entsprechend ihrer Lebensmittelallergien mit Essen zu versorgen. Mehrfach sind Mahlzeiten ausgefallen, weil das Essen nicht geeignet war. Auf der einen Seite wurden die Hilfsmittel vorenthalten oder sie konnten wegen der nicht barrierefreien Umgebung nicht genutzt werden. Auf der anderen Seite wurde die pflegerische Unterstützung bis hin zum Toilettengang verweigert, da das Personal der Ansicht war, die Betroffene simuliere.

Obwohl eine Reha-Maßnahme in einem Kompetenzzentrum für contergangeschädigte Menschen empfohlen und angefragt wurde, bestand der Sozialdienst des Krankenhauses auf einer Reha-Maßnahme in einer Reha-Klinik seiner Wahl. Es wurde zugesichert, dass die Klinik für contergangeschädigte Menschen mit Behinderungen barrierefrei sei. Diese Aussage traf leider nicht zu. Die Klinik war nicht barrierefrei. Positiv war nur, dass trotz erhöhten Platzbedarfs auf eine Belegung des Zimmers durch eine zweite Patientin verzichtet wurde. Es konnten weder die Höhe des Mobiliars noch die des Waschbeckens noch der Behandlungsgeräte angepasst und deshalb nicht genutzt werden. Der Zugang zum Speisesaal wurde verweigert, weil sie das Tablett mit dem Essen nicht zum Platz tragen könne. Man ging auch nicht dem Problem der Patientin mit ständigem Erbrechen nach. Nach jedem Erbrechen wurde ein Blutbild angefertigt, das keine Ursache erkennen ließ. Die Ärzte verweigerten zunächst eine Verlegung ins Krankenhaus. Erst nach der rapiden Gewichtsabnahme auf unter 48 kg wurde eine Verlegung zur Untersuchung in das Krankenhaus vor Ort vorgenommen. Während der gesamten Reha-Maßnahme konnten nur wenige Behandlungstermine wahrgenommen werden. Logopädie fand nur an zwei Tagen statt. Abgesehen von einigen wenigen Laufversuchen, gab es keine Gelegenheit, das Zimmer zu verlassen. Hinweise auf massive Sehprobleme wurden in keiner Weise berücksichtigt. Im Entlassungsgespräch wurde mitgeteilt, dass die Patientin von Seiten der Klinik überhaupt nicht hätte aufgenommen werden dürfen. Die Reha hätte in einem Kompetenzzentrum für contergangeschädigte Menschen stattfinden müssen.«

In den vergangenen Jahren haben sich zehn Kompetenzzentren etabliert, die eine patientenzentrierte adäquate stationäre und ambulante Versorgung von contergangeschädigten Menschen gewährleisten sollen. Vier der insgesamt zehn Kompetenzzentren wurden durch die Initiative von Betroffenen ins Leben gerufen. Dazu gehören die ersten vier genannten Einrichtungen:

1. Das *Ambulante Zentrum für contergangeschädigte Menschen in der Dr. Becker Rhein-Sieg-Klinik Nümbrecht* wurde 2017 auch als MZEB (Medizinisches Zentrum für Erwachsene mit mehrfacher Behinderung) zugelassen. Es entstand auf der Grundlage einer über zwanzigjährigen Zusammenarbeit mit dem Interessenverband Contergangeschädigter Nordrhein-Westfalen e. V. Gemeinsam wurde über Jahre ein Versorgungskonzept für contergangeschädigte Menschen erarbeitet, welches auch ein spezielles stationäres Rehabilitationskonzept umfasst. Es werden externe und interne Schulungen zu conterganspezifischen Themen angeboten (www.dbkg.de).
2. *Hoher Meißner, Abteilung Rehabilitation für Contergangeschädigte:* Auf Anregung eines Betroffenen wurde die Abteilung 2013 eröffnet, und seither bildet sich ein zunehmender Bedarf an dieser speziellen Rehabilitationsleistung ab aufgrund der Folgeschäden am Haltungs- und Bewegungsapparat und der chronischen Schmerzzustände.

    Anfang 2022 wurde eine ärztliche Fortbildung für junge Ärzte zu dem Thema Conterganschädigung ausgeführt; wegen des großen Erfolges sind weitere Veranstaltungen vorgesehen (www.reha-klinik.de).
3. Die *Interdisziplinäre Contergansprechstunde Hamburg* wurde 2014 eröffnet, nachdem sich der Landesverband Hamburg (HICOA) intensiv dafür eingesetzt hatte. Das Behandlungsspektrum der interdisziplinären Contergansprechstunde umfasst alle Gesundheitsstörungen im Zusammenhang mit einer Conterganschädigung. Das Angebot umfasst drei aufeinander abgestimmte Versorgungsstufen und orientiert sich individuell an den medizinischen Bedürfnissen der contergangeschädigten Patienten. Externe Netzwerkpartner ergänzen das medizinische Angebot. Neben der vorstationären und stationären Versorgung ist auch die ambulante Behandlung in der KV-Sprechstunde möglich.

Die Contergansprechstunde ist von der Stadt Hamburg als Zentrum ausgewiesen und ist Mitglied im Martin Zeitz Centrum für Seltene Erkrankungen des Universitätsklinikums Hamburg-Eppendorf (UKE). Medizinische Leistungen, die nicht am Standort Eilbek verfügbar sind, werden durch Partner im Raum Hamburg erbracht (www.schoen-klinik.de).

4. *Hernerhausärzte. Gemeinschaftspraxis Dr. Bruckhaus-Walter & Dr. Schwarz* führt ihre Kompetenz im Umgang mit contergangeschädigten Patienten auf eine langjährige Freundschaft und medizinische Betreuung eines Betroffenen zurück. Sie bieten eine ganzheitliche Betreuung contergangeschädigter Menschen an (www.hernerhausaerzte.de).

5. *MZEB Bruno-Valentin-Institut der DIAKOVERE Annastift gGmbH* entstand in Hannover aus dem Zusammenschluss der drei großen diakonischen Krankenhäuser (Annastift, Henriettenstift, Friederikenstift) mit Behinderten- und Altenhilfe und ist ein Zentrum der Maximalversorgung. 2017 wurde am Annastift das Bruno-Valentin-Institut etabliert, das einzige norddeutsche Medizinische Zentrum für Erwachsene mit Behinderungen (MZEB) mit dem Schwerpunkt »komplexe Körperbehinderung«. Hier werden contergangeschädigte Menschen interdisziplinär in den Bereichen Orthopädie, innere Medizin, Neurologie, Urologie, Gynäkologie und Psychiatrie medizinisch behandelt und therapeutisch unterstützt durch Psychologen, Sozialdienst, Kontinenzberatung sowie einer physio- und ergotherapeutischen Hilfsmittelsprechstunde. Hausbesuche in Wohneinrichtungen und in Einzelfällen auch in Privatwohnungen sind Teil des Konzeptes (www.diakovere.de).

6. *Die Psychosomatisch-psychotherapeutische Contergansprechstunde der Klinik und Poliklinik für Psychosomatik und Psychotherapie am Universitätsklinikum Köln (AoR)* bietet seit 2017 eine Sprechstunde für contergangeschädigte Personen sowie ihre Angehörigen und für Menschen mit anderen muskuloskelettalen angeborenen Fehlbildungen an. Weiterbildungsangebote gibt es auf Kongressen und Symposien (www.uk-koeln.de).

7. *Das Contergan Zentrum Aachen (CZA)* ist an das MZEB angebunden, das seit 2018 besteht. Es bietet folgende Versorgungsangebote an: Orthopädiesprechstunde und Hilfsmittelberatung, Unterstützung bei sozialmedizinischen Fragestellungen, Versorgung von Menschen mit Conterganschädigung und psychiatrischen Erkrankungen. Es besteht eine enge Zusammenarbeit mit der Klinik für Hals-Nasen-Ohren-Heilkunde, Kopf- und Hals-Chirurgie, sowie zu weiteren Fachabteilungen anderer Kliniken, um eine umfassende Versorgung der Patienten zu gewährleisten (www.ukaachen.de).

8. *Die Johannesbad Fachklinik & Johannesbad Raupennest* verfügen über jahrelange Erfahrung im Umgang und der Behandlung von Fehlbildungen des Haltungs- und Bewegungsapparats. Seit 2022 erfolgte die Spezialisierung auf die Behandlung von contergangeschädigten Menschen, auch bei erhöhtem Pflegeaufwand. Es werden klassische und komplementäre Therapien angeboten, insbesondere Balneotherapie (www.johannesbad-medizin.com).

9. *Krankenhaus Rummelsberg GmbH.* 2018 wurde das MZEB etabliert, an das das Kompetenzzentrum angegliedert ist. Es besteht ein breitgefächertes interdisziplinäres Team mit Fachärzten (Neurologie, Paraplegiologie, Neurourologie,

Innere Medizin, Orthopädie und Unfallchirurgie), Therapeuten (Atmungstherapeuten, Heimbeatmungsspezialisten, Psychologen, Logopäden, Physio- und Ergotherapeuten) sowie einem Sozialdienst, einer Orthopädie- und Reha-Technik und einer Expertin für unterstützte Kommunikation. Bei Bedarf ist auch ein stationärer Aufenthalt in der Klinik möglich (www.mzeb-rummelsberg.de).
10. *Das Heilbad Krumbad GmbH* pflegt schon seit Jahren enge Beziehungen zum Landesverband Bayern, der seit Jahren regelmäßig Aufenthalte zur Reha von Betroffenen organisiert. Es werden Physiotherapie, Bewegungstherapie, Massagen und auch Wellness angeboten (www.krumbad.de).

Detaillierte Informationen zu den Kompetenzzentren, Ansprechpartner, Webseite und Adressen finden sich unter: https://contergan-infoportal.de/leistungen/kompetenzzentren-2022/.

30.6 Literatur

Beyer, R. et al. (2022). Nationales Kompetenznetzwerk Contergan – Sicherstellung der medizinischen Versorgung von Menschen mit Thalidomid-Embryopathie. *Dtsch Med Wochenschr. 147*, 1281–1285.
BGBl 2020. *Bundesgesetzblatt Jahrgang 2020* Teil I Nr. 38, ausgegeben zu Bonn am 18. August 2020, Seite 1887.
Institut für Gerontologie der Universität Heidelberg. (2012). *HD 2012*. Abrufbar im Kap. Zusatzmaterial zum Download.
Institut für Gerontologie der Universität Heidelberg. (2019). *HD 2019*. Abrufbar im Kap. Zusatzmaterial zum Download.

Zum Abschluss

Epilog

Alle die anders sind

Alle die anders sind
anders gehen und sprechen
nennt ihr behindert
doch eigentlich
wollt ihr begreifen
dass Leben einzigartig ist.

Alle die ihr behindert
nennt leiden viel mehr
sind anders glaubt ihr
doch eigentlich
wollt ihr begreifen
wie tiefgründig Leben ist.

Alle, die viel leiden
leben im Elend verstoßen
am Rande des Abgrunds
doch eigentlich
wollt ihr begreifen
dass Schmerz zum Leben gehört.

Alle die anders sind
werden gebrandmarkt
behindert gemacht
mit eurem Stempel
doch eigentlich
wollt ihr begreifen
wie vielfältig Mensch-sein ist.

(Hergit Albrecht, 1961–2017)

Verzeichnisse

Zusatzmaterial zum Download

Die Zusatzmaterialien[11] können Sie unter folgendem Link herunterladen:

https://dl.kohlhammer.de/978-3-17-045445-3

---

11 Wichtiger urheberrechtlicher Hinweis: Alle zusätzlichen Materialien, die im Download-Bereich zur Verfügung gestellt werden, sind urheberrechtlich geschützt. Ihre Verwendung ist nur zum persönlichen und nichtgewerblichen Gebrauch erlaubt. Jede Verwendung außerhalb der engen Grenzen des Urheberrechts ist ohne Zustimmung des Verlags unzulässig und strafbar. Das gilt insbesondere für Vervielfältigungen, Übersetzungen, Mikroverfilmungen und für die Einspeicherung und Verarbeitung in elektronischen Systemen.

Verzeichnis der Autorinnen und Autoren

Dirk Bamberger
Mitglied des Hessischen Landtags
Hessischer Landtag
Schloßplatz 1–3, D-65183 Wiesbaden
d.bamberger@ltg.hessen.de

Rafael Basterrechea Estella
Vicepresidente de Avite
AVITE Asociación de víctimas de la talidomida
C/ Comadrona Carmita, 1–2º-H
E-30820 Alcantarilla (Murcia)
rafavite@gmail.com

Dr. med. Rudolf Beyer
Contergansprechstunde
Schön Klinik Hamburg Eilbek
Dehnhaide 120, D-22081 Hamburg
rbeyer@schoen-klinik.de

Ana Bulnes de Köver
Heilpädagogische und pflegerische Betreuung
Ambulante Pflegedient St Johannesstift Warburg
Im Grunde 4, D-34396 Liebenau
anakoever@yahoo.de

Dr. med. Dipl.-Geront. Christina Ding-Greiner
Mitarbeiterin Institut für Gerontologie Univ. Heidelberg
Im Ruhestand
Peter-Schnellbach-Str. 44, D-69151 Neckargemünd
cdinggreiner@gmail.com

Natascha Eyber
Pilateslehrerin, Ausbilderin für BASI Pilates
Geschäftsführerin Naxedans GmbH
Kaiser-Ludwig-Str. 21., D-82256 Fürstenfeldbruck
natascha@basipilates.net

Shadi-Afarin Ghassemi Jahani
Senior Consultant in Orthopaedics Surgery. Ph. D (Sahlgrenska Academy)
Ortopedspecialisten SH
Gruvgatan 8, Flr 6, SWE-421 30 Västra Frölunda
ghasemi.shadi@gmail.com

Fumihiko Hinoshita
Director Hinoshita Clinic.
JPN-91–4 Minamitatsumi-cho, Katsura, Nishikyo-ku
f.hinoshita@outlook.jp

Dr. med. Peter Klein-Weigel
Chefarzt
Klinik für Angiologie
Helios Klinikum Berlin-Buch GmbH
Schwanebecker Chaussee 50, D-13125 Berlin
peter.klein-weigel@helios-gesundheit.de

Liz Newbronner
Mental Health and Addiction Research Group
Department of Health Sciences
Faculty of Science
Room A/RC/209a, ARRC Building
University of York
GB-Heslington, York YO10 5DD
liz.newbronner@york.ac.uk

Priv.-Dou. Dr. med. Alexander Niecke
Facharzt für Psychosomatische Medizin, Facharzt für Psychiatrie und Psychotherapie, Psychoonkologe (DKG), Gruppenlehranalytiker (D3G)
Ltd. Oberarzt der Klinik und Poliklinik für Psychosomatik und Psychotherapie
Leiter der Contergansprechstunde Köln
Universitätsklinikum Köln (AöR)
Weyertal 76, D-50931 Köln
alexander.niecke@uk-koeln.de

Prof. Dr. Lavinia Schuler-Faccini
Teratogen Information Service (SIAT)
Medical Genetics Service
Hospital de Clinicas de Porto Alegre
BRA-90035–903, Porto Alegre, RS
ischuler@hcpa.edu.br

Ulrike Storp
Physiotherapeutin
KG-Praxis KOPF BIS FUSS
Apostel-Paulus-Straße 1, D-10823 Berlin
info@muzzulini-storp.de

Dr. Eva Streletz
Zahnärztin
Fachzahnärztin für Parodontologie
DGParo-Spezialistin®
Kolpingstr. 3, D-63150 Heusenstamm
dr.streletz@t-online.de

Celina von Tiele-Winckler
Ärztin in Weiterbildung für Psychosomatische Medizin und Psychotherapie, B. Sc. Psychologie
Mitarbeiterin der Contergansprechstunde Köln/MMK
Universitätsklinikum Köln (AöR)
Weyertal 76, D-50931 Köln
celina.von-tiele-winckler@uk-koeln.de